U0802687

Clinical Analysis of Ultrasonic Diagnosis of Pulmonary Diseases

肺部疾病超声诊断临床解析

主　　编　张　骅

副 主 编　杨高怡　雷志锴

　　　　　高玉芝　卢　晔

编写秘书　张　民　苏　俊

北京大学医学出版社

FEIBU JIBING CHAOSHENG ZHENDUAN LINCHUANG JIEXI
图书在版编目（CIP）数据

肺部疾病超声诊断临床解析/张骅等主编. —北京：
北京大学医学出版社，2019.12
ISBN 978-7-5659-2142-1

Ⅰ. ①肺…　Ⅱ. ①张…　Ⅲ. ①肺疾病—超声波诊断
Ⅳ. ①R563.04

中国版本图书馆 CIP 数据核字（2019）第 288854 号

肺部疾病超声诊断临床解析

主　　编：张　骅
出版发行：北京大学医学出版社
地　　址：（100191）北京市海淀区学院路 38 号　北京大学医学部院内
电　　话：发行部 010-82802230；图书邮购 010-82802495
网　　址：http://www.pumpress.com.cn
E - mail：booksale@bjmu.edu.cn
印　　刷：北京金康利印刷有限公司
经　　销：新华书店
责任编辑：高　瑾　　**责任校对**：靳新强　　**责任印制**：李　啸
开　　本：889 mm×1194 mm　1/16　　**印张**：36.5　　**字数**：1045 千字
版　　次：2019 年 12 月第 1 版　2019 年 12 月第 1 次印刷
书　　号：ISBN 978-7-5659-2142-1
定　　价：393.00 元
版权所有，违者必究
（凡属质量问题请与本社发行部联系退换）

二维码资源扫描说明

在观看二维码视频资源之前，请您刮开下面二维码，使用微信扫码激活。

01450

本册图书激活二维码

温馨提示：每个激活二维码只能绑定一个微信号。

主编简介

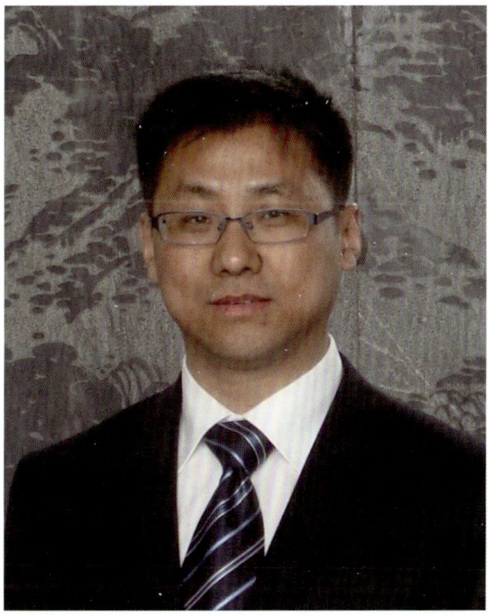

张骅，男，医学博士，主任医师，教授，硕士生导师。北京市和平里医院呼吸与危重症医学科科主任。主要从事介入呼吸病学、呼吸危重病学。主要学术贡献：主持、参与科研项目 8 项。作为第一完成人完成 4 项科研课题，作为第 2 完成人完成 1 项科研课题，作为第 5 完成人完成 1 项科研课题，5 项科研项目经鉴定达国内领先水平，获湖北省重大科技成果证书，其中 1 项获市级科技进步二等奖，4 项获市级科技进步三等奖。2 项课题获市级科技基金支持。作为第一作者及通讯作者发表 SCI 论文 4 篇，作为第一作者先后在中国科技论文统计源期刊、核心期刊发表论文 40 余篇，作为通讯作者及第二作者发表论文 40 余篇。学会任职：任世界内镜医师协会呼吸内镜协会理事、中国中医药信息研究会青年医师分会常务理事、中国医药教育协会介入微创专业委员会呼吸介入学组常委、北京中医药学会肺系病专业委员会常委、中国研究型医院学会中西医结合呼吸专业委员会委员、中国残疾人康复学会 ICU 学组委员、中国非公立医疗机构协会体外生命支持专业委员会委员、中国研究型医院学会过敏医学专业委员会科学普及学组委员、《临床肺科杂志》编委。

副主编简介

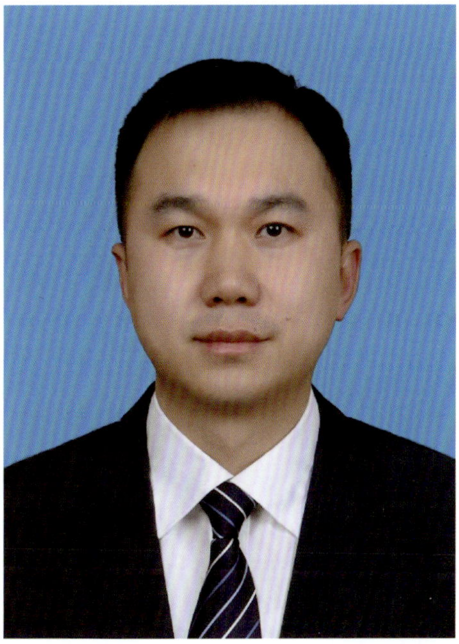

杨高怡，男，主任医师，医学硕士，硕士研究生导师，浙江省中西医结合医院（杭州市红十字会医院）副院长、超声科主任。浙江省卫生高层次创新人才，杭州市医学重点学科带头人，中国医疗保健国际交流促进会结核病防治分会超声学组组长、中国医药教育协会超声专业委员会常务委员、中国医师协会介入超声专业委员会委员、中国医疗保健国际交流促进会超声专业委员会委员、中国超声医学工程学会浅表器官与血管专业委员会委员、浙江省数理医学学会理事兼超声专业委员会副主任委员、浙江省医学会超声分会委员、浙江省超声医学工程学会青委会主任委员、杭州市中西医结合学会超声专业委员会主任委员、WJGO编委、中华医学超声杂志（电子版）通讯编委、中国防痨杂志通讯编委。主编《临床结核病超声诊断》《浅表淋巴疾病超声诊断》。

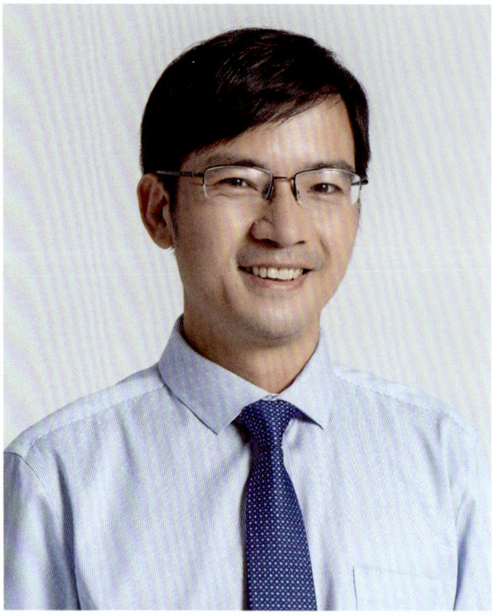

雷志锴，主任医师、医学硕士。

浙江大学医学院附属杭州市第一人民医院超声影像科副主任。杭州市肿瘤医院肿瘤微创介入治疗中心主任。杭州市“131”中青年人才。

学术任职：中国医师协会介入医师分会超声介入专委会委员、中国医药教育协会呼吸微创介入分会委员、中国抗癌协会微创治疗分会肝癌专委会常委、中国抗癌协会微创治疗分会消融治疗专委会委员、中国超声工程学会浅表与外周血管超声专委会委员、海峡两岸医药协会海西肿瘤微创介入分会常委、浙江省数理医学会精准超声介入与智能诊断分会常委、浙江省医师协会超声医学分会委员、浙江省医学会超声医学分会青年委员及介入学组委员、杭州市医学会肿瘤分会肿瘤微创介入学组组长。

学术方向：肺部超声介入微创诊疗、甲状腺多模态超声诊断及微创介入治疗、泌尿系超声诊断及介入诊疗、全身各部位实体肿瘤的消融治疗与放射性粒子植入及乳腺旋切等微创治疗。

获超声介入肿瘤微创领域发明专利3项，主持省厅级课题6项，参编专著5部。

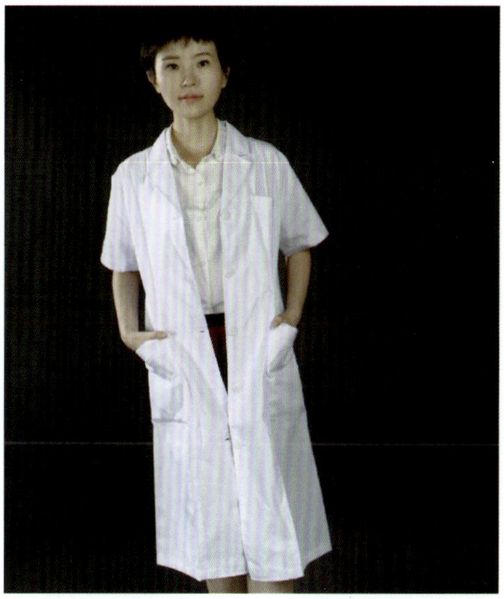

高玉芝，女，博士，浙江大学医学院附属第一医院重症医学科。研究方向：心肺脑复苏、急危重超声的临床应用，尤擅长颅脑、心肺超声在急危重患者中的应用；以第一作者发表 SCI 文章 4 篇；任浙江数理协会超声分会重症超声组副组长。

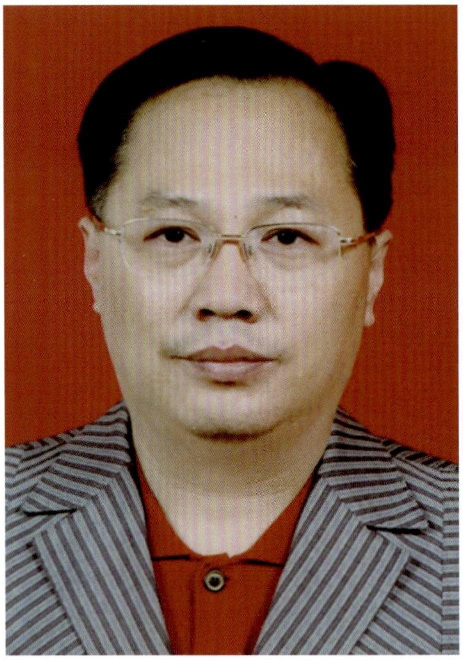

卢晔，主任医师，教授，福建中医药大学附属厦门第三医院呼吸内科学科带头人，呼吸二科主任，规范化培训内科基地主任，福建中医药大学硕士研究生导师。兼任中国支气管病及介入肺脏病学委员会委员，中国医师协会整合医学分会呼吸病学专业委员会委员，中国医药教育协会介入微创呼吸分会常委，海西介入呼吸病学专业委员会常委，中国肺癌防治联盟预防委员会委员，中国物联网医疗专业委员会委员，华东呼吸介入肺脏病学协作组委员，福建省呼吸病学会委员会委员暨介入呼吸病学、感染学组委员，福建中西医结合学会呼吸病学会委员会委员，厦门市呼吸病学分会副主任委员。《国际呼吸杂志》第七届编辑委员会委员，《右江医学杂志》学术委员会委员暨编委，2017 年荣获第五届“全国优秀基层呼吸医师”奖。目前承担课题：参与国家卫健委行业专项基金项目 1 项，主持福建省卫健委医学创新课题基金项目 4 项，获厦门市 2014、2015、2016 年医学创新奖 3 项，2017 年福建省总工会技术创新奖 1 项。申报国家发明专利 1 项，在中华级、省级各类医学杂志发表医学论文 50 余篇，参与《内科胸腔镜诊疗规范专家共识》《慢性阻塞性肺疾病防治读本》《实用介入呼吸病学》《临床结核病学》等专著的编写。

编者名单

（以姓氏汉语拼音为序）

陈立斌　宁波市第一医院
陈　明　福建医科大学附属漳州市医院
陈卫挺　台州市中西医结合医院
陈旭君　福建中医药大学附属厦门第三医院
陈　英　北京市和平里医院
丁　健　齐齐哈尔市第一医院
杜　成　南京市胸科医院
冯　寅　富士胶片（中国）索诺声超声产品事业部
付茂亮　东阿县人民医院
高玉芝　浙江大学医学院附属第一医院
谷艳梅　北京市和平里医院
郭　洋　首都医科大学附属北京胸科医院
黄　甜　南京中医药大学附属张家港医院
黄文侨　福建中医药大学附属厦门第三医院
黄溢华　福建中医药大学附属厦门第三医院
姜鲁宁　济宁医学院附属医院
亢　锴　咸阳市第一人民医院
雷志锴　浙江大学医学院附属杭州市第一人民医院
李明智　首都医科大学附属北京胸科医院
李文东　河北省沧州市沧县医院
李　妍　北京市和平里医院
刘景全　浙江省人民医院
刘　娜　北京市和平里医院
刘荣梅　首都医科大学附属北京胸科医院
刘娅妮　武汉同济医院
刘孜卓　天津医科大学总医院
楼　军　杭州市肿瘤医院
卢　晔　福建中医药大学附属厦门第三医院
罗　阳　宁波市第一人民医院
马丽萍　首都医科大学附属北京胸科医院
马士鹏　滨州医学院附属医院
米延飞　陕西省榆林市第二人民医院
南　勇　浙江省人民医院
秦　浩　海军军医大学附属长海医院
秦　林　首都医科大学附属北京胸科医院

屈亚莉　武汉市金银潭医院
盛　艳　湖北医药学院附属襄阳市第一人民医院
宋　建　广东省中山火炬开发区医院
苏　俊　浙江大学医学院附属杭州市第一人民医院
苏仁意　湖北医药学院附属襄阳市第一人民医院
施振友　江西省宜春市万载诚济医院
孙红双　滨州医学院附属医院
孙思庆　南京市胸科医院
佟　飞　北京市和平里医院
王立刚　浙江省人民医院
王　萍　北京市和平里医院
王生成　海南省儋州市人民医院
王文元　宁波市北仑区中医院
王　研　南京市胸科医院
王　茵　同济大学附属上海市肺科医院
王媛媛　北京市和平里医院
王云中　宁波市第一人民医院
翁高龙　湖北省肿瘤医院
吴　彬　福建中医药大学附属厦门第三医院
吴奕群　福建中医药大学附属厦门第三医院
伍楚蓉　南方医科大学附属佛山市南海区人民医院
肖　奎　中南大学湘雅二医院
徐　鹏　湖北医药学院附属襄阳市第一人民医院
杨澄清　武汉市肺科医院
杨高怡　杭州红十字会医院
于　航　民航总医院
于鹏飞　烟台毓璜顶医院
余　婷　襄阳市中心医院（湖北文理学院附属医院）
张　骅　北京市和平里医院
张美齐　浙江省人民医院
张　民　襄阳市中心医院（湖北文理学院附属医院）
张　秋　北京市和平里医院
张维维　北京市和平里医院
张自艳　襄阳市中心医院（湖北文理学院附属医院）
章文豪　南京市第一医院
赵　敏　浙江大学医学院附属杭州市第一人民医院
赵　雪　浙江大学医学院附属杭州市第一人民医院
郑雅琳　北京市和平里医院
钟　鸣　复旦大学附属中山医院
周岳廷　武汉亚洲心脏病医院

序一

2018年底来北京工作已2年多的张骅大夫跟我说他最近要出版一部《肺部疾病超声诊断临床解析》，想请我为这部新作作序，并带来了书的目录、简介及前言。全书分为总论和各论，每一种疾病都附有典型病例分析，整部书内容丰富，图文并茂，带着一种严谨求实的风格，带着一个医者的青春梦想，追求事业的激情，我望着眼前这位同道，欣然接受了他的邀请。

医学科学研究从来就不高深莫测，只要注重规范和细节就必定能够成就属于自己的一番事业。我们都是一群很普通的人，想来最大的成绩也只能结合本职临床实际开展一些力所能及的研究工作。我们想得到的回报只是获得国内外同行的认可，达到这个目标的途径只有一条，那就是勤奋工作。为理想而奋斗是需要恒心和毅力的，只要用心去领略，跨越一个又一个艰难险阻，任何时候都会感受到成就和欢乐。这正是人生的价值所在。

我个人觉得，在科研工作中必须坚持科学的态度，去掉急功近利的浮躁心态，强化学术积累，这样总是可以走出一条有自己学术特色的成功之路。总而言之，没有面的积累，便不可能有点的突破。医生是劳苦的，构思谋篇的写作过程也同样是艰辛的。只要你愿意总结自己熟悉的专业内容，尤其是你长时间反复思索的问题，融入自己的智慧，用心去书写，这样的文字自然能够增长人们的知识，引发人们思考，也是一件有趣而有意义的事情，至少能起到抛砖引玉的效果。张骅博士在有限的条件下做出可喜的成绩本身就是一种成功。

医学是人文、艺术与哲学的结合体，具有独特的艺术美感，让我们在这部书中去领略一群怀揣梦想和拼搏精神的医者风范，去感受独特的医学之美。

施焕中
北京朝阳医院呼吸与危重症医学科

序二

“垂緌饮清露，流响出疏桐。居高声自远，非是籍秋风”。张骅（呼吸专业）、杨高怡（超声影像专业）、雷志锴（超声影像专业）、高玉芝（急诊医学专业）、卢晔（呼吸专业）这五位来自不同专业的主编与副主编携全国数十家医院中青年学者撰著的《肺部疾病超声诊断临床解析》一书，历时 1 年余得以问世。此书以多学科的视角，从肺部疾病的超声影像角度进行临床解析，这与其他肺部超声专著截然不同，为超声技术得以在临床科室更好地开展做出了卓有成效的探索。

“苟日新，日日新，又日新”，此书的编排独具匠心：超声总论、各论、典型病例、图片及视频展示，简明扼要、深入浅出、细致入微，体现了本书集思广益、条修叶贯、融会贯通的特点，使得这部专著适合呼吸科医师、急诊科医师、重症医学科医师、超声科医师及其他相关领域的医师、医学生参考使用。

在其位谋其政，任其职尽其责，用心去做事，满怀情怀去做事。正是有了本书所有编者的不懈努力，才有了今天的收获，才能体验“他山之石，可以攻玉”的意境。庆贺《肺部疾病超声诊断临床解析》成书之时，是为之序。

李　强
上海同济大学附属东方医院呼吸与危重症医学中心

前　言

近年来随着超声技术日益成熟与医学认识的不断进展，超声在肺部疾病中的检查和治疗效果逐渐被临床医师所接受和认可，改变了疾病治疗、预后和患者管理模式，成为医生看得见的听诊器、可视化的诊断工具。但值得注意的是超声仅仅是一种辅助工具，毕竟超声有其局限性，不能一叶障目。

本书是关于肺部超声影像学的专著，结合了国内外最新研究成果，对书中涉及的各种肺部疾病的病因、病理生理、临床特点、超声影像、诊断与治疗等均给予了较为翔实的介绍，特别是典型病例的临床分析是本书的一大特点。当前可视化医学检查手段俨然已成为医学前沿，因此，本书不仅适合急诊科医师、重症医学科医师、超声科医师及其他相关领域的医师参考，尤其对那些希望亲自开展肺部超声检查的呼吸专业医生会更有裨益。本书汇集了国内数十家医院的中青年一线临床工作者，特别是有超声影像专业的编者参与，充分体现了专业学术性、内容创新性、实用性、权威性、可操作性、结构完整性、题材丰富性。

医学是一门不断探索的科学，新的研究和临床经验在不断发展，我们本着严谨、求实、慎重的态度去撰写每一篇文章，斟酌每一个文字，但鉴于水平有限，书中难免有不当之处，恳请读者、专家和同行们批评指正。我们也建议每一位医务工作者务必根据自己的经验和患者的病情，决定每一位患者的检查和最佳治疗方法。

作为编者，不愿看到这本书仅仅是放在图书馆或成为图书室里的装饰品，而是希望能够成为大家经常翻阅的参考书。我们的工作人员如果觉得手头有了这本书，就能够放心地开展工作，是我们全体编者最大的荣幸，这也正是本书的出版价值。

志合者，不以山海为远！不积跬步，无以至千里；不积小流，无以成江海。本书是全体著者智慧的结晶，在此，感谢编写团队务实、创新的工作，感谢来自四海八方志同道合的兄弟姐妹们为推广我国肺部超声所做出的不懈努力！

感谢北京大学医学出版社高瑾副编审为此书倾注的心血！

感谢富士胶片（中国）索诺声超声产品事业部市场企划部给予的学术支持！

感谢所有关心、给予我们无私帮助的朋友们！

感恩永远！

张　骅

目　录

第一篇　总　论

第二篇　各　论

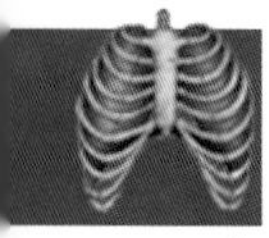

第一篇

总　　论

第一章　肺的发育与解剖

第一节　肺的发育

一、肺的大致结构与功能

肺是进行呼吸作用的器官。由大量的气管、有气体交换功能的肺泡以及肺间质构成，是人体除皮肤以外容积最大的器官，其表面积大约 1500 cm^2，约占体表面积的 17%。支气管（第 1 级）至肺泡约有 24 级分支。支气管经肺门入肺，分为叶支气管（第 2 级）。叶支气管经数十次分支为终末细支气管（第 14～16 级）。从叶支气管至终末细支气管为肺内的导气部，是空气进入肺到达气体交换部位的通道。终末细支气管以下的分支为肺的呼吸部，包括呼吸细支气管（第 17～19 级）、肺泡管（第 20～22 级）、肺泡囊（第 23 级）和肺泡（第 24 级），是肺行使气体交换功能的场所。肺表面覆以浆膜（胸膜脏层），表面为间皮，深部为结缔组织。肺组织分实质和间质两部分，支气管入肺后反复分支，愈分愈细，形成许多树枝状的分支，这些分支的结构与气管相似，但随其管径变小，管壁变薄，软骨环逐渐变小，平滑肌则相对地逐渐增加。分支到细支气管口（口径在 1 mm 以下的小管）时，管壁的软骨环消失，管壁几乎全部由平滑肌构成，它的收缩和舒张影响着细支气管口径的大小。从而控制进出肺内的气体量。细支气管再分支到呼吸性细支气管时，其管壁的某些部位向外突出，形成肺泡。因此，肺内含有大量的肺泡。实质即肺内支气管的各级分支及其终端的大量肺泡，间质为结缔组织及血管、淋巴管和神经等。

二、肺的发育过程

肺是作为腹侧前肠内胚层的侧芽（lateral bud）发育而来的，它位于发育中的肝和胸腺之间。胚胎孕 3 周时（头臀径约 3 mm），出现气管憩室，孕 4 周时在前肠的食管部与气管憩室间出现一纵行浅沟，此沟逐渐加深形成的喉气管憩室，即为喉、气管、支气管和肺的原基，也可称为呼吸憩室。孕 5 周时肺芽迅速生长形成树枝状分支，左侧肺芽分为两支，右侧肺芽分为三支，分别形成左、右肺的肺叶支气管，其末端为盲端。孕 8～9 周时，左右肺叶支气管再次分支发育形成肺段支气管，左侧 8～9 支，右侧 10 支。孕 24 周已形成次级气管分支，分支达 17 级左右，最终形成了终末细支气管及具有气体交换功能的呼吸细支气管、肺泡管和肺泡囊；孕 25 周以后形成了原始气体交换单位肺泡，是由毛细支气管盲端扩张而成。孕 28 周已形成大量肺泡，肺泡上皮除了含有Ⅰ型细胞外，还出现了有分泌功能的Ⅱ型细胞，并开始分泌肺表面活性物质（PS），能进行气体交换，所以晚孕期的胎儿离开母体也能生存。一般认为到孕 37 周左右胎肺发育成熟。

正常情况下，到分娩时，胎儿呼吸系统已具备建立呼吸和维持呼吸活动的一切条件。肺液使肺囊泡及肺泡腔保持扩张状态，有利于生后功能残气量的形成和呼吸维持；肺泡表面活性物质能减少肺泡表面张力，维持肺泡的大小和形态。

三、肺的发育分期

肺的发育在人类中起始于孕期第 5 周，经历了四个不连续的阶段：假腺管期（pseudoglandular），小管期（canalicular），囊泡期（saccular）以及肺泡期（alveolar）（图 1-1）。

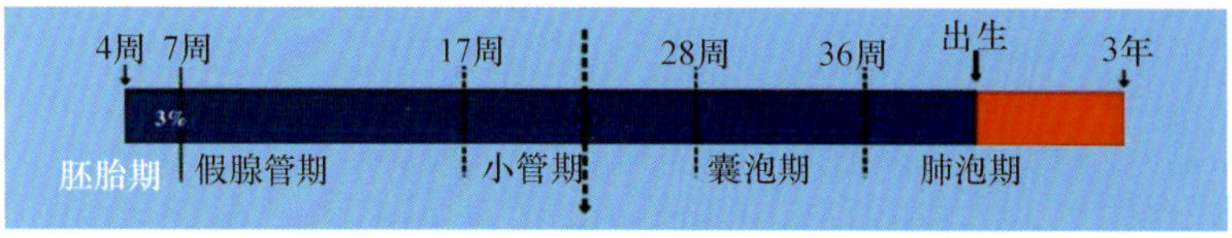

图 1-1 人类肺发育的分期

胚胎期一般为 3～6 周，肺芽分支形成主支气管，主支气管长度不断增长并萌芽出叶支气管。假腺管期为 6～16 周，此期以支气管树发育为主；终蕾呈腺状，终蕾上皮细胞游离面可见短小的微绒毛；线粒体、粗面内质网及核糖体随着胎龄增加而逐渐增多，它们均位于细胞顶部。随后的小管期为 16～26 周，此期以呼吸部发育为主，原始肺泡开始形成；终蕾腺状结构逐渐消失，终蕾上皮细胞由高矮不等的单层柱状上皮逐渐演变为立方形的原始肺泡上皮；囊泡期在第 26～36 周，呼吸部发育显著，肺内细支气管及其末端呈现出“充气”状态；部分原始肺泡上皮细胞分化为扁平的肺泡Ⅰ型细胞和立方形的肺泡Ⅱ型细胞；Ⅱ型细胞内出现嗜锇小体。从胎龄 12 周开始至 36 周，宫内胎儿呼吸渐趋规则，虽不能进行气体交换，但这也是肺准备性发育内容之一，能促使胎儿呼吸肌的正常发育，为生后呼吸活动作准备。

最终经历的肺泡期为 36 周至生后 3 岁，此期以肺泡的形成和分化为主，更多的肺泡上皮分化为扁平的肺泡Ⅰ型细胞和立方形的肺泡Ⅱ型细胞（表 1-1）。

表 1-1 人类不同时期肺的发育表

发育阶段	胎龄	主要变化
胚胎期	3～6 周	孕 21～26 天 肺芽形成
假腺管期	6～16 周	最初的 20 级支气管不断发育分支，淋巴管和毛细血管与气道一起生长
小管期	16～26 周	呼吸性细支气管开始发育，气道上细胞出现分化，肺泡Ⅱ型上皮细胞开始产生 PS
囊泡期	26～36 周	原始未成熟肺泡的容积和表面积增加，为生后气体交换提供了解剖学基础
肺泡期	36 周至出生后 3 岁	呼吸道增大，肺泡数量和体积继续增加

四、肺的发育分子基础与调节

肺的发育是一个由多种生长因子协同调控的复杂过程，分支化形态发生是肺发育早期的主要过程，初始的气道组织持续生长、反复分支，形成复杂的树状气道系统。此后，气道末端膨大成终末囊，再进一步发育形成肺泡结构。

遗传分析导气管分支的形态发生调节机制，很多调节途径促成了此过程，包括表皮生长因子（EGF），β-转化生长因子（TGF-β）/骨形态发生蛋白（bone morphogenetic protein，BMP）以及成纤维细胞生长因子（FGF）信号途径。EGF 受体突变型显示出分支的严重减少和迟缓的肺发育，但这也许是细胞增殖减少的结果。

BMP4 是一种在发育过程中起重要作用的生长因子，参与轴向信息的确立和多种器官的形成。BMP4 通过 Smad1、Smad5 和 Smad8 这三种细胞内信号分子传递到细胞核内，控制效应基因的表达。肺发育过程中 BMP4 始终表达于发育中的肺的远端，控制肺组织沿远近轴的分化，抑制 BMP4 导致末梢肺组织发育不良，BMP4 调控肺组织发育的具体机制仍有待进一步深入研究。BMP-4 似乎参与了与 FGF-10 相关的分支形态发生的信号途径，从而特化了分支的起始和生长位置。BMP-4 是在生长的芽尖端的上皮细胞中表达的，而与其紧邻的是附近间充质（mesenchyme）FGF-10 的表达。BMP-4 也是通过促进细胞外基质分子，比如纤连蛋白［其充当形成分支裂缝（branching clefts）的物理障碍］的聚集来抑制延伸，而促进了分支。最近数据表明 BMP-4 对促进分支起积极作用。

胚胎肺发育过程中 Smda1 以一种动态模式始终表达于末梢肺组织，在胚胎肺发育的特定阶段，肺间质之中的平滑肌细胞和成肌纤维细胞表达 Smda1，间质中的 Smda1 可能与这两类细胞的分化相关。Smad1 在胚胎肺发育过程中起着极为重要的作用，在胚胎肺发育早期 Smad1 参与肺分支化形态发生的调控，是气道分支化的必需因子，在胚胎肺发育的中后期，Smda1 与末梢肺组织的发育，特别是Ⅰ型和Ⅱ型上皮细胞正常分化相关。Smad1 所介导的 BMP4 通路的信号，是维持肺发育早期分支化形态发生所必需的，降低 Smda1 的表达可抑制气道上皮组织细胞的增殖和分化。

BMP-4 和 FGF-10 在协调分支的形态发生上起重要作用，它能特化芽/小管（bud/tubule）形成的时间和位置。在 FGF 配体及其受体的动态表达过程中，此系统激活对于促使小管延伸和分支整合是必需的，其中 FGF-10 和 FGFR-2 分别充当相关的配体和受体。动物肺移植培养中 FGF-10 能促进上皮小管延伸的方向。FGF 信号通路的细致调节受控于 Sprouty-2 和-4 以及 Shh 途径。Sporty 通过抑制受体酪氨酸激酶活性限制了 FGF 信号途径的作用，因此限制了芽生长或限制了芽分支的位置。抑制 Sprouty 活性会导致体外分支的增加，而过度表达则导致了体内分支的减少。像 Sprouty 一样，Shh 通过在芽尖抑制 FGF 信号而限制了芽延伸。在缺乏 Shh 时，分支的模式受到了严重破坏。同样，Shh 的异位表达导致了肺发育的异常。Hip1 能够和 Shh 相互作用而抑制 Shh 的功能，Hip 的不足会导致 Shh 活性的增加及分支的减少。

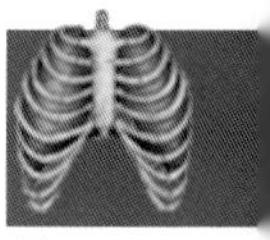

第二节 肺的解剖

一、肺形态及分叶

肺为呼吸系统最重要的器官，位于胸腔内膈肌上方，纵隔两侧，正常肺呈浅红色质地柔软海绵状，富有弹性。左右各一，呈圆锥形，分一尖、一底、三面、三缘。右肺宽短，左肺狭长。肺尖是从胸廓上口向上伸入颈根部，高出锁骨内侧 1/3（约 2～3 cm），肺底与膈相邻，又称膈面。肺底在膈肌顶部上方，膈肌压迫使肺底呈半月形凹陷。

肺的三面包括内侧面及肋面、膈面。肋面：与胸廓的外侧壁和前、后壁相邻。纵隔面：中央有椭圆形凹陷，称肺门，内有支气管、血管、神经、淋巴管的出入并为结缔组织包裹，称肺根。肺根内的结构排列自前向后为：上肺静脉、肺动脉、主支气管。膈面即肺底。

肺的三缘，上述三个面相交而构成的前、后、下三缘。左肺斜裂由后上斜向前下，将左肺分为上、下两叶。右肺的斜裂和水平裂将右肺分为上、中、下三叶。肺前缘锐利，左肺前缘下部有心切迹，下方有一突起称为左肺小舌。下缘位于膈肌上，是肺三个面的移行部，其位置随呼吸运动而显著变化。后缘在脊柱两侧的肺沟中，为肋面与纵隔面在后方的移行处。

二、支气管树

人的支气管（第 1 级）至肺泡约有 24 级分支。支气管经肺门入肺，分为叶支气管（第 2 级），右肺 3 支，左肺 2 支。叶支气管分为段支气管（第 3～4 级），左肺 8 支、右肺 10 支。段支气管反复分支为小支气管（第 5～10 级）继而再分支为细支气管（第 11～13 级），细支气管又分支为终末细支气管（第 14～16 级）。从叶支气管至终末细支气管为肺内的导气部。终末细支气管以下的分支为肺的呼吸部，包括呼吸细支气管（第 17～19 级）、肺泡管（第 20～22 级）、肺泡囊（第 23 级）和肺泡（第 24 级）。

主支气管：连于气管叉与肺门之间，分左、右主支气管。右主支气管短、粗，较陡直。左主支气管细、长，较横平。

支气管：气管在第 4、5 胸椎交界处，分为左右主支气管，左右主支气管夹角 65°～80°。左主支气管细长（4～5 cm），倾斜，约在平第 6 胸椎处进入左肺门；右主支气管短粗（3 cm），陡直（异物多坠入其内），约在第 5 胸椎高度进入右肺门。左、右主支气管入肺后经反复分支（23～25 级）形成由各级支气管构成的支气管树。

三、支气管肺段

（一）定义

肺段支气管：在肺门处，左、右主支气管分为次级支气管，进入肺叶，称为肺段支气管。左肺有上叶支气管和下叶支气管；右肺有上叶、中叶和下叶支气管。肺叶支气管进入肺叶后，继续分出再次级支气管，称为肺段支气管。故称主支气管为一级支气管，肺叶支气管为二级支气管，肺段支气管为三级支气管。全部各级支气管在肺叶内如此繁复分支形成树状，称为支气管树。

支气管肺段：是每一肺段支气管及其分支分布区的全部肺组织的总称。支气管肺段简称肺段。左、右肺通常分别有 10 个肺段。

（二）组成与结构（图 1-2）

肺叶支气管入肺后再分为肺段支气管。每一段肺支气管及所属肺组织构成一个支气管肺段，右肺有 10 个肺段（上叶 3 个、中叶 2 个、下叶 5 个），左肺有 8 个肺段（有人分为 10 个）。

1. 右侧支气管

右主支气管粗而短，长约 4 cm，与中线成 25°，比较陡直，左主支气管则倾斜，与中线成 50°，细长约 7 cm。气管分叉角度可在 65°～80°之间。气管分叉部下壁所成之锐角部分称为隆凸（carina）。

（1）右上叶支气管：距气管分叉部约 2.5 cm 处自右主支气管的后壁与主支气管略呈直角向上外分支。上叶支气管长 1～2 cm，分出三支肺段支气管。开口直径约为 8～10 mm。

尖支（B1）：向上垂直并稍向外分布于肺尖部，相当于平片的锁骨上方。再分为亚肺段支气管尖分支（B1a）和前分支（B1b）。

后支（B2）：自上叶支气管分出后向后外再分为后分支（B2a）和外分支（B2b）。相当于胸片第 2 肋间部，上叶的后部分。

前支（B3）：斜向前外侧走行，分出外分支（B3a）和前分支（B3b），相当于水平裂上方的肺野，分布于上叶的前方。

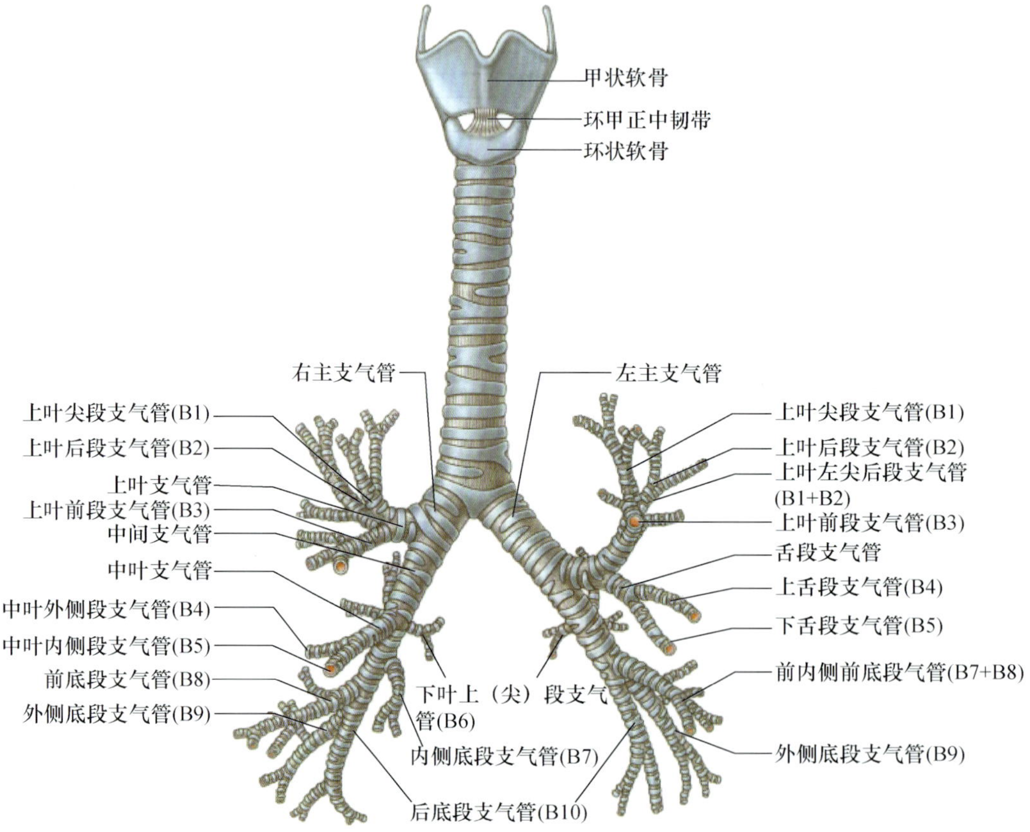

图 1-2 支气管树

（2）中叶支气管：右主支气管分出上叶后向下外约 2 cm 处，自支气管前壁分出中叶支气管。管长 1.5 cm，管径 7 mm，相继分出两亚肺段支气管。

1）中叶外支（B4）向前外走行，又分出外分支（B4a）及内分支（B4b）。

2）中叶支气管内支（B5）向前下方走行，再分为外分支（B5a）及内分支（B5b）。

自上叶开口至中叶开口之间的这一段支气管，称为中间段支气管，约长 2～3 cm，直径约为 10～11 mm。

（3）下叶支气管：即中叶支气管开口以下的支气管。下叶支气管干甚短约长 0.5～2 cm，直径 10 mm，共分五支：

1）下叶尖支（B6）：在中叶开口的对侧后壁，向后分出，是下叶较大的分支。由此再分出三个分支：分出上分支（B6a）、外分支（B6b）、内分支（B6c），呈 Y 字形。此三个分支属于下叶向背部范围走行。

有时在下叶尖支的下方再向后分出一支气管 B※（※代表变异）为尖下支，也叫作变异支气管。

2）内基底支（B7）：又称为心支，在下叶尖支开口的下方约 1.5 cm 处于下叶支气管的前内方分出，主要分布于右心缘肺部。再分为前分支（B7a），心缘前部及后分支（B7b），分布于心缘后方。

3）前基底支（B8）：开口在内底支下 1～2 cm 处，向肺底前外侧分支，再分为外分支（B8a）及内分支（B8b）。

4）外基底支（B9）：继 B8 分出后，约 1.5 cm 分出，向肺底后外侧走行。再分出外分支（B9a）及内分支（B9b）。

5）后基底支（B10）：为右肺支气管最后一个分支，分布于右下叶的后部。由此再分为三个分支：后分支（B10a）、外分支（B10b）及内分支（B10c）。后基底支位于肺的最低位置，从支气管分支看来，似大树的末梢部分。

2. 左侧支气管

左侧主支气管较右侧倾斜，而略低于右侧，长约 7 cm。共分出上叶与下叶两大支气管，而上叶又分出上部和舌部支气管，上部相当于右肺上叶，舌部相当于右肺中叶。

（1）上叶支气管：约在第 7 肋间处向上分出尖后支（B1＋2）及上叶前支（B3）。上叶支气管长约 1～2 cm，与主支气管呈 100°～110°。

1）上叶尖后支（B1＋2）：又分出尖分支（B1＋2a）及后分支（B1＋2b）、外分支（B1＋2c）。主要分布于左上叶尖部及后部肺野。

2）上叶前支（B3）：分布于左肺上叶的前部，再分出外分支（B3a）和前分支（B3b）。

（2）舌部支气管（B4 及 B5）：又称为舌叶，斜向前外侧走行，先分出舌上支（B4），再分出舌下支（B5）。

1）舌上支（B4）：由舌叶支气管最先分出的支气管，分布于舌叶上部，相继分出外分支（B4a）和内分支（B4b）。

2）舌下支（B5）：舌叶下部的支气管分支，向前下内侧走行，分布于左心缘近旁的舌叶的内下部分。此支气管再分为上分支（B5a）及下分支（B5b）。

（3）下叶支气管：上叶支气管开口下方 1.5 cm 处为下叶支气管，共分为四支，内基底支（B7）与前基底支（B8）为联合分支，并不独立分支，其分布区域与右肺下叶相同。

1）下叶尖（B6）：开口于上叶开口稍下方，呈水平向后走行，继而发出上分支（B6a）、外分支（B6b）及内分支（B6c），大小与右侧肺相似。

2）内前基底支（B7＋8）：是下叶的前基底支，因左心室偏于左侧，左肺下叶体积较右侧稍减小，故内基底支实际上肺体积减小，而只有前基底支的部位。内前基底支分布于下叶基底部前方，分出外分支（B7＋8a）及内分支（B7＋8b）。

3）外基底支（B9）：分布于下叶外基底部分，分出外分支（B9a）及内分支（B9b）。

4）后基底支（B10）：为左肺最末的一个分支。分布于下叶后基底肺部，分出后分支（B10a）及外分支（B10b），最末梢支为内分支（B10c）。

四、肺血管

肺动脉 肺动脉干起自右心室，在左主支气管前方向左后上行，至主动脉弓下方，平第4胸椎高度分为左、右肺动脉，经肺门入肺。

肺静脉 肺静脉由肺泡周围毛细血管逐级汇集而成。每侧两条，称为上肺静脉和下肺静脉。

肺动、静脉系统 右心室——肺动脉——肺毛细血管——肺静脉——左心房。

支气管动、静脉系统 胸主动脉——支气管动脉——毛细血管（部分进入肺静脉）——支气管静脉——奇静脉、半奇静脉或上腔静脉。肺动脉、支气管动脉各级与各级支气管伴行，肺静脉属支行于小叶间隔、亚段间、段间、叶间。

（郑雅琳）

参考文献

[1] 杨洋，周晓玉，郭凯，等. 大鼠胚胎肺泡发育形态学观察研究. 南京医科大学学报（自然科学版），2011，9：11-16.

[2] 轩哲，薛辛东，富建华. 早产儿支气管肺发育不良的防治新进展. 中国当代儿科杂志，2010，5：18-21.

[3] 张佳，常立文，李文斌，等. 新生儿肺泡表面活性物质蛋白A1基因多态性与支气管肺发育不良相关性研究. 中国实用儿科杂志，2011，5：23-26.

[4] 丁自海，刘树伟. 格氏解剖学. 临床实践的解剖学基础电子版. 第41版. 北京：北京大学医学出版社，2017.

第二章　超声总论

超声检查具有安全无创、实时动态、可重复性强、操作简便等优势，目前已成为一种重要的影像学检查手段。随着超声成像技术的广泛普及，特别是超声造影剂与介入性超声技术的广泛开展，使超声技术已从诊断步入治疗领域，应用范围更加广阔。

第一节　超声基础

声源的机械振动以压力波的形式，通过弹性介质传播到接收体，就构成声。振动在空间传播成为波。压力波在弹性介质中以纵波的形式传播，称为声波。声源每秒振动的次数称为声音的频率，单位是次/秒（Hz）。人耳能听到的声波频率为 20～20 000 Hz，把小于 20 Hz 的声波称为次声，大于 20 000 Hz 的声波称为超声波。目前诊断常用的超声频率是 2～12 MHz。用于治疗的超声频率为 20～2000 kHz，高强度聚焦超声治疗频率在 1 MHz 左右。

一、超声的物理基础

（一）频率、波长、声速

频率、波长和声速是超声波的基本参数。

1. 频率　用（f）表示，为波形或脉冲重复现象中，单位时间内重复的次数，单位以赫兹（Hz）表示。

2. 波长　用（λ）表示，在波的传播方向上，质点完成一次振动所需的时间与超声传播速度的乘积。$\lambda = C$（传播速度）$\times T$（周期）。波长以 mm 为单位，高频超声中则以 μm 为单位。

3. 声速　用（c）表示，指超声在某种组织（介质）中的传播速度，声速的单位常用 m/s、cm/s、cm/μs、mm/μs 等。

4. 波长、频率与声速间的关系　波长、频率与声速间有确切的关系，即波长与频率的乘积等于声速。从诊断超声分析，如所用频率固定，则在声速高的介质中其波长亦大；如在相同声速的同一介质中，所用频率愈高，则波长愈小。

$$\lambda_{(\mathrm{mm})} = c_{(\mathrm{mm/s})} / f_{(\mathrm{Hz})}$$

超声波的波长较一般的声波短，方向性好，而且有一定的穿透力，这一特性已被广泛应用，如超声波探伤、测距、遥控，尤其是超声成像。

超声在人体软组织中的传播速度平均为 1540 m/s。不同频率的超声波在相同组织中传播时声速基本相同。相同频率的超声波在不同的介质中传播速度是不同的。

（二）声压、声强

1. 声压（p）　指介质中有声波传播的压强与没有声波传播时的静压强之差。单位为帕（Pa）。它随着介质中各质点振动位置呈周期性变化。

$p = \rho c v$，其中 ρ 为介质密度，c 为声速，v 为介质质点振动的速度。

2. 声强（I）　指单位面积上所通过的声功率，亦即在单位时间内每单位面积上所经过的声能量，以 W/cm^2 或 mW/cm^2 为单位。

（三）声阻抗和声特性阻抗

当声波在介质中传播时，介质某表面上的声压（p）和通过该面积（A）的质点体积速度（u）的比值，称为该处质点的声阻抗（Z_A），即 $Z_A = p/u$。

声特性阻抗（Z）为平面的声场内，某一点处的声压（p）与质点振动速度（u）之比。

其数值等于介质密度（ρ）与介质声速（c）之积。即 $Z=p/u=\rho c$。声特性阻抗由介质的密度和弹性决定，不同的介质有着不同的密度和弹性，因此具有不同的声特性阻抗。

（四）超声波的传播

超声波在介质中传播时，具有反射、折射、散射、衍射、吸收、衰减和多普勒效应等物理特性。界面是指两种声阻抗不同的介质的接触面。尺寸大于传播超声波长的界面称为大界面，小于传播超声波长的界面称为小界面。

1. 反射　当入射声束遇到大界面时产生反射。

2. 折射　声束入射到声速不同的介质的界面处时，可发生曲折，使通过此界面后的声束方向改变，称为折射。

3. 散射　声波遇到小于其波长的微小颗粒时，其回声向各个空间方向平均发散的现象；粗糙的反射面等同于密集排列的微小颗粒，亦呈散射特征。

4. 衍射　又称绕射，声束扫查接近大界面边缘 1～2λ 时，声轴改向，向边缘靠近，而使行程弯曲的现象。小结石可因其两侧绕射现象而使其后方声影减弱或消失。

5. 吸收　声波在介质中传播时一部分声能不可逆地转换成介质的其他形式的能量，对声波来说有一部分能量被吸收了。

6. 衰减　在超声传播途径上，因声束扩散、界面散射和反射，以及软组织的吸收与产热，以及其他多种使声能减弱的因素，致使声路越到深处其声能越降低的现象。

（五）多普勒效应

振源与散射体之间存在相对运动时，振源发射的超声波入射散射体后，产生散射波的频率发生改变的现象，称为多普勒效应。真实速度必须用声轴与流速主轴间的余弦角（$\cos\theta$）校正。

二、超声波的发射与接收

医用超声中最常用的产生超声波的方法是压电式换能法。简述如下：

（一）压电效应

某些晶体发生形变或在应力作用下产生正负电极的现象称真压电效应。相反，晶体两侧加以电场，晶体出现应变或应力而产生厚度变化的现象称为逆压电效应。上述总称为压电效应。

（二）超声发射

用多种不同的触发电脉冲加至探头后所发出的超声振动波（逆压电效应），称为超声发射。如所发射的超声为连续不间断的，称连续波式超声。如超声在脉冲状态下工作，称为脉冲波式超声。

（三）超声接收

发射的超声在传播的声路上遇到某些物体后，部分振动波的能量被送返至周围空间（包括散射及反射）的现象称为回声。返回的回声如抵达探头，由正压电效应转变为高频信号的现象，称之为超声接收。接收的超声波信号，再通过信号处理、放大、转换成视频信号到显示器，形成超声图像。

（四）超声换能器

用可将超声信号转变为电信号并可逆向转变的材料制成的器件，称为超声换能器。目前使用较多的为压电晶体及压电陶瓷。用超声换能器制成的，在超声诊断中与不同仪器匹配使用的扫查器件，称为探头。

三、超声波的分辨力和穿透力

超声波的分辨力与超声图像质量密切相关，是超声诊断设备的主要性能参数及重要指标。

（一）超声波的分辨力

分为基本分辨力和图像分辨力。

1. 基本分辨力　指在超声检查时，显示屏上能将间距最小的两个小点分开的能力。又分为①轴向分辨力是指沿声束轴线方向的分辨力，主要与超声的波长有关，波长越短，轴向分辨力越好。②侧向分辨力是指在与声束轴线垂直的平面上，在探头长轴方向的分辨力。声束越细，侧向分辨力越好。③横向分辨力是指在与声束轴线垂直的平面上，在探头短轴方向的分辨力。横向分辨力越好，图像上反映组织的切面情况越真实。

2. 图像分辨力　指构成整幅图像的目标分辨力，与储存器中的像素数有关。

（二）超声波的穿透力

超声波的穿透力是指它能检测到的最大深度。主要与超声频率有关，超声波的频率越高，分辨力越高，在人体中的衰减越大，穿透力越低；反之，频率越低，分辨力越差，在人体中的衰减越少，穿透力越强。

四、超声对人体的生物学效应

超声通过介质时，与介质产生相互作用。一方面，不同的介质对超声都会产生作用，这些作用会使超声特性产生不同的改变。另一方面，超声同样会对介质产生作用。

（一）热效应

超声的机械作用到人体组织，由于组织的黏滞吸收效应，使一部分超声能量转化为热能，使局部温度升高，同时由于人体组织是热的导体，局部组织的热能可以被传递到周围组织或脏器。

在超声仪上采用热指数（TI）来表达，指超声实际照射到某声学界面产生的温升与使界面温升 1℃ 的比值。TI 值在 1.0 以下无致伤性，但对胎儿应控制在 0.4 以下，对眼球应控制在 0.2 以下。

（二）机械效应

超声振动属于机械能，超声在软组织中以纵波传播，不断对组织加压与减压，称为“机械效应”。当达到一定程度时，也可引起组织损伤。其中尤其以负压影响大。

机械指数（MI）指超声在弛张期的负压峰值与探头中心频率的平方根的比值。它是确定超声波输出基准的一个指标，也是超声波对生物体机械作用的相关指标。通常认为，MI 值在 1.0 以下无致伤性，但对胎儿应调节至 0.3 以下，对眼球应调节至 0.1 以下。此外，声学造影时采用低机械指数，可以防止微气泡破裂，提高造影效果。

（三）空化作用

在超声辐射下，局部组织产生压力增高、降低的交替变化，组织“断裂”引起气体微泡的形成，称为空化作用。空化作用对生物组织有破坏作用，但也可用空化作用进行药物对于生物体内的治疗。

第二节 超声诊断仪

一、超声诊断仪的类型

超声诊断仪已从模拟机时代进入全数字化时代，其发展非常迅速，随着计算机在超声诊断装置中应用，信息处理软件化，机型更是日新月异。下面对常用的设备简述如下。

（一）二维（2D）超声

采用像素点的辉度在仪器的屏幕上反映反射的强度。通过组织器官切面图的亮度变化来了解人体解剖结构学的信息，切面图的亮度与组织的声衰减特性及组织间的特性声阻抗之差均有密切关系。

二维超声图像分辨力：评估超声图像分辨力有三个要点：①细微分辨力，与探头阵元数及放大器通道数密切相关。阵元数及通道数愈多者，细微分辨力愈高。但这两个数据，用户在选购时无法直接验证。②对比分辨力，与设备的放大器动态范围及显示灰阶数有关。对比分辨力愈高，愈能分辨出声像图中声阻抗差别的大小，从而检出小病灶。③图像均匀度，与声束发射聚焦、接收聚焦及深度增益补偿（DGC）有关，亦与发射声束的波瓣有关。

（二）多普勒（Doppler）超声

1. 脉冲波式多普勒超声诊断仪　系在 2D 实时显示下，用调节取样线及取样门至拟测靶标的确切位置，然后启动多普勒功能，获得选定区的流速曲线。为实时 2D 超声和多普勒超声流速曲线的组合装置。加 θ 角校正系统后，又称双工仪。这是多普勒超声的早期机型，基本已更新换代。

2. 连续波式多普勒超声诊断仪　使用单晶片，在小型探头中既作发射又作接收用。

3. 双向性连续波式多普勒超声诊断仪　在笔型探头中使用两片小晶片，一收一发。可

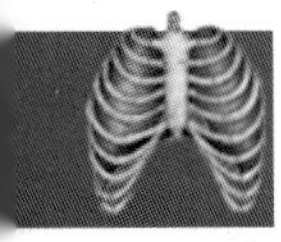

显示四肢血管中正反不同方向的血流，不能同时显示血管 2D 图。

4. 二维彩色多普勒成像联合诊断仪　在双工仪的基础上，将多普勒信号作彩色编码，在二维声像图上叠加并实时显示。具有三种主要功能：二维灰阶超声、彩色流道显示和在彩色流道中多普勒取样，显示多普勒流速曲线。根据采集血流信号的原理不同，分为三种类型：①彩色多普勒超声诊断仪（CDI）；②彩色超声流速成像仪（CVI）；③扩展的彩色血流成像仪。

（三）三维（3D）超声

用二维超声探头按顺序作垂直于方向角（探头长轴）的滑移扫查或进行仰角（平行于探头短轴）扫查，获得一系列的二维声像图信息，将信息输入计算机存储器，进行图像重建，在屏幕上显示三维（立体）声像图，用于分析、诊断。

根据成像方式分为表面成像和容积成像。根据成像速度分为：静态三维成像、动态三维成像及实时三维成像。

（四）血管内超声

血管内超声是无创性的超声技术和有创性的导管技术相组合的一种新的介入性超声检查技术。运用该技术可以准确了解血管的管壁形态及狭窄程度，同时，可以评价各种介入性治疗的效果，弥补了血管造影的某些不足，在冠心病的介入性诊疗中具有很高的应用价值。

（五）内镜超声

也称超声内镜，是一种先进的集超声波与内镜检查为一身的医疗设备，将特制的微型高频超声探头安置在内镜前端，当内镜进入腔内后，在内镜直接观察腔内形态的同时，又可进行实时超声扫查，观察管道壁各层次及周围邻近脏器的声像图改变。按其应用范围，可分为超声胃镜（同时可检查食管与十二指肠）、超声肠镜、超声支气管镜等。

（六）支气管超声

支气管超声（endobronchial ultrasonography，EBUS）是近年来发展的一项新技术，利用超声气管镜或将微型超声探头通过气管镜进入气管、支气管管腔，通过扫查，可清晰显示气管、支气管管壁各层结构及管腔外周围相邻组织结构如纵隔淋巴结的超声图像。EBUS 经气道进入病变部位，缩短声波路径而降低声波能量的衰减，采用高频技术，明显提高图像分辨力，使组织结构的成像细微化，可较普通内镜看得更远。在 EBUS 引导下行经支气管针吸活检术，是取得纵隔淋巴结病理诊断的有效、安全的方法。

二、超声诊断仪的基本构成

超声诊断仪的基本组成包括超声探头、主机和显示器三大部分。

（一）超声探头

超声探头是用超声换能器制成的、在超声诊断中与不同仪器匹配使用的扫查器件。包括用于接收、发射超声的阵元及其联合的附属装置（高频数字化、程控延迟、偏转、聚焦）的整体结构。

1. 基本结构　超声探头由表及里分别为面材、压电晶片及背材。面材包括聚焦件和匹配层。

（1）聚焦件：在匹配层前方加入声透镜，使超声波束有效聚焦，提高横向分辨力。

（2）匹配层：位于晶片前方，降低皮肤和压电材料的声阻抗差异，提高换能器的性能。

（3）压电晶片（振子）：是超声探头的核心部分，通过它的逆压电效应发射超声波，由正压电效应接收回波，目前广泛采用压电陶瓷换能元件。

（4）背材：是压电晶片背面的充填吸声材料，抑制不必要的振动和消除晶片背面的反射，减少干扰和提高纵向分辨力。

2. 原理　用多种不同的触发电脉冲加至探头后，利用逆压电效应发出超声振动波，称为超声发射。通过界面反射返回的回声抵达探头，由正压电效应转换成高频电信号，称为超声接收。能完成发射和接收超声任务的器件，为超声换能器。在压电晶片上施加机械压力或振动，其表面产生电荷，这种机械能转变为电能的现象，称为正压电效应。在压电晶片上施加交变电场，引起晶片产生形变，发生相应的机械振动。这种电能转化为机械能的现象，称为逆压电效应。在超声成像中，发射超声波是换能器的逆压电效应，接收回声信息是换能器的正压电效应。

3. 类型

（1）按波束控制方式分类：线阵探头、相控阵探头、机械扫描探头等。

（2）按探头中换能器所有振元数目分类：单元探头、多元探头。

（3）按适用部位分类：眼科探头、浅表探头、腹部探头、心脏探头、颅脑探头、经腔内探头等（图 2-1）。

（4）按用途和使用方式分类：体表探头、经腔内探头、穿刺探头、术中探头、超声内镜探头。

（5）按探头的几何形状分类：矩形探头、柱状探头、弧形探头（又称凸形探头）、圆形探头等。

（6）按超声发射频率能否变换分类：单频探头、宽频探头、变频探头。

4. 临床常用探头

（1）电子凸阵探头：用于腹部、妇产科检查，工作频率 3～5 MHz，儿童选用 5～10 MHz，探测深度可达 30 cm 以上；小凸阵探头，用于经颅扫查，成人选用 1.5～3.5 MHz，3 岁以下婴幼儿及新生儿选用 3.5～7.5 MHz。

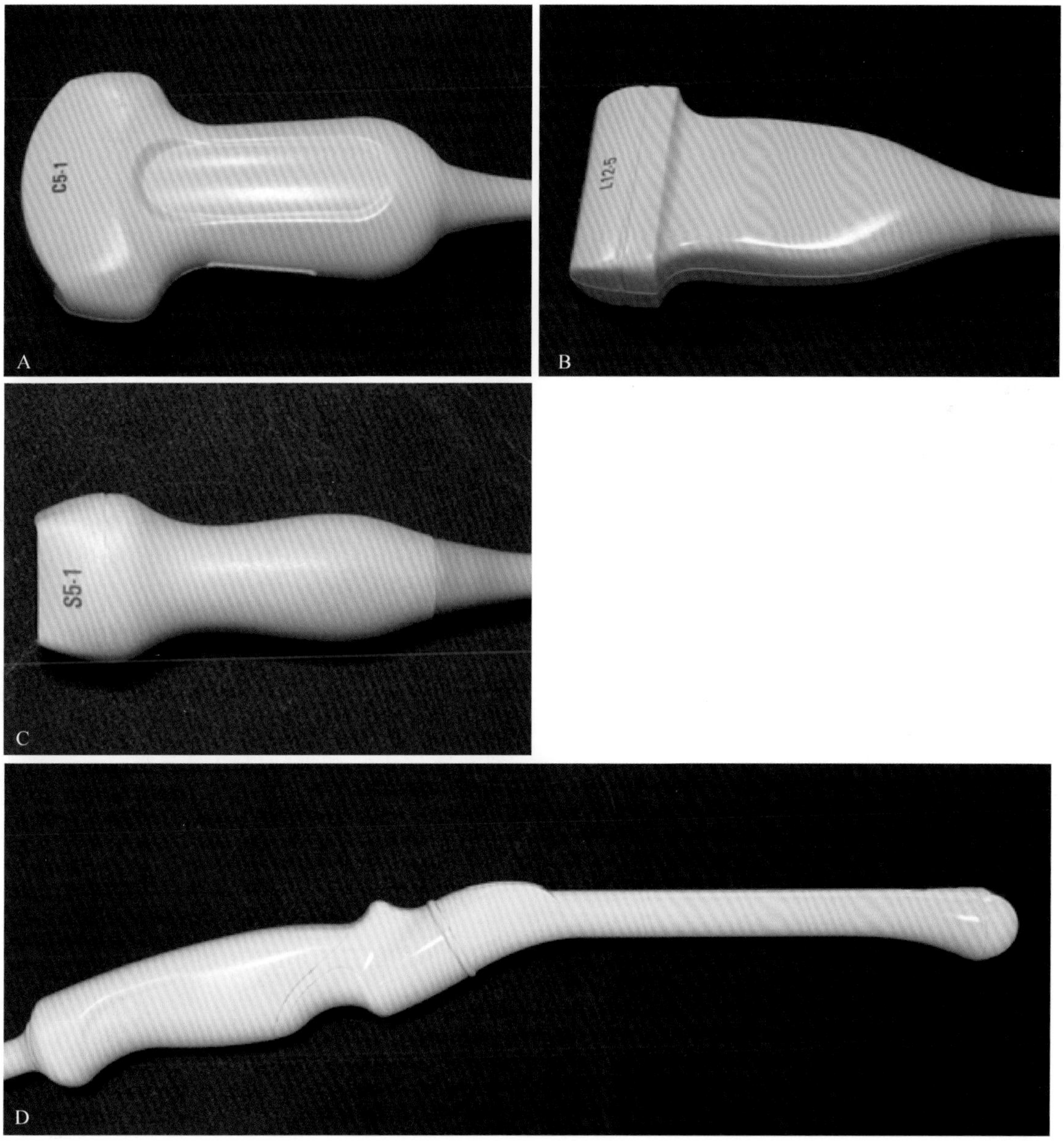

图 2-1　不同类型探头

A. 腹部探头；**B.** 浅表探头；**C.** 心脏探头；**D.** 经腔内探头

（2）电子线阵探头：常用于外周血管、浅表器官检查，探测深度较浅，图像显示清晰，工作频率>7.5 MHz。

（3）电子相控阵探头：用于成人心脏、小儿心脏检查，工作频率多为2～5 MHz。

（4）经腔内探头：包括经食管探头、经阴道探头、腔镜探头、经血管探头、经直肠探头、术中探头等。经腔内探头频率高，多可直接用于脏器组织表面或接近脏器，更能清晰显示组织结构，避免了由于位置较深或其他脏器的干扰。

（二）主机部分

超声探头将回声信号转换为电磁信号后，传输到主机，主机负责对这些包含了许多信息的射频信号经过解调、滤波、相关运算、模数转换等过程，将所需要的信息分别以不同模式成像。这个过程现在已完全数字化。

（三）显示器

由主机获取的图像信号最后采用标准电视光栅方式由显示器显示。目前多使用液晶显示器（LCD）。

第三节　超声扫查方法与图像分析

如何进行超声扫查，对超声图像进行正确的分析，是超声医生诊断的关键。

一、体位及扫查切面

在超声扫查过程中，为了观察病变的形态和位置，需以某些体表解剖标志为基准，取得各种方位的切面图像，以便于认读图像中的解剖结构，辨别解剖关系。常用的扫查切面有：

1. 横向扫查（横切面）　即扫查面与人体长轴垂直。

2. 矢状面扫查（纵切面的一种）　以扫查面由前向后并与人体的长轴平行。

3. 冠状面扫查（冠状切面）　即扫查面与人体侧腹部平行。

4. 斜向扫查（斜切面）　即扫查面与人体的长轴成一定角度。

在不同切面扫查时，可根据不同的要求采取不同的体位，主要有仰卧位、俯卧位、左侧卧位、右侧卧位、坐位、半卧位和站立位等。

超声图像仅反映人体某一部位的切面结构，因而应准确说明它们的空间位置。

二、回声的命名与描述

目前，超声图像的描述还属于有一定主观性的定性描述，人眼的判断、探头的侧动、增益的补偿处理都有可能影响图像分析。超声术语是超声图像的描述性用语，迄今为止国内外尚未规范统一。一般按下列原则命名。

（一）根据回声强度描述

二维灰阶超声图像的最小单位是像素（pixel），像素点的亮度代表界面反射，即回声的强度。像素从最亮到最暗的变化过程，即从白到黑的过程，称为灰度（gray）。灰度可被超声诊断仪分为16～256级，称为灰阶（gray scale）。在显示屏上表示灰阶的标尺称为灰标（mark of gray scale）。由于灰标在仪器整机调试后，不受仪器增益调节和操作者习惯影响，比以健康者肝脏实质回声作为识别标准相对稳定。早期的超声仪器只有16灰阶，因此当时使用4级分类法，随着超声仪器的发展，已经达到256灰阶，超声图像更细致，从而采用6级分类法。因人眼对灰阶的最大分辨能力约8～10级。为此，把灰标分成5等分，加上零级，称为6级分类法，分别命名为：

无回声　感兴趣区内无回声显示，即使增加增益，也不出现回声，如胆汁、尿液或玻璃体回声。

弱回声　屏幕显示的回声强度接近或等于灰标的下段，如肾盏、部分肝癌或恶性淋巴瘤的回声。

低回声　屏幕显示的回声强度接近或等于灰标的中下段，如健康人脾或淋巴结回声。

中等回声　屏幕显示的回声强度接近或等于灰标的中段，如健康人肝实质回声。

高回声　屏幕显示的回声强度接近或等于灰标的中上段，如胆囊壁、肝血管瘤回声。

强回声　屏幕显示的回声强度接近或等于灰标的上段，如伴声影的结石、钙化或伴彗星尾征的气体回声（图 2-2）。

（二）病灶后方回声描述

1. 病灶后方回声增强　回声较同等深度的周围组织明亮得多，多见于透声良好的囊肿（图 2-3A）、脓肿及其他囊性病灶的后方。

2. 病灶后方回声衰减　回声低弱或接近无回声区，多见于重度脂肪肝引起远场回声减弱（图 2-3B）。

3. 声影　在常规深度增益补偿的正补偿调节后，病灶后方出现无回声区，多见于结石、钙化灶（图 2-3C）、骨骼、含气肺的后方。

4. 侧后声影　侧后声影是指结节侧壁后方明显的回声失落（图 2-3D）。结节侧后声影可分为有和无两种。

三、声像图主要分析内容

超声医生如何快速准确地对声像图内容进行分析，笔者总结为六字分析口诀：“有无、性质、关系”，具体如下。

（一）有无

“有无”指有无异常。超声医生经过认真、仔细检查，首先要告知临床医生有无异常。

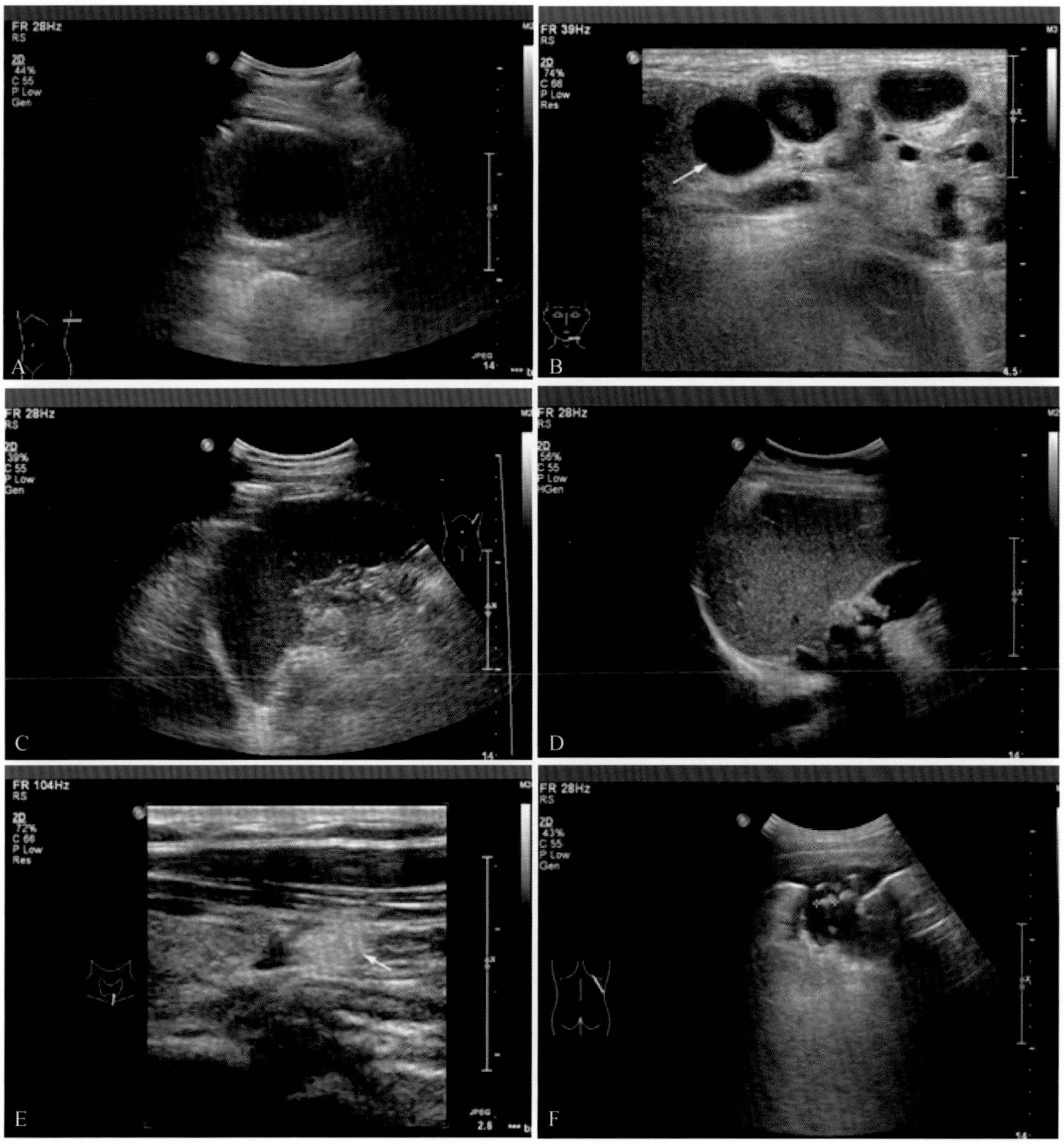

图 2-2　回声强度等级

A. 左肾囊肿，呈椭圆形无回声，后方回声增强；**B.** 血管免疫母细胞性 T 细胞淋巴瘤，呈弱回声（箭头）；**C.** 正常脾组织回声为低回声；**D.** 正常肝组织回声为中等回声；**E.** 位于甲状腺背侧的甲状旁腺，呈高回声；**F.** 右肺内条状强回声

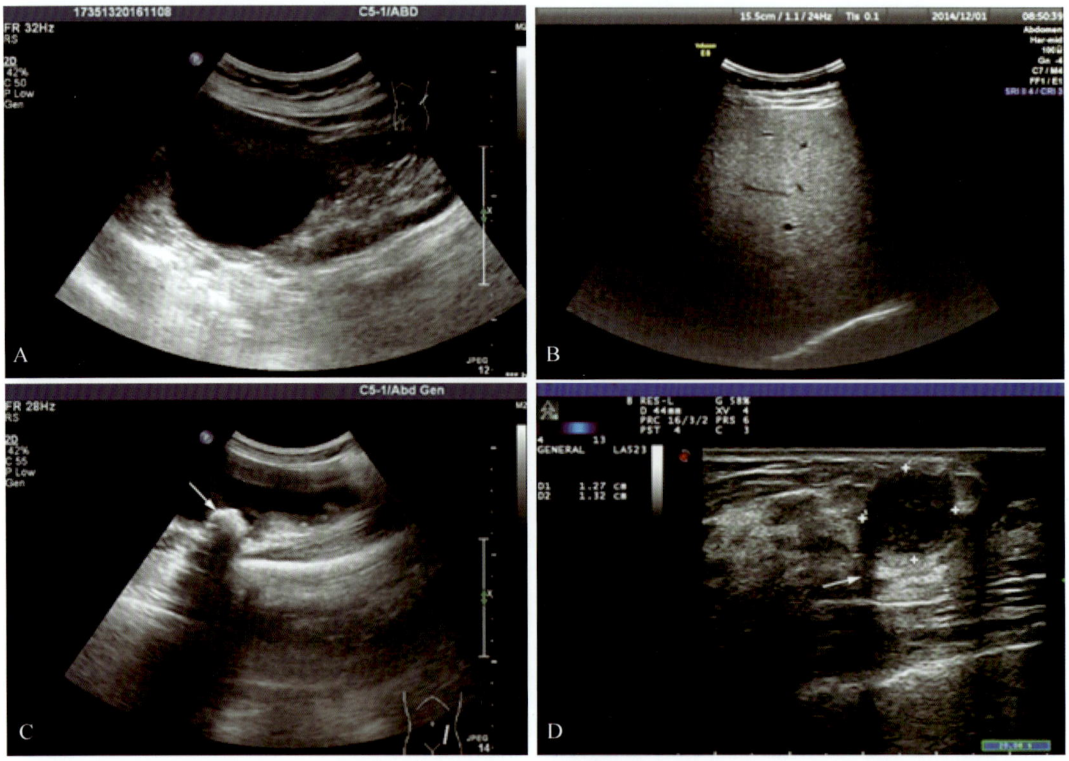

图 2-3 病灶后方回声

A. 左肾上极见一无回声，后方回声增强（箭头）；B. 肝实质回声增强，后方回声衰减；C. 腰大肌结核性脓肿内死骨形成，呈强回声，后伴声影；D. 乳腺腺体内见一低回声结节，侧壁后方明显的回声失落（箭头）

随着超声术语规范的贯彻，医疗纠纷防范意识的增强，超声对正常情况的描述用语也在不断完善。如果有异常，报告中必须指出异常是弥漫性的还是局灶性的。弥漫性是指异常回声分布在全脏器或大部分脏器。局灶性是指异常回声局限在脏器的某个部位，例如肝局灶性改变，应注意描述异常回声的位置、大小和数目。

（二）性质

即异常回声的性质。由于超声往往是首选检查项目，超声医生不可能了解很多的临床资料，因此在描述弥漫性异常和局灶性异常的可能病因时，常采用五级用语：“符合……”“……不能排除”“……可能大”“……可能”“……待排”。超声医生可以根据当时申请单提供临床资料的多少，选用合适的用语。众所周知，超声诊断是影像诊断之一，同样存在“同图异病”和“同病异图”的特点，因此若超声医生在没有全面了解病情的情况下，仅根据超声图像就直接做出疾病诊断，是一种越位服务，很容易出错。

（三）关系

“关系”是指病灶与周围脏器的关系。超声要做到大体定位，观察其与哪一脏器邻近，对周围脏器有无推挤压迫，与重要血管的关系，做出提示性报告，如：右上腹实质性团块，位于腹腔内，对门静脉主干有挤压。

第四节　超声诊断技术及介入性超声

一、多普勒技术

应用多普勒效应，接收血流形成的超声多普勒频移来检测血流。多普勒超声技术分为两大类，即频谱多普勒与彩色多普勒血流成像。

（一）频谱多普勒

1. 脉冲波多普勒（PW）　换能器间歇式（交替）发射和接收回波信号。受脉冲重复频率的限制，不能测量高速血流。

2. 连续波多普勒（CW） 探头内有两个超声换能器，一个用来连续发射超声，另一个用来连续接收回声。不受脉冲重复频率的限制，可测量高速血流，无距离选通能力。

在零位基线上方的频谱代表血流朝向探头，在下方的频谱代表血流背离探头，通过仪器调节可以把频谱上、下方向翻转。频谱的灰阶表示取样容积内速度方向相同的红细胞数量。灰阶高的数量多。

可以通过多普勒特点判断不同血流的性质：

1. 层流 显示为窄频谱。层流的红细胞速度梯度小，运动方向一致，频谱特点为波形规整、单向，频窗明显。

2. 湍流 显示为宽频谱。因红细胞运动的速度梯度大，方向多变，频谱特点为波形不规整、双向、没有频窗。

3. 动脉血流频谱 呈脉冲波形，收缩期幅度大于舒张期，舒张期开始可出现短暂的反向脉冲波形。

4. 静脉血流频谱 呈连续的、有或无起伏的曲线，这是由于呼吸时静脉压力的变化所致，对静脉远端部位加压也可产生同样的效果。

必须指出检查角度及仪器调节对多普勒频谱所测的流速有较大影响。

（二）彩色多普勒血流成像

在二维超声图的基础上，用彩色图像实时显示血流的方向和相对速度的技术，称为彩色多普勒血流成像（color Doppler flow image，CDFI）。

通常用红色表示血流方向朝向探头，蓝色表示血流方向背离探头。以辉度（颜色的深浅）表示血流速度的高低，色调越明亮，表示流速越高，色调越暗淡，表示流速越低。以彩色信号显示方式表示血管的属性，例如静脉血流的彩色信号为持续的显示，动脉血流的彩色信号呈有规律的闪动。以彩色信号颜色纯度代表血流性质：层流为纯色，湍流显示为五彩镶嵌（图 2-4A）。

能量多普勒是利用由红细胞散射能量形成的幅度信号，用于检测低速血流信号，可较敏感地显示细小血管分布（图 2-4B），优点为无血流方向和入射角度的依赖性，无彩色混叠现象的发生，提高了血流检测的敏感性。近年来，又发展了方向能量多普勒，它可以在提供能量图血流显像敏感性的同时，提供彩色多普勒血流速度和方向的信息。

二、超声造影

超声造影（contrast-enhanced ultrasound，CEUS）是指利用与人体软组织回声特性明显不同或声特性阻抗显著差别的外界物质注入体腔内、管道内或血管内，以增强对脏器或病变的显示。这种被引入体内的物质称为超声对比增强剂，又称超声造影剂。理想的超声造影剂应具备如下基本条件：①能经外周静脉注射；②超声增强效果明显且持续较长时间以足够观察；③对人体安全，包括毒副作用小、易代

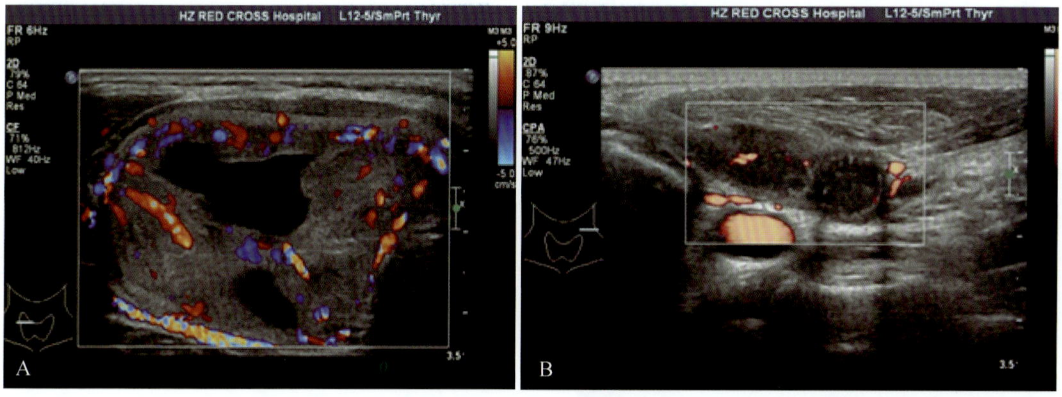

图 2-4 彩色及能量多普勒图

A. 甲状腺腺瘤周边及内部见条状彩色血流信号；**B.** 正常颈部淋巴结能量多普勒血流信号

谢、稳定性好等。我国目前批准允许在临床上应用的造影剂只有意大利 Bracco 公司生产的 SonoVue（BRI，Bracco，Milan，Italy）（国内也称“声诺维”）。SonoVue 是磷脂包裹的六氟化硫（SF_6）气体的微气泡。国内标准的 SonoVue 产品包装盒内含装有 25 mg 白色冻干粉末、装有 59 mg 六氟化硫（SF_6）气体的玻璃小瓶以及一次性无菌注射器、静脉留置针和微型配液穿刺器等（图 2-5）。

广义的超声造影成像包括：胃肠道超声造影、子宫宫腔及输卵管超声造影、应用于血管管腔内的血流灌注成像等等。以下主要介绍血管腔内超声造影。

（一）超声造影基本原理

超声造影剂中起增强作用的主要物质是气体微泡，增强血液与周围组织的对比，来达到增强图像效果的目的，从而提高对低速血流的检出和显示。由于微泡直径远小于检查用超声波的波长，因此微泡在血液中呈现大量散射，二维超声灰阶成像或彩色多普勒血流成像可灵敏地显示。

微泡在超声声场中主要与入射声波的最大声压、微气泡的大小、微泡包壳的物理特性有关，尤其是入射声压。入射声压是探头发射的声波能量，通过机械指数（mechanical index，MI）反映。在声压较小时，微气泡主要表现为线性的背向散射，导致二维和彩色多普勒超声的回声信号增强；随着声压增强，微气泡出现共振现象，为非线性的振动，释放出次谐频波、二次谐频波、超谐频波等多种谐频波成分。当声压达到某一临界点（仍在常规诊断用超声的声压范围内），则微气泡发生爆破，继而消失，声像图上表现为一过性清晰而明显的回声增强。

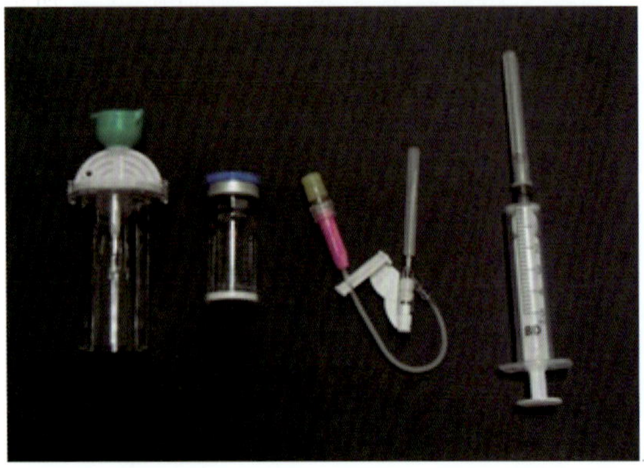

图 2-5 造影剂 SonoVue 产品

（二）超声造影成像技术

超声造影技术的飞速发展，使得超声造影总体从多普勒技术向二维灰阶切面及三维成像、间歇成像方向发展。尽管超声造影技术种类繁多，但目前临床上应用的主要是以实时灰阶低机械指数谐频波超声造影为主。

（三）超声造影的操作及分析方法

超声造影的成功与否与超声造影仪器的选择、造影条件的设置、操作者的经验以及受检者的配合程度等均有密切联系。同时超声图像的质量与造影剂的类型、配制、剂量、注入方式和速度亦有重要关系。

1. 超声造影的操作方法

（1）造影剂的配置：使用时将 5 ml 注射用生理盐水注入含 SF_6 冻干粉的小瓶内，且振摇 20 s 直至瓶中内容物混合均匀形成乳白色微泡混悬液，避免药液分层。抽取药液时，应倒入瓶中，并且禁止回推。配制好的混悬液在室温条件下可放置 6 h，使用效果稳定，放置时间越长，显影效果越差（图 2-6）。

（2）造影剂注入途径：目前，SonoVue 常规经外周浅静脉注射，多从左上肢肘部浅静脉注入，通常可通过局部留置套管针或导管注入，亦可直接将造影剂注入感兴趣区。采用 18 G 或 20 G 留置套管针便于操作，可保证注药的速度。

（3）造影剂注入方法：造影剂注入方法主要有团注式和缓慢式两种。目前，在造影增强研究中，多采用团注法，又称弹丸注射，具体做法是将造影剂经肘部浅静脉以最快的速度（<5 s）注入血管内，并立即推注 5 ml 生理盐水，其能使造影剂更快、浓度更高地进入病灶（图 2-7）。缓慢式注入是指将造影剂缓慢注入血管内，多在 1～3 min 内注完，必要时可采用静脉滴注形式。

2. 超声造影检查的操作方法

（1）二维超声及多普勒技术观察病灶，了解并确定超声造影观察的主要目标。基本固定探头位置，调节仪器，将成像模式切换到超声

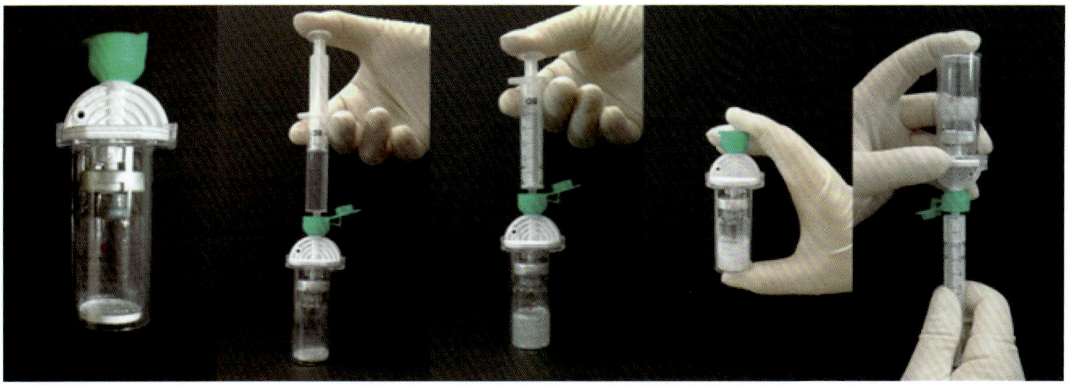

图 2-6 SonoVue 造影剂的配制过程示意图

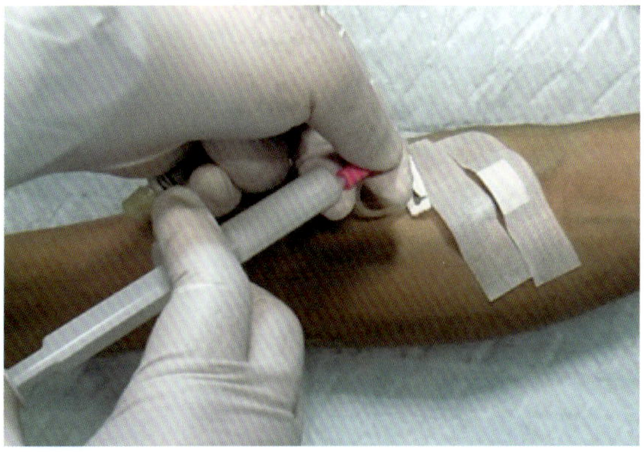

图 2-7 造影剂经肘静脉推注示意图

造影成像模式。

(2) 低机械指数成像模式，根据观察区的部位和范围选择合适的 MI 和增益等条件，减少组织谐波的干扰，但必须同时保持足够的超声穿透力。

(3) 选用双幅模式，同步、快速注射规定量的超声造影剂，并随之推注 5 ml 生理盐水。注射造影剂的同时即开始计时。所有超声造影图像均需动态采集和记录，以便回放分析。

(4) 通常单次注射造影剂即可对某一个病灶作出相应的诊断，如有特殊需要可在观察目标所在脏器内造影信号基本消失后再次注射。

(5) 对于特殊脏器的超声造影检查，如肝，建议连续扫查病变区至少 60～90 s 以获得完整的动脉期和门脉期超声影像。延迟期扫查应包括注射造影剂后 4～5 min 内，可采用多次多切面扫查的方法对肝进行全面检查。

3. 超声造影图像分析方法　分析动态超声造影的增强影像应从以下几方面进行：增强的时间、增强的部位、增强的方式、增强强度、峰值期表现、增强持续时间及时间-强度曲线分析等。

(1) 开始增强时间：常指注射造影剂后，造影剂开始进入感兴趣区的时间，即造影剂到达的时间。如有病变时，开始增强时间常不同于周围的正常组织。

(2) 增强的部位及范围：即造影剂出现的部位和范围，尤其对开始出现的部位，如周边或中央开始增强等。病灶增强范围的确定对了解病变的大小和变化有帮助。如应出现造影剂信号的区域未出现，多考虑有缺血或为乏血供。

(3) 增强的方式：指造影剂开始进入器官或病灶时的动态方式，如整体性增强、向心性增强、放射状增强、分支状增强等。不同的病变可有自身的增强方式，在诊断中有很大帮助。

(4) 增强强度：即造影剂进入感兴趣区域的回声强度，常需与周围增强回声进行比较而定，具有一定的主观性，定量分析软件对确定强度变化有一定意义。

(5) 增强峰值期表现：即造影剂达到最强时该病变的声像图表现，如均匀增强、环形增强、周边结节状增强、片状增强、蜂窝状增强和无增强等，对病变的鉴别诊断有重要价值（图 2-8）。

(6) 增强后肿块边界是否清晰、增强后肿块与二维超声图像相比是否增大。

(7) 增强持续时间：指造影剂从出现增强到基本消失所需要的时间。

(8) 开始廓清时间：指造影剂回声在病灶内开始消失的时间。

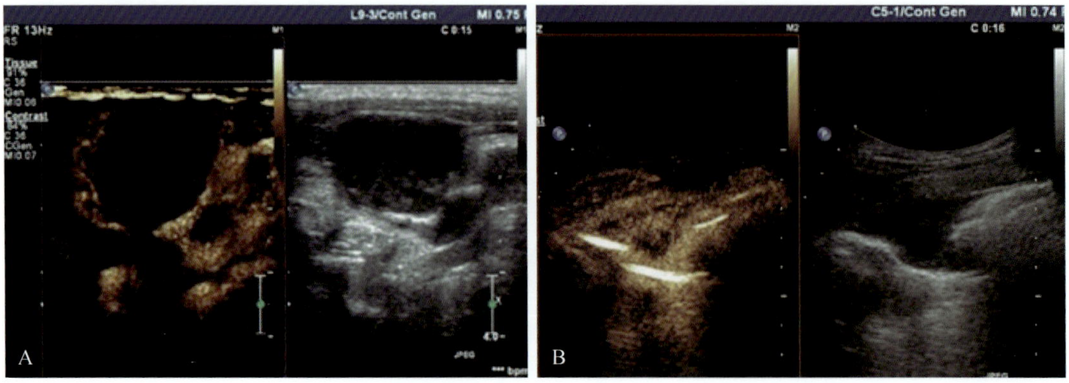

图 2-8 超声造影

A. 超声造影见淋巴结整体无造影剂灌注，呈无增强；B. 超声造影见右侧胸腔内低回声呈不均匀增强

（9）时间-强度曲线分析：利用超声造影定量软件对团注法获得的超声造影连续动态图像进行分析，自动描绘感兴趣区组织每一瞬间灰阶或声阶随时间的变化，获得所定义时间段内感兴趣区灰阶或声阶的变化曲线，称为时间-强度曲线（TIC）。利用 TIC，计算或自动给出感兴趣区的下述参数：①注射造影剂到组织开始增强的时间（arrival time，AT）；②开始增强到增强峰值的时间（time to peak，TTP）；③曲线的斜率，包括曲线上升支斜率（wash-in rate，WiR）及曲线下降支斜率（wash-out rate，WoR）；④峰值强度减少一半所需要的时间（time of half bubble wash out，$T_{1/2}$）；⑤造影剂作用出现到消失的时间；⑥零基线距强化峰值的高度（maximum intensity，I_{MAX}）；⑦曲线持续时间；⑧曲线下面积（area under the curve，AUC）等。曲线下面积被认为是最有价值的一个参数，直接与造影剂分布容积、血流速度及平均渡越时间密切相关。以 TIC 计算为基础的定量法，有较大的临床应用价值。

三、超声弹性成像

超声弹性成像（ultrasonic elastography，UE）是利用肿瘤或其他病变区域与周围正常组织间弹性系数不同，在加外力或交变振动后，产生应变大小的不同，以彩色编码显示，来判别病变组织的弹性大小，从而鉴别实质性肿瘤的良、恶性，对于恶性病变的诊断具有较高的特异性和敏感性。目前，主要应用于乳腺、甲状腺、前列腺等器官。

弹性图分析可分为定性分析与定量分析两类，其中定性分析是根据弹性图的颜色分级标准进行综合评估，而定量分析是使用多种参数对弹性图进行综合评估。目前，定量分析研究刚刚开展，有待进一步完善。

超声弹性成像是一种对组织力学特征成像的新技术，弥补了二维及彩色多普勒超声的不足，扩展了超声诊断理论的内涵，拓宽了超声诊断范围。从原理上来说，超声弹性成像可以应用于任何可用超声探查的、可以接受静态或动态压力的组织系统。随着弹性成像设备的不断完善，临床应用技术的不断成熟，超声弹性成像将在临床工作中发挥更大的作用。

四、三维超声成像

用立体图像表示界面回声强度的超声称为三维超声，又称静态三维超声，立体图像中每一个体元的辉度高低代表回声强度。将立体图像按照时相的发展进行动态显示，称为动态三维超声。三维超声在保留二维超声成像所有信息的同时，可以提供形象直观的三维立体图像，显示感兴趣区的立体形态、内部结构、表面特征、空间位置关系，单独提取和（或）显示感兴趣区结构，精确测量容积或体积，有助于疾病的定位、定性、定量诊断和鉴别诊断。目前的研究已涉及全身大部分脏器。

五、介入性超声

应用超声导向穿刺技术进行的各种诊断和治疗，称为介入性超声。包括造影、细针抽吸

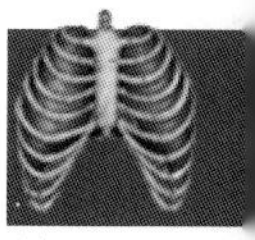

细胞学检查、活组织检查、插管、注药治疗等。当超声波作为一种能量形式，一定剂量的超声波照射人体病变部位，并达到某种治疗目的时，称为治疗超声，如高强度聚焦超声。

（一）设备

1. 探头及引导设备　超声引导穿刺探头种类繁多，可根据不同部位及穿刺的需要进行选择。

一类为专用穿刺探头，探头的中部设有供活检针出入的槽沟及控制穿刺方向的穿刺引导架；另一类是在普通探头头侧安装可拆卸穿刺引导架，构成穿刺探头。前者虽然具有导向准确的优点，但价格昂贵，现在较少使用，目前多数采用后者进行穿刺操作。

2. 活检针具、引流管　针具包括活检针及其配置的附件。活检针一般由针芯和针鞘两部分构成。每一部分又分为针尖、针干、针柄及其附件四段。

国际标号通常以 G（gauge）表示，其数码越大，外径越小；数码越小，外径越大。其后标明长度。如 20 G 17 cm，表示外径 0.9 mm，长 17 cm。国产针的标号越大，外径越大；标号越小，外径越小。

活检针的规格依据其外径标记。根据活检针的外径可分为粗针和细针，通常把外径≥19 G（10 号，即 1 mm）者称为粗针，＜19 G 者称为细针。

针具根据临床用途不同，可大致分为：

（1）普通穿刺针：如普通经皮穿刺针（PTC 针）等。这类针使用最为普遍，可用于多种用途，如对肿瘤进行抽吸细胞学检查、各种含液病变的穿刺抽吸及药物注射治疗等。

自动活检装置又称活检枪，是将穿刺活检针放入自动弹射装置中，完成定位后按动扳机，穿刺活检针自动发射，快速切取组织标本。

（2）导管针：此类针多用于含液病变的抽吸或留置引流，也可用于灌注或冲洗。

（二）介入诊断超声

1. 介入诊断超声的应用范围

（1）颅脑、颈部淋巴结、甲状腺肿物、乳腺肿物及其他浅表部位肿物的良恶性病理诊断和鉴别。

（2）肺周围型肿块和纵隔肿物，前列腺炎、前列腺增生、小结节病变及前列腺癌的早期诊断和鉴别诊断。

（3）弥漫性肾病、肾肿瘤的病理组织学诊断和分型。

（4）多种弥漫性肝实质病变（肝炎、脂肪肝等），包括早期肝硬化的病理组织学诊断。

（5）各种腹部脏器肿物（肝、胆、脾、肾、肾上腺肿瘤和腹腔淋巴结肿大、淋巴瘤、腹膜后实性肿物等）的病理诊断和鉴别。

（6）含液性病变（肝、肾、卵巢、甲状腺、乳腺囊肿、脓肿和积液等病变）的穿刺、抽吸引流、药物硬化治疗。

（7）肝内胆管、胆总管、胆囊等先天畸形或结石、肿瘤引起的阻塞性病变的穿刺引流，胎儿治疗性穿刺引流术（羊膜腔穿刺），宫内胎儿诊断（羊水生化、遗传学检查、绒毛活检）。

（8）肿瘤内穿刺、注射医用无水乙醇，微波或射频消融，手术中超声定位引导、组织活检。

2. 彩色多普勒血流显像（CDFI）技术在超声引导介入中的应用

（1）术前，对靶器官或部位应用二维超声，选择穿刺部位和进针路径时，应用 CDFI 可观察穿刺区域内血管分布情况，从而避开相对较为粗大血管或动脉血管，选择更为适当的穿刺部位。

（2）在深部血管穿刺术中进行直接引导。

（3）可作为血管放射介入治疗的术前检查、术中动态监测和术后疗效评价。

（4）在较大的实质性肿瘤穿刺活检术中，使用 CDFI 监测肿瘤内部血流分布情况，从而正确选择肿瘤内部分化活动相对较高区域穿刺取材，尽量避免在肿瘤内部缺血坏死区域取材。

（三）介入治疗超声的应用范围

（1）穿刺引流：如囊液、脓液、胆汁、羊水等。

（2）注药：医用无水乙醇、抗生素、抗癌药等。

（3）热消融：包括激光、射频、微波等。如超声引导经皮穿刺微波消融治疗肝癌、超声引导下射频消融甲状腺结节。

(四) 常见并发症

(1) 出血和血肿。

(2) 气胸。

(3) 胆汁漏、胆道出血。

(4) 囊肿穿刺治疗术后复发。

(5) 血尿。

(6) 其他并发症：如菌血症、肠瘘、腹膜炎、穿刺部位局部感染等较少发生。

(7) 肿瘤沿针道扩散或种植转移问题：是一个非常复杂的多环节生物学行为，已引起各方面的关注和研究。

(杨高怡)

六、肺部超声 CT 虚拟导航技术

(一) 概述

超声与 CT [或磁共振成像 (MRI) 或正电子发射断层扫描 (PETCT)] 图像虚拟导航技术是基于多个不同的影像融合及定位追踪技术而发展起来的新技术。是将 MR/CT/PETCT 等影像的 DICOM 格式图像传输到超声仪器上，通过特定的软件使超声图像与 MRI/CT/PETCT 图像进行对位融合。

超声仪器的探头上能够产生磁场的磁感应传感器，在利用超声探头进行动态扫描时，能够使超声图像与输入仪器中的 MRI/CT/PETCT 图像自动动态对位融合。当病灶在超声下无法显示或显示不清，而 MRI/CT/PETCT 能显示的病灶通过图像对位融合，在超声图像相对应的位置得到显示，这样有利于超声诊断，尤其是有利于超声引导下介入诊疗，例如：穿刺活检、射频消融、粒子植入等。目前应用较多的是肝、腹腔等脏器，也有应用在浅表脏器、前列腺等脏器的相关报道，这项技术突破了单一影像诊断及模式，可以通过多种影像的融合及联合诊断，达到优势互补，可以有效提高诊断率。使许多无法于超声下进行介入治疗的患者得到治疗。

(二) 肺部超声 CT 虚拟导航技术

肺部由于受到肺气的干扰，超声本身应用范围并不广。虚拟导航技术的应用往往需要参照物进行定位，但是由于超声无法显示肺内的结构，给定位带来了很大的麻烦。目前肝的虚拟导航往往是用体内的结构进行对位，肺部无法采用类似于肝的体内定位方法，因此我们采用体外定位法，在患者的皮肤上贴上三个定位标记，然后带着贴好的定位标记进行 CT 扫描。

病例 1 (图 2-9 和图 2-10)

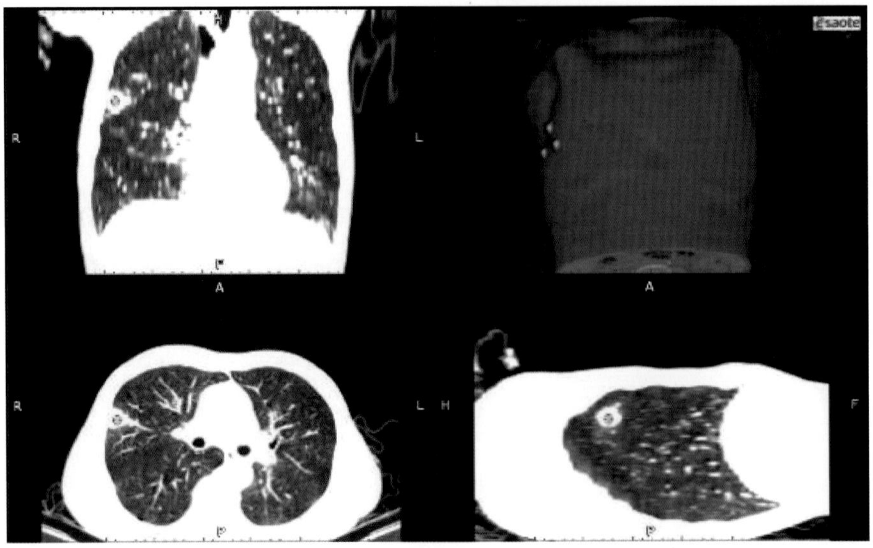

图 2-9 CT 定位图导入超声仪器中，右上图体表可见定位金属

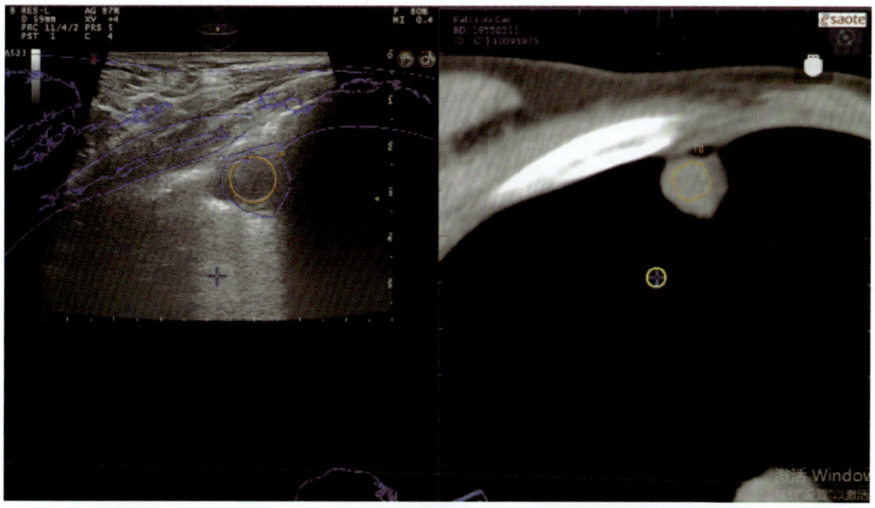

图 2-10　通过超声 CT 虚拟导航技术可见肋骨后方低回声结节

病例 2 （图 2-11 至图 2-14）

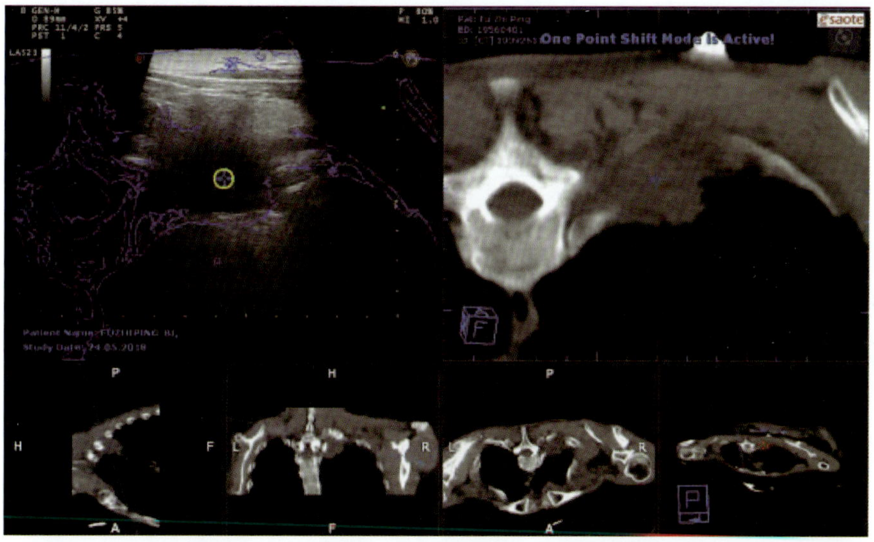

图 2-11　脊柱旁低回声团大部分位于骨骼后方

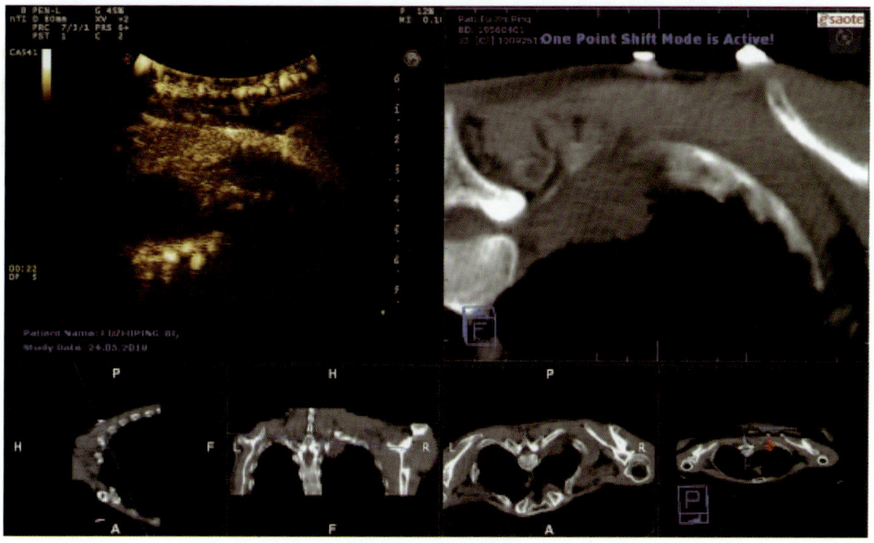

图 2-12　超声造影可见肿块内坏死较多

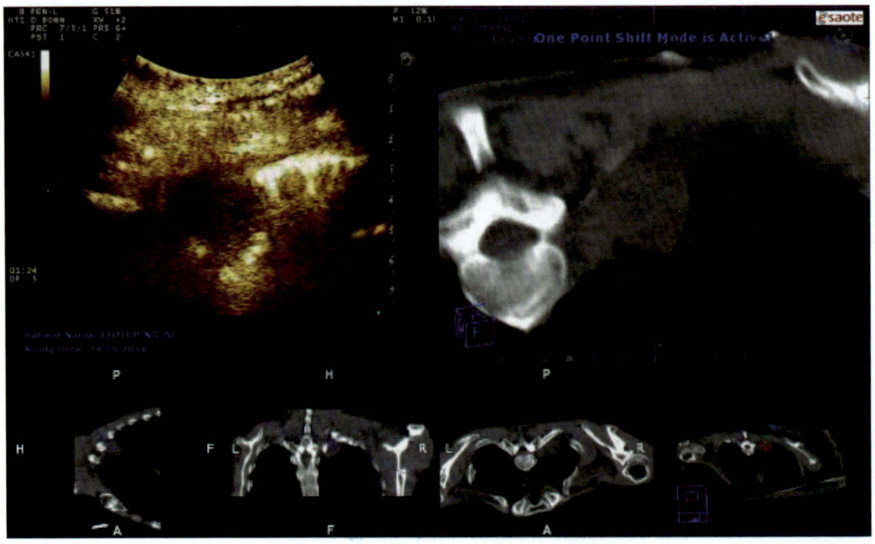

图 2-13 超声造影可见中央坏死

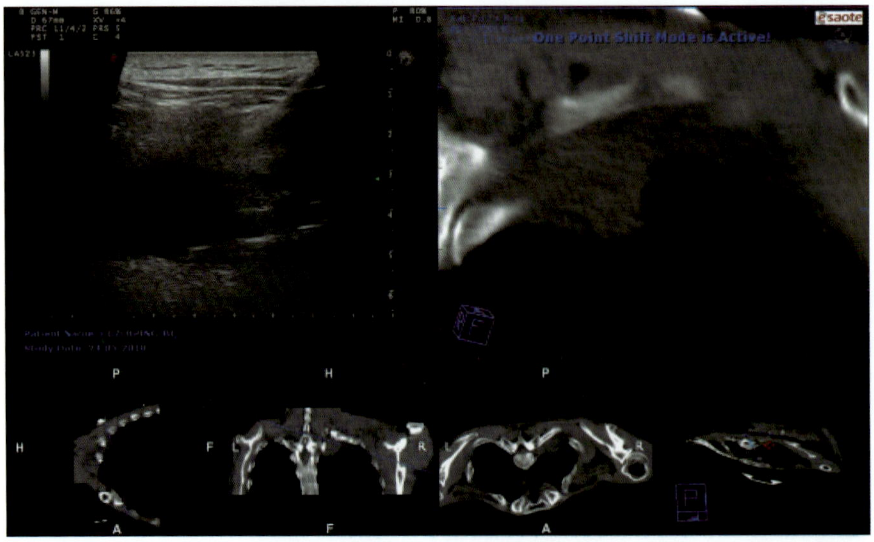

图 2-14 虚拟导航下进行穿刺活检

从上述病例中我们利用超声 CT/MR/PETCT 虚拟导航技术对 CT 下显示的胸膜下病灶进行了有效精准定位。对于需要进行诊断或介入治疗时，部分病例由于较小而且位于骨骼后方，往往很难发现，这时可以利用 CT 与超声图像相融合使一部分位于肋骨后方的病灶在超声下找到相对应的位置。CT 显示多个位置接近的结节也可以通过虚拟导航技术，在超声下准确找到 CT 显示有意义的结节，并能引导穿刺针或消融针准确到达病灶，使穿刺活检或消融治疗得以顺利进行。

（雷志锴）

参考文献

[1] 罗葆明，欧冰，冯霞，等. 乳腺疾病实时组织弹性成像与病理对照的初步探讨. 中国超声医学杂志，2005，21（9）：662-664.

[2] 张雪娇，程永清，李丽君，等. 包膜微泡超声造影剂的研究进展. 中国医学影像技术，2005，21（5）：819-821.

[3] 王文平，丁红，黄备建. 实用肝脏疾病超声造影图谱. 北京：人民卫生出版社，2012.

[4] 郭万学. 超声医学. 第 6 版. 北京：人民军医出版社，2013.

[5] 焦彤. 肛管直肠疾病超声诊断. 北京：人民卫生出版社，2012.

[6] 杨高怡，张莹，赵丹，等. 颈部淋巴结结核超声造影分析. 中华临床感染病杂志，2010，3（5）：277-279.

[7] 孟君，杨高怡，张文智，等. 超声造影引导下颈部淋巴结结核穿刺活检与组织病理学的对比分析. 中国超声医学杂志，2015，31（2）：107-109.

[8] 张文智，杨高怡，孟君，等. 超声造影在颈部淋巴结结核粗针穿刺活检中的应用价值. 中国超声医学杂志，2015，31（3）：211-213.

[9] 张文智，杨高怡，裴宇，等. 超声造影在颈部淋巴结结核穿刺活检术中的应用价值. 中华耳鼻咽喉头颈外科杂志，2014，49（3）：240-242.

[10] 姚春晓，杨斌. 靶向微泡造影技术在超声诊断与治疗中的进展. 中华超声影像学杂志，2009，18（1）：83-85.

[11] 潘莹，常才. 超声弹性成像的研究进展. 中华医学超声杂志：电子版，2005，2（2）：110-112.

[12] 张艳玲，张新玲，郑荣琴，等. 经阴道子宫输卵管三维超声造影评价输卵管通畅性. 中华超声影像学杂志，2011，20（4）：318-320.

[13] 王莎莎，程琦，朱贤胜，等. 经阴道实时三维子宫输卵管超声造影的临床应用. 中华超声影像学杂志，2013，22（5）：414-417.

[14] 姜玉新，王志刚. 医学超声影像学. 北京：人民卫生出版社，2010.

[15] 徐智章，王怡. 医学超声术语手册. 上海：上海科学技术出版社，2009.

[16] 沈延政. 门急诊超声图解手册. 第2版. 南京：江苏科学技术出版社，2009.

[17] 赵辉，王俊，李剑锋，等. 支气管内超声引导针吸活检术在胸部疾病中的临床应用价值. 中国胸心血管外科临床杂志，2010，17（5）：353-356.

[18] 陈娉娉，陈正贤，何碧芳，等. 正常气管壁超声图像及其对应的组织学分层的定量测量分析. 中华结核和呼吸杂志，2012，35（6）：409-414.

[19] 谭旭艳，李明，黄建安. 超声支气管镜诊断纵隔淋巴结的临床应用. 中华超声影像学杂志，2013，22（11）：954-956.

[20] Hong Y，Liu X，Li Z，et al. Real-time ultrasound elastography in the differential diagnosis of benign and malignant thyroid nodules. J Ultrasound Med，2009，28（7）：861-867.

[21] Yerli H，Yilmaz T，Kaskati T，et al. Qualitative and Semiquantitative evaluations of solid breast lesions by sonoelastography. J Ultrasound Med，2011，30（2）：179-186.

[22] El-Sherif DM，Wheatley MA. Development of a novel method for synthesis of a polymeric ultrasound contrast agent. J Biomed Mater Res A，2003，66（2）：347-355.

[23] Takegami K，Kaneko Y，Watanabe T，et al. Erythrocytes，as well as microbubble contrast agents，are important factors in improving thermal and therapeutic effects of high-intensity focused ultrasound. Ultrasound Med Biol，2005，31（3）：385-390.

[24] Døssing H，Bennedbæk FN，Hegedüs L. Long-term outcome following interstitial laser photocoagulation of benign cold thyroid nodules. Eur J Endocrinol，2011，165（1）：123-128.

[25] Valcavi R，Riganti F，BertaniA，et al. Percutaneous laser ablation of cold benign thyroid nodules：a 3-year follow-up study in 122 patients. Thyroid，2010，20（11）：1253-1261.

[26] Døssing H，Bennedbaek FN，Karstrup S，et al. Benign solitary solid cold thyroid nodules：US-guided interstitial laser photocoagulation-initial experience. Radiology，2002，225（1）：53-57.

[27] Pacella CM，Bizzarri G，Guglielmi R，et al. Thyroid tissue：US-guided percutaneous interstitial laser ablation-a feasibility study. Radiology，2000，217（3）：673-677.

[28] Gharib H，Papini R，Paschke，et al. American Association of Clinical Endocrinologists，Associatione Medici Endocrinology，and European Thyroid Association medical guidelines for clinical practice for the diagnosis and management of thyroid nodules. executive summary of recommendations. Endocr Pract，2010，16（3）：468-475.

[29] Baek JH，Lee JH，Valcavi R，et al. Thermal ablation for benign thyroid nodules：radiofrequency and laser. Korean J Radiol，2011，12（5）：525-540.

[30] Wong KP，Lang BH. Use of Radiofrequency ablation in benign thyroid nodules：a literature review and updates. Int J Endocrinol，2013，2013：428363.

[31] Papini E，Guglielmi R，Gharib H，et al. Ultrasound-guided laser ablation of incidental papillary thyroid microcarcinoma：a potential therapeutic approach in patients at surgical risk. Thyroid，2011，21（8）：917-920.

[32] Mauri G，Cova L，Tondolo T，et al. Percutaneous laser ablation of metastatic lymph nodes in

the neck from papillary thyroid carcinoma: preliminary results. J Clin Endocrinol Metab, 2013, 98 (7): 1203-1207.

[33] Lyshchik A, Higashi T, Asato R, et al. Thyroid gland tumor diagnosis at US elastography. Radiology, 2005, 237 (1): 202-211.

[34] Jalil BA, Yasufuku K, Khan AM. Uses, limitations, and complications of endobronchial ultrasound. Proc (Bayl Univ Med Cent), 2015, 28 (3): 325-330.

第三章　肺部超声常见的有关问题

第一节　肺部超声的适应证

肺是人体最大的器官，是水和空气混合的空间，相对于心脏和腹部（多达 21 种以上的脏器）来说，肺部是一个相对简单的器官，也就说明肺部超声相对来说是比较容易掌握的。

既往超声在诊断胸腔积液方面具有不可替代的作用，近 10 余年来肺部超声在呼吸困难病因鉴别、肺水肿病因鉴别、指导液体复苏、优化液体管理等方面发挥着越来越重要的地位，从诊断上升到指导治疗。肺部超声的基础是基于肺部含气量的多少所造成的超声伪像来做出疾病的诊断，多数征象是动态的。

当空气含量降低时，一些渗出液、漏出液、胶原及血液等会使肺密度增加，肺与周围组织之间的回声失落效应也减少，超声便能一定程度上反映更深区域的影像。

虽然超声图像提供的是特定切面的成像，无法提供肺部的整体图像，但经过图像的整合分析是可以反映特定肺部疾病的一种无创诊断方法。肺部超声在急危重疾病超声检查中具有重要的地位，如果是呼吸科医生，侧重点应该在于鉴别诊断，应充分发挥超声的功能应用，如果脱离出来单独通过肺部超声影像去做诊断，那价值便会大大降低，因为急危重疾病超声检查不是侧重诊断，更多是功能评估且是联合多部位超声应用。

经皮肺部超声检查无法显示胸骨正后方及纵隔后部的结构。经食管或经气管超声检查是对这些区域的补充扫查方法，这些是有创操作，需要掌握一定的操作技能（图 3-1）。

20 世纪 80 年代，CT 的问世使其成为肺部检查的金标准，从而导致超声在肺部的应用越来越少，甚至在很多著作中不少专家将肺部超声判定为不可行，认定肺是超声的禁区。我们应该认识到任何一门科学的发展都不是一帆风顺的，在探索肺部超声的道路上，那些浮动的伪影其实是一种等待我们诠释的神秘语言。肺部的每一个结构通过细致的超声检查均可提供大量有用的临床信息。

肺部超声，无论是单独使用还是与其他床旁超声技术相结合，都有助于对呼吸、循环衰竭或心搏骤停等病情的诊断。它可以在床旁进行肺通气的半定量，用于机械通气患者以指导呼气末正压通气（PEEP）设置、评估治疗效果、监测呼吸疾病的演变以及辅助撤机过程。还可用

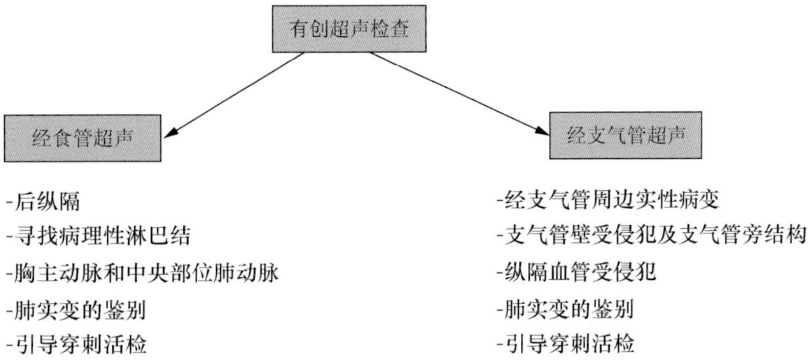

图 3-1　有创超声检查适应证

于早期发现和处理机械通气下的呼吸并发症，如气胸、呼吸机相关肺炎、肺不张和胸腔积液。总之，肺部超声是一种有用的诊断和监测工具，它可能成为未来医师诊治急危重患者的一部分。

以下是常见肺部疾病超声检查的适应证：

（一）胸膜疾病

胸腔积液、脓胸、结核性胸膜炎、胸膜粘连/增厚、胸膜肿瘤、气胸、膈肌病变。

（二）肺周围型病变

感染性肺炎、肺结核、肺不张、肺挫伤、间质性肺疾病、恶性肺部肿瘤（原发和肺转移癌）、良性肺部肿瘤、肺隔离症。

（三）肺血管病变

肺栓塞和肺梗死。

（四）纵隔病变

前上纵隔占位性病变、主动脉-肺动脉窗淋巴结、腔静脉及其分支血栓/侧支循环、心包积液。

（张　骅　李明智）

第二节　如何学好肺部超声

早在50年前人们就开始了对肺部超声的探索，但在1980年之前的20年时间里，只有有限的几篇有关肺部超声的动物实验方面的文献；在2000年之前的20年时间里，开始了肺部超声的临床探索，肺部超声真正在临床上应用只是近10年的事情。对肺部超声的研究、发展历史分为以下3个阶段：动物实验阶段（1961—1980年）、临床探索阶段（1981—2000年）、临床应用阶段（2001年至今）。利用气体对超声的反应特点，从超声的物理成像原理出发，找寻出正常与异常肺部超声的表现，对肺部超声的表现进行肺部病变的推理过程，非常思辨，因为肺部超声征象多是基于对伪影的分析得出的，而对于伪影的分析往往是人们所忽视的。

一、概述

肺部超声检查具有简便、经济、准确、可靠、可于床边开展、随时检测、便于动态观察的特点，达到以患者为中心，尤其重要的是不但可以及时做出诊断，而且避免了被检查者、同病室其他患者及医务人员免遭床旁放射线照射损伤，尤其值得在重症监护治疗病房内广泛开展，使患者在不移动，不接受昂贵、复杂、有创检查的前提下获得肯定的诊断，是X线胸片、胸部CT、支气管镜、磁共振成像等检查的有效补充。超声诊断学属于医学影像，是应用超声物理原理通过探头发射超声，辐射到人体内部，遇到各个组织器官的界面，然后反射过来，由探头接收，在仪器内部通过信号放大、处理，投射到荧光屏上，以图像、曲线、频谱等形式反映人体解剖结构、病变形态、功能状态及血流循环等情况的一种检查。随着科学技术的进步，超声设备新技术的不断应用，超声越来越发挥其不可替代的作用。

超声好比一把解剖刀，将身体各个组织器官切割成各个切面，在屏幕上加以展示。与胸部CT不同的是，超声有时是需要临床医生亲自操作的，CT则不需要医生亲自操作，有自己的技师与诊断医师，这将给临床医生学习超声技术增加一定的难度。超声操作是非常重要的，如果不按照超声的技术操作规范、手法进行操作，往往难以成像，找不到病变的部位或者分不清哪些是异常的、哪些是正常的超声图像，从而为下一步的诊断带来麻烦。患者的年龄、体重、身高的不同，探头放置的位置、角度、按压的力度等均能影响成像，能否熟练掌握仪器的操作（例如按键、显示、存储）均是非常重要的，加上超声图像具有一种疾病具有多种图像（一病多图）、一种图像可出现在多种疾病中（一图多病）的特点，故紧密结合临床和其他肺部影像学资料并注意随访，对于临床医生学习超声技术非常重要。通过向超声科医生学习，积极参加讲座、视听教学、示范、小组讨论、动手实践、参加临床研究和技术研发都是非常有助于提升超声操作技能的方法。

二、需要掌握的技术

（一）仪器的基本操作

规范的操作才能获得准确的超声影像和数据，包括开关按钮、增益调节（最佳增益是肋骨呈现黑影、胸壁组织呈现灰色、胸膜线为白色）、聚焦变换、对比度调节、缩放功能、B/M 型模式切换等超声模式的选择；测量部位、测量时呼吸时相的选择；超声相关参数的选择。

（二）图像方位的空间标识

（三）超声图像的回声分类和物理性质的判断

对于伪差的分析是肺部超声的基础，伪差产生于超声声速的传播。伪差的共性是规律的、直的或几何形状的图形，通常垂直于探头，更多地汇集于探头的前端，即屏幕的上方，像平行线或子午线。

回声分类分为强回声、高回声、等回声、低回声和无回声（图 3-2）。临床上回声强度的变化是以所检查的靶器官及其病变周围回声作为参照物来界定的。高于靶器官的回声为高回声，与靶器官回声相近的回声为等回声，低于靶器官的回声为低回声，含液性病变的回声为无回声，含气体、钙化和骨骼的回声为强回声。

病变的物理性质分为实性病变、含液性病变及混合性病变。实性病变的回声有均质性回声和不均质性回声。不均质性回声内有高回声和低回声等两种以上的回声类型。混合性病变可分为含液性为主的混合性病变和以实性为主的混合性病变。

（四）超声探头的握持和扫查方法

执笔式垂直位手持探头为最常用的方法，这样可以将探头与皮肤表面垂直，避免产生伪像。扫查的方式有平行滑行（纵断面和横断面）、旋转探查（以探头中点为中心逆时针或顺时针旋转扫查）和侧动扫查（上下及左右侧动）。扫查该病变的显示具有可重复性是确认病变的依据，根据实际情况加压探头以判断病变的质地，必要时配合呼吸或改变体位，以提高图像质量。

与纵向扫查法相比，横向扫查更易于发现局限于一个肋间隙的胸膜下小范围肺实变；而从内向外、从上至下逐一肋间的横向扫查也更有助于发现气胸时的肺点征象。当病变主要累及肺下叶和膈面时，也可借助肝为透声窗进行扫查，对以实变为主的肺疾病有一定意义。

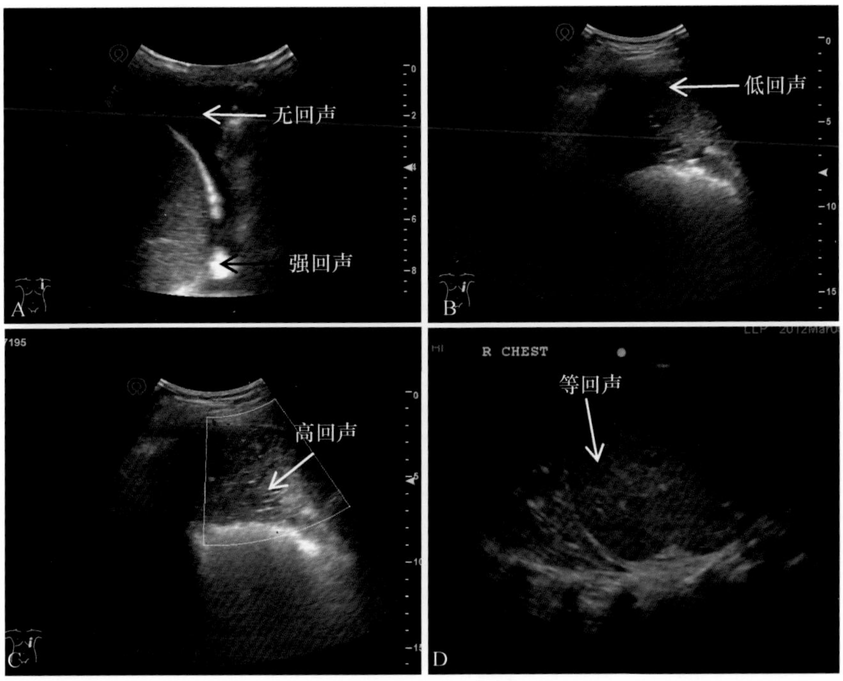

图 3-2 回声分类。**A.** 无回声；**B.** 低回声；**C.** 高回声；**D.** 等回声

（五）图像解读

应以问题导向为基础、实时实地获取标准化的超声图像，熟悉肺部超声技术规范及流程，以临床实践经验及先进的国内外研究成果为基础，正确解读超声图像。只有正确的判读才能指导临床治疗方案的制订和促进患者快速康复，而错误的解读和应用则会误导临床医师的判断，从而对患者的预后造成严重不良后果。

超声断面解剖是解读正常声像图的基础。充分了解肺部超声正常与异常的图像，注意识别液体、气体、骨骼、血管、实质性及非实质性器官；注意一病多图、一图多病；注意克服图像语言转化为文字语言的缺失性，所以要不断强化超声技术，勇于实践，对照其他影像学资料，才能提高图像解读能力。

唯有规范合理应用，将肺部超声与肺部病理生理学改变、血流动力学等有机结合，遵循肺部超声流程化管理，辅以重点超声心动图、大血管超声及膈肌超声等检查，坚持实时实地整合多系统的信息，互为依赖、相互促进地加以判读，才能使治疗更加全面、准确。

（六）超声引导技术

超声引导下胸腔穿刺术、经皮气管切开术、肺穿刺活检术、肺部肿瘤射频消融术等超声引导技术有一定意义。近些年开展的支气管内超声（endobronchial ultrasound，EBUS）是一门新兴的技术。支气管内超声的应用最早始于20世纪90年代，其发展迅速，主要适应证为：①原发性肺癌的肺门/纵隔淋巴结评估，包括术前淋巴结分期、术后淋巴结转移评估、化疗后淋巴结再分期；②肺部转移性肿瘤的肺门/纵隔淋巴结评估；③原因未明的肺门/纵隔肿大淋巴结的诊断；④纵隔肿瘤的诊断；⑤肺内肿瘤的诊断。此外，有学者报道使用支气管超声引导下经支气管针吸活检（EBUS-TBNA）对纵隔肺门病变进行治疗，扩大了EBUS-TBNA的适应证。例如，使用EBUS-TBNA对纵隔囊肿及脓肿抽液，加速吸收，减轻对纵隔血管压迫，缓解胸闷气喘症状；利用EBUS-TBNA对肿瘤转移淋巴结或肿块注入化疗药物，起到缩小肿块、缓解压迫症状的作用。经引导鞘管支气管超声内镜下活检（EBUS-GS）、支气管超声引导下经食管针吸活检（EBUS-TENA）、弹性超声成像这些超声内镜技术有待进一步研究完善，这些技术将在其他章节专门阐述。

三、肺部超声的推广与未来发展

肺部超声的推广应该关注资源的存储与整合、培训与质量控制、专业化以及广泛的国际交流与合作。资源存储是非常重要的环节，只有完整的合理的资料保存整理才是最后整合的基础，形式可多样，包括病例资源，以及网络资源和科学研究的资源的存储与整合。培训是发展与推广的基础，而质控是可持续发展的动力。

学术、科研起源于临床，同时又是影响临床决策、推动临床工作的基础和原动力。由于肺部的独特物理特性，只有对伪影和解剖图像进行仔细和系统的分析才能准确解读超声检查结果。未来研究探索使用软件进行自动判读、定量评估肺部疾病的方法以及连续监测装置可能会进一步简化和扩大这种技术的临床应用。

现代呼吸病学迅猛发展，正在发生着深刻的变化。近30年来，对呼吸衰竭的监测与治疗取得了长足的进步，在危重症救治中日显其突出重要性，这种状况极大地促进了呼吸病学与危重症医学的结合。坚定地实施呼吸病学与危重症医学的捆绑式（交融式）发展模式已成为现代呼吸病学发展的必然趋势和基本方略。呼吸学科与危重症学科的捆绑式发展格局既有利于呼吸学科的发展，亦有利于危重症学科的发展。是对两个学科的壮大与深化。2008年12月，中国医师协会呼吸医师分会正式建议将呼吸科更名为呼吸与危重症医学科。呼吸与危重症医学科的设立，不仅仅是科室名称的改变，同时也给呼吸专科医生提出新的挑战。肺部超声作为呼吸与危重症医学科新的武器，必将发挥其应有的作用。呼吸与危重症医学的融合，带来呼吸治疗的进步，对肺部超声也提出了新的要求。因此，在危重症医学广而深的领域中，超声需要获取更多的数据来辅助临床诊疗和研究，不断探寻疾病的发生发展机制。

（张 骅 徐 鹏）

第三节　肺部超声的检查方法

肺部超声以其简便易行、安全可靠的特点在床边即时检测（point-of-care，POC）领域得到了广泛的应用，在床旁实现了从听诊到可视化的转变。那么如何进行肺部超声的检查呢？本节以索诺声便携式彩超为例进行介绍。[①]

一、机器准备

（一）设备选择：索诺声便携式彩超 Edge（图 3-3）

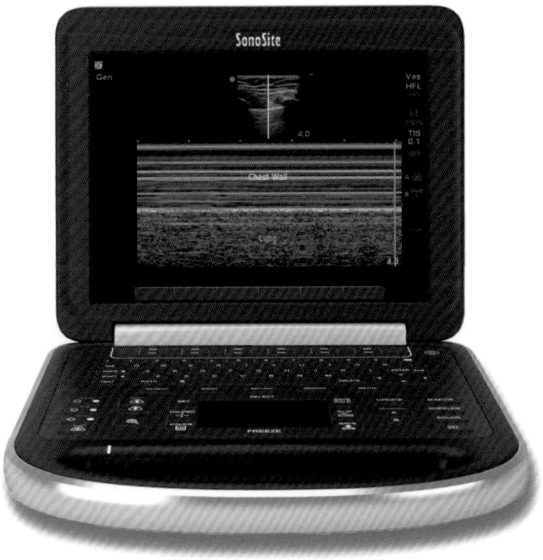

图 3-3　索诺声便携式彩超

（二）关闭 MB（多波束成像技术）及 THI（组织谐波成像技术）

这两项技术可以减少超声图像的伪像，而肺部超声需要的是自然的图像，显示出其本来的运动轨迹和伪影，故需关闭。因为，即使最小的滤波也会掩盖最小程度的肺滑动（图 3-4）。

二、探头选择

凸阵、相控阵、线阵探头均可进行肺部超声检查（图 3-5）。具体如下：深部组织可以使用凸阵探头、小凸阵探头或相控阵探头。线阵探头适用于胸膜。标记点设置在屏幕的左侧，凸阵探头深度为 10～15 cm，线阵探头深度为 2～4 cm。大多数超声探头均有一个凹槽或标志用于定位，称为超声探头标记点；国内通常将其对应于超声屏幕的左侧。

三、肺部超声的检查方法

由于肺的表面积大，所以超声定位要求准确，要按照肺部超声检查的步骤顺序扫查，重点区域的扫查原则为超声探头与听诊器的位置一致。

患者取仰卧位，也可采取侧卧或俯卧位等，仰卧位是完美的前胸部扫描体位，侧胸部也可以在半卧位进行检查（左侧卧位扫描右腋线，右侧卧位扫描左腋线），而扫描后胸部的理想体位是患者坐位，背部朝向检查医师。实际上，任何体位检查结果并不会出现差异，具体应根据实际情况决定检查体位。唯一真正的限制是在重症监护治疗病房插管或患者无意识不能移动的情况下进行扫描，这种情况下，小探头将发挥巨大作用。

超声探头中心需垂直于骨性胸廓，沿纵向和横向扫查。

切面获取技巧：适度用力或零压力（主要是为了避免给患者带来不适，再者，探头压力小可以使检查者长时间检查时不易疲劳以及避免太大的压力导致假阳性结果的出现）采用执笔式［使用拇指与示指和（或）中指等］使超声探头完全接触皮肤，使用耦合剂避免滑动，使促使探头稳定所需的力量减低，才能寻找到最佳的成像。建议在操作超声探头时每次进行一个动作，且每次进行相应动作时幅度宜小。

基本动作（图 3-6）：①类似（汽车）换挡（沿患者头-尾纵向滑动探头，从一个肋骨移到更低的肋间隙，将胸膜线置于两根肋骨之间）；②拧螺丝动作（绕轴旋转）；③刷墙壁动作（探

① 鉴于利益关系，特此声明如下：本书作者与富士胶片（中国）索诺声超声公司无任何利益冲突，感谢富士胶片（中国）索诺声超声产品事业部市场企划部提供的必要学术支持。

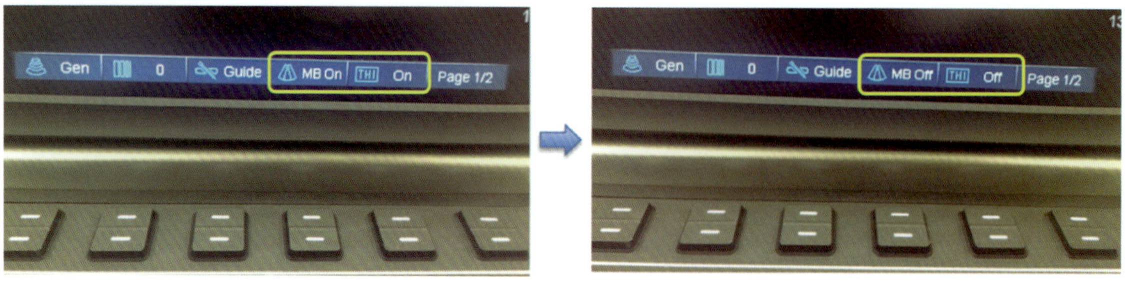

图 3-4 关闭 MB 及 THI

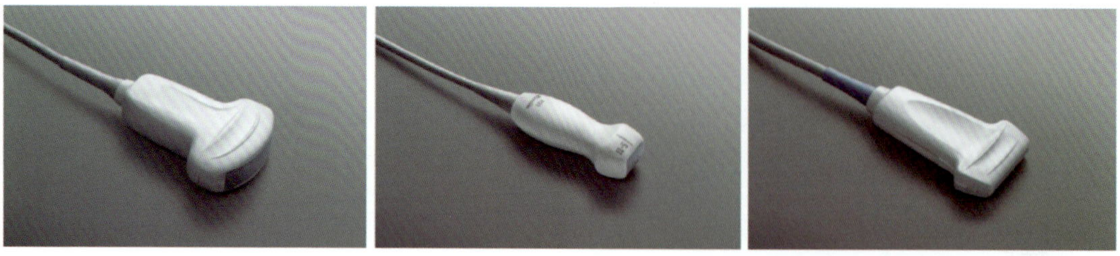

图 3-5 所有适用于腹部和浅表器官的超声检查设备都可满足肺部超声检查的要求

高频线阵探头（7.5～10 MHz）主要用于胸壁、胸膜及胸膜下病变的检查，低频凸阵探头（2～5MHz）能够提供足够的扫查深度和显示广度，主要用于整体观察、较深部的肺组织病变和体型肥胖者的检查

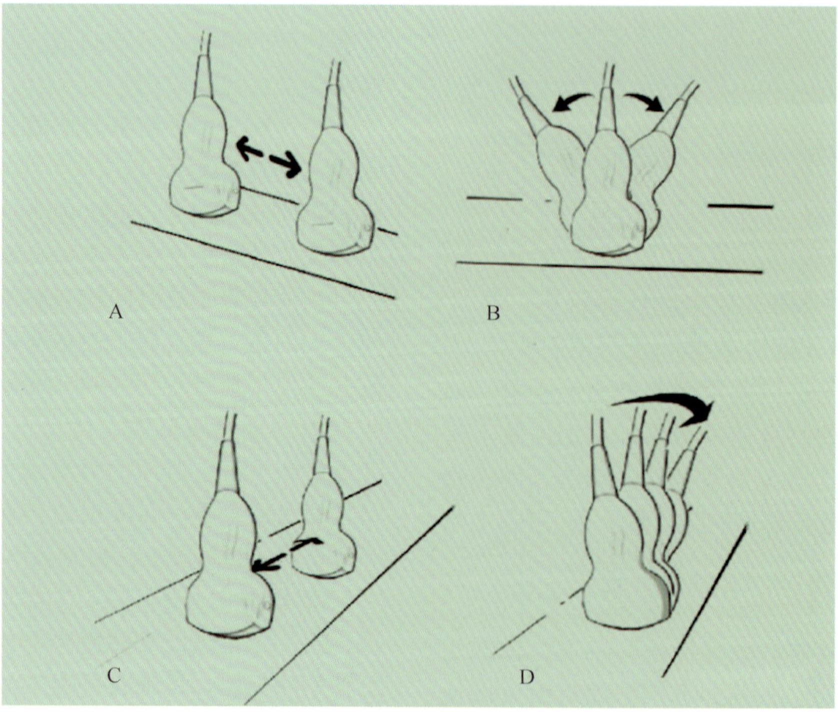

图 3-6 关于移动探头改变超声波扫查面来检查和定位目标的概述

A. Slide 滑动：探头沿（探头）长轴直线运动；**B.** Rock 摇摆：探头在短轴一个固定点的（沿探头长轴）倾斜运动；**C.** Sweep 扫描：探头沿短轴直线运动；**D.** Fan 扇动：在一个固定点上探头沿（探头）短轴的倾斜运动

头在皮肤上沿皮下组织滑动，产生厘米级别幅度的滑动），耦合剂起到可逆的“黏附”作用。在实际操作中，往往根据检查的实际情况一手持探头，另一手辅助改变患者的体位、辅助固定探头、加压检查部位等。

（一）纵向扫查（纵切面，探头与肋骨垂直）

是肺部超声检查的基本方法，将超声探头与肋间隙垂直，即矢状位。探头标记点朝向头侧，由头向脚垂直肋间隙滑动，可观察到大部分胸膜和肺，不过会受肋骨的遮挡。在临床观察中发现纵切面（垂直扫描）可发现大部分病变，所以纵向扫查法最为重要和常用，其中探头与肋骨垂直是保证检查准确可靠的关键。

（二）横向扫查（横切面，探头与肋间隙平行）

在纵向扫查切面的基础上，探头逆时针旋转 90°（此时能够使得胸膜线显示得更为充分，可适用于气胸患者肺点的寻找），标记点朝向胸骨，沿肋间隙长轴滑动，可观察到整个肋间隙胸膜的情况，但也仅限于该肋间隙胸膜和肺（图 3-7）。

四、肺部超声的检查部位

肺是人体内体积最大的器官，与显示全肺图像的常规技术（X 线胸片/胸部 CT）相比，肺部超声检查结果是肺多个部位的区域性表现。临床医生需要将各部分信息重新整合成为整体印象，即基于各个区间观察到的不同二维征象有序地构建出肺部整体三维影像。这一认知过程与肺部听诊有些类似。因而在进行超声检查时选择适当的系统性评价流程是必要的。

20 世纪 90 年代法国重症医学家 DA. Lichtenstein 等提出床旁急诊肺部超声检查（bedside lung ultrasound in emergency，BLUE）方案，这是一套急性呼吸衰竭快速诊断方案，但其对肺实变、肺不张的诊断敏感性相对较低，由于肺实变、肺不张主要集中在重力依赖区，王小亭等在 BLUE 方案的基础上增加了后蓝点的筛查，有助于发现 B3 线、B7 线、C 表现、胸腔积液等异常征象，称为 BLUE-plus 方案，并发现该方案能提高诊断的敏感性、特异性及准确率。

根据改良的床旁肺部超声评估方案（bedside lung ultrasound in emergency-plus，BLUE-plus），肺部超声 5 个检查点（图 3-8）包括：上蓝点（大致位于肺上叶）、下蓝点（大致位于肺中叶）、膈肌点、PLAPS［posterolateral alveolar and/or pleural syndrome-后外侧肺泡和（或）胸膜综合征］点（大致位于肺下叶）、后蓝点，双肺共 10 个点。

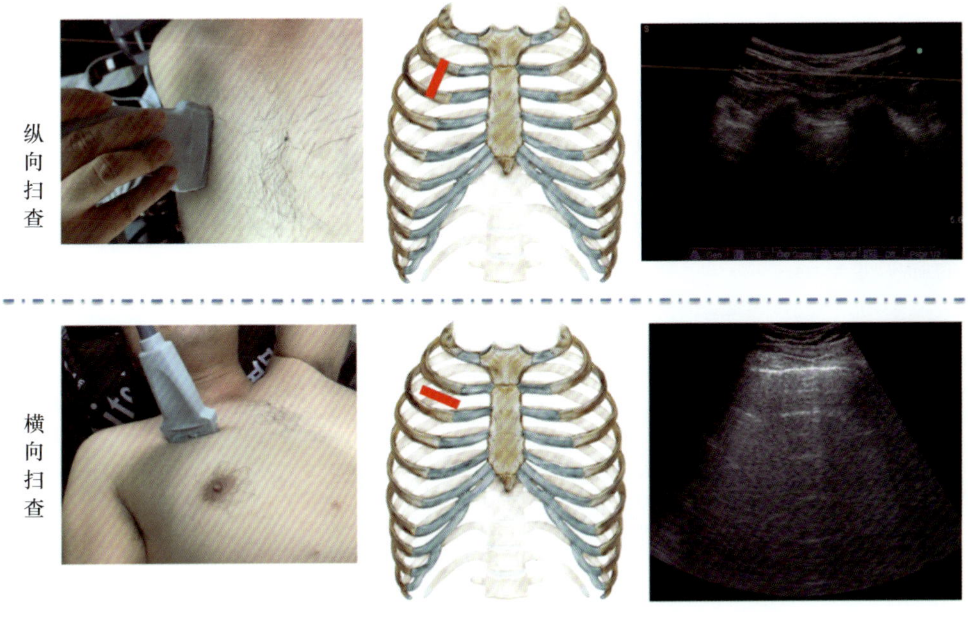

图 3-7　纵向扫查与横向扫查

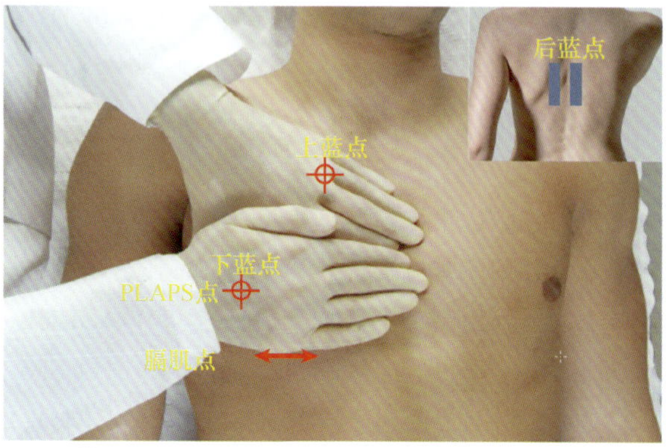

图 3-8 5 个检查点

1. 上、下蓝点 将双手平放于前胸壁，两手拇指重叠，上方手的小指紧靠锁骨下缘，指尖在胸骨正中，下方手的小指大约在肺的下前缘（对应膈肌线），双手所覆盖的区域相当于单侧肺区；上方手第 3、4 掌指关节处为上蓝点，下方手掌中心为下蓝点（图 3-9）。

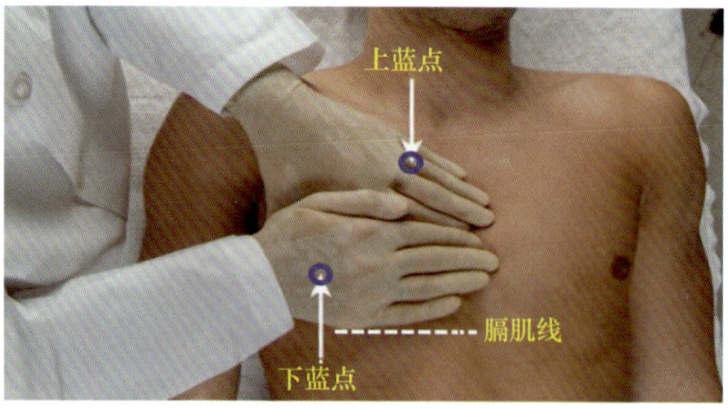

图 3-9 上蓝点与下蓝点

2. 膈肌点与 PLAPS 点（图 3-10 至图 3-12） 下方手的小指边缘指示膈肌线，膈肌线与腋中线的交点为膈肌点，下蓝点水平向后延长线与腋后线的交点为 PLAPS 点。PLAPS 点可用于即刻检查少或大量胸腔积液（及重症患者 90%的肺实变）。

3. 后蓝点 肩胛下线和脊柱旁线围成的区域（图 3-13）

2018 年 6 月 26 日中国重症超声研究组、重症血流动力学治疗协作组发布中国重症超声临床应用评估规范——肺脏评估规范。

肺的评估常用改良的床旁肺超声检查（mBLUE）方案或双肺十二分区方案、八分区方案，俯卧位时可使用俯卧位肺部超声检查（PLUE）方案。十二分区方案、八分区方案、PLUE 方案由几个检查区域组成，每个区域检查结果如下：

N 模式：超声表现为 A 线或者 2 条及 2 条以下独立的 B 线；反映肺充气良好。

B1 模式：超声表现为多条 B 线，B 线之间间隔大于 7 mm。

B2 模式：超声表现为多条 B 线，B 线之间间隔小于 3 mm。

C 模式：超声表现为组织样征或者明显的碎片征，有动态支气管充气征，可伴或不伴少量胸腔积液；反映肺实变。

AT（atelectasis）模式：超声表现为组织样征，常有肺容积减小并伴多量胸腔积液；反映肺不张。

每个区域的最差征象为该区域的最终判定征象。若超声检查无胸膜滑动，用符号“×”标记。

十二分区方案和八分区方案：

以患者的胸骨旁线、腋前线、腋后线、脊柱旁线将胸廓分为前、侧、后胸壁共 6 个区，每个区再分为上下 2 个区，共 12 个区（图 3-14）。与 mBLUE 方案不同，该方案不是在某个检查点进行超声检查，而是在每个区域内滑动超声探头进行扫查。具体方法：在各区从

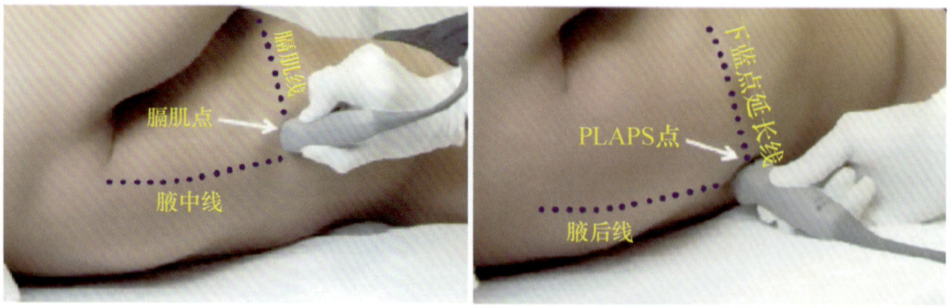

图 3-10 膈肌点与 PLAPS 点

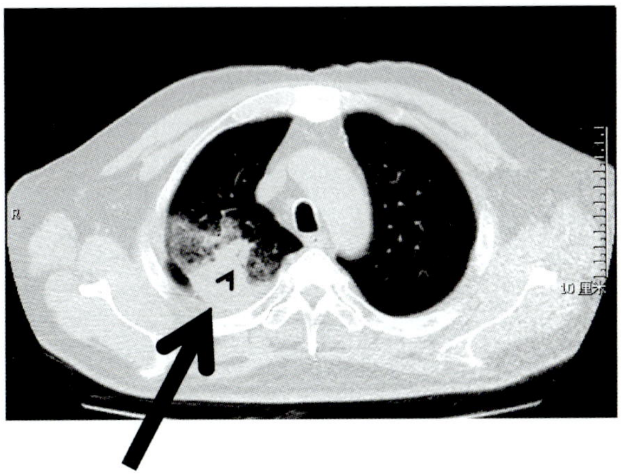

图 3-11 黑色箭头为 PLAPS 点，探头（黑色粗箭头）应垂直于胸壁，清晰显示蝙蝠征并确保准确定位胸膜线后才能清晰显示肺实变

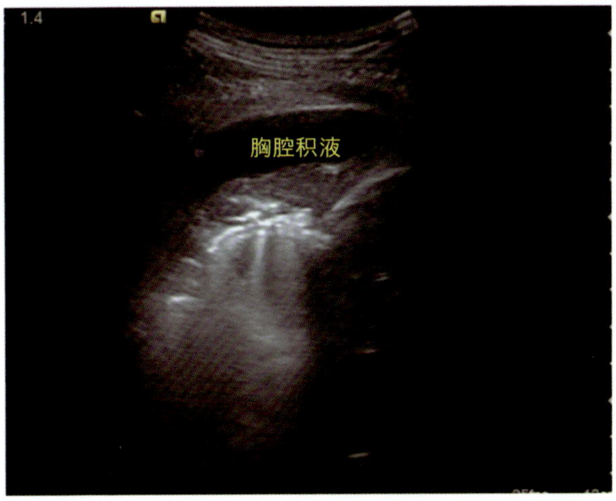

图 3-12 典型的 PLAPS：下背部肺部病变，可见胸腔积液，肺实变/不张

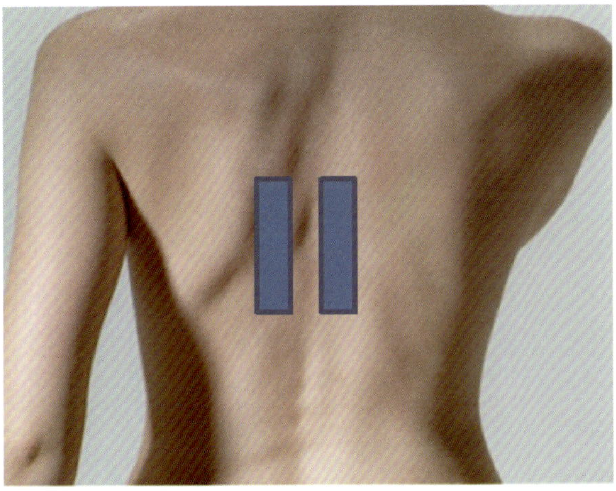

图 3-13 后蓝点

其中线开始，探头的中轴线与骨性胸廓完全垂直（纵轴切面），探头的检查面完全接触皮肤，先向外侧滑行至分界线，返回至中线，再向内侧滑行至分界线，再返回中线。检查过程中要对图像进行优化。十二个区域检查完成后，对发现的实变、不张、胸腔积液或者存在其他不能确定的征象时，需要对其再次进行仔细扫查；此时可将探头采用横轴切面置于该区域，前后倾斜探头进行扇形扫描，观察内容包括实变或不张的范围、胸腔积液的量等。八分区方案不包括后胸壁的 4 个区，常用于超声肺间质综合征的诊断与评估。

PLUE 方案：适用于患者俯卧位时的肺部超声评估，其分区方法是每侧以脊柱旁线、肩胛线和腋后线将背部分为 3 个部分，每个部分等分为上、中、下 3 个区，每侧除去被肩胛骨遮挡的区域，共 16 个检查区。各区域的检查方法同十二分区方案。

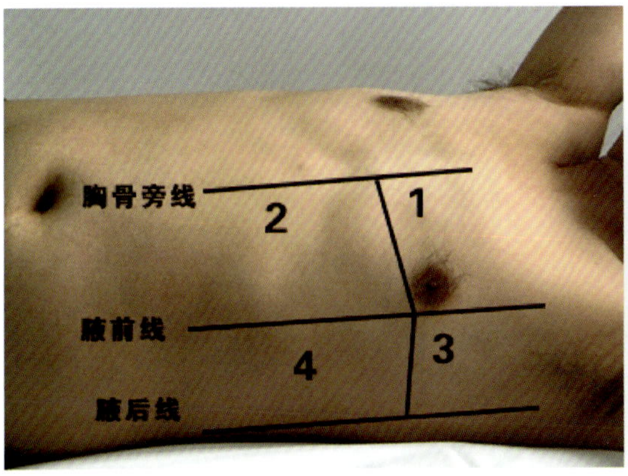

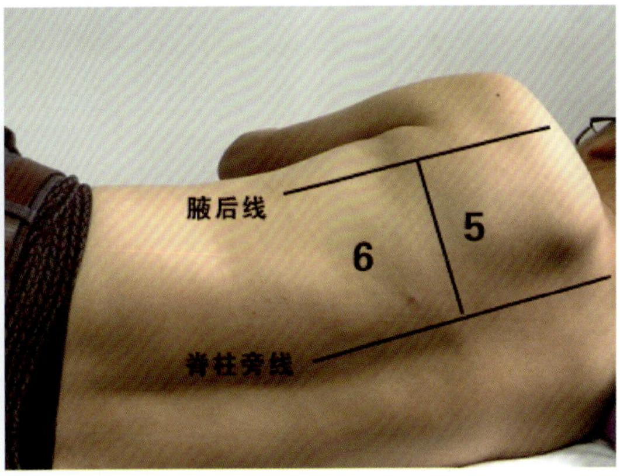

图 3-14 十二分区方案每侧的检查区域

作为一名呼吸科医生，笔者认为，在实际工作中，肺部超声检查不必拘泥于某种固定程序，可根据患者当时所处的体位，从最方便的部位开始扫查，不管检查如何分区，纵向、横向扫查肺部每一个区域是一个根本原则。

五、检查时机

（1）以呼吸困难入院者：入院后应尽早实施首次肺部超声检查，其中急性呼吸窘迫综合征高危患者可在首次检查后每 2～4 h 复查 1 次，直至排除该病或明确诊断。

（2）住院患者：在病情变化，尤其出现呼吸道症状时随时检查。

（3）正在接受呼吸机治疗者：可每天复查 1、2 次或根据临床需要随时复查，直至撤机。

（4）接受内科胸腔镜、支气管肺泡灌洗术或胸腔穿刺引流者等胸腔介入者即刻复查。

（5）随访：对已经明确诊断肺部疾病者，可根据病情定期复查或随访。

（冯　寅　张　骅）

第四节　正常肺部超声

一、基本征象

肺部超声使肺部疾病床旁快速可视化，每一个征象均源于肺部的生理与病理生理学本质。随着肺内气体和液体之间的比例逐渐减少，肺部病变或逐渐由正常气化的肺组织变为轻度间质水肿、重度间质水肿乃至肺泡水肿，或从局灶至弥漫，最终发展为实变，甚至出现胸腔积液和胸腔内存在气体。肺部超声依次表现为有正常胸膜滑动征的 A 线、B 线、B 表现、弥漫性肺间质综合征、实变和积液以及无胸膜滑动征的 A 线或肺点征象（图 3-15，图 3-16）。

大多数急性肺部病变都靠近外周并累及胸膜，所有超声征象都起自胸膜线，也就是说大部分病变沿肺部表面向胸膜线侵袭发展，从而使肺部超声对重症患者诊断的可行性高达 98%～100%；肺部超声征象多是基于对伪影（通过空气/组织界面衍生）和真实图像（如胸腔积液和实变）的分析，正常肺部超声基本声像图（图 3-17）包括静态征象（胸膜线、A 线）和动态征象（肺滑动征、沙滩征）。

（一）胸膜滑动征（S）

胸膜滑动征为正常征象。

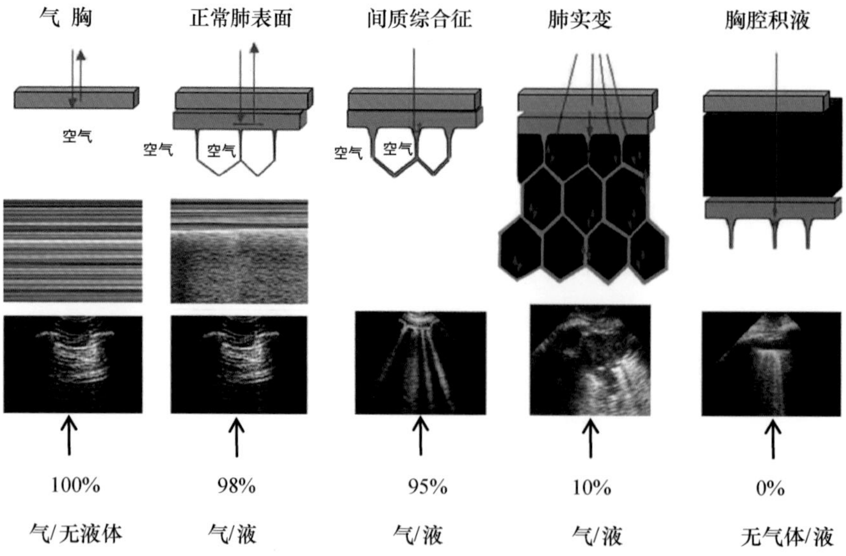

图 3-15　肺内气液比例对于肺部超声征象的影响

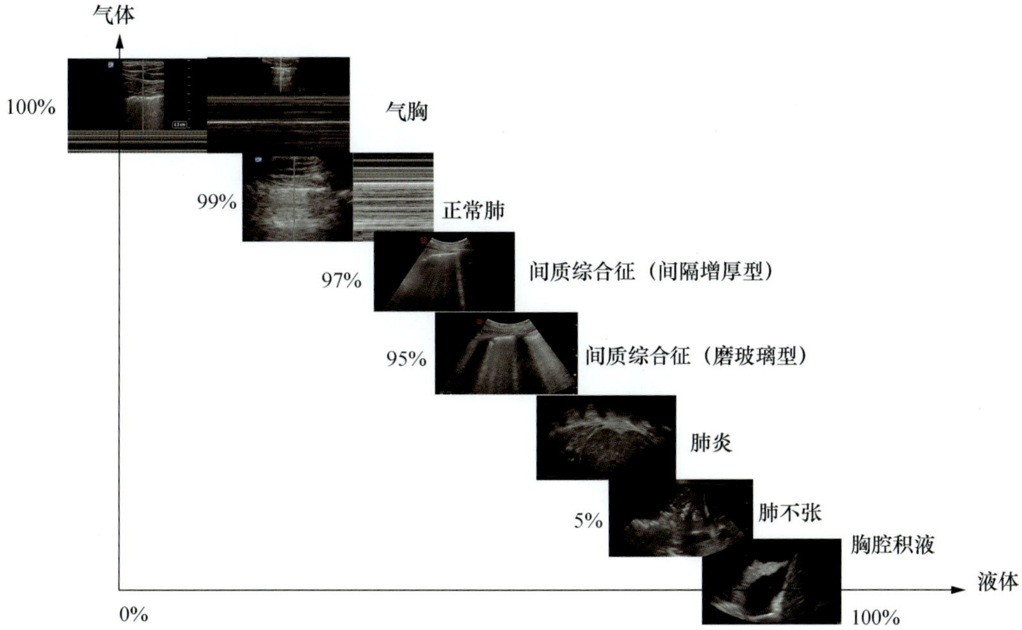

图 3-16 肺部气液比与声像图

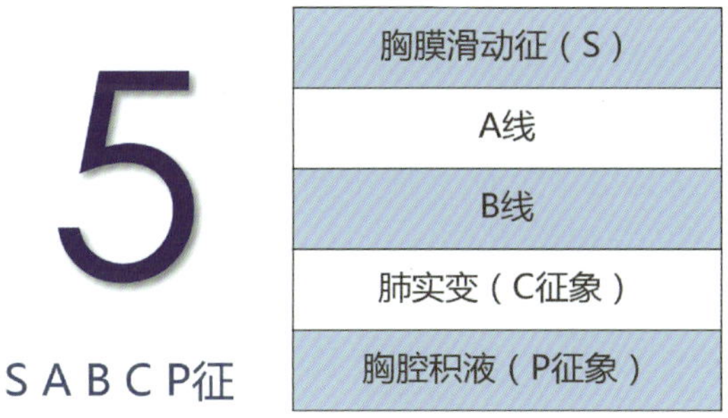

图 3-17 SABCP 征

（1）胸膜线（pleural line）：指脏层胸膜表面，也称“肺线”或“肺表面”，是胸壁软组织（富含液体）与肺组织（富含气体）的交界面，即肺-胸壁交界面，超声下为肺内空气与周围组织间高声阻抗差产生的纤细高回声线。正常肺超声下为位于肋下光滑、清晰、规则的线性高回声，随呼吸相对来回滑动，为脏、壁层胸膜的回声线，是胸膜-肺表面的界面所形成的回声反射，其上方为皮下组织及肋间肌的回声，高回声胸膜线随呼吸滑动的征象即称为“胸膜滑动征”。胸膜线异常时胸膜线粗糙、模糊、增宽、不规则或消失。有学者认为胸膜线的厚度不超过 0.5 cm，但据我们的观察，胸膜线厚度的测量临床意义并不大，厚度的测量存在主观因素，与探头、检查部位的倾斜度有明显相关性。通过彩色血流模式，可更好地观察胸膜线及其运动，最好在肺底部观察。胸膜线像一面镜子，将肺部的不同病变“映射”到超声探头上。除非大量皮下气肿，一般情况下均可见胸膜线。肺部超声检查时，应首先精确定位胸膜线，这样可以区分是肺内病变还是胸膜腔或皮下软组织病变。最重要的是评价是否存在胸膜滑动征。胸膜滑动征在肺过度膨胀和肺气肿等情况下变得不明显，很多疾病都可以引起胸膜滑动征消失，如气胸、肺炎、完全肺不张、单肺插管、单肺通气、高频通气、肺切除、肺间质纤维化、呼吸缓慢、呼吸暂停、膈肌麻痹、严重的急性支气管哮喘、胸膜炎等任何引起胸膜粘连、脏层胸膜和壁层胸膜无法移动的疾病，以及有气体分隔脏、壁层胸膜及探头设置不当（如增益过大）都可能导致胸膜滑动征减弱或消失。辅助通气的患者及呼气未暂停的患者（如使用镇静剂）可出现胸膜滑动征的短暂停止，这种现象称为“红树林变异”［或称曼哥夫变异：MANGROVE，中文译名为：红树林（图 3-18），是一种生长在潮汐地的常绿灌木］，在 M 型超声上，胸膜滑动征的“海岸沙滩征”被规则的水平线所替代，出现“平流层征”，所以，不应该将其视为肺点而诊断为气胸。呼吸困难调动辅助呼吸肌，会产生胸膜线以上的干扰。Lichtenstein 等

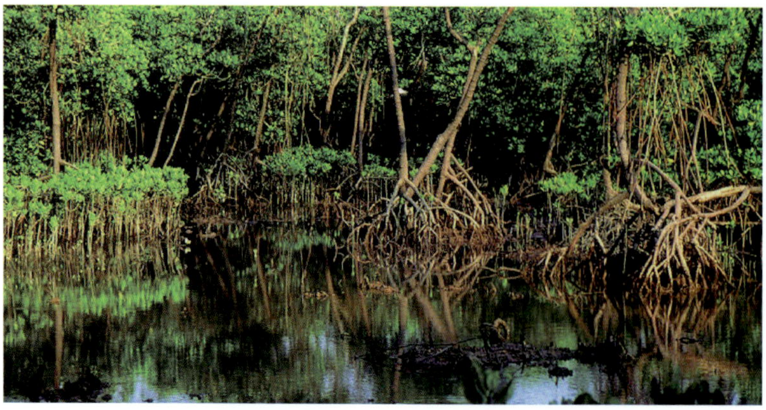

图 3-18 红树林（红树林是热带、亚热带海湾、河口泥滩上特有的常绿灌木和小乔木群落；它生长于陆地与海洋交界带的滩涂浅滩，是陆地向海洋过度的特殊生态系；突出特征是根系发达、能在海水中生长）

认为 2.5 MHz 的心脏超声探头分辨率较低，可能难以准确识别胸膜滑动征。

近来出现的超声设备多配备了动态噪声滤器和余辉滤器，这些设计用来改善影像显示的滤器（肺部超声的诊断基础是基于超声形成的伪像，滤器会干扰伪像的形成），可能会导致难以发现胸膜滑动征。因此，在临床使用中应注意关闭相关功能。

高频线阵探头的高轴向分辨力能清晰显示胸膜线及胸膜下改变（图 3-19）。

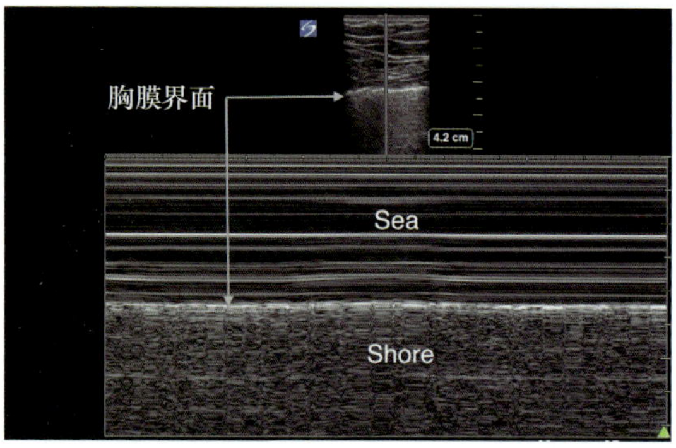

图 3-19 胸膜线-海岸征（并列显示实时模式图像和 M 模式图像，上面显示的是实时图像，下面为 M 型图像）

视频 3-1 3D 视频演示 肺滑动征扫查

胸膜肺超声征象诊断标准：①“颗粒状胸膜线”：均匀颗粒状胸膜线，高低起伏较一致（多提示间质纤维化）；②“欠光滑胸膜线”：胸膜线轻微粗糙，无明显起伏（提示肺炎）；③“杂乱状胸膜线”：杂乱无规律的胸膜线，起伏较大（提示肺炎）；④“波浪状胸膜线”：波浪状起伏的胸膜线，多数情况下，凹陷处可见“彗星尾”征（提示肺气肿）；⑤“胸膜下实变”：胸膜下低回声区，通常与周围分界不清（提示肺炎）；⑥“空气支气管征”：实变的低回声区内出现“枝杈状”或“星点状”高回声；⑦“团状支气管征”：枝杈状支气管征明显增粗，呈“团状”或“云絮状”（提示支气管扩张）。

（2）肺滑动征（lung sliding）（视频 3-1）：在实时超声下（实时模式/M 模式协调，同时应用各种滤波），于胸膜线处可以看到脏层胸膜与壁层胸膜随肺呼吸运动而产生的一种水平方向的相对滑动。肺滑动是一个微弱的征象，可能会被不恰当的滤波或有此功能的设备破坏，因此掌握动态变化和避免设备干扰极其重要。肺尖是肺滑动的起始部位，但此处滑动较微弱；过度通气的患者将完全显示肺滑动，同时伴随噪声；在深度镇静、肌松、应用小潮气量通气、给予低频通气的患者中，肺活动度减弱，其肺滑动显示微弱。呼吸困难引起潮气量增加，肺滑动的幅度增大产生明显的海岸征。

呼吸是有节奏的，就是说任何一个周期的呼吸运动中间都是有停顿的。镇静的患者生理性的吸气末停顿和呼气末停顿会延长。这些停顿会产生一个短暂的中断，这在呼吸急促的患者中通常不可见。在实时模式下，肺滑动会悄无声息地停顿；在 M 模式下，肺滑动的沙样表现会暂时地被有规则的水平的“平流层征”替代，这时要注意区分“肺点”，避免与气胸混淆。这是一个渐进不停循环出现的现象。

肺滑动与肺顺应性以及其他因素（控制性机械通气相关的潮气量、腹部压力等）相关。肺滑动可以分为四个阶段：正常肺滑动、不连续的肺滑动（大体上 5～10 mm）、肺滑动受损（移动幅度数毫米）、肺滑动完全消失。需要指出的是肺尖部出现的不连续肺滑动是正常的，但在肺底部是不正常的。

（3）海岸征（seashore sign）：即为正常肺组织的 M 型超声表现。正常肺在 M 型超声下形成海岸征，可以使肺滑动征表现得更加具体化。在 M 模式下，正常超声表现为在胸膜线以上的静止胸壁组织没有任何运动，形成平行线或者说随着正常肺的呼吸运动，在胸膜线处可看到脏层胸膜和壁层胸膜之间形成的一种水平方向向上的相对滑动，称为海岸征（图 3-20，

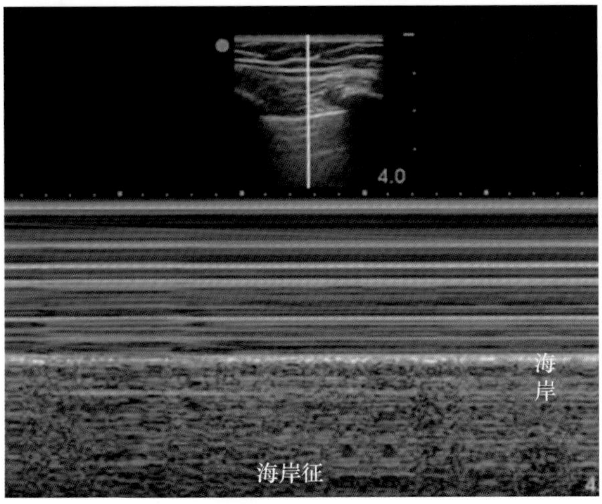

图 3-20 海岸征

视频 3-2 胸膜滑动及海岸征

视频 3-2）；而在胸膜线下方则是均匀的颗粒样表现，与沙滩相类似，故称为沙滩征（sand-beach sign）。上面是平行线（相当于大海），下面沙滩（相当于海岸），形成海岸征（图 3-21），为肺正常动态征象。这种动态伪影的出现可以排除临床上气胸的存在。

在某些疾病情况下，如气胸，两层胸膜之间存在空气，可以出现胸膜滑动征消失，即脏壁层胸膜无相对运动，M 模式下（胸膜线下方的颗粒样点状回声被一系列平行线所替代）表现为一系列平行线样改变，称为“平流层征（stratosphere sign）”或“条形码征（barcode sign）”（图 3-22，M 型超声的图像从近场到远场都表现为平行线）。

（二）A 线（A-line）

“A 线”首次于 1997 年被正式提出，为二维超声下多条与胸膜线相互平行的高回声线，呈竹节样，随距离衰减，见于胸膜下有气体时，从胸膜线开始可以观察到与胸膜线平行、重复的数条高回声线，也称“水平伪影”，其形成原因是胸壁软组织和充气肺表面形成的强反射，即胸膜与肺界面声阻抗的差异所产生多重反射而形成的一种伪像，其深度是皮肤和胸膜线间距离的数倍，当声速与胸膜线垂直时更容易发生，声速与胸膜线不垂直时，A 线不出现（图 3-23）。A 线之间的间距等于皮肤到胸膜线之间的距离。A 线可能和胸膜线等长或者可能短一些，甚至不可见。使用不同频率的探头检查形成的 A 线是有区别的，比如使用相控阵探头检查形成的 A 线比凸阵探头检查形成的 A 线要高亮一些。

A 线实为胸膜线形成的伪像，A 线存在提示肺内气水比例接近正常范围。A 线也是气体的标志，可以见于慢性阻塞性肺疾病、哮喘、肺栓塞或后壁肺炎中具有肺表层的前胸壁或见于气胸。

超声下呈一系列与胸膜线平行的线性高回声，彼此间距相等，2 条、3 条 A 线都是正常的，与探头打的深度有关，彼此间距相等，回声由浅入深逐渐减弱至消失。在临床工作中，发现 A 线并伴肺滑动征即可确定相应区域的肺组织正常，或者说 A 线的出现提示受检区域胸

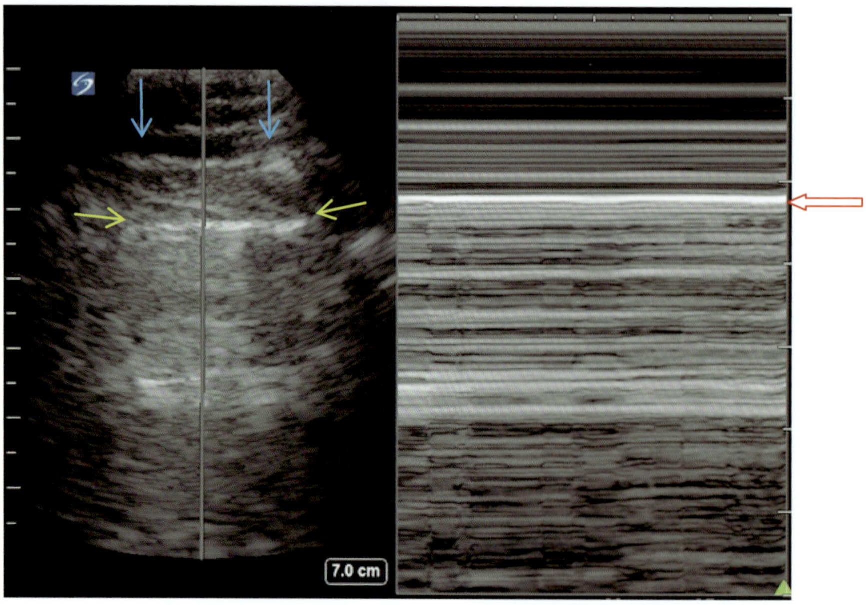

图 3-21 左图：蓝色垂直箭头和白色星号显示为肋骨的声影，黄色水平箭头为胸膜线，蝙蝠征很明确。胸膜线以下称为亚 A 线（子 A 线），即皮肤-肌腱-肋骨-胸膜下少量气体反射。右图：M 模式。红色白框箭头所指为胸膜线。胸膜线以上改变与左图相同。胸膜线下方则是均匀的颗粒样表现，称为沙滩征。上面是平行线相当于大海，下面沙滩相当于海岸，形成海岸征

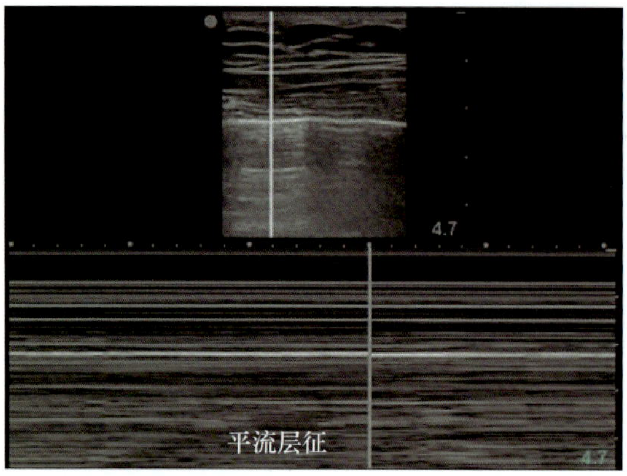

图 3-22 平流层征

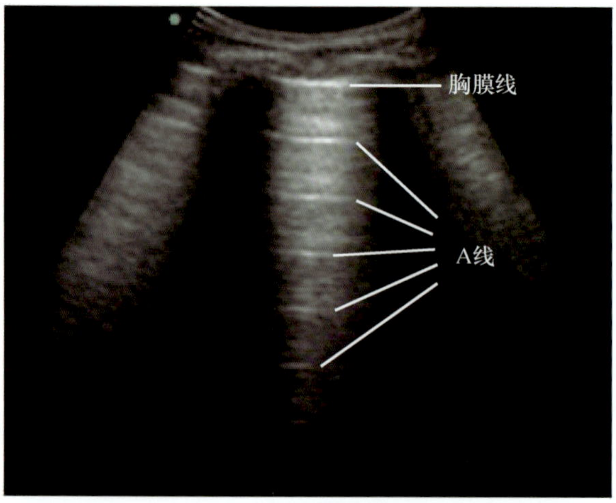

图 3-23 在两条 A 线之间，可见一些小的水平伪影，即子 A 线

膜下含气良好。但是如果 A 线出现却不伴有肺滑动征，就要考虑是否存在气胸、呼吸暂停、气管插管进入侧支气管等情况的发生。

探头的轻微滑动通常会导致 A 线的产生或增加 A 线的数量。当没有伪像产生于肺-胸膜界面时，这种平行于胸膜线的 A 线就不存在，这种现象被称为 O 线（O 表示无 A 线和无 B 线，反映了气体的真实影像），是对阴性声像图的一种定义，被默认为等同 A 线，即为 A 线的一种特例，也是一种正常现象，可用于排除肺-胸膜界面的病变。

沙滩征：采用 M 型超声，表现为颗粒样改变称为“沙滩征（beach sign）”。胸壁相对静止，为平行线，构成沙滩征象的上半部分；胸膜相互滑动，胸膜线以下形成像砂砾一样的表现，构成沙滩征象的下半部分，也就是说胸膜线下方产生的沙砾状图像对应着肺实质（图 3-24）。

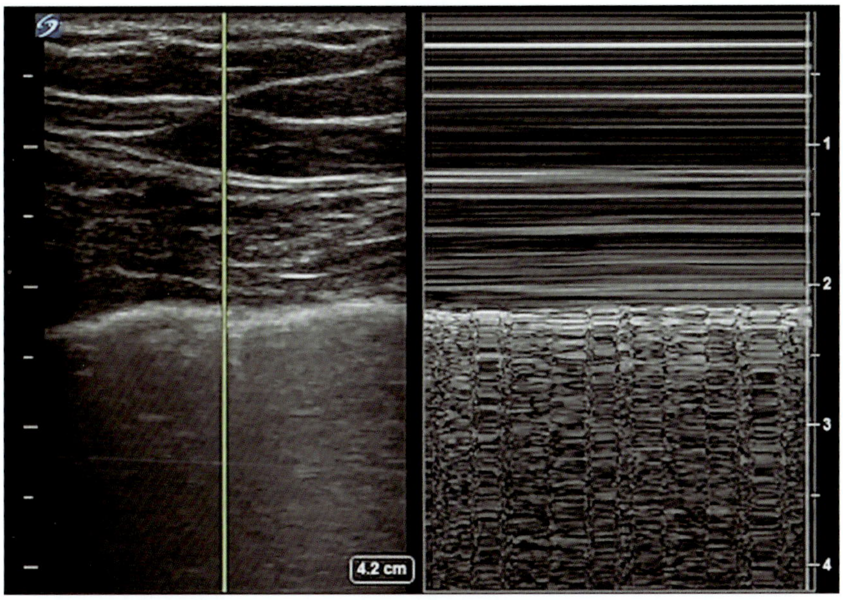

图 3-24 沙滩征

（三）B线（B-line）/彗星尾征（comet-tail artifact）

当肺组织气体减少，取而代之的是可传导超声波的物质，如渗出液、漏出液、胶原蛋白、血液等，超声波可到达更深层组织，部分来回反射，形成垂直的高回声束，称之为B线（图 3-25，图 3-26，视频 3-3）。

1. 产生原因与机制　超声波遇到肺泡气-液界面（通常气液比为95%～98%，甚至可以达50%）产生反射而形成的振铃效应，是一种伪像。振铃效应（ringing effect）是影响复原图像质量的众多因素之一，是由于在图像复原中选取了不适当的图像模型造成的，其产生的直接原因是图像退化过程中信息量的丢失，尤其是高频信息的丢失，其严重降低了复原图像的质量，并且难以对复原图像进行后续处理。或者说当肺泡内含有（或充满）液体时我们就看不到A线了，其形成原因为肺组织中液体量增加，水肿的间质在近胸膜处形成被肺气包绕的喇叭口，“喇叭口放大效应”就会产生明显的无衰减的条带样强回声（图 3-27），超声在气体和水的界面上产生强烈混响而形成的征象，这就产生了所谓的“B线”。“B线”由世界肺部超声鼻祖——法国医生 Daniel A. Lichtenstein 在系统研究对比了肺部超声与胸部 CT 后首次提出，他证实B线和小叶间隔增厚相对应，认为B线源于胸膜下小叶间隔增厚。胸膜下小叶间隔正常厚度约 0.1～0.15 mm，大部分小于超声分辨力（约 1 mm），故正常情况下多被肺泡内气体强回声所包容而不能显示。当小叶间隔增厚时，于周围肺泡内气体声阻抗差异变大，从而形成B线。B线间距在 7 mm 左右，相当于 2.5 个小叶间隔，提示肺小叶间隔增厚（也称 B7 线），表明间质性肺水肿或间质纤维化，与胸部X线检查中的 Kerley B 线相关；而B线间距在 3 mm 左右（相当于 1 个小叶间隔）或更小时可能与 CT 显示的肺组织毛玻璃样改变相关（也称 B3 线），表明肺泡性水肿，与胸部X线的毛玻璃区相关（图 3-28，视频 3-4，视频 3-5）。双侧弥漫性B线改变多提示心源性肺水肿、急性呼吸窘迫综合征（ARDS）、弥漫性肺炎、肺泡蛋白沉着症或肺间质纤维化等；局灶性B线改变多提示肺炎、肺挫伤或肺不张等。

传统认为B线为起源于胸膜线并与之垂直延伸至肺野深部的线样高回声，边缘清晰呈激光状，无衰减，延伸至远场，随肺滑动同步运动，B线存在则A线消失（B线后方A线被消除，并不是说在一个切面内不能并存）。但也有研究认为B线反映肺泡间质综合征，但并非均起源于胸膜线，当存在胸膜下肺实变时，实变周围组织水肿，此时超声波将在探头与实变周围水肿的肺组织间来回反射形成高回声束的混响伪像，此时 B 线则起源于病变肺组织下方及周围，因此，B 线并非一定是起源于胸膜线，定义 B 线时，不应当将其作为必要特征来描述。

彗星尾征（图 3-29）是由于声波在气液界面（或结晶体与液体界面）与壁结构之间的来回反射引起的，随着深度的增加会逐渐衰减，“彗星尾”的边缘是不干净的，出现时通常会覆盖 A 线。彗星尾征的形态复杂多样，取决于靶目标的形态、成分、大小、扫描方向，以及靶目标与探头的距离。每一扫查平面可存在多条 B 线或 B 线呈散在分布。在前侧胸的肺探及肺火箭征才具有诊断意义，后侧胸肺间质的改变有可能是由于重力原因导致坠积性改变，因而不具有诊断价值。

既往曾将其中直达扫描屏幕边缘者称为 B 线，而未达到扫描屏幕边缘者称为彗星尾征；但鉴于二者产生原因与机制基本一致，故目前倾向于对二者不加区别。

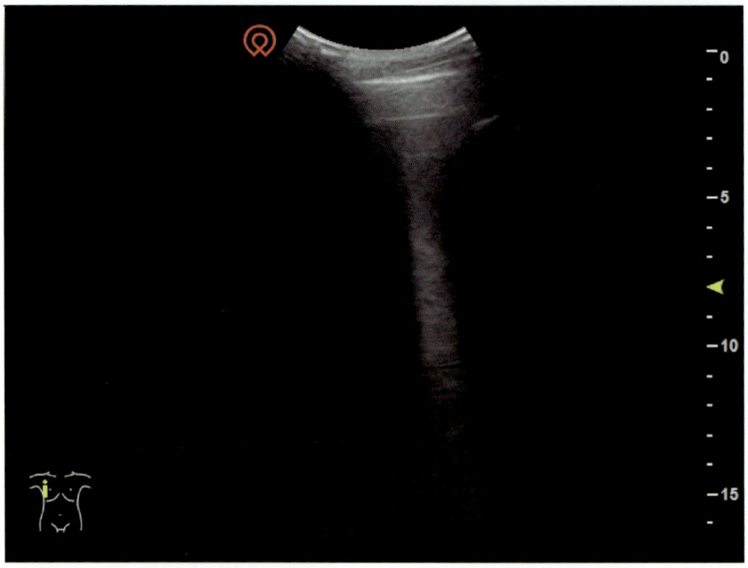

图 3-25 B 线的基本形态（彗星尾影，起自胸膜线，轮廓清晰，长条形，湮没 A 线，高回声）

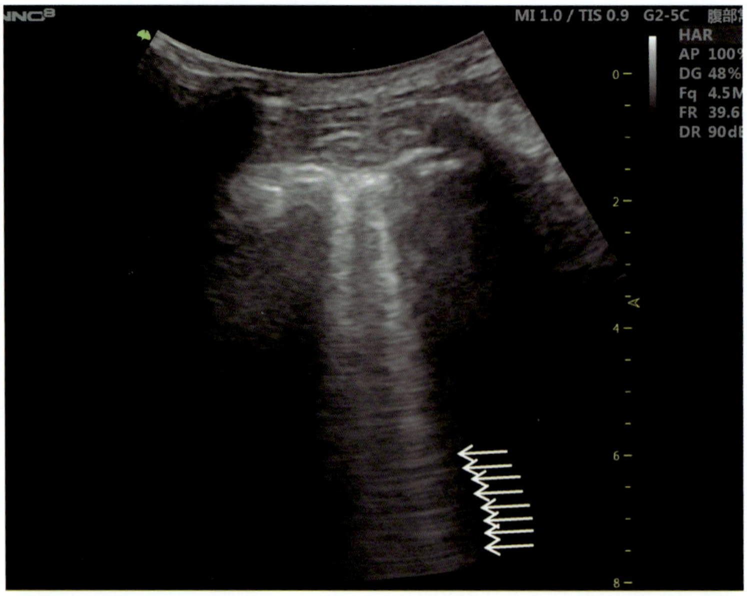

图 3-26 J 线。上图是典型的 B 线，由多条水平线，也就是 J 线构成（J 线条数取决于选择的深度，B 线是无限延伸的），上部 J 线比下部的 J 线窄

视频 3-3　J 线

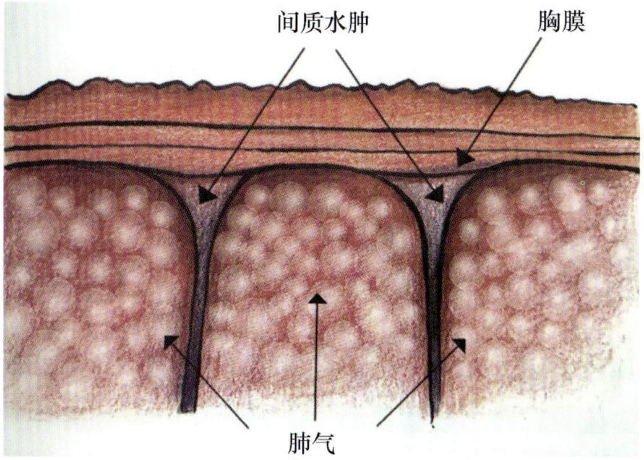

图 3-27　喇叭口放大效应示意图

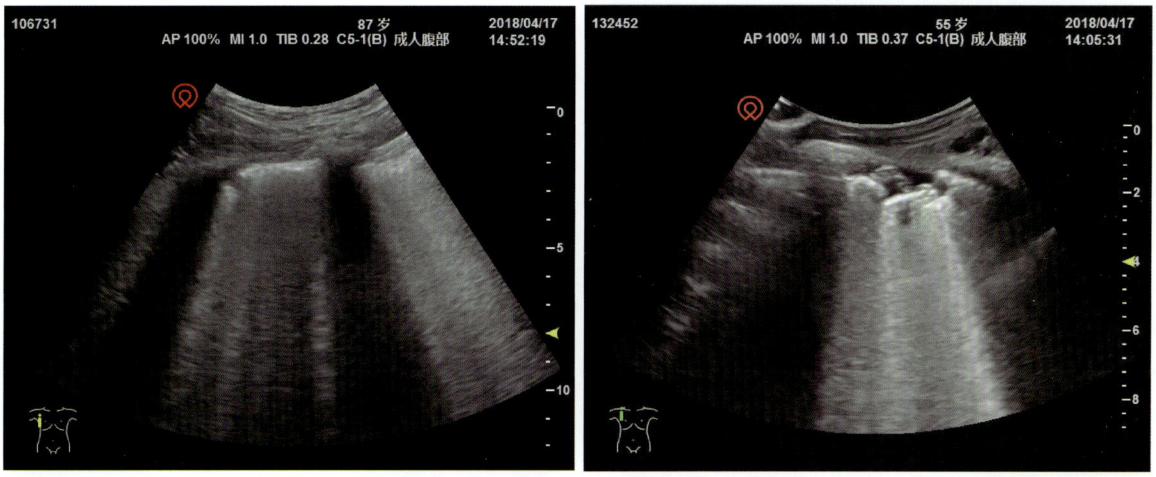

图 3-28　B3 线（A）与 B7 线（B）

视频 3-4　B3 线

视频 3-5　B7 线

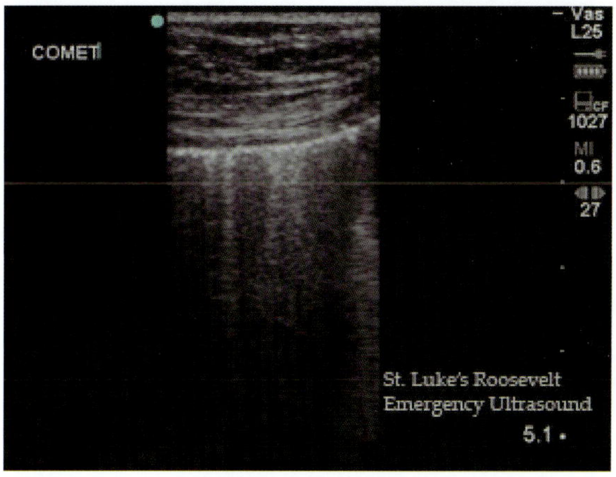

图 3-29　彗尾征

每个回声垂直条纹，从胸腔线延伸到屏幕的边缘，是一条 B 线。当使用心脏探头，整个屏幕全白时可视为至少拥有 10 条 B 线。

2. 与 B 线相似的一些伪像

Z 线（图 3-30）：是一种彗星尾伪像；自胸膜线发出，竖直于屏幕，但随距离增加而衰减；边界不清楚；并非强回声；很短，通常发出 3～4 cm 后迅速消失；不除去 A 线；不与肺滑动同步。它是静止的，不随呼吸而运动。Z 线无病理意义，正常人群中也可以出现，是多重反射造成的伪像。偶尔 Z 线也可以很长，称之为变异的 Z 线。

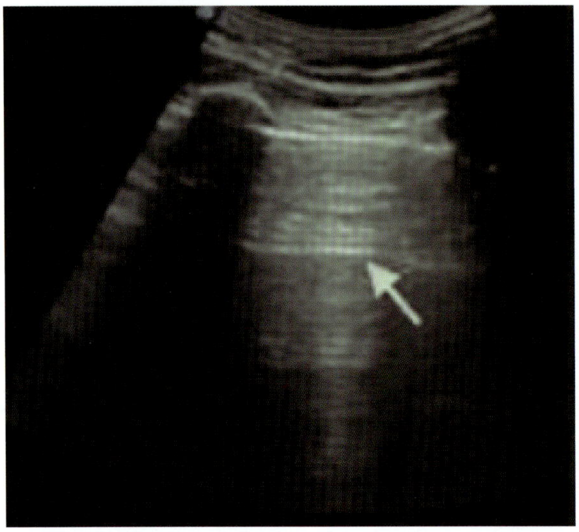

图 3-30 Z线

E线（图 3-31）：它是彗星尾伪像；不是起自胸膜线发出，而是浅表组织，因此会遮盖胸膜线回声，此时，蝙蝠征不可见；边界清楚，伸展到屏幕边缘但无衰减，呈激光束样；此种征象可见于皮下气肿，是一种振铃效应，与 B 线（图 3-32）类似，但并非起源于胸膜线，而是取自皮下组织或其他位置，不与 A 线同时出现。

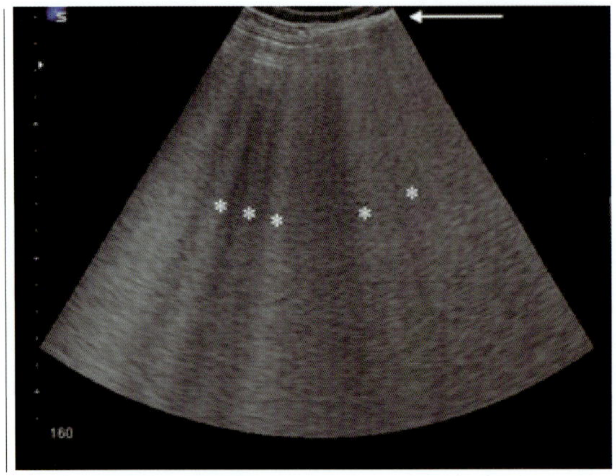

图 3-31 E线

B 线产生的常见病因 肺水肿；心力衰竭、肾衰竭、肝失代偿下的容量负荷过重；肺炎、肺挫伤、急性肺损伤、急性呼吸窘迫综合征等。B 线不是特殊征象，可以是生理性的，比如：正常情况下肺叶可见少量 B 线，也可以是肺裂隙引起的。

在一个视野内（1 个肋间）出现 3 条或 3 条以上的 B 线，为“肺火箭征（lung rockets sign）”阳性或“B 线征”阳性，提示“肺间质综合征”（可以是局灶性病变），特别是肺水肿前期的肺间质水肿，超声能够比 X 线更灵敏地提示早期亚临床肺水肿。3 条或 4 条 B 线也称为肺间隔火箭征，因为其与肺叶间隔水肿（Kerley 线）相关（图 3-33，视频 3-6，视频 3-7）。超过 4 条，达到 10 条或 12 条 B 线，因其与毛玻璃样病变相关，则称为肺玻璃样火箭征。

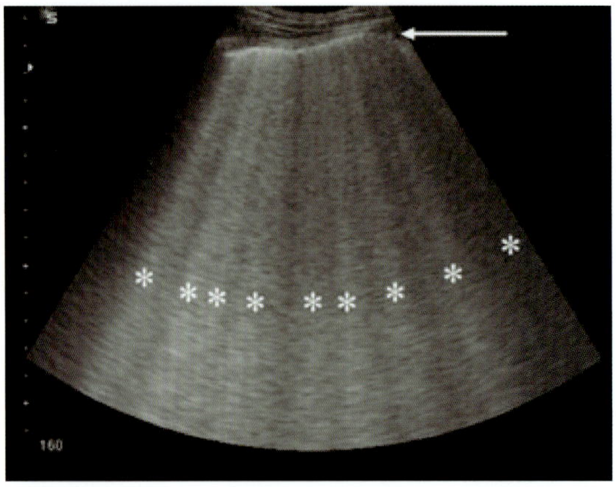

图 3-32 B线

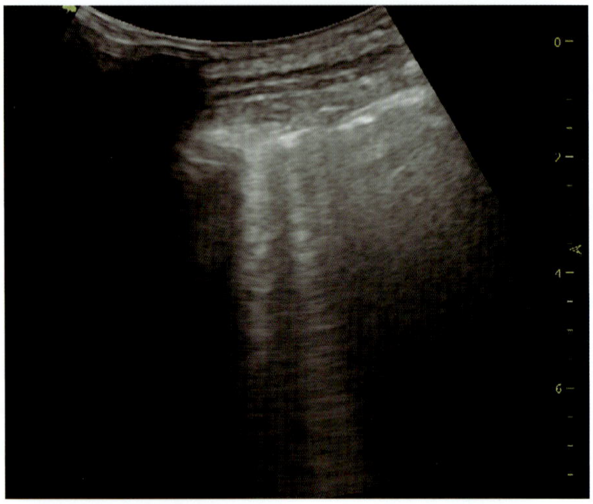

图 3-33 松鼠变异。这是典型的（肺小叶间隔）火箭征，中间两条 B 线呈纺锤形，好似松鼠的尾巴，此即为松鼠变异（临床意义不明，但是肯定与间质综合征的严重程度无关）

视频 3-6 松鼠变异 1

视频 3-7 松鼠变异 2

根据肺B线的数量可对肺水肿进行半定量评价，能有效地评估肺水肿的严重程度，这种方法分为轻、中、重度。轻度：可探及6～15条B线；中度：可探及16～29条B线；重度：可探及≥30条B线，或呈全肺弥漫性分布。有研究表明：3条或以上B线时，诊断间质水肿的敏感性为97%，特异性为95%。

至少有一个肋间区域大小的、周围被肺泡-间质综合征区域包绕着的正常组织，称为肺岛。

肺部超声动态监测血管外肺液B线评分与连续的心输出量（pulse indicator continuous cardiac output，PCCO）测得的血管外肺水肿（extravascular lung water，EVLW）及氧合指数具有良好的相关性。

在急性呼吸衰竭床旁肺部超声（bedside lung ultrasound in emergency，BLUE）诊断流程协议中，只有在前侧部分的肺探及火箭征才有诊断意义。后背部肺间质改变受重力影响出现的改变可能没有诊断价值。火箭征存在于局部说明是局灶性肺间质综合征，也可分布于单侧肺甚至是双侧肺，意味着单侧或双侧肺间质综合征。肺间质综合征出现的密集B线表现为“弥漫性肺火箭征”，多为在前胸部上下左右四个点均“B线征”阳性的情况。“弥漫性肺火箭征”提示肺水肿（心源性肺水肿或感染性肺水肿）。当探头与肋骨垂直时，如整个肋间隙内表现为密集存在的B线（B线相互融合难以区分计数）而肋骨声影仍清晰显示，这种密集的B线称为融合B线；另一种情况是由于密集B线的存在，使整个扫描区域内的肋骨声影均消失的超声影像，是重度肺水肿的表现之一，致密B线（compact B-line）是其另一种说法，即当探头与肋骨垂直扫描时，如肺野内存在过于密集的B线，则可能导致整个扫描区域内的肋骨声影几近消失，这种能够导致整个扫描区域内肋骨声影基本消失的B线称为致密B线（图3-34）。

BLUE诊断流程中的B模式通常将肺前部及肺两侧的肺滑行与肺火箭征相关联，急诊出现的肺间质综合征可能是血流动力学性肺水肿引起的。也可能是损伤性肺水肿（肺炎、急性呼吸窘迫综合征）引起的，或是B模式（更常见的是伴肺滑动征消失的B模式，称为B′模式）。

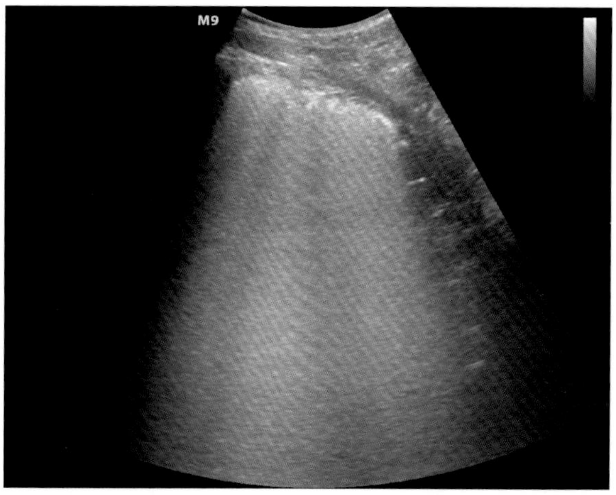

图3-34 致密B线——白肺模式

视频3-8 白肺

当EVLW加重可导致所有肺野的每个扫描区域均表现为致密B线，称为弥漫性白肺（bilateral white lung）。白肺是由于肺间质和肺泡内均存在大量液体所致，也是严重肺泡-间质综合征的表现（视频3-8）。

需要指出的是，获取致密B线的先决条件，是探头与肋骨垂直，而不是沿着肋间隙去扫描，若沿着肋间隙去扫描，就不会有肋骨的声影，则易于误诊为致密B线。肺部表面叶间隔的厚度与两条B线的间隔一致。还有种情况，产生B线的情况是有毛玻璃样改变区域，对应毛玻璃样病变区域，发生B线的数量会更多。

肺局部炎症、间质瘢痕及乳腺癌放疗后可在局部胸壁扫查到B线，可以认为是局限性间质综合征。

正常儿童或者成人肺在超声下见不到B线或彗星尾征，否则，通常可认为是异常的，但需要指出的是：胎儿肺内富含液体，这些液体在分娩过程中并不能完全被挤压出肺或者被完全转运，故在刚出生的新生儿超声下常可以看到少量B线，常于出生3～7天后完全消失，这些新生儿多为低体重儿，但无任何临床表现、体征；另外，部分老年患者因合并心、肾等基础病变较多或由于长期卧床，即使无肺炎，背侧肺组织仍然可以观察到B线，这在我们的临床工作中经常遇见。28%正常人在第11～12肋间隙（膈肌上方，侧胸部最后一个肋间重力区）可见局限性B线，一般仅1～2条，系重力作用导致的少量间质积液，小叶间隔增厚，尤其见于久卧的患者，此为正常现象。

后胸壁的火箭征可见于仰卧位机械通气的患者，可能与仰卧位时肺水积聚在低垂位置所致。另外，长期卧床的患者没有火箭征应考虑严重的低血流量。

3. B线的鉴别诊断

B线可以是社区获得性肺炎（community acquired pneumonia，CAP）的征象，也可以是肺水肿、间质性肺炎或肺间质纤维化的征象。根据患者病史以及B线特征，有助于鉴别诊断。

在肺水肿中，B线规则弥散，胸膜线变细，胸膜滑动存在。心脏超声有助于鉴别。

在肺间质纤维化中，B线不规则，胸膜线不规则，有数毫米的增厚。出现大量B线时，必须排除肺挫伤、肺梗死、胸膜疾病和肿瘤。B线也能够在正常健康成人中出现，但一般数量少于3条。

B线出现可排除气胸。

（四）肺实变（lung consolidation）

只有在肺实变抵达胸膜时，才能被超声显示，表现为低回声区或组织样结构，观察出其病变形态、边缘、分布、血供、支气管气相、液相等。肺部超声是无法鉴别肺实变具体是什么性质的，换句话说超声是不可能区分出是什么病原体导致肺部实变的，这一点远不如胸部CT，胸部CT与肺部解剖、病理学息息相关，临床经验丰富的医生可以从胸部CT影像学表现中判断出病原体感染病理类型。

C征象（图3-35，图3-36）：①组织样征，肺组织含气量明显减少或消失，影像局限于胸腔内、膈肌以上，超声波可以穿透，超声影像表现与肝或脾相近似，称为肺的“肝样变”；②碎片征，实性组织样回声，深部边界与含气的肺部之间界限呈短线样、碎片样不规则形状的强回声斑；③支气管充气征（视频3-9，视频3-10），当实变的区域内、不均匀的组织样变图像区域后有多个点状或支气管样的线状高回声征象，称为“支气管气影/支气管充气征”。可根据是否静止分为静态支气管充气征和动态支气管征。肺实变可伴有支气管充气征、支气管充液征甚或动态支气管充气征。肺实变的浅表边界通常为胸膜线或胸腔积液的深部边界。由于有通气的肺组织相连，实变的深部边界表现为不规则的强回声线，与胸膜线有明显区别。只有在全肺叶被累及时，深部边界才会呈规则的回声线表现。

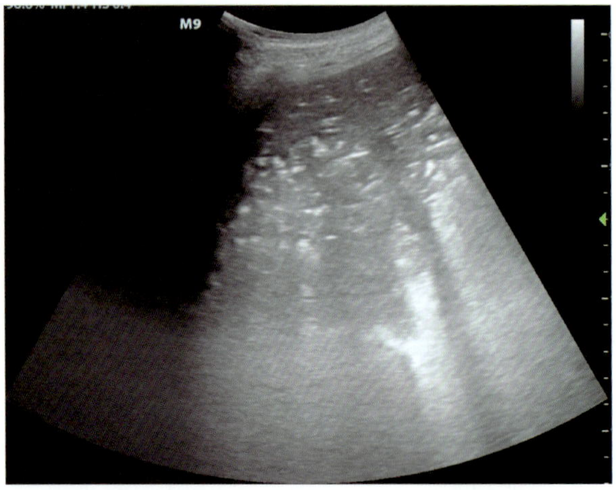

图3-35 支气管充气征、碎片征

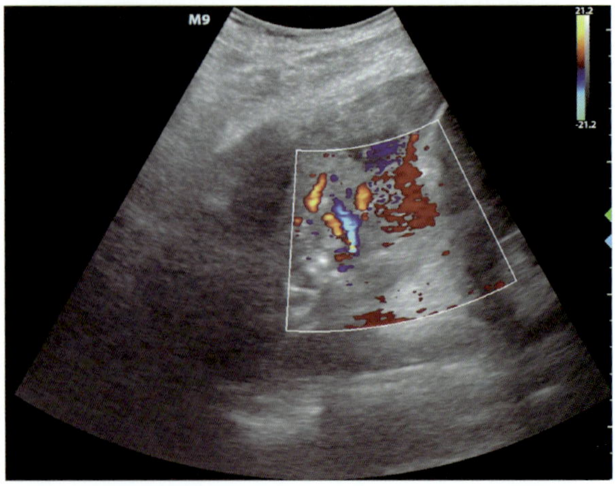

图3-36 肺实变

视频 3-9 支气管气影/支气管充气征

视频 3-10 静态支气管充气征

(五) 胸腔积液 (P 征象)

超声图像表现为特有解剖边界环绕的相对无回声区，超声可帮助区分胸腔渗出液、漏出液。渗出液通常为非均一的、分隔的液体，漏出液通常为无回声、非分隔的液体（图 3-37，视频 3-11）。

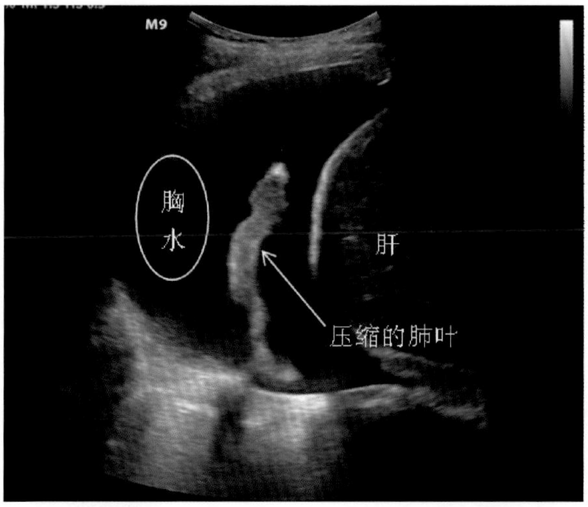

图 3-37 当胸膜腔之间出现液体（渗出/漏出液、血、脓）时，于超声检查中可发现脏壁胸膜分离，其间被无回声液性暗区填充，肺可出现压迫性肺不张，随呼吸运动漂浮其中，似水母，也称“水母征”

视频 3-11 水母征——胸腔积液

（冯 寅 张 骅 张自艳）

二、其他超声征象

除肺部超声的 5 个基本征象（SABCP 征）外，肺部超声还有其他的征象。

(一) 蝙蝠征 (bat sign)

应用超声探头垂直胸膜扫描，首先可以看到由肌肉和筋膜组成的多层软组织回声。当沿肋骨长轴扫描时，可以显示其前方皮质的连续强线状回声。将探头扫描方向横向经过肋骨，进行纵向肋间扫描时，肋骨表现为平滑曲线回声，且在其后方伴有明显声影。而在肋骨下方约 0.5 cm 深处即可发现高回声的、随呼吸往复运动的胸膜线。胸膜线上 0.5～1 cm 处分别为皮下组织和肋间肌肉。如果应用（7.5～10）MHz 的线阵探头扫描，可以清晰分辨随呼吸相对移动的壁层和脏层胸膜，得到的图像描绘了上下相邻肋骨、肋骨声影、胸膜线共同构成一个特征性类似蝙蝠（飞向阅读者）的超声图像——蝙蝠征。

提到“蝙蝠征”，让我们不得不谈起意大利著名的博物学家、生理学家和实验生理学家拉扎罗·斯帕拉捷（Lazzaro Spallanzani，1729—1799 年，图 3-38），他的蝙蝠实验成功地揭开了蝙蝠夜晚飞行的奥秘，为“超声波”的研究提供了理论基础。超声波就像一位无声的功臣，广泛地应用于工业、农业、医疗和军事等领域。

蝙蝠征（图 3-39）只有在纵向扫描时才可以看到，是定位肺表面的基本标志。这一图像是肺部超声的标准切面征象，为正常征象，应注意辨识，避免伪影。

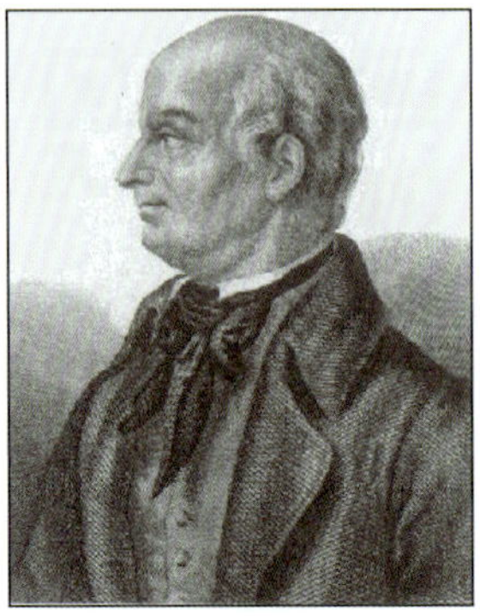

图 3-38 扎罗·斯帕拉捷

检查方法：纵向扫查（图 3-40）

临床意义：用于定位胸膜线，寻找胸膜滑动征。

如果将超声探头置于胸骨旁，声束穿过软骨形成卵圆形结构，称为“小蝙蝠征”，这是因为此处软骨尚未钙化所致。

当大量气体侵入软组织，比如皮下气肿，在超声下为一种模糊的蝙蝠征，称为“雾中蝙蝠”。当向肋骨加压探头后，隐约可见肋骨声影。

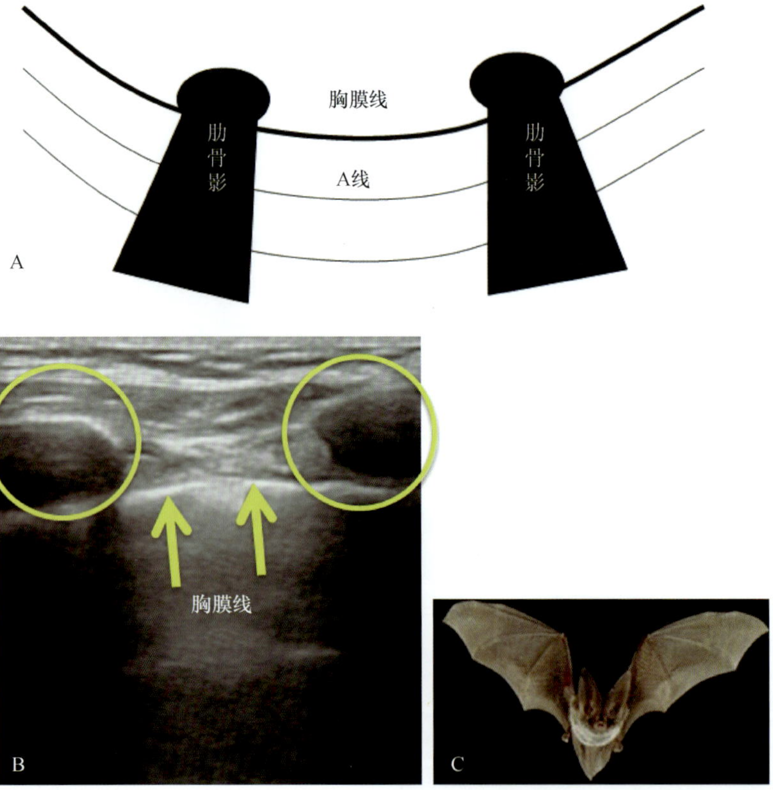

图 3-39 蝙蝠征

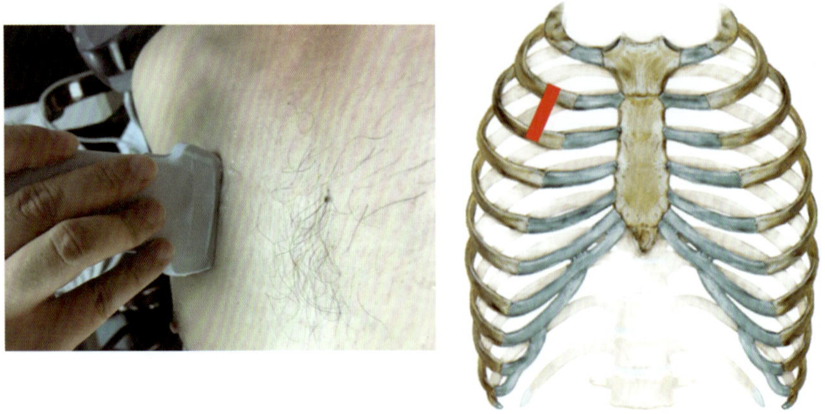

图 3-40 超声纵向扫查

（二）窗帘征（curtain sign，CS）

窗帘征（图 3-41，图 3-42，视频 3-12）是下肺野的超声特征，对应于肋膈角和肺外侧基底部，描述了含气肺组织动态阻挡后方结构的超声现象。它通常在有胸腔积液的情况下，用于描述膨胀和充气的肺征象，也用于膈肌定位。肺基底部胸膜滑动征表现最为突出，CS 就是其最突出的例子。因此，识别 CS 的变化对于发现外侧肺基底部和肋膈角深部早期或细微的病理改变是非常有价值的。对于 CS 检查完毕，也标志着完成一次彻底的肺扫描，它说明肺部扫描到达了肋膈角，肺的最下端，证实了外侧肺基底部的相对正常。

临床意义：窗帘征用于了解肺部运动，临床上可用于了解气管插管的深度是否合适，如果插管深度过深，进入右侧主支气管，形成右侧单肺通气，此时右侧窗帘征存在，左侧观察不到窗帘征。

在正常的肺部超声中，CS 位于胸腔的肋膈角处。它是由两个因素形成的：首先是软组织与肺空气之间的声阻抗不匹配，铸就了超声下空气的特征性声像图。二是胸腔与腹部的解剖关系，导致肋膈角覆盖了部分上腹部和膈肌。肋膈角与腹部重叠部分的界限，形成了肺边缘的空气图像，给人一种肺窗帘的印象。在肺扫描中，含气的肺组织随着呼吸运动上下移动位置，遮挡了腹部的脏器，CS 也标志着该位置为肺的最下部，就在腹部上方。

CS 在冠状位上是动态和摆动的，与肺随呼吸扩张和回弹相一致。在正常受试者中通过肋膈角可以看到窗帘征，呼气期可以很容易看到上腹部器官如肝、脾，但在吸气期由于正常肺充气后向下方移动，阻挡探头前方，导致当时看不到后方器官，也就是说在吸气时，当肺

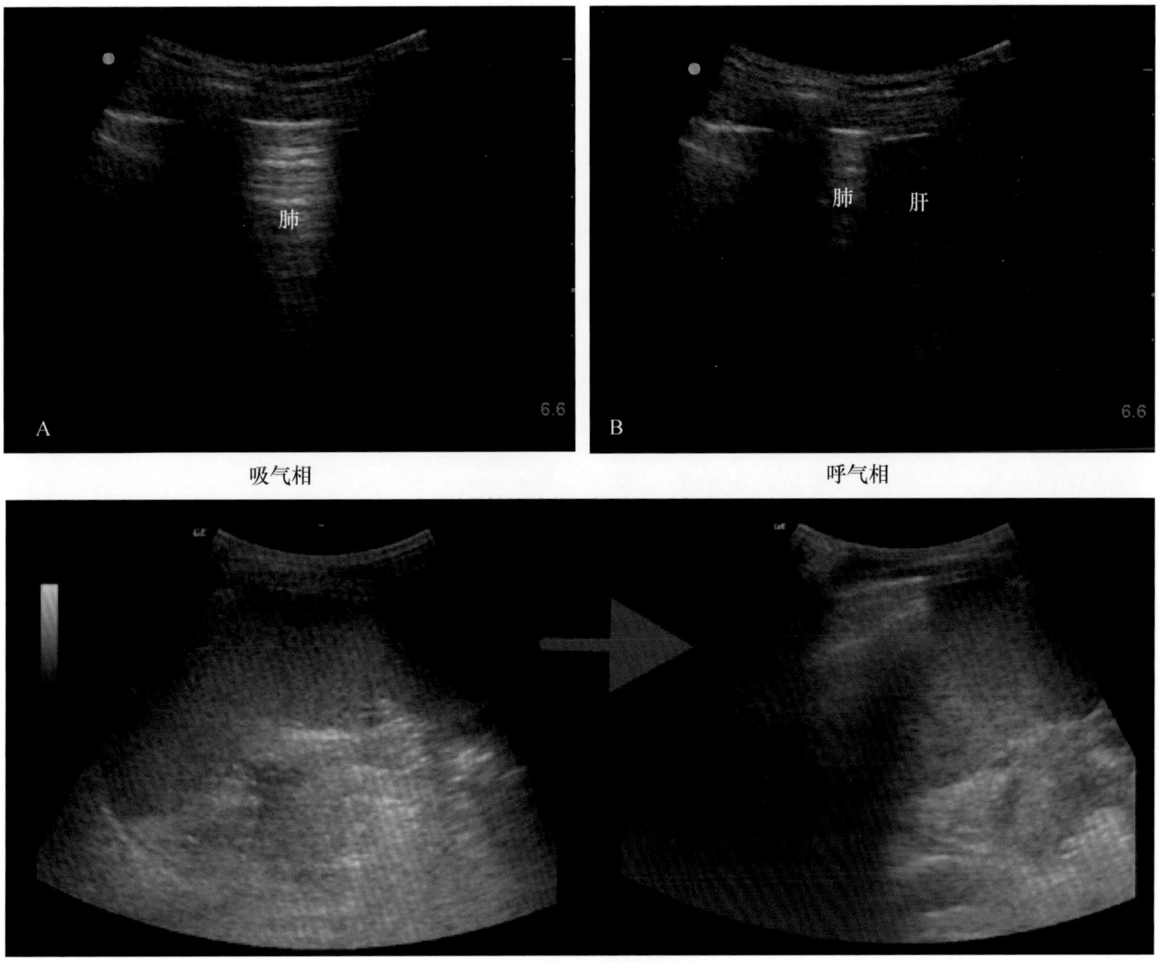

吸气相　　呼气相

吸气相→呼气相

图 3-41　呼吸周期中的窗帘征

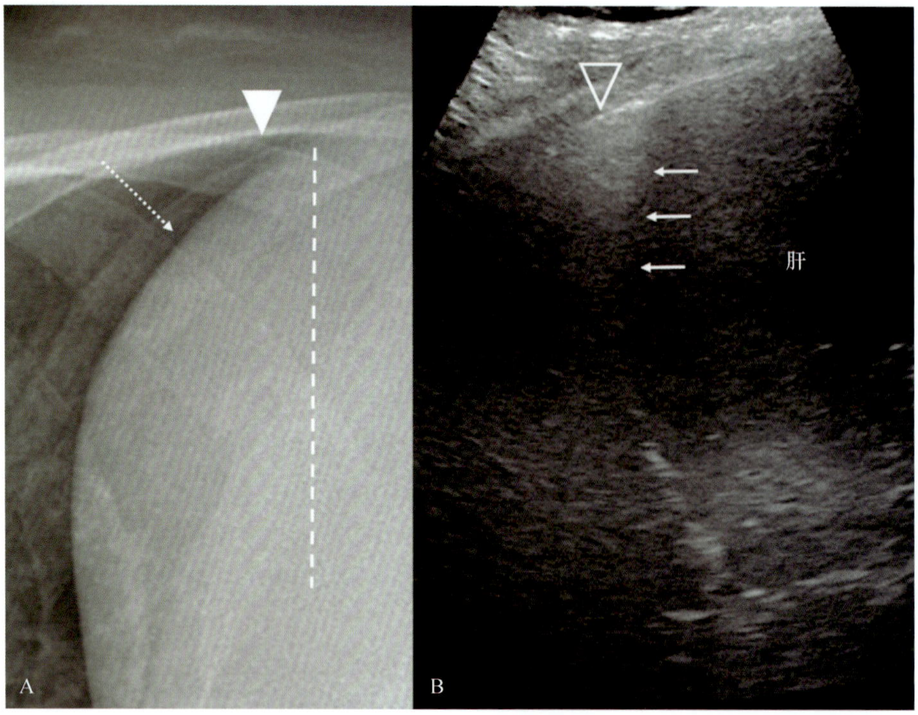

图 3-42 正常窗帘征的形成

A. 胸部 X 线图示腹部上方肋膈角的重叠图。在超声波中，肋膈角的空气会形成“气体窗帘”（虚线），遮盖膈肌（虚线箭头）；**B.** 超声表现为正常 CS（箭头），随着呼吸运动，覆盖着呼吸周期各个阶段的膈肌。空心三角箭头表示胸膜线在肋膈角的最低位置

视频 3-12 窗帘征

扩张到肋膈角时，肺前缘似乎向下移动，覆盖更多的腹内结构。值得注意的是，窗帘的运动是由肺扩张引起的，因此在呼吸周期中窗帘征与腹内结构和膈肌活动并不是完全同步的。其次，无论呼吸周期处于哪个阶段，膈肌总是被肺窗帘所覆盖。

这两种特征的结合（肺窗帘的动态运动和膈肌侧面的不可见）代表着肺外周基底部和肋膈角完全充气。这应该被定义为正常的窗帘征（CS）。不能显示这些特性中的任何一个则被认为是窗帘征缺失或异常的窗帘征。

检查方法：膈肌点纵向扫查（图 3-43）

在临床实践中，常见的异常 CS 有 4 种改变。

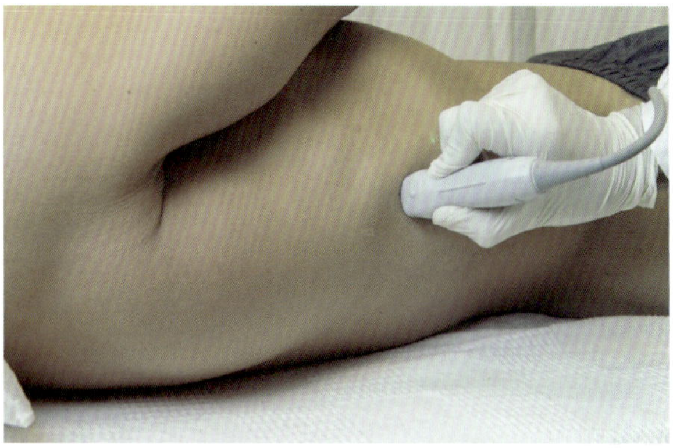

图 3-43 膈肌点纵向扫查

1. 动态肺窗帘征存在但可见膈肌

这是胸腔积液的最早征象（图 3-44）。少量的积液首先占据肋膈角并引起邻近肺组织的压迫性肺不张。由于邻近的肺仍然存在明显的扩张和充气，所以肺窗帘征仍然存在，但这不能覆盖整个呼吸周期（尤其是在呼气时）的膈肌侧面。随着胸腔积液量的增加和肺压缩程度的增加，肺“窗帘”在呼吸周期的各个阶段都无法覆盖膈肌侧面。在大量胸腔积液中，正常 CS 的两种表现都不可见。

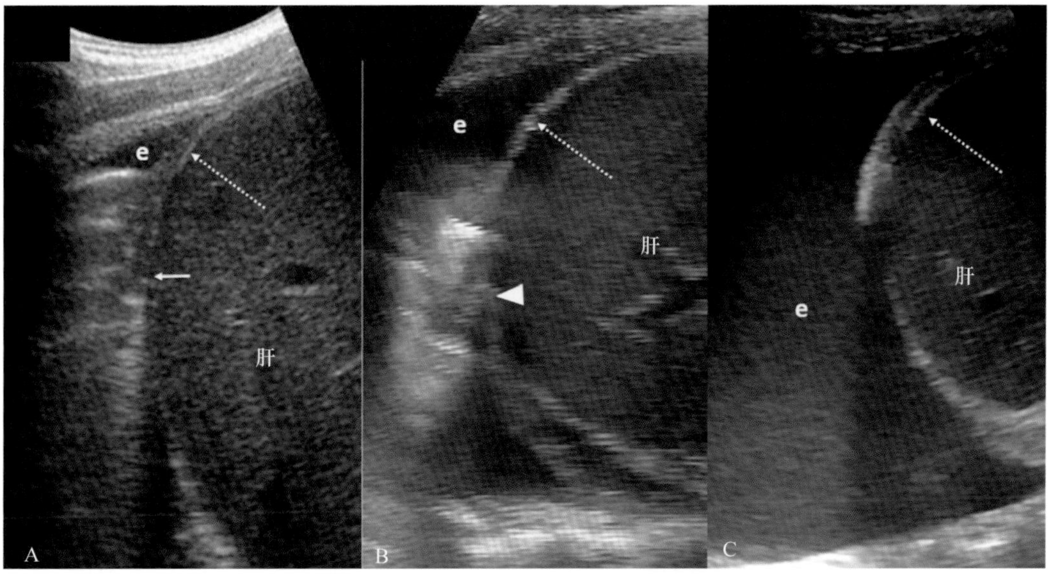

图 3-44 动态肺窗帘征存在但可见膈肌

A. 少量积液（e）引起窗帘征异常。肺“窗帘”（实心箭头）不能完全遮盖膈肌（虚线箭头）。**B.** 有较多积液（e）引起的压迫性肺不张导致不能形成窗帘征（三角箭头）。**C.** 大量积液（e）无肺“窗帘”

2. 动态肺“窗帘”缺失和膈肌可见（图3-45）

因肺内疾病（如肺实变或肺不张）导致外侧肺基底部无充气时，就会出现这种情况。肺在这些病理过程中的“凝固”创造了一个声窗，导致膈肌在超声下显影。肺的“实变”部分和充气部分之间的界面产生了不规则的高回声伪影边缘，被称为碎片征，标志着肺病理改变的边界和范围，这一特征破坏了肺“窗帘”的形成。肺脓肿的研究也证实了在肺内病变情况下肺窗帘征缺失。大量胸腔积液也具有这些特征。

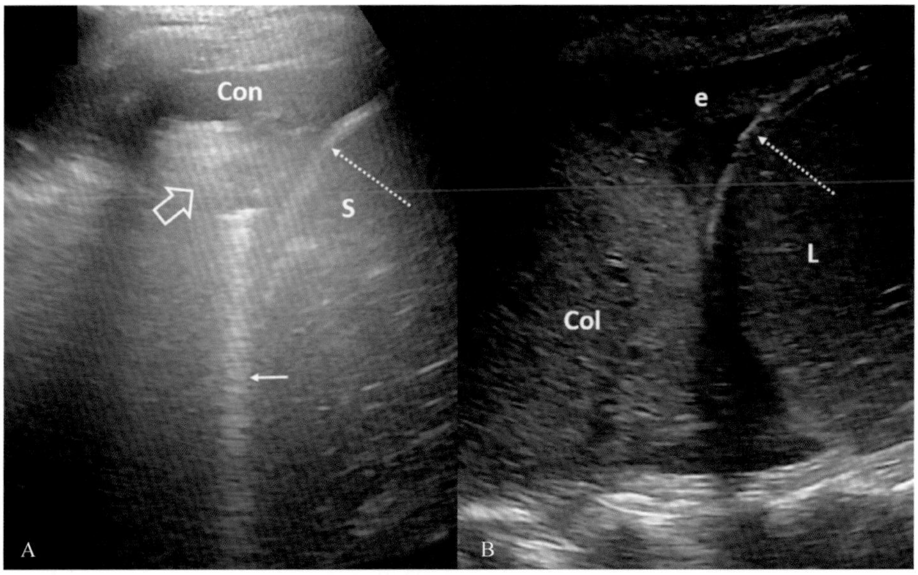

图 3-45 无动态肺窗帘，可见膈肌

A. 肺基底部实变（Con）。肺通气的丧失导致 CS 的缺失，膈肌（虚线箭头）暴露在脾（S）上。实变和肺通气之间的界面是不规则的高回声边界，称为碎片线（空心箭头）。碎片线附带有衰减的回声（细箭头）。**B.** 带有积液（e）的大量塌陷（Col），导致肺空气完全丧失，因此无法形成 CS。肝上方的膈肌（虚线箭头）很明显

3. 静态窗帘征（图 3-46）

在这种情况下，能够看到一个固定的肺窗帘覆盖膈肌。这种现象的一个例子是发生在肺基底部附近的一个严重的皮下气肿，它造成了肺“窗帘”的表现，在第一眼看到时其病理意义可能无法被鉴别。然而，仔细检查发现：由皮下空气模拟的“胸膜线”看上去厚、不规则且不均匀；CS 起源于皮下；肋骨和肋软骨显影的丢失，导致超声医师得出这个诊断。

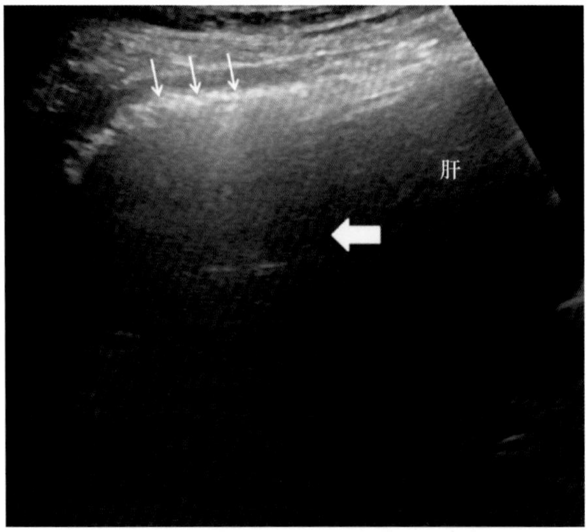

图 3-46 静态窗帘征

皮下气肿在肺基底部（细箭头）呈线性分布，类似于胸膜线。皮下空气形成窗帘征（白色粗箭头），隐藏膈肌。因为皮下空气与呼吸运动的相关性不大，所以该 CS 是静态的

4. 假性窗帘征（图 3-47）

一个大的或完整的气胸及肺基底部将会显示出所有正常 CS 的特征，比如：动态窗帘和膈肌的不显影。其原因是腔隙内的自由空气会类似地产生一个肺窗帘，似乎主要是由于膈肌的偏移而移动，增加和减少腔隙内的空间，允许自由空气“进出”。要区分气胸中正常的 CS 和伪 CS，可以追溯超声下气胸诊断的基础：肺滑动征和彗星尾征，这两者在气胸中都是不存在的。

（三）肺搏动征（lung pulse）

在实时超声下，肺滑动消失，但在胸膜线处可见到实变的肺随心脏的搏动而搏动，称为肺搏动，也称为“肺脉”，与肺实变的程度相关（图 3-48）。因为心脏的搏动可传递至肺组织的表面，所以在 M 型超声下可观察到胸膜线与心脏搏动一致的跳动。区分显著的肺滑动、微弱的肺滑动及肺滑动消失并不复杂。

肺搏动可以是离散的。右肺离心脏较远或者心脏跳动太弱，可能会导致肺搏动消失，这也许可以判定心功能的好坏。

临床意义：肺搏动征反映肺充气不足时的超声征象，且肺搏动征存在可排除气胸。肺搏动仅见于程度较重的社区获得性肺炎（community acquired pneumonia，CAP），提示肺搏动与肺实变和（或）肺不张的形成及其程度有关，被认为是肺不张的特征性改变之一，常见于重症肺炎。

（四）肺点（lung point）

实时超声下，随着吸气和呼气运动，正常肺部影像与异常影像交替显示的分界点即为肺点；或者说随着呼吸运动，在实时超声下所见肺滑动存在与消失交替出现的分界点。塌陷的肺在吸气时与胸壁接触可出现胸膜滑动征，呼气时离开胸壁没有滑动征，此交界点即为肺点（图 3-49，视频 3-13）。B 型和 M 型超声均可检测到该征象，但 M 型超声更容易，表现为随呼吸运动海岸征和条码征交替出现。肺点意味着呼气时病理性肺改变转换为吸气时的正常图像。肺点是一种周期性全或无征象，其生理基础在于检查区域下方塌陷的肺组织在吸气期容积轻度增加，并可延伸至胸壁，形成肺组织与胸壁的周期性接触。在吸气期表现为胸膜滑动或 B 线征，而呼气期则表现为胸膜滑动征消失加 A 线征。实际工作中首先应在前胸壁发现胸膜滑动征消失加 A 线征，之后将探头向侧后方移动，常可发现此肺点征象。肺点的位置可以提示胸腔的气体量，肺点在前侧提示存在易被 X 线胸片漏诊的小量气胸，其中只有 8% 的病例需要引流。侧胸壁肺点提示存在明显的气胸，约 90% 的病例需要引流。后胸壁的肺点或找不到肺点，提示大量气胸或张力性气胸，需要紧急处理。肺点检测的阳性率与操作者的经验和技能相关。

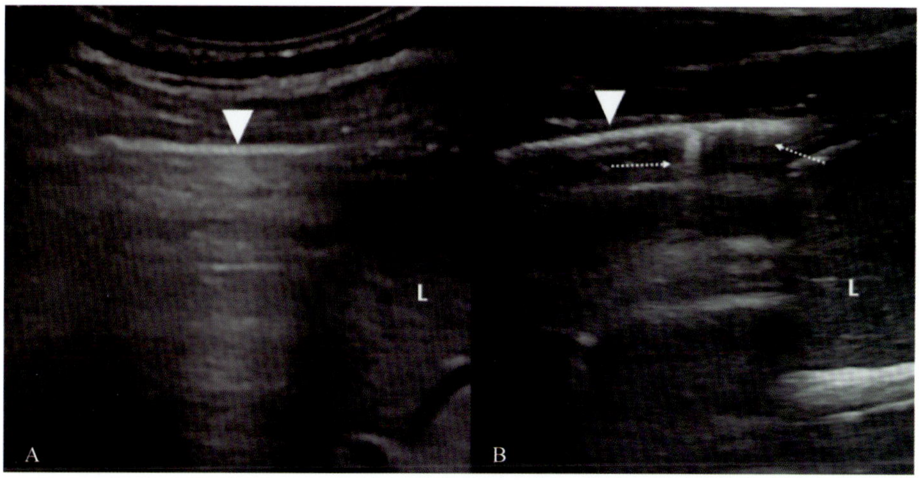

图 3-47 假性肺窗帘征

A. 右侧巨大气胸延伸至肋膈角，在肝（L）上方形成 CS。注意相对“干净”的胸膜线（三角箭头），没有彗星尾征。**B.** 有窗帘征，没有气胸和该区域肺正常，由起始于胸膜线（三角箭头）的彗星尾（虚线箭头）所支持

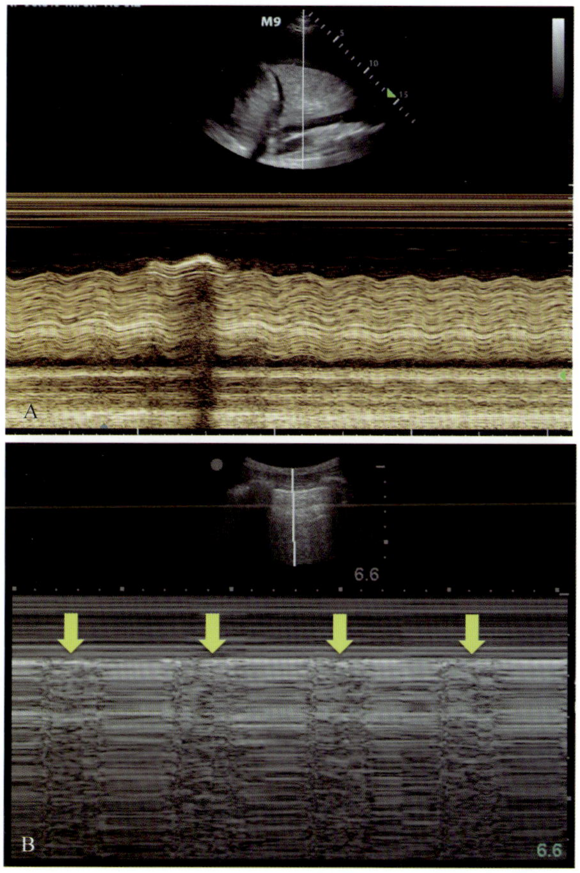

图 3-48 肺搏动征

检查方法（图 3-50）：纵向扫查发现前胸壁胸膜滑动征消失，再进行横向扫查充分显示胸膜线，探头逐渐向侧后方移动寻找肺点。

临床意义：肺点可准确定位气胸时的气体边界，对局灶性气胸的诊断与鉴别具有特异性价值。新生儿气胸与此观点不同，以上观点是出于成人气胸得出的结论，因为成人多为自发性气胸，而新生儿气胸多为医源性气胸、病理性气胸所致。

双肺点（double lung point）：由于病变程度或者性质不同，在超声影像的上下肺野之间形成鲜明的分界点，称为双肺点。既往认为是湿肺的特有征象。它的发生机制为局限性气胸（这种局限性气胸好比是富含死腔、没有有效通气的肺组织，我们发现巨大肺大疱在没有合并气胸时也同样可以检出肺点），气体并非游离，与局部胸膜粘连相关，超声表现为探头两端交替出现的肺点声像，与呼吸同步运动，结合胸部 CT，一个超声切面上的双肺点即为气胸的双侧缘；超声探及“双肺点”可以诊断为局限性气胸（或者为肺大疱），不需要侵入式的排气治疗，短期症状缓解，肺点消失，则提示气胸吸收，或者“双肺点”一直存在，患者无任何症状。极少量气胸情况下，当气胸的双侧缘同时显示在一个探头切面上时，双肺点也可以同时显现，这种情况的出现是因为极小的、毫米级的气胸超声都可以精确探查出来。

关于肺点的概念，尤其是双肺点，有学者

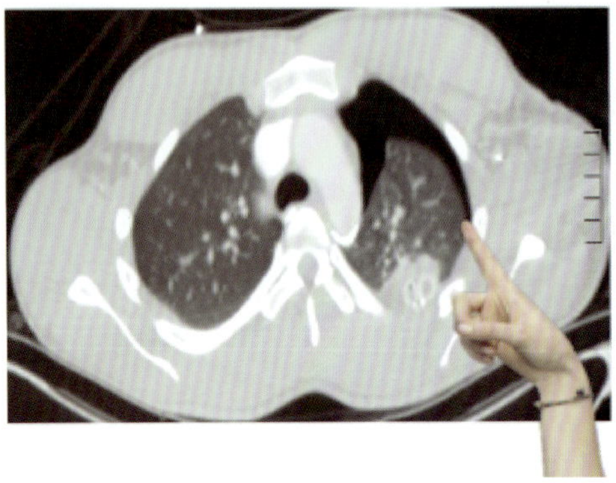

图 3-49 肺点

视频 3-13 肺点

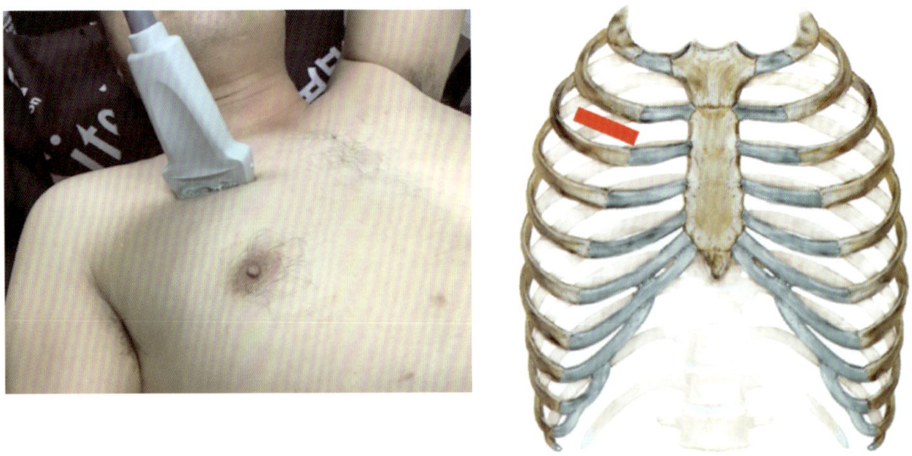

图 3-50 肺点检查方法

认为双肺点并非气胸征象而是新生儿暂时性呼吸增快症（TTN）的诊断依据，为避免误解，应用时应阐明其为“新生儿暂时性呼吸增快症双肺点”；也有专家将“双肺点”征象命名为“双转变点”或“双临界点”，可能更能反映出该征象的内涵。

随着肺部超声后续研究及应用的深入，某些目前约定成俗的观念需进一步完善、补充甚至修正，因此不管是肺点还是双肺点定义都需要进行修正或统一，从而促进科学研究发展提高。

三、正常成人肺部超声影像学表现

1. 正常肺部呈低回声或无回声；胸膜线与 A 线清晰显示：均呈高回声、光滑、清晰、规则；二者等间距平行排列，在肺野内由浅入深，A 线回声逐渐减弱至消失。

2. 无 B 线或仅有少数几条 B 线或彗星尾征。

3. 无肺泡-间质综合征和胸腔积液。

图 3-51 和图 3-52 是两种肺部超声检查报告单参考模板。

肺部超声检查报告单

医院名称：

仪器名称和使用探头：__________

患者姓名：__________ 性别：______

病史：__________

生命体征：__________

神志：□清醒 □昏迷 □镇静

通气方式：□自主呼吸 □无创通气 □有创通气、潮气量____ml、PEEP ____cmH_2O

呼吸困难：□无 □轻 □中等 □严重

体位：□仰卧位 □半卧位 □侧卧位 □坐轮椅 □其他__________

胸腔引流 □无 □有：部位__________

其他相关检查：__________

____

肺、胸膜、膈肌检查

正常	□是	□否	
胸腔积液	□是	□否	
右侧	□是	□否	估计容积__________
左侧	□是	□否	估计容积__________
气胸	□是	□否	右侧　左侧
肺滑动征	□是	□否	
海岸征	□是	□否	
A 线	□是	□否	
肺点	□是	□否	
急性间质综合征	□是	□否	
右侧			
B 线	□是	□否	
肺实变	□是	□否	
支气管充气征	□是	□否	
左侧			
B 线	□是	□否	
肺实变	□是	□否	
支气管充气征	□是	□否	
膈肌功能异常	□是	□否	
膈点	抬高/正常，其他。		
	膈点抬高幅度：____mm		

印象、评估和建议：

医师签名：

年　月　日

图 3-51　肺部超声检查报告单 1

（张　骅）

________医院肺部超声检查报告单

仪器名称及型号：________ 探头型号：□凸阵 □线阵 □相位

患者姓名：________ 性别：□男 □女 年龄：____岁

病史：________________________________

生命体征：________________________________

通气状态与体位：

神志：□清醒 □昏迷 □镇静

通气方式：□自主呼吸 □无创通气 □有创通气、潮气量____ml、PEEP ____ cmH_2O

呼吸困难：□无 □轻 □中等 □严重

体位：□仰卧位 □半卧位 □侧卧位 □坐轮椅 □其他________

胸腔引流 □无 □有：部位________

其他相关检查：________________________________

____

超声所见：

左胸				异常超声征象	右胸			
前上	前下	后上	后下		前上	前下	后上	后下
				肺萎陷				
				肺实变（支气管充气征）				
				急性肺间质综合征				
				气胸				
____cm 胸腔积液估计约____ml				胸腔积液	____cm 胸腔积液估计约____ml			
____cm				膈肌活动度	____cm			
____cm				膈点抬高	____cm			
				其他				

印象、评估：________________________________

____

建议：________________________________

____

医师签名：

年 月 日

图 3-52 肺部超声检查报告单 2

肺部超声评分标准（附图例：图 3-53）

①正常通气，少于 2 个单独 B 线或肺滑动征伴 A 线，评分为 1 分；②肺通气中度降低区，典型多发 B 线，评分为 2 分；③肺通气重度减少区，多发融合性 B 线，评分为 2 分；④肺实变区，组织成像伴典型支气管充气征，评分为 3 分。

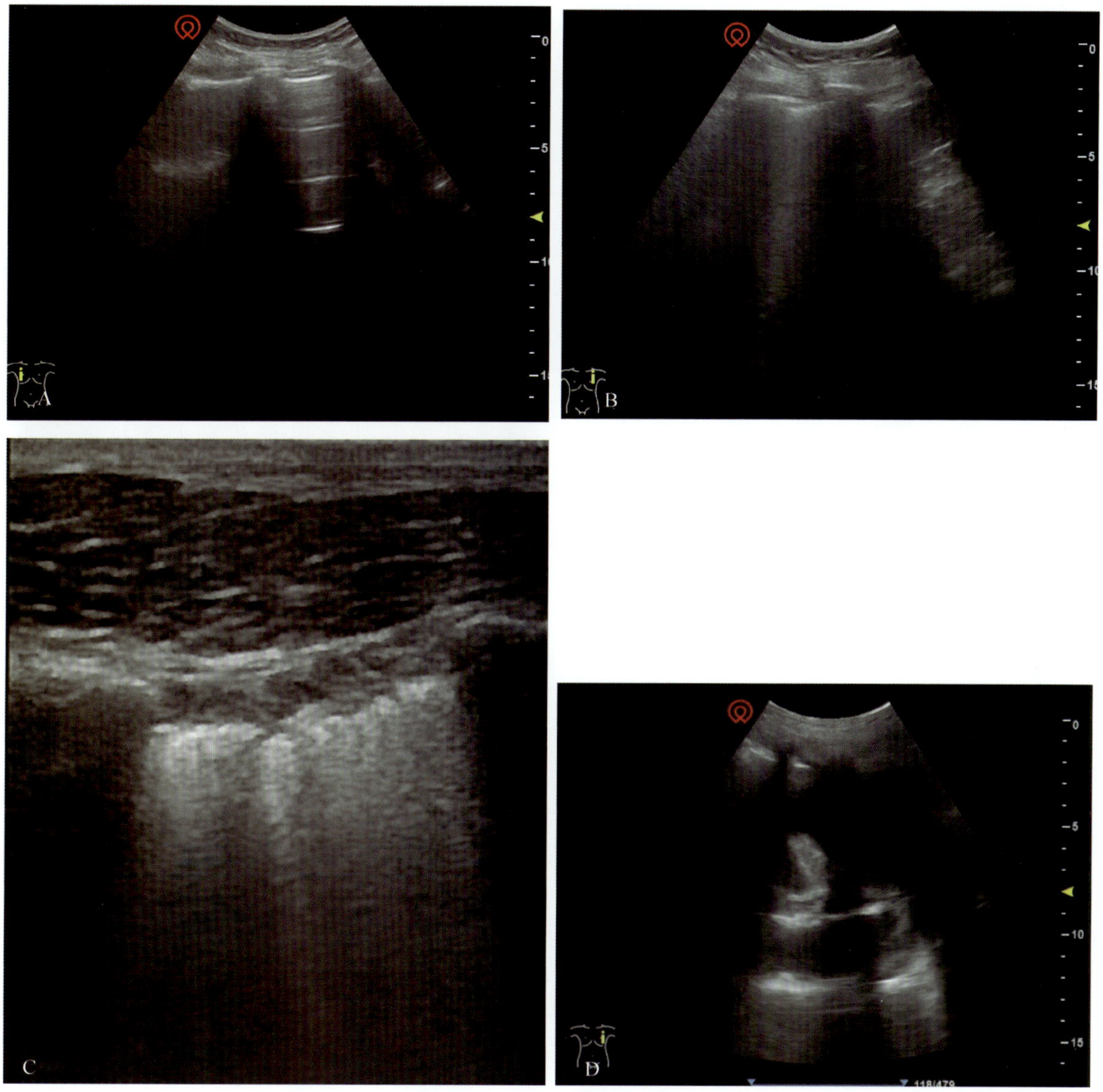

图 3-53 肺部超声评分标准

A. 正常通气，少于 2 个单独 B 线，评分 1 分；**B.** 支气管充气征并多条 B 线，评分 2 分；**C.** 肺泡-间质综合征，多发融合性 B 线，评分 2 分；**D.** 肺实变并胸腔积液，肺部超声评分 3 分

（张 骅 冯 寅 亢 锴）

第五节 图像伪像与陷阱

超声伪像是指超声图像与对应的解剖结构及病灶相比在回声强弱、大小、形状、位置等方面不符合。正确认识伪像及其产生的原因，有助于去伪存真地读懂超声图像，做出正确的诊断。

超声诊断陷阱常使医生在诊断时发生错误，起因有解剖、断层成像、病理等陷阱，只有认清陷阱产生的原因，才能减少临床误诊。

操作者的技术也是产生伪像的不能忽视因素，如仪器优化不合理、扫查位置和方向选择不当等，都可能产生更多甚至更严重的人为超声伪像。如果超声诊断医师对超声成像的基础理论、对仪器的功能设置没有足够的理解，不但不能有效减少伪像，而且有增加伪像的可能，甚至严重误导诊断。

(一) 胸部超声的物理基础

人体不同的组织如脂肪、肌肉、骨骼、含液器官等的声阻抗和衰减系数差别很大，超声声束在人体内传播过程中具有固有的物理性质（反射、折射、散射、衰减、扩散等）。胸部超声检查时会遇到充气的肺组织及骨骼等全反射结构，产生伪像。

通常几乎所有的声波在组织与气体形成的第一个界面就被反射，无法观察肺组织，只有当肺部出现改变（如炎症、肿瘤等）时，才能观察到肺组织。

骨组织中，声波几乎完全被吸收，骨组织后方结构无法显示。当超声波以合适的角度入射骨组织内，会造成多重反射伪像。

(二) 胸膜及膈的声像图表现

膈肌可以在右肋下扫查时以肝右叶为透声窗显示清晰。肝膈肌界面（高回声）被看作由三个不同的层面组成的高回声线，膈肌的肌肉显示为低回声及镜面反射伪像（高回声）。

在胸腔内，软组织和肺内的空气有巨大的声阻抗，超声波几乎全部（大于95%）被肺组织反射，这就是所谓的胸膜线（图 3-54）。呼吸运动时，高回声的白线可见滑动征。

1. 灰阶伪像

（1）混响伪像：又称多次反射伪像，超声垂直照射到平整的界面上发生反射，反射回来声波遇到探头表面，再由探头表面反射到同一界面，如此来回反射。混响的形态呈等距离多条回声，回声强度依深度递减。在肺组织中称为 A 线和 B 线（图 3-55）。正常肺表面应该出现的典型的“气体多次反射”消失或显示不清，提示肺实变或肺不张。

（2）镜面伪像：其产生原理与光学中的镜像原理相同。当在肋缘下向上扫查肝和横膈时，如果声速斜射到声阻差很大的膈-肺界面时全反射，会发生镜面伪像。在声像图中，通常肝的病灶会出现在膈上方对称的部位（图 3-56）。

该伪像在彩色多普勒中也会发生，表现为以高反射性界面为对称轴的彩色“倒影”，镜面反射伪像可影响深部的血流显示，亦可误认为深部存在血流。

（3）旁瓣伪像：探头发射的声束除了声轴方向的主瓣，还有周围的旁瓣。超声扫查在主瓣回声成像的同时，旁瓣也会产生回声，并与主瓣回声叠加。可通过改变探头位置、调整聚焦点的数量或加用组织谐波技术减少该伪像。

（4）声速伪差或伪像：超声仪器的成像和测量基于人体软组织的平均声速（1540 m/s），对于声速过快或过慢的组织，该伪像尤为明显。

（5）折射伪像：回声失落的发生与折射有关。当入射声速与界面的夹角足够大时，因折

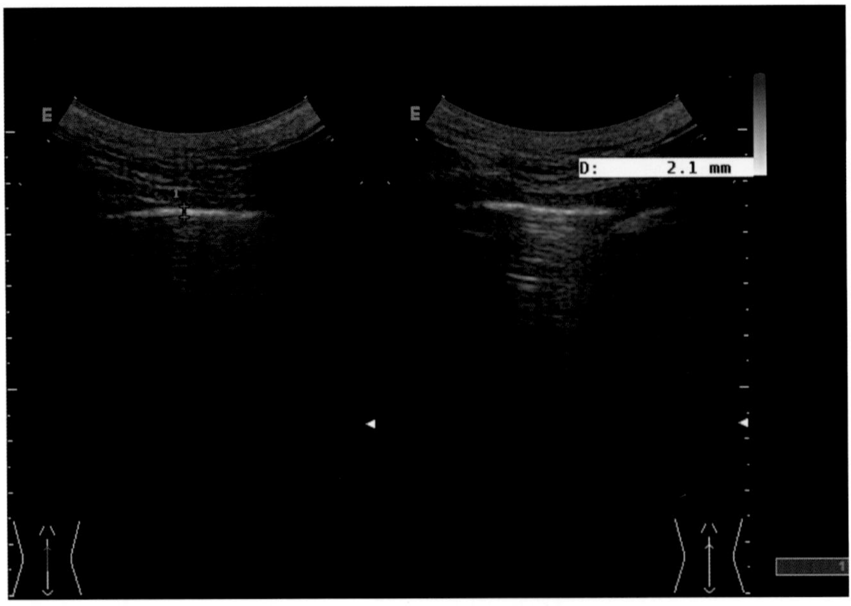

图 3-54 肺组织中高回声胸膜线

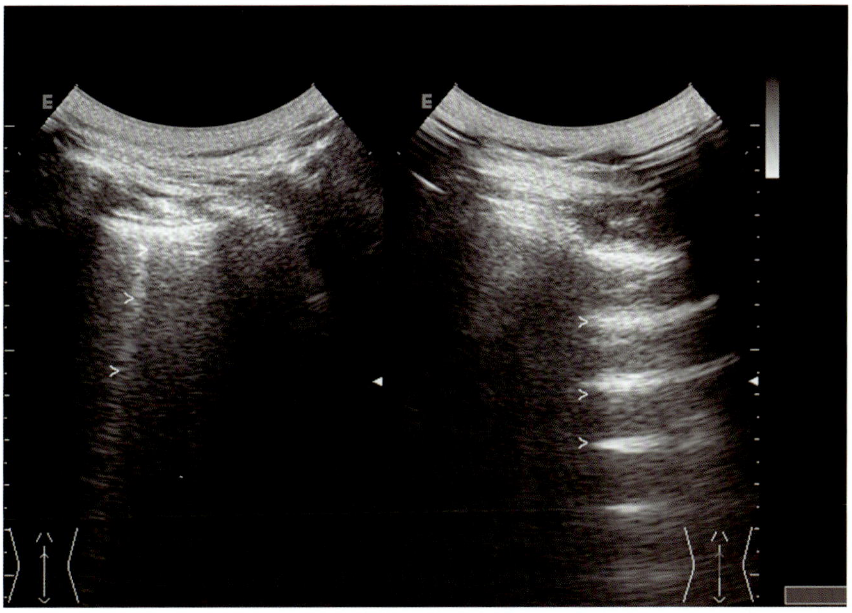

图 3-55 左侧为 B 线，右侧为 A 线

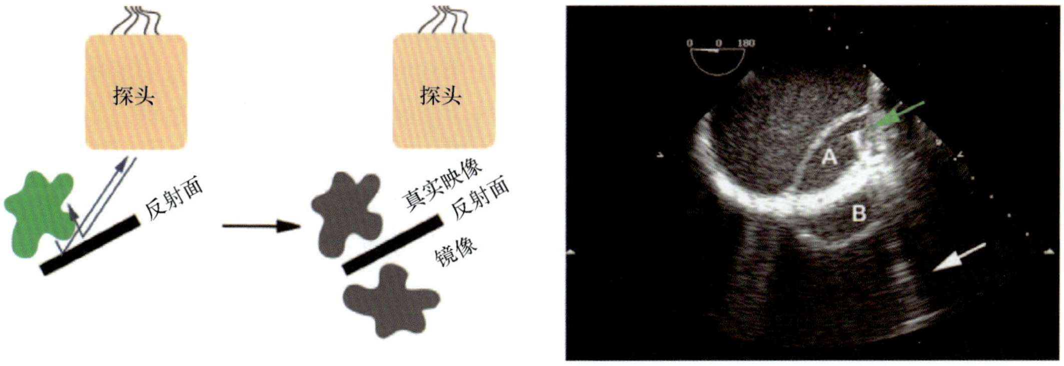

图 3-56 镜面反射，绿色箭头指放在主动脉内的引导线，白色箭头指彗星尾征

射而偏移的声束所产生回声将不能返回到探头上（回声失落）。

（6）声影：指后方回声显著减少或消失。当声速遇到强反射（如含气的肺、骨骼）或声衰减程度很高的物质（如瘢痕、结石、钙化），声速完全被遮挡时，在其后方出现条带状无回声区。

（7）回声增强：当超声通过回声衰减很小的组织或病变时，其后方回声与同等深度相邻近的组织回声相比明显增强，例如：胸腔及腹腔积液、囊肿、血管等。

（8）声速厚度伪像：也称部分容积效应伪像。超声束扫描所获取的声像图，是一定厚度体层内组织回声信息在厚度方向上的叠加，扫描声束越厚，回声叠加的横向信息越多，横向分辨力越低。该伪像常见，它会造成胸膜、膈显像增厚或存在病变的假象。

2. 多普勒超声伪像

（1）脉冲多普勒伪像：主要有两种类型，一种为频率混叠，另一种为频谱缺失。

脉冲多普勒混叠伪像，指脉冲重复频率（PRF）≤2 倍多普勒频率时，最高速度的血流频移发生方向倒错。在仪器设置正确的情况下，出现混叠伪像提醒我们在取样门处有血管存在狭窄的可能。

频谱缺失：有血流而无频谱。原因可能为声束与血管夹角过大，需要调整角度。也有可能血流速度过慢而壁滤波设置过高，使得低速度血流被滤。

（2）彩色多普勒伪像

壁滤波：壁滤波频率过高会严重降低低速血流信号的敏感性，使低速血流不能显示。

混叠伪像：表现为彩色血流信号呈多色的“马赛克”状，在设置正确的情况下，混叠处的血流速度过快提示存在血管狭窄。

彩色增益过低：无论是高的或是低的弱频移信号都不能显示。

多普勒角度：彩色多普勒血流成像为血流在声束方向上的分量，所以也取决于声束与血流方向的角度，通常应将角度调整在60°以下。能量多普勒对角度无依赖性，对肺部的血流进行显示有一定的帮助。

（黄　甜）

第六节　肺部超声的局限性

空气之轻，呼吸之重。肺是人体最重要的器官，是生命的重要载体、首要检查的靶器官。肺部超声基本10+2征象（蝙蝠征、海岸征、A线、B线与火箭征、平流层征、四边形征、碎片征、支气管充气征、正弦波征、肺点、胸膜滑动征、肺搏动征）是非常重要的病理生理信息（图3-57）。

要想在短期内迅速掌握肺部超声基本10+2征象并非易事。一般而言，对于胸腔积液，肺实变和肺泡-间质综合征的学习可以在比较短的时间内完成，但对于气胸的诊断、图像采集则需要较长时间才能掌握，这与气胸超声影像较为复杂且其发病率并不高有一定的关系。膈肌的超声评估也是比较复杂的。肺部超声并不能排除诊断未累及胸膜的肺部异常。超声伪像可能低估病变范围。研究表明约8%的肺部病变（未邻近胸膜或位于解剖结构下方）超声难以探测到。

与显示全肺图像的常规技术（X线胸片/肺CT）相比，肺部超声检查结果是肺多个部位的区域性表现。临床医生需要将各部分信息重新整合成为整体印象，这一认知过程与肺部听诊有些类似。因而在进行超声检查时选择适当的系统性评价流程是必要的。

一、患者自身的特点

由于受骨性胸廓及肩胛骨的影响，超声扫查结果难以提供肺的整体结构。对病变所在位

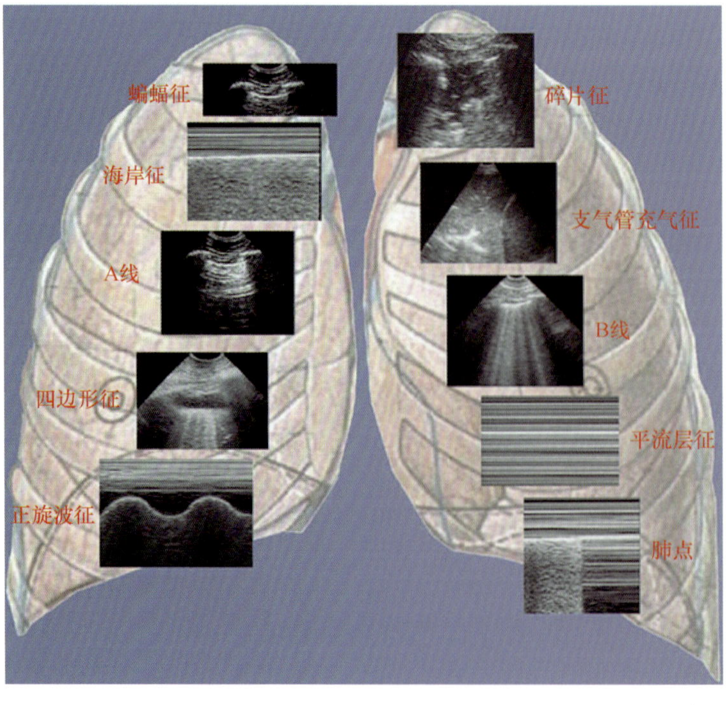

图3-57　肺部超声基本征象

置以分叶、分段准确定位难度大。当病变未达到胸膜或靠近肺门或位于肩胛骨、锁骨上窝、腋窝等区域时，病灶不易被 LUS 探及，易呈假阴性。

（一）肥胖

超声能够用来定量内脏脂肪和皮下脂肪，用来评价内脏性肥胖，但是肥胖症患者皮下脂肪厚度因声速失真伪像的原因可导致超声测量的误差。如何解决这个问题呢？建议使用巧劲，即动作轻柔，操作时不能太用力，适当加压；选择合适的探头（高频线阵探头、凸阵探头）；交替使用探头对肥胖患者超声检查非常关键。操作者可以利用左手向一侧推挤患者赘肉，然后用右手拿探头在该无赘肉处进行扫查；也可以要求患者自己（或科内其他人员）将患者赘肉向一侧推挤，该方法能在多数情况下减少患者皮肤到检查目标（脏器）之间的距离。在扫查时，应灵活变化探头的扫查方向，多角度多切面进行观察，酌情改变体位。以深度（Depth）键调节扫查深度，即通过旋钮或上下拨动 Depth 键来实现，从而使部分肥胖患者病灶显示。

（二）胸廓畸形

扁平胸（瘦长体型、慢性消耗性疾病）、桶状胸（矮胖体型、严重肺气肿、老年人）、佝偻病胸、胸廓一侧变形、胸廓局部膨隆（心脏明显增大、心包大量积液、主动脉瘤、胸内或胸壁肿瘤、肋骨骨折、肋软骨炎）这些胸廓畸形（图 3-58）都会影响肺部超声的检查。呼吸科常见的慢性阻塞性肺疾病导致肺气肿因肺组织含气量明显增加，导致超声难以诊断。上肺背段后方为肩胛骨，由于骨骼影响，超声无法检查。

（三）皮肤病变

皮肤病变导致皮损的分布部位、种类、数目、大小、形态、表面及基底情况都会影响超声的探查。

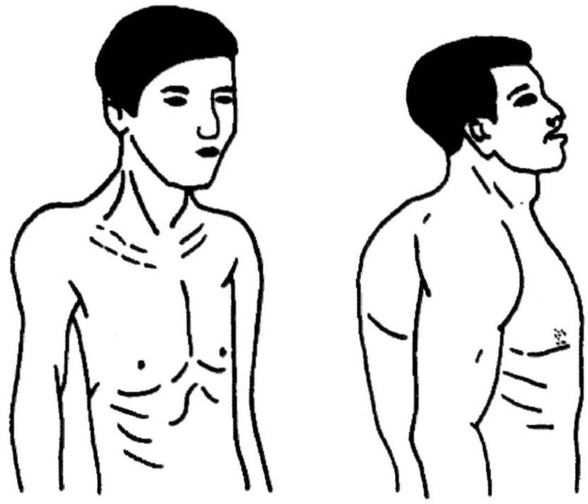

图 3-58 胸廓畸形

二、病理状态的局限性

（一）敷料、伤口、电极和皮下装置

外科患者胸壁上会有手术留下伤口以及引流管，需要大量敷料覆盖，这些伤口敷料严重影响了肺部超声的进行，而这些区域往往又是胸腔积液、肺实变的易发区域。贴在患者胸壁上的电极会妨碍超声的检查。心脏起搏器也会影响超声的检查。

（二）皮下气肿

气胸、ARDS 患者呼吸机相关性肺损伤，都可以导致皮下气肿。胸部出现皮下气肿，阻止了超声波的穿过，无法明确其底部结构，会造成误判。皮下气肿可以产生多条类似 B 线的伪线。当积存气体有时多有时少（气泡）产生的彗星尾样伪像随机出现，形成类似字母“W”的征象。当积存的气体在两块肌肉之间形成一大片规则条纹时，可以表现为同一条水平线发出的多条彗星尾样的征象。这些伪像称为 E 线，非常容易与胸膜线发出的 B 线混淆。对于皮下气肿，我们不建议使用肺部超声进行检查，对于有一定经验的操作者，我们可以进行加压肺部超声检查，在不会损伤胸廓的前提下（如没有骨折等情况），我们可以在探头上加压，一点一点将探头与肋骨以及胸壁组织间的气体挤走。这样，在某一时刻，在迷雾中就会出现大片声影，肋骨影以及胸膜线就会显现出来。

肺泡-间质综合征有些时候会扩大胸膜下的空间，局灶性肺间质综合征有时可作为内部病理状态的“外部报警器”，例如皮质周围间质水肿就是炎症或淋巴管引流导致的。这个时候肺部超声不易判读。

肺气肿、纵隔气肿和支气管肺发育不良等疾病的诊断超声尚具有不确定性。

（三）气胸

患者存在纵隔气肿时，在前侧胸壁就有可能出现类似肺点的征象，此时需要迅速检查前胸壁的其他部位，或者查看剑突下切面能否看到心脏，这些都有助于明确患者是否存在气胸。

在一些罕见的情况下，气胸可以孤立出现在肺部的某个区域，如侧面甚至后壁，在这些情况下，通常会出现一些联合的胸膜线征象，如静止的 A 线区域与静止的 B 线区域相连。这时，即使前壁已经排除了气胸，在后壁或侧壁出现静止的 A 线时，也需要考虑孤立性气胸的可能，当然这种气胸可能没有任何症状，也无需特殊处理。

（四）胸腔积液

超声对胸腔积液具有非常好的检查灵敏度。

（五）肺实变

超声易受肺内气体的干扰，无法显示含气良好的肺组织。肺实变时，一些肿瘤位于中央位置被气体包裹，则难以检测到。

约 28％的正常人在胸部第 11～12 肋间隙（膈肌上方）可见局限性 B 线，需注意与肺炎所致 B 线鉴别。

若肺部感染病灶不靠近胸膜，由于肺气的影响，超声无法诊断。

三、操作环境的局限性

重症患者多种生命支持时，存在诸多设备（呼吸机、血液净化管路、胸腔引流管等）围绕或呼吸困难等多种不太适合超声检查的病症，导致超声检查受限，不能即时、方便、快速或长时间充分地进行检查。

四、操作者的局限性

操作者的技术是影响超声技术发展的瓶颈，需在获得一定经验和对肺部超声有充分认识后才可开展工作。扫查不仔细时可能会遗漏一些轻症病例等。临床医生对超声技术的掌握、图像语言的认识往往处于很基础的程度，对于肺部超声的检查和对图像的正确解读需要经过漫长的学习时间，各种诊断流程和大量的病例分析是很好的学习方法。学习曲线是在一定时间内获得的技能或知识的速率，任何学习都无法逾越这种规律。临床医生与超声医生深入合作或超声医生临床化是一个不错的选择。

五、操作工具的局限性

由于各个单位使用的超声设备的不同导致检查结果会出现微小的差别。

六、发展的局限性

我国目前没有肺部超声的准入制度，相关收费目录与标准没有确定，没有纳入医保，医院决策者对此项技术认识不足导致医院投入困难、设备缺乏，没有把此项技术列入医师基本规范化培训，更没有建立全国性的继续教育体系，目前我国仅在大型的三级甲等医院重症医学科、呼吸与危重症医学科的呼吸监护病房、急诊科、超声科有一定的开展，但多为重症超声的开展，肺部超声专项培训还很缺乏，规范、标准化推广此项技术任重道远。

（张 骅 张自艳 于 航）

第七节 超声仪器的消毒

近年来，随着科学技术的迅猛发展，超声仪器不断更新改进，超声检查已广泛应用于临床工作中的各个环节。随之而来的是将超声仪器作为媒介而引起的医源性感染率也逐渐上升。

医源性感染是指在医疗服务中因病原微生物传播引起的感染。超声检查常见的感染传播方式为接触性传播，在各种超声操作下，如浅表组织脏器超声、腔内超声、超声引导下的诊断与治疗、术中超声、超声造影显像及高能聚焦超声等，病原微生物可通过消毒灭菌不彻底的医疗用品或工作人员被污染的手进入患者体内而引起感染。特别是在重症监护治疗病房，消毒、手卫生尤为重要。在临床工作中常常需要多次检查不同患者，包括主机在内的超声设备可能成为潜在的感染传播途径而需要进行严格的消毒处理，特别是超声探头必须能够耐受频繁的消毒操作以避免交叉感染，尤其是多重耐药菌的传播。因此，超声机探头必须一人一用一消毒。超声探头的消毒应使用专用清洁剂，由缆线一直清洁到探头部位，清洁后的探头放置于专用清洁的底座上。保持超声机器上按键的清洁也很重要。探头、键盘和连接部位为“非清洁区”，其他部分为“清洁区”。耦合剂建议使用单只、一人份的，这样可以有效避免耦合剂所致的污染。本部分主要探讨超声探头的消毒问题。

一、感染因素

超声检查中的医源性感染的发生与年龄、合并其他疾病、诊疗地域及季节、探头消毒情况、是否为介入操作、工作人员医院感染控制意识、超声检查室卫生状况等因素密切相关。

1. 年龄因素。年龄＞60 岁的患者机体功能降低，各脏器逐渐老化，耐受性较差，机体免疫功能也随之降低，对入侵致病菌的清除能力减弱，极易发生感染。

2. 地域及季节因素。南方的春夏季、北方的夏季空气湿度及温度较高，患者及工作人员体表易出汗潮湿，为病菌的繁衍滋生创造条件，病原菌极易侵袭机体。

3. 消毒因素。超声探头设备精密、贵重，一般的医学消毒剂会在一定程度上损伤设备，频繁且长期的应用会对探头造成损坏，或缩短其使用寿命；超声探头的微生物污染影响因素主要有探头类型、清洁时间、使用科别等。

（1）探头类型：超声探头可分为体表接触探头、腔内探头及术中探头。有文献报道在未经消毒的体表接触探头上可分离出多种致病菌，如：表皮葡萄球菌、金黄色葡萄球菌、铜绿假单胞菌、大肠杆菌、异型枸橼酸杆菌、枯草杆菌、白色念珠菌等及院内感染的常见菌、多重耐药菌等；超声检查所使用的凝胶型耦合剂同样也携带大量致病菌，如：金黄色葡萄球菌、铜绿假单胞菌、洋葱伯克霍尔德菌等，真菌菌丝体等微生物同样在耦合剂凝胶中被大量发现。Ohara T 等发现金黄色葡萄球菌在耦合剂中生存的时间甚至要长于水中。

（2）清洁时间：探头的清洁时间与其污染程度及耦合剂残留量密切相关，清洁时间越长，探头污染越少。

（3）使用科别：因各个临床科室分布的细菌种类不同，如反复使用抗菌药物的科室，筛选出多重耐药菌的概率就会增加，在这些科室内所使用的探头污染情况更应引起重视。

4. 人为因素。超声工作人员对于医院感染没有足够的控制意识，对于一些潜在感染源未采取有效措施进行消毒；同时由于受到仪器数量限制，很多医院内都无法做到每检查完一例患者立即进行有效的消毒。

5. 环境因素。超声检查一般都是在遮光、密闭空间内完成，这是为了能够保证患者的隐私。但由此会造成检查室内的空气无法流通，极易被污染，特别是对于呼吸道感染疾病传播更加有利；在介入操作时敞开式的器械台也会增加患者被感染的危险。

二、消毒灭菌方法

超声探头应做到一人一用一清洁一消毒或灭菌，不同的超声探头所需要的消毒灭菌方式不一样。体表接触探头因与无损的皮肤接触，可实行不严格消毒；腔内探头需要接触黏膜，需实行半严格消毒；而术中探头需要进入人体无菌组织，则需实行严格消毒。

目前各级医院中对超声探头的消毒意识逐渐加强。从过去的紫外线照射法到近期的医用消毒耦合剂，期间经历了多种行之有效的消毒方法变更。以下将对各种方法及优缺点进行详细介绍。

1. 紫外线照射法。每检查一名患者后用生理盐水擦拭探头四周，当日夜间用紫外线照射 30～60 min。为使探头四周均能照射，可采用悬吊式。此法能有效杀灭大量微生物，起到消毒灭菌的作用。但此法仅适用于日常工作后的消毒，针对每日大量患者无法做到随时消毒。有文献报道紫外线可造成对超声波的干扰。

2. 1%“84 消毒液”或过氧乙酸擦拭法。每检查一名患者后用 1%“84 消毒液”棉球或浸泡过 1∶100 过氧乙酸纱布擦拭探头四周。此法方法在早期的超声检查中应用，能杀死各种微生物，起到清洁消毒灭菌的作用。但近年来由于对超声探头材料的特殊性的认识及保养的重视，大部分探头要避免漂白剂、氯化铵化合物、过氧化氢浸湿或浸透；因此此方法在临床工作中已不再使用。

3. 75%酒精擦拭法。每检查一名患者后应用软纸巾擦拭≥4 次再用 75%酒精棉球擦拭探头。75%酒精为中水平消毒剂，可有效地阻止致病性病原体或耐药菌的传播、避免医源性交叉感染，且其具有成本低廉、操作方便、对皮肤腐蚀性小的优点，但目前其是否对探头有损害仍有争议。

4. 0.25%新洁尔灭（苯扎氯铵）擦拭法。每检查一名患者后使用 0.25%新洁尔灭棉球擦拭探头。此方法可杀灭大量致病菌，且安全有效，成本低廉、操作方便、依从性高。

5. 甲醛熏蒸消毒法。将探头放入熏箱抽屉内，配好的含甲醛的消毒剂倒入熏箱下层，熏蒸 30～45 min，术中探头应延长至 6 h。此法同紫外线照射法，均仅适用于日常工作后的消毒，无法满足每日大量患者的随时消毒。且配制的消毒液中含有甲醛及高锰酸钾，对超声探头的损害尚无明确报道。

6. 灭菌保鲜膜包裹法。将食品保鲜膜裁成宽片状后置熏箱消毒，使用时检查者戴上无菌手套取出，将灭菌后的保鲜膜一片贴于皮肤，另一片贴于探头，每片保鲜膜均为一次性使用。此法能有效地降低超声检查中的交叉感染率，且声像图显示清晰，与常规检查声像图一致。使用保鲜膜法较直接接触检查法成本低廉，易被患者接受。

7. 消毒型医用耦合剂。在患者皮肤上涂上消毒型医用耦合剂后常规行超声检查。此法对载体上大肠埃希菌、金黄色葡萄球菌、铜绿假单胞菌有良好的灭菌效果；同时对多重耐药菌的载体定量杀灭试验，达到 2002 年版《消毒技术规范》中对消毒剂的消毒作用要求。因此可以有效避免检查过程中的交叉感染，对降低医院感染的发生具有重要意义。已有报道证实消毒型耦合剂的使用对超声成像效果和仪器使用寿命不会造成影响。

8. 对于各种腔内探头［如 TV、TR、TEE 经食管超声（TEE）探头］，应进行严格消毒，通常选用制造商规定的杀菌剂，如 2%戊二醛或 0.55%类邻苯二甲醛浸泡消毒 TEE 探头的软轴部分；70%异丙醇可用于擦拭、喷洒消毒手柄和探头接口的部位；0.6%次氯酸钠、0.5%季铵盐可用于探头和线缆部分擦拭、喷洒消毒。

9. 术中探头除使用上述消毒剂外，尚应注意保持无菌环境，应用无菌耦合剂，探头及缆线外用无菌护套，以实行严格消毒。

10. 其他。随着对超声仪器引起医源性感染的日趋重视，一些超声探头消毒相关的专利发明逐渐出现，如超声科探头消毒箱、医用超声探头消毒仓，可对多个探头同时消毒、使消毒更彻底；超声探头快速清洗消毒装置可在短时间内实现探头的清洗及消毒。

三、质量控制

针对感染因素中的人为因素、环境因素，作为医疗机构，除了使用以上适合本机构的、有效的消毒方法外，对自身机构及相关工作人员的预防管理和控制也尤其重要。

1. 强化监督管理，建立医疗机构感染管理制度。按照《消毒技术规范》，根据不同类型探头微生物污染情况，结合实际情况，制订超声探头清洗、消毒质量标准和考核细则，并确保管理制度有效落实。

2. 成立医院感染管理小组，定期对超声探头、机构内空气、工作人员手等做细菌培养检测，进行微生物监测。

3. 改善超声室内环境，加强室内消毒。每天不少于两次用紫外线灯对室内进行消毒，每次照射时间＞30 min，完成照射后要开窗通风，保持室内空气流通。要定期检测紫外线的照射强度，使空气消毒效果以及稳定性得到保证。在夏季与冬季空调的使用较多，每月都要对空调的防尘罩进行清洗，防止空调内有霉变出现而对室内空气质量产生影响。特殊机构如介入超声室，可以实行分区管理，划分污染区、半污染区、清洁区，配置专用器械清洗、存放装置及无菌物品柜。

4. 加强相关工作人员理论知识培训，强化无菌观念。在机构内设立院感质控员，负责指导科室的清洁和消毒工作，并保证完成的质量。相关工作人员必须完全掌握科室内使用的各种消毒方法及工作原理，必须确保应用的消毒剂在有效期内。在操作设备前后应用流动水洗手，严格按照七步洗手法，利用医用洗手液清洗及消毒。如果工作需要进行连续操作时，可使用快速的消毒方式，如免洗手消毒凝胶等对手部进行清洁消毒。对腔内超声、术中超声等侵入性操作仪器应严格进行消毒灭菌，操作前每位患者均需更换新治疗巾，操作有开放性伤口或传染病患者前后应注意更换床单。特殊机构如介入超声室，在进行有创操作时应尽量使用一次性耗材，对于必须重复使用的医疗器械和可拆卸的器械材料，在使用后必须拆开后再仔细清洗，严格按照灭菌法，应用高压蒸汽或等离子灭菌技术来进行消毒灭菌；对于感染性器械要单独放置、明确标识。对于操作中使用的利器需要确保其锋利程度，在有创操作结束后，局部皮肤要使用无菌辅料覆盖及固定。

5. 严格医疗废物分类处理。医疗垃圾与生活垃圾应分开放置，放入黄色垃圾袋中，明确标识。应指定专人负责统一收集超声室医疗垃圾，再由相关部门进行无害化处理。

四、展望

未来的超声消毒方法应该向着覆盖消毒灭菌更全面、操作更简便、在保证消毒质量的同时使消毒时间尽量缩短等方面进行。消毒型医用耦合剂可以解决大部分问题，但仍面临着质量参差不齐、消毒效果无法保证、消毒使用范围单一的问题。超声仪器的消毒不仅仅局限于超声探头的消毒，操作中需要调整的工作台、键盘、连接部位及不同科室内床旁超声机器的清洁消毒均是我们需要思考及改进的。

（李　妍）

参考文献

[1] Lichtenatein DA. Introduction to lung ultrasound. Whole body ultrasonography in the critically ill. Springer-Verlag Berlin Heidelberg，2010：117-127.

[2] 崔立刚，柳曦，译. 胸部超声学. 第 3 版. 北京：北京大学医学出版社，2016.

[3] Mojoli F，Bouhemad B，Mongodi S，et al. Lung ultrasound for critically ill patients. Am J Respir Crit Care Med，2018：1-53.

[4] 刘敬，曹海英，程秀永. 新生儿肺脏疾病超声诊断学. 郑州：河南科学技术出版社，2013.

[5] 栗建辉，郝冬梅，孙静. 手把手教你学 B 超诊断. 第 3 版. 沈阳：辽宁科学技术出版社. 2017.

[6] 吕国荣，杨舒萍. 肺部急重症超声. 北京：北京大学医学出版社，2018.

[7] 刘敬，冯星，胡才宝，等. 新生儿肺脏疾病超声诊断指南. 中华实用儿科临床杂志，2018，33（14）：1057-1064.

[8] 王小亭，张宏民，刘大为，重症超声：规范与发展. 中华内科杂志，2018，57（5）：315-316.

[9] 黄克武，李海潮，王辰. 中华医学会呼吸病学分会关于将呼吸科更名为呼吸与危重症医学科的建议. 中华结核和呼吸杂志，2011，34（9）：714.

[10] 刘丽霞，王小亭，晁彦公，等. 中国重症超声：今天与明天. 临床荟萃，2017，32（5）：395-399.

[11] Goffi A，Kruisselbrink R，Volpicelli G. The sound of air：point-of-care lung ultrasound in perioperative medicine. Canadian Journal of Anesthesia/journal Canadien Danesthésie. 2018，65（4）：399-416.

[12] 刘大为，王小亭. 重症超声. 北京：人民卫生出版社，2017.

[13] Lichtenstein DA. BLUE-protocol and FALLS-protocol: two applications of lung ultrasound in the critically Ⅲ. Chest, 2015, 147 (6): 1659-1670.

[14] Lichtenstein DA. Whole Body Ultrasonography in the Critically Ⅲ. Switzerland: Springer International Publishing, 2010.

[15] Lichtenstein DA. Lung Ultrasound in the Critically Ⅲ-The BLUE Protocol. Switzerland: Springer International Publishing, 2016.

[16] Lichtenstein DA, Mezière GA. Relevance of lung ultrasound in the diagnosis of acute respiratory failure: the BLUE protocol. Chest, 2008, 134 (1): 117-125.

[17] Campbell SJ, Bechara R, Islam S. Point-of-Care Ultrasound in the Intensive Care Unit. Clin Chest Med, 2018, 39 (1): 79-97.

[18] 王小亭，刘大为，张宏民，等. 改良床旁肺部超声评估方案对重症患者肺实变和肺不张的诊断价值. 中华内科杂志，2012，51 (12)：948-951.

[19] 尹万红，王小亭，刘大为，等. 重症超声临床应用技术规范. 中华内科杂志，2018. 57 (6)：397-417.

[20] Nilam J. Soni, Robert Arntfield, Pierre Kory. Point-of-Care Ultrasound, NewYork: Elsevier, 2015.

[21] XT Wang, X Ding, HM Zhang, et al. Lung ultrasound can be used to predict the potential of prone positioning and assess prognosis in patients with acute respiratory distress syndrome. Crit Care, 2016, 20 (1): 385.

[22] Lichtenstein DA. Lung Ultrasound in the Critically Ⅲ The BLUE Protocol. Switzerland: Springer International Publishing, 2016.

[23] 黄鹤，崔云亮，田昭涛，等. 急性呼吸窘迫综合征的肺部超声诊断价值. 中华危重病急救医学，2014，26 (8)：606-608.

[24] 李虹，李一丹，朱维维，等. 高频胸膜肺超声对呼吸困难患者肺部疾病的诊断价值：与CT对照研究. 中华超声影像学，2016，25 (4)：305-308.

[25] Lichtenstein DA, Mezière G, Lascols N, et al. Ultrasound diagnosis of occult pneumothorax. CritCare Med, 2005, 33 (6): 1231-1238.

[26] Lichtenstein DA, Lascols N, Mezie're G, et al. Ultrasound diagnosis of alveolar consolidation inthe critically ill. Intensive Care Med, 2004, 30 (2): 276-281.

[27] 张华斌. 华斌的超声笔记第2辑. 北京：科学技术文献出版社，2017.

[28] 刘芳，岳瑾琢，刘百灵，等. 肺部超声诊断新生儿肺炎的临床应用. 中华医学超声杂志（电子版），2016，13 (12)：898-903.

[29] Lichtenstein D, Meziere G. Relevance of lung ultrasound in the diagnosis of acute respiratory failure: the blue protocol. Chest, 2008, 134 (1): 117-125.

[30] 胡才宝，Daniel A. Lichtenstein. 重症肺部超声的过去、现在与未来. 中华诊断学电子杂志，2018，6 (2)：77-79.

[31] Liehtenstein D, Mézière G. Biderman P, et al. The comet-tail Artifact. An ultrasound sign of alveoIar-interstitial syndrome. Am J ReapirCrit CareMed, 1997, 156: 1640-1646.

[32] FCY Lee. The Curtain Sign in Lung Ultrasound. Journal of Medical Ultrasound, 2017, 25 (2): 101-104.

[33] Dexheimer Nero FL, Dalcin Pde T, Teixeira C, et al. Lung ultrasoundincriticallyill patients: a new diagnostic tool. J Bras Pneumol, 2012, 38: 246-256.

[34] Gargani L. Lionetti V, Di Cristofano C, et al. Early detection of acute lung injury uncoupled to hypoxemia in pigs using uhrasound lung comets. Crit Care Med, 2007, 35: 2769-2774.

[35] Copetti R, Cattarossi L. The "double lung point": an ultrasound sign diagnostic of transient tachypnea of the newborn. Neonatology, 2007, 91 (3): 203.

[36] Volpicelli G, Audino B. The double lung point. American Journal of Emergency Medicine, 2011, 7 (29): 832-833.

[37] 李莲花，杨倩，李黎明，等. 肺部超声评分评估急性呼吸窘迫综合征患者病情严重程度及预后的价值. 中华危重病急救医学，2015，27 (7)：579-584.

[38] McGaham JP, Goldberg BB. Diagnosticultrasound. 2th edition. Philadelphia: Lippincott Raven, 2008.

[39] 唐杰，姜玉新. 超声医学. 北京：人民卫生出版社，2009.

[40] 张武. 现代超声诊断学. 北京：科学技术文献出版社，2008.

[41] 曹海根，王金锐. 实用腹部超声诊断学. 第2

版. 北京：人民卫生出版社，2006.
[42] Tempkin BB. Ultrsound Scanning Principles and Protocols. 3th ed. NewYork：Saunders Elsevier，2009.
[43] 姜玉新，王志刚. 医学超声影像学. 北京：人民卫生出版社，2010.
[44] Marco Sperandeo，Antonio Rotondo，Giuseppe Guglielmi. Transthoracic ultrasound in the assessment of pleural and pulmonary diseases：use and limitations. Radiol med，2014，119：729-740.
[45] Huong T. Le，MD，Nicholas Hangiandreou. Imaging Artifacts in Echocardiography. International Anesthesia Research Society，2016，122（3）：633-646.
[46] 张武，王金锐. 多普勒超声伪像的识别及其意义. 中华超声影像学杂志，2004，13（4）：303-306.
[47] Gebhard Mathis. Chest Sonography. Berlin：Springer，2011.
[48] Testa A，SddatiG，Copetti R，et al. Early recognition of the 2009 pandemic influenza A（H1N1）pneumonia by chest ultrasound. Critial Care，2012，16（1）：R30.
[49] Reissig A，Kroegel C. Sonographic diagnosis and follow-up of pneumonia：a prospective study. Respiration，2007，74（5）537-547.
[50] S perandeo M，Carnevale V，Muscarella S，et al. Clinical application of transthoracic uhrasonography in inpatients with pneumonia. European Journal of Clinical Investigation，2011，41（1）：1-7.
[51] 任柳琼，吕发勤，唐杰，等. 超声技术在胸部急症治疗中的临床应用. 中华医学超声杂志：电子版，2015，12（11）：837-839.
[52] 黄影蓓. 非肥胖型 PCOS 不孕患者超声检测肥胖指标的临床价值. 中国计划生育学杂志，2017，25（8）：543-545.
[53] 李文峰，武桂玲. 医用超声探头污染调查及消毒方法. 医疗设备信息，2003，（2）：50.
[54] 李玉蓉，李冬盛，潘柯利. 医用超声探头消毒型耦合剂杀菌效果观察. 医学临床研究，2015，32（8）：1525-1526.
[55] 李栋，李曼玉，郭亚萍，等. 一种医用消毒超声耦合剂对五种多重耐药菌的杀灭效果. 中国感染控制杂志，2018，17（4）：355-358.
[56] 严夏. 新型医用消毒超声耦合剂的杀菌效果及其相关性能分析. 卫生与健康，2012，12：54.
[57] 邹建中，胡顺铁，伍海翔. 医用超声耦合剂的应用与研究进展. 临床超声医学杂志，2010，12（5）：329-331.
[58] 苏光明，张玮，李茂，等. 灭菌保鲜膜在超声检查中降低交叉感染率的研究. 中国超声诊断杂志，2005，6（10）：771
[59] 胡柳，周新，华张俊. 食道超声探头在消毒供应中心处理的规范化管理. 当代护士，2015，1：162-163.
[60] 岳皎芳. 介入超声室的感染因素与预防措施. 大家健康，2014，3：314-315.
[61] 林毅. 超声科诊疗中医院感染因素防控效果分析. 中国卫生产业，2016，13（11）：31-33.
[62] 吕亚儿，范小明，韩建，等. 超声科侵入性操作医院感染管理. 中华医院感染学杂志，2012，22（18）：4090-4091.
[63] 李潜，彭元娥. 超声引导介入手术的医院感染预防控制体会. 河南医学研究，2010，19（4）：483-484.
[64] 彭皓，邱嘉妮. 规范 B 超探头的医院感染管理. 按摩与康复医学，2012，5：228-229.
[65] 任秀昀. 超声探头消毒技术的一种新方法. 医学理论与实践，2013，16（10）：1136.
[66] 肯岚，武志宏，李胜亮. 超声探头消毒技术的改进. 实用医技，2001，8（3）：195.
[67] 刘丽红，郝元涛，黎明. 超声探头微生物污染流行病学调查及控制对策. 中国基层医药，2007，14（7）：1137-1138.
[68] 黎明，刘丽红，甘莉. 超声探头表皮葡萄球菌分子流行病学同源性研究. 临床超声医学杂志，2010，12（4）：222-224.
[69] 林必杰，林辉. 我国医用超声耦合剂现状和质量标准的探讨. 中国药学杂志，1996，31（11）：690-691.
[70] 徐力. 超声科诊疗中医院感染危险因素及控制措施. 临床医学，2018，28（31）：297-298.
[71] 王静姬. 超声科在侵入性诊疗过程中存在医源性感染的危险因素及预防措施. 中国现代医生，2016，54（31）：154-156.
[72] 陆玲芳. 超声科医院感染质量管理探讨. 中国卫生产业，2015，09：98-100.
[73] 彭巧玉. 0.25%新洁尔灭棉球消毒超声探头的应用. 临床医学工程，2015，3：265-266.
[74] 金铁，卢本先，陆如岳，等. 某医院超声探头微生物污染流行病学调查. 浙江预防医学，2009，21：30-33.

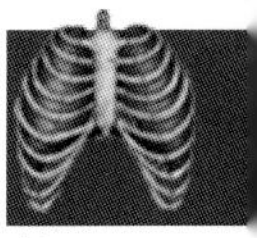

第二篇

各　论

第四章　胸膜疾病

第一节　胸腔积液的超声诊断

一、胸腔积液的概述

（一）胸腔积液的概念

胸膜分为脏层胸膜和壁层胸膜，覆盖在肺实质表面上的浆膜，称之为脏层胸膜，覆盖在其余胸膜腔的部分，称之为壁层胸膜。两层胸膜之间存在一个潜在的密闭腔隙，这个腔隙称为胸膜腔。正常胸膜腔内仅有少许液体（<20 ml），这个液体的主要作用是加强胸壁和肺之间的机械连接，使两者在剪切力作用下相互滑动，并确保垂直作用力在此两层胸膜间相互转导。也就是说，这些微量生理性胸腔液体在呼吸运动时，对两层胸膜间的相互运动起到了关键且重要的润滑作用。胸膜腔中的这个液体量并非固定不变，在每一次的呼吸周期中，胸膜腔内的压力均有很大的变化，使胸膜腔内的液体保持持续滤出和吸收，并处于动态平衡。如果出现全身或局部病变的任何因素破坏了这种动态平衡，造成胸膜腔内液体形成过快或吸收过缓，出现胸液在胸腔内积聚，即可导致发生胸腔积液（pleural effusion，PE）。

（二）流行病学

胸腔积液是临床上非常常见的多发病，也是胸膜疾病最常见的表现，但目前我国尚未拥有全国性的有关胸腔积液病因的流行病学调查资料。

美国的调查研究显示，美国每年胸腔积液的新发病例约 133.7 万，充血性心力衰竭是美国胸腔积液的最常见病因。我国的文献报道显示胸腔积液的病因分布差异很大，但据报道，结核性胸腔积液是我国最常见的病因。我国四个较大样本关于胸腔积液的统计分析也显示，结核性胸腔积液占全部胸腔积液病因的 46.7%，占比最高，恶性胸腔积液占 28.2%。

（三）胸腔积液的病因和发病机制

临床实践中通常把胸腔积液划分为两大类：漏出液和渗出液。漏出液的发生与影响胸腔积液形成或重吸收的体循环因素改变有关，胸腔内的积液可来源于肺、胸膜、腹膜等。漏出液形成区域内的毛细血管对蛋白的渗透性是正常的，渗出液形成区域内的毛细血管和胸膜出现了变化，所以它们的病因往往不同。

以前的观点认为，胸腔液体是由胸膜毛细血管的动脉端滤出，80%～90%由脏层胸膜的肺静脉毛细血管的静脉端吸收，其余的液体由胸膜淋巴系统回收到血液中，滤过与吸收保持动态平衡。正常人一般每 24 h 有 500～1000 ml 的液体形成与吸收，有的甚至认为每天有 5～10 L 的液体通过胸膜腔循环。

目前认为，壁层胸膜是胸腔的“交换末梢”，正常情况时，壁层胸膜对胸液的形成起到非常重要的作用。壁层胸膜的间皮细胞之间存在着很多淋巴管微孔，这些淋巴管微孔对于胸液、胸液内细胞、蛋白的存在是不可或缺的，即胸液从壁层胸膜和脏层胸膜的体循环血管由于压力梯度通过具有渗漏性的胸膜进入胸膜腔，然后通过壁层胸膜的淋巴管微孔经淋巴管吸收。既往观点认为，每天至少有几升的胸液通过胸腔，目前观点认为，正常成人每天产生的胸液量只有 100～200 ml，胸液的形成和回收是比较缓慢的，胸液经壁层胸膜滤过进至胸腔内，再经壁层胸膜的淋巴管微孔回吸收。正常的情况下，脏层胸膜对胸液的形成和回吸收几乎没有作用。

在机体正常情况下，胸液进至胸腔和回吸收的速度是动态平衡的，因为壁层胸膜的淋巴引流具有回吸收大量胸液的能力，所以，没有胸液的积聚。任何影响胸液形成和吸收动态平衡机制的因素均可导致胸腔积液的发生，临床上常见引起胸腔积液的病理因素大致分为以下6种。

1. 胸膜毛细血管通透性增加

肺炎、结核、结缔组织疾病、肺栓塞、膈下炎症性疾病（如膈下脓肿、胰腺炎、肝脓肿）等情况病变累及胸膜，以及恶性肿瘤转移胸膜、胸膜间皮瘤，均可导致胸膜毛细血管通透性增加，毛细血管内的大量细胞、蛋白和液体等物质渗入胸膜腔内，使胸腔积液中的蛋白质含量和胶体渗透压升高，进而导致胸腔积液继续增多。这种情况导致胸腔积液为渗出液。

2. 胸膜毛细血管静水压增高

胸膜毛细血管静水压增高是胸腔积液产生的重要病理因素，如充血性心力衰竭、缩窄性心包炎、上腔静脉或奇静脉回流受阻等病因可导致胸腔的液体增多，形成胸腔积液，此类胸腔积液多为漏出液。

3. 胸膜毛细血管内的胶体渗透压下降

如肝肾疾病（肝硬化、急性肾小球肾炎）、低蛋白血症、黏液性水肿等疾病均引起血浆白蛋白减少，血浆胶体渗透压下降，壁层胸膜的毛细血管液体渗出增多，而脏层胸膜毛细血管内的液体胶体渗透压下降，导致胸腔内的积液增多。此类病因引起的胸腔积液属于漏出液。

4. 壁层胸膜的淋巴回流障碍

壁层胸膜的淋巴回流对于胸腔液体的再吸收具有重要作用，特别是蛋白质的再吸收。胸膜淋巴管引流异常，如癌性淋巴管受阻、先天性淋巴管发育异常等，可导致胸腔积液增多。此类多为渗出液。

5. 损伤性胸腔积液

外伤、食管破裂、主动脉瘤破裂、胸导管破裂、肺脓肿破裂等病因引起的血性、脓性、乳糜性胸腔积液，属于渗出液。

6. 胸膜腔内负压增加

如急性肺不张等疾病可导致胸腔内负压增加而出现胸腔积液，属于漏出液。

（四）胸腔积液的诊断

临床实践中，明确胸腔积液为漏出性或渗出性是确定胸腔积液病因的重要基石。一般来说，漏出液的病因相对简单，相对显而易见，常见于心力衰竭、肾衰竭、肝硬化、低蛋白血症。而渗出液的病因相对比较复杂，常见于各种感染、恶性肿瘤、结缔组织病等，甚至有些病因难以发现。

胸腔积液的诊断一般结合病史、年龄、临床症状和体征、影像学的检查即可明确，而胸腔积液的病因还要结合胸液检查结果和其他相关辅助检查等内容予以明确。

1. 临床表现

不同的病因往往有不同的基础疾病症状，除了相应的基础疾病症状，胸腔积液患者可出现胸痛、呼吸困难或咳嗽等非特异性症状，部分患者一开始可无明显症状。胸痛性质多为单侧性锐痛，深呼吸或咳嗽时可加重，有的可向颈部、肩部、腹部放射。胸腔积液少于300 ml时，患者可无明显症状或仅有胸痛，胸腔积液在300～500 ml以上时，可感胸闷或轻度气急，随着积液量的增多，胸闷、呼吸困难症状亦逐渐加剧。大量胸腔积液时，胸痛缓解或消失，但呼吸困难、心悸症状更加明显。

胸腔积液的体征与胸腔积液量的多少有很大关系。少量胸腔积液的患者，查体可无明显异常体征或仅因患侧胸痛而胸部活动度受限，胸式呼吸减弱，患者呼吸音减低；胸腔积液达到中等量以上时，患侧呼吸音、触觉语颤进一步减弱，叩诊呈浊音；大量胸腔积液时，患侧胸腔饱满，肋间隙增宽、平直，叩诊呈实音，呼吸音和语颤消失，气管可向健侧移位。

2. 辅助检查

（1）X线胸片检查

在X线胸片上，胸腔积液量的判断方法通常采用：胸液不超过第4前肋间为少量胸腔积液；位于第4前肋与第2前肋之间为中量胸腔积液；超过第2前肋则称之为大量胸腔积液。

胸液量少于300 ml时，胸部X线检查往往不易发现，除非为包裹性积液可能有所显示。

当胸液量超过300 ml时，胸部X线的普通后前位片可显示肋膈角变钝或消失，有时和胸膜增厚难以鉴别。随着胸腔积液的增多，胸腔下部可表现为一凹面向上、呈外高内低的弧形阴影。

大量胸腔积液时，肺野大部分或整个患侧胸部呈均匀浓密阴影，纵隔、气管被推移向健侧。大量胸腔积液者（>1500 ml），若纵隔并无被推移向健侧，则要高度注意，此种情况多数为恶性胸腔积液，预后很差。

局限包裹性胸腔积液可发生于胸腔内的任一位置，即胸腔积液可位于肺叶间或肺与纵隔、横膈、胸壁之间，常呈梭形。不随体位改变而变动，边缘光滑饱满。液气胸时通常有液平面影。

（2）胸部CT

CT较常规X线检查有明显优势，主要表现：CT常能发现常规X线胸片难以显示的病变，如肿块、结节、胸膜斑块、钙化、包裹性积液等病变的程度和部位。通过病变的密度观察，可鉴别出局限性积液和肺实质病灶。显示胸腔积液的同时也能更好地了解肺组织受压和肺实质是否有病变的情况。对于明确纵隔包裹性积液，CT在鉴别包裹性积液与支气管肺胸膜瘘和肺脓肿等方面有独特的应用价值；CT可显示气管、纵隔和淋巴结等情况，还有助于诊断恶性肿瘤的胸膜转移。

另外，国内施焕中教授团队最近建立了一个基于PET/CT的评分系统，该系统可以明显提高其诊断恶性胸腔积液（MPE）的效率。此外，该团队最近还完成了一项应用PET/MRI诊断MPE的初步观察研究，发现PET/MRI的诊断效率优于PET/CT。

（3）磁共振成像（MRI）

很少应用，但漏出液、癌性和炎性渗出液的MRI信号特征明显不同，对鉴别良性和恶性胸腔积液有一定意义。

（4）超声检查

因为超声技术对胸腔积液探查具有灵敏度高，准确定位，可估计胸部厚度、进针方向、胸腔积液的深度和积液量等优势，具有非常重要的应用价值和意义，目前已广泛应用于临床。

超声可敏感地检出正常生理性的少量胸腔液体以及孕妇轻微增加的少量胸腔积液，无论是站立位或坐位，超声经侧后胸壁肋膈角区扫查，可以发现至少5 ml的胸腔积液。如此微量的胸腔积液，是无需做出胸膜病变结论的。

超声引导下行胸腔穿刺的准确率高、并发症少、安全性好，尤其是对局限性胸腔积液或粘连包裹胸腔积液的穿刺、鉴别胸腔积液和胸膜肥厚具有独特的优势。典型病例见图4-1。

（5）胸膜活检

胸膜穿刺活检是诊断结核性胸膜炎的重要手段。活检组织除了可行病理检查外，还可行结核分枝杆菌的培养（但培养耗时较长）。一般认为，壁层胸膜活检病理显示肉芽肿病变则可诊断为结核性胸膜炎。虽然结节病、真菌性疾病、类风湿性胸膜炎等其他疾病也可有肉芽肿病变，但根据权威研究资料显示，95%以上

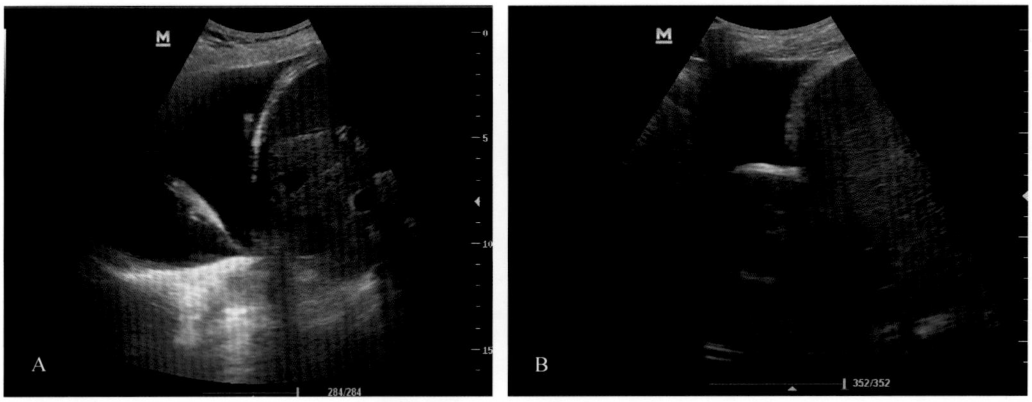

图4-1　超声检查胸腔积液典型病例

A. 患者因“喘憋，呼吸困难”入院，确诊为心力衰竭，肺部超声提示大量胸腔积液；**B.** 患者因“喘憋，呼吸困难2天”入院，既往冠心病、心脏瓣膜疾病换瓣术后10年，肺部超声提示右侧胸腔积液

的胸膜肉芽肿病变为结核性胸膜炎所致，因此，当发现干酪性肉芽肿性病变时则可确定为结核性胸膜炎。若活检未发现肉芽肿病变，则建议活检标本加做抗酸染色。

之前有权威文献报道统计，结核性胸膜炎的患者在第 1 次胸膜活检就可发现结核肉芽肿病变者约占 60%，活检 3 次阳性率可达到 80%左右。若活检标本同时行病理活检和结核分枝杆菌培养，则诊断的阳性率可高达 90%。对于恶性胸腔积液，针刺活检的阳性率为 45%左右。另外，还要特别指出的是，胸腔镜直视下行胸膜病理活检的阳性率和特异性更高。

（6）胸腔镜检查

电视胸腔镜对胸膜疾病的诊断价值很大，特别是原因不明的胸腔积液，经胸液检查和胸膜针刺活检未明确诊断时，应考虑行胸腔镜检查。另外，胸腔镜联合荧光技术检查，可探查发现微小的胸膜病变并能准确地辨认病变范围，大大地提高了诊断的敏感度及阴性预测值。

有文献报道，胸腔镜对恶性胸腔积液的诊断率可达 85%，对结核性胸腔积液的诊断率可高达 100%。

（7）胸膜腔穿刺术和胸液检查

胸膜腔穿刺术既可作为诊断的方法，也可作为一种很好的治疗手段。引流出或抽出胸液后加快胸液的吸收，特别是改善对肺的压迫、缓解相关症状和留取胸液做相关检查，对明确病因和鉴别诊断具有非常重要的意义。

（五）鉴别诊断

在鉴别诊断中，漏出液和渗出液的鉴别非常重要（表 4-1）。其中，目前应用最广泛且最为公认的是 Light 标准（表 4-2）。

（六）治疗原则

胸腔积液实质是胸膜或全身疾病的一部分，临床治疗的主要方法为消除胸腔积液和寻找病因，针对病因治疗。漏出液通常在纠正病因后可自行吸收，几乎不需要行胸穿抽液或引流。渗出性胸腔积液往往需要根据具体病因而采取不同治疗。

表 4-1 胸腔积液漏出液和渗出液的鉴别

	漏出液	渗出液
常见病因	非炎症所致（如心力衰竭、肝硬化、低蛋白血症等）	炎症性所致（感染、结核、恶性胸腔积液、结缔组织疾病等）
外观和透明度	清晰或微混，淡黄，浆液性	常混浊，可为黄色，呈血性、脓性、乳糜性，也可为浆液性
凝固性	不易凝固	常自行凝固
比重	<1.018	>1.018
黏蛋白定性试验	阴性	阳性
蛋白质定量	<30 g/L，以白蛋白为主	>30 g/L，含有白蛋白、球蛋白、纤维蛋白等
胸液蛋白/血清蛋白	<5 g/L	>5 g/L
胸液 LDH（乳酸脱氢酶）/血清 LDH	<0.6	>0.6
胸液 LDH	低	2/3 血清 LDH 正常值上限
白细胞	$<500\times10^6$/L	$>500\times10^6$/L
白细胞分类	淋巴和单核细胞常大于 50%	急性炎症时，多核细胞大于 50%
红细胞	$<10\times10^9$/L	$>10\times10^9$/L
pH 值	>7.3	<7.3（炎症）
葡萄糖	与血糖相近	常低于血糖
细菌学检查	阴性	可找到病原菌
细胞学检查	阴性	可找到病原菌

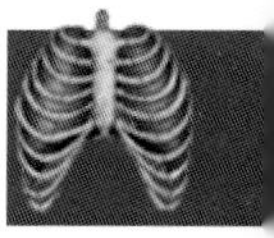

表 4-2 Light 标准及其简化标准

Light 标准（符合以下任何一条可诊断为渗出液）： ①胸腔积液/血清蛋白>0.5 ②胸腔积液/血清 LDH>0.6 ③胸腔积液 LDH>2/3 血清正常值上限
简化 Light 标准： ①胸腔积液 LDH>2/3 血清正常值上限 ②胸腔积液/血清蛋白>0.5
不需要血液检测的两个胸腔积液标准： ①胸腔积液 LDH>2/3 血清正常值上限 ②胸腔积液胆固醇>450 mg/L
不需要血液检测的三个胸腔积液标准 ①胸腔积液 LDH>2/3 血清正常值上限 ②胸腔积液胆固醇>450 mg/L ③胸腔积液蛋白>30 g/L

备注：Light 标准总的诊断准确率为 93%，简化的 Light 标准在鉴别漏出性或渗出性的诊断效能方面与 Light 标准相当。只进行胸腔积液检查，更经济、方便且不降低诊断效能

（王生成　付茂亮）

二、胸腔积液的超声诊断

超声用于胸腔积液的诊断始于 1967 年，其诊断精确性与 CT 检查相似，明显优于 X 线胸片检查。当介质间声阻抗差大于 0.1%时，超声就有回声反射，而 X 线在组织密度差大于 1%时才有对比度，故超声分辨率高于 X 线，尤其是对于伴胸膜增厚的少量积液超声更优于 X 线。胸腔积液还可作为良好的透声窗，使超声可以清晰地显示肺内占位性病变以及胸腔积液所致的胸膜改变。正常生理性的胸腔少量液体以及孕妇轻微增加的少量胸腔积液均能被超声敏感地检出，无论是站立位或坐位，超声经侧后胸壁肋膈角区扫查，可以发现至少 5 ml 的胸腔积液，发现如此微量的胸腔积液，是无需做出胸膜病变诊断的。

（一）检查体位

床旁检查患者多采取卧位或半卧位，尽可能暴露胸部及增宽肋间隙，如展开手臂、双手抱头或上举，充分利用呼吸动态观察。

（二）胸腔积液的分类

超声表现依赖于其自身的特性、产生原因和速度（图 4-2，视频 4-1 至视频 4-5）。依据积液的回声特点，可以分为四类：无回声积液、非均质但非分隔回声积液、非均质分隔积液和均一性回声积液，与积液的性质有关（表 4-3）。漏出液不包含任何成分，不会引起声波反射，从而呈现无回声或有回声但不伴分隔并且可以自由流动；相反，非均一的、分隔的或回声性积液通常是渗出液。渗出液液性暗区内通常可见回声颗粒、丝条样回声和分隔，这些结构常随呼吸和心脏搏动而浮动或涡旋，产生环状运动，这些舞动的回声在恶性胸腔积液中特别常见，但并不具备病理特征性。“暴风雪样”弥漫性回声提示包含大量蛋白成分或组织碎片的脓胸。在炎性渗出病例中，胸膜粘连可以导致肺与胸壁的相对运动消失。均质絮点状回声是血胸和脓胸的特征，极少数也可表现为无回声。

表 4-3 各类胸腔积液超声特点

	渗出液	漏出液	血胸	脓胸	恶性胸腔积液
积液特点	非均一的、分隔的或回声性积液。回声颗粒、丝条样回声和分隔	无回声、或有回声但不伴分隔并可以自由流动，罕有微弱的内部回声	均质絮点状回声，也可为完全无回声	通常分隔，“暴风雪样”弥漫性回声，也可为完全无回声	复杂的分隔或非分隔
回声性：是否同质性	同质性或非同质性	非同质性	同质性	同质性	同质性
胸膜厚度	增厚	正常	增厚	增厚	增厚
主要病因	感染、肿瘤、物理化学刺激	非感染所致（血浆渗透压降低、心力衰竭、肝硬化、静脉淤血等）	气胸、肺不张、实变	肺实变	多见于胸膜转移性肿瘤和胸膜弥漫性恶性间皮瘤

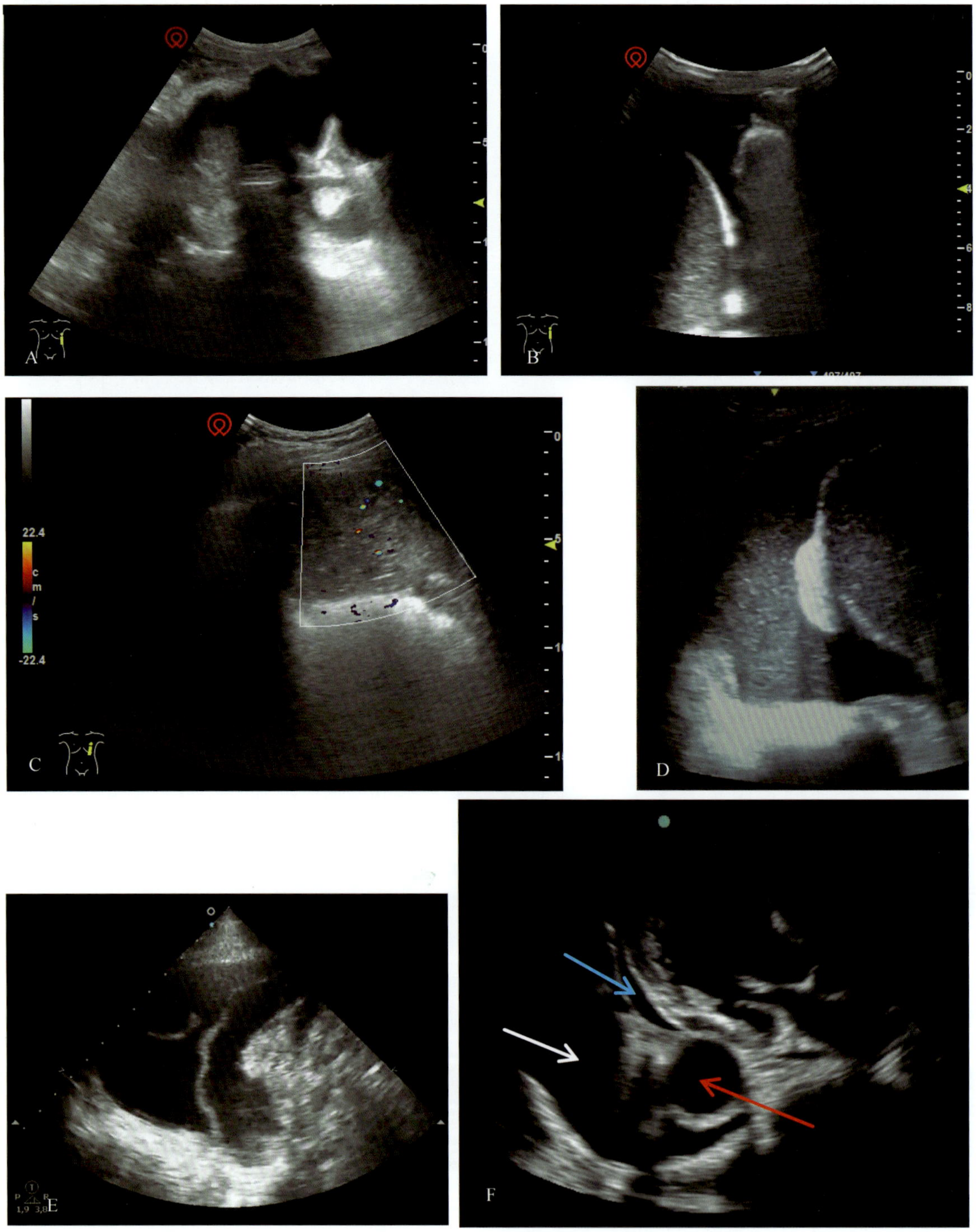

图 4-2 各类胸腔积液举例

A. 恶性胸腔积液；B. 漏出液；C. 结核性胸腔积液；D. 全身多发伤、锁骨骨折致血胸；E. 复杂分隔性胸腔积液（分隔提示了一个感染的过程）；F. 胸腔积液包绕降主动脉，心包积液随心跳改变大小（白色箭头处为胸腔积液、蓝色箭头为心包积液、红色箭头为降主动脉）

结核性胸腔积液，则更易发生包裹及分隔。感染性或有分隔及网格形成的胸腔积液称为复杂性胸腔积液（表 4-3）。

（三）胸腔积液的超声征象

胸腔积液的液体属性使其声像图为无回声。在大量胸腔积液时，常可见到类似舌状的膨胀不全的肺叶漂浮其中，随呼吸而运动（水母征，见图 4-3）。对于少量胸腔积液，除了在膈肌上方发现液体暗区之外，还有如下两个征象，可以使胸腔积液诊断更为准确。

视频 4-1 分隔性胸腔积液

视频 4-2 胸腹腔积液、膈肌受压

视频 4-3 胸腔积液——肺尖

视频 4-4 血胸

视频 4-5 大量胸腔积液

1. 静态征象　正常情况下，脏层胸膜与壁层胸膜之间紧密贴合，在肺部超声上难以区分。当患者胸腔出现积液时，脏层胸膜与壁层胸膜之间的间隙会被液体所填充，从而形成低

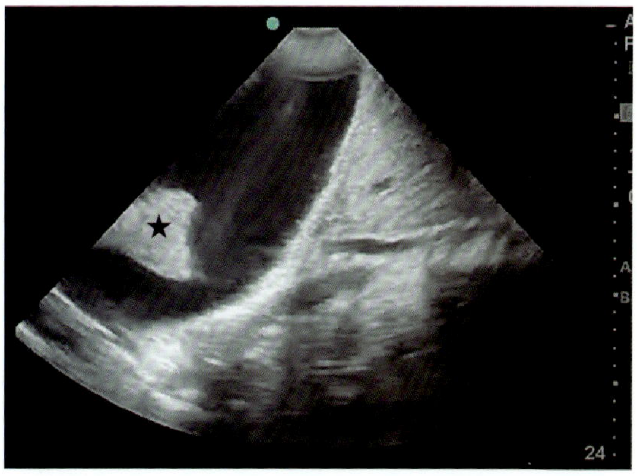

图 4-3　大量胸腔积液。肺叶（五角星部分）在积液里时时漂浮着，称为水母征，它可产生一种正弦波征（水母征其实就是正弦波征的演变）

回声的征象。此时，壁层胸膜与液体、液体与脏层胸膜之间均会形成组织交接面，胸膜线和肺表面分离，其与上下肋骨的声影一起构成四边形的形状，即形成了四边形征（quard sign），无论积液有回声（如积血、积脓等），还是无回声，“四边形征”可以作为各种胸腔积液的特征性征象（图 4-4，视频 4-6）。

2. 动态征象　胸腔积液围绕在含气器官

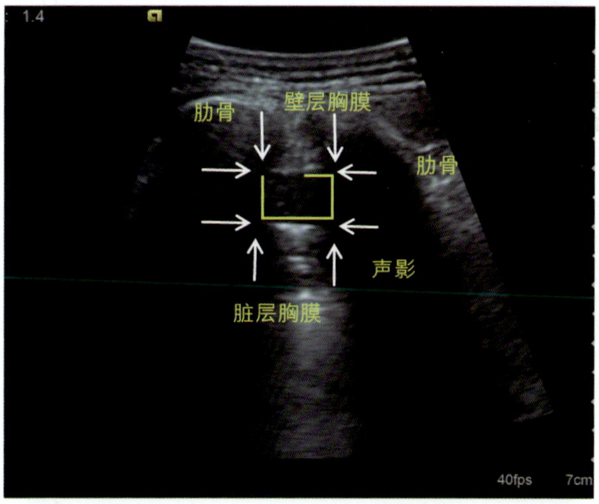

图 4-4　四边形征（虚线方框），少量胸腔积液（此图像为一消化道穿孔术后双侧反应性胸腔积液），其二维超声表现为四边形（由壁层胸膜线、脏层胸膜线及两侧的肋骨声影围绕而成），它显示了少量的积液，对于少量胸腔积液超声比 CT 平扫更具有诊断意义，对于安全穿刺来说，这种积液似乎太浅，临床如需明确积液性质，超声引导下诊断性穿刺是可行的。这种积液可见于术后患者或者感染等病变患者，如果存在肺不张，可超声引导下置管引流，以防止肺部感染

视频 4-6 四边形征

周围，使得含气器官浮在其中，这就产生了一个动态变化，呼吸过程中脏层与壁层胸膜间距在吸气期下降、呼气期增加的循环变化现象，即“正弦波征（sinusoid sign）”，它是指利用 M 型超声扫查时显示的肺表面随呼吸的搏动向胸膜线方向运动而呈现类似正弦波样的改变，即在呼吸过程中脏层与壁层胸膜间距在吸气相下降、呼气相增加的循环变化现象。其实质是肺组织在吸气过程中朝向胸壁的离心运动，由于肺在“核心-表面轴”上往复运动，在 M 型超声上，表现为正弦波图（图 4-5）。

以胸腔穿刺引流为金标准，以上两种征象诊断胸腔积液的特异性为 97%。胸腔积液的位移与呼吸同步可产生彩色多普勒信号，如果这个时候应用彩色多普勒超声检查，液体流动征就成为最敏感、最特异的少量胸腔积液的存在证据，这对鉴别低回声水肿的胸膜很实用。彩色多普勒可协助鉴别胸腔积液与低回声的实性病变：非包裹性胸腔积液，可随呼吸或心动周期而涌动，在积液范围内，充满周期性变化的彩色多普勒信号，其敏感性和特异性分别是 89.2%和 100%。非常黏稠或有分隔带的胸腔积液则不会出现正弦波征。

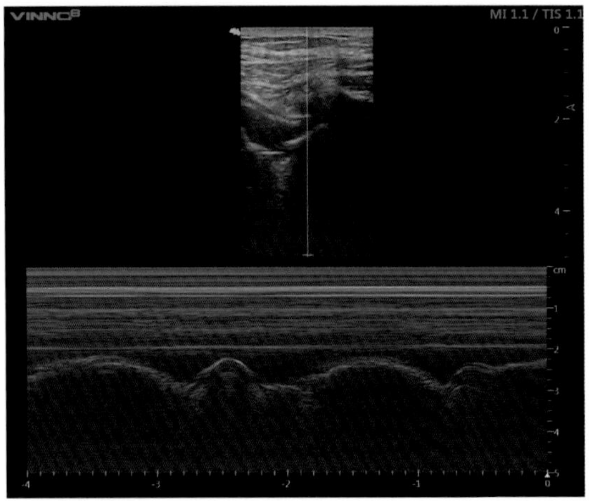

图 4-5 胸腔积液正弦波（肺叶在积液中时时漂浮着所致一种波形，主要表明胸液物质黏度低，在非常黏稠或者分隔开的积液中，正弦波将会消失，CT 上可能显示不出变化）

（四）胸腔积液检查中超声的选择

检查胸腔积液时宜选用 5 MHz 的微凸探头，体积小，方便探入仰卧位患者背部重力依赖区以提高阳性检出率。

（五）胸腔积液定量

包裹性胸腔积液的定量较为困难，非包裹性胸腔积液由于积液形态不规则，定量亦有一定的困难。

1. PLAPS [posterolateral alveolar and/or pleural syndrome，后外侧肺泡和（或）胸膜综合征] 指数　即使是微量的胸腔积液，也可定义为 PLAPS 阳性。通过 PLAPS 指数可快速评估游离性胸腔积液的量，患者取仰卧位，将探头置于 PLAPS 点（图 4-6），在呼气末时测量胸膜线和肺线的距离即 PLAPS 指数。测量时，探头尽可能与胸壁表面垂直。在 PLAPS 点，胸腔积液深度多为 1～4 cm，很少为 5 cm，个别为 6 cm，绝不会高达 7 cm，如果出现测量值达 10 cm，则考虑扫查技术不正确。有人提出，数值在正常体型的成年人中对应的积液量：0.3 cm 对应 15～30 ml 积液，1 cm 对应 75～150 ml 积液，2 cm 对应 300～600 ml 积液，3.5 cm 对应 1500～2500 ml 积液，6 cm 时积液巨大。

2. 膈肌中点至脏层胸膜的距离　患者取仰卧位，使用超声探头沿肩胛下线从下至上扫查，呼气末时横膈中点至脏层胸膜之间的最大距离。E. Usta 等测量了心脏手术后自主呼吸患者坐位时膈肌中点至脏层胸膜（D）之间的最大距离。他们发现，D 与排出的积液量有很强的相关性，推导出下面的公式：V（ml）=16×D（mm）。其中 V 为胸腔积液体积（ml），D 为呼气末时膈肌中点至脏层胸膜的最大距离（mm），判断 D=30 mm 时，积液量在 500 ml 左右（图 4-7）。

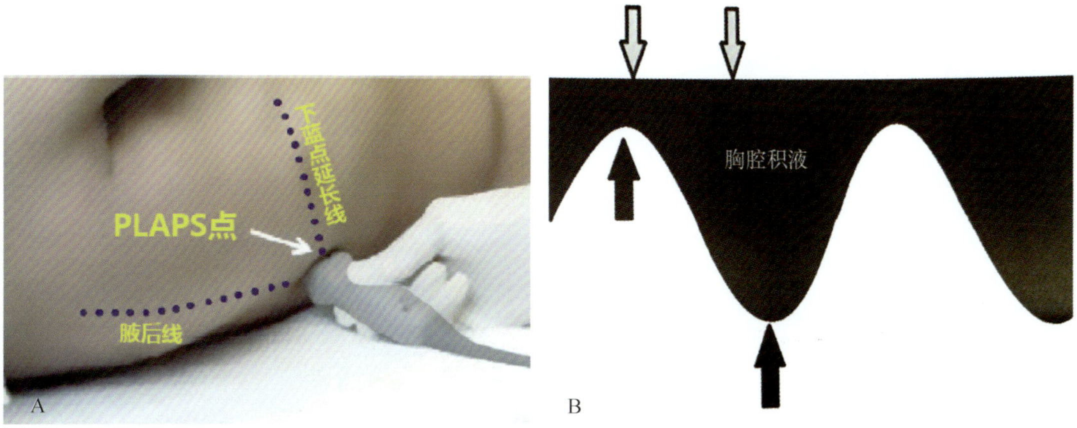

图 4-6 游离性胸腔积液的正弦波征示意图。正弦波征：在 PLAPS 点使用 M 型超声探查，可见积液范围随着呼吸周期节律性改变，积液深缘（肺线，黑色箭头）吸气时向胸壁移动，呼气时远离，形成正弦，积液浅缘（胸膜线，空心箭头）不移动

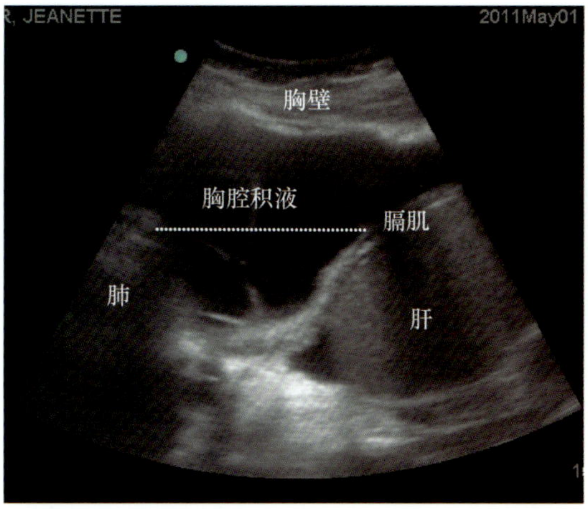

图 4-7 絮状胸腔积液

测量膈肌中点至脏层胸膜处无回声区的深度以估算胸腔积液的量。肋间纵切时，测量呼气末时横膈中点至脏层胸膜之间的最大距离（虚线）

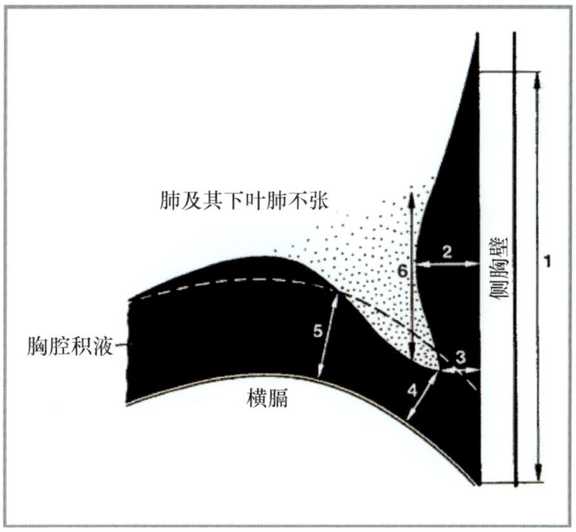

图 4-8 坐位估测胸腔积液量的主要参数的测量法示意图

1. 侧壁最大积液高度；2. 积液侧方厚度；3. 实变肺底与胸壁的距离；4. 肺底与膈的距离；5. 肺下积液高度；6. 实变或被压缩的肺

3. 坐位胸腔积液测量方法 Goecke 和 Schwerk 在 1990 年提出估测坐位胸腔积液量的方法（图 4-8），最为简单可靠、节约时间。侧壁积液高度 LH（cm）×90＝估测积液量 E（ml），相关系数 r＝0.68。［侧壁积液高度 LH（cm）＋肺下积液高度 SH（cm）］×70＝估测积液量 E（ml），相关系数 r＝0.87。对于 ICU 内或其他不能坐起的重症患者，只能采取平卧位估测。平卧位时超声估测胸腔积液量不是很准确，但也具有相当的参考价值。相对于 X 线检查，超声检查的结果显然更为可靠。大部分的估算方法都采用平卧位时在腋后线处垂直和水平扫查，测量肺表面到胸腔后壁的厚度或到侧壁的厚度来估算。

4. 肺底处肺与胸后壁间距（the distance between the lung and the posterior chest wall at the lung base，PLD base）及第 5 肋间处肺与胸后壁间距（the distance between the lung and the posterior chest wall at the fifth intercostal space，PLD 5）测量值（图 4-9） 患者取仰卧

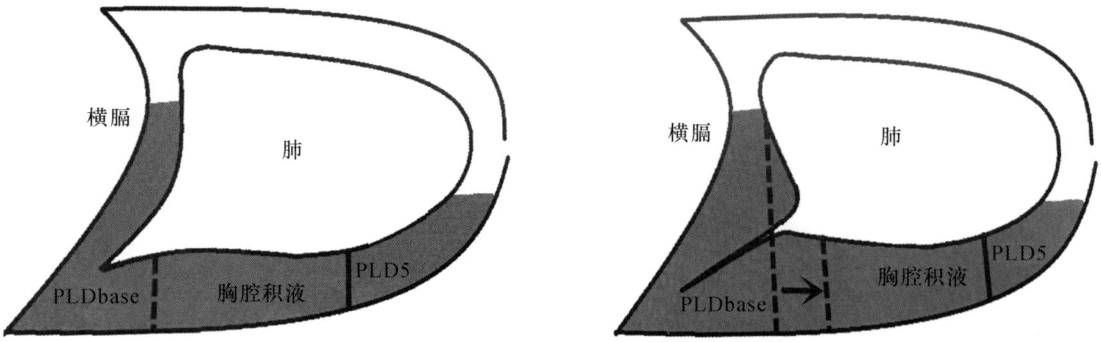

图 4-9 测量 PLD base 及 PLD 5 处无回声区的深度以估算胸腔积液的量。上图为肋间纵切示意图，首先确定肺底的位置，当积液较多而肺叶压缩成条带状时，PLD base 的测量点应向头侧相应移动

位，在呼气末测量 PLD base 及 PLD 5。Roch 等进行了一项研究，纳入 44 名接受机械通气的患者，评估胸腔超声预测胸腔积液大于 500 ml 的准确性。研究发现，在肺底或第 5 肋间隙（胸膜-肺基底间距，胸膜-肺第 5 肋间间距），超声测量的胸膜间距与排出的积液量相关。而且，PLD base＞5 cm，预测积液量＞500 ml，灵敏度 83%，特异度 90%，阳性预测值 91%，阴性预测值 82%，无操作依赖性。

多种超声方法，对估计积液量提出的建议见表 4-4 和表 4-5。

表 4-4　液体容积评估

作者	患者	位置	推导公式	结果	平均预测误差/平均偏差	一致性评价/标准误
Vignon 等	机械通气和非机械通气患者	平卧位	无描述	当右侧距离＞45 mm 时（灵敏度 94%，特异度 76%）；当左侧距离＞50 mm（灵敏度 100%，特异度 67%），胸腔积液估计＞800 ml；距离和容积呈正线性相关：r=088，$r^2=0.72$，$P<0.0001$	28 ml±146 ml[b]	−286 ml/+343 ml[c]
Roch 等	机械通气患者	平卧位，手受束缚	无描述	肺底处肺与胸后壁间距＞5 cm，预测排出积液量＞500 ml（敏感度 83%，特异度 90%，阳性预测值 91%，阴性预测值 82%）	无描述	无描述
Balik 等	机械通气患者	平卧并轻度抬高躯干 15°	V(ml)=20×Sep（mm）	距离（sep）和容积之间呈正线性相关：r=0.72，$r^2=0.52$，$P<0.001$	158.4±160.6[a]	无描述
Usta 等	心脏手术后的自主呼吸患者	坐位	V(ml)=16×D（mm）	D 与 V 正线性相关：r=0.89，$r^2=0.79$，$P<0.001$	−21.1±97.78[a]	97.42[d]
Remrand 等	危重患者	平卧位	V（ml）= Lus×Aus	超声测量容积与排出积液容积呈正线性相关（r=0.84，$P<0.001$），与 CT 测量容积呈正线性相关（r=0.90，$P<0.001$）	−33[b]	−292 至 +227 ml[c]

Aus：截面积，CT：计算机断层成像，D：距离，Lus：椎旁长度，Sep：壁层和脏层胸膜之间的最大距离，V：胸腔体积

表 4-5　不同的研究中探头的位置和如何通过超声测量胸腔积液的说明		
作者	探头位置	如何测量（呼气末）
Vignon 等	沿着胸壁的背外侧部分，在床垫和患者背部之间尽可能靠后，无需抬起上半胸，在从基底部到顶点的所有肋间隙	选择从肺表面的前缘到胸后壁后缘的连线最大的垂直间距，从肺尖到肺底部
Roch 等	沿着第 9 肋和第 11 肋之间的腋后线，右侧识别肝和膈肌，左侧识别脾和膈肌；为了看见胸腔积液，换能器向头端推进，且选择纵向切面观视图	获得以下两者之间的距离，取三次测量的平均值：肺和膈肌间距；肺和底部胸后壁间距；肺和第 5 肋间的胸后壁间距
Balik 等	沿着腋后线向头端移动探头，获得垂直于躯体轴线的横截面	选择肺底部、壁层和脏层胸膜间最大距离（最低要求：距离≥10 mm）
Usta 等	沿着肩胛骨中线向头端移动（背部扫描）	选择膈肌中点与脏层胸膜间的最大距离（最小要求：距离≥30 mm）
Remrand 等	沿着每个椎旁肋间隙，将探头在患者的背部和床垫之间滑动	应在患者皮肤上标记出检测存在胸腔积液的上、下肋间隙，确定胸腔积液椎旁长度（Lus）。在 Lus 的中线，手动描记出胸腔积液的横截面积（Aus）

Vignon 等在肺尖和肺底，测量了胸膜间距（脏层胸膜与壁层胸膜之间的距离，或肺与胸后壁之间的距离），并对排出积液量与检测的最大间距进行对比。结果发现，胸膜间距与排出积液量之间有很强的相关性。他们还发现，右胸基底部胸膜间距＞45 mm 或左胸基底部胸膜间距＞50 mm，预测胸腔积液量＞800 ml。但是，对于＜1400 ml 的胸腔积液的积液量预测似乎更准确：特异度右侧为 94%，左侧为 67%。Balik 等测量了 81 例机械通气患者肺基底部最大呼气末胸膜间距（Sep）（图 4-10）。他们发现，胸腔积液量与胸膜间距之间具有良好的相关性，提示胸腔积液量可以用以下公式计算：V（ml）＝20×Sep（mm），相关系数 $r=0.72$。根据这项研究，超声评估有助于对胸腔积液进行量化，并决定是否需要进行胸腔穿刺引流。

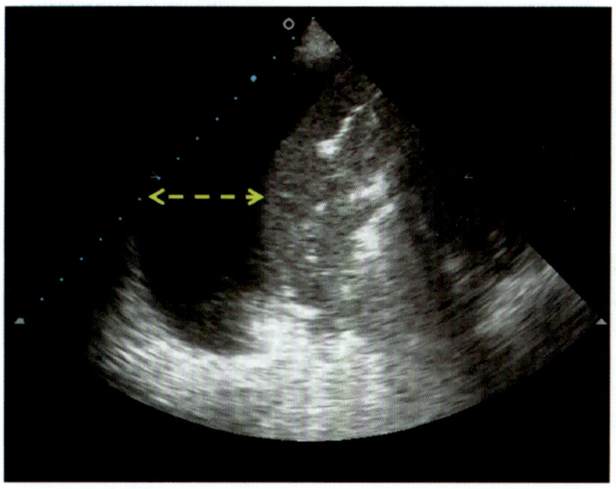

图 4-10　测量胸腔积液的超声技术（单位 cm），从胸壁到肺实质（虚线表示）

基于胸腔积液扫查不同的方法，探头和标记在胸壁上的位置参见图 4-11 及视频 4-7。

由于各种原因，可靠地估计胸腔积液的容积仍然具有挑战性。第一，超声测量受到胸腔大小的影响。与小胸腔、矮个体相比，大胸腔、高个体，其积液分布面积更大。这可能会导致胸腔积液容积被低估或高估。第二，患者的位置（直立、平卧、侧卧）可以影响积液的分布。此外，膈肌的位置（腹内高压、膈神经麻痹、膈疝）会影响胸腔积液的测量。第三，在胸腔积液量非常大的情况下，由于肺部塌陷导致的胸腔积液位移可能会影响测量结果（图 4-12）。而且，当胸腔积液量非常大时，不可能整个部分都能看见。第四，因实变存在，会影响积液积聚的形态。第五，结果也可能受横向或纵向检查方法、操作者专业知识，以及用超声测量胸膜间距时，观察者的组内（估计为 6.7%～12.8%）和组间变异（估计为 4.8%～

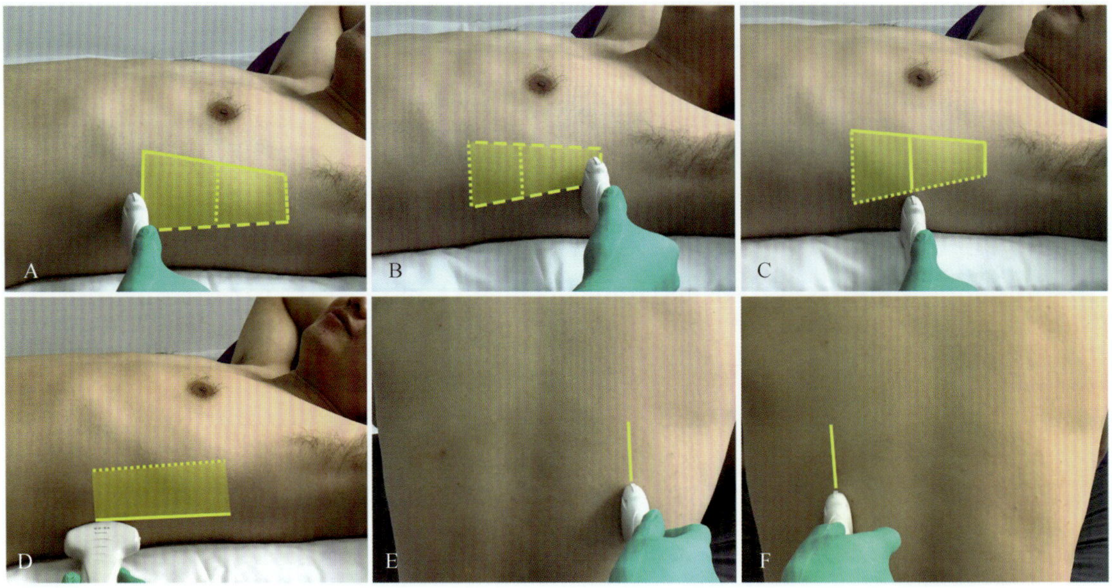

图 4-11 基于不同的方法，探头和标记在胸壁上的位置

A. 平卧位患者，横向扫查，探头放在腋后线、肺底部/胸腔积液的最低点；**B.** 平卧位患者，横向扫查，探头放在腋后线、肺尖/胸腔积液的最高点；**C.** 平卧位患者，横向扫查，探头放在腋后线、胸腔积液一半高度中线上；**D.** 平卧位患者，纵向扫查，探头放在腋后线、右侧确定肝和膈肌，左侧则确定脾和膈肌；**E.** 坐位患者，纵向扫查，探头放在右侧肺底、肩胛骨中线；**F.** 坐位患者，纵向扫查，探头放在左侧肺底、肩胛骨中线

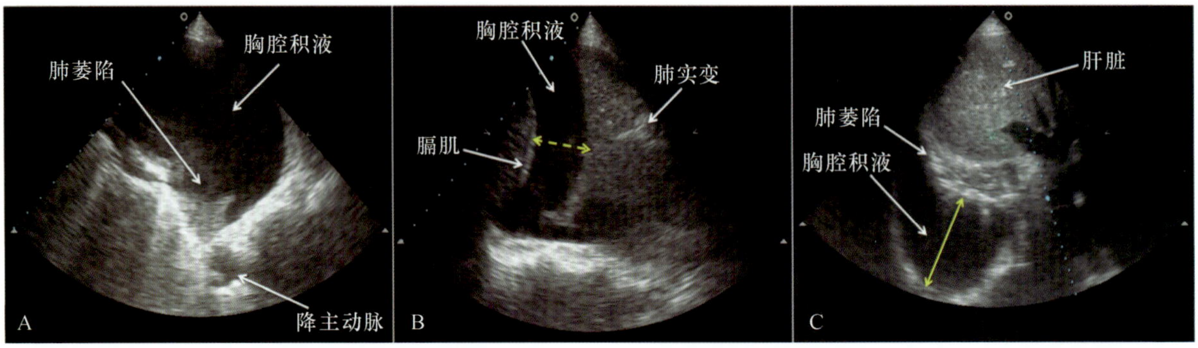

图 4-12 各类腔腔积液位移

A. 左侧胸腔积液；**B.** 右侧胸腔积液；**C.** 右侧胸腔积液肝下切面视图

视频 4-7 3D 演示胸腔积液扫查及胸腔穿刺

11.1%）的影响。横向扫查倾向于高估胸腔积液的容积，从而需要严格的标准超声检查方案。

我们还要注意伪陷阱的问题。在腹部检查中穿过横膈出现的影像可能是胸腔积液，也可能是压缩的肺实变或者是膈下器官的倒影（脾、肝）。如同其他凹面结构，膈肌可以反射（回响）下面的结构至上面的位置（产生真的倒影-镜像，图 4-13 及视频 4-8），避免这个陷阱的方法就是不采用这个腹部技术，直接肋间扫描。

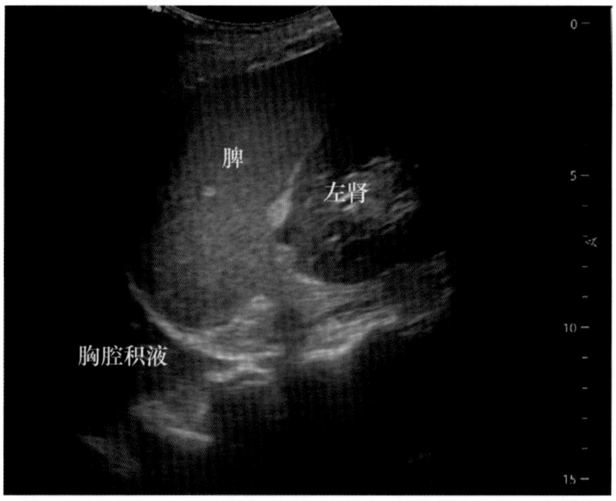

图 4-13 镜像。纵向肋下扫描切面，左肾、脾、横膈膜和可以观察到的胸腔积液区域。这个大的胸腔积液区域太靠近脾。这可能是通过凹面隔膜产生的一个脾的镜像反射。直接的肋间扫描可避免镜像的产生

视频 4-8 镜像

（张　骅　于　航）

病例 1

复杂性胸腔积液

【病史摘要】

患者，男，76 岁，退休工人。

主诉：因“反复咳嗽、气促 10 余年，再发 2 个月”于 2018 年 6 月 5 日入院。

现病史：患者 10 余年前因“反复咳嗽、气促”间断行“抗感染治疗”（具体用药不详）后好转。2 个月前无明显诱因再发咳嗽、咳痰，无明显心慌，无发热、畏寒，无恶心、呕吐等不适。至某县医院就诊，2018 年 4 月 17 日胸部 CT：慢性支气管炎、肺气肿、两肺尖肺大疱形成；右肺感染性病变。于该院行抗感染（头孢哌酮钠舒巴坦钠注射液）及对症支持治疗后症状好转。2018 年 5 月 4 日复查胸部 CT：慢性支气管炎、肺气肿、散在肺大疱形成；右肺感染性病变，空腔伴液平形成；右侧胸腔积液（具体未见报告）。现为求进一步诊治以“右侧肺部感染”入院。

既往史：20 年前行“脑出血微创碎吸术”，具体不详，否认外伤史。嗜烟，每天 40 支，吸 30 余年，已戒。

查体：体温（T）37.1℃，脉搏（P）101 次/分，呼吸（R）19 次/分，血压（BP）119/64 mmHg。双肺呼吸音清，无啰音。心率 101 次/分，律齐，无杂音。腹软，无压痛、反跳痛，肝脾肋下未及。

【诊疗过程】

入院辅助检查：2018 年 6 月 5 日血常规：白细胞计数 9.07×10^9/L，中性粒细胞分类 62.2%，血红蛋白 119.0 g/L，血小板计数 438×10^9/L。2018 年 6 月 5 日肿瘤标志物（男）：糖类抗原 125 64.2 U/ml。2018 年 6 月 6 日胸部 CT 平扫（图 4-14）：两肺慢性支气管炎、肺气肿伴肺大疱。纵隔多发淋巴结。右侧胸腔积液，局部呈包裹性。2018 年 6 月 8 日冠状动脉 CTA 增强：左前降支近段非钙化性斑块，管腔中重度狭窄。

诊断：①右下肺部感染，肺脓肿？②右侧胸腔积液；③肺大疱；④慢性支气管炎。

入院后行“头孢美唑注射液”抗感染治疗。6 月 11 日 B 超引导下右侧胸腔包裹性积液（图 4-15）穿刺引流（并置管引流），引流出 2 种不同颜色的液体：黄色澄清液体 10 ml、巧克力样液体 7 ml（图 4-16）。胸液检查：李凡他试验（+）、腺苷脱氨酶（ADA）16 U/L、

肿瘤标志物［甲胎蛋白（AFP）、癌胚抗原（CEA）、CA125、CA199、CA153、总前列腺特异性抗原（PSA）、细胞角蛋白 19、糖类抗原 72-4］无异常，无细菌生长，未培养出厌氧菌。

2018 年 6 月 14 日胸部 CT 平扫（图 4-17）：右侧胸腔积液引流术后，术区少许积气；右侧少量胸腔积液，较 2018 年 6 月 6 日右侧胸腔积液明显吸收。两肺慢性支气管炎、肺气肿伴肺大疱。纵隔多发淋巴结。附见肝右叶钙化灶。鉴于患者病情稳定，于 2018 年 6 月 19 日出院。

出院诊断：①肺部感染；②右侧胸腔积液；③肺大疱；④慢性支气管炎。

【讨论】

胸腔积液是呼吸科的常见疾病，最常见的病因是感染，如肺炎旁胸腔积液（parapneumonic effusions，PPE）和脓胸；其次是恶性胸腔积液，其发病率较高，几乎所有的恶性肿瘤发展到后期都有可能出现恶性胸腔积液，一旦出现恶性胸腔积液就意味着肿瘤患者进入晚期，对此目前尚无有效治疗方法，总体来说中位生存时间，缓解症状和提高患者的生活质量是最重要的。当然这也不是绝对的，需注意几个问题，第一，肿瘤患者出现胸腔积液不一定是恶性胸腔积液，可能是肿瘤旁胸腔积液或肿瘤压迫导致的。这一部分患者可行手术治疗，因为肿瘤患者只有手术切除后才有机会治愈（指的是实体肿瘤而非血液肿瘤）。第二，产生胸腔积液的原因有多种，有些胸腔积液患者存活时间较长，与原发肿瘤的部位有关。有些预后比较好，比如乳腺癌，大约 15％的乳腺癌可出现恶性胸腔积液，此时针对乳腺癌本身的治疗对恶性胸腔积液有益，比如化疗。其他如淋巴瘤、卵巢癌等患者相对存活时间较长。在我国，结核性胸膜炎是诱发胸腔积液的第三大原因。我国是一个结核高负担国家，结核病的发病率，印度居全球第一位、中国居第二位，虽然可能与人口众多有关，但结核性胸膜炎在国内仍是很常见的疾病。目前国内外都没有规范的诊治指南。最根本的治疗是抗结核药物治疗，其他治疗方法，如是否使用激素，可以试用。治疗结核性胸膜炎最根本、核心的问题是，要在医生指导下早期、联合、规律、足量、全程抗结核治疗。目前胸腔积液的诊断和治疗相对容易，很多患者通过临床检测就可以确诊。有些通过多次胸穿甚至活检不能明确诊断的患者，可以进行内科胸腔镜检查，93％～95％的胸膜疾病能够得到确诊，高于其他疾病的确诊率，剩下的 5％～7％属于疑难病例，这些病例在以后的随访中大多能得到确诊。结核性胸膜炎胸腔镜的确诊率高，但恶性胸液的阳性率并没那么高，可能是由于有些患者的恶性细胞胸膜浸润太少，不一定能够找到。

本例患者胸腔穿刺抽出 2 种不同颜色的引流物，考虑肺组织被分隔、多腔性包裹所致。巧克力样液体引流物考虑为病灶局限或存在陈旧性出血所致，黄色澄清液体引流物为渗出液，两种不同颜色的引流液检测结果：李凡他试验均（＋）、腺苷脱氨酶（ADA）在正常范围内、肿瘤标志物无异常、无细菌生长、未培养出厌氧菌。根据检查结果，本例患者胸腔积液考虑为肺炎旁胸腔积液（PPE）。

肺炎旁胸腔积液的分类：简单性 PPE、复杂性 PPE 和脓胸（其也可以被看作是一个连续性疾病过程的不同阶段）。其中，简单性 PPE 是指通过治疗肺炎的抗生素疗法，即可消失的 PPE。复杂性 PPE 是指那些除了抗生素治疗外，还需要通过半侵入性（例如，治疗性胸腔穿刺、胸腔置管）或侵入性（例如，手术）干预措施，才能治愈的 PPE。脓胸的特点是胸腔穿刺可抽出脓性胸液，其也被认为是 PPE 的最后阶段。因此，根据定义，脓胸也属于复杂性 PPE。本例患者胸腔积液即为复杂性 PPE，超声引导下采用小口径导管胸腔置管治疗复杂性有分隔胸腔积液有一定效果，但应该注意这种 PPE 较其治疗无分隔胸腔积液时的失败率更高。

我们在临床中发现肺部病变甚至可以有 3 种不同的原发癌。胸腔两侧的胸液也可以是不同病因所致，比如：一侧已确诊恶性胸膜间皮瘤的患者，如 CT 或 PETCT、MRI 发现对侧胸腔有异常，仍需做胸腔镜检查以明确病灶性质。因此，在临床工作中不能一叶障目，早发现、早诊断、早治疗势在必行。

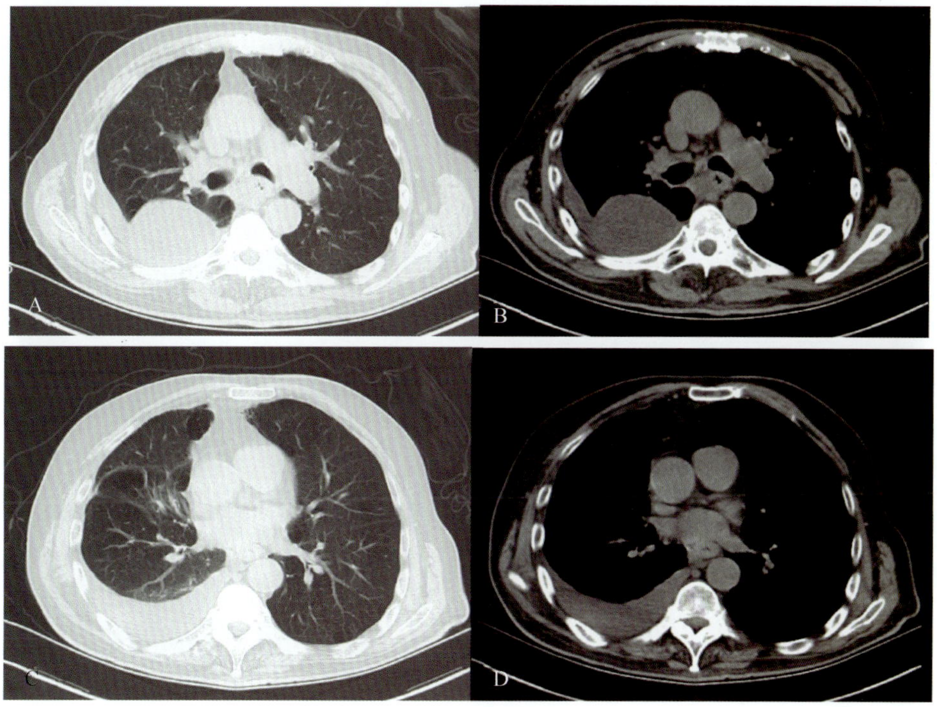

图 4-14 2018 年 6 月 6 日胸部 CT：**A**、**C.** 肺窗；**B**、**D.** 纵隔窗。两肺透亮度增高，可见散在含气透亮影；两肺内见散在斑片影，边缘稍模糊，余肺实质未见异常密度影。两肺门无增大，气管支气管通畅，纵隔多发淋巴结。右侧胸腔积液，局部可见囊样低密度灶，其内可见少量积气。诊断：1. 两肺慢性支气管炎、肺气肿伴肺大疱。2. 纵隔多发淋巴结。3. 右侧胸腔积液，局部呈包裹性

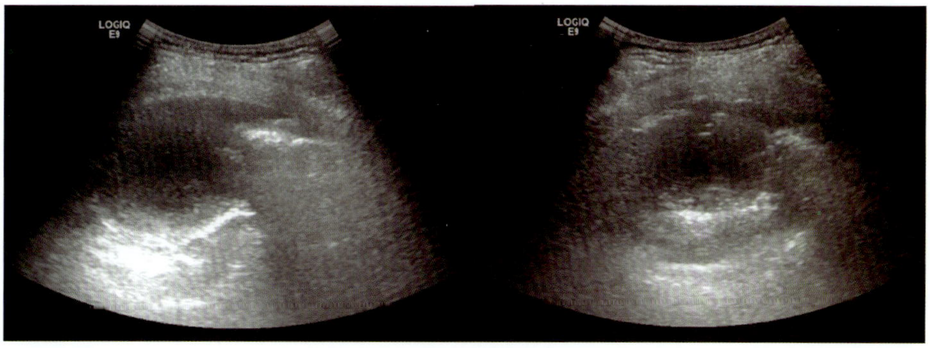

图 4-15 复杂性肺炎旁胸腔积液超声图像：包裹、分隔

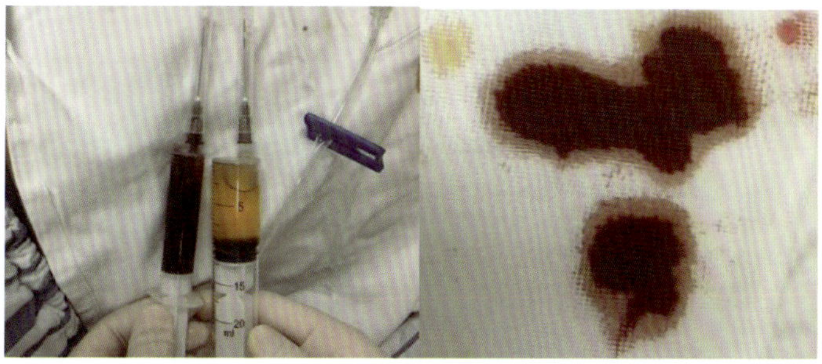

图 4-16 2018 年 6 月 11 日 B 超引导下右侧胸腔包裹性积液穿刺引流，引流出 2 种不同颜色的液体：黄色澄清液体 10 ml、巧克力样液体 7 ml

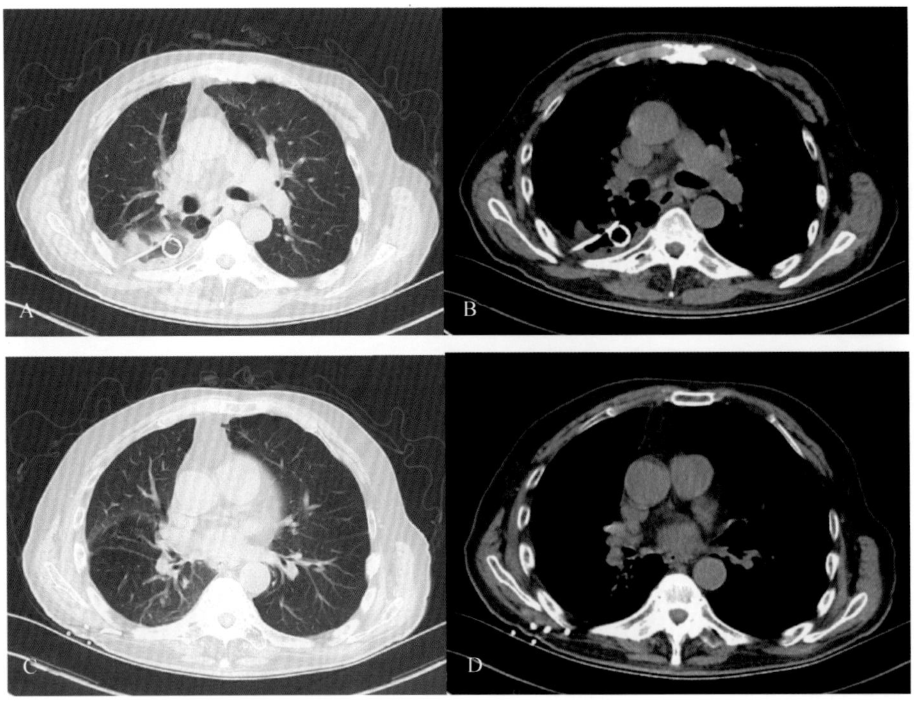

图 4-17 2018 年 6 月 14 日胸部 CT 平扫：**A**、**C.** 肺窗；**B**、**D.** 纵隔窗。右侧胸腔积液引流术后，两肺透亮度增高，可见散在含气透亮影；两肺内见散在斑片影，边缘稍模糊，余肺实质未见确切异常密度影。两肺门无增大，气管支气管通畅，纵隔多发淋巴结。右侧胸腔积液，局部可见囊样低密度灶，其内可见少量积气。诊断：1. 右侧胸腔积液引流术后，术区少许积气；右侧少量胸腔积液，较前（2018 年 6 月 6 日）右侧胸腔积液吸收明显。2. 两肺慢性支气管炎、肺气肿伴肺大疱。3. 纵隔多发淋巴结

（王立刚　张　骅）

病例 2

右肺腺癌（cT3N2M1a ⅣA 期）右侧胸腔积液

【病史摘要】

患者，男，51 岁。

主诉：确诊为右肺腺癌 9 个月。

现病史：9 个月前确诊为右肺腺癌（cT3N2M0 ⅢA 期），基因检测示 EGFR 19-del＋RET 扩增阳性，ALK 阴性。行 GP 方案化疗 1 周期后，口服吉非替尼治疗 8 个月，一般状况好，未诉特殊不适，入院复查。

既往体健。

体检：T 37.2℃，HR 84 次/分，R 18 次/分，BP 130/70 mmHg，神清，浅表淋巴结无肿大。右下肺叩诊轻浊音，右下肺呼吸音减弱，无啰音。律齐，无杂音。腹软，无压痛及反跳痛，肝脾肋下未及，双下肢无水肿。

【诊疗过程】

入院后胸部增强 CT：“右肺癌”化疗、靶向治疗后，右肺下叶肿瘤较前稍增大（图 4-18A，B）；右下肺病灶旁多发小结节（大者长径约 0.6 cm），转移可能；右侧少量胸腔积液（图 4-18C，D）；纵隔及右肺门多发淋巴结转移（大者短径约 1.2 cm），两侧锁骨上区多发淋巴结肿大，较前增大。因患者 9 个月前诊断为右肺腺癌（cT3N2M0 ⅢA 期），现出现右侧少量胸腔积液，为明确胸腔积液性质，行超声引导下穿刺置管引流（图 4-19），引流出淡黄色液体约 110 ml，细胞学诊断：（右侧胸液）见少量核异质细胞，考虑腺癌细胞，请

结合临床。患者诊断分期修改为：右肺腺癌（cT3N2M1a ⅣA 期）。

【讨论】

该病例为右肺腺癌，肺癌的分期决定了治疗方案，患者第 2 次入院发现右侧少量胸腔积液，而胸腔积液的性质影响了肺癌的分期。因该患者胸腔积液较少，临床医师仅通过叩诊和听诊很难确定穿刺的具体位置，盲目穿刺如损伤肺组织易造成气胸及血胸，损伤肝可导致肝破裂出血。超声引导穿刺置管简单、方便，可清晰显示整个穿刺和置管过程，以及引流后胸腔积液的量，从而减少穿刺置管引流的并发症。

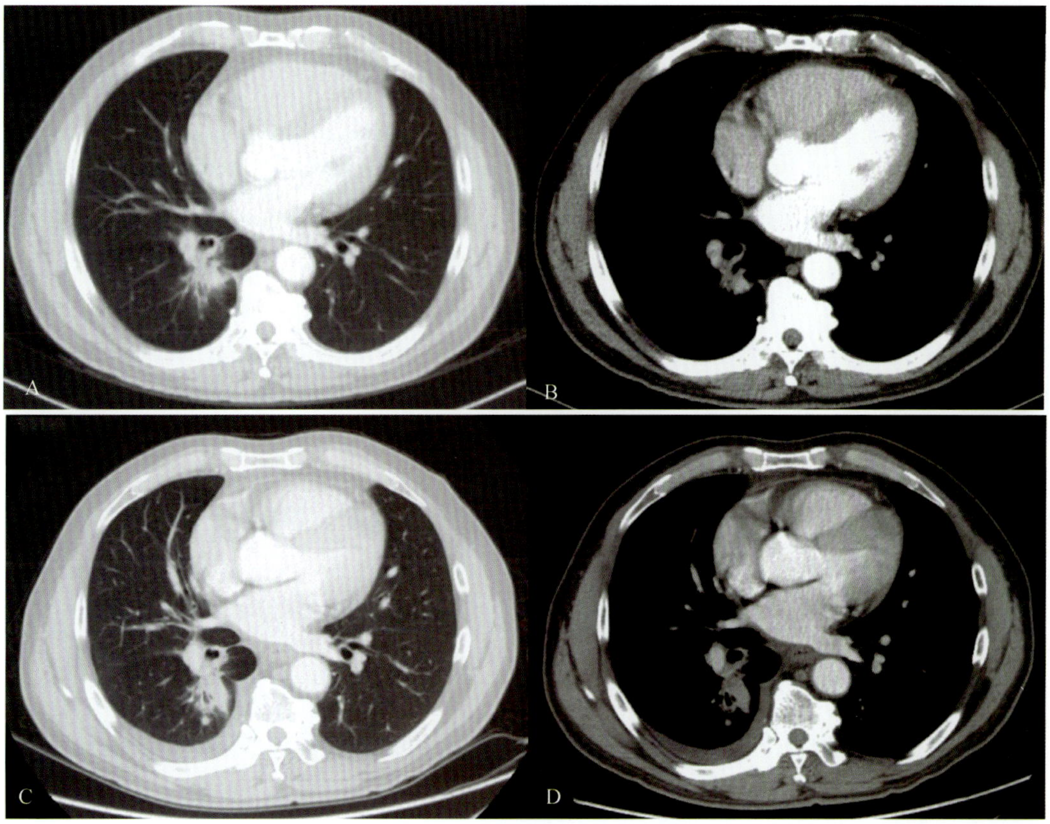

图 4-18 患者化疗、靶向治疗在不同时期的胸部 CT 变化

A. 肺窗；**B.** 纵隔窗的右肺下叶肿块（2018 年 3 月 30 日）；**C.** 肺窗；**D.** 纵隔窗的右肺下叶肿块较前稍增大，右侧少量胸腔积液（2018 年 6 月 12 日）

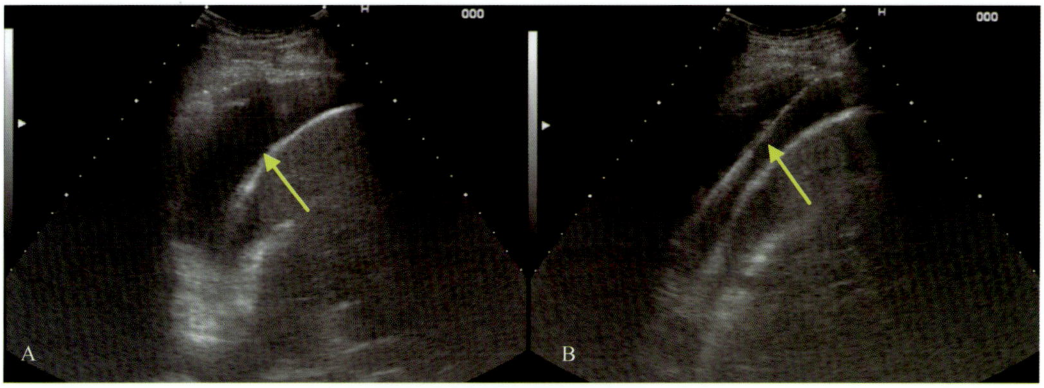

图 4-19 超声引导下穿刺置管引流

A. 箭头示右侧少量胸腔积液；**B.** 箭头示导丝进入右侧胸腔

（翁高龙）

病例 3

典型病例 右侧胸腔积液：恶性？

【病史摘要】

患者，女，82岁，退休工人。

主诉：喘憋1周余。

现病史：患者1周余无明显诱因出现喘憋，活动时明显，休息或短时氧疗后症状可改善。伴咳嗽，痰黏、少，不易咳出。喘憋症状进行性加重，3天来静息状态下即发作喘憋，夜间不能平卧，喜右侧卧位，间断有夜间端坐呼吸，间断氧疗后症状有所好转。自服头孢类抗生素（具体不详）、止咳定喘丸、止咳糖浆、“益心舒”治疗，喘憋、咳嗽、咳痰改善不明显，今日入院就诊，以“喘憋原因待查”收入院。

既往史：50余年前宫外孕行手术治疗。40余年前肠粘连行手术治疗。20余年前脂肪瘤手术。冠心病史20余年，8年前因心率慢行起搏器治疗，平素未服药治疗，间断喘息，近期无明显胸闷、心前区不适发作。高血压病史5年，血压最高200/100 mmHg，未服药，平时血压未监测。3年前外伤致颅内出血行开颅术，未留后遗症。腰椎滑脱病史10余年，遗留右下肢不能伸直，近3年来依靠助行器活动。

体检：T 36.7℃，P 85次/分，R 22次/分，BP 102/78 mmHg。神清，查体合作，发音清晰，言语略费力，对答切题。颜面部及双眼睑无水肿，球结膜无水肿。口唇无发绀，咽部无充血。气管居中。右侧胸廓略塌陷，左肺呼吸音粗，无啰音，右下肺呼吸音低。心率85次/分，律齐，无杂音。腹软，全腹可疑压痛，肝脾肋下未及。双下肢无水肿。

【诊疗过程】

X线胸片（5月14日）：双肺纹理增多、紊乱，右上肺高密度影，膈肌上抬，肋膈角显示不清。胸部CT（5月15日）：右肺多发病灶，性质待定（炎性病灶？或其他?），建议抗感染治疗复查比较；右肺支气管部分狭窄；右肺门影增大；两肺多发炎性病灶、机化灶；右侧大量胸腔积液；双侧胸膜增厚；纵隔内多发淋巴结增大；心脏增大，动脉硬化；肝内多发小的低密度灶，性质待定。5月14日血常规：白细胞 9.42×10^{9}/L，中性粒细胞百分比73%，红细胞 5.6×10^{12}/L，血红蛋白144 g/L，血小板计数 270×10^{9}/L；D-二聚体1.06 μg/ml；血气组合：二氧化碳分压58 mmHg，氧分压44 mmHg，乳酸1 mmol/L，血氧饱和度78%，酸碱度7.36；血NT-proBNP 237 ng/ml，血清肌红蛋白43.4 ng/ml，心肌钙蛋白I 0.01 ng/ml，肌酸激酶同工酶1.5 ng/ml；肝肾功能电解质正常；血糖8.05 mmol/L，C反应蛋白8.32 mg/L；甲状腺功能正常。肿瘤标志物：癌胚抗原21.66 ng/ml，癌抗原（CA）125 150 U/ml，糖类抗原19-9＞1200.00 U/ml。

5月18日行超声引导下胸腔穿刺置管引流术，胸液为渗出液；胸腹液生化：乳酸脱氢酶139 U/L；胸腹液免疫：癌胚抗原＞1500.00 ng/ml。

诊断：①右侧胸腔积液：恶性？②冠心病，心功能2级；③高血压3级，很高危组。

入院后予止咳化痰（氨溴索注射液）、平喘（多索茶碱注射液）、抗感染（哌拉西林舒巴坦注射液）及对症支持等治疗，症状减轻，于2018年5月26日拔出引流管后出院。患者肺部阴影，右侧胸腔积液，恶性肿瘤可能性大，建议行肺穿刺活检等检查明确诊断，但患者拒绝。

【讨论】

当肺部肿瘤压迫或阻塞支气管，使远端肺含气量减少或消失，出现阻塞性肺炎或肺不张时，超声可通过实变肺及胸液作为透声窗显示肿瘤和周围组织，为观察肺部肿瘤提供了可能。在实变的肺组织中深部可见占位性病变，根据其大小、形状及声像特征可分为三型：结节型、肿块型、气管内型。结节型表现为肺组织深部类圆形或分叶状的低回声，体积小，如结节状；肿块型为肺组织内的块状低回声，体积较大，个别占据实变肺组织大部分，形状和边界不规则，如有液化，则出现混合性回声；气管内型为呈液相或气液相的支气管近端腔内出现低回声或等回声占位，管壁增厚，管腔变窄，其远端多扩张。周围型肺部肿瘤因距胸壁近，显示率较高，多为近胸膜的低或等回声，坏死液化者呈混合性回声，边界不清晰，局部隆起者，脏层胸膜凸凹不平。无论中心型或周围型肺部肿瘤，该部位正常肺部纹理样结构消失，被异常结构取代，而且绝大部分伴有胸腔积液，可呈密布点状等回声的血性或无回声积液，液体量不定。部分病例于胸膜上可见数量不等的转移灶，呈孤立结节状，表面不平。恶性胸腔积液回声多为同质性、复杂的分隔或非分隔性，胸膜可见增厚。

本例患者超声（图 4-20，视频 4-9，视频 4-10）提示右肺明显实质性占位伴胸腔积液，回声为同质性，可见支气管充气征，未见分隔性胸腔积液（分隔多提示了一个感染的过程）。这一点与胸部 CT（图 4-21）结果符合。如果能行超声造影则更有利于诊断，但患者拒绝进一步检查。

本例患者在超声引导下行胸腔穿刺置管引流术，过程顺利。超声能更好地应用于重症患者的胸腔穿刺：膈肌定位、评估积液量、定位肋间动脉、测量胸液的最大和最小距离、进行超声引导下胸腔引流（穿刺针进入肋缘上方，超声探头观察穿刺针轨迹）、扩张之前检查导丝位置、排除术后气胸。逐步应用这些技术，胸腔引流过程将更有效及更安全。

视频 4-9 右肺实质占位伴胸腔积液

视频 4-10 右侧胸腔大量积液

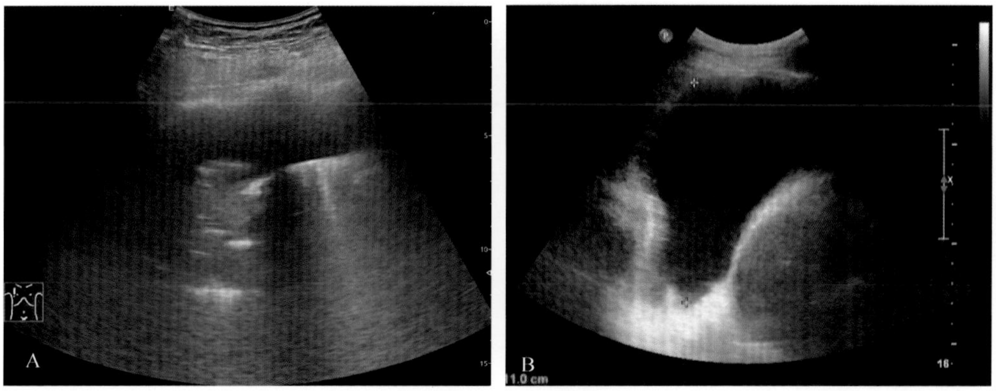

图 4-20 2018 年 5 月 18 日肺部超声：右肺实质占位性病变伴胸腔积液（**A**）；右侧胸腔肋膈角可见积液暗区，上下径约 11.7 cm，前后径约 11.0 cm，内回声尚纯净（**B**）

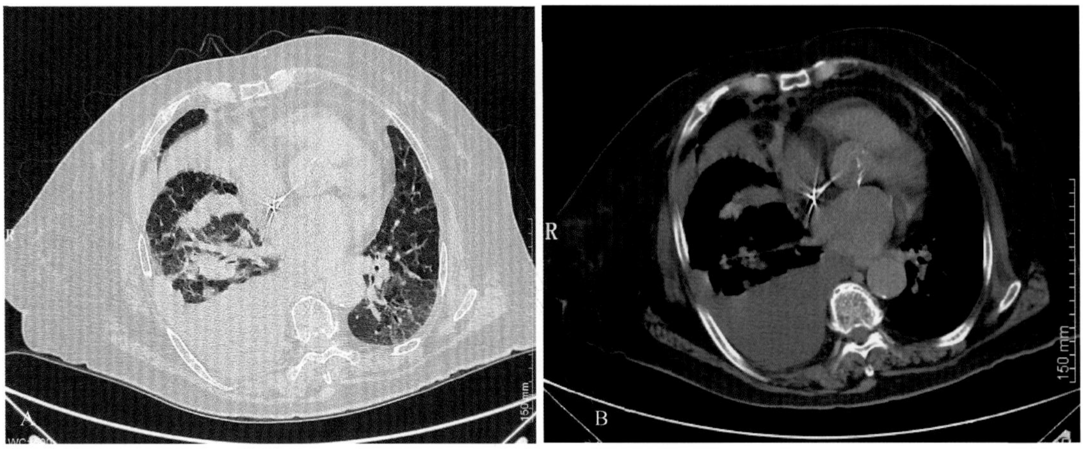

图 4-21 **A.** 肺窗；**B.** 纵隔窗。2018 年 5 月 15 日胸部 CT：胸廓基本对称，纵隔及气管居中。右肺多发团片状软组织密度影，右肺支气管狭窄。两肺多发斑片状阴影，毛玻璃密度影及条索。右肺门影增大，主支气管及左侧段以上支气管通畅。双侧胸膜增厚。右侧大量胸腔积液。纵隔多发增大淋巴结，心脏增大，主动脉壁及冠状动脉见钙化。肝内多发小片状低密度灶

（王　萍　王文元　米延飞）

病例 4

右侧胸腔积液（痛风性肾病）

【病史摘要】

患者，男，43 岁，司机。

主诉：因“间断咳嗽、咳痰 4 月余伴喘憋、双下肢水肿 2 月余”于 2018 年 7 月 5 日入院。

现病史：患者 4 个月余前无明显诱因出现咳嗽，咳少量白黏痰，无喘憋、气短，无发热、寒战，无胸痛、胸闷，就诊于当地医院，给予头孢类抗生素、化痰止咳药（具体不详）口服，患者咳嗽减轻。2 个月前患者出现活动后气短，伴有双下肢水肿，夜间阵发性呼吸困难，喘憋，咳嗽，咳少量白黏痰，无咯血，偶有右侧胸肋部疼痛，咳嗽及吸气时胸痛加重，无发热、寒战；无胸闷等不适，就诊于某开发区医院，查血常规：白细胞 6.87×10^{9}/L，中性粒细胞百分比 61.3%，红细胞 4.66×10^{12}/L，血红蛋白 134 g/L，血小板计数 149×10^{9}/L；C 反应蛋白 11 mg/L；N 末端-钠尿肽（NT-proB）11 000 pg/ml；（2018-4-19）胸部 CT：右下肺胸腔积液，性质待查，心影增大。给予螺内酯、氢氯噻嗪、芪苈强心胶囊口服 1 月余，患者喘憋、下肢水肿减轻。近 1 周患者夜间阵发性呼吸困难加重，端坐呼吸后喘憋减轻，活动后气短，现为系统诊疗，就诊入院，以“右侧胸腔积液待查”收入院。

既往史：1 年前诊断高尿酸血症，未诊疗，间断踝关节疼痛。

个人史：生于原籍，无长期外地居住史，否认疫区留居史，否认特殊化学品及放射性物质接触史。吸烟 30 年，每日约 20 支。偶尔饮酒。

家族史：父母患有糖尿病。

体检：T 36.1℃，P 80 次/分，R 20 次/分，BP 130/70 mmHg。神清，步入病房，查体合作。口唇无发绀，气管居中。右下肺呼吸音低，双肺无啰音。心率 80 次/分，律齐，无杂音。腹软，无压痛，肝、脾肋下未触及。双下肢无水肿，无杵状指/趾。

【诊疗过程】

入院后辅助检查：白细胞 6.3×10^{9}/L，中性粒细胞百分比 69.4%，红细胞 4.9×10^{12}/L，血红蛋白 130 g/L，血小板计数 156×10^{9}/L；D-二聚体 1.19 μg/ml；全血肌钙蛋白 10.03 ng/ml；血气组合：二氧化碳分压 28 mmHg，氧分压 92 mmHg，血氧饱和度 98%，酸碱度 7.45，细胞外碱储量 −4.5 mmol/L，全血碱储量 −3.1 mmol/L；NT-proB 3860 pg/ml。胸液 B

超：右侧胸腔肋膈角可见积液暗区，上下径约7.8 cm，前后径约8.7 cm，内回声尚纯净。7月5日行胸腔穿刺置管引流术（图4-22），共引流出约900 ml淡黄色胸腔积液，7月9日拔出引流管。胸液考虑渗出液，未见瘤细胞。ANCA组合＋NA系列阴性（－）。谷丙转氨酶12 U/L，谷草转氨酶14 U/L，总蛋白60.4 g/L，白蛋白35.7 g/L，葡萄糖7.4 mmol/L，尿素7.8 mmol/L，尿酸817 μmol/L，肌酐120 μmol/L，糖化血红蛋白8.2%，平均血糖浓度11.95 mmol/L。7月10日查胸部CT：两肺多发炎性机化灶；右侧少量胸腔积液；右侧胸膜增厚，右下胸膜结节样增厚；心脏增大，少量心包积液，动脉硬化。

入院诊断：右侧胸腔积液原因待查，心力衰竭？结核性胸膜炎？恶性胸腔积液？

治疗上予利尿（呋塞米、螺内酯），胸腔穿刺置管引流术、改善心功能（注射用单硝酸异山梨酯）、别嘌醇缓释胶囊口服减少尿酸生成、降糖（甘精胰岛素注射液、阿卡波糖）等治疗后病情好转出院。

出院诊断：①痛风性肾病，肾功能不全，心功能不全，右侧胸腔积液；②2型糖尿病。

【讨论】

患者合并心肾功能不全、尿酸高，最终确诊为痛风性肾病。这种疾病导致胸腔积液的情况并不多见。痛风性肾病简称痛风肾，是由于血尿酸产生过多或排泄减少形成高尿酸血症所致的肾损害。痛风性肾病的临床表现可有尿酸结石，小分子蛋白尿，水肿，夜尿，高血压，血、尿尿酸升高及肾小管功能损害。痛风性肾病在西方国家常见，国内以北方多见，发病无明显的季节性，肥胖、喜肉食及酗酒者发病率高。男女之比为9∶1，85%为中老年人。

患者7月6日肺部超声（胸腔穿刺置管引流术后）可见少量呈激光束高亮回声影（B线），肺不张伴少量积液，此超声图像（图4-23，视频4-11，视频4-12）说明存在轻度渗出性病变，改变与7月10日胸部CT结果（图4-24）相印证。

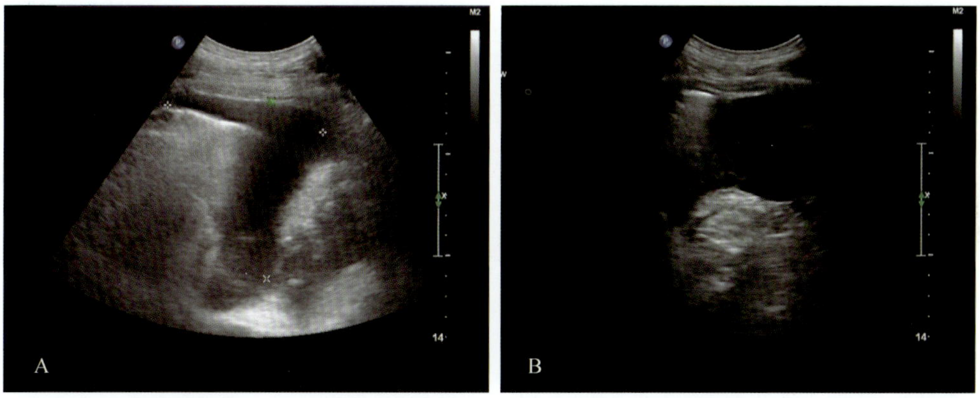

图4-22 2018年7月5日超声引导下行胸腔穿刺置管引流术

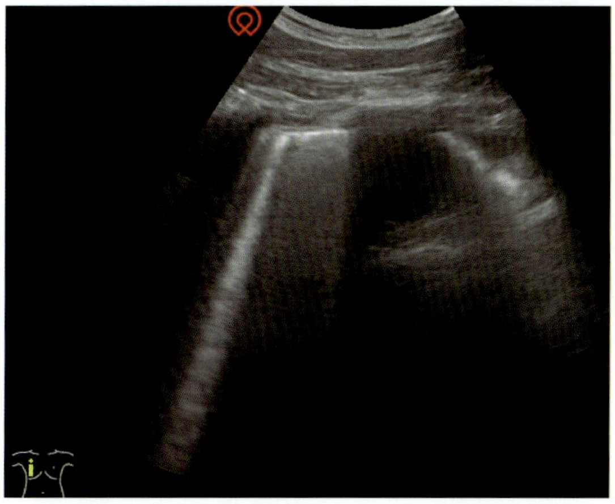

图4-23 7月6日肺部超声：右侧肺部轻度渗出超声图像可见少量呈激光束高亮回声影（B线）

视频4-11 轻度渗出肺超声图像

视频4-12 右侧肺不张伴少量积液

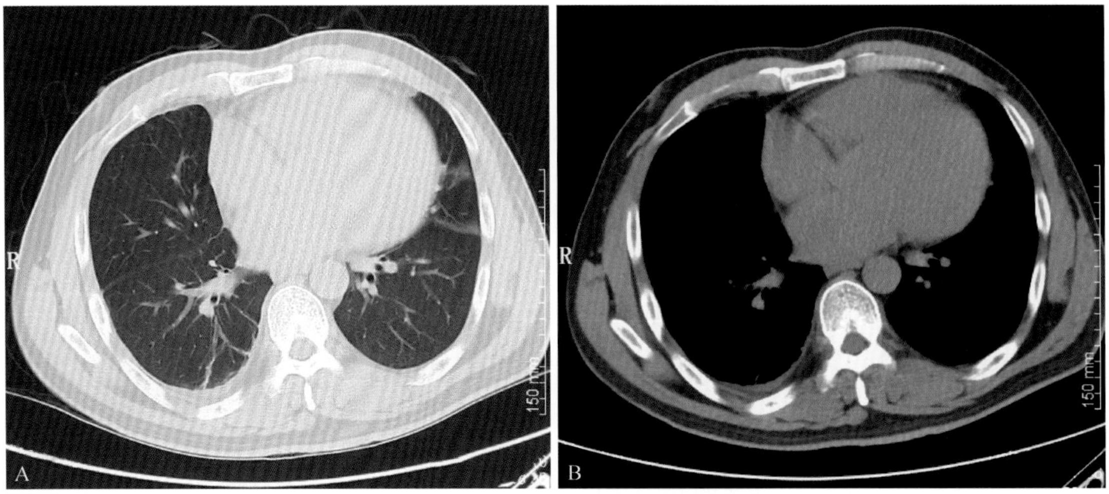

图 4-24 2018 年 7 月 10 日胸部 CT：**A.** 为肺窗，**B.** 为纵隔窗。胸廓基本对称，纵隔及气管局中，两肺多发条索状、小斑片状阴影。两肺门未见增大，主支气管及两侧段以上支气管通畅。右侧胸膜增厚，右下胸膜结节样增厚。右侧少量胸腔积液。纵隔内未见增大淋巴结。心脏增大，少量心包积液，主动脉壁及冠状动脉见钙化

（王 萍 高玉芝 张 骅）

病例 5

双侧肺部感染并左侧肺炎旁胸腔积液

【病史摘要】

患者，男，87 岁，退休干部。

主诉：因“咳嗽、咳痰、喘息 1 个月，加重 1 天”于 2018 年 3 月 20 日入院。

现病史：患者 1 个月前无诱因出现间断咳嗽、咳痰，为黄痰，量少，易咳出，无异味，轻度活动后即可出现喘息。无畏寒、发热；无铁锈色痰、胶冻样痰，无痰中带血，咯血；无胸闷；无盗汗、胸痛。予布地奈德福莫特罗粉吸入剂后症状好转，1 天前喘息再次加重，黄痰，平静状态下即感加重，咳大量黄白色黏液痰，不易咳出伴气短，夜间可平卧，今为进一步诊治入院。

既往史：2005 年患“腔隙性脑梗死”，无后遗症状。高血压 11 年，最高血压 150/110 mmHg；确诊 2 型糖尿病 9 年；双肺间质性病变病史 6 年。

体检：T 36.8℃，P 102 次/分，R 21 次/分，BP 127/85 mmHg。双肺呼吸音粗，双下肺可闻及少许湿啰音，呼气相闻及少许干鸣音。

【诊疗过程】

入院辅助检查：血常规示白细胞 14.06×10^9/L，中性粒细胞百分比 82.7%，红细胞 4.9×10^{12}/L，血红蛋白 140 g/L，血小板计数 254×10^9/L；C 反应蛋白 90.8 mg/L。

5 次胸部 CT（3 月 21 日—3 月 26 日—4 月 8 日—4 月 18 日—4 月 26 日）随着病情演变逐渐好转。4 月 17 日肺部超声见图 4-25、视频 4-7 及视频 4-8。4 月 18 日胸部 CT 影像见图 4-26。

诊断：①双侧肺部感染并左侧胸腔积液，陈旧性肺结核；②高血压 3 级（很高危）；③2 型糖尿病。

入院后予止咳化痰（氨溴索、“痰热清”注射液）、抗感染（左氧氟沙星-美罗培南注射液）、胸腔置管引流术（淡黄色胸腔积液，胸液化验提示渗出液）等治疗，病情好转于 4 月 28 日出院。

【讨论】

相对于胸部 CT 而言，肺部超声适用性更强，肺部超声数据和 CT 有很高的相关性，可以记录肺部每一肋间的影像情况，包括正常肺内气体反射，是否有肺实变及病变部位、范围，肺实变区内部回声（支气管内气体反射、支气管气影、支气管液影等），是否有胸膜改变（包括胸膜增厚或呈锯齿状变化），是否有胸膜下病变（胸膜下出现的各种形状的低回声

结节)，是否有胸腔积液及是否有气胸，并记录胸膜改变情况。其具有无放射性、可重复性高、无需患者特殊配合、仪器携带方便等优点。

依照病变范围将肺炎分为小叶性肺炎、大叶性肺炎和间质性肺炎 3 类。超声描述部分包括探查体位、病变区域、声像特征和病灶范围。以实变为主要表现的病灶，测量范围，记为上下径×左右径×前后径（单位 mm）。实变主要表现为低回声或等回声，其内见含气支气管征、含液支气管征等声像时实际表现为混合回声。以 B 线为主要声像表现的病灶，记录最大切面上 B 线数量和 B 线基底部间距。B 线起源于肺-胸膜界面并延续至屏幕底部，垂直于胸膜。在观察到局限性实变、含气支气管征、含液支气管征、间隔小于 3 mm 的多条 B 线等其中一种或数种声像时，诊断小叶性肺炎。在观察到大片肺叶肝样实变时，诊断为大叶性肺炎。在观察到间隔大于 7 mm 的多条 B 线，且无其他异常声像时，诊断为间质性肺炎。在观察到肺部异常声像的前提下，将胸腔积液作为诊断肺炎的间接声像；在未观察到肺部异常声像时，将胸腔积液归为独立诊断。

本例患者两侧肺可见弥漫融合激光束样高亮回声影（B-lines）且胸膜下伴不张肺组织、右肺底见实变肺组织伴少量积液，这种改变是肺部感染所致的肺炎旁胸腔积液的超声表现，胸部 CT 影像已证实（图 4-25，图 4-26，视频 4-13，视频 4-14）。

视频 4-13 弥漫融合 B 线

视频 4-14 胸腔积液

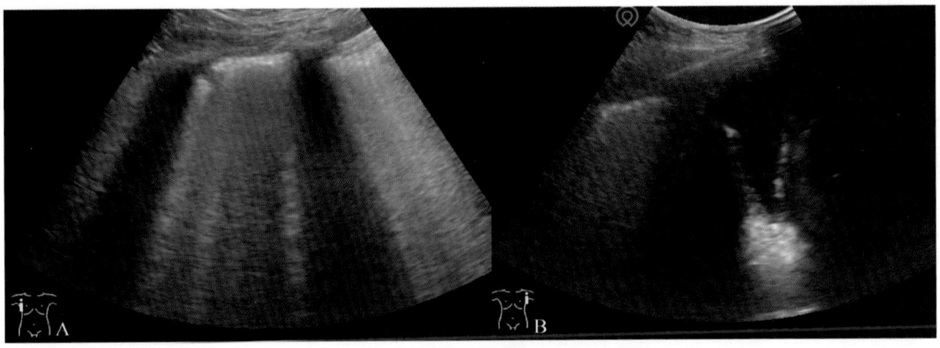

图 4-25 4 月 17 日肺部超声图像

A. 肺部感染超声图像：两侧肺可见弥漫融合激光束样高亮回声影（B 线）且胸膜下伴不张肺组织；**B.** 肺部感染超声图像：右肺底见实变肺组织伴少量积液

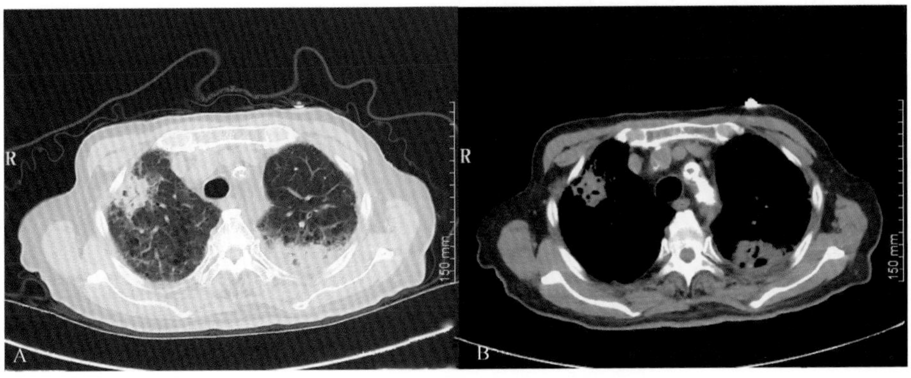

图 4-26 A、C. 肺窗；B、D. 纵隔窗

4 月 18 日胸部 CT：两肺多发炎症并左侧胸腔积液，部分包裹两上肺小团状病灶，考虑炎性？或结核性？左上肺陈旧结核，左肺散在小钙化灶，双肺间质性改变，心脏增大

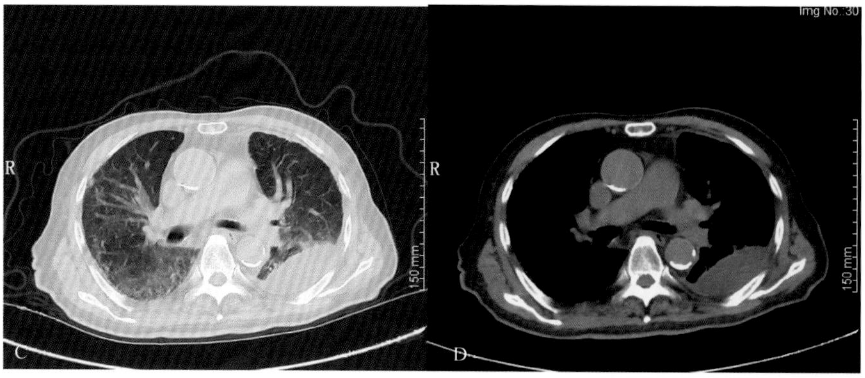

图 4-26（续）

（刘 娜 高玉芝 张 骅）

病例 6

双肺社区获得性肺炎并肺炎旁胸腔积液

【病史摘要】

患者，男，92 岁，退休人员。

主诉：因“发热伴纳差乏力半日”于 2018 年 5 月 16 日入院。

现病史：患者半日前受凉后出现发热、纳差、乏力，体温 39℃，无咳嗽、咳痰等不适。X 线胸片：双下肺炎性改变。遂以“肺炎”收入院。

既往体健。

体检：T 39℃，P 97 次/分，R 20 次/分，BP 124/71 mmHg，神清，轮椅推入病房，查体合作。双肺呼吸音粗，肺底可闻及少量湿啰音。心率 97 次/分，律不齐，无杂音。腹软，无压痛、反跳痛，肝脾肋下未触及。双下肢无水肿。

【诊疗过程】

入院辅助检查：2018 年 5 月 18 日肺部超声参见图 4-27 及视频 4-15。胸部 CT（2018 年 5 月 17 日图 4-28）：两肺多发炎性病灶、机化灶，以右肺中下叶为著，肺气肿，两肺尖陈旧病灶，两侧胸腔积液，双侧胸膜局限性增厚，纵隔内多发增大淋巴结，心脏增大，动脉硬化。5 月 29 日复查胸部 CT 后双肺感染较前明显吸收，右侧仅见极少量胸腔积液。5 月 29 日肺部超声也未见胸腔积液。血常规：WBC 11.44×10^9/L，HGB 126 g/L，PLT 194×10^9/L。生化：ALT 13 U/L，BUN 5.7 mmol/L，Cr 77 μmol/L，K 3.9 mmol/L，Na 141.2 mmol/L，CL 102.2 mmol/L。

诊断：双肺社区获得性肺炎，肺炎旁胸腔积液。

入院后予止咳化痰（氨溴索、痰热清注射液）、抗感染（哌拉西林舒巴坦钠注射液）治疗 14 天后好转出院。

视频 4-15 左肺下叶少许炎症伴少量胸腔积液

视频 4-16 右肺下叶炎症伴胸腔积液

【讨论】

肺炎旁胸腔积液（parapneumonic pleural effusion，PPE）是指与细菌性肺炎、肺脓肿、支气管扩张伴感染等疾病相关的胸腔积液。约 40%的住院肺炎患者可并发肺炎旁胸腔积液。当不伴有肺实质性疾病时，它又被称为单纯性胸膜感染和复杂性胸膜感染。肺炎旁胸腔积液的病程可分为 3 个阶段。首先是渗出阶段，胸腔积液的形成是局部炎症反应和免疫系统激活的结果。在此阶段活化的中性粒细胞引发血管内皮细胞损伤，毛细血管通透性增加，促使血管渗出增多。第二阶段为纤维素渗出阶段，在多种促炎因子的作用下，凝血级联反应被启动，多种细胞因子刺激中性粒细胞和成纤维细胞趋化。本例患者的胸液考虑为肺炎旁胸腔积液，经抗感染治疗后胸液吸收说明诊断与治疗是正确的。

肺炎旁胸腔积液不同的演化阶段，意味着不同的病理生理变化。从临床角度来看，可分为单纯性肺炎旁胸腔积液（uncomplicated parapneumonic pleural effusion，UPPE）、复杂性肺炎旁胸腔积液（complicated parapneumonic pleural effusion，CPPE）和脓胸。UPPE 往往通过抗生素治疗即可，CPPE 多需要引流或手术治疗，而脓胸则需要长时间引流。

胸部 CT 能够提供清晰的胸腔图像，并且可以通过三维重建的方式确定积液的位置、形态，同时发现肺部一些隐匿性病变。但即使是这样，也难以鉴别包裹性的胸腔积液和外周性的肺脓肿。

对于 PPE 而言，肺部超声是一项关键的检查技术。对于胸腔积液的检查，它比 X 线胸片更敏感。它能够准确地对胸腔积液进行定位，估算胸腔积液的深度、范围，鉴别胸腔积液和实变、肺不张，提高胸膜腔穿刺的成功率和减少并发症。对于分隔性胸腔积液患者，引流管的置入过程大多需要在引导下完成，目前超声引导最为常用且更具实用性。

肺部超声操作简便快捷，可在床旁进行，操作时只需患者平躺或者处于半卧位，整个过程仅需 10 min 左右。而且无创，减少患者电离辐射、反复搬动及远距离移动，可以防止患者病情进一步恶化。同时节省了医疗费用，并利于医生观察病情的动态发展。然而，肺部超声也存在一些不足之处，由于它的物理特性，肺部超声很难透过含气体的肺组织检测到远离胸膜的肺深部病变情况；另外，由于重症患者体位变化困难，背部的肺部超声检查操作较为困难，有漏诊的可能。但随着 B 超技术的发展，这些不足或许会在不久的将来迎刃而解。

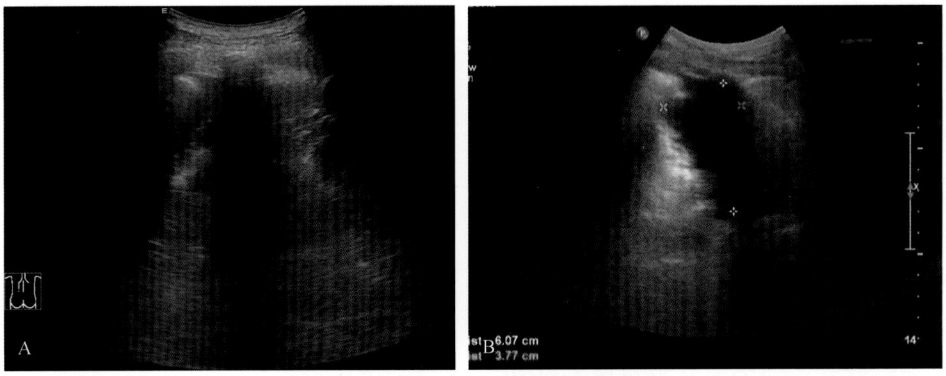

图 4-27 2018 年 5 月 18 日肺部超声

A. 左肺下叶少许炎症伴少量胸腔积液；**B.** 经背部超声探查：右侧胸腔肋膈角可见积液暗区，上下径约 3.7 cm，前后径约 6.1 cm，内回声尚纯净

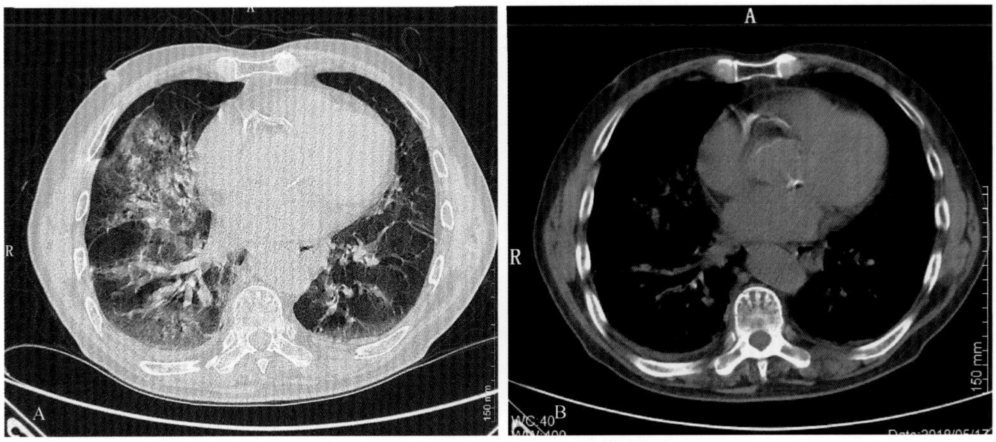

图 4-28 2018 年 5 月 17 日胸部 CT

A. 肺窗；**B.** 纵隔窗。胸廓基本对称，纵隔及气管居中。两肺见小叶中心性肺气肿。两肺多发毛玻璃密度影，斑片状阴影及条索，以右肺中下叶为著。两肺尖少量条索钙化影。两肺门未见增大，主支气管及两侧段以上支气管通畅。双侧胸膜局限性增厚。两侧胸腔积液。纵隔内多发增大淋巴结，心脏增大，主动脉壁及冠状动脉钙化

（张 骅 张 秋 谷艳梅）

第二节　脓胸的超声诊断

一、疾病的概念

脓胸是指致病菌侵入胸膜腔内发生感染并导致脓性渗出液积聚于胸膜腔内的化脓性感染。脓胸可发生于任何年龄。

脓胸的常用分类：按照病程长短分类可分为急性脓胸（6 周以内）和慢性脓胸（大于 6 周）；按照致病原分为化脓性、结核性和特殊病原性（真菌、阿米巴原虫等）脓胸；按照波及范围可分为局限性脓胸（亦称包裹性脓胸）和全脓胸（亦称弥漫性脓胸）。

二、病因

脓胸主要是继发性感染，致病菌多来自胸腔内脏器，绝大多数来自肺内感染灶，也有少数是食管或其他部位病灶，多直接或经淋巴侵入胸腔，也有的经过血行播散。即致病菌进入胸腔引起脓胸最常见于以下三种途径：

（一）直接侵入或破溃进入

如肺部炎症，尤其是靠近脏层胸膜的肺部感染病灶可直接扩散到胸膜腔；手术中污染或术后切口感染侵入胸腔；胸部穿透性外伤后，由于衣物碎屑、骨片、弹头等异物可将致病菌带入胸膜腔而形成化脓性感染。

（二）经淋巴途径

如膈下脓肿、纵隔脓肿、肝脓肿、化脓性心包炎等通过淋巴管扩散至胸膜腔。要特别指出的是，肝脓肿、膈下脓肿、肾周围脓肿均既可直接侵犯胸膜或破溃入胸腔，也可经淋巴回流引起胸腔感染而发生脓胸。

（三）血源性播散

如菌血症或脓毒血症的致病菌可经血液循环进入胸膜腔而发生脓胸。特别是婴幼儿和年老体弱的患者，脓胸通常是全身感染的一部分，此类病情往往较重，预后差。

致病菌方面，在抗菌药物问世之前，常见的致病菌是肺炎球菌、链球菌。随着抗菌药物的广泛应用，上述菌所致的脓胸较前减少，而葡萄球菌和某些革兰氏阴性杆菌（如克雷伯杆菌、大肠杆菌、铜绿假单胞菌等）较为常见，有时也可见阿米巴原虫、结核菌、真菌等特殊病原微生物感染。小儿患者以金黄色葡萄球菌性脓胸多见，尤其是耐药性金黄色葡萄球菌较前明显增多，且此种感染往往不易控制。

三、病理生理

感染侵犯胸膜腔后，一开始是引起脏层及壁层胸膜充血、水肿、渗出，导致胸膜失去润滑性和光泽。早期的脓液通常呈稀薄浆液性，含有多形核中性粒细胞及纤维蛋白。若在此期能及时就医处理排出脓液，肺较容易复张。如未及时就医处理，随着病程的进展，因纤维蛋白及脓细胞逐渐增多，渗出液量增多速度增快，外观变为混浊，由浆液性转为脓性。纤维蛋白沉积在壁层和脏层胸膜的表面，此时纤维素膜附着程度尚不牢固，其质软而容易脱落。随着纤维素层厚度不断增加，韧性不断增强而易于粘连，且可使脓液向局限化发展。纤维素在脏层胸膜附着后使肺部膨胀受到限制。此病理变化过程一般属于临床的急性期。

随着病程的延长，毛细血管和炎性细胞形成肉芽组织，纤维膜逐渐机化并增厚，其韧性增强，在壁层和脏层胸膜上形成致密厚韧的纤维板，构成脓腔壁，脓腔内含有脓性沉淀物及肉芽组织。纤维板固定并压迫肺组织，使肺膨胀受限，牵拉胸廓使其内陷，并将纵隔推向对侧，影响胸廓的活动度，从而导致呼吸循环功能紊乱。此病理变化在临床上进入了慢性脓胸期。

胸膜腔感染使大量渗出液面积扩大累及整个胸膜腔时，称为全脓胸。若感染较为局限或引流不完全，机化纤维组织形成粘连，使脓液局限在一定的范围，即形成局限性或包裹性脓胸，通常位于肺叶间、纵隔面、膈肌上方及胸膜腔后外侧等部位的某一处或多处，分隔成多个脓腔时，称之为多房性脓胸。局限性或包裹性脓胸对肺部和纵隔的推压及对呼吸循环功能的影响较全脓胸轻。如果同时伴有气管食管瘘，可使脓腔内出现气体，形成液气平面，此种情况称之为脓气胸。有时脓胸亦可穿破胸壁，形成自溃性脓胸或外穿性脓胸。

脓胸虽有不同阶段的病理改变，但病程中并无明确时限界限，临床表现也可不一致，需要综合分析判断，以利于确定更好的治疗方案。

四、诊断

脓胸的诊断可根据症状、体征、X线表现，特别是胸腔穿刺结果明确。

急性脓胸主要是继发性感染，临床表现通常有高热、胸痛、呼吸急促、咳嗽、咳痰、全身乏力、食欲不振等症状，有的不能平卧或改变体位时咳嗽更为明显，支气管-胸膜瘘时突然咳大量脓痰，有时有血性痰。严重时可出现发绀和休克。患者常呈急性病容。胸部检查视诊患侧肋间隙可饱满、增宽；叩诊呈浊音或实音并可有叩击痛，若为左侧胸腔积液，心浊音界可不清，若是右侧胸腔积液则可出现肺肝界不清，积液较多，纵隔心脏可向健侧移位，气管可偏向健侧；听诊患侧呼吸音通常减弱或消失；触诊患侧语颤减弱。

局限性包裹性脓胸时，阳性体征多不明显或不典型，可仅为局部的病变部位有某些阳性体征，往往不易发现。

慢性脓胸的临床表现往往有慢性中毒症状和长期慢性消耗造成的反复发热（低热）、胸部隐痛、乏力、食欲不振、消瘦、贫血貌、营养不良等，并有慢性咳嗽、咳痰、气短。体检可发现患侧胸廓塌陷，肋间隙变窄，呼吸运动减弱，脊柱向患侧侧弯，气管、纵隔向患侧移位，叩诊呈浊音或实音，听诊呼吸音明显降低或消失。合并有支气管胸膜瘘者，当健侧卧位时可出现呛咳明显加重。病程长的患者可有杵状指（趾）。

五、检查

（一）血液化验

血常规可显示白细胞增高，中性粒细胞比值增多，出现核左移，亦可见中毒颗粒。慢性期时，通常有血红蛋白和白蛋白水平降低。

（二）胸腔穿刺液化验

脓胸的渗出液早期为稀薄浆液性，继而转为脓性，可有臭味，白细胞计数达（10～15）$\times 10^9$/L，以中性粒细胞为主；蛋白质含量＞30 g/L。脓胸往往必须做胸腔穿刺抽得脓液得以确诊，并作涂片染色镜检、细菌培养及敏感试验，依此用于指导选用有效的抗菌药物治疗。

（三）胸部X线检查

胸部X线检查是脓胸的主要诊断方法之一。早期胸部X线和一般胸腔积液征或包裹性胸腔积液很相像，若合并有支气管-胸膜瘘时通常有液气平。慢性期胸膜粘连，出现患侧胸容积缩小，肋间隙变窄，纵隔移位等。

游离的胸腔积液（脓液）一开始是先沉积在胸腔底部，通常在肺底与横膈之间，使肺组织稍微向上浮起。小量积液（如200 ml左右）时一般只显示肋膈角变钝。不能取站立位或坐位拍摄的患者，要注意对比卧位胸部X线片的两侧密度，积液的一侧密度往往普遍增高。

中量积液时，胸部X线显示下胸部可见一外高内低的斜行弧形致密阴影，当阴影遮盖整个膈面，通常积液量约500～1000 ml。

大量积液时肺组织显著受压萎缩，液体甚至可达肺尖，肋间隙变宽，肋骨变平，纵隔向健侧移位，横膈下降。病变在左侧时，因有胃泡内空气的对比而相对容易区分，右侧因肝与积液的密度很相近，有时很难分辨。

局限性脓胸多见于胸腔后壁和侧壁，X线可显示局部密度增高影，中央部分的密度较深，周围渐浅，切线位上通常表现为贴于胸壁呈局限性、密度均匀的阴影，基底部较宽，内缘清晰，呈扁平状或半圆形突向肺野。

叶间积液往往必须在透视下多方向观察，在X线与叶间裂方向一致时显示出脓胸阴影的边缘。多数情况下，表现为密度均匀、边缘清晰、两端细长、阴影长轴与叶间裂方向一致的梭形改变，积液多时也可呈圆球形。

（四）CT检查

脓胸在CT下比胸部X线的阳性率高，且便于区分，通常表现为与胸壁相平行的弓形均匀致密影，体位改变可了解积液能否移动。大量积液进入肺裂，可将下肺向内向后压迫移位。大量积液紧邻肝右叶后缘，CT 扫描显示肝右叶后缘模糊，分不清界线。这是胸腔积液的特征性改变，称为“交界面征”。

（五）胸部超声

胸部超声在脓胸中的应用广泛，且非常重要，可用于探查、定位及指导穿刺方向、深度等，使胸腔穿刺抽得脓液以便于得到确切诊断。

脓胸的早期尚未出现纤维素沉着形成胸膜肥厚时，胸腔液体内通常无沉渣，液性暗区比较清亮，其内无光点。大量胸腔积液时，肺组织明显受压，肺内的气体被吸收，超声下显示大片液性暗区内见一三角形的致密影，且随呼吸而浮动。将探头靠近横膈，可显示圆弧形光带的膈影，此影与胸壁构成一楔形夹角为肋膈角。

（六）肺功能检查

脓胸患者行肺功能检查可提示限制性通气功能障碍，肺活量减低。

六、鉴别诊断

脓胸要注意与弥漫型胸膜间皮瘤、胸膜转移瘤、肝脓肿、肺栓塞、肺部肿瘤、肺脓肿、膈下脓肿、单纯胸腔积液等进行鉴别。

弥漫型胸膜间皮瘤的积液量通常比较多，甚至可达肺尖顶部，易侵犯纵隔，但纵隔移位一般不明显。抽液或引流后采用高电压摄片或注气后摄片，可显示胸膜上有多发结节状或波浪状肿块附着。此病儿童少见。

胸膜转移瘤的积液量生长比较快，通常有肋骨和胸椎的破坏，有原发性恶性肿瘤可能。

肺栓塞在临床表现上和脓胸有许多相似之处，两者均可以呼吸困难及胸痛为主要的临床表现。肺栓塞的临床症状及体征常常是非特异性的，且变化较大。发热和轻度黄疸也可发生于肺梗死患者。肺的微栓塞也可导致成人呼吸窘迫综合征。中等程度的肺栓塞可表现为胸骨后疼痛及咯血。急性大面积肺栓塞通常表现为突然发作的重度呼吸困难、心肌梗死样胸骨后疼痛、大汗淋漓、四肢厥冷、晕厥、抽搐、发绀、右心衰竭、休克，甚至发生心搏骤停或心室颤动而迅速死亡。胸部 X 线片、心电图、血气分析、血生化、肺灌注显像、肺动脉造影等有助于诊断。

七、治疗

治疗原则：控制感染，引流胸腔积液及排净脓液，促使肺复张，恢复肺功能，消除感染中毒症状和营养不良，改善全身状况。

控制感染方面，最好根据致病菌的药敏情况，尽早选用强有力的抗生素。及早进行胸腔穿刺排脓、消灭脓腔对于帮助控制感染非常关键，通常需全身和局部胸腔内治疗。应积极引流胸腔脓液，可通过反复胸腔穿刺抽脓或肋间插管法或经肋床插管法彻底排净脓液，以免时间过长，发展为慢性脓胸。可用 2%碳酸氢钠液或 0.9%氯化钠注射液反复冲洗胸腔，之后注入有效抗生素，同时需要注意的是，对于支气管胸膜瘘的患者，不建议行胸腔冲洗，以免引起致病菌播散或发生窒息。对于已发生弥漫性胸膜肥厚、胸廓塌陷、肺与胸膜粘连，以及伴有杵状指（趾）的患者，应考虑行胸膜剥脱术或胸廓成形术，甚至有的需行胸膜肺切除术。

八、预后疗效评价

治愈：临床症状消失，伤口愈合，胸部 X 线检查示脓液及脓腔消失。

好转：症状消失，但胸壁或切口仍残存窦道，其分泌物少，脓腔基本消失。经过数个月观察伤口仍不愈，需再行处理。

未愈：临床症状和体征尚无改善，脓腔仍存留。

（王生成）

病例 1

脓　　胸

【病史摘要】

患者，男，55 岁。

主诉：颅脑外伤昏迷 1.5 h。

现病史：患者 1.5 h 前从高处坠落致颅脑外伤，右顶部头皮裂伤、出血。当时有无昏迷不详，被工友发现后搀扶出现场；后逐渐出现意识障碍；伤后患者无恶心、呕吐及二便失禁，无肢体抽搐，无呼吸困难。入院时患者烦躁明显，CT 检查示右颞顶部急性硬膜外血肿。

既往史：不详。

查体：T 37.0℃，P 43 次/分，R 28 次/分，BP 170/89 mmHg，昏迷，左∶右瞳孔＝3 mm∶5 mm，对光反射消失，右顶部头皮不规则裂伤约4 cm，出血，右耳道新鲜出血，口鼻腔未及新鲜出血；GCS 评分（1＋1＋3）分，疼痛刺激左上肢屈曲，余肢体无明显活动；颈抵抗（－），心肺（－），双侧巴宾斯基征（＋）。

【诊疗过程】

入院辅助检查：CT（2018 年 6 月 10 日）：右颞顶硬膜外血肿，蛛网膜下腔出血，右颞骨骨折，气颅症；颈椎、腹部、骨盆未见异常；两肺背侧胸膜下稍高密度影，肺挫伤考虑，伴右侧少量胸腔积液；右侧肋骨部分走行迂曲，骨折考虑；右锁骨内固定术后。

入院诊断：①急性脑疝-右颞顶、颞底急性硬膜外血肿；②创伤性蛛网膜下腔出血；③颅底骨折-右颞骨骨折；④左颞叶脑挫裂伤；⑤左颞部硬膜下血肿；⑥气颅症；⑦右顶部头皮裂伤；⑧肺挫伤。

入院后立即行脑外科手术。7 月 15 日肺部超声（图 4-29）发现右肺大量胸腔积液，考虑脓肿形成，7 月 15 日胸部 CT（图 4-30）证实肺脓肿形成，于次日行胸腔置管引流术，引流出大量脓性液体，详见图 4-31。

【讨论】

病菌侵入胸膜腔，产生脓性渗出液积聚于胸膜腔内的化脓性感染，称为脓胸。脓胸根据病程长短可分为急性和慢性；按照致病菌则可分为化脓性、结核性和特殊病原性脓胸；按照波及的范围又可分为全脓胸和局限性脓胸。近年来，由于经济条件的改善，医疗保险的普及，抗生素的广泛使用，脓胸已经很难见到。2018 年欧洲胸心外科杂志（EJCTS）发布了关于脓胸的外科治疗之欧洲心胸外科学会（EACTS）专家共识。共识指出肺炎旁积液和脓胸的定义与肺炎相关的脓胸，是一个渐进性的过程，分成三个阶段：①肺炎旁积液期（1 期），渗出液自由流动，其特点是白细胞计数低，胸液中的乳酸脱氢酶（LDH）水平低于血清的 1/2。pH 值和葡萄糖水平正常，无病原微生物。②脓性纤维蛋白期（2 期），细菌通过受损的肺表面侵入胸膜，触发免疫反应，引起纤维蛋白沉积并将胸液分隔成多个小腔，其特点为胸腔积液的 pH 值＜7.20，葡萄糖小于 2.2 mmol/L，LDH＞1000 IU/L。无脓液，则称为复杂性肺炎旁积液，若合并有脓液，则称为脓胸。③慢性机化期（3 期），形成瘢痕组织。晚期，坚硬的胸膜纤维板开始形成，可嵌入肺中，并妨碍肺复张，损害肺功能并形成一个可持续感染的胸膜腔。辅助检查分期的评估，主要基于症状的开始时间，然而某些患者并不明确。联合胸部 X 线，超声和 CT 扫描成像有助于观察胸腔积液的主要特点。

本例患者为高空坠落伤，主要为颅脑外伤，6 月 10 日 CT 提示两肺背侧胸膜下稍高密度影，考虑存在肺挫伤，7 月 15 日常规行肺部超声时发现右肺出现卵圆形的低回声病变，内见密集的光点，周围形成包裹（考虑为假包膜样回声），边缘呈平滑的高回声，考虑肺脓肿形成，行胸部 CT 检查证实为肺脓肿。本例脓胸形成考虑为肺挫伤所致，右肺内部模糊不清的回声提示细胞成分或富含蛋白质的黏稠脓液，脓肿中可见强回声的空气泡在液体中活跃，与呼吸节律一致，脓肿中亦可见高回声条索分隔，偶有噪声伪像出现。

研究发现：脓胸每天给予生理盐水灌洗 3 次，每次 250 ml，连续 3 天，共 9 次灌洗，能显著减少胸外科干预的需要。

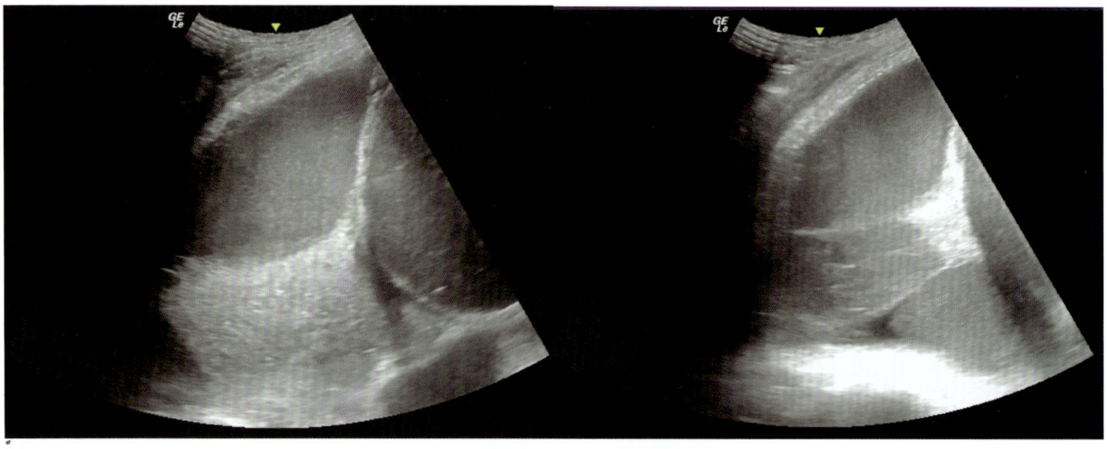

图 4-29 2018 年 7 月 15 日肺部超声

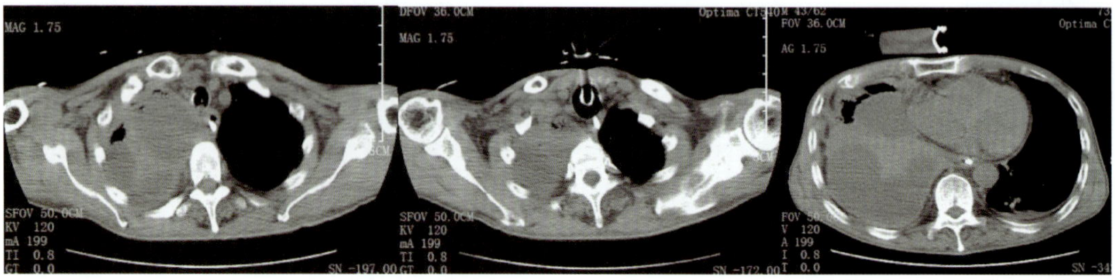

图 4-30 2018 年 7 月 15 日胸部 CT

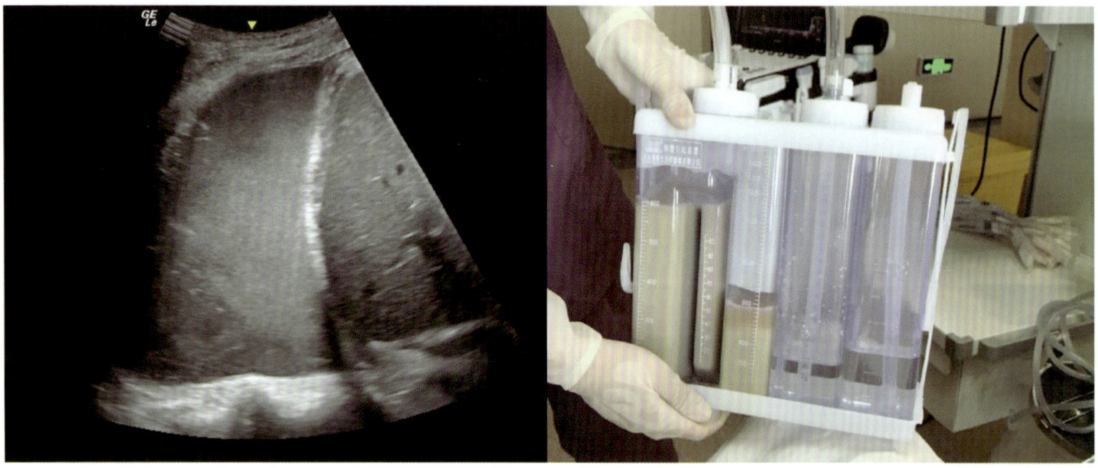

图 4-31 2018 年 7 月 16 日肺部超声

（陈卫挺 张 骅）

第三节 结核性胸膜炎的超声诊断

结核性胸膜炎（pleural tuberculosis）是结核分枝杆菌及其自溶产物、代谢产物进入胸膜腔而引起的胸膜炎症。可发生于任何年龄，是发展中国家最常见的单侧胸腔积液病因，约占渗出性胸膜炎的 30%～80%。

一、病因、发病机制与病理

结核性胸膜炎的发病机制尚不明确，主要有两种观点：①迟发型超敏反应，认为已致敏的机体再次感染结核分枝杆菌或其代谢产物，释放炎性介质引起组织损伤，胸壁毛细血管通透性增加，促进血管中白细胞、蛋白质及液体大量渗入胸腔内；②目前多认为其发病是胸膜在遭受结核分枝杆菌感染后产生针对其抗原成分的变态反应导致胸膜炎，进而引起胸腔积液。

依据临床经过和病理表现，可分为干性胸膜炎、渗出性胸膜炎和结核性脓胸。当结核分枝杆菌感染胸膜后，如炎症反应轻微，不出现浆液性渗出即为干性胸膜炎，多发生在肺尖后部胸膜，其次为胸下部胸膜，症状很少或没有症状，常产生局限性胸膜粘连而自愈；如炎症反应剧烈，可形成大量胸腔积液，称为渗出性胸膜炎，积液有时呈血性、乳糜性或胆固醇性。由于大量纤维蛋白沉着于胸膜，胸腔积液吸收过程中可形成包裹性积液和广泛胸膜增厚。

二、临床表现

主要表现为结核的全身中毒症状和胸腔积液所致的局部症状。结核中毒症状主要表现为发热、畏寒、出汗、乏力、食欲不振、盗汗。局部症状有胸痛、干咳和呼吸困难。胸痛多呈锐痛，随深呼吸或咳嗽而加重。胸腔积液逐渐增多，胸痛可逐渐减轻或消失。积液对胸膜的刺激可引起反射性干咳，体位转动时更为明显。积液量的多少、产生和聚集的速度影响患者的症状。

三、超声表现

（一）胸腔积液

由于干性胸膜炎的渗出物较少，超声扫查不能显示胸腔积液。渗出性胸膜炎时，胸腔出现积液，使胸膜的壁层与脏层分开，超声显示无回声区，这是胸腔积液最基本、最重要的超声征象。两层胸膜分离的范围与宽度视积液量而定。当患者处于站立位或坐位时，膈肌与胸膜间 5 ml 的积液即可被超声探测到。超声下表现分为游离性积液、分隔性积液及包裹性积液。

1. 游离性积液

（1）少量积液：因重力作用常位于胸腔底部，在肺底与膈肌之间呈无回声区，在后侧肋膈角无回声区呈三角形（图 4-32A），其形态和范围可随呼吸而变动，肺底积液从肋缘下扫

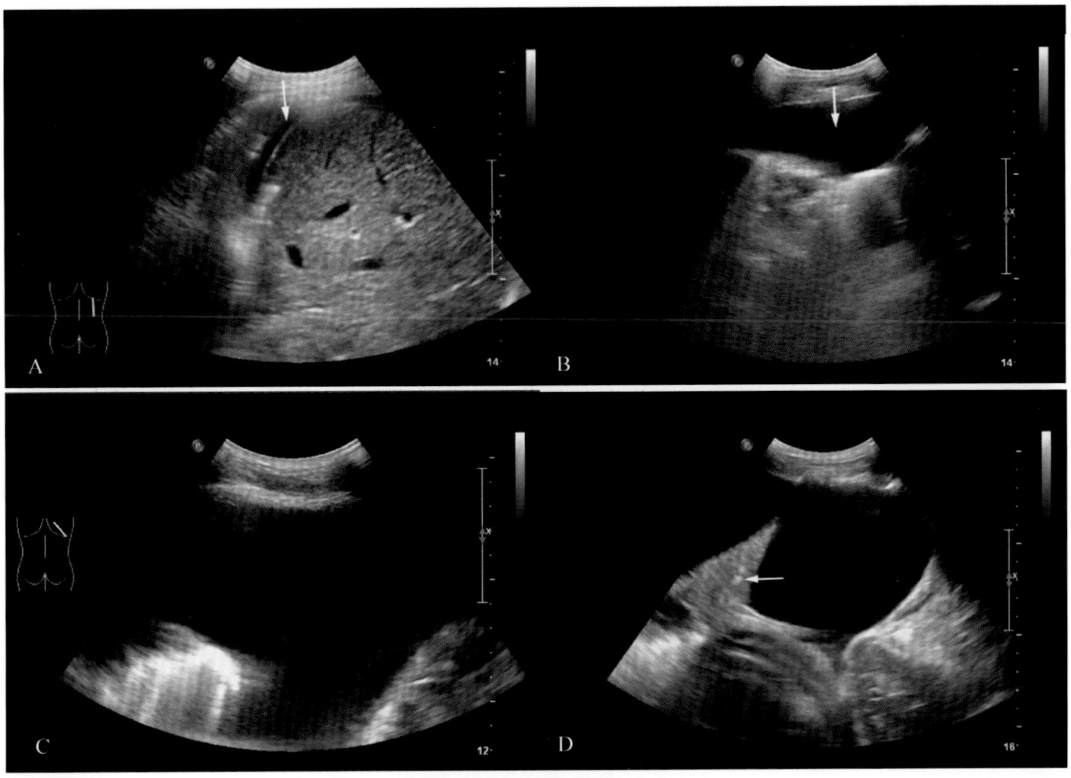

图 4-32 胸腔游离积液

A. 右侧胸腔少量游离积液（箭头）；**B.** 胸腔中等量游离积液（箭头）；**C.** 右侧胸腔大量游离积液；**D.** 胸腔内大片无回声区，部分三角形肺组织膨胀不全，内可见支气管充气征（箭头）

查容易显示，无回声区在肺底与膈之间呈条带状或扁平状。无回声区最宽径为 1.0～3.0 cm 时，临床抽液 30～500 ml，为少量积液。

（2）中等量积液：坐位探测时，由于重力作用呈上窄下宽分布。呼吸及体位变动时，无回声区的形态和范围也随之改变。胸腔无回声区最宽径为 3.0～5.0 cm（图 4-32B）。

（3）大量积液：大部分胸腔呈无回声区（图 4-32 C），内透声好，当纤维蛋白及细胞成分较多时可见密集点状、絮状等回声或高回声漂浮，此时呼吸和体位改变，对积液无回声区范围无影响或变化甚微，心脏向健侧移位。肺组织膨胀不全时呈条状或三角形的均匀等回声，内部有时可见支气管充气征（图 4-32D）。胸腔内无回声区的最宽径＞5.0 cm，胸腔积液上界超过第 6 后肋水平，抽液达 1000 ml 以上。

2. 分隔性积液　胸腔无回声区内见条带状、网状或分枝状高回声飘动，也可分隔成多个大小不等的腔（图 4-33）。

3. 包裹性积液　根据胸膜的受损程度、胸腔积液的范围、发病时间的长短，包裹性积液的声像图常由透声好的无回声逐渐变为透声差、蜂窝状的混合回声。图像特征性表现：无回声区不随体位移动，腔壁增厚，内壁多不光滑。有时无回声区透声差。后期“蜂窝状”混合回声，主要由胸腔渗液和纤维蛋白沉积粘连，以及少量的肉芽组织构成（图 4-34）。CDFI：实性部分内见条状彩色血流信号。

（二）胸膜增厚、胸膜纤维板形成

正常胸膜分为脏层胸膜和壁层胸膜，超声均无法显示。在结核性胸腔积液时，胸膜可增厚。因胸腔内液体的产生和重吸收以壁层胸膜为主，故胸膜增厚以壁层胸膜明显。超声表现为胸腔积液与胸壁之间条状低回声或胸壁回声与肺组织的强回声之间条状低回声，覆盖于肺的强回声表面（图 4-35）。

（三）胸膜结节

结节常位于壁层胸膜，呈低回声或等回声，内部回声常不均匀，有时内可见无回声区及强回声（图 4-36），近胸壁侧基底较宽。只有当结节较大时或有胸腔积液时才能显示。少数结节可经肋间隙穿透胸壁，造成胸壁结核性脓肿。

四、介入性超声

（1）胸腔穿刺抽液不仅是诊断需要，也是治疗的必要手段，胸腔积液的诊断性穿刺抽液是明确胸腔积液性质的首选方法（图 4-37）。目前国内多用 8～12 Fr 的穿刺导管引流，优点是放置方便，损伤小，避免反复穿刺，可以持续引流至积液彻底消失。

（2）结核性脓胸时需放置引流管，为了避免形成长期不愈的窦道，应选择正常皮肤处斜行进针通过胸壁，引流管常放在脓肿的中上部或顶部，在脓肿距离胸膜最近的点进入，如此可将气胸形成的概率降至最低。另外，进针路径选择通过均匀一致的区域，避免通过含气区域，可降低发生支气管胸膜瘘的风险。置管成功后可用生理盐水或 2% 碳酸氢钠冲洗脓腔。

（3）如发现胸膜增厚可行超声引导下胸膜活检。

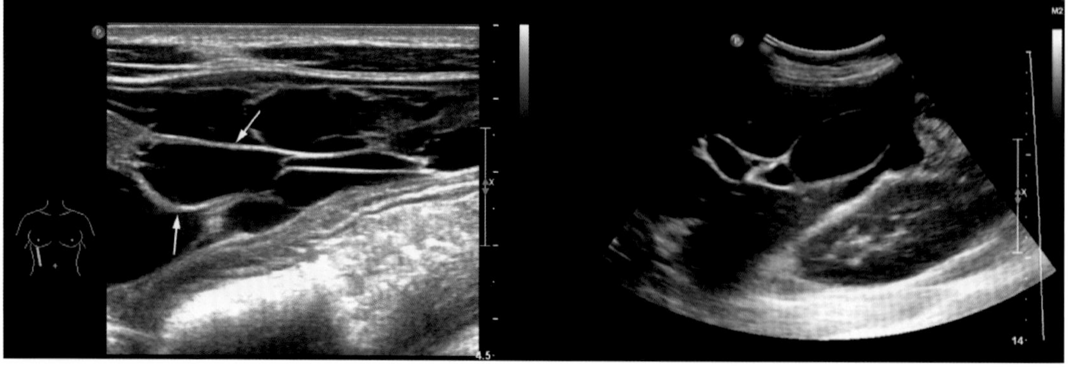

图 4-33　分隔性积液

胸腔内大片无回声区内见多条带状高回声，分隔成多个大小不等的腔

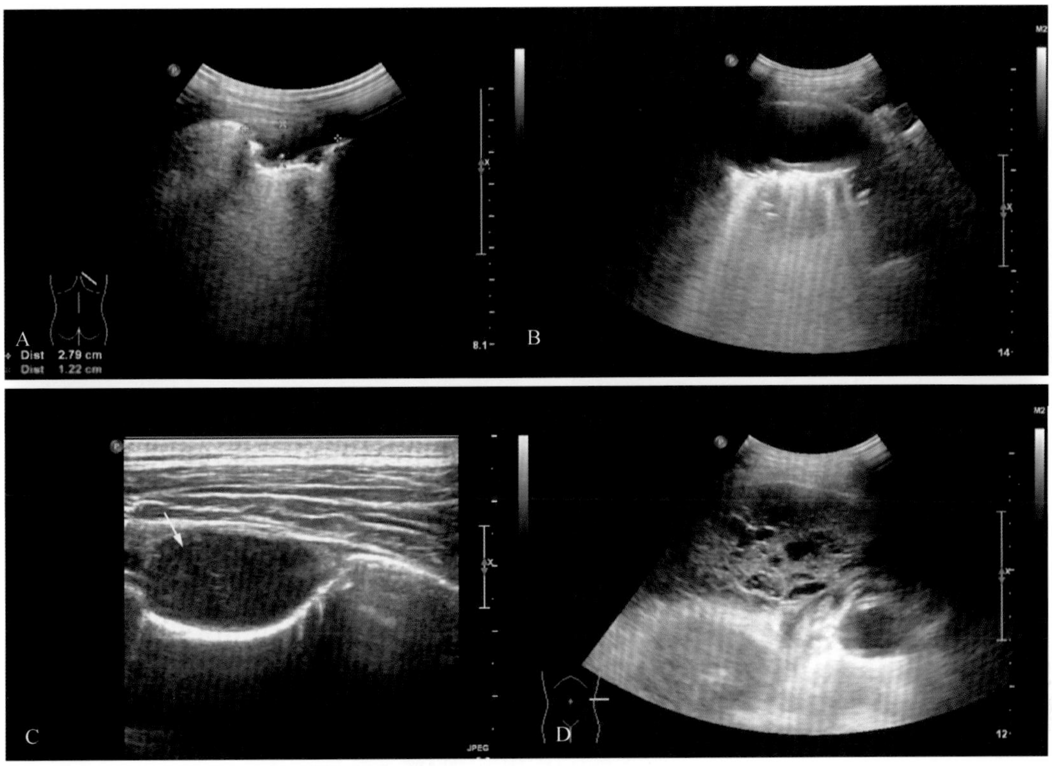

图 4-34 无回声型包裹性积液

A. 右侧胸腔内见卵圆形无回声区；**B.** 胸腔内见厚壁无回声区；**C.** 胸腔内见椭圆形无回声区（箭头），内透声差，可见点状等回声；**D.** 胸腔内见“蜂窝状”混合回声病灶

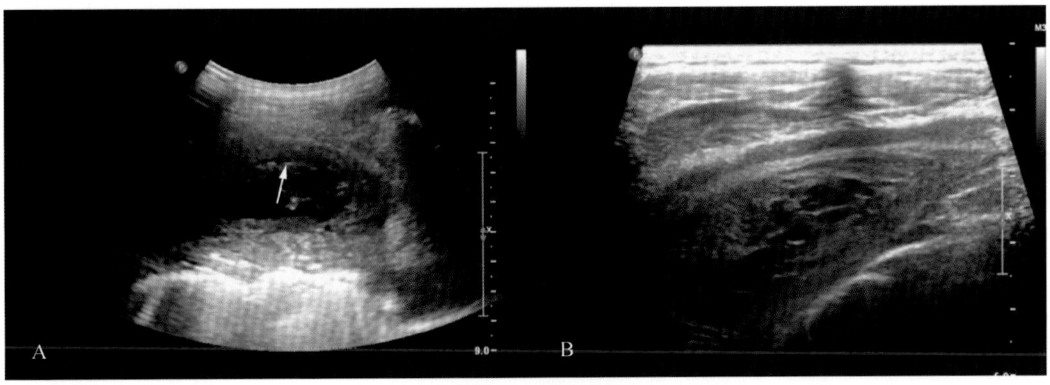

图 4-35 胸膜增厚

A. 壁层胸膜增厚（箭头）伴胸腔积液；**B.** 结核性胸膜炎，可见增厚的胸膜纤维板

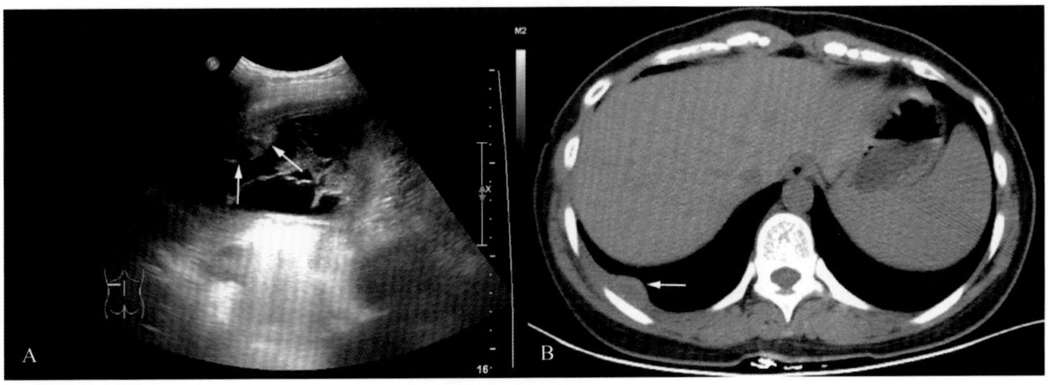

图 4-36 胸膜结节

A. 壁层胸膜上见低回声结节，内回声不均，向胸腔内突起（箭头）；**B.** CT 平扫右侧后胸壁可见半圆形软组织密度影，以宽基底与胸膜相连（箭头）

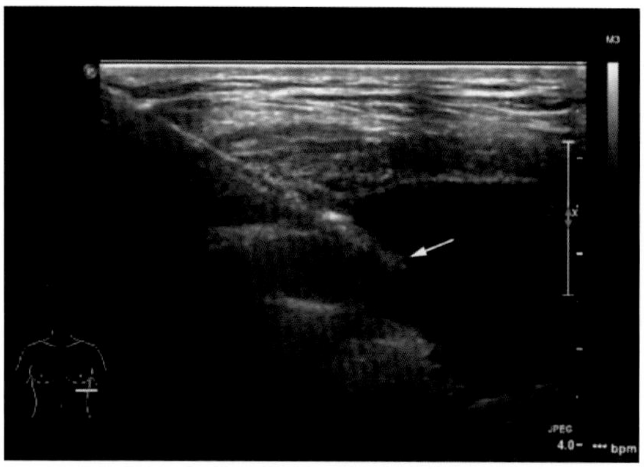

图 4-37 超声引导下结核性胸腔积液穿刺抽液

超声引导下对少量胸腔积液进行穿刺抽液（箭头示穿刺针针尖）

五、鉴别诊断

1. 癌性胸腔积液　癌性胸腔积液的早期有时难与结核性胸腔积液相鉴别，胸腔积液中蛋白的测定以及有无肿瘤细胞，有助于两者的鉴别。结核性胸腔积液内部出现不同程度的纤维带飘动，较易出现分隔，纤维带出现率与病程成正比，胸膜呈规则增厚。而癌性胸腔积液也可出现粗大不易飘动的条样高回声，但很少出现分隔。

2. 胸膜间皮瘤　分为局限性和弥漫性胸膜间皮瘤，仅凭声像图改变，很难与结核性胸膜炎的胸膜结节相鉴别，明确诊断仍需穿刺活检病理学检查。

3. 心包积液　大量心包积液与左侧胸腔积液有时难以鉴别。心包积液的整个外形与心脏形态一致。

病例 1

结核性胸膜炎

【病史摘要】

患者，男，52 岁。

主诉：因“潮热、乏力、盗汗 1 月余”入院。

现病史：患者 1 月余前劳累后出现全身潮热，明显乏力伴轻度盗汗，至当地医院查胸部 CT：右肺下叶基底段外侧胸膜增厚出现包块，局部胸膜钙化，增强后可见周边强化，后至省医院行胸腔定位穿刺出脓液，培养未见细菌、真菌，考虑“结核”，遂入我院。

查体：T 37.0℃，P 84 次/分，R 18 次/分，BP 115/82 mmHg，神清。浅表淋巴结无肿大。双肺呼吸音清，未闻及啰音。腹平软，无压痛、反跳痛，肝脾肋下未及。

【诊疗过程】

入院后二维超声：右侧胸腔低回声，内回声不均匀，可见小片状偏强回声，低回声内可见条状彩色血流信号。超声造影：右侧后胸壁低回声区内造影剂快速填充，内部可见不规则无增强区。后行超声引导下右侧胸腔高增强区穿刺活检，对无增强区进行抽液送结核实验室（图 4-38）。

病理：（胸膜组织）纤维组织边缘见慢性肉芽肿性炎症即干酪样坏死，符合结核。穿刺液 Gene X-pert 检测结核分枝杆菌，对利福平敏感。

【讨论】

结核性胸膜炎是结核分枝杆菌及其自溶产物、代谢产物进入胸膜腔而引起的胸膜炎症。结核性胸膜炎属肺外结核病，是儿童和青年人最常见的胸膜炎，也是发展中国家最常见的胸腔积液病因。

胸膜结节多见于胸膜结核、胸膜间皮瘤及胸膜转移癌。当患者常规超声检查发现胸膜结节，伴少量胸腔积液或无胸腔积液时，仅从声像图表现难以与胸膜肿瘤相鉴别。结核性胸膜结节常位于壁层胸膜，可见单个、多个圆形或扁平形结节状突起，近胸壁侧基底较宽。结节常呈低回声或等回声。彩色多普勒血流信号及超声造影表现：结节内常有彩色血流信号及增强，结节发生干酪样坏死时常表现为不均匀增强。少数结节可经肋间隙穿透胸壁，造成胸壁结核性脓肿。

组织学或微生物检查一直是胸膜结节的诊断标准。超声引导下经皮穿刺自动活检术操作简便，实时直观，可重复性高。然而常规超声检查易受肺气干扰及呼吸运动限制，且对低速

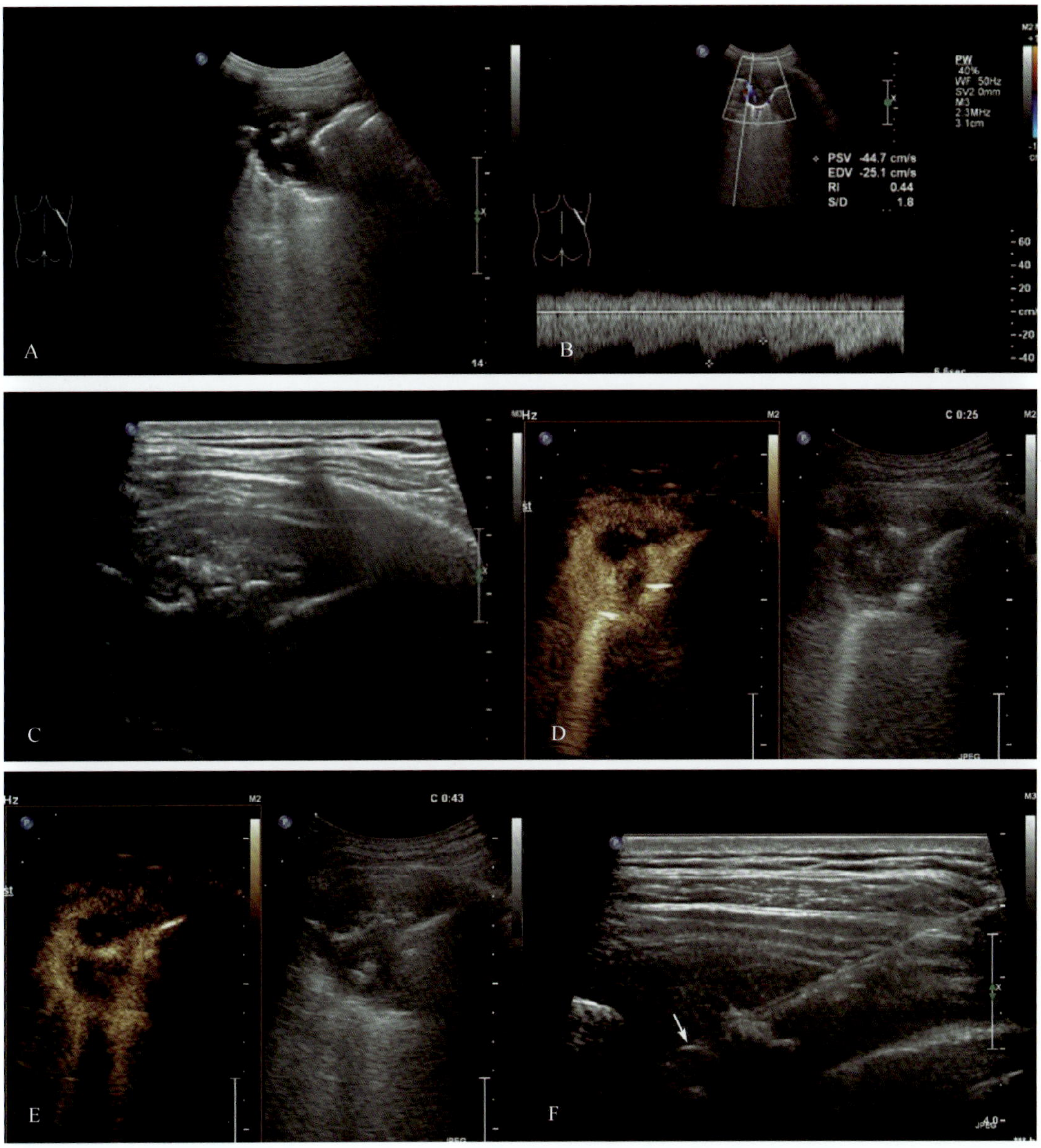

图 4-38 超声引导下穿刺活检

A. 右侧胸腔低回声，内回声不均匀，可见条状强回声；**B.** 低回声内见条状彩色血流信号，测及动脉频谱；**C.** 高频探头探查胸腔低回声；**D、E.** 超声造影：21 s 及 43 s 时右侧胸腔低回声呈不均匀增强；**F.** 对右侧胸腔低回声进行超声引导下穿刺活检

血流信号不敏感，尤其是结核性胸膜结节易发生干酪样坏死，超声表现类似实性组织，故选择穿刺目标往往相对盲目和随意，常导致结节穿刺取材不理想而未能明确诊断。超声造影引导下经皮穿刺胸膜结节可提高穿刺成功率。Gene X-pert 技术是一项基于实时聚合酶链反应（PCR）检测的快速全自动的核酸扩增技术，是结核病和利福平耐药结核病的快速分子生物学诊断。与病理不同的是，Gene X-pert 的送检标本要求以脓液最佳，在呼吸系统多选用痰液做标本，但常有假阴性或在少痰型肺结核中取材受限的情况。在肺结核病灶的穿刺中，对坏死区进行取材，送结核实验室检查是病理诊断的有利补充，这是与其他疾病不同之处。因此，超声造影引导下，对肺结核瘤内脓液进行抽吸，作为标本可明显提升诊断率。

超声引导下胸膜结节经皮穿刺术也有一定的局限性，对于 1 cm 以下的病灶及呼吸幅度较大的老人，穿刺难度较大，术中易并发气胸。根据经验提高结核性胸膜结节穿刺成功率应注意以下几点：①对于病灶较小的结节，尽量选择小的进针角度以保证穿刺和取材的成功，并控制深度防止穿破脏层胸膜而损伤肺组织引起血气胸。②穿刺前嘱患者不要深呼吸，尽量放松或处于屏气状态下操作可减少并发症的发生。③对超声造影提示环状增强型，而环壁较薄者，可尝试对无增强区行针吸细胞学检查。

（杨高怡）

第四节 胸膜粘连、增厚的超声诊断

一、正常胸膜的超声表现

胸膜是一层菲薄半透明的膜样结构。覆盖在胸壁内面及肺和纵隔的表面，其中覆盖于肺及膈表面的胸膜称为脏层胸膜，而被覆胸膜和纵隔脏器的一层称为壁层胸膜，此两层胸膜在肺门处相延续围成一个潜在的腔称为胸膜腔。

日常超声检查中，含气肺表面形成的全反射强回声线被认为是脏层胸膜。壁层胸膜外侧的低回声带对应于胸膜外脂肪层，其厚度有着个体差异，受体型、身高等影响。采用高分辨率探头，壁层胸膜实际上可以显示分为两层。看起来很厚的脏层胸膜实际上是含气肺表面强反射形成的伪像（图 4-39），胸膜的真正厚度由于声学界面而被放大。

关于胸膜的相关内容详见有关章节。

二、胸膜粘连、增厚

胸膜粘连（pleural adhesions）指两层胸膜粘连一起。多由肺结核、胸膜炎以及胸部损伤后而引发。因为这类患者的胸膜腔内往往有渗出的积液，一旦积液中的纤维蛋白沉着在胸膜上，便可导致胸膜增厚，以致粘连。病因及常见疾病：胸腔内积血（血胸）、胸腔内积脓（脓胸）、腔内乳糜液积聚（乳糜胸）、吸虫病、矽肺晚期、胸腔内高胆固醇液体积聚、其他原因（恶性胸腔积液，自发性气胸，特殊治疗复发性非恶性胸腔积液患者，向胸腔内注入胸膜粘连剂，如多西环素（强力霉素）溶液或滑石粉等，导致两层胸膜相互粘连，消除了液体和气体积聚的空间）。

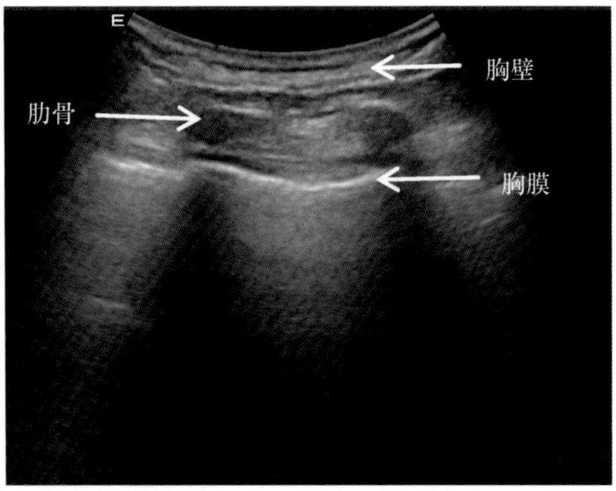

图 4-39 超声下胸膜显像

胸膜增厚（pleural thickening）指在胸膜病变基础上，纤维蛋白沉着和肉芽组织增生而致纤维化，使胸膜厚度增加的现象，是渗出性胸膜炎或胸膜积液的结果。胸膜增厚可为局限性或广泛性，广泛的脏层胸膜增厚影响肺的呼吸功能，广泛的壁层胸膜增厚可使肋间隙变狭，胸廓缩小。多数胸膜增厚不需要治疗，胸膜粘连症状严重者，则应手术治疗。胸膜增厚有的可达 2 cm 以上，由纤维结缔组织组成，呈灰白色，表面为肉芽组织，脓腔内有大量坏死组织及积脓并有分隔。胸膜炎有两种，一种为干性胸膜炎（无胸腔积液），另一种为渗出性胸膜炎（有胸腔积液）。产生胸膜肥厚主要是由于渗出性胸膜炎所致。由于胸液没及时被发现和进行抽液治疗，胸液在胸膜腔内停留时间长了，胸液刺激胸膜加上胸液中有纤维蛋白附在胸壁上致使胸膜增生增厚。病因及常见疾病：气胸、弥漫型间皮瘤、小儿结核性胸膜炎、结核性胸膜炎（图 4-40 和图 4-41）、慢性化脓性胸膜炎、弥漫性恶性间皮瘤。

三、胸膜纤维化

当炎症消散后，胸膜可发生纤维化。尽管肺偶可被一层厚纤维层包裹，限制胸壁运动，使纵隔移向病变侧，但即使在长期或严重的（胸膜）炎症情况下，当痊愈后，仅残留少量

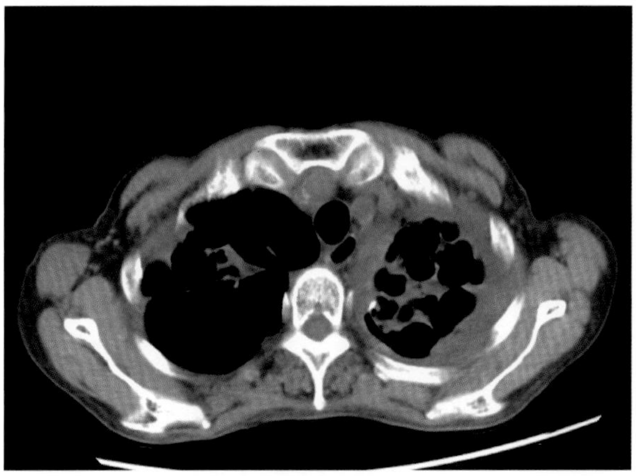

图 4-40 患者，女，70岁；因“发热伴胸闷、气短15天”入院。胸部CT示①两肺肺气肿、肺大疱；②右肺上叶及左肺炎症、双肺间质性改变；③双侧胸膜增厚，左侧胸腔积液。最终确诊为肺结核

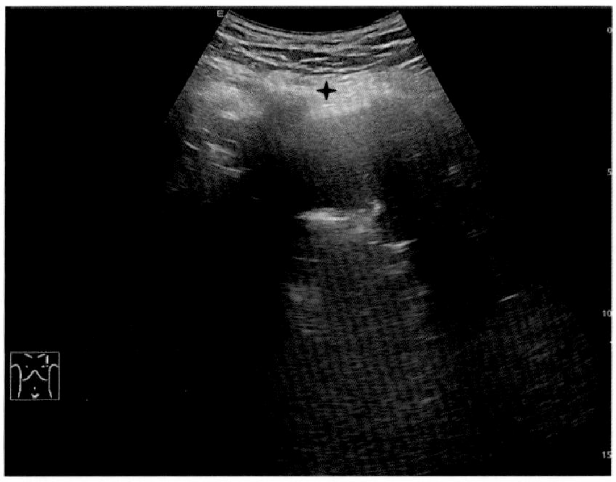

图 4-41 患者，女，42岁，肺结核患者经手术治疗后胸膜出现粘连、增厚（黑色星形部位）

的瘢痕组织。接触石棉20余年后，常出现局限性蚀斑样胸膜纤维化，通常累及膈胸膜。

四、胸膜钙化

胸膜腔内有机化的血块或干酪坏死物质等存在时可有钙盐沉着，形成胸膜钙化。胸膜钙化多见于结核性胸膜炎、化脓性胸膜炎及损伤性血胸后。某些尘肺，如滑石肺及石棉肺也可有胸膜钙化，常呈双侧性。胸膜钙化常与胸膜增厚和粘连同时存在。

影像学表现：

（1）胸膜钙化可为点状、线状、条状、片状，或为多数钙化斑聚集成的斑块状，密度甚高，在CT片中其CT值通常为100 Hu以上。在大片增厚的胸膜影中的钙盐沉着多在近脏层胸膜处，且成条状分布。如在侧胸壁处的胸膜增厚并有钙化，则在正位X线胸片中可见钙化阴影与胸壁之间有一层软组织影（即增厚的胸膜影）。

（2）有的胸膜钙化成套壳样包在脏层胸膜的外面，与骨性胸廓间有一定的距离。

（3）在胸壁包裹积液中的钙化多为斑点状且聚集成圆形或卵圆形，用不同的体位检查可显示钙化在胸膜面而不在肺野内。

（4）尘肺中的胸膜钙化常呈条状或斑片状，双侧性分布多见。横膈胸膜钙化为其特征。

几乎接近70%的胸膜表面能够被超声显示，特别是从肋胸壁至膈胸壁区域。但胸膜间皮瘤、胸膜癌瘤和胸膜纤维化的声像图鉴别起来比较困难，需结合胸部CT等其他影像学技术来诊断。

（张 骅 盛艳 伍楚蓉）

第五节 常见胸膜肿瘤的超声诊断

侵犯胸膜的肿瘤都可以叫作胸膜肿瘤。分原发性和转移性，多数是转移性肿瘤。

一、良性胸膜肿瘤

如胸膜结核瘤，超声表现为壁层胸膜上的类圆形结节，不均匀低回声，周边及内部探及点状彩色血流信号，超声造影多为不均匀环状增强，内为大片无增强区。

二、恶性胸膜间皮瘤

胸膜间皮瘤的声像图表现几乎和CT一样清晰，且特异性可能高于CT。

三、胸膜转移瘤

胸膜转移瘤为结节样低回声，类似息肉，根据原发肿瘤的病史可以得出诊断。超声造影（CEUS）常提示胸膜结节明显强化，呈高增强。

病例 1

胸膜结核瘤

【病史摘要】

患者，48 岁，女，工人。

主诉：外院考虑肺结核。

现病史：因右胸痛检查发现胸腔少量积液，后出现发热、胸腔积液明显增多。胸液 ADA：48 U/L，血结核感染 T 细胞（+），疑似结核性胸膜炎。欲予治疗，家属希望进一步明确。

住院检查：一般情况好，无药物过敏史。

【诊疗过程】

入院后辅助检查：

（1）CT（图 4-42）：双侧胸廓对称，未见明显异常。气管居中，气管-支气管通畅。右肺上叶毛玻璃结节，直径约 10 mm，内密度不均。右肺中下叶见结节、条索影，右侧胸膜结节伴胸腔积液。左肺舌段少许斑片影，双侧肺门结构清楚。纵隔内各组淋巴结未见异常肿大。结论：① 右肺上叶毛玻璃结节，恶性待排，建议进一步检查。② 右肺及左肺舌段结节、条索影，右侧胸膜结节伴胸腔积液：结核可能。

（2）超声造影：超声所见（图 4-43）为右侧胸腔见低回声结节，大小 23 mm×21 mm，边界可辨，形态欠规则，内部回声欠均匀，内部可见少许彩色血流信号。注入超声造影剂，可见病灶于 10 s 开始增强，晚于周围正常肺组织（>3 s），达峰时呈不均匀高增强，内见不规则无增强区，消退早于周围肺组织（视频 4-17）。

超声诊断：右侧胸膜实性占位，倾向良性，结核可能。

视频 4-17 右侧胸膜瘤超声造影

（3）彩超引导下经皮肺穿刺活检术：彩超引导下行右侧胸腔肿块穿刺活检术（图 4-44 及视频 4-18），术中过程顺利，术后穿刺区域未见明显无回声区。

视频 4-18 超声引导下实时穿刺活检

（4）病理

（右胸膜）纤维组织增生伴淋巴细胞浸润，另见少量坏死组织。

结核分枝杆菌检测方法：PCR 法检测结果为 RV0577 基因检测为阳性、IS6110 基因检测为阳性、16srRNA 基因检测为阳性。以上提示送检标本中检测到结核分枝杆菌片段。

（5）治疗方法：抗结核治疗：吡嗪酰胺片口服、利福平静脉滴注、硫酸阿米卡星氯化钠注射液（米英杰）滴注。治疗后回当地复查胸部 CT 示右下胸膜结节较前明显缩小，右上肺毛玻璃结节与前相仿。

【讨论】

胸膜结核瘤 X 线表现为自胸壁向肺野突出的局限性软组织肿块影，边缘光整，与胸壁交角均为钝角。

超声表现为于壁层胸膜上的类圆形结节，不均匀低回声，周边及内部探及点状彩色血流信号，超声造影多为不均匀环状增强，内为大片无增强区。

超声所见与 CT 影像表现有很高的一致性，超声造影能在穿刺活检时引导避开大血管及坏死区，有效取材。

【附图】

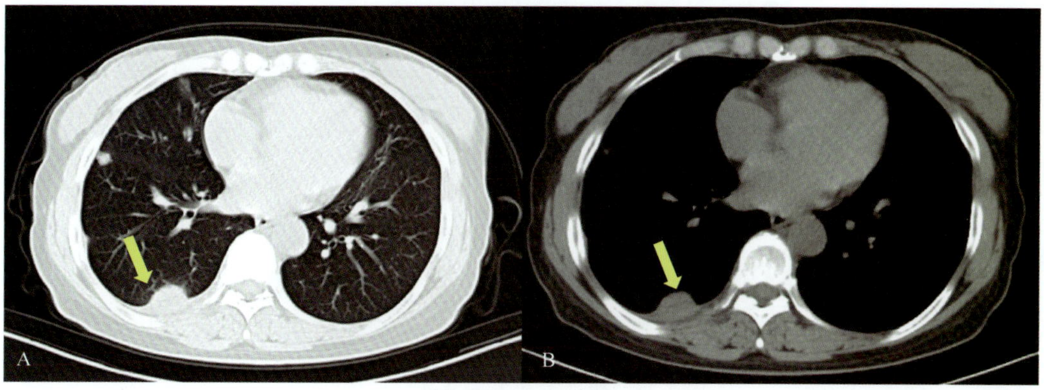

图 4-42 CT 表现

A. 肺窗；B. 纵隔窗

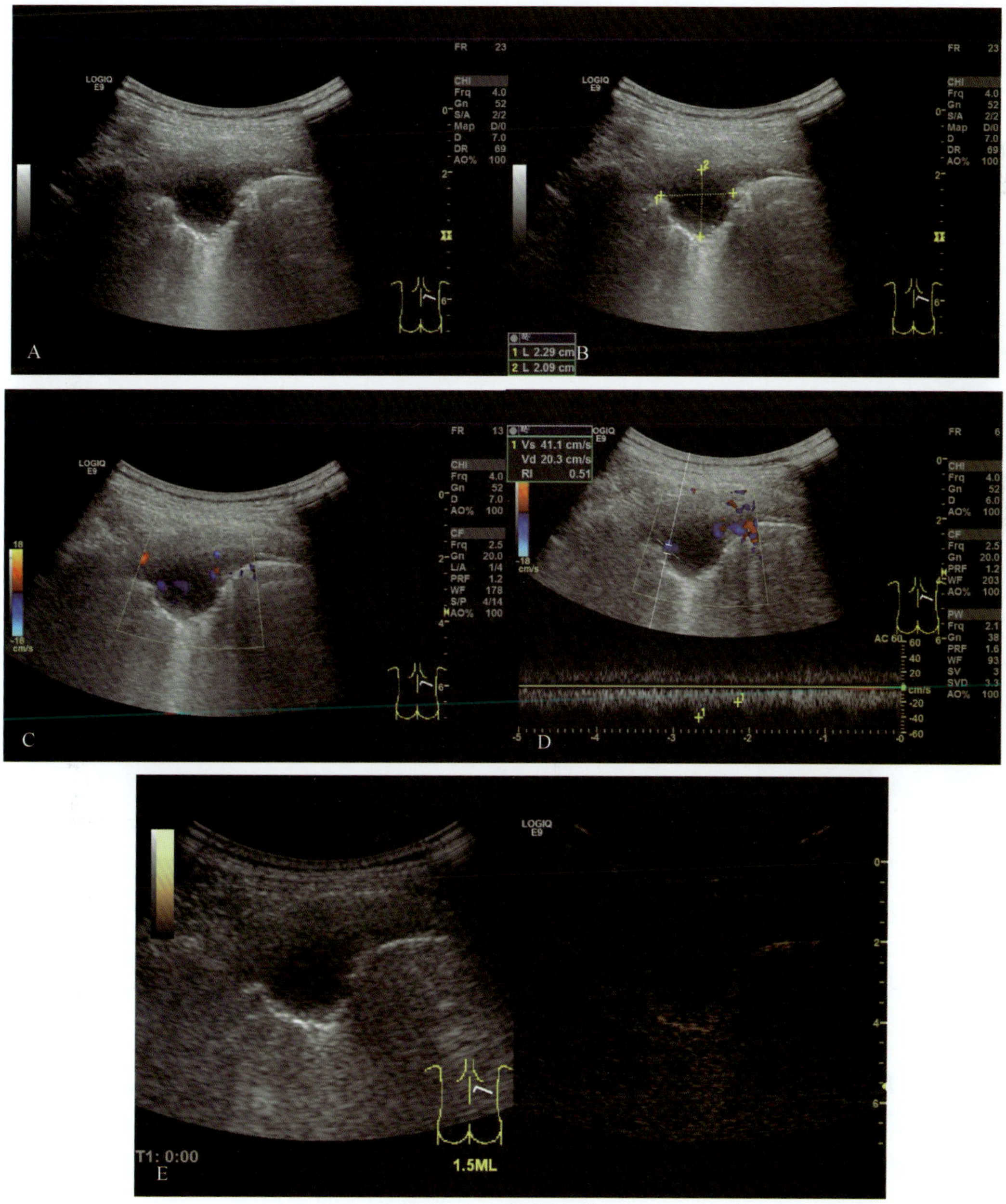

图 4-43 超声造影

注入超声造影剂，可见病灶于 10 s 开始增强，晚于周围正常肺组织（>3 s），达峰时呈不均匀高增强，内见不规则无增强区

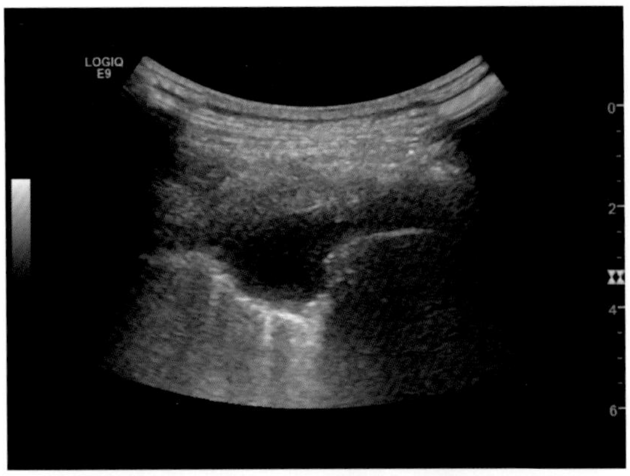

图 4-44 超声引导下实时穿刺活检

（王　茵）

病例 2

恶性胸膜间皮瘤

【病史摘要】

患者，男，62 岁。

主诉：咳嗽、气急 1 个月。

现病史：患者 1 个月前无诱因出现咳嗽、气急，于 2016 年 2 月 26 日在当地医院住院治疗，诊断“胸腔积液”，予放胸液处理，胸液病理：找到低分化癌细胞（免疫组化报告暂未返回）。今为进一步治疗来我院，门诊拟“①胸腔积液（恶性）；②直肠癌术后”收入院。

查体：神清，浅表淋巴结未及肿大。右肺呼吸音低，左肺呼吸音清，双下肺未及啰音。律齐，无杂音。腹软，无压痛、反跳痛，肝脾肋下未及。双下肢无水肿。

既往史：患者 2000 年在当地医院行“直肠癌手术”（具体病理报告不详）。2002 年患者曾在浙江省某医院复查 CT 提示病情稳定，后未再定期复查 CT 监测病情变化。

辅助检查：胸部 CT 示右侧胸膜不规则增厚伴强化，首先考虑恶性肿瘤，转移瘤可能性大，右侧胸腔大量积液。

【诊疗过程】

入院辅助检查：尿蛋白±，白细胞 1/μl，红细胞 5/μl；活化部分凝血活酶时间 36.4 s，D-二聚体 19.7 mg/L；高敏 C 反应蛋白 27.80 mg/L，白细胞 7.03×10^9/L，血红蛋白 136 g/L，红细胞 4.6×10^{12}/L，血小板 182×10^9/L；细胞角蛋白 19 片段 5.91 ng/ml，25-羟基维生素 D 10 ng/ml；乙肝表面抗原定量阳性 >250.00 IU/ml，乙肝 e 抗体定量阳性 0.02 s/co，乙肝核心抗体定量阳性 11.53 s/co；总胆红素 11.1 μmol/L，白蛋白 24.3 g/L，白/球蛋白比例 0.97，总胆固醇 2.79 mmol/L，载脂蛋白 E 77.4 mg/L，前白蛋白 105 mg/L，胆碱酯酶 2838 U/L；痰培养阴性；本院胸部 CT（图 4-45）：右侧胸膜不规则增厚伴强化，首先考虑恶性肿瘤，转移瘤可能性大，右侧胸腔大量积液。

患者胸闷、气急明显，予胸腔穿刺引流后气急稍缓解，因考虑为恶性胸腔积液，予顺铂注射液 30 mg 胸腔内化疗。因当地医院病理标本量少，未能完成免疫组化检测，故拟行超声引导下胸膜肿块穿刺活检。穿刺前通过超声造影评估结节的血供情况，在实时超声引导下对胸膜结节进行穿刺活检，术后即刻见穿刺点活动性出血，超声造影清晰显示穿刺处活动性出血血管，遂压迫止血 5 min 后出血停止。术后胸膜穿刺病理：胸膜低分化恶性肿瘤，考虑恶性间皮瘤（图 4-46）。

诊断：①直肠癌术后；②恶性胸腔积液；③恶性胸膜间皮瘤。

予化疗（培美曲塞+顺铂注射液），过程顺利。

【附图】

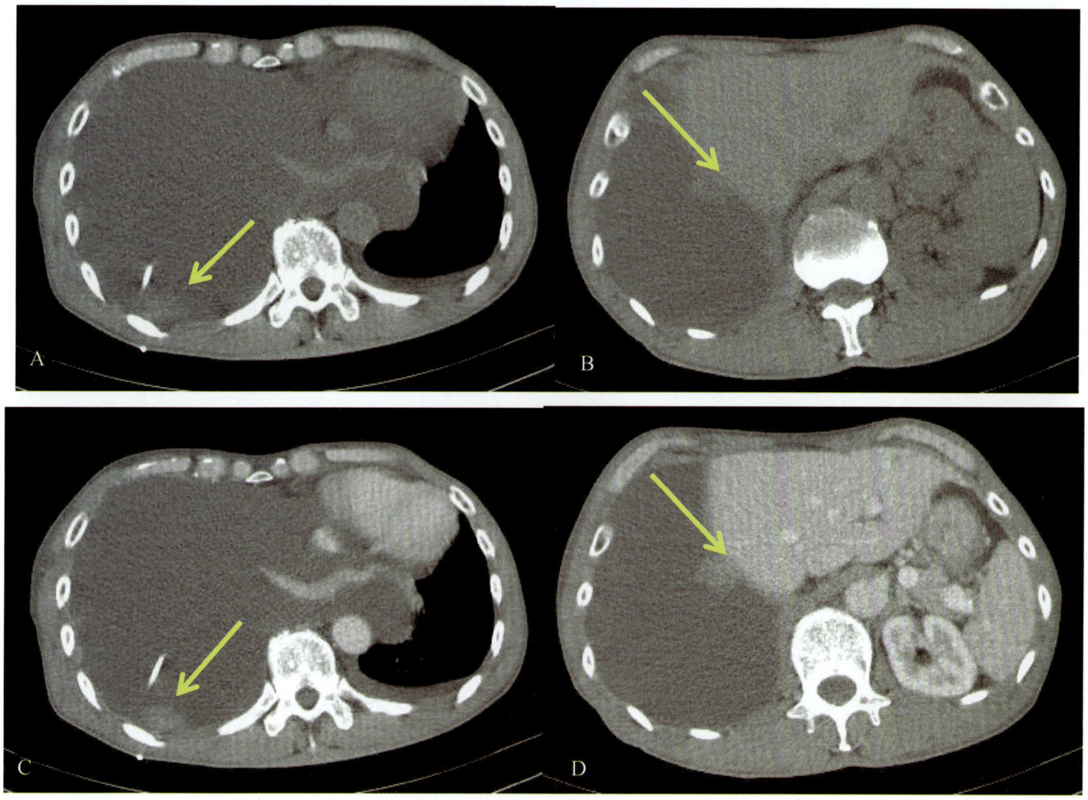

图 4-45 胸部 CT 平扫及增强扫描

A、B. 胸部 CT 平扫：右侧胸腔大量积液；右侧胸膜及右侧膈顶部胸膜不规则增厚，结节样改变；**C、D.** 增强 CT：右侧胸膜及右侧膈顶部胸膜结节轻度强化

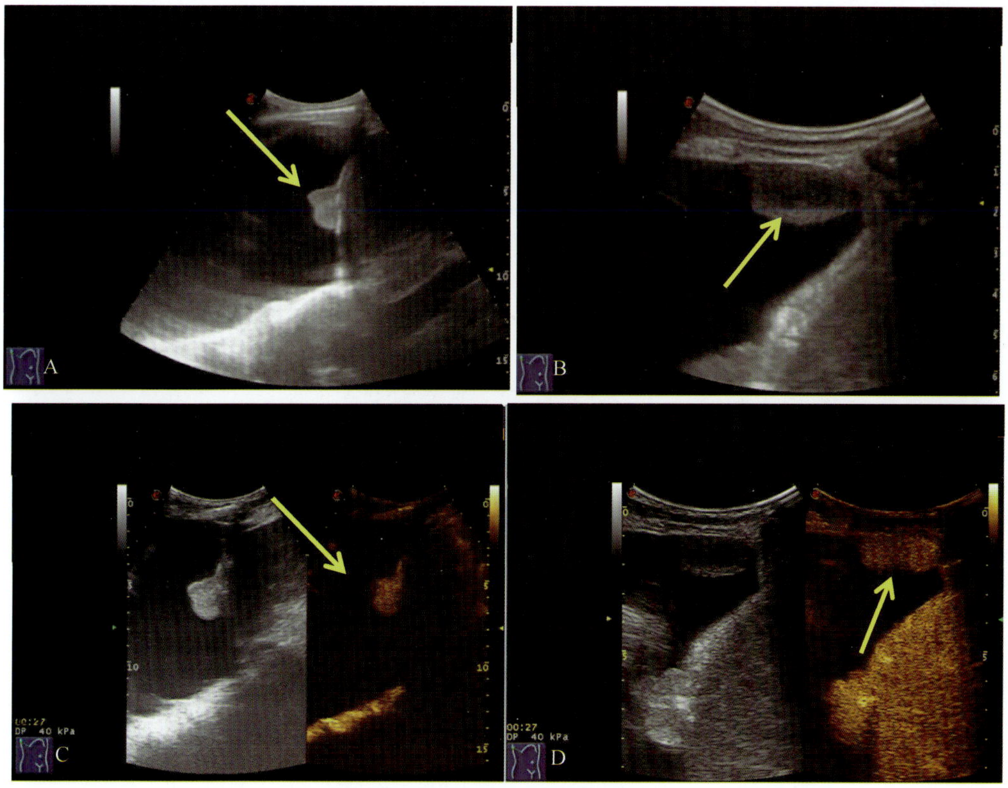

图 4-46 实时超声引导下穿刺活检

A 和 B. 常规超声：右侧胸腔大量积液，清晰显示右侧膈顶部及右侧胸膜结节；**C 和 D.** 超声造影（CEUS）显示结节整体呈高增强

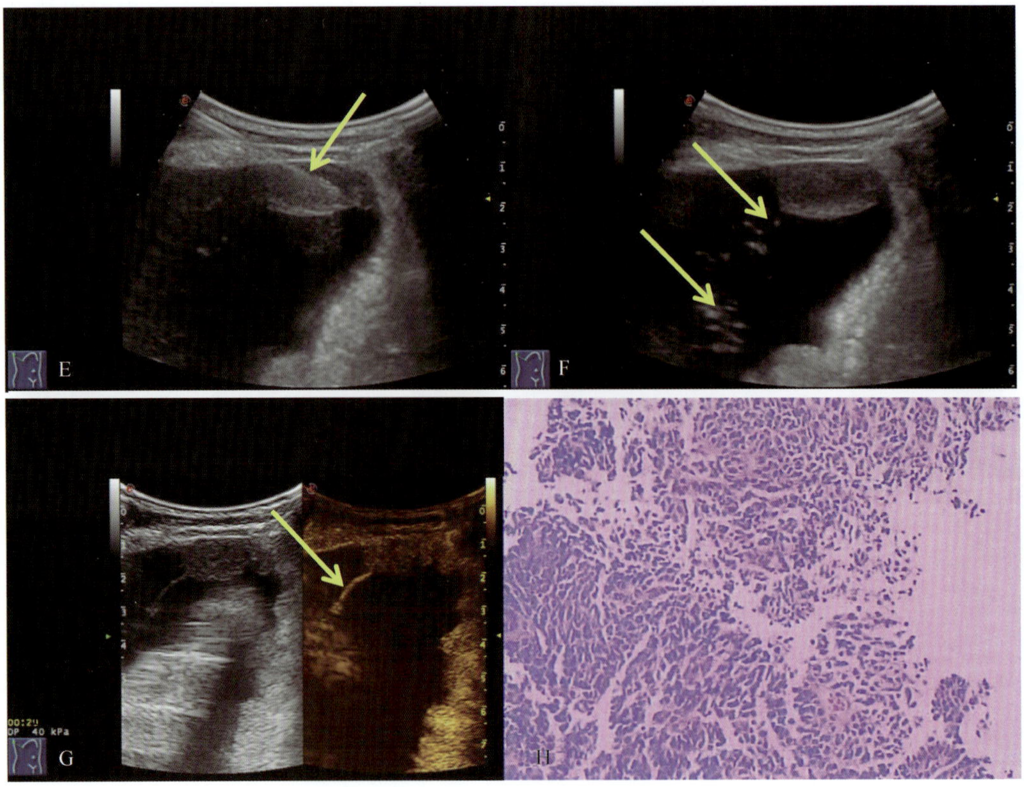

图 4-46（续）

E. 实时超声引导下右侧胸膜结节穿刺活检（箭头为活检针）；F. 穿刺术后即刻可见少量活动性出血；G. 穿刺术后即刻 CEUS 检查，可清晰显示结节穿刺处造影剂外溢（箭头所示）；H. 穿刺活检的组织病理学考虑为胸膜恶性间皮瘤

病例 3

左肺腺癌伴胸膜侵犯

【病史摘要】

患者，女，67 岁。

主诉：胸痛 1 周，发现左肺肿物 11 天。

现病史：患者 2018 年 7 月 19 日因“左侧胸痛 1 周”在当地医院就诊，胸部 CT 提示左下肺占位灶可能性大，感染不排除。右上肺纤维增殖灶可能性大，右肺尖肺大疱。今以“左肺肿物：肺癌?”收入我院。

查体：T 37℃，HR 86 次/分，R 20 次/分，BP 112/68 mmHg，神清，ECOG1 分，全身浅表淋巴结未及肿大。两肺呼吸音粗，无啰音。律齐，无杂音。腹软，无压痛、反跳痛，肝脾肋下未及。双下肢无水肿。

既往史：糖尿病病史 5 年余。

辅助检查：2018 年 7 月 19 日于当地医院胸部 CT 平扫：左下肺占位灶可能性大，感染不排除。右上肺纤维增殖灶可能性大，右肺尖肺大疱。

实验室检查：血常规正常，SCC3.3 ng/ml，CEA12.16 ng/ml。

初步诊断：①左肺肿物：肺癌？②2 型糖尿病。

【诊疗过程】

患者入院后复查胸部增强 CT（图 4-47）：①左肺下叶占位，伴邻近胸膜增厚，考虑肺癌。②右肺上叶后段斑片密实影，建议随访；右肺上叶支气管扩张伴感染，请结合临床。③右肺尖肺大疱。④左侧胸腔少量积液。PET-CT

(图 4-48)：①左肺下叶占位，葡萄糖代谢增高，考虑恶性肿瘤可能性大；②右肺上叶支气管扩张伴慢性炎症、纤维化；右肺上叶肺大疱；右肺上叶胸膜下密实影，葡萄糖代谢轻度增高，目前考虑炎性病变可能性大，建议密切随访；右肺下叶微小结节；两肺散在纤维条索灶；部分主动脉钙化。为进一步明确诊断，行超声引导下左肺肿块穿刺活检，术后病理：肺部中分化腺癌（原发性）（图 4-49）。患者拒绝治疗坚持出院。

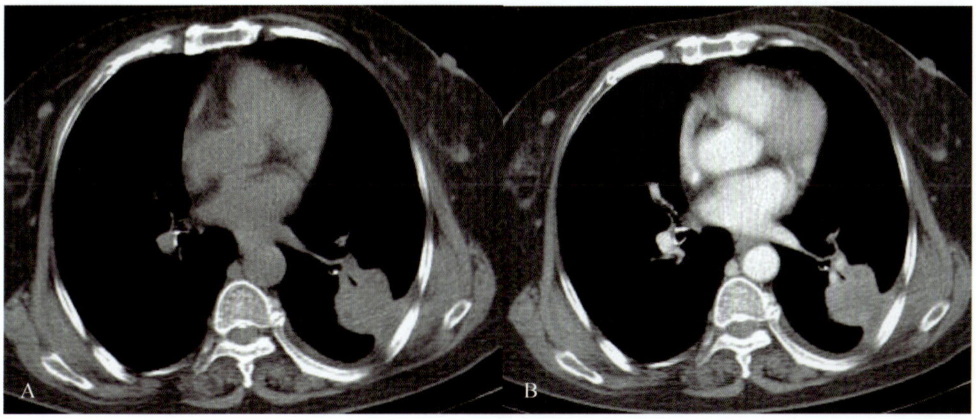

图 4-47 胸部增强 CT

A. CT 平扫见左肺下叶团块状软组织密度影，邻近胸膜受侵；**B.** CECT 肿块内可见强化

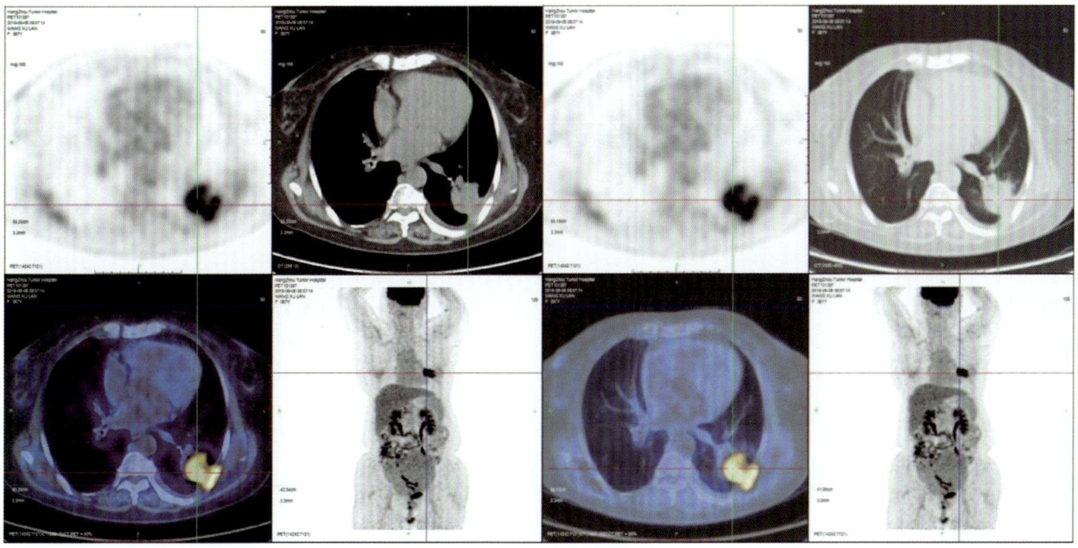

图 4-48 PET-CT 显示左肺下叶软组织肿块影，边缘分叶不整，放射性分布浓聚，SUVmax8.9，邻近胸膜增厚被牵拉

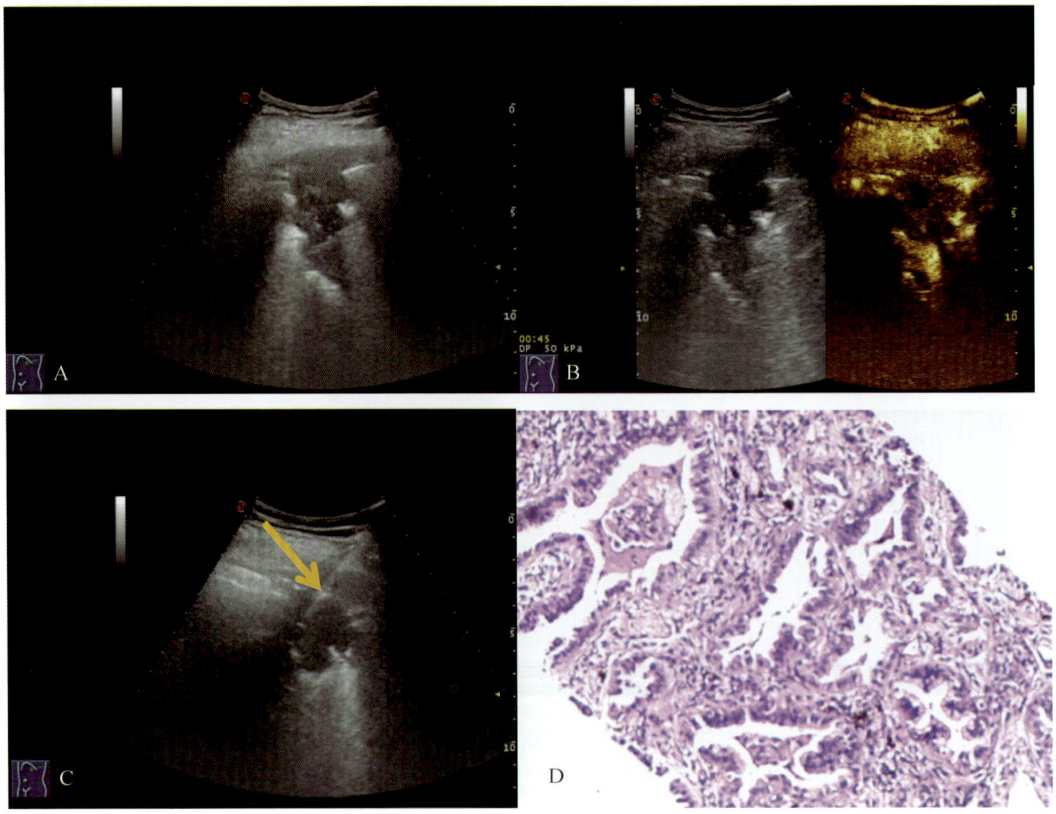

图 4-49 超声引导下左肺肿块穿刺活检

A. 常规超声观察左肺下叶不规则肿块，侵犯胸膜，胸膜增厚；**B.** CEUS 下肿块呈不均匀低增强；**C.** 实时超声引导下穿刺活检（箭头为穿刺针）；**D.** 穿刺活检的组织病理学考虑为左肺中分化腺癌

病例 4

右乳腺癌术后合并胸腔、胸壁转移

【病史摘要】

患者，女，51 岁。

主诉：乳腺癌术后 10 年余，右胸背部转移 11 月余。

现病史：患者 10 余年前因右侧乳腺癌行右乳腺癌改良根治术，术后予 CE-T 方案化疗 8 周期，局部放疗 30 F，口服三苯氧胺内分泌治疗 5 年。近 2 年前 PET-CT 提示胸腔转移，于 2012 年 1 月 16 日至 5 月 2 日予 GX 方案：注射用盐酸吉西他滨（健择）2.0 g 第 1 日、第 8 日＋希罗达 4 片每日 2 次，第 1～14 日化疗 6 周期后复查胸部 CT 提示病情好转，继续予希罗达口服维持治疗 3 周期。11 月余前患者无意中发现右侧胸背部一约 3.5 cm×1.5 cm 肿块，质软，表面光滑，无压痛，在外院行肿块切除术，病理提示腺癌浸润或转移，考虑为胸壁转移，于 2012 年 12 月 28 日、2013 年 1 月 18 日行紫杉醇＋顺铂方案（紫杉醇 290 mg 第 1 日＋DDP 40 mg 第 1～3 日）化疗 1 周期，化疗过程顺利。2013 年 2 月 22 日至 2013 年 4 月 26 日行“吉西他滨 1.6 g＋多西他赛（艾素）60 mg 第 1、8 日”化疗共 4 周期，过程顺利。病情稳定，后口服“来曲唑片”内分泌治疗。1 周前无明显诱因出现右侧胸痛，为持续钝痛，现为进一步治疗，拟“右乳腺癌术后（胸腔、胸壁转移）”收入院。

查体：神清，浅表淋巴结未及肿大。右乳术后改变，右侧胸壁可见长约 20 cm 手术瘢痕，右侧胸背部可见长约 4 cm 手术瘢痕，腋窝淋巴结未及肿大，左侧乳房无特殊。心肺

(－)。腹软，无压痛、反跳痛。

既往史：右侧乳腺癌术后10年余。糖尿病病史10年余。

实验室检查：肿瘤指标——癌胚抗原6.6 ng/ml，糖抗原125 40.1 U/ml，糖抗原153 38.9 U/ml。

诊断：①右乳腺癌术后合并胸膜、胸壁转移；②2型糖尿病。

【诊疗过程】

入院后辅助检查：高敏C反应蛋白4.49 mg/L，白细胞7.7×10^9/L，血红蛋白141 g/L，血小板226×10^9/L，中性粒细胞百分率77.6%；生化：血液总胆红素13.1 μmol/L，直接胆红素3.5 μmol/L，间接胆红素9.6 μmol/L，总蛋白75.4 g/L，白蛋白48.2 g/L，谷丙转氨酶28 U/L，碱性磷酸酶138 U/L，谷草转氨酶23 U/L，葡萄糖7.36 mmol/L，三酰甘油（甘油三酯）2.18 mmol/L，载脂蛋白B 1.21 g/L，载脂蛋白E 69.0 mg/L，肌酐45.7 μmol/L，尿素氮3.58 mmol/L；生殖激素常规检查：血清垂体催乳素107.5 mIU/L；血液CD3＋CD25＋细胞4.0%，CD4＋CD25＋细胞3.2%。胸部CT平扫＋增强（图4-50）：①右乳腺癌术后改变；右肺斜裂旁类结节灶。②右侧胸膜肿块，明显强化，胸膜转移首先考虑。③右侧胸腔积液。患者胸痛明显，为进一步评估病情，予超声引导下胸膜肿块穿刺活检（图4-51），术后病理：（胸膜）中分化腺癌（首先考虑乳腺癌转移）。免疫组化：CK（＋），GCDFP-15局灶（＋），ER 5%（＋），PR（－），CerBb-2（＋＋），TTF-1（－），CR（－），VIM（－），Ki-67 20%（＋）。

予化疗（长春瑞滨40 mg第1、8日＋顺铂注射液40 mg第1～3日），中成药抗肿瘤、增强免疫力，引流胸腔积液，抑制骨转移及破坏，抗感染等对症支持治疗，过程顺利，化疗结束后出院。

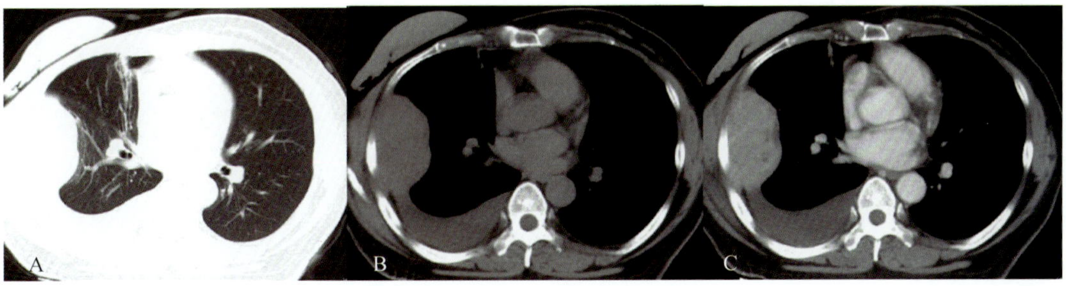

图4-50 胸部CT平扫＋增强

A、B. 右侧胸膜团块状软组织密度影，突向胸腔，右侧胸腔积液；**C.** CECT增强后可见强化

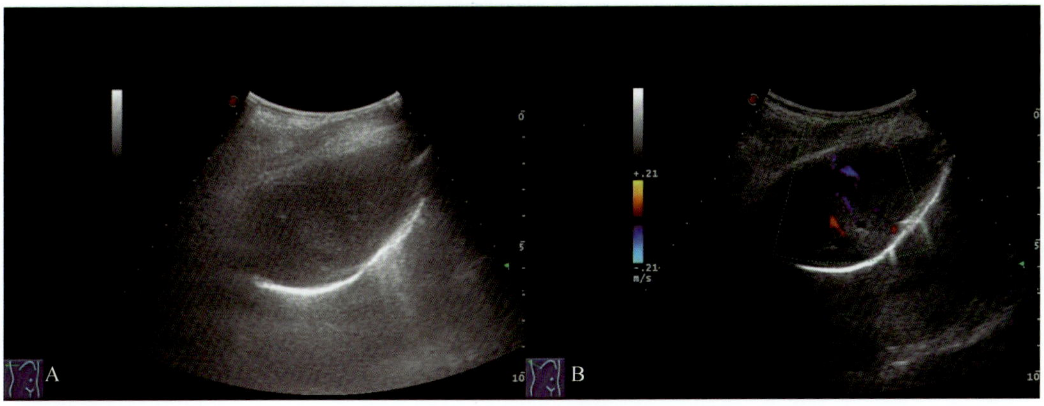

图4-51 超声引导下胸膜肿块穿刺活检

A. 常规超声紧贴右侧胸膜低回声团块，平行于胸膜生长；**B.** 彩色多普勒观察肿块内可见条索样血流信号；**C.** CEUS观察肿块开始增强，供应血管来源于胸膜；**D.** CEUS观察肿块达峰，呈不均匀高增强；**E.** 实时CEUS引导下穿刺活检（箭头为穿刺针）；**F.** 穿刺活检的组织病理学考虑为胸膜中分化腺癌（首先考虑乳腺癌转移）

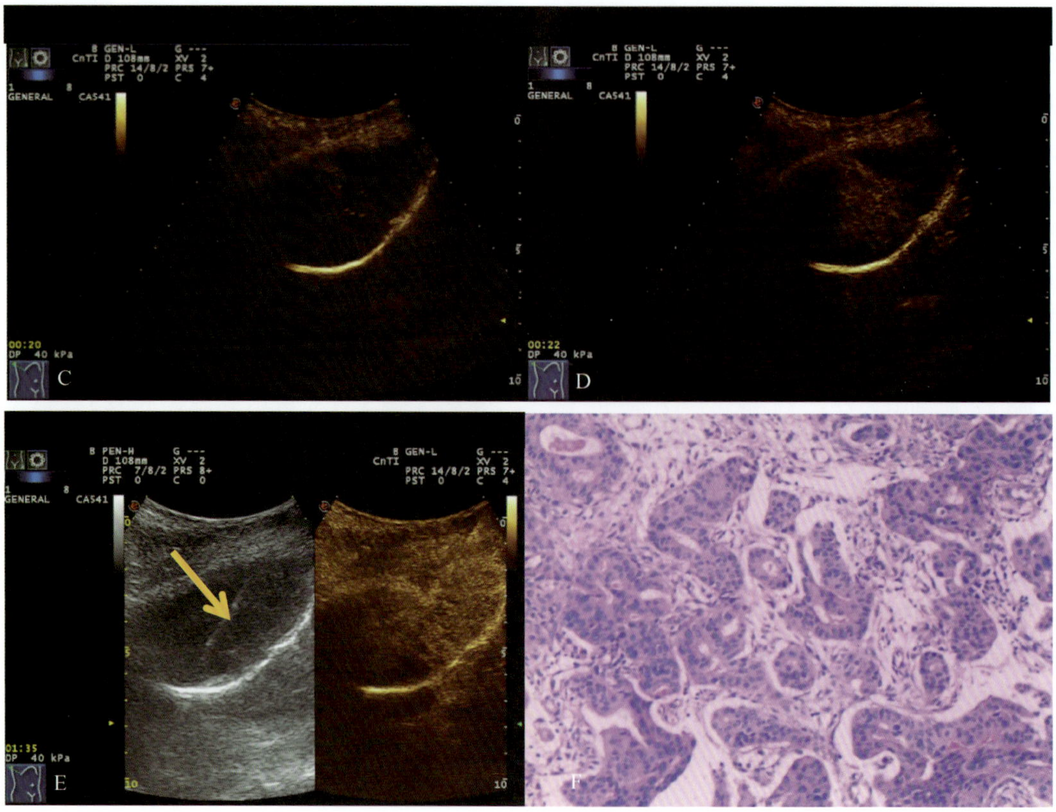

图 4-51（续）

病例 5

胸膜转移性肿瘤

【病史摘要】

患者，男，53 岁。

主诉：脑多发肿瘤放疗后 1 年余，胸闷气促 4 天。

现病史：患者 2016 年 11 日因“四肢活动不利，步态不稳”就诊于杭州某医院，当时行 PET-CT：两侧顶叶、右颞叶及右小脑内多发高代谢恶性结节灶，转移瘤首先考虑；鉴于所扫查体部未见明显高代谢原发灶，遂需考虑脑原发肿瘤伴脑内转移可能。两肺尖多发肺大疱。右肺中叶及左上肺舌段胸膜下低代谢小结节灶。冠状动脉右支钙化。两侧颌下多发低代谢小淋巴结。两侧腋下皮质稍增厚伴 FDG 代谢轻度增高。遂就诊上海某医院行伽马刀治疗（资料丢失，具体剂量不详）。2017 年 3 月复查头颅 MRI 提示新发颅内病灶，遂再次在上海某医院行伽马刀治疗；2017 年 6 月头颅 MRI 提示出现新发病灶，再次行伽马刀治疗。4 天前患者无诱因出现胸闷气促，膝关节疼痛，症状逐渐加重，伴左下肢肿胀，就诊于当地医院行胸部 CT 平扫：两肺转移瘤考虑；左侧大量胸腔积液。右上肺大疱。全腹 CT 示右肾结节状占位灶，转移性肿瘤可能。于该院行左侧胸腔置管引流胸液，引流血性胸液约 900 ml 后，气促较前缓解。今为进一步诊疗，以“脑转移瘤胸腔积液”入院。

体格检查：T 37℃，HR 94 次/分，R 20 次/分，BP 117/77 mmHg，神清，ECOG 1 分，浅表淋巴结未及肿大。左背部可见胸腔引流管，引流通畅，右肺呼吸音粗，左肺呼吸音低，无啰音。心脏律齐，无杂音。腹软，无压痛、反跳痛，肝脾肋下未及。双下肢无水肿。生理反射存在，病理反射未引出。

既往体健。

辅助检查：2018 年 7 月 24 日当地医院胸部 CT 平扫：两肺转移瘤考虑；左侧大量胸腔积液。右上肺大疱。全腹 CT 示右肾结节状占位灶，转移性肿瘤可能。

诊断：胸腔积液，肺癌？脑转移瘤放疗后，右肾占位，转移瘤？肾癌？

【诊疗过程】

入院后胸部及腹部 CT（图 4-52）示①左肺占位，伴两肺、左侧胸膜、纵隔内升主动脉右旁多发转移，考虑肺癌。②双侧胸腔积液。③右肾占位。排除禁忌证后，予胸腔积液穿刺引流送脱落细胞学检查及超声引导下肾肿块及胸膜结节穿刺活检进一步明确病理，穿刺过程顺利，病理示①（胸膜肿块穿刺活检）透明细胞癌浸润或转移，首先考虑肾细胞癌转移。②（右肾肿块穿刺活检）肾透明细胞癌（图 4-53）。

免疫组化：CK（+），TTF-1（−），CD10（部分+），P40（−），HBME-1（−），S-100（部分+），GFAP（−），Ki-67（45%+），RCC（−），EMA（+），PSA（−）。

诊断：肾透明细胞癌伴肺、脑、骨转移（T1aNXM1，Ⅳ期），恶性胸腔积液，脑转移瘤放疗后，高钙血症。

予（索拉非尼）靶向治疗。

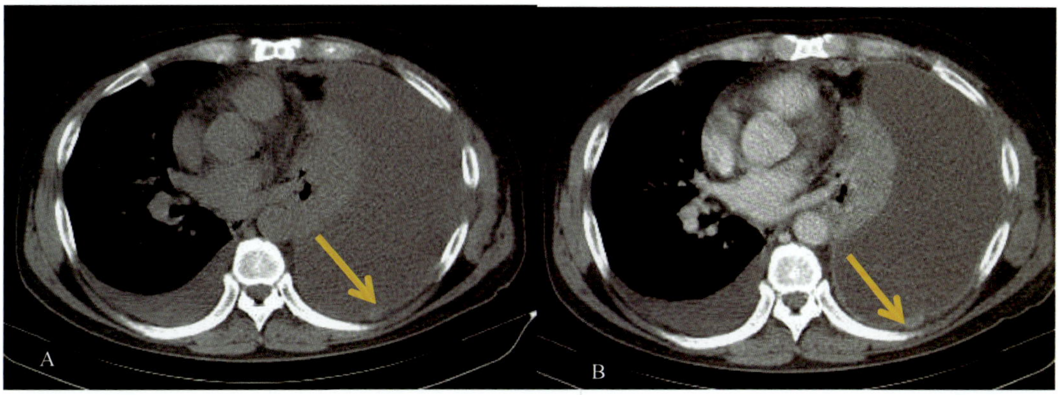

图 4-52　胸部及腹部 CT

A. CT 平扫示左侧胸腔大量积液，左侧胸膜小结节；**B.** CECT 示左侧胸膜结节可见强化

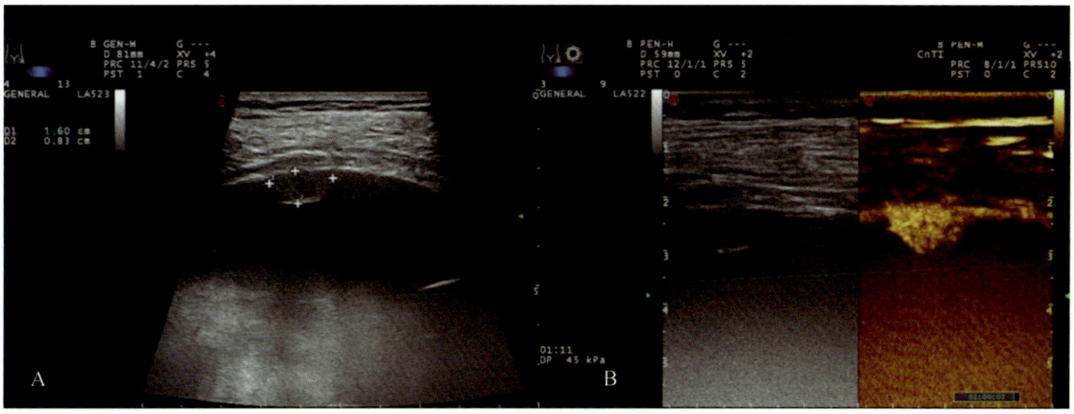

图 4-53　超声引导下穿刺活检

A. 常规超声见左侧胸腔大量积液，清晰显示左侧胸膜结节；**B.** CEUS 示左侧胸膜结节明显强化，呈高增强；**C.** 超声引导下胸膜结节穿刺活检（箭头为穿刺针）；**D.** 穿刺活检的组织病理学见透明细胞癌浸润或转移，首先考虑肾细胞癌转移

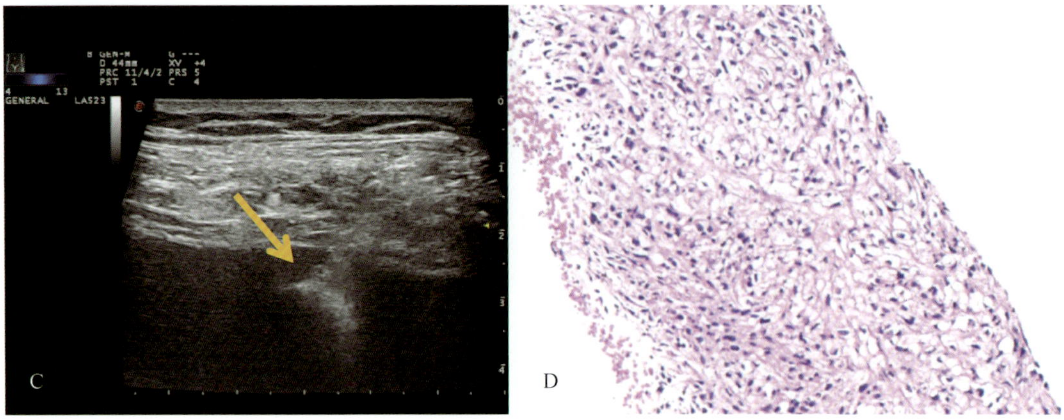

图 4-53（续）

（楼　军）

参考文献

[1] 葛均波，徐永健．内科学．8 版．北京：人民卫生出版社，2013.

[2] 王吉耀．内科学．2 版．北京：人民卫生出版社，2011.

[3] 俞森洋，蔡柏蔷．呼吸内科主治医生 660 问．2 版．北京：中国协和医科大学出版社，2009.

[4] 刘又宁．呼吸内科学高级教程．北京：中国医学电子音像出版社，2016.

[5] 蔡柏蔷，李龙芸．协和呼吸病学．2 版．北京：中国协和医科大学出版社，2011.

[6] 钟南山，刘又宁．呼吸病学．2 版．北京：人民卫生出版社，2012.

[7] 万学红，卢雪峰．诊断学．8 版．北京：人民卫生出版社，2013.

[8] 钟南山，王辰．呼吸内科学．北京：人民卫生出版社，2008.

[9] 殷凯生．呼吸疾病诊断流程与治疗策略．北京：科学出版社，2008.

[10] 龚菊，詹英．床旁肺部超声在 ICU 中的应用进展．现代临床医学，2016，42 (6)：409-412.

[11] Usta E，Mustafi M，Ziemer G. Ultrasound estimation of volume of postoperative pleural effusion in cardiac surgery patients. Interactive Cardiovascular & Thoracic Surgery，2010，10 (2)：204-207.

[12] Goecke W，Schwerk WB. Die Real-Time Sonographie in der Diagnostik von Pleuraergüssen. Springer Berlin Heidelberg，1990：385-387.

[13] Vignon P，Chastagner C，Berkane V，et al. Quantitative assessment of pleural effusion in critically ill patients by means of ultrasonography. Crit Care Med，2005，33 (8)：1757-1763.

[14] Roch A，Bojan M，Michelet P，et al. Usefulness of ultrasonography in predicting pleural effusions > 500 ml in patients receiving mechanical ventilation. Chest，2005，127 (1)：224-232.

[15] Balik M，Plasil P，Waldauf P，et al. Ultrasound estimation of volume of pleural fluid in mechanically ventilated patients. Intensive Care Med，2006，32 (2)：318-321.

[16] Remerand F，Dellamonica J，Mao Z，et al. Multiplane ultrasound approach to quantify pleural effusion at the bedside. Intensive Care Med，2010，36 (4)：656-64.

[17] 刘大为，王小亭．重症超声．北京：人民卫生出版社，2017.

[18] 张华斌．华斌的超声笔记．北京：科学技术文献出版社，2017.

[19] 吕国荣，杨舒萍．肺部急重症超声．北京：北京大学医学出版社，2018.

[20] Brogi E.，Gargani L.，Bignami E.，et al. Thoracic ultrasound for pleural effusion in the intensive care unit：a narrative review from diagnosis to treatment. Critical Care，2017，21：325.

[21] 刘善，武王岩．46 例超声诊断肺部肿瘤的临床分析．临床肺科杂志，2005，10 (3)：281-284.

[22] Piette E，DaoustR，DenaultA. Basic concepts in the use of thoracic and lung ultrasound. Current Opinion in Anesthesiology，2013，26 (1)：20-30.

[23] Sartori S，Tombesi P. Emerging roles for transthoracic ultrasonography in pulmonary diseases. World Journal of Radiology，2010，2 (6)：203-214.

[24] 杨卫，张波．肺炎旁胸腔积液现状与治疗进展．国际呼吸杂志，2017，37（10）：780-783．

[25] 罗来辉，邹芳，赖泉江，等．重症患者合并肺部感染的肺部超声与CT影像的对比研究．赣南医学院学报，2016，36（4）：560-609．

[26] 陈孝平，汪建平，赵继宗．外科学．9版．北京：人民卫生出版社，2018．

[27] 赵玉沛，陈孝平．外科学（八年制）．3版．北京：人民卫生出版社，2015．

[28] 葛均波，徐永健，王辰．内科学．9版．北京：人民卫生出版社，2018．

[29] 王辰，王建安．内科学（八年制）．3版．北京：人民卫生出版社，2015．

[30] 俞森洋，孙宝君．呼吸内科临床诊治精要．北京：中国协和医科大学出版社，2011．

[31] 万学红，卢雪峰．诊断学．9版．北京：人民卫生出版社，2018．

[32] 赵涛，刘军政，梁亚萍．改良胸膜剥脱术治疗结核性脓胸72例临床分析．陕西医学杂志，2009，38（9）：1254-1255．

[33] 陈向来，彭金华．胸膜纤维板剥脱术治疗慢性脓胸疗效观察．山东医药，2011，51（14）：90-91．

[34] 王钧，吴万鹏．电视胸腔镜在结核性脓胸治疗中的应用．天津医药，2010，38（12）：1097-1099．

[35] Hooper CE，Edey AJ，Wallis A，et al. Pleural irrigation trial（PIT）：A randomised controlled trial of pleural irrigation with normal saline versus standard care in patients with pleural infection. Eur Respir J，2015，46（2）：456-463．

[36] 郭万学．超声医学．6版．北京：人民军医出版社，2013．

[37] 罗春英，马燕，林淑芝，等．结核性胸膜炎超声描述及定位方法的研讨．医学创新研究，2006，3（5）：115-116．

[38] 马玙，朱莉贞，潘毓萱．结核病．北京：人民卫生出版社，2006．

[39] 钱东华，吕晓红，赵丽荣．超声引导下胸腔置管引流并注入尿激酶治疗结核性包裹胸腔积液的价值．中国老年学杂志，2010，30（23）：3582-3583．

[40] 黄惑．结核性渗出性胸膜炎的超声特点．实用医技杂志，2006，13（19）：3382-3383．

[41] 杨志仁，谢灿茂．胸腔积液端粒酶和癌胚抗原测定对良恶性胸腔积液诊断价值对比研究．中华结核和呼吸杂志，2001，24（4）：201-203．

[42] 严碧涯．结核病学．北京：北京出版社，2003．

[43] 王纯正，徐智章．超声诊断学．2版．北京：人民卫生出版社，2011．

[44] 杨雨田，张冬妮，赵依娜，等．应用超声检查对胸腔积液的定量研究．齐齐哈尔医学院学报，2006，27（4）：445．

[45] 刘先军，涂明利，刘玉全，等．结核性胸膜炎患者胸腔镜下的表现特征分析．临床内科杂志，2006，23（5）：315-316．

[46] 成瑞明，徐静，刘罩明，等．结核性胸膜炎的超声表现及临床分析．当代医学，2011，17（12）：49-50．

[47] 俞森洋．胸膜和胸膜腔的解剖和生理功能的研究．中华结核和呼吸杂志，2001，24（1）：13-15．

[48] 李红梅．ADA联合CEA、CA125、FT检测鉴别结核性与恶性胸腔积液的临床应用价值．中外医学研究，2014，12（3）：62-63．

[49] 李娜，邱珊．腺苷脱氨酶、癌胚抗原和结核抗体检测对鉴别良、恶性胸腔积液的诊断价值．甘肃中医，2010，23（8）：12-13．

[50] 尉艳霞，童朝晖，龚娟妮，等．腺苷脱氨酶诊断结核性胸膜炎价值的再评价．中华结核和呼吸杂志，2010，33（4）：273-275．

[51] 陈灏珠，林果为，王吉耀．实用内科学．第14版．北京：人民卫生出版社，2013．

[52] 王美文，胡兵．超声检查在非包裹性胸腔积液定量中的研究进展．中国临床医学影像杂志，2014，25（7）：500-502．

[53] Chen HJ，Hsu WH，Tu CY，et al. Sonographic septation in lymphocyte-rich exudative pleural effusions：a useful diagnostic predictor for tuberculosis. J Ultrasound Med，2006，25（7）：857-863．

[54] Sunnetcioglu A，Sunnetcioglu M，Binici I，et al. Comparative analysis of pulmonary and extrapulmonary tuberculosis of 411 cases. Ann Clin Microbiol Antimicrob，2015，14（1）：34．

[55] Karwat K，Przybyłowski T，Bielicki P，et al. Estimation of volume of pleural fluid and its impact on spirometrical parameters. Pol Merkur Lekarski，2014，36（213）：186-190．

（张 骅 伍楚蓉）

第五章　肺实变

第一节　感染性肺炎的超声诊断

一、概述

感染性肺炎是指由病原微生物导致的终末气道、肺泡和肺间质的炎症，临床所见绝大多数为细菌、病毒、衣原体、支原体、立克次体、真菌和寄生虫等引起的感染性肺炎，其中以细菌性最为常见。

（一）流行病学

社区获得性肺炎和医院获得性肺炎年发病率分别约为（5～11）/1000人口和（5～10）/1000住院患者，近年发病率有增加的趋势。肺炎病死率门诊肺炎患者＜1%～5%，住院患者平均为12%，入住重症监护治疗病房（ICU）者约40%。医院获得性肺炎引起的相关病死率为15.5%～38.2%。发病率和病死率高的原因与社会人口老龄化、吸烟、伴有基础疾病和免疫功能低下有关，如慢性阻塞性肺疾病、心力衰竭、肿瘤、糖尿病、尿毒症、神经疾病、药瘾、嗜酒、艾滋病、久病体衰、大型手术、应用免疫抑制剂和器官移植等。此外，亦与病原体变迁、医院获得性肺炎发病率增加、病原学诊断困难、不合理使用抗菌药物导致细菌耐药性增加等有关。

（二）分类

肺炎可按解剖、病因或患病环境加以分类。

1．解剖分类

可分为大叶性（肺泡性）肺炎、小叶性（支气管性）肺炎和间质性肺炎。大叶性肺炎是指病原体在肺泡引起的炎症经肺泡间孔向其他肺泡扩散，为部分肺段或者整个肺段肺叶发生炎症。小叶性肺炎是病原体经支气管入侵，引起细支气管终末细支气管及肺泡的炎症，间质性肺炎是以肺间质为主的炎症，累及支气管壁和支气管周围组织，有肺泡壁增生及间质水肿。因病变只在肺间质故呼吸道症状较轻，病变广泛则呼吸困难明显。目前临床较少使用。

2．病因分类

（1）细菌性肺炎：如肺炎链球菌、金黄色葡萄球菌、甲型溶血性链球菌、肺炎克雷伯杆菌、流感嗜血杆菌、铜绿假单胞菌肺炎等。

（2）非典型病原体所致肺炎：如军团菌、支原体和衣原体等。

（3）病毒性肺炎：如冠状病毒、腺病毒、呼吸道合胞病毒、流感病毒、麻疹病毒、巨细胞病毒、单纯疱疹病毒等。

（4）肺真菌病：如白念珠菌、曲霉菌、隐球菌、肺孢子菌等。

（5）其他病原体所致肺炎：如立克次体（如Q热立克次体）、弓形虫（如鼠弓形虫）、寄生虫（如肺包虫、肺吸虫、肺血吸虫）等。

3．患病环境分类

由于细菌学检查阳性率低，培养结果滞后，病因分类在临床上应用较为困难，目前多按肺炎的获得环境分成两类，有利于指导经验治疗。

（1）社区获得性肺炎（community acquired pneumonia，CAP）

是指在医院外罹患的感染性肺实质（含肺泡壁，即广义上的肺间质）炎症，包括具有明确潜伏期的病原体感染、在入院后于潜伏期内发病的肺炎。

肺炎支原体和肺炎链球菌是我国成人CAP的重要致病原。其他常见病原体包括流感嗜血杆菌、肺炎衣原体、肺炎克雷伯杆菌及金黄色葡萄球菌；但铜绿假单胞菌、鲍曼不动杆菌少见。对于特殊人群如高龄或存在基础疾病的患者（如充血性心力衰竭、心脑血管疾病、慢性呼吸系统疾病、肾衰竭、糖尿病等），肺炎克雷伯杆菌及大肠埃希菌等革兰氏阴性菌则更加常见。病毒性肺炎中流感病毒占首位，其他病毒包括副流感病毒、鼻病毒、腺病毒及呼吸道合胞病毒等。病毒检测阳性患者可合并细菌或非典型病原体感染。

临床诊断标准：①社区发病。②肺炎相关临床表现：a. 新近出现的咳嗽、咳痰或原有呼吸道疾病症状加重，伴或不伴脓痰、胸痛、呼吸困难及咯血；b. 发热；c. 肺实变体征和（或）闻及湿啰音；d. 外周血白细胞＞10×10^9/L 或＜4×10^9/L，伴或不伴细胞核左移。③胸部影像学检查显示新出现的斑片状浸润影、叶或段实变影、毛玻璃影或间质性改变，伴或不伴胸腔积液。符合①、②、③中任何 1 项，并除外肺结核、肺部肿瘤、非感染性肺间质性疾病、肺水肿、肺不张、肺栓塞、肺嗜酸性粒细胞浸润症及肺血管炎等后，可建立临床诊断。

重症 CAP 诊断标准：符合下列 1 项主要标准或≥3 项次要标准者可诊断为重症肺炎，需密切观察，积极救治，有条件时收住 ICU 治疗。

主要标准：①需要气管插管行机械通气治疗；②脓毒症休克经积极液体复苏后仍需要血管活性药物治疗。

次要标准：①呼吸频率≥30 次/分；②氧合指数≤250 mmHg（1 mmHg＝0.133 kPa）；③多肺叶浸润；④意识障碍和（或）定向力障碍；⑤血尿素氮≥7.14 mmol/L；⑥收缩压＜90 mmHg 需要积极的液体复苏。

CAP 的诊治思路：①判断 CAP 诊断是否成立。对于临床疑似 CAP 患者，要注意与肺结核等特殊感染以及非感染病因进行鉴别。②评估 CAP 病情的严重程度，选择治疗场所。③推测 CAP 可能的病原体及耐药风险：参考年龄、发病季节、基础病和危险因素、症状或体征、胸部影像学（胸部 X 线或 CT）特点、实验室检查、CAP 病情严重程度、既往抗菌药物应用史等。④合理安排病原学检查，及时启动经验性抗感染治疗。⑤动态评估 CAP 经验性抗感染效果，初始治疗失败时查找原因，并及时调整治疗方案。⑥治疗后随访，并进行健康宣教。

（2）医院获得性肺炎（hospital acquired pneumonia，HAP）

医院获得性肺炎是指患者住院期间没有接受有创机械通气、未处于病原感染的潜伏期，而于入院 48 h 后新发生的肺炎。HAP 还包括呼吸机相关性肺炎（ventilator associated pneumonia，VAP），VAP 是指气管插管或气管切开患者接受机械通气 48 h 后发生的肺炎，机械通气撤机、拔管后 48 h 内出现的肺炎也属于 VAP。

我国医院获得性肺炎患者常见细菌依次为：鲍曼不动杆菌、铜绿假单胞菌、肺炎克雷伯杆菌、金黄色葡萄球菌、大肠埃希菌、阴沟肠杆菌、嗜麦芽窄食单胞菌。

临床诊断标准是胸部 X 线或 CT 显示新出现或进展性的浸润影、实变影或毛玻璃影，加上下列 3 种临床症候中的 2 种或以上，可建立临床诊断①发热，体温超过 38℃；②脓性气道分泌物；③外周血白细胞计数＞10×10^9/L 或＜4×10^9/L。

临床诊疗思路：

1）依据症状、体征和影像学征象确定 HAP/VAP 的临床诊断是否成立，与其他发热伴肺部阴影的疾病进行初步鉴别，并评估病情的严重程度（是否合并脓毒症）、可能的病原菌及其耐药危险因素。

2）尽快采集呼吸道分泌物和血液标本送病原微生物及感染相关生物标志物检测，并立即开始经验性抗感染治疗，根据抗菌药物的理化特性和药代动力学/药效学（pharmacokinetic/pharmacodynamics，PK/PD）参数确定药物的种类、单药还是联合、负荷剂量和维持剂量。

3）48～72 h 后对实验室检测结果和初始抗菌治疗反应进行再评估，按不同情况分别处理：①临床显示早发性治疗反应，病原菌培养获得有意义的阳性结果时，改为目标治疗（降阶梯）；②临床病情稳定、无脓毒症或病原菌培养阴性时，试停抗菌药物进行观察；③临床病情无改善、病原菌培养阳性时，应仔细评估阳性结果的临床意义（是否为致病菌，有无复数菌感染）、是否有并发症或其他部位感染，从而调整抗菌药物治疗方案（根据抗菌谱是否覆盖、有无耐药、体内疗效与体外敏感性是否一致、抗菌药物的 PK/PD 等因素）；④临床病情无改善、病原菌培养阴性时，需要拓宽诊断思路，进一步完善病原学检测和非感染性病因的检查。

4）继续动态监测病情，观察感染相关生物标志物水平的变化，评估第 3 步中不同情况的处理结果，并确定抗菌治疗的疗程和其他后续处理。

HAP/VAP 的治疗包括抗感染治疗、呼吸支持技术、器官功能支持治疗、非抗菌药物治疗等综合治疗措施，其中抗感染是最主要的治疗方式，包括经验性抗感染治疗和病原（目标）治疗。

（孙思庆）

二、感染性肺炎的超声诊断

多项研究表明：对于肺部感染的诊断肺部超声优于床旁胸部 X 线片，其发挥着“雷达”的作用。肺部超声还可用于评估肺部感染的疗效，可辅助调整及停止抗生素治疗。多普勒超声还能够对不同病因导致的疾病进行辅助鉴别，为肺实变的病因诊断提供参考依据。二维灰阶显像，可观察肺实变的大致部位、形态、回声及有无胸腔积液，实变肺内有无含气或含液的管状结构或肿块，以及肿块的大小、边缘及内部回声等。多普勒超声可检测实变肺或肿块的血流信号及阻力指数等指标（图 5-1 及视频 5-1）。

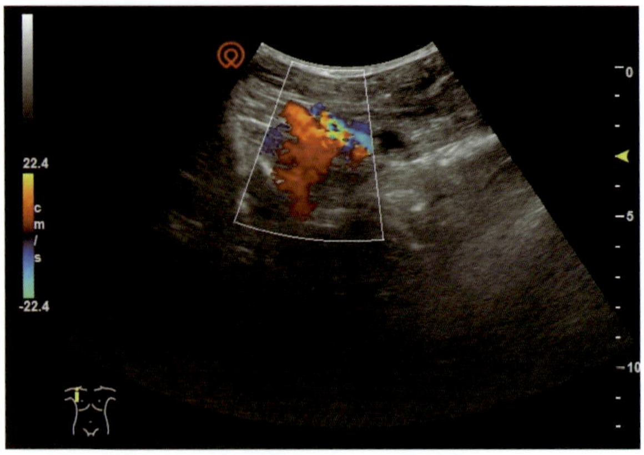

图 5-1 继发性肺结核（浸润性）复治

视频 5-1 继发性肺结核（浸润性）复治

（一）肺部超声的意义

肺部超声检查可以发现肺内病变部位、范围及相关继发改变，且与胸部 X 线及胸部 CT 检查相符合（图 5-2）。肺部超声（图 5-3）可发现炎症相关继发改变，利用其重复性好的特点，随时观察肺部炎症的变化，进一步改善相应的治疗方案，促进肺部炎症的吸收、恢复，有着重要的临床作用。

在诊断新生儿肺炎方面，肺部超声在诊断准确性方面与胸部 X 线相似，且不增加不良事件的发生。更有学者发现，对于有胸腔积液的小儿患者肺炎的诊断，单用超声可以替代胸部 CT，而对于病情复杂者，超声联合胸部 X 线可以替代胸部 CT。这是因为新生儿因肺含气量少，超声能更好地观察肺变化，所以其肺部超声的准确性优于成人肺部超声。

特殊患者，比如疑似肺炎孕妇的诊断问题，虽然肺部 X 线、胸部 CT 的辐射剂量，远远低于能够引起胎儿损害的电离辐射剂量，如有必要，这些检查对于孕妇和胎儿而言是足够安全的。然而，在我国由于医疗环境的恶劣，加之科学普及的落后，医生往往不愿意给孕妇进行 X 线检查。相比之下，肺部超声的无辐射、方便易行、可重复的特点对孕产妇肺炎的诊断是实际的。

（二）感染性肺炎的超声表现

可表现为图 5-4 及视频 5-2 至视频 5-6。

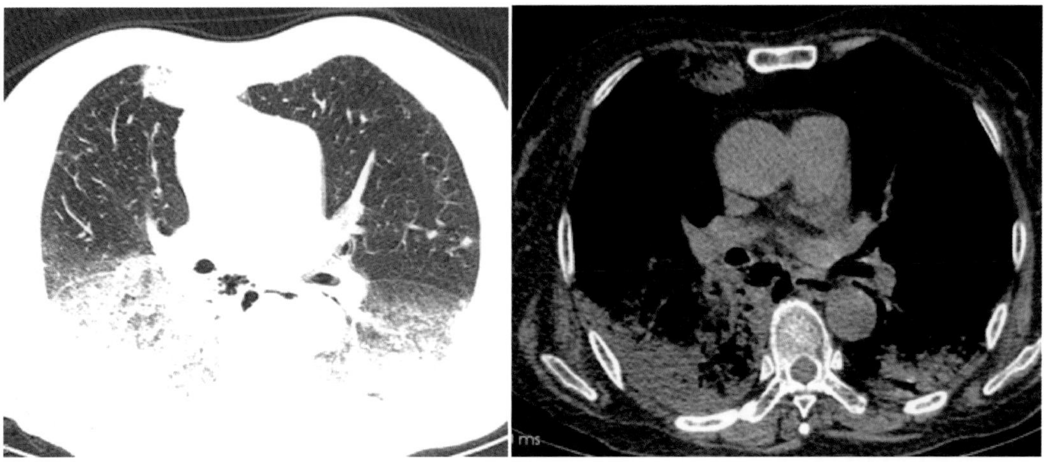

图 5-2 CT 扫描显示双肺实变，特别是右肺与胸膜大片粘连，这种情况使得超声探查成为可能

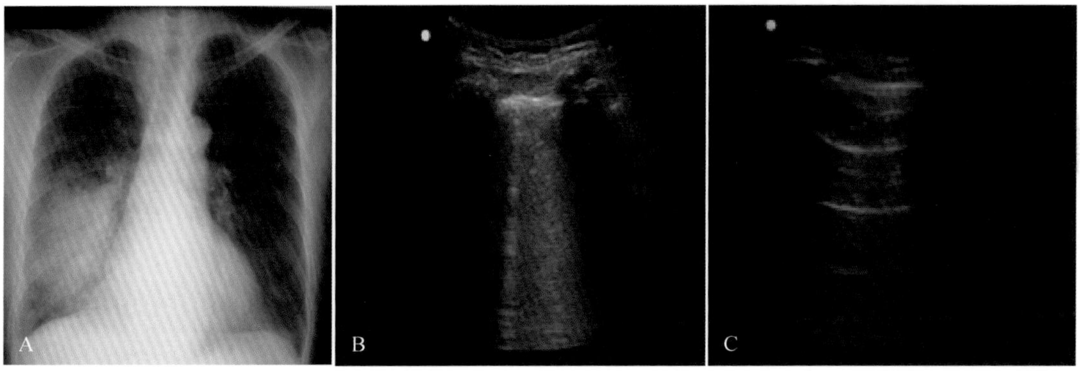

图 5-3 右肺感染的胸部 X 线及肺部超声的对比

A. 右肺感染；**B.** 右肺湿肺；**C.** 左肺干肺

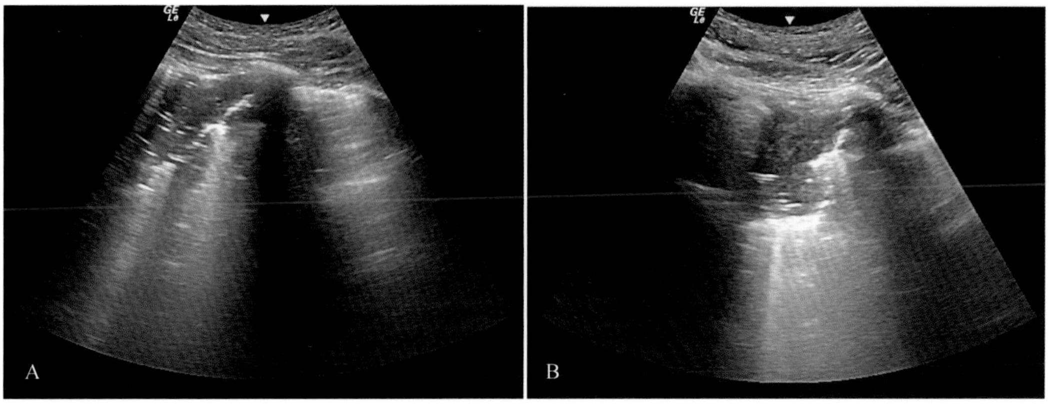

图 5-4 感染性肺炎的超声表现

早期：B 线消失前，可有不对称的肺滑动征，呈肺间质性病变样改变；后期：可合并或不合并积液，B 线消失，表明肺炎。**A.** 肺炎——不规则、连续性中断的胸膜线；**B.** 肺炎——支气管充气征

1．感染性肺炎超声的具体表现

（1）肺组织实变范围与疾病程度相关，不同肺野内可同时存在大小、范围和形状不同的实变区，肺实变其实是一种液体失衡综合征，早期与肝类似（不是所有的肺实变都是肺部感染），彩色多普勒于实变区内可见条状血流信号。实变可位于肺野的任何一个或多个部位，在同一肺野内也可存在大小和形状不同的实变区。

（2）肺组织内片状低回声，边界不清或呈模糊的锯齿状，形态不规则。

视频 5-2 感染性肺炎的超声下表现——创伤后 ARDS

视频 5-3 创伤后 ARDS

视频 5-4 重症肺炎

视频 5-5 肺部肝样变

视频 5-6 肺炎

（3）树枝状支气管充气征；实变肺组织内可见“动态支气管充气征”。

（4）“肺滑动征”减弱或消失。

（5）“A”线消失；出现“B”线。

（6）部分实变肺组织内可检测到肺动脉血流频谱；肺泡-间质综合征。

（7）胸腔积液（单侧或双侧）。

（8）脓肿存在时的低-无回声区（微小脓肿）。

2. 肺炎不同病理变化时期肺部超声表现

肺炎的主要病理变化为肺组织的渗出性改变，正常充气的肺泡被浸润的炎症细胞、渗出液等充填，根据其类型不同，影像学表现不同，局灶或弥漫、大叶或小叶及实质或间质的超声表现也不一致。

1. 充血期

疾病初始阶段，病变区域多为低回声，相对均匀，形态与肝类似，病变边缘不规则，呈模糊锯齿状。

肺泡液体征：在致密的胸膜下区域，可见大片低回声带，范围及程度不一。

支气管充气征（静态＋动态）：是用来描述肺实变的一种超声征象，大部分病例可见明显的支气管充气征，与胸部 X 线和 CT 描述肺实变时的“支气管充气征”是同一个道理。其超声图像上表现为在实变肺组织内，可见散点或线条样高亮回声影，其产生的原因是在实变肺组织的支气管或细支气管内，气体未完全吸收，超声波遇气体产生高亮回声影。如支气管通畅，随呼吸呈一暗一明的表现；如支气管不通畅，则呈与支气管形状一致的高回声像。较大的含气支气管与实变的肺组织形成对比，在实变区可见含气的支气管分支影，呈“枯树枝”样征象。超声影像中，因为含气的支气管和细支气管内的气体回声是强回声，所以在实变的肺里出现的点状或者线状强回声影。这些支气管充气征可以是静止的，称为静态支气管充气征（视频 5-7，视频 5-8）；在组织动态运动时支气管内呈现充气影，具有吸气相离心运动，称为动态支气管充气征（视频 5-9，视频 5-10）。静态支气管充气征以肺不张区域内静止的支气管内充气影为特征，在肺不张时，整体肺容积下降，并致使相应区域内分支支气管被聚拢到一个狭小的空间内平行排列。动态支气管充气征充气影像是区别肺炎和肺不张的重要征象。动态支气管充气征的出现是肺炎的特异性征象，具有 94％的特异度和 97％的阳性预测值；但其敏感度和阴性预测值并不高（61％和 43％）。它是指实变肺内的气体强回声随着呼吸运动出现的离心性改变现象，移动距离＞1 mm 可以判定为阳性。可以在实时超声下直接观察，也可以利用 M 型超声显示该强回声的运动轨迹。病毒性肺炎因进展迅速，病变面积大导致通气情况差，有时候支气管充气征不太明显，这一点可以与普通、不典型细菌性肺炎相鉴别（图 5-5）。

视频 5-7　静态支气管充气征 1

视频 5-8　静态支气管充气征 2

视频 5-9　动态支气管充气征 1

视频 5-10　动态支气管充气征 2

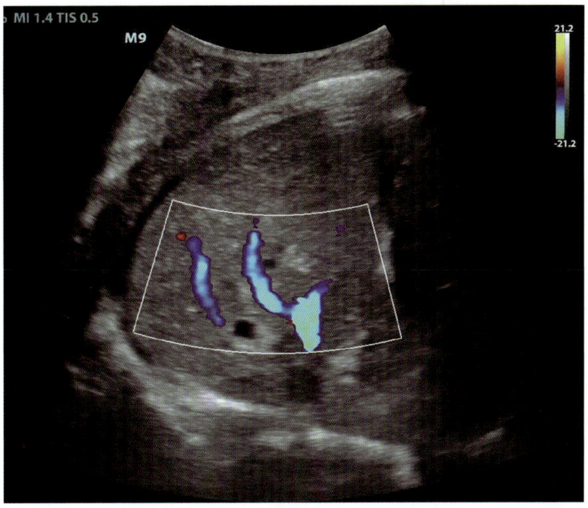

图 5-5　通气差、血流灌注好

支气管液体征：多发生在疾病早期，产生原因为支气管分泌物或支气管梗阻。超声下为沿着支气管树走行的无回声管样结构。

阻塞性肺炎的动态超声检查结果与 CT 具有相当的相关性。超声可比胸部 X 线更好地显示发生在外周或癌灶边缘的阻塞性肺炎（视频 5-11）。

视频 5-11　阻塞性肺炎

血流：呈树枝状均匀一致地增加，走行位置正常。超声造影时，肺炎区域造影剂迅速充填，在 8～10 s 后密集强化。

肺脓肿的形成：细菌性肺炎可液化并形成脓肿。超声所见为圆形或卵圆形的无回声病变，若周围形成包裹，则边缘呈平滑的高回声。内部模糊不清的回声提示细胞成分或富含蛋白质的黏稠脓液，脓肿中可见强回声的空气泡在液体中活跃，与呼吸节律一致。脓肿中可见高回声条索分隔，偶有噪声伪像出现。超声引导下穿刺有助于获取细菌学资料。随着经济水平的日益提高，患者早期使用抗生素干预的情况下，肺脓肿的发生率越来越低。

2. 恢复期

肺炎导致的实变肺组织通气逐渐好转，超声也会出现相应的变化，但显示病变的区域往往小于胸部X线，考虑肺部含气量的增加导致反射和混响伪像增多，继而导致超声的敏感性下降。

3. 不同病变范围肺炎的肺部超声影像

（1）局灶性肺炎中（一处或多处实变），肺部超声可以随访观察实变数量和大小的变化，也能够观察到肺炎演变的过程，超声影像学征象包括上文提到的支气管充气征、支气管充液征以及胸腔积液。实变面积的缩小和数量的减少预示肺炎的好转。然而，此方法仅针对局灶性肺炎。而且实变影必须能够单独观察到，以便于测量。

“破布征（shred sign）”也称为碎片征（图5-6），是肺实变时显示的一种静态声像图征象。实变的肺会呈现实性组织样回声，其深部边界与含气的肺部之间的界限呈现不规则碎片样，状如一块撕下来的破布，这种分形的彗星尾征并不属于B线，可称为分形彗星尾线。这一征象一般在较大的全叶性肺实变时不会出现，是局限性肺炎的主要征象，具有很高的灵敏度和特异度。

（2）弥漫性肺炎：在CAP中，肺部损伤的超声影像学改变通常是不均匀的。探查整个肺组织很重要。一种方法是每一侧肺分为6个区域：前上区、前下区、侧上区、侧下区、后上区、后下区。两侧肺总共12个区域。将肺通气状况分为4个等级：①正常通气；②多条局部B线，称为间质综合征；③融合的B线，称为肺泡-间质综合征；④肺实变。评估肺部通气损伤“超声评分（对每一个肺部超声图像进行评估，计算通气状况等级）”有一定的意义。这一评分系统可以用于动态随访CAP，判断抗生素治疗的有效性。它能够迅速实时地对治疗失败或新近出现的感染进行判断，同时指导治疗。然而，这些评分也有其局限性。事实上，需要考虑到胸膜下实变可能出现在B线的根部。胸膜下实变征象的出现常提示有ARDS（包括肺炎），实变的消失则提示病情好转。然而，在评分系统中，无法通过总分的变化来判断实变征象的变化。所以，在实际工作中不仅要将注意力集中在总分的分值和变化上，还应同时关注每一个肺区的特征性征象变化。

在感染性肺炎超声中应特别注意肺泡间质综合征，它的定义为一个肋间隙出现3条及以上相邻的B线，可以是局限性，亦可以弥漫存在，前者可见于肺炎、肺不张、肺挫伤及肺梗死，后者可见于各种原因所致的肺水肿、间质性肺炎及弥漫性肺实质病变。还有一种C线征（胸膜线被1 cm左右的病灶所中断，病变深方呈弧形或穹窿状，称为C线），是末端肺泡综合征的特征，提示少量肺泡实变。在BLUE方案中，前胸壁增厚的、不规则的胸膜线称为C线征（图5-7及视频5-12）。

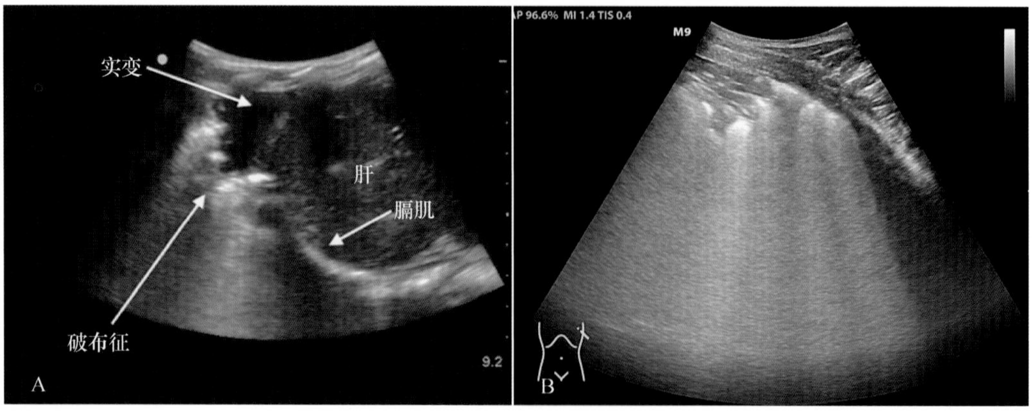

图5-6 破布（碎片）征

A. 膈上破布征；**B.** 胸膜下破布征

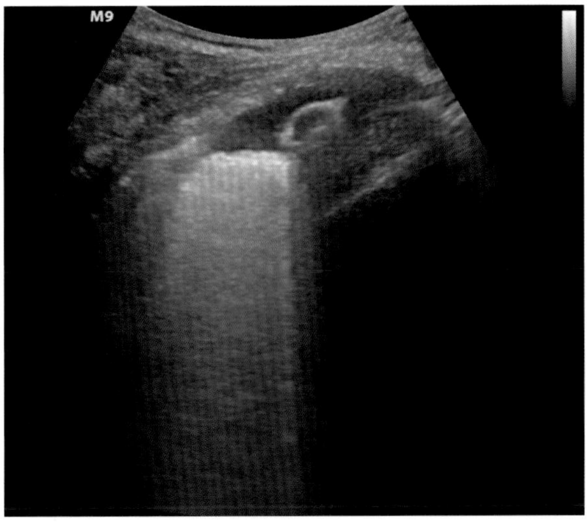

图 5-7 C 线征

视频 5-12 C 线征

除了肺实变和肺泡间质综合征外，CAP 患者肺部超声检查还可见其他征象，如胸膜破布（碎片）征，为胸膜下小片状实变，病变侵及胸膜，以致该处表现为低或无回声，胸膜线不光滑，边缘不规则或呈锯齿状，内部回声不均匀，病变后方可见彗星尾征。肺炎患者彗星尾征分布位置与肺 CT 的毛玻璃影对应，且彗星尾征间距为（3±1）mm。

（三）肺部超声的局限性

肺部超声对胸腔积液的检出具有高度的敏感度，可检出直立位胸部 X 线不能发现的胸腔积液，相对于胸部 X 线检查，具有一定的优势。然而肺部超声检查也存在局限性，随着肺部组织含气量的增加，超声无法观察中心性肺炎，导致低估病变范围；当病变部位靠近纵隔或位于解剖结构下方时，超声很难检出，部分学者指出，约 8% 的成人肺炎肺部超声检查不能显示病灶，此时需结合其他影像学检查方法对病变进一步检查，以明确诊断。

超声检查低估肺实变的原因主要包括：支气管内广泛残留的气体带来大面积的支气管充气征，气体干扰了实变区的观察。此外，当实变区分布在肺野内中带时，经胸壁超声扫查会造成漏诊。

总之，肺部超声仅仅是一种检查方法，还不能替代胸部 CT 这种诊断肺部病变的金标准，在实际工作中要充分考虑超声的局限性，不能一叶障目。

（张　骅　高玉芝）

病例 1

社区获得性肺炎（左下肺），孕 23 周

【病史摘要】

患者，孕 23 周，31 岁。

主诉：发热、咳嗽、咳痰 3 天伴胸痛 1 天。

现病史：患者 3 天前受凉后出现咳嗽、咳痰，痰黄，不易咳出，咳嗽较剧，伴有发热，体温最高达 38.7℃，无其他特殊不适，在当地卫生院就诊，诊断为“上呼吸道感染”，予“清开灵”口服治疗，症状无明显缓解。1 天前患者出现左侧胸痛，吸气时明显，屏气时稍缓解，遂入我院。

既往体健。

体格检查：T 38.5℃，P 105 次/分，R 25 次/分，BP 118/66 mmHg，浅表淋巴结无肿大。双肺呼吸音粗，左下肺可闻及少许湿啰音。HR 105 次/分，律齐，无杂音。腹软，无压痛、反跳痛，肝脾肋下未及。双下肢无水肿。

【诊疗过程】

患者入院后拒绝行胸部 X 线或 CT 检查，遂行床边肺部超声。肺部超声示左肺侧下区胸膜线模糊、A 线消失、B 线融合，胸膜线下局

灶性肺实变。左肺少量胸腔积液。肺部超声后，再次与患者及家属沟通，患者同意行胸部X线检查（图5-8）。

辅助检查：血常规示白细胞 15.7×10^9/L，中性粒细胞91.2%。C反应蛋白103 mg/dl。胸部X线示左下肺炎。

确诊：社区获得性肺炎（左下肺），孕23周。

入院后予“阿洛西林注射液”8天，口服“阿莫西林克拉维酸钾”3天后痊愈出院。

【讨论】

孕妇肺炎的早期症状可能会被妊娠期的其他症状所掩盖。有报道称，在一组包含25名孕妇患者的研究中，约20%的患者在确诊肺炎之前曾被误诊或漏诊过。在妊娠期肺炎患者中，59.3%诉有咳嗽咳痰，32.2%有气促，27.1%有胸膜性胸痛。体检有助于发现肺炎，然而体检的敏感性和特异性均不高。美国胸科协会（AST）建议不应该阻止妊娠期患者使用放射线成像技术。2017年10月，美国妇产科医生学院（The American College of Obstetricians and Gynecologists）发表了“怀孕和哺乳期间影像学诊断指南”（Guidelines for Diagnostic Imaging During Pregnancy and Lactation），指南指出：除了极少数情况之外，医院里常用的X线、CT或核医学检查的辐射剂量，都远远低于能够引起胎儿损害的电离辐射剂量。如果这些检查有必要，则无需因为怀孕而放弃，因为这些手段对于孕妇和胎儿而言都是足够安全的。在人类，超大剂量的电离辐射（包括X线）最常见的损害有生长受限、小头畸形以及智力障碍等。即使多次接受诊断用的X线检查，也极少达到能引起电离辐射损伤的剂量。因此，只是因为接受了X线检查，无需考虑终止妊娠。此外，X线检查对哺乳期妇女无害，这个问题不需要忧虑。如果病情需要，孕妇可以接受CT检查，包括使用相关的增强剂。使用碘化增强剂之后，哺乳期妇女仍可照常喂奶。综上所述，医院里常用的影像学检查，尤其是胸部X线和CT检查对于孕妇和胎儿都是安全的。这些都是经过长期大量的临床观察研究得出的科学结论。

然而在中国，由于多方面的原因，为孕妇施行胸部摄片检查并不现实，这导致孕妇肺部疾病往往不能早期确诊。

床旁超声近10年来在我国的急诊科及全科医学中迅速开展，利用超声进行肺部扫查被越来越多的医生和患者认可、接受，而且已经形成比较系统的检查方法。超声对肺炎有较高的诊断价值，Parlamento S等报道，肺炎患者超声阳性结果为96.9%，胸部X线（CXR）阳性结果为75%，超声对肺炎的诊断价值优于CXR。一项meta分析显示在急诊科，肺部超声对于肺炎的诊断敏感度和特异度达到了92%和93%。

孕妇肺炎的肺部超声特点包括不同程度的肺实变样改变、B线增多、A线消失、胸膜线模糊及胸腔积液形成等。本例患者为妊娠23周孕妇，处于妊娠中期。初次就诊时，由于对放射影像学安全性的担忧，拒绝行胸部X线检查。遂在第一时间予肺部超声检查，做出了早期诊断，并进行了及时有效的治疗。由此可以认为肺部超声对孕妇社区获得性肺炎的诊断是准确、可靠的，敏感度和特异度较高；具有简便、无创、无辐射、可在床边开展、可随时检测、动态可视化观察等优点。

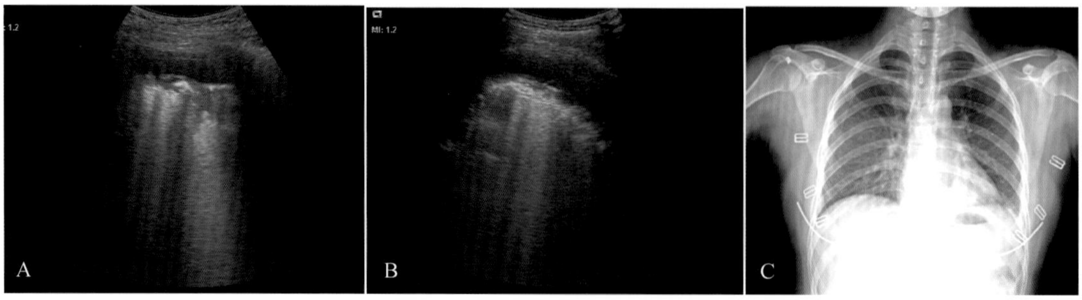

图5-8 超声（A、B）与胸部X线（C）表现

A. 胸膜下实变、B线增多；**B.** 胸膜线模糊、B线增多、胸腔积液；**C.** 胸部X线示左下肺炎

（赵 雪）

病例 2

社区获得性肺炎（右下肺），孕 28 周

【病史摘要】

患者 26 岁，孕 28 周；发热伴咳嗽、咳痰 4 天入院。肺部超声示右肺下区肺实变及支气管充气征、A 线消失、多量 B 线出现及胸膜线模糊。该孕妇胸部 X 线片显示右下肺部感染伴胸腔积液，符合 CAP 表现。肺部超声及胸部 X 线片见图 5-9。

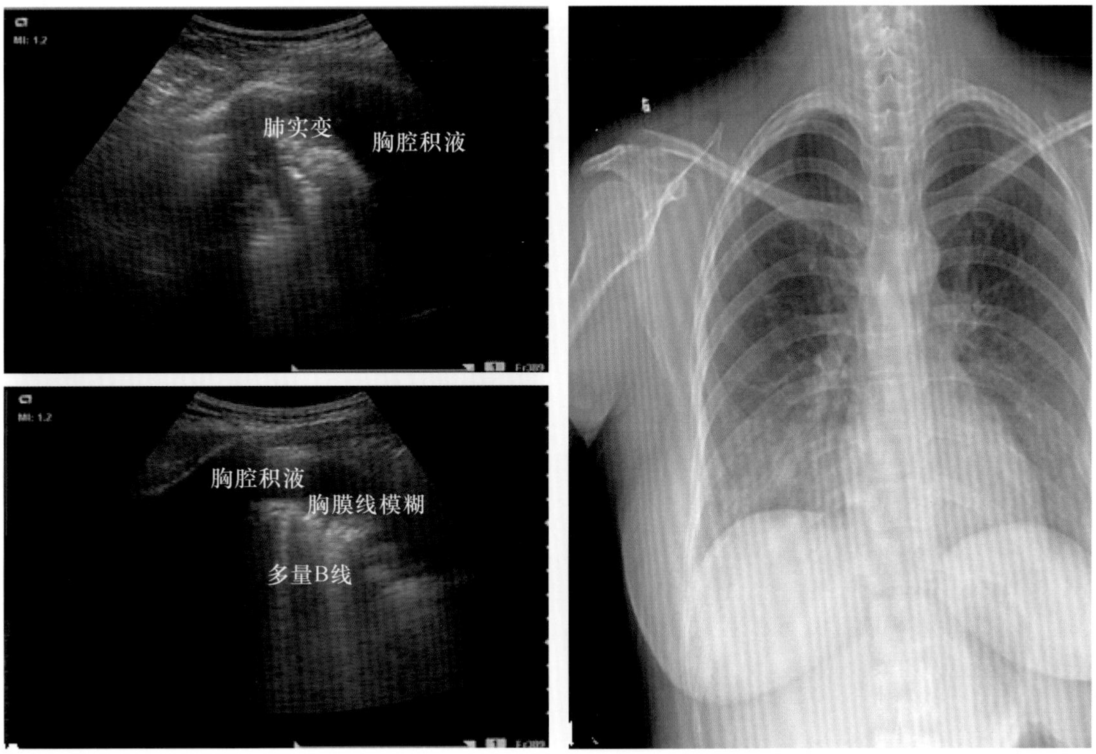

图 5-9 肺部超声（左）及胸部 X 线片（右）

病例 3

社区获得性肺炎（左下肺），孕 24 周

【病史摘要】

患者孕 24 周，19 岁；发热、咳嗽 1 周入院。肺部超声示左肺后下区可见胸膜线模糊、A 线消失、多量 B 线出现及部分融合，该患者胸部 X 线片示左下肺炎（图 5-10）。

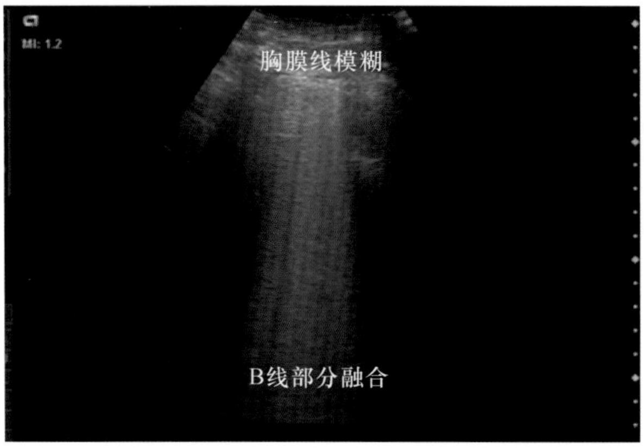

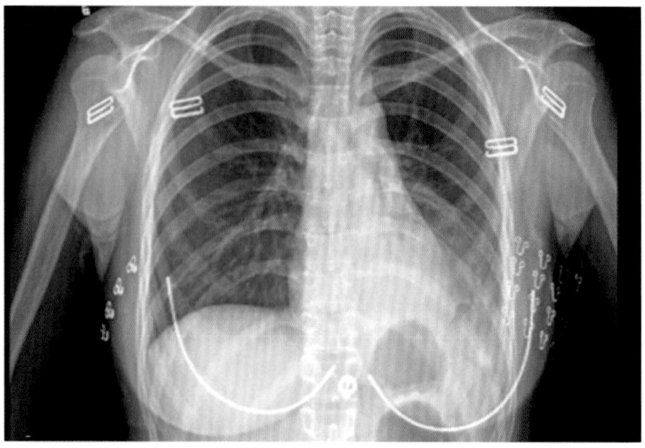

图 5-10 肺部超声（左）及胸部 X 线片（右）

病例 4

社区获得性肺炎（左下肺），孕 30 周

【病史摘要】

患者孕 30 周，35 岁，发热伴咳嗽、咳痰 5 天入院。肺部超声显示左肺侧下区可见胸膜线模糊、A 线消失、多量 B 线出现及胸膜下局灶性肺实变，该孕妇胸部 X 线片示左下肺炎（图 5-11）。

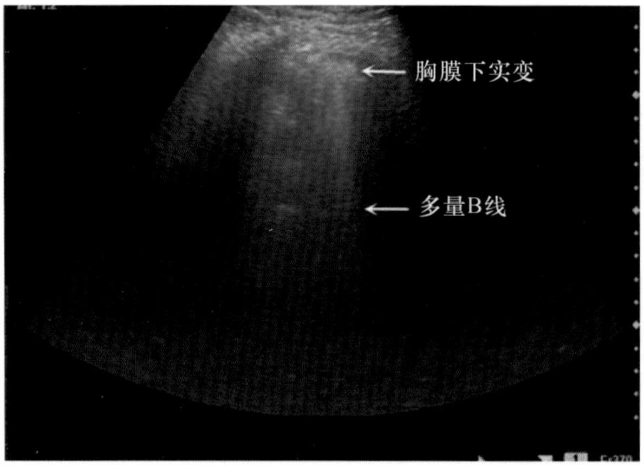

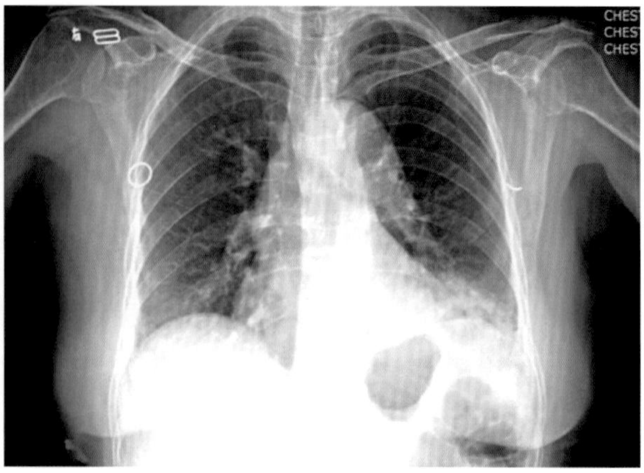

图 5-11 肺部超声（左）及胸部 X 线片（右）

（赵 雪）

病例 5

双肺社区获得性肺炎

【病史摘要】

患者，女，91 岁，无业。

主诉：因"咳嗽、咳痰半月"于 2018 年 1 月 28 日入院。

现病史：患者半月前受凉后出现阵发性咳嗽，咳中等量白色黏液痰，易咳出，入夜咳甚，伴畏寒、肢冷，无发热，无心慌、胸闷等不适，患者当时未予重视及诊治。今患者仍感咳嗽、咳痰，性质同前。至某医院就诊。门诊胸部CT：两肺炎症考虑。右肺中叶团片状影伴中叶外侧段支气管狭窄，占位待排。两侧胸腔少量积液。血常规：WBC 8.12×10^9/L，RBC 5.24×10^{12}/L，血红蛋白153 g/L，高敏C反应蛋白（hs-CRP）4.40 mg/L。遂以“肺部感染”收入院。

既往史：高血压病史20年。

体格检查：T 36.9℃，P 108次/分，R 20次/分，BP 136/88 mmHg。神清，浅表淋巴结无肿大。双肺无啰音。心率108次/分，律齐，无杂音。腹软，肝脾肋下未及，无压痛、反跳痛。双下肢水肿（+）。

【诊疗过程】

入院辅助检查：2018年1月28日胸部平扫（图5-12）：两肺炎症考虑。右肺中叶团片状影伴中叶外侧段支气管狭窄，占位待排。两侧胸腔少量积液。2018年1月29日肺部超声见图5-13。血常规：WBC 8.12×10^9/L，RBC 5.24×10^{12}/L，HGB 153 g/L，hs-CRP 4.40 mg/L。血气分析：酸碱度7.50，氧分压55 mmHg，碳酸氢根浓度29 mmol/L，细胞外液碱剩余6 mmol/L，全血碱剩余6 mmol/L，血氧饱和度90%，标准碳酸氢根29 mmol/L，肺动脉氧分压50 mmHg，心肌酶谱、肾功能正常。呼吸道感染病原体IgM检测：乙型流感病毒抗体IgM阳性，其他无特殊。痰培养无特殊。

初步诊断：①双肺社区获得性肺炎；②高血压1级，低危组。

入院后予“头孢美唑、左氧氟沙星注射液”抗感染及止咳化痰治疗10天后，停用左氧氟沙星注射液，2月6日停用“头孢美唑钠注射液”改用“哌拉西林他巴唑坦注射液”抗感染治疗后患者痊愈出院。

【讨论】

社区获得性肺炎（community acquired pneumonia，CAP）是指在医院外罹患的感染性肺实质（含肺泡壁，即广义上的肺间质）炎症，包括具有明确潜伏期的病原体感染而在入院后平均潜伏期内发病的肺炎。每年的总体发病率为5/1000～11/1000，占所有下呼吸道感染的5%～12%，其中，22%～42%的CAP患者需要住院治疗，住院患者中1.2%～10%的患者因病情严重需要入住ICU病房。胸部影像学表现为斑片状浸润影、叶或段实变影、毛玻璃影或间质改变，伴或不伴胸腔积液。

由于肺内气体的干扰，超声难于显示肺部正常结构及肺中央型病灶，但接近胸膜的肺周边型病灶或含气极少的肺实变区，超声均能很好显示，可为临床提供有价值的肺部超声信息。肺部病灶中星点样强回声是肺部炎性团块实变区内含有少量散在的肺气反射所致。当炎性反应浸润肺泡壁，肺局部病灶内尚存极小部分未完全吸收的散在气体，为产生星点样声像图的病理基础，与其对应的CT显示为肺部片状影，内见支气管充气征相吻合；当炎性团块内肺气完全吸收则超声表现为实性低回声，呈炎性假瘤的团块状实性低回声，CT与超声上极易将其误诊为肺肿瘤。当病灶中心坏死但未引入气体者不属于空洞，呈黑洞样声像；当肺病变坏死成分经支气管排出并引入气体则形成CT显示的空洞，此时超声显示为中心模糊的肺气强回声。本例患者胸部CT平扫：两肺炎症。右肺中叶团片状影伴中叶外侧段支气管狭窄，占位待排。两侧胸腔少量积液。相对应肺部超声显示：肺实变合并团状支气管充气征，实变区域可见血流分布。由此可以看出本例患者胸部CT平扫与肺部超声显示出良好的对应性。

胸部CT与胸部X线片相比能更准确地显示浸润影、脓肿、实变及空洞等，是目前诊断肺炎的非常可靠的影像学检查手段，或者说是一种诊断的“金标准”。但CT辐射量较大，费用高，移动式CT普及化也不是一朝一夕的事情。并且CT和胸部X线片均存在时间延误的问题，不能实时显像。床旁肺部超声检查作为实时、快速、无创的检查手段，不失为一种提高诊断效率的明智选择。本例患者91岁，高龄，重症肺炎，行动不便，不适合反复行胸部CT检查，床边超声（图5-12）检查能够很好地解决这一问题，而且超声能够对患者的每

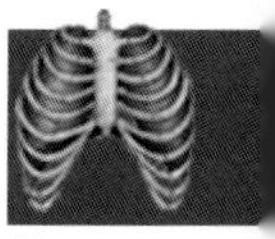

个肋间进行系统地探查，可有效发现患者的肺实变、胸膜下病变情况和胸膜改变情况、肺炎旁积液，进而提升了重症肺炎患者诊断的准确率。超声对重症患者进行检查、诊断和胸部影像动态观察的过程中显示出其安全、快捷、准确的优势。

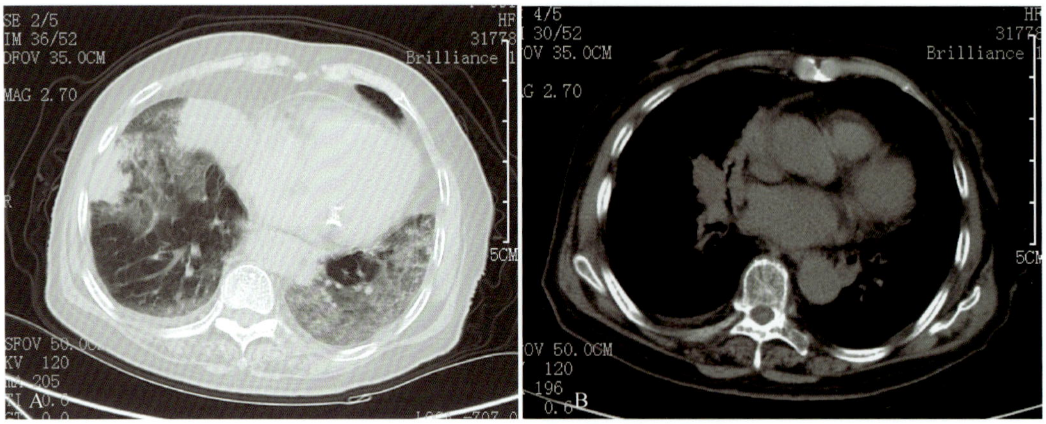

图 5-12 2018 年 1 月 28 日胸部 CT 平扫

A. 肺窗；B. 纵隔窗：两肺炎症考虑。右肺中叶团片状影伴中叶外侧段支气管狭窄，占位待排。两侧胸腔少量积液

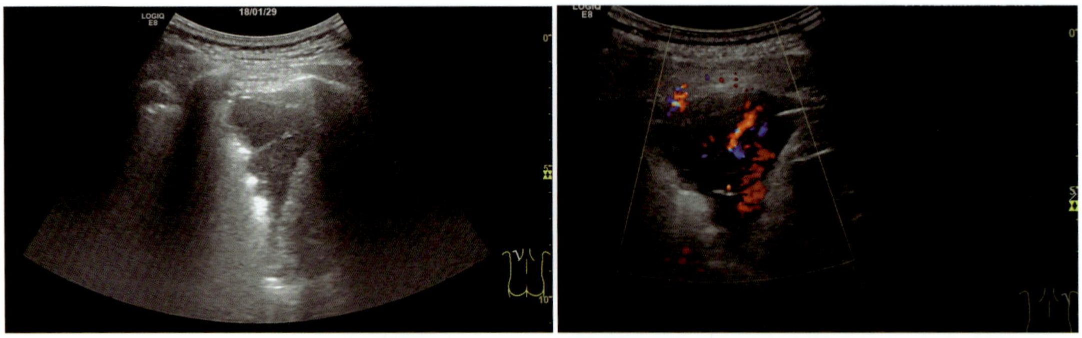

图 5-13 2018 年 1 月 29 日肺部超声

肺实变合并团状支气管充气征，实变区域内可见血流分布

（王文元　张　骅　佟　飞）

病例 6

双肺社区获得性肺炎

【病史摘要】

患者，女，92 岁，退休。

主诉：因“发热伴咳嗽、咳痰 2 天”于 2018 年 7 月 9 日入院。

现病史：患者 2 天前受凉后自觉发热、恶寒，体温未测，伴有咽痛，阵发性咳嗽，时轻时重，咳少许黄白色黏液痰，易咳出，无异味。无其他特殊不适，自服“白加黑”感冒片 1 天，症状无明显缓解。今日中午体温达 37.8℃，恶寒，咳少许黄黏痰，遂就诊于某医院急诊科，查血常规：白细胞 $15.02\times10^{9}/L$，中性粒细胞百分比 82.9%；胸部 X 线片：两肺纹理增粗，双肺可见多发斑片状影，考虑肺炎。给予头孢美唑注射液后，又在我院就诊，门诊以“肺部感染”收入院。

既往史：2 型糖尿病 20 余年，现使用瑞格列奈片、胰岛素注射液 16 IU 每晚 1 次，随机血糖 13 mmol/L 左右。2013 年患肺结核，抗结核治疗 1 年后病愈。高血压病史 1 年余，血压最高 180/80 mmHg，现口服氨氯地平 5 mg 每日 1 次、替米沙坦 40 mg 每日 1 次，血压控制不详。30 年前行胆囊切除术；否认冠心病病史。

体格检查：T 37.9℃，P 96 次/分，R 20 次/分，BP 160/86 mmHg，神清。双肺呼吸音粗，双下肺可闻及湿啰音。心率 96 次/分，律齐，无杂音。腹软，无压痛、反跳痛，肝脾肋下未触及。双下肢无水肿，无杵状指/趾。

【诊疗过程】

入院辅助检查：胸部 CT（2018 年 7 月 10 日，见图 5-14）：左下肺多发小团状实变密度灶及结节灶，性质待定（炎性病灶可能?）；右肺门旁小的软组织密度灶，性质待定（增大淋巴结？或其他?）；右中叶支气管轻度狭窄；肺小结节，性质待定；肺下叶及右肺中叶部分支气管扩张；两肺多发炎性病灶、机化灶；纵隔内多发增大淋巴结；心脏增大，动脉硬化。超声心动图（2018 年 7 月 11 日）：EF% 65%，左心房稍大；左心室舒张功能下降。7 月 12 日肺部超声见图 5-15 及视频 5-13。白细胞 $13.96\times10^{9}/L$，中性粒细胞百分比 78.7%，中性粒细胞绝对值 $10.98\times10^{9}/L$，红细胞 $3.4\times10^{12}/L$，血红蛋白 102 g/L，血小板计数 $146\times10^{9}/L$；C 反应蛋白 116 mg/L；生化全项：谷丙转氨酶 11 U/L，谷草转氨酶 19 U/L，乳酸脱氢酶 251 U/L，葡萄糖 19.1 mmol/L，尿素 13.5 mmol/L，肌酐 140 μmol/L。肿瘤标志物：鳞状上皮细胞癌抗原 1.6 ng/ml，癌胚抗原 6.8 ng/ml。糖化血红蛋白 11.6%，平均血糖浓度 18.68 mmol/L。

诊断：①双肺社区获得性肺炎；②2 型糖尿病；③高血压。

予止咳化痰（氨溴索、痰热清注射液）、抗感染（头孢唑肟-美罗培南注射液）、降血糖、对症支持等治疗后好转出院。

【讨论】

既往诸多研究以胸部 CT 为金标准，以胸部 DR 为对照，评价超声在肺部感染诊断方面的临床价值。研究表明超声诊断肺部感染具有较高灵敏度和相对稍低特异度，与胸部数字化 X 线摄影系统（DR）相比无显著统计学差异。炎症性肺实变在不同阶段，肺部超声上表现不同，初期表现累及胸膜，胸膜下有肺不张，合并融合 B 线征象，进展期，可出现碎片征，支气管充气征，进而肝样变肺组织，支气管充液征。在观察到局限性实变、支气管充气征、支气管充液征、间隔小于 3 mm 的多条 B 线等其中一种或数种声像时，诊断小叶性肺炎。本例双肺超声以 B 线为主要声像表现，未见碎片征、支气管充气征，考虑肺部感染处于初期，与胸部 CT 检查结果相符。据此，超声可以诊断为双肺小叶性肺炎。

虽然肺部超声作为一种快速、无创、有效、经济的检查手段，在肺部感染的诊断和鉴别诊断中具有一定的价值，值得在临床中推广。但是由于它的物理特性，肺部超声很难透过含气体的肺组织检测到远离胸膜的肺深部病变情况；另外，由于重症患者体位变化困难，背部的肺部超声检查操作较为困难，有造成漏诊的可能，因此，胸部 CT 仍是诊断肺部感染的金标准。

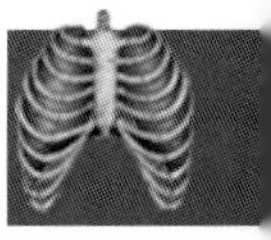

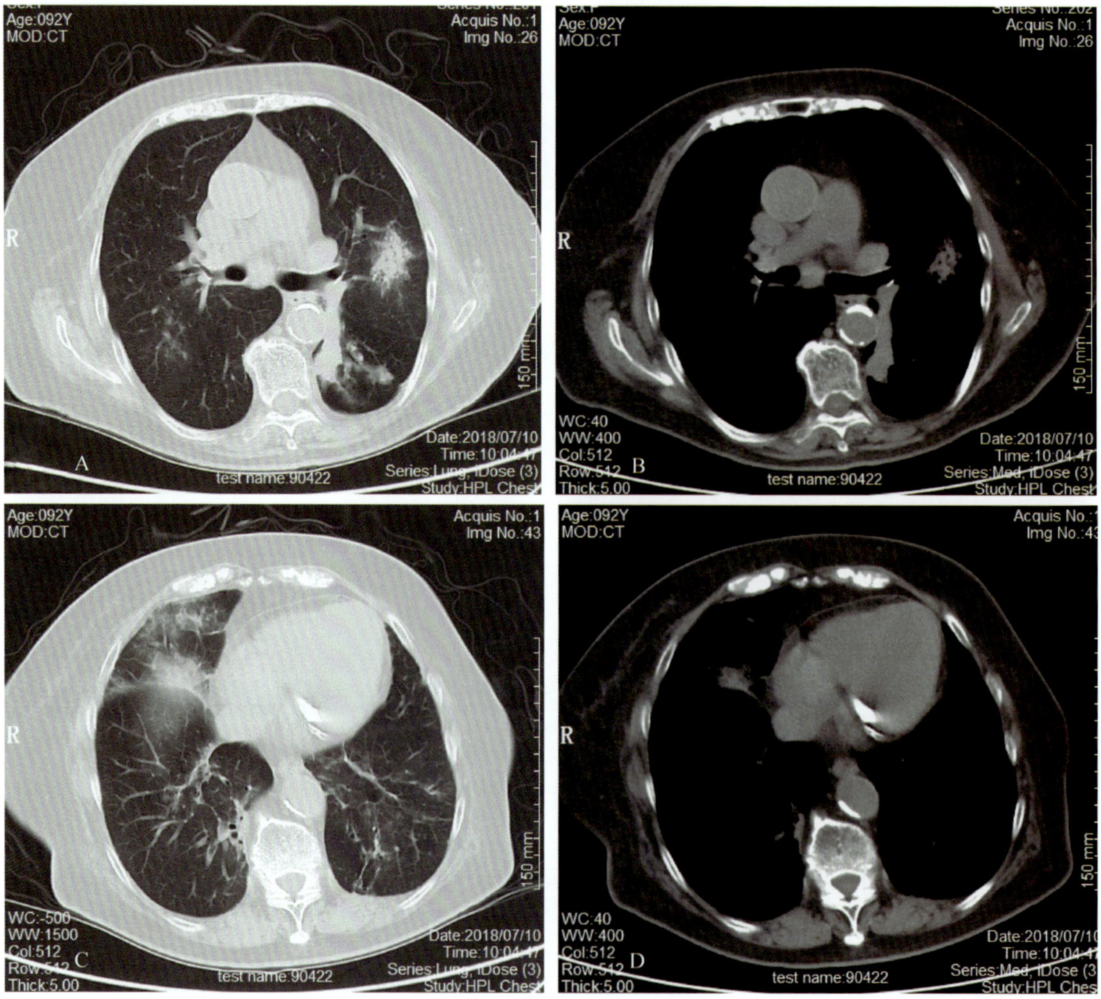

图 5-14 2018 年 7 月 10 日胸部 CT

A、C. 肺窗；B、D. 纵隔窗

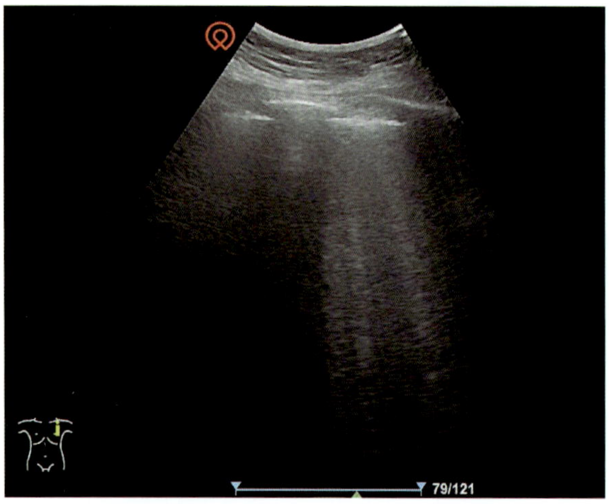

图 5-15 2018 年 7 月 12 日肺部超声

激光束样高亮回声影（B 线），考虑左肺炎性渗出

视频 5-13 右侧肺部渗出病变

（王 萍 高玉芝 张 骅）

病例 7

双侧社区获得性肺炎

【病史摘要】

患者，男，89 岁，退休。

主诉：咳嗽、咳痰 3 天，发热伴头晕 6 h。

现病史：患者于 3 天前无明显诱因出现咳嗽，咳黄白痰，自服“川贝枇杷膏”后症状有所缓解，6 h 前出现发热、头晕，无其他特殊不适。就诊我院发热门诊，查血常规示白细胞、中性粒细胞百分比、中性粒细胞绝对值升高。胸部 X 线片：右下肺感染，遂以“肺炎”收入院。

既往史：患者 4 年前由于摔跤发生脑出血出现语言功能受损，经手术后痊愈。

体格检查：T 38.3℃，P 86 次/分，R 20 次/分，BP 117/70 mmHg，神清。双肺呼吸音粗，右下肺可闻及散在湿啰音。心率 86 次/分，无杂音。腹软，肝脾肋下未及。

【诊疗过程】

入院辅助检查：2018 年 7 月 2 日胸部 CT（图 5-16）：双肺多发炎性病灶、机化灶，右下肺为著；右下肺后膈角实变密度灶，性质待定，左下肺多发小结节，双上肺陈旧结核灶，双侧胸膜增厚，右侧少量胸腔积液，纵隔淋巴结增大，心脏增大，心包轻度增厚。

患者左侧肺部超声影像可见局灶性高亮回声影，考虑左肺渗出病变；右肺可见弥漫融合高亮回声影为融合渗出病变。整个肺部超声影像（图 5-17 及视频 5-14，视频 5-15）以右肺为甚，与胸部 CT（图 5-16）所示一致。

心肌梗死三项：血清肌红蛋白 427.6 ng/ml，心肌钙蛋白-I 0.04 ng/ml；N 末端 B 型钠尿肽前体 297 pg/ml；血气组合：二氧化碳分压 33 mmHg，酸碱度 7.48；D-二聚体 2.39 μg/ml。

诊断：双侧社区获得性肺炎。

入院后予止咳化痰、抗感染（哌拉西林舒巴坦注射液）及对症支持治疗 18 天后症状好转出院。

【讨论】

在真实世界里，肺内异常声像并不与肺炎单一对应，需要综合各种信息进行适当判断，也需要与其他因素引起的肺部病变鉴别，最重要的依据是病史、疾病的发病经过、临床表现和体格检查，对鉴别诊断有重要的指导意义。各种类型的肺炎通常都是急性起病，以发热、咳嗽、咳痰等呼吸道感染症状为主要表现，查体时多闻及局限性啰音、呼吸音减弱等，而其他疾病引起肺部病变时，多有全身性改变甚至以肺外病变为主。同时，声像图的表现也是鉴别的重要依据，要注意其他因素导致的、可能与肺炎有相似声像的肺部疾病。

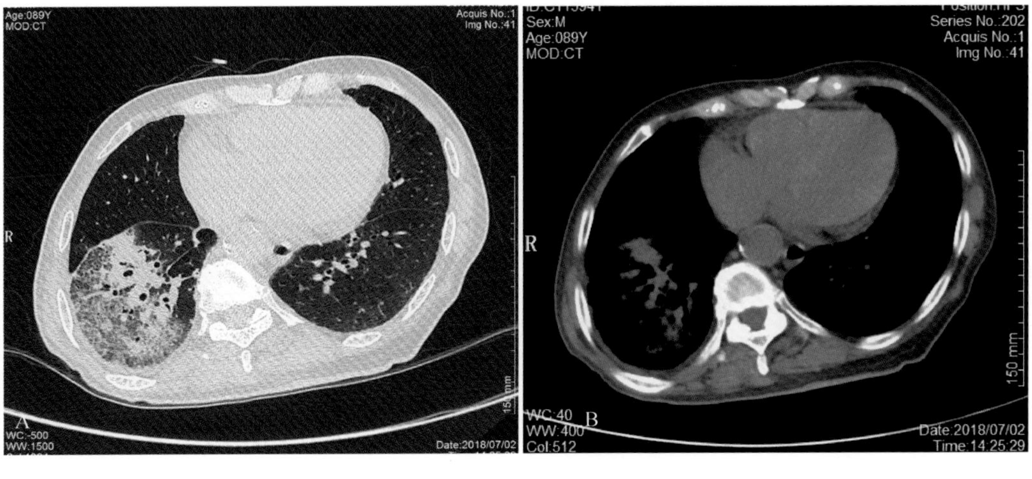

图 5-16 2018 年 7 月 2 日胸部 CT

A. 肺窗；**B.** 纵隔窗

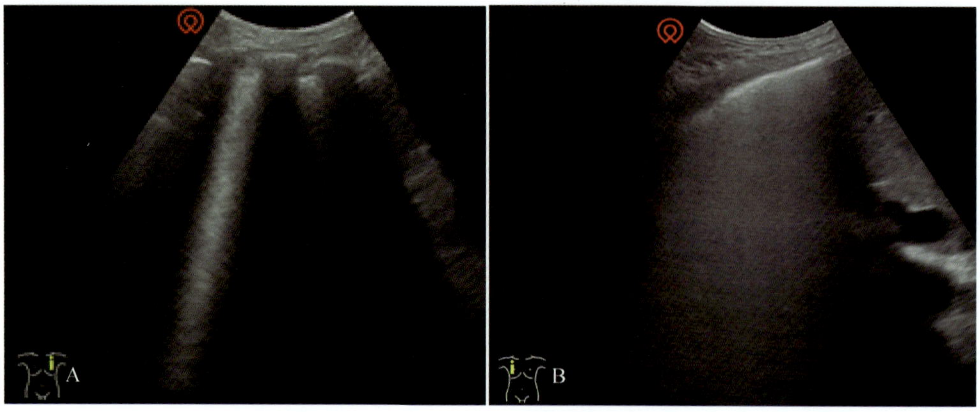

图 5-17 2018 年 7 月 4 日肺部超声影像

A. 左肺可见局灶性高亮回声影；**B.** 右肺可见弥漫融合高亮回声影

视频 5-14 左肺渗出病变

视频 5-15 右肺渗出融合

（张 秋 张 骅 余 婷）

病例 8

左下肺社区获得性肺炎

【病史摘要】

患者，女，84 岁，退休干部。

主诉：因“间断咳嗽、咳痰 1 个月余加重 5 天”于 2018 年 7 月 4 日入院。

现病史：患者 1 个月前无明显诱因出现阵发性咳嗽，咳少量黄黏痰，不易咳出，咳嗽迁延，时轻时重，未规律治疗，近 5 天症状加重，夜间明显，伴憋气，不能平卧，影响睡眠。发病期间无畏寒、发热；无心慌、胸闷等不适，未行特殊治疗，症状无缓解。今日来我院就诊，胸部 X 线示左下肺炎症，血常规：WBC 8.98 × 10^9/L，中性粒细胞百分比 80.1%，C 反应蛋白：123.55 mg/L，为求进一步诊疗，以“左下肺感染”收入院。

既往史：高血压病史 30 余年，血压最高 180/90 mmHg。

体格检查：T 37℃，P 91 次/分，R 20 次/分，BP 140/76 mmHg，步入病房，查体合作。双肺呼吸音粗糙，右肺中部可闻及轻度呼气相哮鸣音，左下肺可闻及散在细湿啰音。心音正常，心率 91 次/分，无杂音。腹软，无压痛、反跳痛，肝、脾肋下未及。双下肢水肿（++），无杵状指/趾。

【诊疗过程】

入院辅助检查：2018 年 7 月 5 日肺部超声影像详见图 5-18 及视频 5-16，视频 5-17。胸部 X 线片：左肺上叶舌段炎症，左肺上叶部分支气管狭窄，两肺多发炎性病灶、机化灶，双侧胸膜轻度增厚，纵隔内多发增大淋巴结，心脏增大，少量心包积液，动脉硬化，肝多发小囊肿可能，胆囊结石。2018 年 7 月 4 日胸部 CT（图 5-19）：左肺上叶舌段炎症，两肺多发炎性病灶、机化灶，双侧胸膜轻度增厚，纵隔内多发增大淋巴结，心脏增大，动脉硬化，肝多发小囊肿可能，胆囊结石。

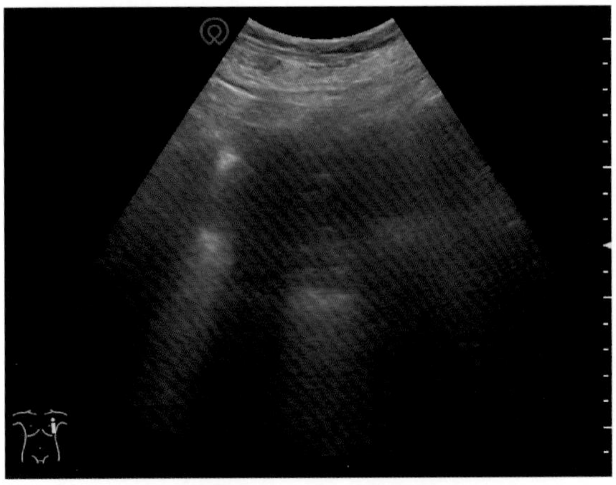

图 5-18 2018 年 7 月 5 日肺部超声影像

左下肺可见实变的肺组织回声

视频 5-16 左下肺可见实变的肺组织回声

视频 5-17 左肺可见弥漫分布的 B 线

血气组合：二氧化碳分压 42 mmHg，氧分压 58 mmHg，血氧饱和度 91%，酸碱度 7.44；全血肌钙蛋白 T（快速法）：肌钙蛋白 T<40 ng/L；总蛋白 70.7 g/L，白蛋白 38.9 g/L，尿素氮 4.2 mmol/L，肌酐 50 μmol/L，钾 4.2 mmol/L，钠 128.6 mmol/L，氯 90 mmol/L；D-二聚体 2.7 μg/ml；N 末端 B 型钠尿肽前体（NT-proBNP）691 pg/ml；生化全项：总蛋白 68. 8 g/L，白蛋白 33.0 g/L；红细胞沉降率（血沉）49 mm/h；平均血糖浓度 8.18 mmol/L，糖化血红蛋白 6.30%，余无特殊。

诊断：①左下肺社区获得性肺炎；②高血压 3 级，很高危组；③胆囊结石。

入院后予止咳化痰（氨溴索注射液）、平喘（多索茶碱注射液）、抗感染（哌拉西林舒巴坦钠-美罗培南注射液）、对症支持等治疗 16 天好转出院。

【讨论】

肺炎是最常见的呼吸系统疾病之一，临床上有很多分类标准，可按病原体的类型分为细菌性肺炎、病毒性肺炎、支原体肺炎等，也可按感染途径分为社区获得性肺炎（community-acquired pneumonia，CAP）、医院获得性肺炎（hospital-acquired pneumonia，HAP）和呼吸机相关性肺炎（ventilator-associated pneumonia，VAP）等。目前临床上诊断肺炎的影像学方法主要是放射影像学，其中胸部 X 线常被作为首选，而胸部 CT 则被认为是金标准。

社区获得性肺炎（CAP）患者 B 线的分布较局限，表现为某一区域集中出现多条 B 线，位置与胸部 CT 的毛玻璃样改变相对应，且 B 线的间隔为（3±1）mm。

对于社区获得性肺炎，肺部超声与肺部其他影像学（胸部 CT、胸部 X 线）具有异曲同工的作用，特别是肺部感染病变靠近胸膜处时肺部超声与胸部 CT 具有同样的敏感性。超声之所以能够诊断肺炎，在于肺炎的病理过程改变了肺部的结构和组分，其中最主要是肺气的减少和炎性物质的渗出以及炎性物质对肺细微结构的改变，导致超声波与肺内结构的相互作用产生了变化。

大叶性肺炎在充血水肿期，原应均匀一致的肺野内出现低回声区，呈散在点状、斑片状或大片状分布，有时可见 B 线，在这一期根据声像表现可诊断肺炎但不能定性为大叶性肺炎。由于病情变化迅速，实际通常在检查时已进展至实变期。在实变期，病变肺叶肿大实变，轮廓清晰，形态饱满，其内呈均匀等回声或稍高回声，与肝实质回声相近。病变肺叶内支气管和血管均显示清晰，正常伴行，管壁回声较实变肺组织稍高。在彩色多普勒上，血管腔内血流充盈良好，借此可以将血管与伴行的支气管鉴别。病变之外的肺组织通常充气良好，呈强回声，与病变的交界线不规则。肺部炎性病灶与肺不张多表现为“肺动脉期”灌注，并可见“树枝状”增强，而肿瘤病灶多表现为“支气管动脉期”灌注，呈周边向中央的不均匀灌注。

肺部超声数据和CT有很高的相关性，如能充分应用肺部超声技术，约有一半的患者可以避免进行胸部CT检查。肺部超声较CT适用性更强。无放射性、可重复性高、无需患者特殊配合、仪器携带方便等优点，使其逐渐得到临床医生的广泛运用，形成较为系统、全面的检查方法。

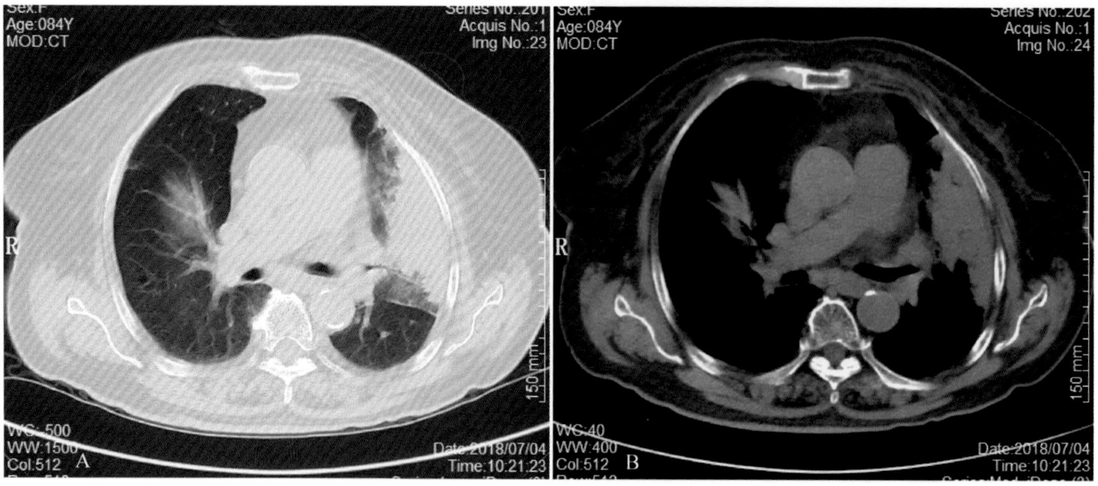

图 5-19 2018年7月4日胸部CT

A. 肺窗；**B.** 纵隔窗：胸廓基本对称，纵隔及气管居中。左肺上叶舌段大片密度影。两肺多发片状阴影及条索。两肺门未见增大，主支气管及段以上支气管通畅。双侧胸膜轻度增厚。纵隔内多发增大淋巴结。心脏增大，主动脉壁及冠状动脉见钙化

（张　骅　王文元　张　秋）

病例 9

左下肺社区获得性肺炎

【病史摘要】

患者，男，56岁，物业管理人员。

主诉：发热2天。

现病史：患者2天前无明显诱因出现发热，体温37.3℃，颈部、后背僵痛，未予重视。患者昨日夜间再次发热，体温37.8℃，无寒战；无咳嗽、咳痰；无喘憋等不适。未行特殊治疗，症状无缓解，遂就诊于我院，查血常规：白细胞6.72×10^9/L，中性粒细胞百分比70.6%；C-反应蛋白28.63 mg/L；胸部CT示左下肺团片影，炎症可能。腹部超声：胆囊壁隆起样病变。患者又就诊于某肿瘤医院，建议抗感染治疗后复查胸部CT。今患者再次就诊于我院，以“肺部感染”收入院。

既往史：双足内侧面、双手指湿疹4年。对青霉素过敏。

个人史：吸烟40余年，每日约10支，未戒烟。

体格检查：T 37.4℃，P 84次/分，R 20次/分，BP 130/90 mmHg。神清。双肺呼吸音清，双肺无啰音。心率84次/分，律齐，未闻及杂音。腹软，无压痛、反跳痛，肝、脾肋下未及。

【诊疗过程】

入院辅助检查：血常规：白细胞5.37×10^9/L，单核细胞百分比11%，中性粒细胞百分比71.1%，红细胞4.6×10^{12}/L，血红蛋白147 g/L，血小板计数174×10^9/L；NT-proBNP 34.1 pg/ml，C反应蛋白81.3 mg/L；生化全项：谷丙转氨酶15 U/L，谷草转氨酶18 U/L，总蛋白65.6 g/L，白蛋白34.7 g/L，葡萄糖5.7 mmol/L，尿素氮3.2 mmol/L，肌酐64 μmol/L。ANCA组合+NA系列阴性（－）。肿瘤标志物均正常。2018年7月17日胸部CT（图5-20）：左下肺团片影，炎症可

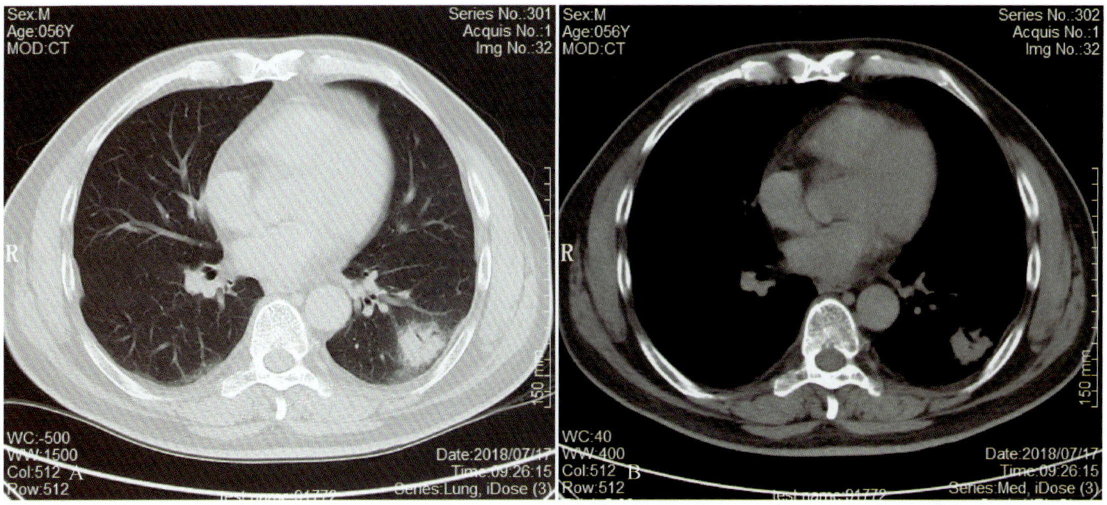

图 5-20 7 月 17 日胸部 CT

A. 肺窗；**B.** 纵隔窗所见：胸廓基本对称，纵隔及气管居中。双肺散在小囊泡状无肺纹理区，左下肺见团片影，边界模糊，其内见支气管穿行影；双肺少量小淡片索条影。两肺门未见增大，主支气管及两侧支气管分支通畅。纵隔内见稍大淋巴结。双侧胸膜增厚，主动脉及冠状动脉未见钙化

能；双肺局限性气肿，双上肺为著；双肺少量小炎性病灶，炎性机化灶；双侧胸膜增厚；纵隔稍大淋巴结。7 月 19 日肺部超声影像详见图 5-21 及视频 5-18。

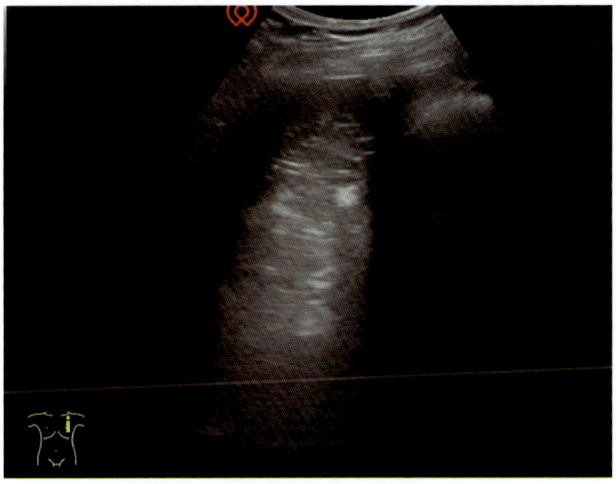

图 5-21 2018 年 7 月 19 日肺炎性实变超声图像

左下肺不均质低回声内可见高亮回声影（支气管充气征）

视频 5-18 肺炎

诊断：左下肺社区获得性肺炎。

入院后予抗感染（左氧氟沙星注射液）治疗后痊愈出院。

【讨论】

本例肺部超声示左下肺不均质低回声内可见高亮回声影（支气管充气征）与胸部 CT 所见左下肺团片影，边界模糊，其内见支气管穿行影相符。

关于肺部感染超声下的表现不再赘述，详见有关章节。近年来，国内外关于肺部超声对 CAP 的应用进行了大量研究。一项多中心研究囊括了 362 位来自 14 个欧洲医学中心的疑似 CAP 的患者，这些患者大部分接受胸部 X 片和肺部超声检查，少部分接受胸部 CT 和肺部超声检查伴或不伴胸部 X 线检查，平均住院日 5～8 天，追踪时间 13～16 天，他们发现肺部超声的敏感度达到 93.4%，特异度达到 97.7%，显示出肺部超声在诊断 CAP 方面的高价值，但该研究不足之处在于仅 17%的患者接受了 CT 这一“金标准”检查，各中心对肺炎的标准不统一，可能对研究结果有一定影响。国内关于 CAP 的肺部超声大量研究也得出类似的结果，我们有理由相信肺部超声在其诊断上将发挥越来越大的作用。

（王　萍　高玉芝　张　骅）

病例 10

社区获得性肺炎

【病史摘要】

患者，男，62 岁，退休公务员。

主诉：咳嗽、发热 3 天。

现病史：患者 3 天前受凉后出现无规律发热，体温最高 38.5℃，无畏寒、盗汗；偶伴阵发性咳嗽、咳中等量黄黏痰，不易咳出，无夜间阵发性呼吸困难等不适。对症处理后症状无明显缓解，为进一步诊治以“细菌性肺炎”收入院。

既往体健。

体格检查：T 38.4℃，P 81 次/分，R 20 次/分，BP 120/70 mmHg，神清。咽部轻度充血，扁桃体无肿大。双肺呼吸音粗，无啰音。心率 81 次/分，心音低钝，律不齐，可闻及早搏 1 次/分，无杂音。腹软，无压痛、反跳痛，肝脾肋下未触及。

【诊疗过程】

入院辅助检查：2018 年 5 月 17 日胸部 CT（图 5-22）：两肺多发炎性病灶、机化灶，以右肺中叶为著；两肺部分支气管轻度扩张；肺气肿；双侧胸膜局限性增厚；纵隔内见增大淋巴结。超声心动图：心脏各房室腔内径在正常范围，室间隔及左右室壁厚度正常，运动协调，未探及节段性运动异常；各瓣膜形态、结构、启闭运动未见明显改变。CDFI：二尖瓣前向血流 E/A<1，考虑左心室舒张功能下降。心电图正常。2018 年 5 月 18 日肺部超声影像详见图 5-23 及视频 5-19。血液化验：白细胞 12.45×10^{9}/L，中性粒细胞百分比 78.5%，红细胞 4.4×10^{12}/L，血红蛋白 139 g/L，血小板计数 179×10^{9}/L；C-反应蛋白 93.3 mg/L；D-二聚体 2.46 μg/ml，FDP 3.6 μg/ml；血气：pH 7.45，PO_2 59 mmHg，PCO_2 34 mmHg，SO_2% 91%；血 NT-proBNP 81.6 ng/ml，TNI <0.012 ng/ml，肌红蛋白 46.4 ng/ml，激酸肌酶同工酶（CK-MB）0.3 ng/ml 正常。平均血糖浓度，7.59 mmol/l；结核抗体（—）。肝肾功能及电解质正常。痰涂片白细胞：上皮细胞1∶7。痰细菌及真菌培养未见致病菌。入院时血气（未吸氧）pH 7.45，PO_2 59 mmHg，PCO_2 34 mmHg，SO_2% 91%，治疗 13 天后复查血气（未吸氧）pH 7.39，PO_2 79 mmHg，PCO_2 40 mmHg，SO_2% 95%。治疗后复查血气组合：二氧化碳分压 40 mmHg，氧分压 79 mmHg，乳酸 1.9 mmol/L，血氧饱和度 95%，酸碱度 7.39。

诊断：①社区获得性肺炎，②Ⅰ型呼吸衰竭，③支气管扩张。

入院后予止咳化痰（氨溴索、“痰热清”注射液）、抗感染（哌拉西林钠舒巴坦钠-阿奇霉素注射液）等治疗后好转出院。

【讨论】

肺炎根据其类型不同，影像学表现不同，局灶或弥漫、大叶或小叶及实质或间质的超声表现也是不一致。诊断肺炎的典型征象主要是肺实变和肺泡间质综合征。本例患者为社区获得性肺炎（community acquired pneumonia，CAP），胸部 CT 提示两肺多发炎性病灶、机化灶，以右肺中叶为著。病变较轻，在超声下表现为肺部轻度渗出、胸膜下肺实变，符合肺部感染的特征，由此说明即使较轻的肺部感染，只要病变累及胸膜，肺部超声是可以探查到的。由此可以证明肺部超声在诊断 CAP 中敏感度、特异度都比较高。

CAP 中肺实变是病变部位含气减少、含水增加的结果，一旦实变到达或临近胸膜，即可通过超声观察到。超声所见肺实变的特点为像肝样的组织样变，临近胸膜的表面光滑，深部边缘不规则，提示实变部位与正常充气组织相邻。除了肺实变和肺泡间质综合征外，CAP 患者肺部超声检查还可见其他征象，如胸膜碎片征，为胸膜下小片状实变，病变侵及胸膜，以致该处表现为低或无回声，胸膜线不光滑，边缘不规则或呈锯齿状，内部回声不均匀，病变后方可见彗星尾征。超声下肺实变分非跨肺叶和跨肺叶两种类型：非跨肺叶型表现为碎片征，即实变与充气的肺组织边界表现为不规则碎片形；跨肺叶型实变表现为组织样变，“肝样变”声像图。通常实变区被多条B线包绕，即表现为炎症病损周围组织水肿。50%患者出现动态支气管充气征，即实变区内高回声点状图像呈现动态变化，与支气管内气体随呼吸进出实变区相应，借此与肺不张鉴别。

目前肺部超声在CAP的研究最多，结果显示出具有很高的诊断价值。但对于ICU患者而言，由于无肺炎的患者亦可出现肺实变、支气管充气征等肺超声征象，这与其长期卧床、呼吸机控制通气及全身炎症反应等有关，似乎肺部超声诊断医院获得性肺炎，特别是呼吸机相关性肺炎（VAP）价值有限。但也有研究发现，肺部超声能够很好地反映VAP抗生素治疗的疗效，且主要通过肺实变和肺泡间质综合征的变化来判断。Mongodi等将不同的肺部超声征象，如实变、动态支气管充气征联合病原学进行评分，能够诊断VAP，甚至可能比传统的临床肺部感染评分（clinical pulmonary infection score，CPIS）更优。

总之，肺部超声检查可于床旁进行，方便快捷、实时、无创，能够即时将结果反馈给临床工作者，及时做出决策。应用床旁肺部超声检查诊断CAP，甚至评估疗效及随访是未来发展的重要方向，对于VAP的诊断亦有其应用前景。

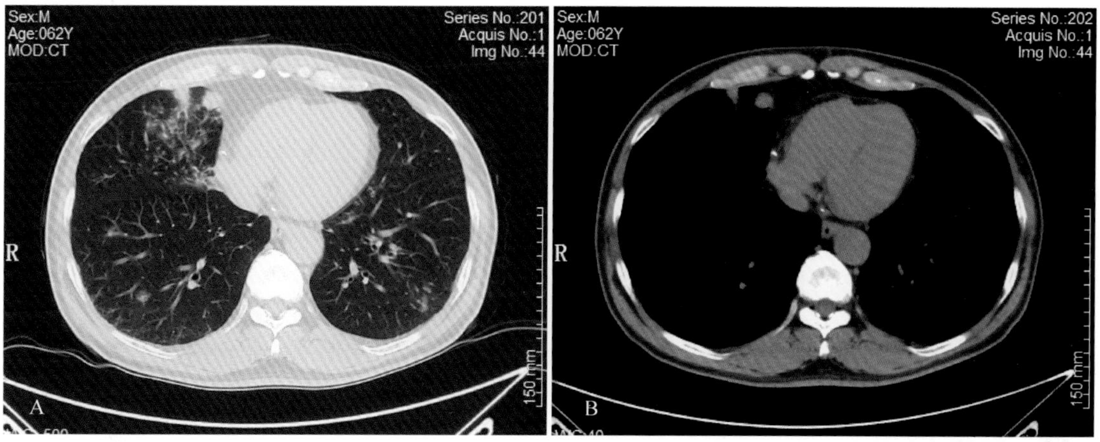

图 5-22 2018年5月17日胸部CT（**A**：肺窗；**B**：纵隔窗）影像：胸廓基本对称，纵隔及气管居中。两肺见轻度小叶中心型肺气肿。两肺多发斑片状阴影及条索，以右肺中叶为著。两肺部分支气管轻度扩张。两肺门未见增大，主支气管及两侧段以上支气管通畅，双侧胸膜局限性增厚。纵隔内见增大淋巴结，心脏大小正常，主动脉及冠状动脉见钙化

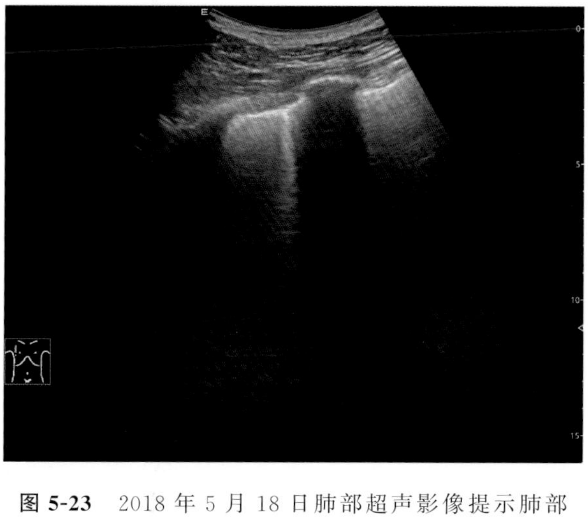

图 5-23 2018年5月18日肺部超声影像提示肺部轻度渗出

视频 5-19 胸膜下肺实变

（李　研　高玉芝　张　骅）

病例 11

吸入性肺炎并左上肺肺脓肿

【病史摘要】

患者，男，84岁，退休工人。

主诉：因“间断发热伴咳嗽、咳痰1天”于2018年6月26日入院。

现病史：患者1天前因进食不当，出现呛咳，后发热，体温最高达38℃，伴咳嗽、咳少许黄痰，可咳出，无胸痛、喘憋；无鼻塞、流涕；无畏寒、寒战；无恶心、呕吐；无呃逆、嗳气；无心悸、胸闷；无胸骨及肩背部放射性疼痛等不适，家中自服中药（具体不详）后症状未见明显改善，今晨体温37.8℃，遂就诊于我院，以“吸入性肺炎”收入院。

既往史：高血压、高脂血症、糖尿病病史30年。脑梗死30余年，遗留下肢活动不利，近2个月来出现意识障碍，目前认知障碍。慢性阻塞性肺疾病病史3年余。

体格检查：T 37.0℃，P 81次/分，R 20次/分，BP 85/50 mmHg。神志恍惚，痴呆貌，言语含糊不清，消瘦，查体不合作，浅表淋巴结无肿大，双侧瞳孔等大等圆，直径约3 mm，对光反射灵敏，调节及辐辏反射不配合。颈软，无抵抗。双肺呼吸音粗，可闻及大量痰鸣音及哮鸣音，肺底散在湿啰音。心率81次/分，律齐，无杂音。腹软，无压痛、反跳痛及肌紧张，肝脾肋下未及，墨菲（Murphy）征阴性。双下肢水肿（+）。双上肢肌力Ⅲ级，双下肢肌力Ⅱ～Ⅱ级，肌张力正常，四肢肌肉萎缩。病理征阴性。

【诊疗过程】

入院辅助检查：2018年6月27日胸部CT（图5-24）：左上肺多发炎症合并左上肺脓肿形成；左上部分支气管狭窄；两肺多发小的炎性病灶、机化灶；左侧少量胸腔积液；双侧胸膜及叶间胸膜轻度增厚；纵隔内稍大淋巴结；少量心包积液；动脉硬化。2018年7月4日肺部超声影像详见图5-25及视频5-20。血常规：中性粒细胞百分比75.4%，红细胞2.6×10^{12}/L，血红蛋白66 g/L，血小板计数493×10^{9}/L。鳞状上皮细胞癌抗原1.6 ng/ml，癌胚抗原12.97 ng/ml，甲胎蛋白0.75 ng/ml，恶性肿瘤生长因子89 U/ml。总蛋白44.4 g/L，白蛋白16.2 g/L。葡萄糖10.8 mmol/L。超敏C-反应蛋白135.23 mg/L。血气组合：二氧化碳分压51 mmHg，氧分压66 mmHg，酸碱度7.46，离子钙1.13 mmol/L，全血碱储量11 mmol/l。D-二聚体6.16 μg/ml，纤维蛋白原降解产物10.5 μg/ml。6月29日痰培养真菌生长，考虑标本污染。

诊断：①吸入性肺炎，左上肺肺脓肿；②2型糖尿病，糖尿病周围神经病变；③脑梗死，认知障碍；④高血压2级（很高危）；⑤慢性阻塞性肺疾病。

入院后予止咳化痰、抗感染等治疗，目前病情趋于稳定。

【讨论】

肺脓肿是由于多种病因所引起的肺组织化脓性病变。早期为化脓性炎症，继而坏死形成脓肿。多发生于壮年，男多于女。根据发病原因有经气管感染、血源性感染和多发脓肿及肺癌等所致的感染。肺脓肿也可以根据相关的病原进行归类，如葡萄球菌性、厌氧菌性或曲霉菌性肺脓肿。自抗生素广泛应用以来，肺脓肿的发生率已大为减少。它是由于肺部出现了脓肿，与脓胸不同，脓胸主要是胸腔内积满脓液，所以这两个名词解释上是不一样的，这一点要注意区别。

其肺部超声影像为圆形或卵圆形的低-无回声病变，若周围形成包裹，则边缘呈平滑的高回声。内部模糊不清的回声提示细胞成分或富含蛋白质的黏稠脓液，脓肿中可见强回声的空气泡在液体中活跃，与呼吸节律一致。脓肿内可见高回声条索分隔，偶有噪声伪像出现。

肺脓肿应与肺癌的声像图加以鉴别：①周围型肺癌：肿块位于肺表面，胸膜线的连续性受破坏，内部结构显示不清，回声极低，有的可见分布不均的点状强回声。肿块前半部显示模糊，后半部向肺内凹陷，后方见虫蚀样或瀑布样强回声。②中心型肺癌：见实质偏低回声团块，内部回声不均，但无点状强回声，边界清晰但不规则。探头与肿块间有时可见较薄肺组织，但含气较少，可能与远端肺不张有关。

本例患者超声提示不规则低回声影伴少量液性暗区，其内可见条索样分割影，完全符合肺脓肿的诊断，与胸部 CT 结果相符。

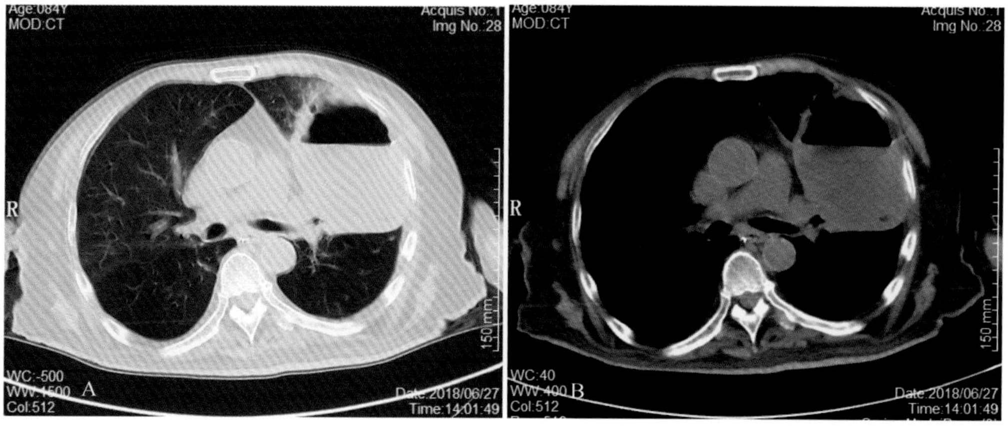

图 5-24 2018 年 6 月 27 日胸部 CT

A. 肺窗；B. 纵隔窗

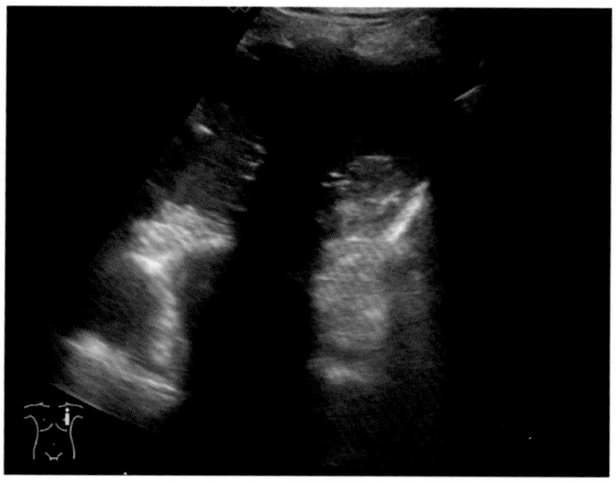

图 5-25 2018 年 7 月 4 日肺部超声影像提示肺脓肿改变（不规则低回声影伴少量液性暗区，其内可见条索样分割影）

视频 5-20 肺脓肿

（张 骅 高玉芝 王媛媛）

病例 12

右肺脓肿

【病史摘要】

患者，男，74 岁，退休工人。

主诉：发热、咳痰增多 4 天。

现病史：患者 4 天前无明显诱因出现发热，体温最高＞38℃，伴寒战，痰量增多，为白痰，无法咳出，家中自备电动吸痰器可吸出大量痰液，自服抗生素（具体不详）、退热药治疗共 4 日，体温可降至 37℃，数小时后可再次升高，无铁锈色痰、胶冻样痰、无痰中带血、咯血，无盗汗、胸痛、声嘶，无流涕、鼻塞、咽痛，无尿频、尿急、尿痛，无胸痛、放射性肩背痛，无心悸、乏力、惊厥，无夜间阵发性呼吸困难、端坐呼吸、咳粉红色泡沫痰，无胸闷、气短、喘憋。今日测体温38.8℃，为进一步诊治以“发热原因待查”经急诊收入院。患者自发病以来神志不清，饮水、进食每日鼻饲，量约1200 ml；保留导尿，每日尿量800～1000 ml，近1月余睡眠增多，每日＞20小时；大便1次/3～4日；体重未监测。

既往史：高血压病史20余年，最高血压不详，曾服用降压药治疗，近5年停药，平时血压120/90 mmHg左右。脑梗死病史16年，右下肢活动不利，症状进行性发展，2月来长时间卧床，每日＞20 h，近2月来因肺部感染、排便不畅住院治疗，此后持续卧床、呛咳，保留胃管。前列腺增生10余年，1年余前因尿潴留留置导尿管。胃溃疡出血病史5年。

体格检查：T 36.5℃，P 93次/分，R 20次/分，BP 124/87 mmHg，痴呆，推入病房，查体不合作，发音不合作。双肺呼吸音粗，无啰音。心音低钝，心率84次/分，律齐，未闻及杂音。腹软，肝、脾肋下未触及。双下肢无水肿，右手轻度水肿。四肢肌力不合作，肌张力略增高，双侧巴宾斯基征阴性。

【诊疗过程】

入院辅助检查：胸部CT（6月21日）右肺上叶厚壁空洞，考虑肺脓肿？右上肺炎症，请追踪复查，两肺多发炎性病灶、部分机化，右肺尖陈旧病灶，双侧胸膜增厚，左侧胸膜钙化，心脏轻度增大，动脉硬化，胃小弯胃壁增厚，性质待定，请胃镜检查，右膈面见小钙化。胸部CT（7月11日）右肺上叶厚壁空洞，较2018年7月3日胸部CT变化不明显，两肺多发炎性病灶、部分机化，大致同前，右肺尖陈旧病灶，右肺上叶支气管扩张，双侧胸膜增厚，左侧胸膜钙化，纵隔内见轻度增大淋巴结，心脏轻度增大，动脉硬化，右膈面见小钙化。心电图（6月17日）：HR 95次/分，窦性心律。全血细胞分析：白细胞16.82×10^9/L，中性粒细胞百分比86%，红细胞3.4×10^{12}/L，血红蛋白108 g/L，血小板计数283×10^9/L；血气组合：二氧化碳分压45 mmHg，氧分压72 mmHg，钾离子3.1 mmol/L，钠离子124 mmol/L，乳酸1.2 mmol/L，血细胞比容40%，血氧饱和度96%，二氧化碳总量43.6 mmol/L，钙离子1.09 mmol/L，实际碳酸氢根42.2 mmol/L，标准碳酸氢根38.9 mmol/L，细胞外碱储量20.3 mmol/L，全血碱储量18 mmol/L；C反应蛋白318 mg/L。

诊断：右肺脓肿。

入院后予止咳化痰（氨溴索注射液）、抗感染（哌拉西林舒巴坦、美罗培南、左氧氟沙星注射液）及对症支持治疗，但患者最终因病情危重于7月19日临床死亡。

【讨论】

肺脓肿多接近于肺表面，当一边紧贴于胸膜和纵隔，或脓肿壁与胸壁间肺组织有感染出现充血、水肿，炎性渗出-实变时，为超声检查创造了良好的声窗，故可获得较清晰的图像，病变多呈典型的圆形、椭圆形的液性区，其内光点密布，可随呼吸漂浮，快速改变体位显示光点翻滚状，有的内伴随气体反射。周边可见假包膜样回声，液性区的外缘紧贴胸膜或与胸膜间为实变的肺组织（如同肝回声）。也有的为实块状，周边有假包膜样回声，可以显示其大小和内部的回声，脓肿周围一般呈较低的回声，当脓肿完全出现液化后常显示为低回声，周围则为较强的回声，脓肿内坏死物部分被咳出，并有空气进入时，超声上可见脓肿区出现液平线，上方为气体的强回声，下方为坏死液化的低回声。超声可见胸膜增厚和少量胸腔积液。检查时要注意排除空洞型肺结核、真菌感染和空洞型肺癌等病变。

本例患者肺部超声影像（图5-26）具备肺脓肿的典型改变：胸膜下见不规则低回声影，后方见高亮回声影，周围有假包膜样回声，紧贴胸膜，侧后方为肺气反射，可见胸膜增厚，彩超内无血流信号。患者长期卧床、长期鼻饲，营养状况差、反复肺部感染，胸部CT（图5-27）多次证实为肺脓肿，病情危重，搬动不易，此时，肺部超声就发挥了其便携、无创、实时、可视化、可以反复随时检查、与胸部CT具有良好相关性的优点，为诊疗带来了便利。

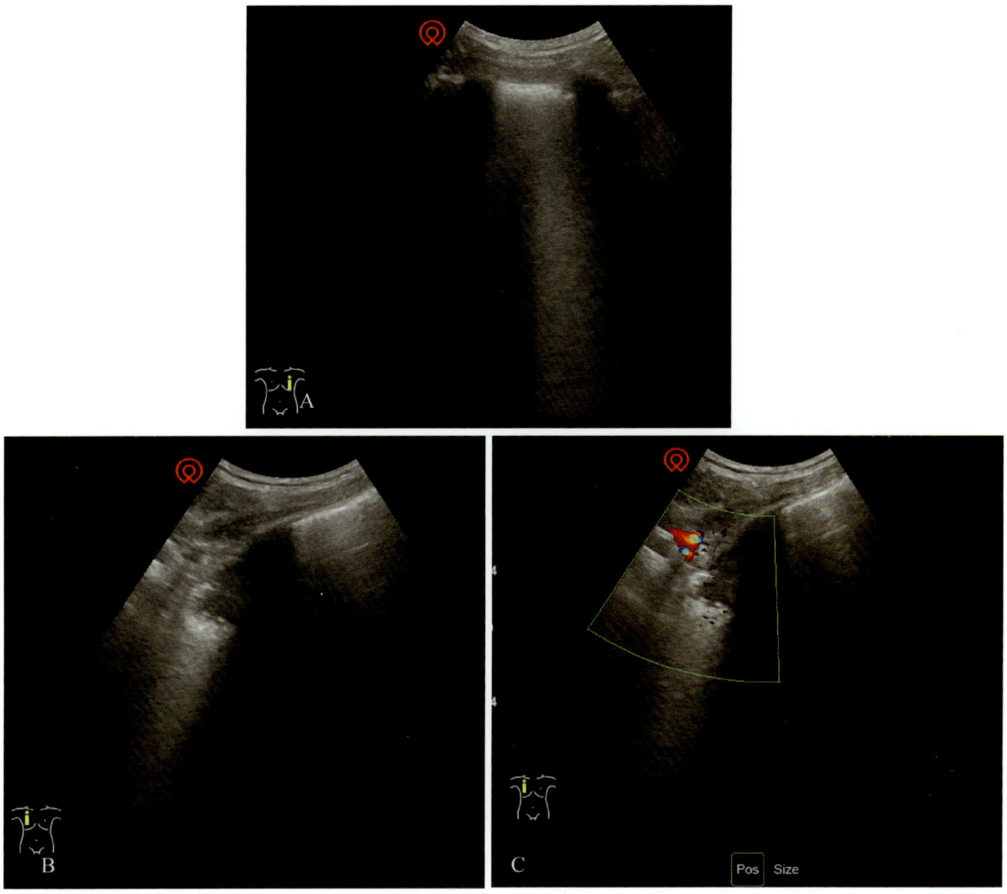

图 5-26 肺部超声

A. 2018 年 7 月 4 日肺部超声影像，左肺可见弥漫融合渗出病变；**B** 和 **C.** 2018 年 7 月 4 日肺部超声影像示肺脓肿改变：胸膜下见不规则低回声影，后方见高亮回声影，周围有假包膜样回声，紧贴胸膜，侧后方为肺气反射，可见胸膜增厚，彩超：内无血流信号

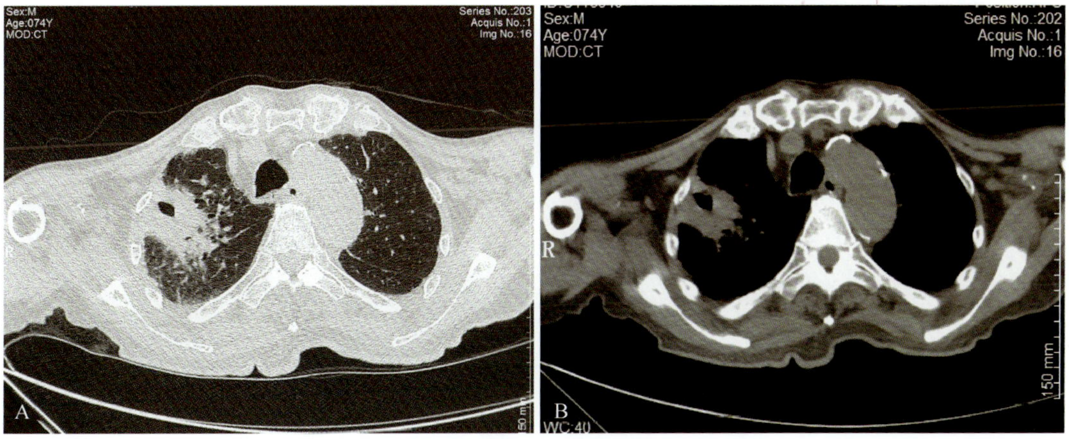

图 5-27 2018 年 7 月 11 日胸部 CT

A. 肺窗；**B.** 纵隔窗

（刘 娜 张 骅 张 民）

第二节　肺结核病的超声诊断

一、概述

肺结核病（pulmonary tuberculosis，PTB）是由结核分枝杆菌（mycobacterium tuberculosis，Mtb）引起的慢性肺部感染性疾病。Mtb 可感染人除头发及牙齿以外的任何器官，但 80%～90%发生在肺部，主要为肺结核病。2017 年国内发布最新结核病分类标准，结核病分为结核分枝杆菌潜伏感染者、活动性结核病和非活动性结核病。活动性结核病按发病部位分为肺结核和肺外结核。肺结核指结核病发生在肺、气管、支气管和胸膜等部位。肺结核分为 5 种类型：①原发性肺结核，包括原发综合征和胸内淋巴结结核（儿童尚包括干酪性肺炎和气管、支气管结核）；②血行播散性肺结核，包括急性、亚急性和慢性血行播散性肺结核；③继发性肺结核，包括浸润性肺结核、结核球、干酪性肺炎、慢性纤维空洞性肺结核和毁损肺；④气管、支气管结核，包括气管、支气管黏膜及黏膜下层的结核病；⑤结核性胸膜炎，包括干性、渗出性胸膜炎和结核性脓胸。

二、流行病学

据 WHO 2017 年全球结核病报告，2016 年全球估算共有 1040 万结核病新发病例，平均发病率 140/10 万。我国年新发结核病数为 89.5 万，居第三位，占全球的 8.6%，占 30 个高负担国家的 9.9%。我国估算的发病率为 64/10 万，居高负担国家的第 29 位。估算 2016 年耐多药（MDR）/耐利福平（RR）结核病患者 7.3 万例。我国估算的结核病死亡率为 2.8/10 万，死亡数为 3.9 万。

2010 年全国结核病流行病学调查显示 2010 年 15 岁及以上人群活动性肺结核的患病率为 459/10 万，涂阳肺结核患病率为 66/10 万，耐多药率为 6.8%。国家卫生计生委公布的全国法定传染病疫情表明，2016 年全国共报告 836236 例肺结核发病病例，肺结核病报告发病数居全国甲乙类传染病第二位，约占甲乙类传染病报告发病总数的 28.3%。

三、发病机制

Mtb 主要通过呼吸道入侵宿主体内，从感染、发病到转归均与多数细菌性疾病有显著不同，宿主反应具有特殊意义。Mtb 感染引起的宿主反应具有 4 期。①起始期：入侵呼吸道的结核菌被肺泡巨噬细胞吞噬，因菌量、毒力和巨噬细胞非特异性杀菌能力的不同，被吞噬的 Mtb 命运各异。若在出现有意义的细菌增殖和宿主细胞反应之前结核菌即被非特异性防御机制清除或杀灭，则不留任何痕迹或感染证据。如果细菌在肺泡巨噬细胞内存活和复制，便扩散至邻近非活化的肺泡巨噬细胞和形成早期感染灶。②T 细胞反应期：由 T 细胞介导的细胞免疫和迟发性过敏反应在此期形成，从而对结核病发病、演变及转归产生决定性影响。③共生期：生活在流行区的多数感染者发展至 T 细胞反应期，仅少数发生原发性结核病。大部分感染者 Mtb 可持续存活，Mtb 和宿主处于共生状态。纤维包裹的坏死灶干酪样中央部位被认为是结核杆菌持续存在的主要场所。低氧、低 pH 和抑制性脂肪酸的存在使 Mtb 不能增殖。宿主的免疫机制亦是抑制 Mtb 增殖的重要因素，倘若免疫损害便可引起受抑制的 Mtb 重新活动和增殖。④细胞外增殖和传播期：固体干酪灶中包含具有生长能力但不能繁殖的 Mtb。干酪灶一旦液化便给 Mtb 增殖提供了理想环境。即使免疫功能健全的宿主，从液化干酪灶中释放的大量 Mtb 亦足以突破局部免疫防御机制，引起播散。

四、肺结核病的诊断

肺结核病的诊断是以病原学（包括细菌学、分子生物学）检查为主，结合流行病史、临床表现、胸部影像、相关的辅助检查及鉴别诊断等，进行综合分析做出诊断。以病原学、病理学结果作为确诊依据。

儿童肺结核病的诊断，除痰液病原学检查外，还要重视胃液病原学检查。

（一）流行病学史

有肺结核患者接触史。

（二）临床表现

1. 症状　肺结核病临床症状分为全身症状和局部症状。结核病在早期可无症状，常可因体检发现。部分患者有症状也比较轻微，易被误认为是感冒而被忽略。在结核病中期或晚期症状变得明显，常有发热、乏力、盗汗、食欲不振、体重减轻等全身症状。少数患者可伴有结核性超敏感症候群，包括：结节性红斑、疱疹性结膜炎/角膜炎等。肺结核病局部症状主要包括①咳嗽、咳痰：为肺结核最常见症状，一般咳嗽咳痰≥2 周为肺结核可疑症状者。咳痰多为白色黏液痰，合并细菌感染时出现脓痰。②咯血。③胸痛：常见肺部结核病灶累及胸膜时（尤其是结核性胸膜炎），部位常较固定，深呼吸、大声说笑、咳嗽时加剧。④呼吸困难：肺部组织受到广泛而严重的破坏；或有广泛的胸膜粘连，出现代偿性肺气肿；或结核性胸膜炎；或合并支气管结核时可出现气短或呼吸困难，尤其在体力活动后加重。

2. 体征　肺结核病一般体征常不明显，肺部病变范围广泛时常有相应体征，如肺实变的体征，有明显空洞或支气管扩张合并感染时可闻及湿啰音，出现胸廓塌陷、气管移位等。气管支气管结核由于局部气道狭窄，听诊闻及局部哮鸣音为其特征性体征。结核性胸膜炎有胸腔积液的体征：气管向健侧移位，急性期望诊患侧胸廓饱满，后期胸廓塌陷，触觉语颤减弱，叩诊呈浊音，听诊呼吸音消失等。

（三）胸部影像学

1. 原发性肺结核　原发性肺结核主要表现为肺内原发病灶及胸内淋巴结肿大，或单纯胸内淋巴结肿大。儿童原发性肺结核也可表现为空洞、干酪性肺炎以及由支气管淋巴瘘导致的支气管结核（图 5-28）。

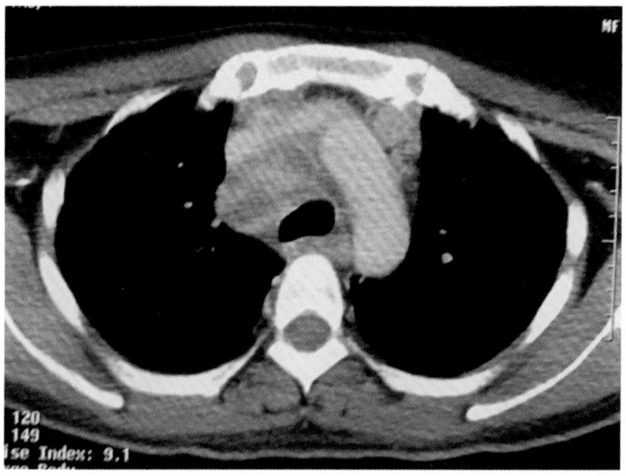

图 5-28　胸内淋巴结结核，胸部 CT 增强扫描提示纵隔淋巴结环形强化

2. 血行播散性肺结核　急性血行播散性肺结核表现为两肺均匀分布的大小、密度一致的粟粒阴影；亚急性或慢性血行播散性肺结核的弥漫病灶，多分布于两肺的上中部，大小不一，密度不等，可有融合（图 5-29）。

3. 继发性肺结核　继发性肺结核胸部影像学表现多样。轻者主要表现为斑片、结节及条索影，或表现为结核瘤或孤立空洞；重者可表现为大叶性浸润、干酪性肺炎、多发空洞形成和支气管播散等；反复迁延进展者可出现肺

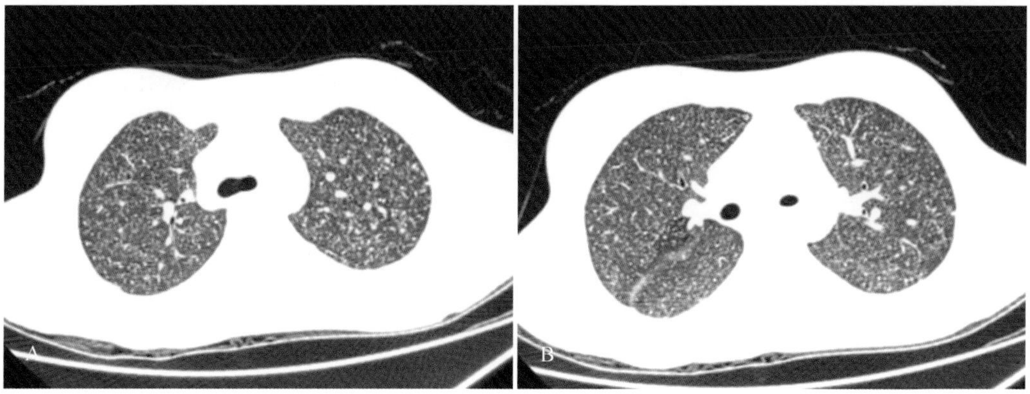

图 5-29　急性血行播散性肺结核，胸部 CT（**A**、**B**）扫描示两肺均匀分布的大小、密度一致的粟粒阴影

损毁，损毁肺组织体积缩小，其内多发纤维厚壁空洞、继发性支气管扩张，或伴有多发钙化等，邻近肺门和纵隔结构牵拉移位，胸廓塌陷，胸膜增厚粘连，其他肺组织出现代偿性肺气肿和新旧不一的支气管播散病灶等（图 5-30）。

4. 气管、支气管结核　气管及支气管结核主要表现为气管或支气管壁不规则增厚、管腔狭窄或阻塞，狭窄支气管远端肺组织可出现继发性不张或实变、支气管扩张及其他部位支气管播散病灶等（图 5-31）。

5. 结核性胸膜炎　干性胸膜炎影像学常无明显异常。渗出性胸膜炎主要表现为胸腔积液，且胸腔积液可表现为少量或中大量的游离积液，或存在于胸腔任何部位的局限积液，吸收缓慢者常合并胸膜增厚粘连，也可演变为胸膜结核瘤及脓胸等（图 5-32）。

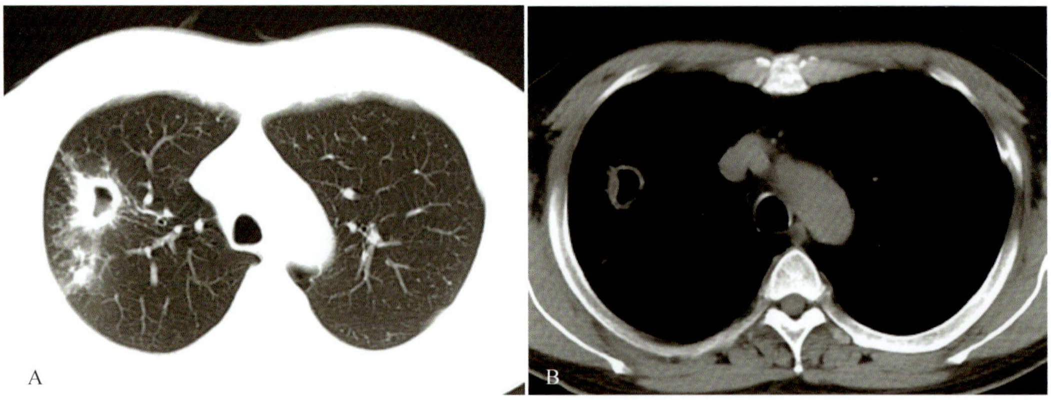

图 5-30　继发性肺结核，胸部 CT（**A**、**B**）扫描右上肺见向心空洞，空洞周边可见卫星灶

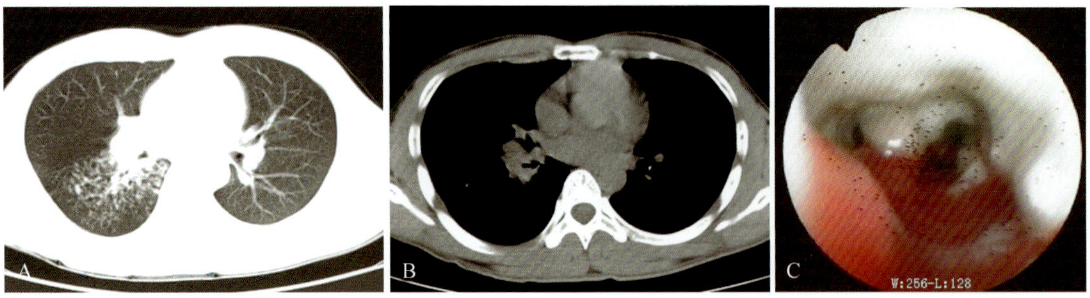

图 5-31　支气管结核，胸部 CT（**A**、**B**）扫描示右下支气管管壁增厚、支气管狭窄，远端散在斑点、结节及树芽征。支气管镜（**C**）下见大量干酪样坏死物附着并完全堵塞右下叶背段支气管和部分堵塞中叶支气管及基底支气管腔

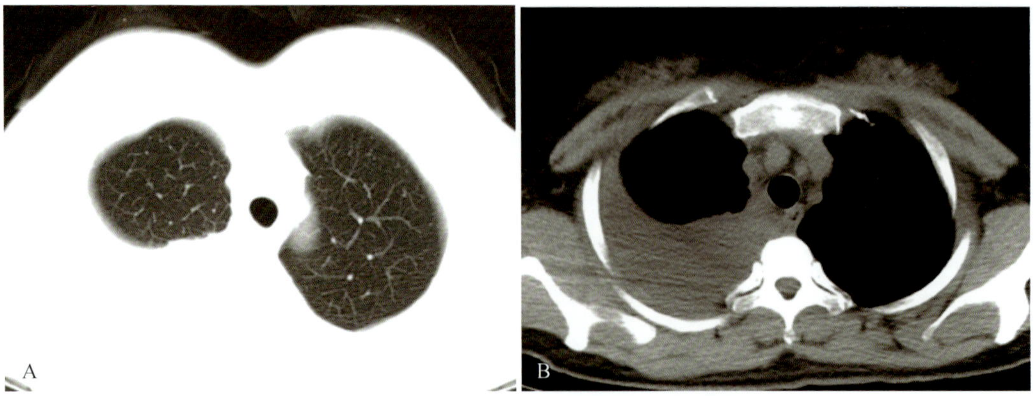

图 5-32　右侧结核性胸膜炎，胸部 CT（**A**、**B**）提示右侧胸腔大量积液

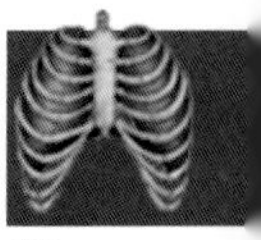

（四）实验室检查

1. 细菌学检查　结核分枝杆菌的细菌学检查被世界卫生组织誉为结核病诊断的“金标准”。主要包括涂片染色镜检、分枝杆菌分离培养、分枝杆菌药物敏感性试验和分枝杆菌菌种鉴定。

2. 分子生物学检查　为结核分枝杆菌核酸检测，包括结核分枝杆菌 DNA 检测和 RNA 检测。检测 TB-DNA 主要有聚合酶链反应（polymerase chain reaction，PCR）、X-pert MTB/RIF 技术、环介导恒温扩增技术（loop-mediated isothermal amplification，LAMP）以及核酸线性探针（line-probe assay）耐药性的检测。其中 X-pert MTB/RIF 技术为 WHO 推荐，以半巢式实时定量 PCR 扩增技术为基础，能自动提取结核分枝杆菌 DNA 并扩增 rpoB 基因，全程 2 h 出结果，可以用于结核病的诊断及利福平耐药的快速检测。目前市场上以结核分枝杆菌 RNA 为检测目标的技术主要是指 RNA 恒温扩增实时荧光检测技术（simultaneous amplification and testing，SAT）。其检测结果可作为区分死菌、活菌的依据，因此更利于用药之后疗效的监测和判断。

3. 免疫学检查　包括结核病细胞免疫学检查和结核病体液免疫学检查。细胞免疫学检查包括结核菌素皮肤试验（tuberculin skin test，TST）和 γ 干扰素释放试验（interferon gamma release assays，IGRA）。体液免疫学检查包括结核抗体和结核抗原的检测。

（五）特殊检查

特殊检查包括支气管镜检查、经皮肺穿刺活检以及内科胸腔镜检查。支气管镜检查可直接观察气管和支气管病变，也可以抽吸分泌物、刷检及活检。经皮肺穿刺活检可取病变部位组织直接做病理及微生物病原学检查达到确诊目的。内科胸腔镜对于结核性胸膜炎诊断率高达 99.1%，局麻下进行，操作相对简单，术后并发症少，安全性高，是诊断结核性胸膜炎的简单、高效、安全的方法。

（六）结核病病理学检查

病理学改变表现为上皮细胞样肉芽肿性炎症，光学显微镜下可见大小不等和数量不同的坏死性和非坏死性的肉芽肿。肉芽肿是由上皮样细胞结节融合而成。典型的结核病变由融合的上皮样细胞结节组成，中心为干酪样坏死，周边可见朗格汉斯多核巨细胞，外层为淋巴细胞浸润和增生的纤维结缔组织。要证明结核性病变，需要在病变区找到病原菌。组织病理学通常可采用抗酸染色方法。切片染色后显微镜下常常可以在坏死区中心或坏死区与上皮样肉芽肿交界处查见红染的两端钝圆并稍弯曲的短棒状杆菌；用金胺罗达明荧光染色，在荧光显微镜下也可查见杆菌。利用聚合酶链反应（PCR）技术能对石蜡包埋组织中结核杆菌 DNA 进行检测并与其他抗酸杆菌相鉴别。对一些陈旧性结核病变，仅有凝固性坏死和纤维化病变，在抗酸染色未找到结核杆菌情况下，应用 PCR 对结核杆菌 DNA 检测，敏感性和特异性高，对于确定诊断有较大帮助。

五、鉴别诊断

肺结核临床和影像学表现可以酷似许多疾病，在诊断过程中需与其他疾病鉴别，包括非结核分枝杆菌肺病。影像表现为浸润性病变的肺结核需与常见的肺炎、肺真菌病和寄生虫感染等感染性疾病鉴别。肺结核瘤需与肺癌、炎性假瘤、肺错构瘤等鉴别。血行播散性肺结核需与其他播散性真菌病、支气管肺泡癌、电焊工尘肺以及其他弥漫性间质性疾病相鉴别。肺结核空洞需与其他癌性空洞、肺脓肿、肺囊肿和囊性支气管扩张等鉴别。结核性胸膜炎需与各种漏出性胸腔积液、癌性胸腔积液、肺炎旁积液以及结缔组织疾病引起的胸腔积液等相鉴别。

六、耐药结核病的定义

1. 单耐药结核病（mono-resistant tuberculosis，MR-TB）　结核病患者感染的结核分枝杆菌（Mtb）经体外药物敏感试验（drug susceptibility testing，DST）证实对 1 种一线抗结核药物耐药。

2. 多耐药结核病（poly-resistant tuberculosis，PR-TB）　结核病患者感染的 Mtb 经 DST 证实对 1 种以上一线抗结核药物耐药（但不包括同时对异烟肼和利福平耐药)。

3. 耐多药结核病(multidrug-resistant tuberculosis, MDR-TB) 结核病患者感染的 Mtb 经 DST 证实至少同时对异烟肼和利福平耐药。

4. 广泛耐药结核病(extensively drug-resistant tuberculosis, XDR-TB) 结核病患者感染的 Mtb 经 DST 证实在耐多药的基础上至少同时对一种氟喹诺酮类药物和一种二线注射类抗结核药物耐药。

5. 利福平耐药结核病(rifampicin-resistant tuberculosis, RR-TB) 结核病患者感染的 Mtb 经 DST 证实对利福平耐药,包括对利福平耐药的 MR-TB、PR-TB、MDR-TB 和 XDR-TB。

七、治疗

肺结核病的治疗主要包括化学治疗、免疫治疗、介入治疗、外科手术治疗以及营养支持对症治疗。其中化学治疗为现代结核病治疗的核心。

肺结核病的化学治疗仍然遵循早期、联合、规则、适量、全程的治疗原则。传统上,按抗结核效果与副作用大小将抗结核药物分为两类:即一线和二线抗结核药物,异烟肼(H)、利福平(R)、吡嗪酰胺(Z)、乙胺丁醇(E)和链霉素(S)等因其疗效好、副作用小归为一线抗结核药物,其余归为二线抗结核药物。2016 年 WHO 在耐药结核病的化学治疗中,将抗结核药物分为 A、B、C、D 四组,其中 A、B、C 组为核心二线药物,D 组为非核心附加药物。A 组:氟喹诺酮类,包括高剂量左氧氟沙星(≥750 mg/d)、莫西沙星及加替沙星。B 组:二线注射类药物,包括阿米卡星、卷曲霉素、卡那霉素、链霉素。C 组:其他二线核心药物,包括乙硫异烟胺(或丙硫异烟胺)、环丝氨酸(或特立齐酮)、利奈唑胺和氯法齐明。D 组:可以添加的药物,但不能作为 MDR-TB 治疗的核心药物,分为 3 个亚类:D1 组:包括吡嗪酰胺、乙胺丁醇和高剂量异烟肼。D2 组:包括贝达喹啉和德拉马尼。D3 组:包括对氨基水杨酸、亚胺培南西司他丁、美罗培南、阿莫西林克拉维酸、氨硫脲,WHO 强调,这组药物仅在 PR-TB 或 MDR-TB 治疗时不能组成 5 种核心药物时才考虑使用。

对于敏感肺结核病的治疗方案,初治涂阳或涂阴肺结核均推荐 2 HRZE/4 HR 方案;复治涂阳肺结核推荐 2 HRZES/6 HRE 或 3 HRZE/6 HRE 方案。治疗 2 个月时痰抗酸涂片仍然阳性延长原强化期 1 个月。对于合并气管、支气管结核建议延长抗结核治疗方案至 1 年。对于结核性胸膜炎推荐 2 HRZE/10 HRE 方案。耐药结核病的化学治疗方案应参照相关耐药结核病化学治疗指南根据药敏和用药史具体制订抗结核治疗方案。

(杨澄清)

八、肺结核的超声诊断

肺结核(pulmonary tuberculosis)是结核分枝杆菌引起的肺部感染性疾病,占全身结核病总数的 85%~90%。

(一) 病因、发病机制与病理

肺结核形成一般要经历较长的病程,其病理过程如下:结核分枝杆菌侵入滋生的部位,巨噬细胞及淋巴细胞活化形成结核性结节,多伴典型的干酪样坏死,同时可有肺泡腔内蛋白渗出,继而机化及肺泡间质纤维化,最终致使肺叶实变。大部分病例因抗结核治疗及机体的免疫作用可吸收治愈,少数病例因结核分枝杆菌毒力较强或耐药而长期不愈。结核分枝杆菌第一次进入人体称之为原发感染,但只有约 5%~15%发展成临床活动性结核病。肺内原发结核的典型病变称之为原发综合征。继发性肺结核可在原发性肺结核病后较短时间内发生,但大多在初次感染后十年或几十年后由于机体的抵抗力下降使静止的原发病灶重新活动而发病,可以发生在原发感染后任何年龄,多见于成人,又称成人型肺结核。继发性肺结核发生干酪样坏死和形成空洞,此类患者痰菌大多阳性,其更具有流行病学意义。

肺结核的基本病理改变有渗出性、增生性与坏死性病变,这三种基本病变常同时存在,病变的性质可以其中一种为主，在治疗和发展过程中可以相互转化。病变转向愈合主要表现为病变吸收、纤维化和钙化，病变趋向恶化主要表现为病变扩大、空洞形成，并沿气道、血管及淋巴管播散。

继发性肺结核的病理变化比较复杂，根据其病变形态可分为局灶型、浸润型、慢性纤维空洞型及干酪型，以浸润型最多见，干酪型病情最危重。孤立的、边界分明的、有纤维包裹的干酪样坏死灶称为结核球，独立于上述几型之外。

（二）临床表现

临床症状分为全身中毒症状和呼吸系统症状两部分：①全身中毒症状常见有发热、盗汗、乏力、纳差、体重减轻等。一般来说，发热为肺结核最常见的全身中毒症状，多数为长期低热，每于午后或者傍晚开始，次晨降至正常，可伴有倦怠、乏力、夜间盗汗，或无明显自觉不适。②呼吸系统症状常见有咳嗽、咳痰、咯血、胸痛和呼吸困难。浸润性病灶咳嗽轻微，干咳或仅有少量黏液痰。有空洞形成时痰量增加，若伴继发感染，痰呈脓性。部位不定的隐痛常是由神经反射作用引起，固定性针刺样痛、随呼吸和咳嗽加重而患侧卧位症状减轻，常是胸膜受累的表现。当膈胸膜受刺激时，疼痛可放射至肩部或上腹部。

（三）超声检查

1. 检查方法

常规扫查体位为坐位，对病重、体弱者采取仰卧位较为适宜。

肺部超声检查前无须特殊准备。超声对肺组织的检查主要是通过肋间隙进行，位于胸廓骨骼后方的病变超声难以发现。位于右横膈上方的病变，可以在右肋弓下经腹壁和肝进行扫查。如超声检查前已有胸部 X 线、CT、MRI 等影像检查报告，应先参考，这有助于快速判断超声检查的可行性，节省时间，减少盲目性。

2. 超声表现

肺结核超声表现与其发病部位和病理改变密切相关，呈多种多样：

（1）肺组织实变。①肺组织膨胀不全：肺组织膨胀不全即肺实变，肺结核病变处肺泡腔内浆液、纤维蛋白和细胞等成分聚积，使肺泡含气量减少甚至消失，导致肺质地致密化，表现为与肝回声类似的均匀等回声或低回声，当肺实变伴有干酪样坏死时则表现为回声不均匀。病灶形态多与肺叶段结构一致，常表现为楔形、三角形、圆形，也可呈不规则形（图 5-33）。②支气管充气征：结核分枝杆菌侵及支气管，渗出及干酪坏死等病变的产物阻塞或破坏管腔，超声上常表现为条状强回声，也可表现为排列混乱的树枝状强回声伴彗星尾征。③钙化：病灶内可出现点状强回声的钙化灶，散在分布呈“满天星”样或呈团状强回声，边界清晰。④云雾状强回声：病灶与周围正常肺组织交界处可见云雾状、团片状强回声，为肺实变内空气残留。⑤CDFI：早期实变的肺组织内血流信号增多，血流分布呈树枝状，血管走行正常，当形成干酪样坏死时，血流常不丰富。⑥超声造影：常表现为病灶不均匀增强，病灶内出现条状、片状无增强区或病灶整体呈无增强（图 5-34）。

（2）肺结核瘤：在肺部超声检查时，外周肺组织内偶可见圆形或类圆形低回声病灶，CT 或手术病理常提示为肺结核瘤，其病理为包裹性干酪样坏死组织，或结核性肉芽肿。结核瘤以 3 cm 左右较多见，多呈球形。有学者将肺结核瘤超声造影表现分为：①环形增强，表现为周边环形高增强及中央部低增强或无增强（图 5-35）；②均匀增强，表现为病灶区均匀增强；③不均匀增强，表现为高增强区与片状低增强或无增强区混杂分布。肺结核瘤多由浸润性肺结核发展而来，病变早期为炎性渗出所致肺局部实变，此期肺动脉血管多无破坏。随着病程的延长，病灶可表现为片状坏死或中央区融合状坏死，超声造影表现为不均匀增强。

（3）胸腔积液及胸膜增厚：随着渗出物的增多或合并胸膜感染后易出现胸腔积液，表现为胸膜腔内无回声区，可伴有胸膜增厚。

（四）介入性超声

超声引导下经皮肺结节穿刺活检术以其操作简便、取材成功率高、并发症发生率低等优势，越来越得到临床的重视。运用超声实时引

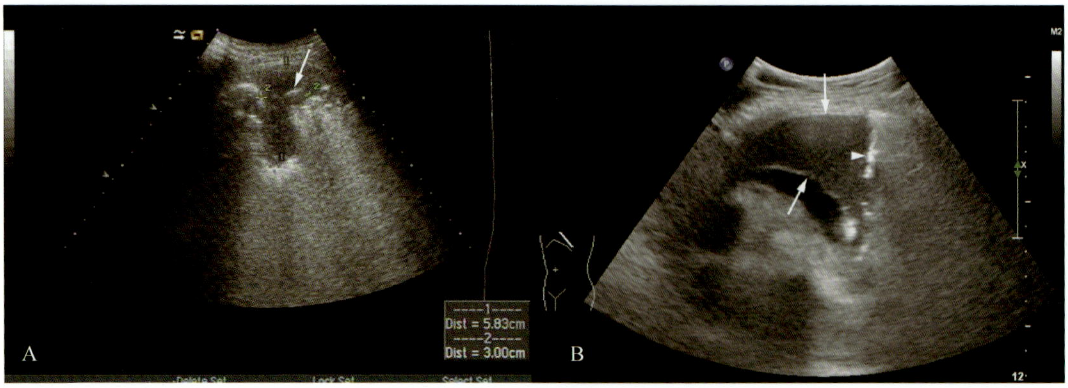

图 5-33 肺结核

A. 左肺内见形态不规则的低回声，内见支气管充气征（箭头）；**B.** 左肺组织膨胀不全呈三角形低回声（箭头），病灶边缘出现支气管充气征（三角形箭头）

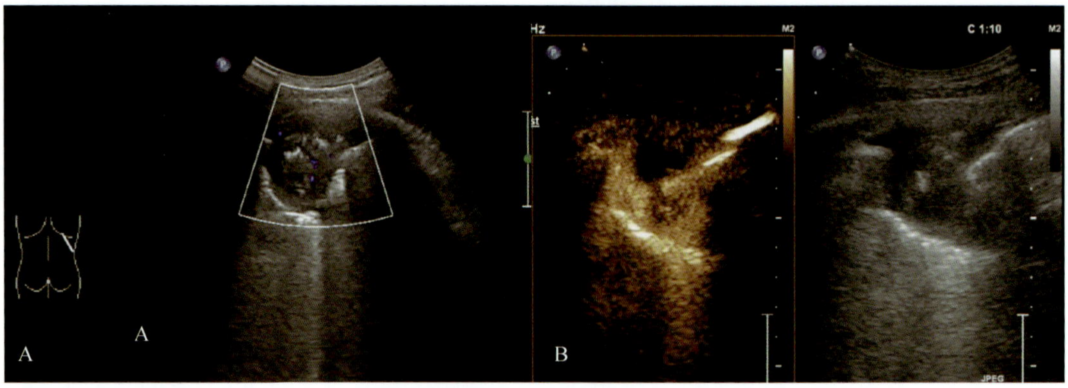

图 5-34 肺结核

A. 病灶内见点状彩色血流信号；**B.** 超声造影见病灶呈不均匀高增强

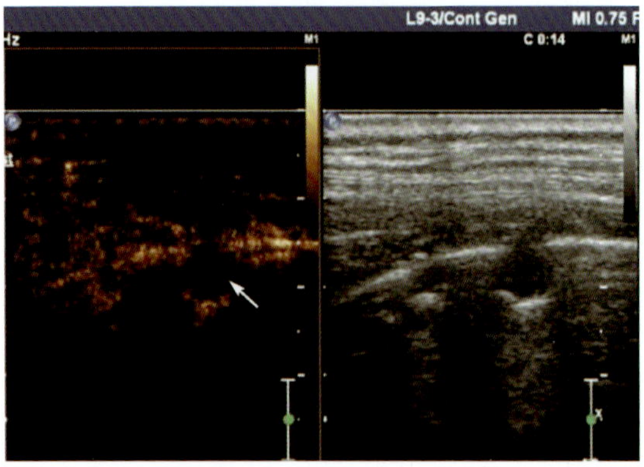

图 5-35 肺结核瘤超声造影

邻近胸壁处见一椭圆形低回声，超声造影见病灶周边环形增强，中央部无增强（箭头）

导对邻近胸壁的肺部病变进行穿刺活检，选择穿刺目标离胸壁最近且不伤及正常脏器的部位进针，尽量避开穿刺路径上的血管和正常肺组织，对目标病灶进行穿刺（图 5-36）。超声造影具有显示低速血流的优势，穿刺活检前采用超声造影技术可更好地避开穿刺路径的大血管，而且可以把超声造影提示的增强区作为穿刺的靶目标，提高穿刺成功率及诊断阳性率。

（五）鉴别诊断

1. 周围型肺癌　超声可发现肺内形态不规则的低回声结节（图 5-37），有时其内可见钙化，呈沙砾样、片状、结节状，以沙砾样多见，常散在分布于瘤体内。而结核性钙化常位于病灶坏死组织的中心或病灶完全钙化，常为粗大钙化。周围型肺癌邻近肋骨时可有骨质破坏。超声造影可显示病灶增强区，有益于引导穿刺活检。

2. 肺错构瘤　是肺内最常见的良性肿瘤，一般无症状。内含软骨、纤维组织、上皮组织、平滑肌及脂肪等成分，质地硬。绝大多数发生于肺实质，且多位于胸膜下浅表部位，约10%发生于气管、支气管腔内。

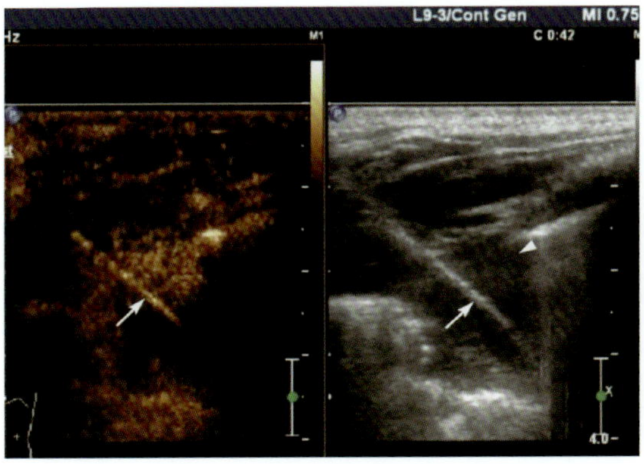

图 5-36 肺结核穿刺活检

图示超声造影引导下肺结节穿刺活检，活检针（箭头）进入病灶（三角形箭头）

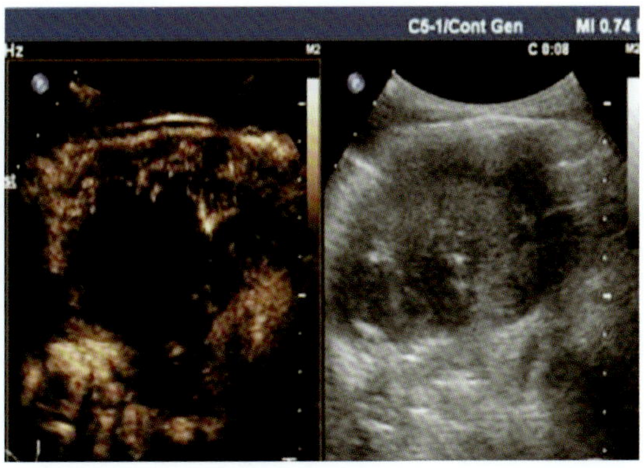

图 5-37 肺腺癌

肺内见片状低回声，内见点状强回声，超声造影见病灶呈厚壁环状不均匀增强

注意事项：①超声检查报告阴性，并不能排除肺结核。在临床诊断中，各种诊断方法常互为补充，最后做出综合分析。②结核病的超声表现多种多样，常缺乏特征性改变，此时可结合超声造影检查，增加信息，进一步鉴别诊断。③对于无法明确诊断的肺周围型病变，可进一步做常规超声或超声造影引导下穿刺组织学或细胞学检查，提供确诊依据。

病例 1

肺结核

【病史摘要】

患者，男，19 岁。

主诉：右侧胸痛 2 月余。

现病史：患者于 2 月余前出现右侧胸痛，咳嗽及深呼吸剧痛，轻度阵发性咳嗽、咳少许白色黏液痰，当地医院胸部 CT：右上肺结节条索影，右侧胸膜病变。诊断为：肺结核。予以“利福平、异烟肼、乙胺丁醇、吡嗪酰胺”治疗，胸痛缓解不明显。为进一步诊治，遂入我院。

体格检查：T 37.3℃，P 108 次/分，R 20 次/分，BP 127/80 mmHg，神清。两肺呼吸音清，无啰音。腹软，无压痛，肝脾肋下未及。

【诊疗过程】

入院辅助检查：

CT：右肺结核，右侧结核性胸膜炎。

二维超声：右侧胸腔低回声区，范围约 6.2 cm×2.5 cm。超声造影：低回声区内可见大部分丰富造影剂填充，小部分不规则充盈缺损。后经超声引导下，对右侧胸腔低回声区超声造影增强区域进行穿刺活检（图 5-38）。

病理：（右肺结节穿刺）慢性肉芽肿性炎伴干酪样坏死，提示：结核。

【讨论】

结核分枝杆菌侵入人体后，首先最常侵犯的器官是肺，肺结核的发病率占全身结核病总数的 85%～90%。随着耐药菌肺结核的出现，治疗难度增加，治疗过程中常需要反复多次复查以调整临床方案，临床上需要更多样化的影像学方法，进行安全有效的评估。超声因其无辐射、实时安全、适用人群广等优势，逐渐应用于外周肺疾病的检查。

有学者对肺结核进行超声造影检查，通常表现为环形增强、均匀增强、不均匀增强及无增强。其多样性表现与病灶内复杂的病理成分有关。结核分枝杆菌感染机体后在病理上表现为渗出、增生、坏死，三种不同形式的病理成分可同时并存于同一病灶，因各成分微循环差异，致使超声造影表现多样。外周型肺结核多由浸润性肺结核发展而来，病变早期为炎性渗

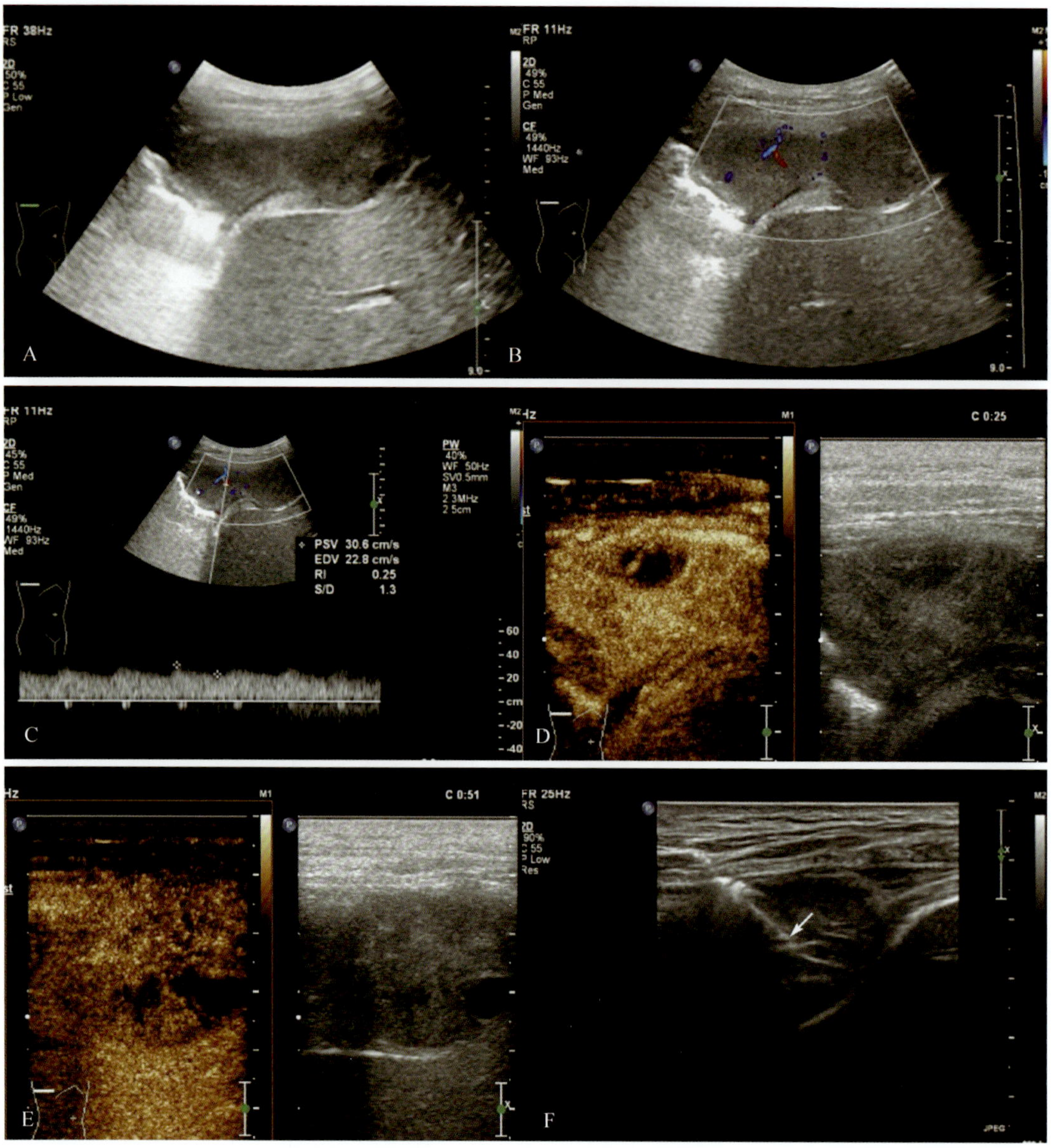

图 5-38 超声引导下穿刺活检

A. 右侧胸腔低回声，内回声尚均匀；**B**、**C.** 低回声内见条状彩色血流信号，测及动脉频谱；**D**、**E.** 超声造影：25 s 及 51 s 时右侧胸腔低回声呈不均匀增强，内见几处小片状无增强；**F.** 超声引导下右侧胸腔低回声病灶穿刺活检

出所致肺局部实变，无明确坏死，影像学酷似肺炎，此期肺动脉血管多无破坏。随着病程的延长，坏死、增生、吸收交错进行，病灶可表现为片状坏死或中央区融合坏死，超声造影表现为不均匀增强。因此，外周型肺结核超声造影多表现为不均匀增强及环形增强。超声造影时相可反映肺双重血供的特点，其所获取的丰富信息有助于肺部疾病的诊断，在肺部疾病检查中已引起临床重视。

鉴别诊断：应与周围型肺癌、肺错构瘤等鉴别。

超声引导下经皮穿刺活检术是获取肺部局灶性病变病理诊断的重要途径，超声引导具有实时安全、便捷灵活、可重复性高、无辐射等优点，越来越多地应用于肺外周病灶。

（杨高怡）

病例 2

肺结核

【病史摘要】

患者，男，63 岁。

主诉：右侧胸背部隐痛伴低热 10 余天。

现病史：患者 10 余天前无明显诱因出现右侧胸背部隐痛不适，低热，体温最高 38.3℃。无畏寒，无咳嗽、咳痰、乏力、咯血、心慌、胸闷等不适。

既往体健。

体格检查：T 38.2℃，HR 90 次/分，R 18 次/分，BP 120/ 70 mmHg，神清，浅表淋巴结无肿大。右下肺叩诊浊音，右下肺呼吸音减弱，无啰音。律齐，无杂音。腹部膨隆，无压痛、反跳痛。

当地县医院胸部 CT：①右中肺小结节影；②右侧胸腔积液。

【诊疗过程】

入院辅助检查：癌胚抗原测定（CEA）、鳞状细胞癌抗原（SCC）、非小细胞肺癌相关抗原（CYFRA21-1）均为阴性。胸液：红色，胸液总有核细胞数目 3.51×10^{6}/L，红细胞 0.01×10^{12}/L，白细胞 3.50×10^{9}/L，李凡他试验（+），多个核细胞百分比 20.40%，单个核细胞数目 2.79×10^{9}/L，单个核细胞百分比 79.60%。总蛋白 47.9 g/L，乳酸脱氢酶 827.0 U/L，葡萄糖 5.89 mmol/L，氯 103.80 mmol/L。结核蛋白芯片（—）。胸液脱落细胞学镜下见大片成熟淋巴细胞、散在炎性细胞及少量增生间皮细胞，待排结核。胸液抗酸染色未找到抗酸杆菌。超声引导下行右肺肿块（20 mm×18 mm）穿刺活检（图 5-39）。病理结果：（右肺）镜下可见广泛坏死组织，其旁见炎症细胞浸润伴纤维母/肌纤维母细胞增生、少许横纹肌组织，灶性区可见巨细胞反应。IHC 示：PCK（—），KP-1（组织细胞 +），CK5/6（—），P63（—），CK7（—），TTF-1（—），Ki-67（LI：5%）。根据检查情况考虑患者肺结核可能性大，转入结核病防治所进一步治疗。

【讨论】

肺部的恶性肿瘤和炎性结节均可引起胸腔积液及发热，明确结节性质是治疗的关键，影像学引导下结节的穿刺活检是明确肺部结节性质的重要手段。本病例结节紧邻胸壁，超声可清晰显示，因结节较小，CT 引导下穿刺过程较复杂，患者呼吸无法配合，穿刺成功率低，且易损伤正常肺组织而引起气胸。超声引导下可全程清晰显示穿刺过程，穿刺成功率高，并发症少。

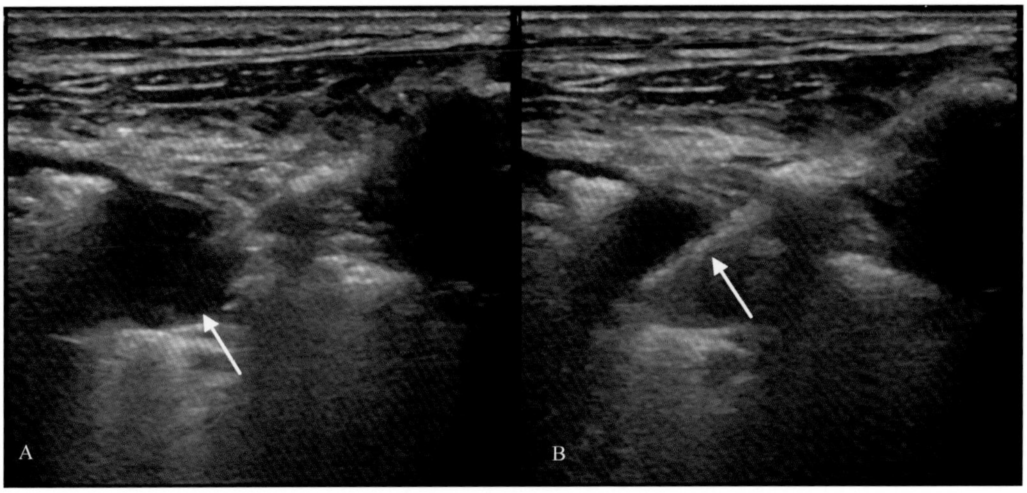

图 5-39 超声引导下穿刺活检

A. 白色箭头所示为右肺肿块；**B.** 白色箭头所示为穿刺针进入肿块

（翁高龙）

病例 3

肺结核

【病史摘要】

患者，男，68 岁，工人。

主诉：咳嗽 2 月余。

现病史：患者 2 月余前无明显诱因出现反复咳嗽，咳少量白色黏液痰，易咳出，无异味，无发热、盗汗，无胸闷、胸痛，无心悸、气促及呼吸困难等不适，在当地医院就诊，行胸部 CT 示左下肺支气管旁见软组织密度块影，纵隔淋巴结肿大。为求进一步诊治收入院。患者发病以来，食欲正常，睡眠尚可，大便如常，小便如常，体重下降 2 kg。

既往体健。

【诊疗过程】

入院辅助检查：

（1）PET-CT

检查所见：胸部 PET-CT 图像示两肺纹理清晰，左肺下叶见软组织团片影、内部密度稍欠均匀，病灶大小约 55 mm×43 mm，边界清晰，边缘见散在斑片影，糖代谢不均匀增高，SUVmax 为 11.69；右肺上叶及左肺见散在微小结节样影，大者直径约 4 mm，未见明显糖代谢异常增高；纵隔 2 L、4 R、4 L、7 区及左肺门见多发肿大伴糖代谢增高淋巴结影，SUVmax 为 10.67，大者直径约 31 mm；双侧胸膜稍增厚；双侧胸腔无积液；心脏无明显增大；双侧胸壁及腋窝未见明显糖代谢异常增高灶或占位。

检查结论：①左肺下叶软组织团片、纵隔及左肺门肿大伴糖代谢增高淋巴结，以上考虑结核可能，恶性肿瘤伴纵隔及左肺门淋巴结转移不除外。②右肺上叶及左肺散在微小结节，建议随访。

（2）支气管镜

检查所见（图 5-40）：支气管镜经鼻进入顺利，声门闭合可，气管环清晰，隆突锐利；左下叶背段开口见肉芽及少许白色坏死物堵塞管腔，予以活检送病理，术后见少许出血，予以止血治疗后好转。其余两侧各叶段支气管管腔通畅，黏膜光整，未见新生物、坏死物，见少许黏痰，予以吸除。于左下叶背段灌洗，刷检找脱落细胞、结核菌及液基细胞学检查。活检后见少许出血，予止血药对症治疗后血止。

（3）超声造影

超声所见（图 5-41 及视频 5-21）：左侧胸腔见一低回声肿块，范围约 31 mm×48 mm，边界欠清晰，形态欠规则，内部回声欠均匀，内部可见彩色血流信号。注入超声造影剂，可见病灶外周部分于 6 s 开始增强，与周围正常肺组织基本同步，病灶近肺门区域于 9 s 开始增强，达峰时呈欠均匀高增强，内见数个不规则无增强区，消退早于周围肺组织。

超声诊断：左侧胸腔实性占位，恶性待排。

入院后在彩超引导下进行经皮肺穿刺活检术（图 5-42 及视频 5-22）。穿刺部位：左肺实性肿块（31 mm×48 mm）。局麻药：2%利多卡因 5 ml。活检枪类型：BARD，活检针：18 G。患者处于俯卧位，左侧胸背局部皮肤常规消毒、局麻后，超声引导下经皮穿刺左肺实性肿块，活检 3 针，标本状态如下（表 5-1）：

表 5-1 超声引导下经皮穿刺活检标本状态

	标本大小（mm）	标本颜色
第一针	15×2	白色
第二针	10×2	白色
第三针	12×2	白色

彩超引导下行左肺穿刺活检术，术中过程顺利，术后穿刺区域未见明显无回声区。

（5）CT

检查所见（图 5-43）：双侧胸廓对称，未见明显异常。气管居中，气管-支气管通畅。双肺散在少许斑点状、条索状及斑片状影，形态不规则，边界模糊不清，密度不均较淡，左肺下叶背段团块状软组织密度影，边界模糊，密度欠均。双侧肺门结构清楚，形态、大小、位置均未见明显异常。纵隔居中，纵隔内部分淋巴结增大；双侧胸腔积液；心包积液。

检查结论：①左肺下叶团块影，纵隔内部分淋巴结增大，恶性待排，建议进一步检查。②双肺散在少许感染灶，左侧胸腔积液，建议治疗后复查。

（6）病理

（左下叶背段）坏死性肉芽肿，特染未见特异性病原体，形态学倾向结核，请结合临床及相关检查明确。真菌快染（－），特殊染色结果：抗酸染色（－），六氨银染色（－）。

（7）治疗方法：抗结核治疗——吡嗪酰胺片、利福平。

【讨论】

肺结核在 CT 上常表现为多灶性、多态性、多钙化性、少肿块性、少结节堆集性、少增强型，有时与肺癌难以区分。

肺结核在超声上表现为相对均一的圆形或不规则结构，有时灶内可见支气管充气征。超声造影时，肺结核病灶增强时间与周围正常肺组织基本同步，病灶内可见树枝样血管征，整个病灶灌注持续时间较长。而恶性病变一般始增时间较周围正常肺组织晚，这一时间差有助于进行良恶性的鉴别。

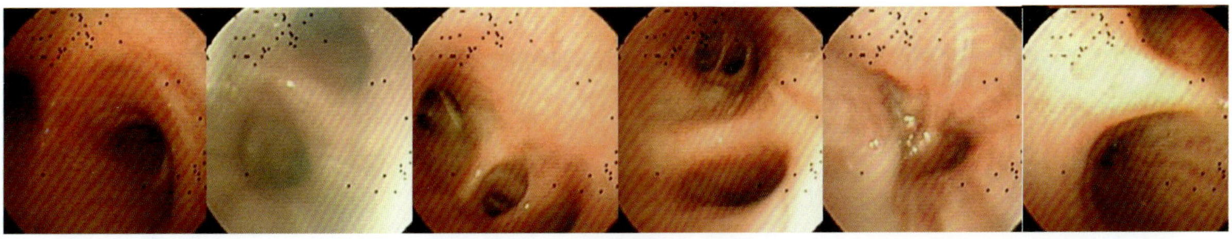

图 5-40 支气管镜图像

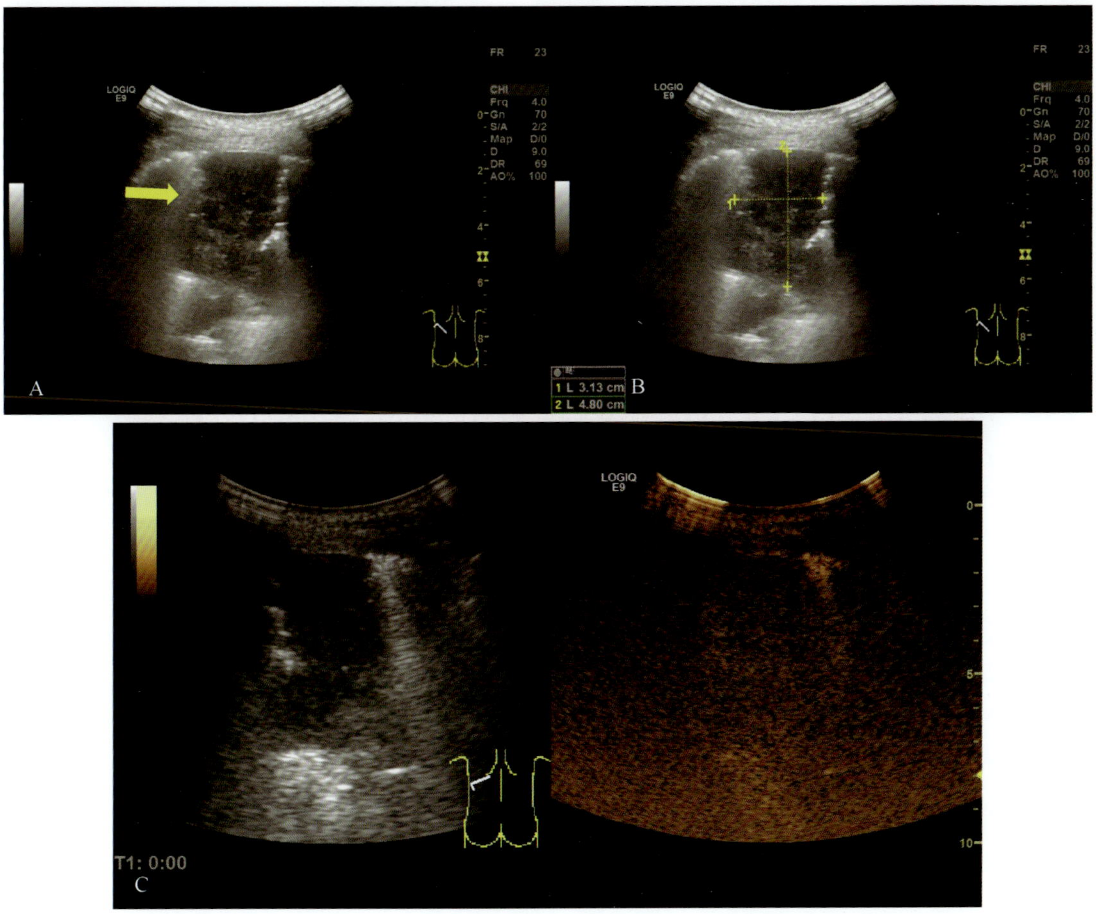

图 5-41 超声图像

A 至 C. 注入超声造影剂，可见病灶部分区域于 6 s 开始增强，与周围正常肺组织基本同步，病灶部分区域晚于 9 s 开始增强，达峰时呈欠均匀高增强，内见数个不规则无增强区

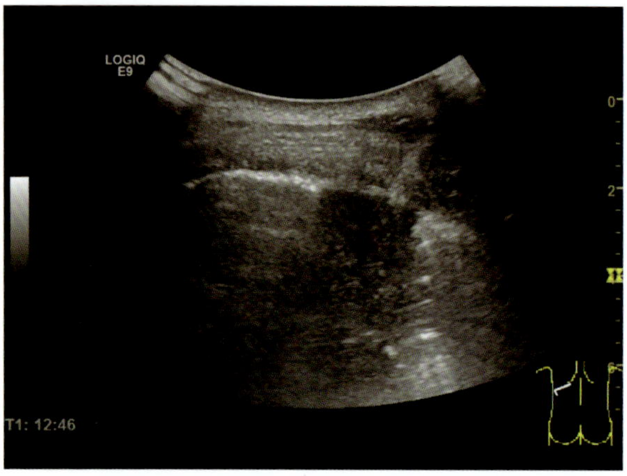

图 5-42 超声引导下实时穿刺活检

视频 5-21

视频 5-22

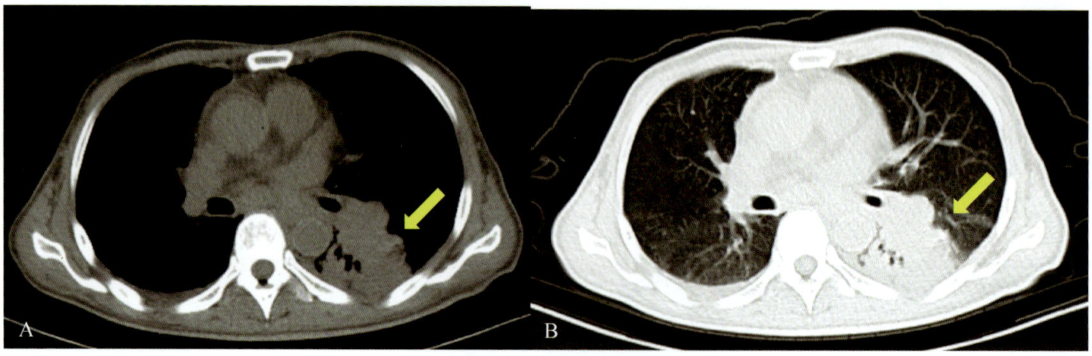

图 5-43 胸部 CT 影像

A. 肺窗；**B.** 纵隔窗

（王 茵）

病例 4

陈旧性肺结核，毁损肺，胸膜剥脱术后

【病史摘要】

患者女，49 岁，职工。

主诉：咳嗽、咳痰、咯血 3 天。

现病史：患者 3 天前着凉后出现阵发性咳嗽，时轻时重，咳少许黄白黏痰伴间断咯血，为少量鲜血＋暗红色血，无畏寒、发热；无心慌、胸闷等不适。就诊于我院查血常规：WBC 11.18×10^{9}/L，NE 71.7%，RBC 5.3×10^{12}/L，HGB 148 g/L，PLT 363×10^{9}/L。胸部 CT（2018 年 4 月 27 日）提示两肺炎症，治疗后复查，右肺中叶、右肺下叶背段及左肺下叶毁损肺或蜂窝肺可能，支气管扩张，两肺多发陈旧结核，左侧胸膜增厚，双侧腋下多发肿大淋巴结，予“左氧氟沙星片”口服治疗，次日痰中有少许血丝，就诊于某胸科医院，考虑其为陈旧性肺结核，肺部感染，因无痰，未行进一步痰中结核菌检查，再次就诊于我院，以“咯血原因待查”收入院。

既往史：1989 年确诊肺门结核，不规律用药，未治愈；1996 年开始因痰菌阳性，治疗约 2 年后好转；1999 年患结核性胸膜炎＋胸腔化脓性感染，经治疗后好转，再次抗结核治疗 6 个月，1999 年在解放军某医院行胸膜剥脱术；子宫内膜异位症＋腺肌症 10 年，在北京协和医院置入节育器后已停经 3 年。

体格检查：T 36.5℃，P 90 次/分，R 20 次/分，BP 112/64 mmHg。气管左移，左侧胸廓变窄，左侧胸廓有一长约 40 cm 手术瘢痕。双肺呼吸音低，无啰音。心率 90 次/分，律齐，无杂音。腹软，无压痛、反跳痛，肝脾肋下未及。

【诊疗过程】

入院辅助检查：血常规、肝功能、肾功能、血清离子、血糖、心肌酶、BNP、TNI 等均大致正常。

2018 年 5 月 15 日胸部 CT（图 5-44）：两肺多发炎性机化灶。右肺中叶、右肺下叶背段及左肺下叶支气管扩张，毁损肺？两肺多发陈旧性肺结核，左侧胸膜增厚，双侧腋下多发肿大淋巴结。

诊断：①陈旧性肺结核，毁损肺，胸膜剥脱术后，支气管扩张，肺部感染；②子宫内膜异位症，腺肌症。

入院后予止咳化痰（氨溴索注射液）、抗感染（左氧氟沙星-美罗培南注射液）后好转出院。

【讨论】

胸膜剥脱术（decortication）是用于治疗胸膜疾病的手术方法。适用于以下情况：慢性脓胸，病程已经 3 个月左右，脓腔较大而肺膨胀受限；结核性脓胸，病期超过 1 年，胸膜增厚，肺膨胀受限；机化性血胸，病期 1 个月左右，肺膨胀受限。患者 1999 年患结核性胸膜炎＋胸腔化脓性感染，同年在解放军某医院行胸膜剥脱术，说明患者当时治疗效果不好，胸膜出现纤维板，需要行手术治疗彻底切除肺表面的任何纤维带并尽量避免损伤肺组织，使肺组织能充分松解复张。患者患肺结核迁延不愈导致毁损肺。毁损肺是指肺叶或一侧全肺全部毁损，有广泛性的干酪病变、空洞、纤维化和支气管狭窄或扩张。肺功能已基本丧失，药物治疗难以奏效，且成为感染源，反复发生细菌或真菌感染。

肺结核的基本病理变化：渗出（充血、水肿与白细胞浸润）、增生、变质（干酪样坏死）为主的病变，上述三种病变可同时存在于同一个人的肺部，但通常以一种为主。例如在渗出性及增生性病变的中央，可出现少量干酪样坏死；而变质为主的病变，常同时伴有程度不同的渗出与结核结节的形成。因此肺结核的肺部超声影像学是复杂的、多样化的，本例患者肺结核迁延不愈导致毁损肺，肺部超声（图 5-45，视频 5-23）提示肺滑动征减弱，双肺胸膜线增厚，左侧为甚，双肺可见大量不规则团块影，内见散在高亮回声影，左肺为甚。

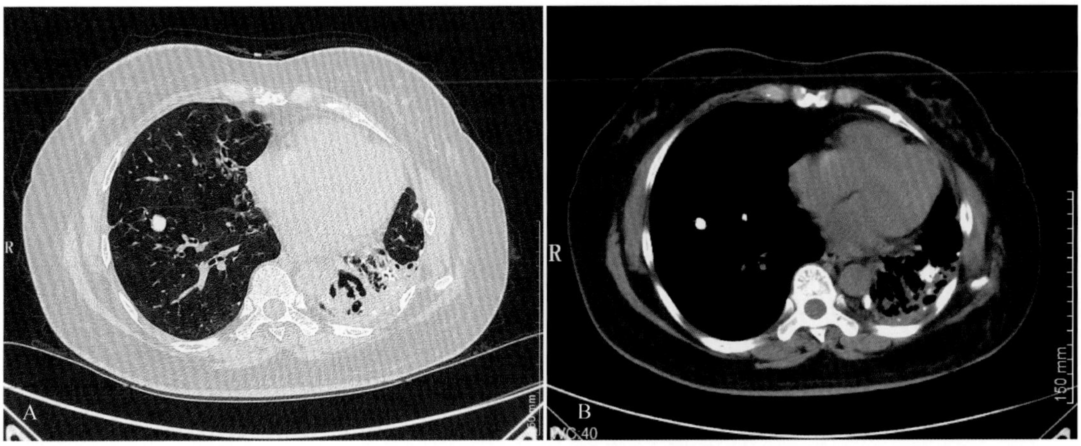

图 5-44 2018 年 5 月 15 日胸部 CT（**A.** 肺窗；**B.** 纵隔窗）

左侧胸廓变窄，气管及纵隔左移，两肺野多发斑片及结节样钙化，右肺中叶、右肺下叶背段及左肺下叶见蜂窝样改变，伴钙化，两肺野多发淡片影。主支气管及两侧支气管通畅，左侧胸膜增厚。纵隔内未见肿大淋巴结。双侧腋下多发肿大淋巴结。心脏形态大小正常，肋骨及胸壁软组织未见异常

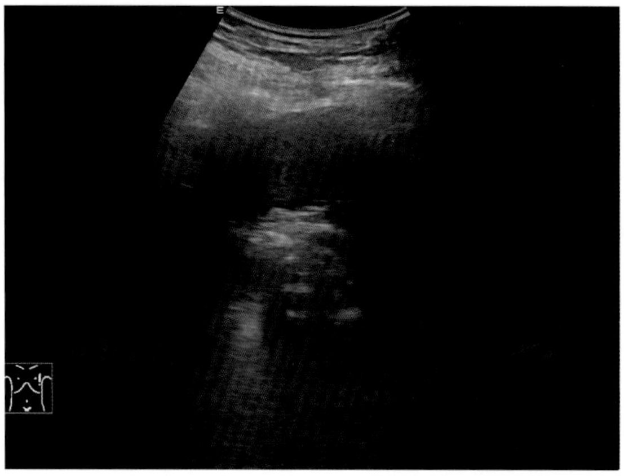

图 5-45 2018 年 5 月 9 日毁损肺超声图像可见不规则团块影，内见散在高亮回声影

视频 5-23 毁损肺组织

（李 妍 高玉芝 张 骅）

病例 5

肺结核，肺部感染

【病史摘要】

患者，男，32 岁，工人。

主诉：咳嗽，咳痰 1 年余，加重 1 个月。

现病史：患者于 1 年前无明显诱因出现咳嗽，咳痰，无畏寒、发热、胸闷、气短、咯血等症状。于当地医院抗感染治疗（具体用药不详）效果不佳，行胸部 CT：双肺斑片、结节影，右上肺空洞，考虑肺结核，给予异烟肼、利福平、乙胺丁醇、吡嗪酰胺抗结核治疗，复查胸部 CT 肺内病变较前增多，近 1 个月咳嗽加重，无痰，为求进一步诊治来我院入院治疗。患者自发病以来食欲睡眠尚可，二便正常，体重无变化。

既往体健。

个人史：否认疫区居留史，否认冶游史。否认毒物及放射性物质接触史，否认吸烟、饮酒史。

体格检查：T 36.5℃，P 80 次/分，R 20 次/分，BP 100/60 mmHg，浅表淋巴结无肿大。双肺听诊呼吸音粗，双肺无啰音。心腹部无异常，双下肢无水肿。

【诊疗过程】

入院诊断：肺部阴影待查，肺结核？肺部感染。

辅助检查：胸部 CT 示双肺散在树芽征改变，斑片、结节及条索影，边界欠清，密度欠均匀，右肺上叶病变可见含气溶解空洞形成，病变远端与胸膜粘连。支气管镜检查无异常。支气管肺泡灌洗液结核菌培养阳性。肺泡灌洗液 X-pert：结核菌 DNA 阳性，rpoB 基因突变。

最终诊断：肺结核，肺部感染。

予左氧氟沙星、阿米卡星、丙硫异烟胺、环丝氨酸、吡嗪酰胺、对氨基水杨酸钠抗结核治疗，患者服用抗结核药后无不适，肝肾功能、血常规正常，无抗结核药不良反应。

【讨论】

肺结核患者抗结核治疗效果欠佳时应考虑肺结核的诊断是否成立，是否存在耐药可能，建议通过气管镜、肺穿刺活检、分子生物学技术等相关检查进一步明确诊断，根据检查结果调整治疗。

我们在使用肺部超声观察肺结核病变时，发现肺结核与普通肺炎是不一样的，虽然表现与肺炎类似，但是很多时候超声无法观测到空洞。再者，在超声的选择时间上，普通肺炎时要求肺部超声、胸部 CT 检查的时间应一致，但是肺结核因为分期的不同、病程长、病理变化慢的原因，不必非要肺部超声、胸部 CT 检查时间一致，当然，时间一致是最好的。但是，即使肺部超声、胸部 CT 检查的时间不一致，其临床观察的结果并不影响肺部超声与胸部 CT 的相关性。

本例患者肺部超声与胸部 CT 检查时间相差 1 周，肺部超声（图 5-46，视频 5-24，视频 5-25）可见双肺中等回声区，形态不规则，胸部 CT（图 5-47）提示右肺上叶空洞，病变远端与胸膜粘连，但是超声并无特异性发现。

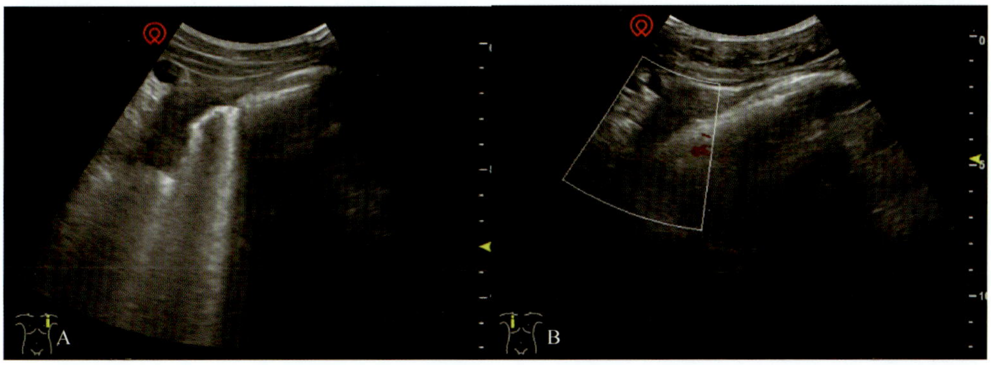

图 5-46 2018 年 4 月 17 日肺部超声影像

A. 左肺上叶见中等回声区，形态不规则；**B.** 右肺上叶见中等回声区，形态不规则，未见明显彩色血流信号

视频 5-24 左肺超声

视频 5-25 右肺超声

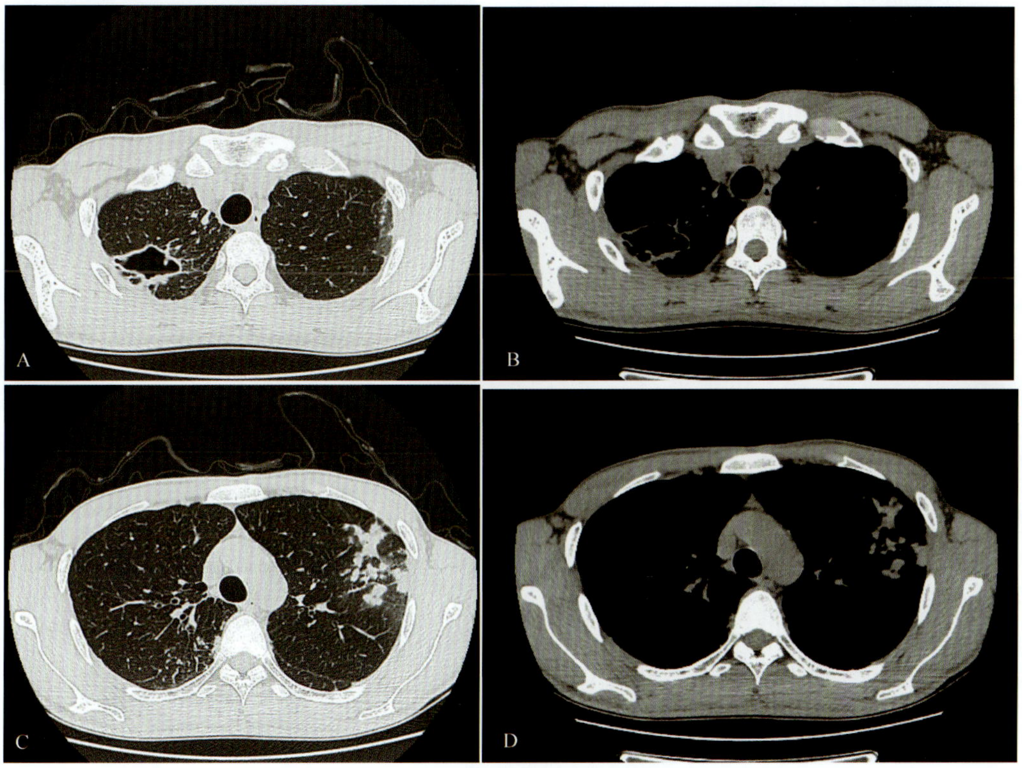

图 5-47 2018 年 4 月 10 日胸部 CT

A、C. 肺窗；**B、D.** 纵隔窗

（刘荣梅 张 骅 秦 林）

病例 6

耐药性肺结核

【病史摘要】

患者，男性，37 岁，职员。

主诉：间断咳嗽、声音嘶哑、胸痛 2 个月，发热 1 个月。

现病史：患者于 2 个月前无明显诱因出现咳嗽、声音嘶哑、右侧胸痛，伴胸闷、气短，无咯血，就诊于当地医院，诊断肺结核，给予 HRZE 抗结核治疗半个月，患者出现发热，体温最高 39.8℃，于当地医院查胸片：双肺斑片影并右侧胸膜肥厚粘连，查痰集菌 2＋，给予对氨基水杨酸异烟肼（力克肺疾）、利福喷汀、乙胺丁醇、吡嗪酰胺、莫西沙星抗结核治疗半个月。查痰结核分枝杆菌多重耐药基因检测回报：异烟肼、利福平、乙胺丁醇＋喹诺酮耐药，复查胸部 CT：双肺斑片影、片状高密度影，密度不均，部分融合成大片状，纵隔淋巴结肿大，右侧胸膜增厚，给予利福喷汀、吡嗪酰胺、丙硫异烟胺、莫西沙星、利奈唑胺抗结核治疗，患者仍有间断咳嗽、胸痛、发热，为进一步治疗收入院。患者自发病以来精神、饮食欠佳，二便正常，体重减轻 10 kg。

既往史：有结核病接触史 10 年。

个人史：否认疫区居留史，否认冶游史。否认毒物及放射性物质接触史。吸烟 10 年，平均 10 支/日，戒烟 2 个月。

体格检查：T 38.6℃，P 120 次/分，R 23 次/分，BP 110/70 mmHg，浅表淋巴结无肿大。双肺呼吸音粗，双肺可闻及散在湿啰音。心腹部未见异常，双下肢无水肿。

【诊疗过程】

入院诊断：肺结核，耐药性肺结核，肺部感染，2 型糖尿病，糖尿病周围神经病变，糖尿病视网膜病变。

辅助检查：2018 年 5 月 8 日肺部超声影像参见图 5-48 及视频 5-26。

胸部 CT（图 5-49）：双肺散在斑片、结节及条索影，周围可见树芽征改变，右肺为主，右肺多发实变影，伴多发空洞，邻近胸膜增厚粘连，右侧胸腔积液。气管重建：右上叶段支气管远端、右肺中叶及右下叶背段支气管开口略狭窄。痰结核分枝杆菌荧光 PCR 阳性，痰 X-pert：阳性，rpoB 基因突变，痰 Hain（一种基因检测方法）：阳性，存在异烟肼耐药基因突变，利福平耐药基因突变。

最终诊断：①肺结核，耐药性肺结核，肺部感染；②2 型糖尿病，糖尿病周围神经病变，糖尿病视网膜病变。

予阿米卡星（Am）、莫西沙星（MFX）、丙硫异烟胺（PTO）、环丝氨酸（Cs）、利奈唑胺（Lzd）、吡嗪酰胺（Z）抗结核治疗。患者服用抗结核药后无不适，无药物热，肝肾功能、血常规正常，无抗结核药不良反应，继续抗结核治疗。

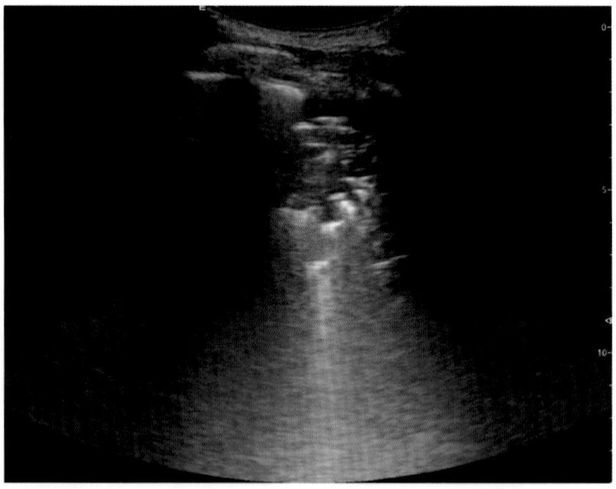

图 5-48 2018 年 5 月 8 日肺部超声影像：右肺不均质中等回声区，内见含气支气管强回声

视频 5-26 肺部超声

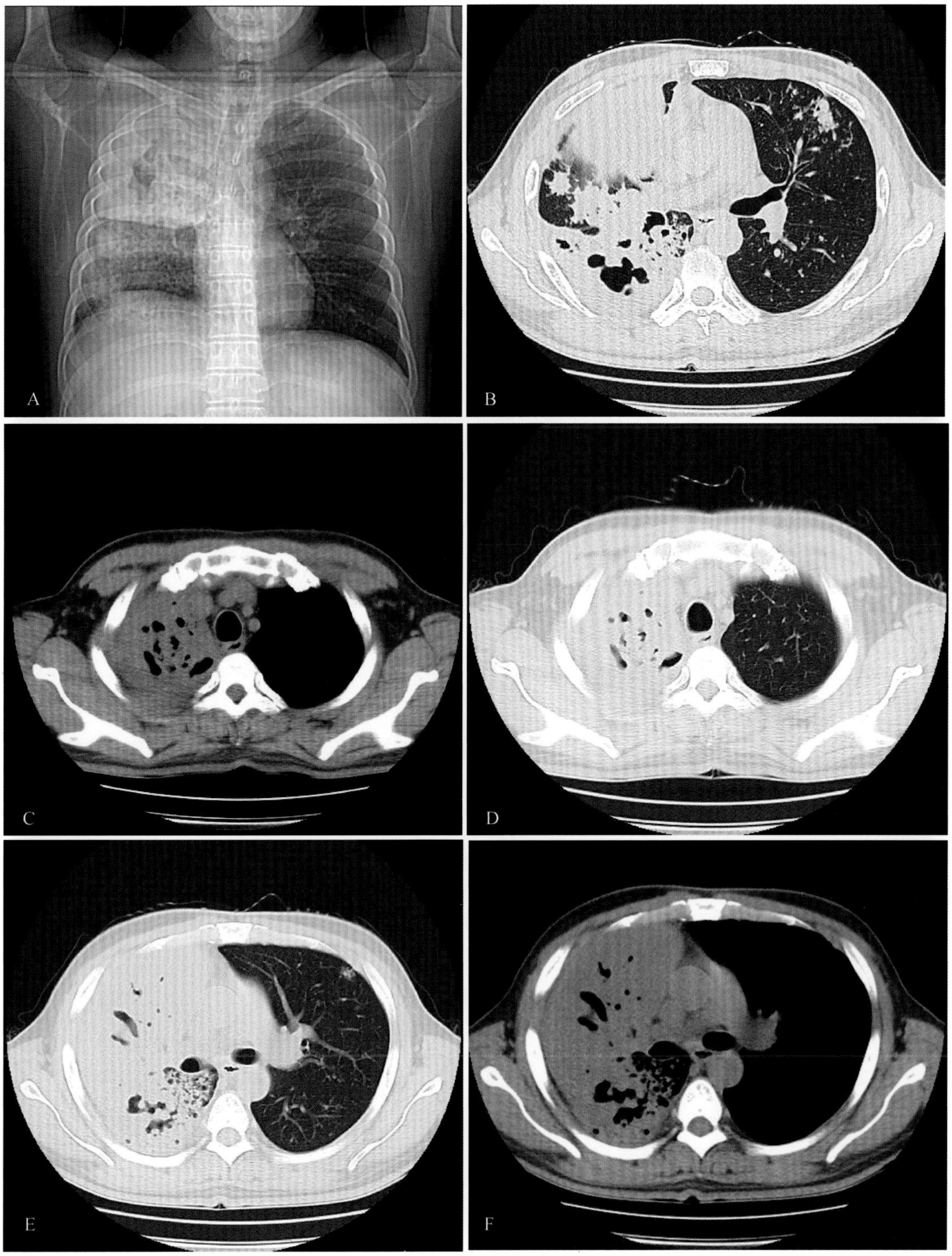

图 5-49 2018 年 5 月 15 日胸部 CT 及正位胸片

A. 正位胸片；**B**、**D**、**E.** 肺窗；**C**、**F.** 纵隔窗

（刘荣梅　郭　洋　张　民）

病例 7

肺结核，异烟肼耐药肺结核，肺部感染

【病史摘要】

患者，男，56 岁。

主诉：间断发热、咳嗽、乏力 2 个月。

现病史：患者近 2 个月来无明显诱因出现咳嗽、咳白色泡沫痰伴乏力，活动后明显，体重有所下降，就诊于我院诊断为“肺结核，肺部感染，2 型糖尿病”，建议其使用“异烟肼、利福喷汀、乙胺丁醇、吡嗪酰胺”（但患者未服用抗结核药物，具体原因不明）。1 月余前，因口服“二甲双胍”后出现全身肌肉酸痛、乏力，继而出现双上肢痉挛，无角弓反张、口吐白沫，无晕厥、昏迷等症状，遂就诊于北京协和医院，行胸部 CT：双肺多发斑片及干酪蜂窝病灶。诊断为“糖尿病酮症酸中毒，肺结核”，具体治疗不详。后在昌平区中医院诊治（具体不详），期间出现高热，最高体温 39℃，冷汗淋漓，伴有双下肢明显水肿，后口服中药 3 天（具体不详），热退、双下肢水肿消退后出院。出院后仍感乏力，活动后明显，偶有咳嗽，咳少量白色黏痰，无发热等不适，再次来我院就诊。患者自发病以来精神、食欲差，二便正常，体重下降，具体不详。

既往史：糖尿病史 10 年，自服保健品（具体不详），自诉控制血糖良好。

个人史：否认疫区居留史，否认冶游史。否认毒物及放射性物质接触史。否认吸烟、饮酒史。

体格检查：T 36.5℃，P 92 次/分，R 22 次/分，BP 110/65 mmHg，神清，精神较差。浅表淋巴结无肿大。胸廓正常，呼吸动度正常，叩诊清音，双肺呼吸音低，散布湿啰音。心腹未见异常。双下肢无水肿。

【诊疗过程】

入院诊断：①肺结核，肺部感染；②2 型糖尿病。

辅助检查：超声（图 5-50）：左侧胸腔积液，甲状腺多发结节，目前良性倾向，左侧锁骨上淋巴结肿大；心包未见积液。胸部 CT：双肺继发性肺结核可能性大（图 5-51），糖代谢明显增高，提示病变活动性明显，纵隔 8 区肿大淋巴结，淋巴结结核可能，双侧胸膜增厚，左侧少量胸腔积液。痰 X-pert 均阳性，rpoB 基因无突变。支气管镜无异常发现。痰及支气管肺泡灌洗液结果阳性，异烟肼耐药基因突变，未检出利福平耐药基因突变。痰中未见癌细胞。

最终诊断：①肺结核，异烟肼耐药肺结核，肺部感染；②2 型糖尿病。

予乙胺丁醇、吡嗪酰胺、丙硫异烟胺抗结核治疗（逐步试用利福平、利福喷汀、莫西沙星均引起胃肠道反应而停用，阿米卡星因出现耳鸣而停用）。患者服用抗结核药后无不适，无药物热，肝肾功能、血常规正常，无抗结核药不良反应，继续抗结核治疗。

【讨论】

结核病是由结核分枝杆菌引起的呼吸道传染病，主要通过吸入含有结核分枝杆菌的飞沫感染，最常见的是肺结核。机体抵抗力低下的人群均是结核病的易感人群。肺结核的症状可有、可无、可多、可少，约 20%的患者通过健康体检而诊断。大多数患者有不同程度的全身症状和呼吸道症状。一般来讲，如出现较长时间的低热、咳嗽、咳痰症状，经过抗感染治疗 2 周不见好转，需考虑有结核病的可能。结核病诊断的金标准是痰或其他标本中查到结核分枝杆菌的证据，如培养及菌型鉴定为结核分枝杆菌复合群或分子生物方法证实为结核分枝杆菌。疑似结核病的患者到医院一般需做如下检查：①PPD 皮试或血抗结核抗体检测；②胸片及胸部 CT；③查痰涂片或集菌找抗酸菌、痰结核菌培养及药敏试验；④纤维支气管镜；⑤当需要与肺炎进行鉴别诊断时，尚需要行抗感染治疗，抗感染治疗 2 周后再次复查胸片或胸部 CT；⑥肺内病变经上述检查仍不能明确诊断时，还需要做肺穿刺活检。

糖尿病患者是结核病的易感者。糖尿病合并肺结核时，在积极控制糖尿病的同时，抗结核药物的应用原则与单纯肺结核一致。同时需考虑抗结核药物可能对糖尿病的急、慢性并发症的影响：如异烟肼可加重糖尿病神经病变；链霉素、丁胺卡那霉素、卷曲霉素等有一定的肾毒性，对糖尿病肾病有不利影响；乙胺丁醇可加重糖尿病视神经病变；利福平可加速某些降糖药物的灭活等。糖尿病合并初治肺结核可采用含异烟肼、利福平的 3 种或 4 种药物方案，疗程一般 1 年，必要时可适当延长，治疗结束后需定期随访。糖尿病并发复治结核病病例，需选用敏感药物的联合方案，疗程根据病情及痰菌变化而定；并发耐药及耐多药肺结核的治疗原则与耐药结核病相同，但更需注意对糖尿病并发症的影响。

肺结核超声表现与其发病部位和病理改变密切相关，呈多样性，并无明显特异性，确诊尚需结合胸部 CT 及其他实验室检查。但肺部超声在实时、反复观察肺部病变方面优于胸部 CT。

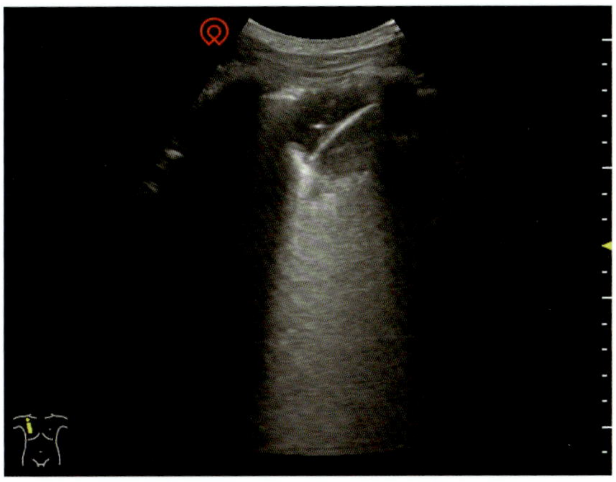

图 5-50 2018 年 7 月 20 日肺部超声影像

右侧胸腔低回声区

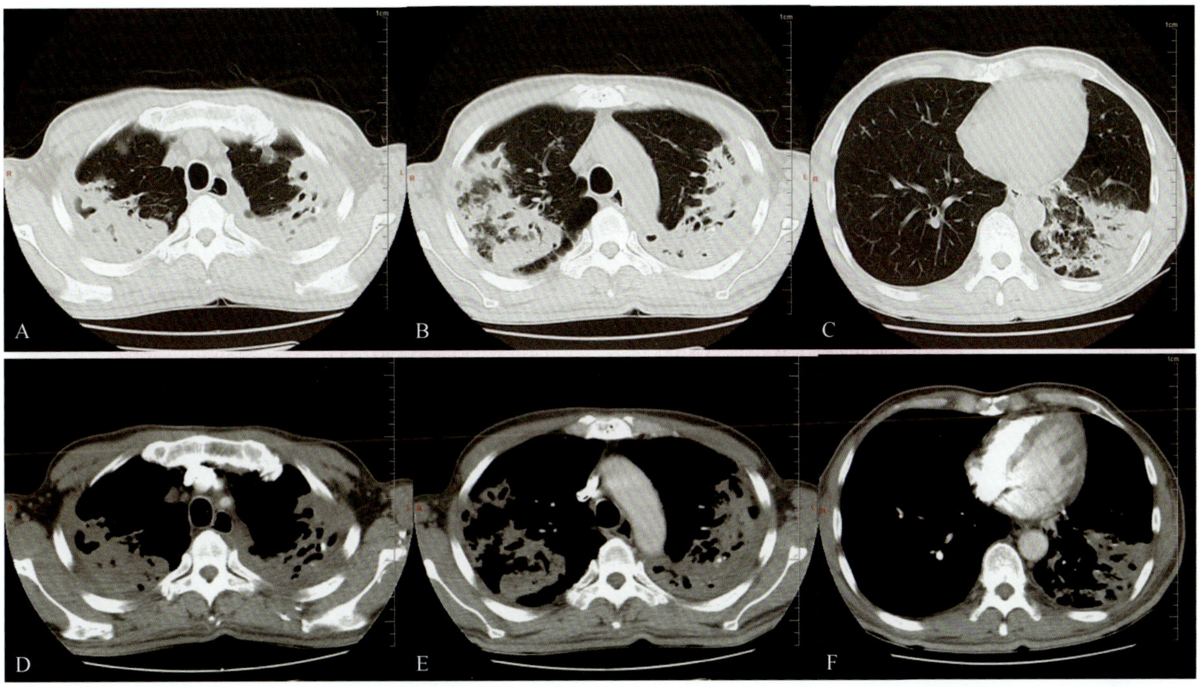

图 5-51 2018 年 7 月 11 日胸部 CT

A 至 **C.** 肺窗；**D** 至 **F.** 纵隔窗

（刘荣梅　张　骅　苏仁意）

病例 8

肺结核，肺部感染

【病史摘要】

患者，女，38 岁。

主诉：咳嗽、咳痰 2 月余。

现病史：患者自诉 2 余月前无明显诱因出现咳嗽、咳痰，咳嗽早晚明显，为阵发性，程度一般，可自行缓解，有黄色脓痰，感乏力，无发热、盗汗，未予重视，未至正规医院诊疗，自行服药（具体不详）后症状可缓解，但其后上述症状仍有反复，至北京市顺义区医院就诊，查胸部 CT（图 5-52）示左肺感染性病变并空洞形成，结核不能排除，建议结合临床，予以伏立康唑抗真菌治疗。患者经治疗后症状缓解。行支气管镜检查示慢性炎性表现。血结核感染特异性 T 细胞检测（TB-spot）结果阳性，建议来我院进一步明确诊断。患者自发病以来，精神饮食可，二便正常，体重减轻 3 kg。

既往体健。

个人史：否认疫区居留史，否认冶游史。否认毒物及放射性物质接触史。否认吸烟、饮酒史。

体格检查：T 36.5℃，P 88 次/分，R 22 次/分，BP 110/70 mmHg，神清，精神较差。浅表淋巴结无肿大。胸廓正常，呼吸动度正常，叩诊清音，双肺呼吸音清，双肺无啰音。心腹未见异常。

【诊疗过程】

入院诊断：肺部阴影待查，肺结核？肺部感染。

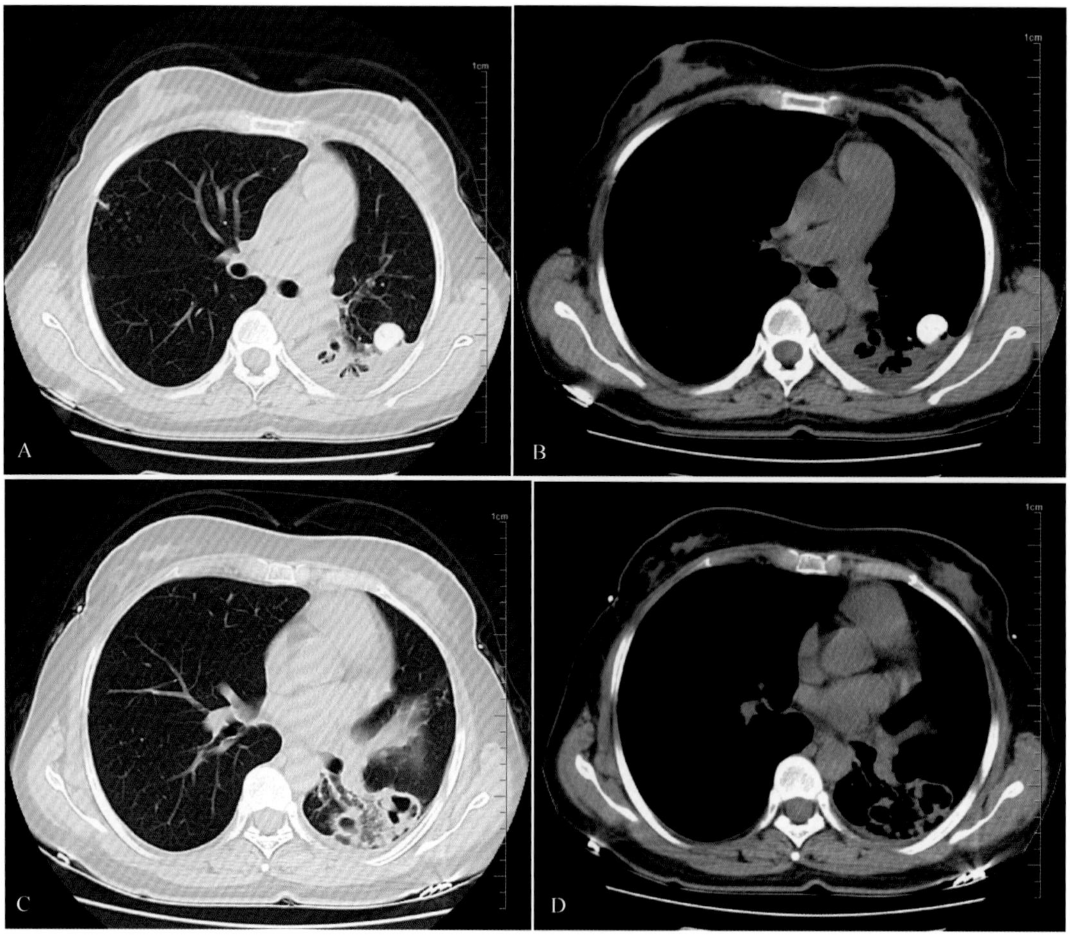

图 5-52　2018 年 7 月 16 日胸部 CT
A、C. 肺窗；B、D. 纵隔窗

辅助检查：肺部超声（图 5-53，视频5-27）示左肺上部呈不均质低回声区，其内可见含气支气管强回声，胸腔及心包无积液，甲状腺未见异常。腹部超声示肝内实性占位，考虑血管瘤可能，脂肪肝（轻度）。支气管镜（图 5-54）示左上叶黏膜充血水肿，左舌叶管腔闭塞。痰涂片抗酸菌阳性，痰及支气管肺泡灌洗液 X-pert 均阳性，rpoB 基因无突变。痰未见癌细胞。

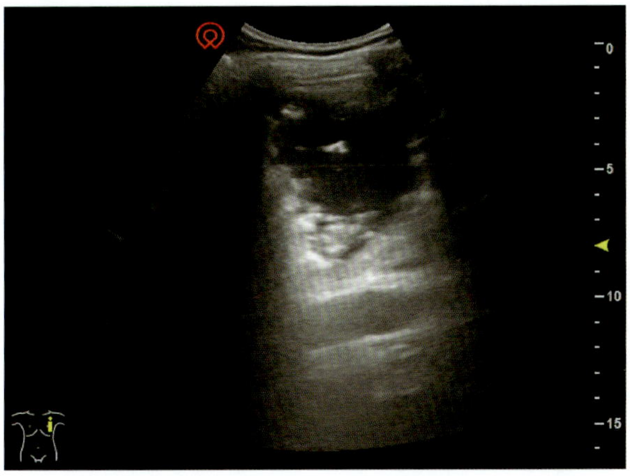

图 5-53 2018 年 7 月 20 日肺部超声影像

左肺上部呈不均质低回声区，内可见含气支气管强回声

视频 5-27 左肺含气支气管强回声

最终诊断：肺结核，肺部感染。

予异烟肼、利福平、乙胺丁醇、吡嗪酰胺抗结核治疗。患者服用抗结核药后无不适，无药物热，肝肾功能、血常规正常，无抗结核药不良反应，继续抗结核治疗。

【讨论】

结核病是由结核分枝杆菌引起的呼吸道传染病，主要通过吸入含有结核分枝杆菌的飞沫感染，最常见的是肺结核。机体抵抗力低下的人群均是结核病的易感人群。肺结核的症状可有、可无、可多、可少，约 20% 的患者通过健康体检而诊断。大多数患者有不同程度的全身症状和呼吸道症状。一般来讲，如出现较长时间的低热、咳嗽、咳痰症状，经过抗感染治疗 2 周不见好转，需要考虑有结核病的可能。结核病诊断的金标准是痰或其他标本中查到结核分枝杆菌的证据，如培养及菌型鉴定为结核分枝杆菌复合群或分子生物方法证实为结核分枝杆菌。疑似结核病的患者到医院一般需做如下检查：①PPD 皮试或血抗结核抗体检测；②胸片及胸部 CT；③查痰涂片或集菌找抗酸菌、痰结核菌培养及药敏试验；④纤维支气管镜；⑤当需要与肺炎进行鉴别诊断时，尚需行抗感染治疗，抗感染治疗 2 周后再次复查胸片或胸部 CT；⑥肺内病变经上述检查仍不能明确诊断时，还需要做肺穿刺活检。

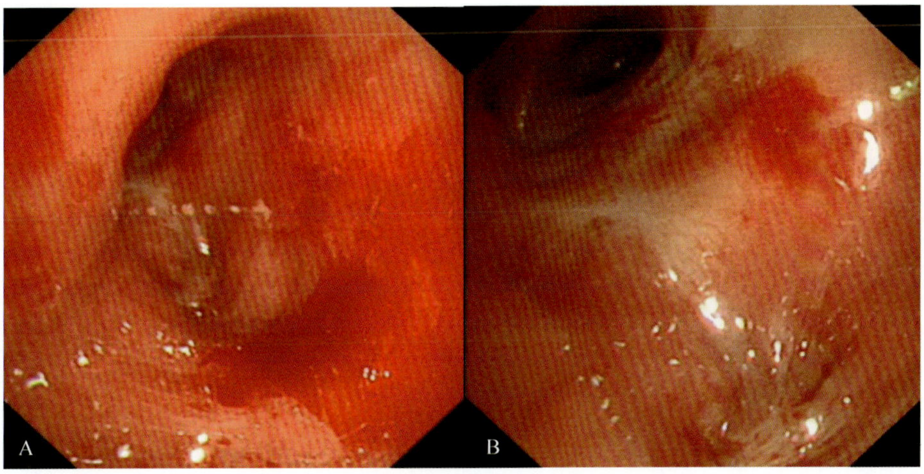

图 5-54 2018 年 7 月 18 日支气管镜检查

A. 左上叶黏膜充血水肿；**B.** 左舌叶管腔闭塞

（刘荣梅　张　骅　秦　林）

病例 9

肺结核，结核性胸膜炎，肺部感染

【病史摘要】

患者，男，35 岁。

主诉：咯血 4 个月，左胸膜病变增大 1 月余。

现病史：患者于 4 个月前无明显诱因突发咯血，偶有咳嗽，无发热、胸痛、乏力等不适，就诊于涿州市医院行胸部 CT：双肺上叶考虑继发性肺结核，部分硬结、钙化，双肺内散在斑片状毛玻璃影，肺泡出血？炎性渗出？双肺下叶胸膜下结节及条索，纵隔、肺门钙化淋巴结，同时发现乙肝“小三阳”，支气管肺泡灌洗液结果抗酸菌阳性，给予异烟肼、利福喷汀、乙胺丁醇、吡嗪酰胺抗结核治疗。1 月余前复查胸部 CT：双肺上叶继发性肺结核，部分硬结、钙化，考虑左下脓胸，病变较前增大，肝功能：AST 47.7 U/L，ALT 47.1 U/L；尿酸（UA）542.7 μmol/L，停用吡嗪酰胺及利福喷汀，加用利福平及阿米卡星抗结核治疗，并给予微波治疗，复查胸腔彩超病变较前缩小。10 天前复查胸部 CT 左胸膜病变较前增大。行支气管镜检查未见异常改变。于 2018 年 6 月 28 日在 CT 定位下行肺穿刺活检，术后病理回报（左下肺穿刺）肺组织慢性炎，伴纤维组织增生。考虑患者结核病变加重，将抗结核药物调整为异烟肼、利福平、乙胺丁醇、吡嗪酰胺、阿米卡星抗结核治疗，为进一步诊疗收入院，患者自发病以来精神、食欲可，二便正常，体重无变化。

既往史：慢性结肠炎病史 4 年。2 月前发现乙肝病毒携带。

个人史：否认疫区居留史，否认冶游史。否认毒物及放射性物质接触史。否认吸烟、饮酒史。

体格检查：T 36.5℃，P 80 次/分，R 20 次/分，BP 120/70 mmHg，神清，精神较差。浅表淋巴结无肿大。胸廓正常，呼吸动度正常，叩诊清音，双肺呼吸音粗，双肺无啰音。心腹未见异常。双下肢无水肿。

【诊疗过程】

入院诊断：肺结核，结核性胸膜炎，肺部感染，肝损害，慢性结肠炎。

辅助检查：2018 年 7 月 20 日肺部超声影像参见图 5-55 及视频 5-28。

胸部 CT（图 5-56）：双肺见多发斑片、结节及条索影，局部呈树芽征改变，边界欠清，密度欠均，部分病灶钙化，部分病灶内见扩张支气管影，邻近胸膜增厚、粘连。左肺下叶内前基底段斑片实变影，密度不均，其内见扩张支气管及含气空洞影，双侧胸膜局限增厚，纵隔内多发淋巴结肿大，右肺门及 4 R 区淋巴结钙化。

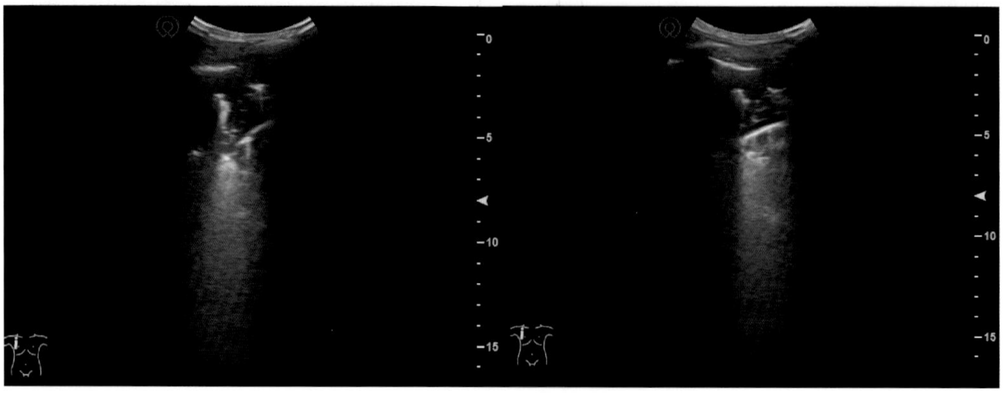

图 5-55 2018 年 7 月 20 日肺部超声影像

右侧胸腔低回声区，内见含气支气管强回声

最终诊断：肺结核，结核性胸膜炎，肺部感染，肝损害，慢性结肠炎。

予异烟肼、利福平、乙胺丁醇、吡嗪酰胺、阿米卡星抗结核治疗。患者服用抗结核药后无不适，无药物热，肝肾功能、血常规正常，无抗结核药不良反应，继续抗结核治疗。

【讨论】

肺结核患者抗结核治疗效果欠佳时应考虑肺结核的诊断是否成立，是否存在耐药可能，建议通过气管镜、肺穿刺活检及分子生物学技术等相关检查进一步明确诊断，根据检查结果调整治疗。

视频 5-28 含气支气管强回声

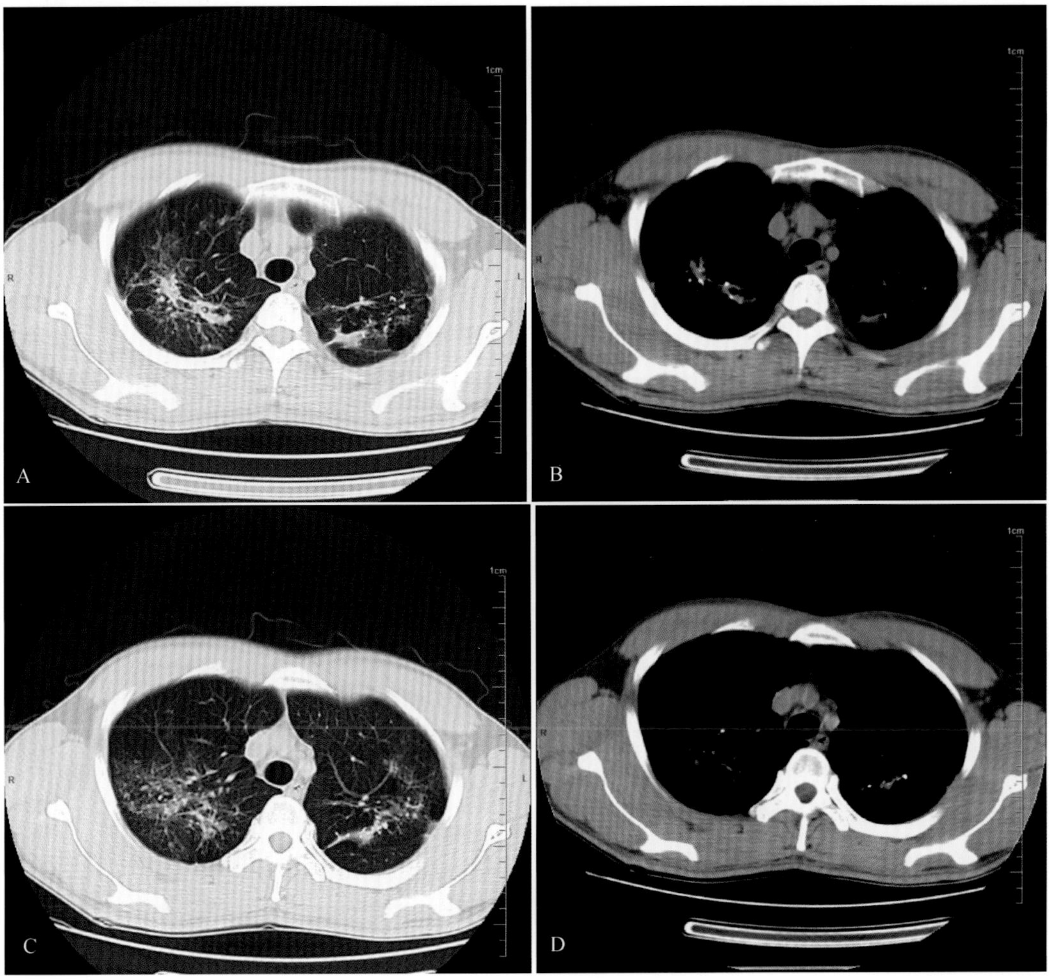

图 5-56 2018 年 7 月 20 日胸部 CT

A、C、E. 肺窗；**B、D、F.** 纵隔窗

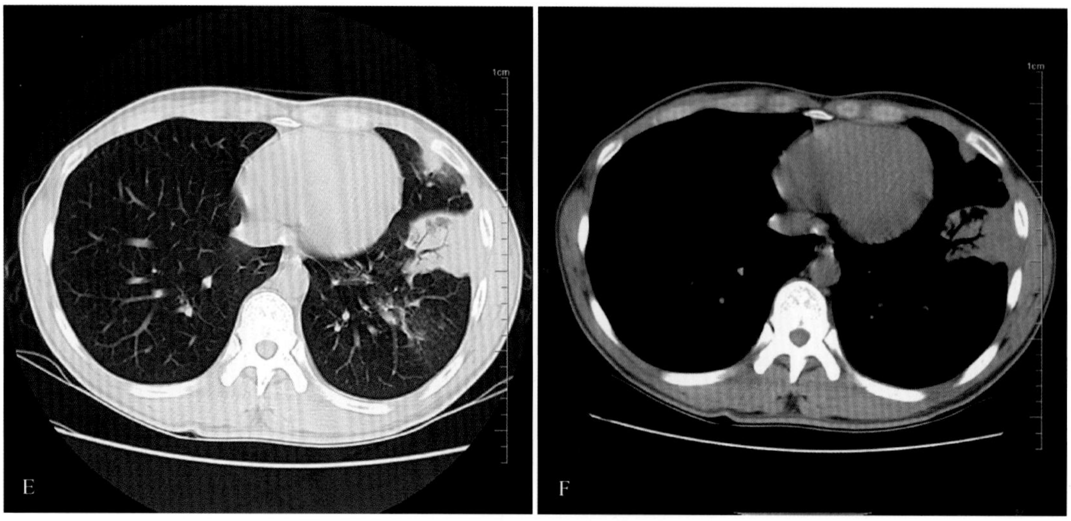

图 5-56（续）

（刘荣梅 张 骅 马丽萍）

病例 10

肺结核，气管结核，肺部感染，血小板减低

【病史摘要】

患者，女，34 岁，护士。

主诉：间断发热、咳嗽、咳痰 10 月余，加重 1 个月。

现病史：患者于 10 个月前无明显诱因出现间断无规律发热，体温 38℃左右，伴有咳嗽、咳痰、乏力，偶有左下胸部疼痛，就诊于当地医院，查胸部 CT 示左下肺斑片、实变影，左肺门影增大，左肺下叶可见点片状钙化影，左下叶支气管狭窄。于当地医院抗感染治疗 2 周（具体用药不详），复查胸部 CT 提示肺部病变略有吸收，后口服抗感染药物（具体不详）2 个月，未复查。1 个月前患者受凉后出现发热，体温最高 38.9℃，时有咳嗽，咳少量黄痰，伴乏力，活动后胸闷、气短，就诊于山西省肿瘤医院，行 CT 检查（图 5-57）提示：左下肺斑片影，考虑慢性炎症。转诊至山西省结核病医院，行肺部穿刺活检术，病理提示慢性炎性病变，结核不除外。支气管镜检查示总气管中段轻度狭窄，左主支气管口环形狭窄（瘢痕形成），内窥镜通过困难，予以异烟肼、利福平、乙胺丁醇、吡嗪酰胺、左氧氟沙星抗结核治疗，同时于北京协和医院会诊考虑慢性感染可能性大。建议给予克拉霉素及“泛福舒”治疗。17 天前患者出现双下肢出血点，伴月经量增多，血常规提示血小板减少，考虑药物所致，予以停用所有抗结核药物，输血小板治疗，复查血常规血小板恢复正常，为求进一步治疗收入我院，患者自发病以来食欲、睡眠尚可，二便正常，体重无变化。

既往史：近 3 年每年秋冬季出现咳嗽，持续 10 余天可好转。

个人史：否认疫区居留史，否认冶游史。否认毒物及放射性物质接触史，否认吸烟、饮酒史。

体格检查：T 36.2℃，P 90 次/分，R 22 次/分，BP 113/73 mmHg，浅表淋巴结未及肿大。左肺听诊呼吸音低，双肺无啰音，心腹部未见异常，双下肢无水肿。

【诊疗过程】

入院诊断：肺结核，气管结核，肺部感染，血小板减低。

辅助检查：2018 年 4 月 17 日肺部超声影像参见图 5-58 视频 5-29。

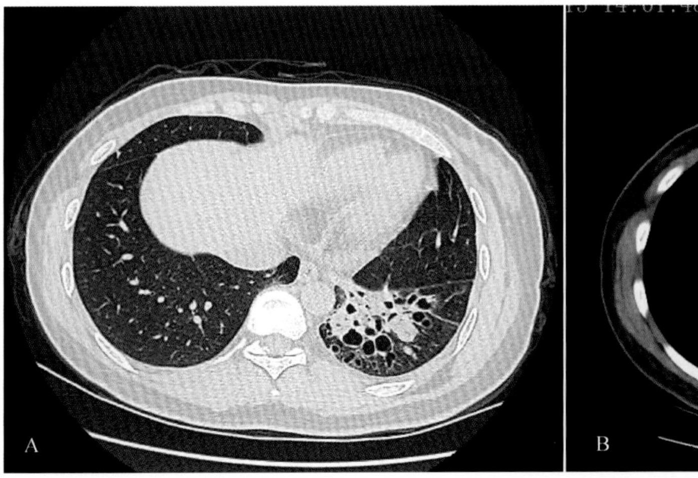

图 5-57 2018 年 4 月 13 日胸部 CT

A. 肺窗；**B.** 纵隔窗

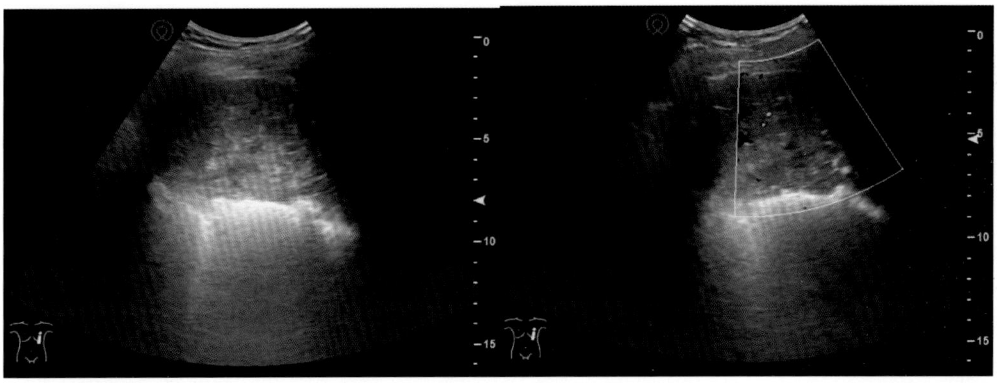

图 5-58 2018 年 4 月 17 日肺部超声影像

左侧胸腔不均质中等回声区，内可见含气支气管强回声，彩色多普勒血流图：中等回声区内可见点状血流信号

视频 5-29 左侧胸腔不均质中等回声区

支气管镜（图 5-59，图 5-60）：左主支气管重度狭窄，内窥镜不能通过。气管重建：左侧主支气管及左下叶支气管开口处管腔狭窄，支气管结核？左肺下叶感染病变合并支气管扩张。肺泡灌洗液 X-pert：结核菌 DNA 阴性。肺泡灌洗液抗酸菌阴性。气管刷片抗酸菌阴性。支气管肺泡灌洗液 PCR 阴性。血 TB-spot：A40SFCs/10^6，B52SFCs/10^6。

最终诊断：肺结核，气管结核，肺部感染，血小板减低。

予气管镜下支气管扩张治疗，左下肺病变较前好转，给予异烟肼、利福平、乙胺丁醇、吡嗪酰胺抗结核治疗，患者服用抗结核药后无不适，肝肾功能、血常规正常，无抗结核药不良反应。

【讨论】

结核病是由结核分枝杆菌引起的呼吸道传染病，主要通过吸入含有结核分枝杆菌的飞沫感染，最常见的是肺结核。肺结核的症状可有、可无、可多、可少，约 20%的患者通过健康体检而诊断。大多数患者有不同程度的全身症状和呼吸道症状。一般来讲，如出现较长时间的低热、咳嗽、咳痰症状，经过抗感染治疗2周不见好转，需要考虑有结核病的可能。结核病诊断的金标准是痰或其他标本中查到结核分枝杆菌的证据，如培养及菌型鉴定为结核分枝杆菌复合群或分子生物方法证实为结核分枝杆菌。

抗结核药可能引起血液系统不良反应，以骨髓抑制最为多见，表现为白细胞、血小板降低。引起的药物为利福平、异烟肼、对氨基水杨酸钠、喹诺酮类等。轻症表现为疲乏无力或无症状，严重者可出现全身感染及出血倾向。利福平尚可引起急性溶血性贫血。

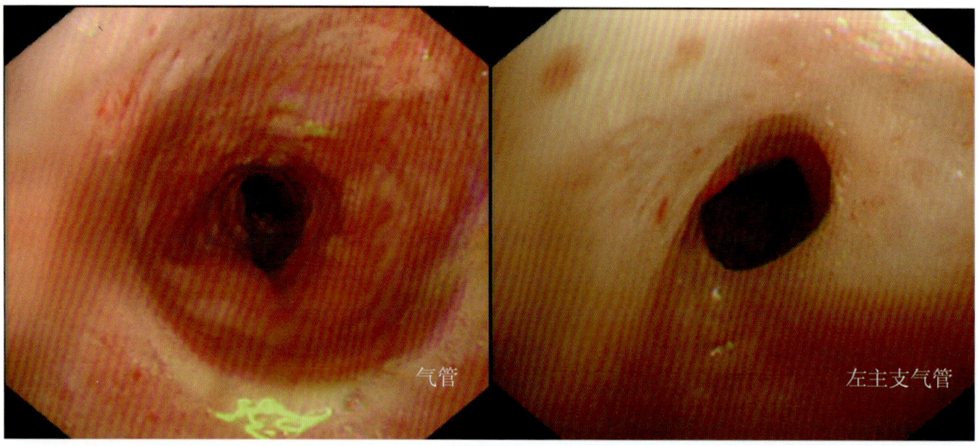

图 5-59 支气管镜检查所见：气管下段轻度狭窄，隆突锐利。左主支气管黏膜未见明显充血、水肿、坏死物、肉芽肿，左主管腔重度狭窄，支气管镜不能通过

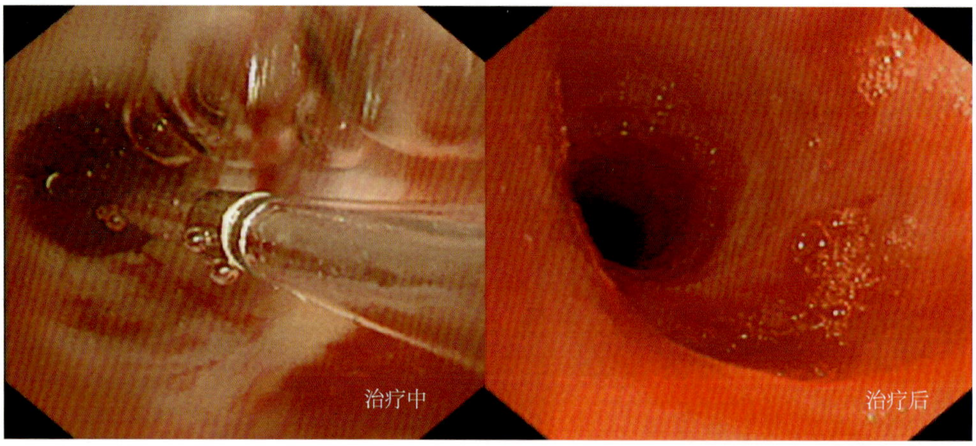

图 5-60 支气管镜检查所见及治疗过程：左主支气管管腔瘢痕型狭窄，使用外径 12 mm 球囊导管行球囊扩张术，给予 5 个大气压压力、持续时间 60 s。扩张后气道较前明显增宽，局部少量出血，无其他严重并发症，术中、术后患者生命体征稳定

（刘荣梅　秦　林　张　骅）

病例 11

利福平耐药性肺结核，药物性肝损害

【病史摘要】

患者，男，17 岁，学生。

主诉：因“发热 3.5 个月”入院。

现病史：患者于 3.5 个月前无明显诱因出现间断无规律发热，体温最高 38.5℃，无寒战。阵发性咳嗽，咳少量白痰，伴有轻度背痛，乏力，无盗汗，就诊于当地医院，胸部 CT 提示左上肺大片状高密度影，内见空洞形成，考虑肺炎可能性大，给予抗感染治疗（具体用药不详）后复查胸部 CT 肺内病变未见好转，患者体温仍高，痰中找到抗酸杆菌，考虑“肺结核”，给予 HRZE 抗结核治疗 1 周，体温好转，因出现肝功能损害停用抗结核药物治疗 1 周，保肝治疗后肝功能恢复正常，后继续 HRZE 抗结核治疗至今，复查胸部 CT 左肺大片实变影，较前无明显吸收，抗结核治疗效果不佳，现为进一步明确是否存在抗结核药物耐药收入院。患者自发病以来食欲、睡眠尚可，二便正常，体重增长 10 kg。

既往史：肝炎病史 17 年（母亲患肝炎，经母婴传播感染）。

个人史：否认疫区居留史，否认冶游史。否认毒物及放射性物质接触史，否认吸烟、饮酒史。

体格检查：T 36.6℃，P 92 次/分，R 20 次/分，BP 120/80 mmHg，浅表淋巴结无肿大。左上肺听诊呼吸音低，双肺无啰音。心腹部未见异常。

【诊疗过程】

入院诊断：①肺结核，耐药性肺结核？②药物性肝损害。

辅助检查：2018 年 4 月 3 日肺部超声影像参见图 5-61 及视频 5-30，视频 5-31。支气管镜（图 5-62）：左肺上叶顶区炎性改变。

血 TB-spot：A392SFCs/10^6、B628SFCs/10^6。血抗结核抗体：阳性。痰 X-pert：结核分枝杆菌 DNA 阳性，rpoB 基因突变。胸部 CT（图 5-63）左肺上叶可见多发片状实变影及斑片、结节影，余肺纹理清晰。

最终诊断：利福平耐药性肺结核，药物性肝损害。

患者入院后予以异烟肼、莫西沙星、阿米卡星、环丝氨酸、丙硫异烟胺、吡嗪酰胺抗结核治疗，患者服用抗结核药后无任何不适，肝肾功能、血常规正常，无抗结核药不良反应，继续抗结核治疗。

【讨论】

本例仍为耐药结核病，关于利福平单耐药结核病推荐的化疗方案以异烟肼、吡嗪酰胺、乙胺丁醇和注射剂型为主，根据病史和病情可加用氟喹诺酮类，总疗程 18 个月。关于耐多药结核病的化疗疗程，WHO 指南 2011 更新版推荐，耐多药患者的化疗疗程为 20 个月，其中强化期为 8 个月，巩固期 12 个月。我国耐药结核病化疗指南 2010 建议：MDR-TB 患者的化疗疗程为 24 个月，其中强化期为 6 个月，巩固期 18 个月。

视频 5-30 左肺明显钙化

视频 5-31 左肺多普勒超声病变区域无血管分布

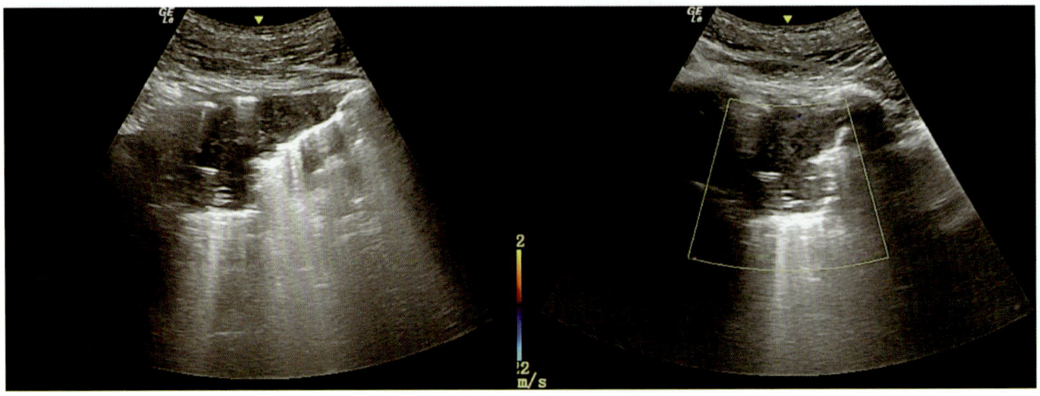

图 5-61 2018 年 4 月 3 日肺部超声影像

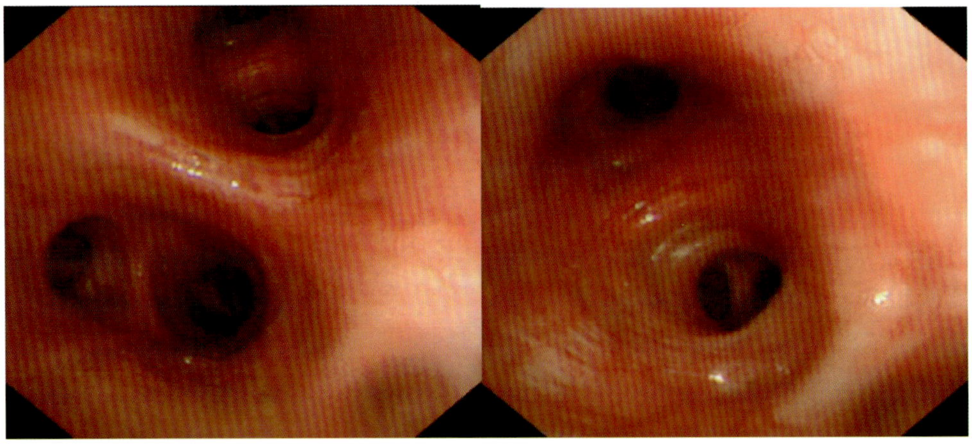

图 5-62 支气管镜：气管正常，隆突锐利。左肺上叶顶区黏膜充血水肿。余侧主支气管及各叶、段支气管黏膜均无充血、水肿，管腔通畅无狭窄，未见新生物

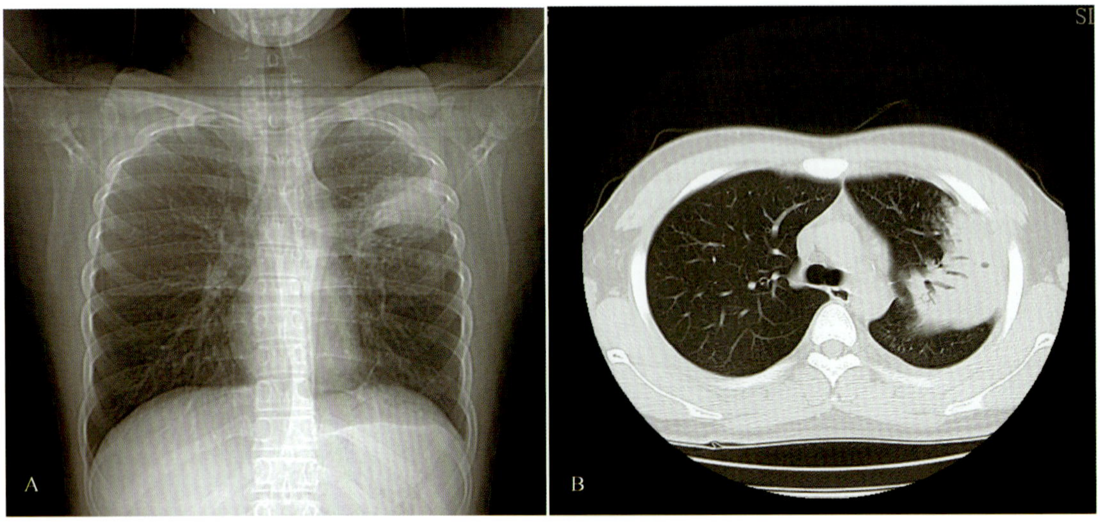

图 5-63 胸片（**A**）及胸部 CT。**B.** CT 肺窗；**C**、**D.** CT 纵隔窗

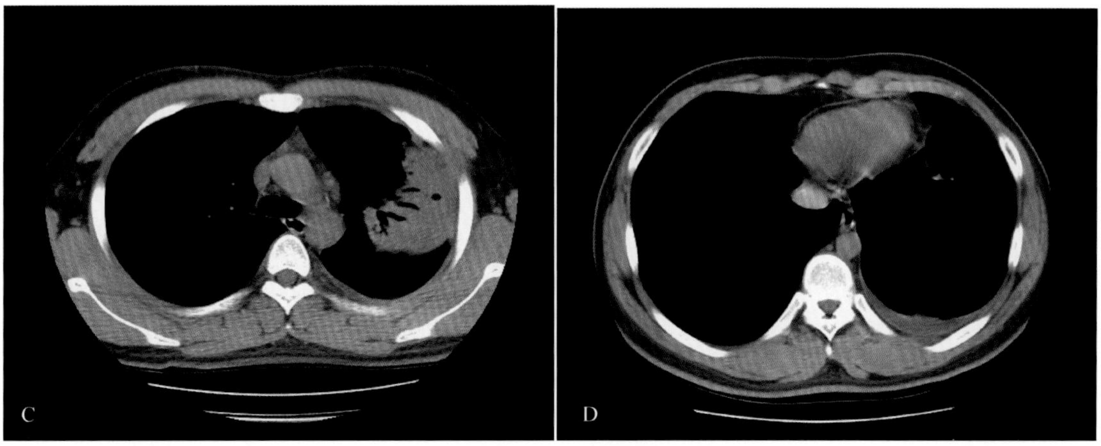

图 5-63（续）

（刘荣梅 秦 林 郭 洋）

参考文献

[1] Alarcón-Manoja E，Cardozo-Espinola C，Puerta-Alcalde P，et al. Comments on practice guidelines for the diagnosis and management of aspergillosis made by the IDSA in 2016. Rev Esp Quimioter，2017，30 Suppl 1：26-29.

[2] Alevizakos M，Farmakiotis D，Mylonakis E. Updated practice guidelines for the diagnosis and management of aspergillosis：challenges and opportunities. J Thorac Dis，2016，8（12）：E1767-E1770.

[3] Holland ET，Saulsbury FT. Chronic pneumocystis carinii pneumonia associated with extensive pneumatocele formation in a child with human immunodeficiency virus infection. Pediatr Pulmonol，2003，35（2）：144-146.

[4] Huang DT，Yealy DM，Filbin MR，et al. Procalcitonin-guided use of antibiotics for lower respiratory tract infection. N Engl J Med，2018，379（3）：236-249.

[5] Kaysin A，Viera AJ. Community-acquired pneumonia in adults：diagnosis and management. Am Fam Physician，2016，94（9）：698-706.

[6] Kohno S，Kakeya H，Izumikawa K，et al. Clinical features of pulmonary cryptococcosis in non-HIV patients in Japan. JInfect Chemother，2015，21（1）：23-30.

[7] Li H，Liu L，Zhou W，et al. Pentraxin 3 in bronchoalveolar lavage fluid and plasma in non-neutropenic patients with pulmonary aspergillosis. Clin Microbiol Infect，2018，S1198-743×（18）30478-6.

[8] Miller RF，Huang L，Walzer PD. Pneumocystis pneumonia associated with human immunodeficiency virus. Clin Chest Med，2013，34（2）：229-241.

[9] Patterson TF，Thompson GR，Denning DW，et al. Practice Guidelines for the Diagnosis and Management of Aspergillosis：2016 Update by the Infectious Diseases Society of America. Clin Infect Dis，2016，63（4）：e1-e60.

[10] Taghizadeh-Armaki M，Hedayati MT，Moqarabzadeh V，et al. Effect of involved Aspergillus species on galactomannan in bronchoalveolar lavage of patients with invasive aspergillosis. J Med Microbiol，2017，66（7）：898-904.

[11] Voiriot G，Visseaux B，Cohen J，et al. Viral-bacterial coinfection affects the presentation and alters the prognosis of severe community-acquired pneumonia. Crit Care，2016，20（1）：375.

[12] 葛均波，徐永健，王辰. 内科学. 第 9 版. 北京：人民卫生出版社，2018.

[13] 中华医学会呼吸病学分会. 中国成人社区获得性肺炎诊断和治疗指南（2016 年版）. 中华结核和呼吸杂志，2016，39（4）：253-279.

[14] 中华医学会呼吸病学分会感染学组. 中国成人医院获得性肺炎与呼吸机相关性肺炎诊断和治疗指南（2018 年版）. 中华结核和呼吸杂志，2018，41（4）：255-280.

[15] Vblpicelli G，Elbarbary M，Blaivas M，et al. International Liaison Committee on Lung Ultrasound（ILC-LUS）for International Consensus Conference on Lung Ul-trasound（ICC-LUS）.

International evidence based recomendations for-Point-of-care lung ultrasound. Intensive Care Med，2012，38（4）：577-591.

[16] Gehmacher O，Mathis G，Kopf A，et al. Ultrasound Imaging of pneumonia. Ultrasound Med Biol，1995，21（9）：1119-1122.

[17] Reissig A，Kroegel C. Sonographic diagnosis and follow-up of pneumonia：a prospective study. Respiration，2007，74（5）537-547.

[18] Mongodi S，Via G，Girard M，et al. Lung ultrasound for early diagnosis of ventilator-associated pneumonia. Chest，2016，149（4）：969-980.

[19] 凌兰，陆海涛，刘笑雷. 老年重症肺炎患者床旁超声影像特点及应用价值. 中国老年医学杂志，2014，33（11）：1202-1205.

[20] Mong A，Epelman M，Darge K. Ultrasound of the pediatric chest. Pediatr Radiol，2012，42（11）：1287-1297.

[21] Sperandeo M，Carnevale V，Muscarella S，et al. Clinical Application of transthoracic uhrasonography in inpatients with pneumonia. Eur J Clin Invest，2011，41（1）：1-7.

[22] Bouhemad B，Liu ZH，Arbelot C，et al. Ultrasound assessment of antibiotic-induced pulmonary reaeration in ventilator-associated pneumonia. Crit Care Med，2010，38（1）：84-92.

[23] Lichtenstein DA，Meziere GA. Relevance of lung ultrasoundin the diagnosis of acute respiratory failure：the BLUE protocol. Chest，2008，134（1）：117-125.

[24] 曾学英，尹万红，康焰. 肺部超声在肺炎诊断中的应用. 中华结核和呼吸杂志，2017，40（2）：1581-1600.

[25] 赵雪. 肺部超声在孕妇社区获得性肺炎诊断中的价值. 浙江：浙江大学医学院，2014：32-36.

[26] Coley BD. Chest sonography in children：current indications，techniques，and imaging findings. Radiol Clin North Am，20ll，49（5）：825-846.

[27] 刘畅，崔立刚. 肺部超声在危重症中的临床应用. 中华诊断学电子杂志，2017，5（3）：145-148.

[28] Reissig A，Copetti R. Lung ultrasound in community-acquired pneumonia and in interstitial lung diseases. Respiration，2014，87（3）：179-189.

[29] Parlamento S，Copetti R，Di Bartolomeo S. Evaluation of lung ultrasound for the diagnosis of pneumonia in the ED. Am J emerg Med. 2009，27（4）：379-384.

[30] Orso D，Guglielmo N，Copetti R. Lung ultrasound in diagnosing pneumonia in the emergency department：a systematic review and meta-analysis. Eur J Emerg Med，2018，25（5）：312-321.

[31] Bourcier JE，Braga S，Garnier D. Lung Ultrasound Will Soon Replace Chest Radiography in the Diagnosis of Acute Community-Acquired Pneumonia. Curr Infect Dis Rep，2016，18（12）：43.

[32] 瞿介明，曹彬. 中国成人社区获得性肺炎诊断和治疗指南（2016 年版）修订要点. 中华结核和呼吸杂志，2016，39（4）：241-242.

[33] Wu J，Armstrong TS，Gilbert MR. Biology and management of ependymomas. Neuro Oncol，2016，18（7）：902-913.

[34] 陈加仕，郭勤生，何新为. 胸部超声在肺炎诊断中的价值分析. 现代诊断与治疗，2015，26（20）：4760-4761.

[35] Ding W，Shen Y，Yang J，et al. Diagnosis of pneumothorax by radiography and ultrasonography：a meta-analysis. Chest，2011，140：859-866.

[36] Copetti R，Soldati G，Copetti P. Chest sonography：a useful tool to differentiate acute cardiogenic pulmonary edema from acute respiratory distress syndrome. Cardiovasc Uhrasound，2008，6：16.

[37] Reissig A，Copetti R，Mathis G，et al. Lung ultrasound in the diagnosis and follow-up of community-acquired pneumonia：a prospective，multi-center，diagnostic accuracy study. Chest，2012，142（4）：965.

[38] Bouhemad B，Liu ZH，Arbelot C，et al. Ultrasound assessment of antibiotic-induced pulmonary reaeration in ventilator-associatedpneumonia. Crit Care Med，2010，38（1）：84-92.

[39] Mongodi S，Via G，Girard M，et al. Lung ultrasound for early diagnosis of ventilator-associated pneumonia. Chest，2016，149（4）：969-980.

[40] 唐神杰，高文. 临床结核病学. 北京：人民卫生出版社，2011.

[41] 葛均波，徐永健. 内科学. 第 8 版. 北京：人民卫生出版社，2013.

[42] 中华人民共和国国家卫生和计划生育委员会. 肺结核诊断. 中华人民共和国卫生行业标准 WS288-2017，2017.

[43] 中华人民共和国国家卫生和计划生育委员会. 结核病分类. 中华人民共和国卫生行业标准 WS196-2017，2017.
[44] 中国防痨协会. 耐药结核病化学治疗指南（2015）. 中国防痨杂志，2015，37（5）：421-472.
[45] 全国第五次结核病流行病学抽样调查技术指导组. 2010年全国第五次结核病流行病学抽样调查报告. 中国防痨杂志，2012，34（8）：485-508.
[46] World Health Organization. Automated real-time nucleic acid amplification technology for rapid and simultaneous detection of tuberculosis and rifampicin resistance：Xpert MTB/RIF system for the diagnosis of pulmonary and extrapulmonary TB in adults and children：policy update. WHO/HTM/TB/2013. 14. Geneva：World Health Organization，2013.
[47] World Health Organization. WHO Policy guidance：The use of molecular line probe assay for the detection of resistance to second-line anti-tuberculosis drugs. WHO/HTM/TB/2016. 07. Geneva：World Health Organization，2016.
[48] World Health Organization. The use of loop-mediated isothermal amplification（TB-LAMP）for the diagnosis of pulmonary tuberculosis. WHO/HTM/TB/2016. 07. Geneva：World Health 0rganization，2016.
[49] Zhen Wang，Li-Li Xu，Yan-Bing Wu，et al. Diagnostic value and safety of medical thoracoscopy in tuberculous pleural effusion. Respiratory Medicine. 2015，6：1188-1192.
[50] 王继芳，徐学权. 肺孤立性结节病变的良恶性鉴别诊断. 中国医药指南，2008，6（3）：39-41.
[51] 陈蓓蕾，黄品同，叶风，等. 超声造影对周围型肺癌的鉴别诊断价值. 中华超声影像学杂志，2012，21（2）：124-127.
[52] 项东英，何文，宁彬，等. 周围型肺肿瘤超声造影的初步应用研究. 中华超声影像学杂志，2008，17（3）：243-246.
[53] 黄伟俊，邱懿德，黄婷，等. 超声造影在经皮肺穿刺活检肺周围型病变中的临床研究. 中华肺部疾病杂志：电子版，2014，7（1）：37-40.
[54] 龚业琼，吴晓莉. 彩色多普勒超声引导经皮肺穿刺活检术的价值. 西部医学，2007，19（6）：1161-1162.
[55] 阮骊韬，段云友，杨瑞静，等. 超声引导下经皮肺和胸膜穿刺活检的应用. 临床超声医学杂志，2007，9（10）：621-622.
[56] 秦玉华，曹兵生，邓娟. 周围型肺癌超声造影表现与微血管密度的相关性研究. 天津医药，2013，41（10）：1008-1009.
[57] 曹兵生，杨慧娟，邓娟. 周围性肺结核瘤超声造影表现. 中国超声医学杂志，2013，29（11）：964-967.
[58] 曹兵生，黎晓林，邓娟，等. 周围性肺结核瘤超声造影表现及其病理基础. 临床超声医学杂志，2014，16（3）：153-155.
[59] 王震，吴一龙. 恶性胸膜间皮瘤的诊断分期及预后. 中国处方药，2010，95（2）：50-53.
[60] 施林姝，杨文兰，陶巨蔚. 超声检查在胸膜间皮瘤诊断中的应用. 临床肺科杂志，2012，17（6）：1090-1091.
[61] 马屿，朱莉贞，潘毓萱. 结核病. 北京：人民卫生出版社，2006.
[62] 伍建林，路希伟. 临床结核病影像诊断. 北京：人民卫生出版社，2011.
[63] 田海燕，鲍洁，李幸斌，等. 彩色多普勒超声在肺结核中的诊断价值. 临床超声医学杂志，2012，14（3）：207-208.
[64] 贾译清. 临床超声鉴别诊断学. 第2版. 南京：江苏科学技术出版社，2007.
[65] 李澄，胡春洪，孙红光. 比较影像学. 南京：江苏科学技术出版社，2011.
[66] Murayama S，Murakami J，Hashimoto S，et al. Noncalcified pulmonary tuberculomas：CT enhancement patterns with histological correlation. J Thorac Imaging，1995，10（2）：91-95.
[67] Sakai F，Sone S，Maruyama A，et al. Thin-rim enhancement in Gd-DTPA-enhanced magnetic resonance images of tuberculoma：a new finding of potential differential diagnostic importance. J Thorac Imaging，1992，7（3）：64-69.

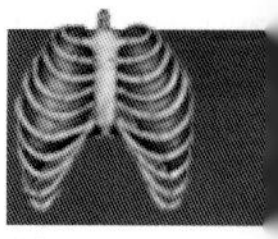

第六章　间质性肺疾病

间质性肺疾病（interstitial lung disease，ILD）是一组多样化的疾病，因具有相似的临床、影像学、生理学或病理学特征而归为一类。对于不同类型的ILD，其治疗和预后也不同，因此对于ILD的正确诊断非常重要。

分类

2002年美国胸科学会（ATS）/欧洲呼吸学会（ERS）推荐的ILD分类，即暴露相关（如职业暴露、环境暴露、药物）、结缔组织相关（硬皮病、类风湿关节炎、干燥综合征、皮肌炎）、肉芽肿性ILD（如结节病）、特发性间质性肺炎〔分为7个亚型，普通型间质性肺炎（usual interstitial pneumonia，UIP）、特发性肺纤维化（idiopathic pulmonary fibrosis，IPF）、特发性非特异性间质性肺炎（idiopathic nonspecific interstitial pneumonia，INSIP）、呼吸性细支气管炎伴间质性肺疾病（respiratory bronchiolitis-associated interstitial lung disease，RB-ILD）、脱屑性间质性肺炎（desquamative interstitial pneumonia，DIP）、隐源性机化性肺炎（cryptogenic organizing pneumonia，COP）、急性间质性肺炎（acute interstitial pneumonia，AIP）〕及其他，如血管炎、弥漫性肺泡出血（DAH）、朗格汉斯细胞组织细胞增生症、嗜酸粒细胞性肺炎、神经纤维瘤病、淋巴管肌瘤病。2013年ATS/ERS对特发性间质性肺炎（idiopathic interstitial pneumonia，IIP）进行了更细致的分类（表6-1）。将IIP进一步分为主要IIP、罕见IIP及未分类IIP。主要IIP包括慢性纤维化性IIP（IPF、INSIP）、吸烟相关性IIP（RB-ILD、DIP）、急性/亚急性IIP（COP、AIP）。罕见IIP分为特发性淋巴细胞性间质性肺炎（idiopathic lymphoid interstitial pneumonia，iLIP）、特发性胸膜肺实质弹力纤维增生症（idiopathis pleuroparenchymal fibroelastosis，iPPFE）。罕见的组织病理学类型包括急性纤维素性机化性肺炎（acute fibrinous and organizing pneumonia，AFOP）、细支气管中心性间质性肺炎（bronchiolocentric patterns of interstitial pneumonia，BPIP），因目前存在争议，尚未归入IIP。

表6-1　ATS/ERS有关特发性间质性肺炎（IIP）的国际多学科分类（2013）

	分类	临床-影像-病理诊断	相应影像/组织病理学类型
主要IIP	慢性纤维化性间质性肺炎	特发性肺纤维化（IPF）	普通型间质性肺炎（UIP）
		特发性非特异性间质性肺炎（INSIP）	非特异性间质性肺炎（NSIP）
	吸烟相关性间质性肺炎	呼吸性细支气管炎伴间质性肺疾病（RB-ILD）	呼吸性细支气管炎（RB）
		脱屑性间质性肺炎（DIP）	脱屑性间质性肺炎（DIP）
	急性/亚急性间质性肺炎	隐源性机化性肺炎（COP）	机化性肺炎（OP）
		急性间质性肺炎（AIP）	弥漫性肺泡损伤（DAD）
罕见IIP		特发性淋巴细胞性间质性肺炎（iLIP）	LIP
		特发性胸膜肺实质弹力纤维增生症（iPPFE）	PPFE
未分类IIP			

第一节 概述

特发性肺纤维化

特发性肺纤维化（idiopathic pulmonary fibrosis，IPF）是一种病因不明，好发于中老年男性的慢性进行性纤维化性间质性肺炎。病变局限于肺，其影像学和（或）组织病理学类型呈普通间质性肺炎表现。

一、流行病学

IPF好发于老年人，高发年龄为65岁。发病率为2～29/100 000，患病率为10/100 000人年。然而，IPF在70岁以上人群发病率是总人口平均患病率的10倍。在诊断IPF后，患者的中位生存期是3～4年。因此，IPF的死亡率明显高于大多数癌症。患病人数总体呈上升趋势。很难确定这仅仅是人口变化的反应、疾病诊断水平的改进，还是IPF发病率的实际增加。由于合并症的原因，老年IPF的诊断及治疗存在很大挑战。

二、病因和发病机制

虽然目前IPF病因不明，但近期研究结果可在部分程度上解释其发病原因。在关于家族散发性肺纤维化的研究中，发现了表面活性蛋白A、C基因突变、端粒酶复合物突变、MUC5B启动子中单核苷酸多态性的证据。这些均与IPF存在因果关系。

关于IPF的发病机制，目前认为肺泡上皮细胞的凋亡可引发以下变化：再生障碍、成纤维细胞活化、分化为肌成纤维细胞，并促进增殖、细胞外基质沉积。

衰老与IPF的外源性因素〔如病毒感染、吸入毒素（如香烟烟雾）、吸入微量胃酸〕都能够触发肺泡上皮细胞凋亡。

三、诊断

IPF的诊断需要排除其他类型的间质性肺疾病。

（一）临床表现

IPF主要表现为干咳、进行性呼吸困难。肺部听诊可闻及双下肺Velcro音（90%以上病例），并可持续存在。杵状指发生于约50%的人群。在病情严重的情况下，可见发绀、静息性呼吸困难。肺功能检查可见限制性通气障碍和换气障碍。肺功能检查，可评估IPF的严重程度，也可评估预后。然而，正常的肺功能检查不能除外早期IPF。

（二）影像学

IPF的影像学特征呈UIP表现，具体见表6-2。典型IPF的CT影像见图6-1。疑似UIP的CT影像见图6-2。

表6-2 IPF的CT诊断标准

UIP诊断标准		非UIP诊断依据（至少满足1项特征）
典型UIP（满足4项标准）	疑似UIP（满足3项标准）	
基底部、胸膜下为主	基底部、胸膜下为主	上中肺为主
网格影	网格影	支气管血管周围分布为主
蜂窝影伴或不伴牵拉性支气管扩张		广泛毛玻璃影（范围大于网格影） 弥漫微小结节（双上肺为主） 散在囊状影（双侧多发、远离蜂窝肺区域） 弥漫马赛克征（双侧、3个及以上肺叶）
无“非UIP”的诊断依据	无“非UIP”的诊断依据	支气管肺段/肺叶实变

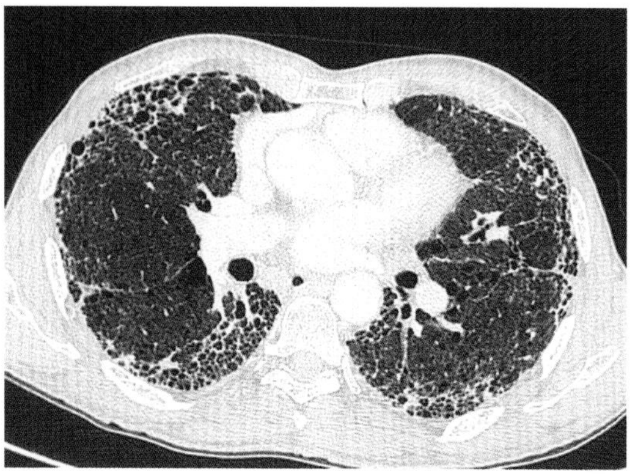

图 6-1 IPF 的 CT 影像：基底部及胸膜下为主的网格影、蜂窝影、牵拉性支气管扩张（男性，吸烟，68 岁）

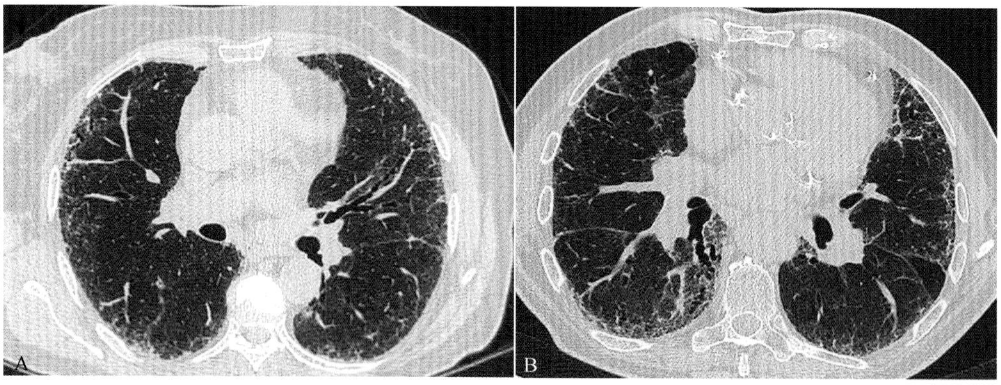

图 6-2 疑似 UIP 的 CT 影像：基底部及胸膜下网格影、牵拉性支气管扩张、无蜂窝影

A. 男性，71 岁；**B.** 男性，71 岁

（三）组织病理学

IPF 的组织病理学特征呈普通间质性肺炎表现，详见表 6-3。

IPF 的诊断需临床表现、影像学、组织病理学多学科结合诊断，具体诊断见表 6-4。

四、治疗及预后

吡非尼酮是一种小分子化合物，其抗纤维化作用在体外和体内动物模型中均已得到证实。它同时具有抗炎、抗氧化作用。CAPACITY-1、CAPACITY-2 临床试验证明，口服吡非尼酮（2403 mg/d）72 周后，在延缓用力肺活量（FVC）下降、6 分钟步行试验（six-minute wolk test，6MWT）平均行走距离、无进展生存期（progression-free survival，PFS）持续时间方面均显著优于安慰剂组。在 IPF 恶化时间方面无显著性差异。一项日本研究显示，口服吡非尼酮（1800 mg/d）52 周后，可显著延缓

表 6-3 IPF 的组织病理学诊断标准

典型 UIP（满足 4 项标准）	可能 UIP（满足 3 项标准或仅有蜂窝影）	疑似 UIP（满足 3 项标准）	非 UIP（至少满足 6 项标准中的 1 项）
明显结构破坏和纤维化，伴或不伴胸膜下蜂窝变	明显结构破坏和纤维化，伴或不伴胸膜下蜂窝变	散在或弥漫肺实质纤维化，伴或不伴肺间质性炎症	透明膜形成
肺实质呈斑片状纤维化	无斑片受累或成纤维细胞灶，但不能二者均无	无 UIP 的其他诊断依据	机化性肺炎
出现成纤维细胞灶	无“非 UIP”的诊断依据	无“非 UIP”的诊断依据	肉芽肿
无“非 UIP”的诊断依据	或仅有蜂窝变		远离蜂窝影区有明显炎症细胞浸润 显著的气道中心性病变 支持其他诊断的证据

表 6-4 IPF 的概括性诊断（已排除已知原因的肺纤维化）

影像学类型	组织病理学类型					
	UIP	可能 UIP	疑似 UIP	未分类的纤维化	非 UIP	未行病理检查
典型 UIP	IPF	IPF	IPF	IPF	非 IPF	IPF
疑似 UIP	IPF	IPF	可能 IPF	可能 IPF	非 IPF	IPF 可能性大[a]
非 UIP	疑似 IPF	非 IPF	非 IPF	非 IPF	非 IPF	IPF 不能除外[a]

[a]依据多学科讨论

FVC 下降、改善 PFS 时间。ASCEND 研究表明，口服吡非尼酮（2403 mg/d）52 周可使死亡风险降低 43.8%或 FVC 下降≥10%、FVC 稳定人群增加了 59.3%。目前吡非尼酮推荐最大剂量为 2403 mg/d（3 片×267 mg/次、每日 3 次），CYP1A2 抑制剂（氟伏沙明、西柚汁）及酶诱导剂（烟草、奥美拉唑）应避免使用。消化系统及皮肤反应是吡非尼酮常见的不良反应。转氨酶升高（>3 倍正常上限）可见于 2.7%的人群。

尼达尼布是一种激酶抑制剂，它可通过改变 IPF 患者成纤维细胞代谢、影响 TGF-β 信号通路来发挥作用。INPULSIS-1、INPULSIS-2 试验表明，口服尼达尼布（150 mg 每日 2 次）52 周可使 FVC 年度下降斜率显著低于安慰剂组，平均差值为 109.9 ml/年。尼达尼布的主要不良反应为消化系统症状及剂量依赖、腹泻、恶心、呕吐、转氨酶升高。尼达尼布目前只在欧洲、美国上市用于轻中度 IPF 的治疗，推荐剂量为 150 mg，每日 2 次，间隔 12 h。

此外，指南不推荐的药物如泼尼松-硫唑嘌呤-N-乙酰半胱氨酸联合治疗、乙酰半胱氨酸单一治疗、激素、抗凝治疗（华法林）、秋水仙碱、环孢素 A、干扰素 γ-1b、内皮素-1 受体拮抗剂、依那西普的使用亦有相关文献报道。

现有资料表明，肺移植可改善晚期 IPF 患者的生活质量。根据国际心肺移植学会数据显示，IPF 的预后显著差于囊性纤维化或肺动脉高压。国际心肺移植学会认为，65 岁作为移植年龄限制是相对的，应考虑到合并症因素。

（陈　英）

非特异性间质性肺炎

非特异性间质性肺炎（non-specific interstitial pneumonia，NSIP）在 2002 ATS/ERS 专家共识中被定义为暂时性 ILD 的一种分类，在 2008 年被正式定义为 IIP 的一种独立亚型。除特发性 NSIP 外，NSIP 也可继发于结缔组织病，如硬皮病、类风湿性关节炎、皮肌炎及干燥综合征。部分结缔组织病患者常以 NSIP 类型的 ILD 起病。

一、流行病学

目前 iNSIP 的患病率及发病率尚不清楚。回顾性研究显示，iNSIP 的患病率为 1/100 000～9/100 000。

二、临床表现

NSIP 平均发病年龄为 50 岁，常见于女性及不吸烟人群，多伴有胶原血管疾病的阳性血清学表现。临床主要表现为进行性气短、咳嗽。发热（8%～36%）和全身症状包括乏力、厌食、体重下降也可出现。体格检查可闻及吸气末爆裂音（79%～100%）和杵状指（0%～40%）。大部分患者肺功能检查显示限制性通气障碍。

三、影像学

NSIP 高分辨率 CT（HRCT）可见病变以下肺为主（92%），在冠状位上呈弥漫（47%）或周围分布（46%）。可出现网格影（87%）、牵拉性支气管扩张（82%）、肺叶容积减少（77%）、毛玻璃密度影（44%）、胸膜下无累及（21%）、支气管周围增厚（6.6%）。当存在胸膜下无累及时，一般考虑 NSIP，但其不是 NSIP 所特有的表现。NSIP 典型的 HRCT 影像见图 6-3。NSIP 与 UIP 典型影像学的鉴别见表 6-5。

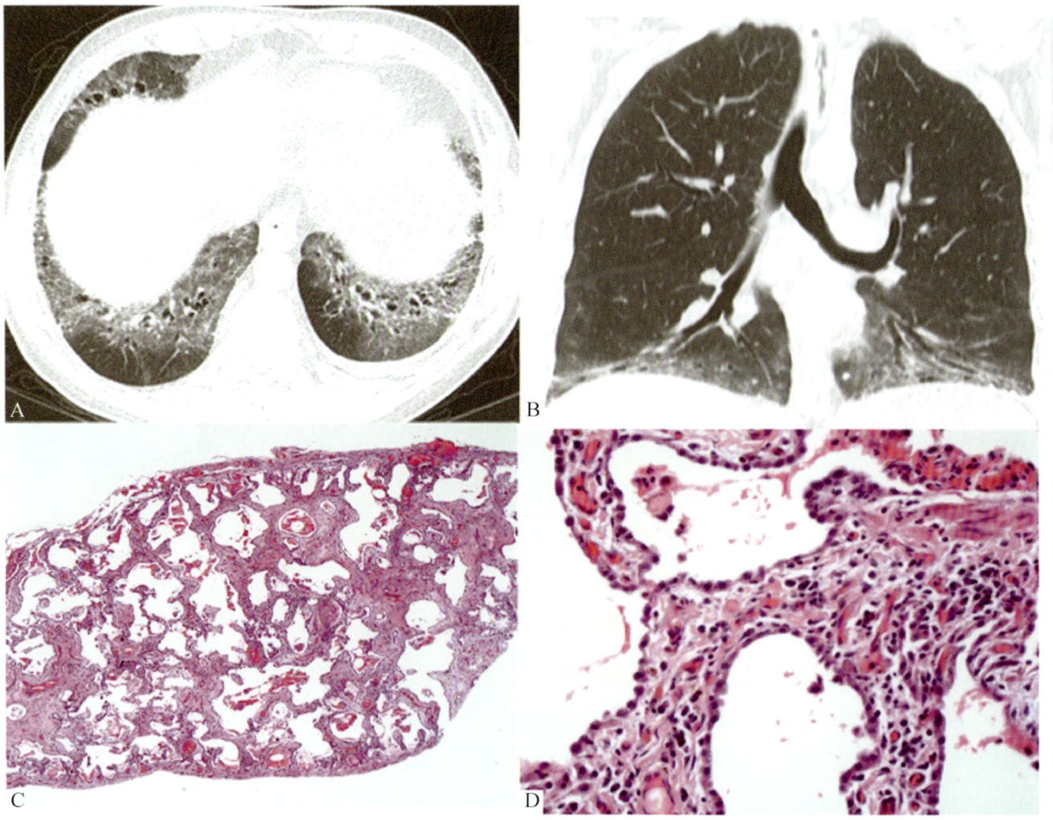

图 6-3 NSIP 的 CT 表现。轴位（**A**）及冠状位（**B**）CT 重建：双肺下叶毛玻璃影伴明显牵拉性支气管扩张及下叶容积减少。轴位 CT 可见支气管血管束以周围分布为主，无胸膜下受累。组织病理学（**C** 和 **D**）表现为肺活检显示肺泡壁广泛纤维样增厚。肺泡结构保留，无蜂窝样变及成纤维细胞灶。间质炎症改变轻微

表 6-5 NSIP 与 UIP 的影像学鉴别[&]

NSIP	UIP[#]
胸膜下、基底部为主	胸膜下、基底部为主
可能存在毛玻璃密度影呈弥漫或周围分布	毛玻璃密度影极少，应少于网格影
蜂窝肺少见（5%）	蜂窝肺[*]
网格影	网格影
牵拉性支气管扩张	牵拉性支气管扩张

[&] NSIP 与 UIP 在 HRCT 上难以区分。另外，非典型特征在 UIP 患者的 CT 中也可存在。活检及多学科讨论具有很大必要性。以上列举的是共同特征

[#] UIP 影像学诊断必须无以下特征：中上肺分布为主、支气管血管束周围分布为主、广泛毛玻璃影、弥漫微小结节、散在囊状影、马赛克征、空气潴留征和支气管肺段或肺叶实变

[*] 蜂窝肺在 UIP 的诊断中非常重要，但就其本身而言，它对于 UIP 不是完全敏感或特异的

四、组织病理学

NSIP 组织病理学类型包括不同程度的间质炎症和纤维化（图 6-4C、D）。NSIP 的组织学可分为富细胞型、纤维化型及混合型，具体特征见表 6-6 和图 6-4。当存在纤维化时，可见胶原纤维束伴少量成纤维细胞，这可以与 UIP 区分开来。NSIP 与 UIP 的组织学比较见表 6-7。

表 6-6 NSIP 的组织学特征

分类	主要特征
富细胞型	肺间质呈轻中度慢性炎症反应 炎症区域Ⅱ型肺泡上皮细胞大量增生
纤维化型	肺间质表现为形态均一的致密或稀疏纤维化 保留正常肺结构 肺间质呈轻中度慢性炎症反应
相关阴性表现	**富细胞型** 无广泛间质纤维化 机化性肺炎非主要特征 （活检标本＜20%） 无弥漫性严重肺泡间隔炎症 **纤维化型** 时间异质性：无成纤维细胞灶与致密纤维化并存 无蜂窝样变（扩大的纤维化气腔可能存在）
混合型	急性肺损伤型：无透明膜形成 无嗜酸性粒细胞浸润 无肉芽肿性病变 无病毒包涵体及特殊病原体 主要气道病变，如广泛周围支气管化生

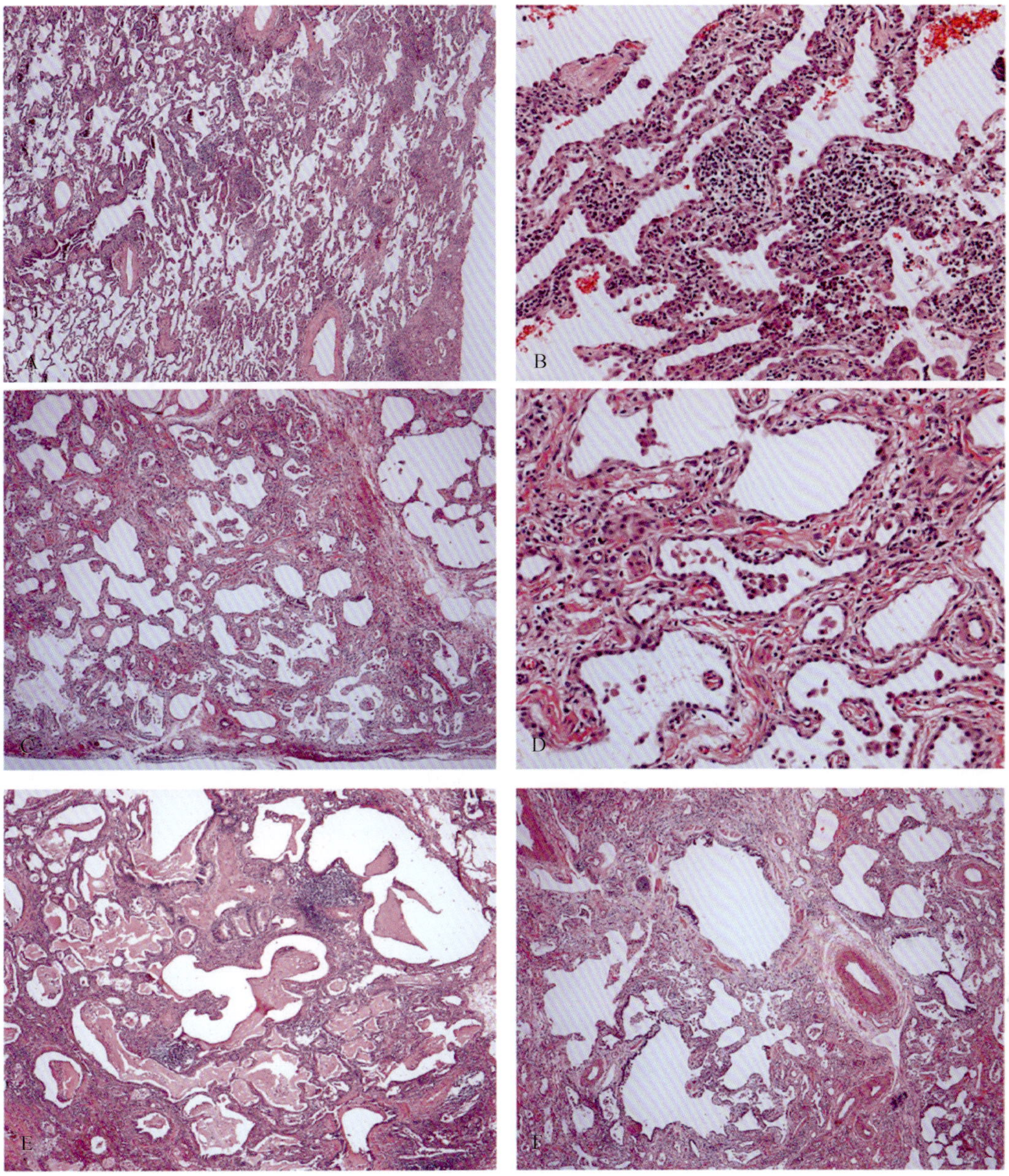

图 6-4 NSIP 的病理学特征

A. 富细胞型：肺泡壁增厚，肺间质被形态均一的炎症细胞浸润。肺结构保留。存在小范围机化性肺炎。**B.** 富细胞型：主要表现为淋巴细胞及浆细胞浸润。**C.** 纤维化型：肺泡壁因间质纤维化表现为均匀增厚。结缔组织表现为同一时相。无蜂窝样变及成纤维细胞灶。**D.** 纤维化型：肺泡壁因间质致密纤维化及大量慢性炎症细胞而增厚。肺上皮细胞表现为立方状增生。肺泡巨噬细胞大量存在。**E.** 间质纤维化伴含气空腔扩大。含气空腔扩大，周围被轻中度间质纤维化包绕。与 UIP 的典型蜂窝样变相比，NSIP 时肺结构正常。气腔内可见黏液。**F.** 间质纤维化伴气腔扩大：细支气管扩大。大细支气管直径约为相邻肺动脉血管肌层的 2 倍，即牵拉性支气管扩张。周围肺泡壁呈纤维化增厚，但肺结构一般正常

五、治疗及预后

未经治疗的 NSIP 的自然病程尚不清楚。免疫抑制剂在稳定及改善症状和生理功能方面有益。免疫抑制剂是治疗的基石。糖皮质激素是主要的初始治疗选择。细胞毒性药物如硫唑嘌呤、环磷酰胺、环孢霉素常用来增强或替代糖皮质激素（如果可能的话）。在较严重的病例中，环磷酰胺常与糖皮质激素联合应用。研究发现，单独应用糖皮质激素或糖皮质激素联合细胞毒性药物时，81%的 NSIP 患者反应良好［稳定或改善肺-氧化碳弥散量（DLCO）］。36%的患者会复发，需要接受再次治疗。在 5 年的随访中，虽然经过治疗，19%的患者病情

会进一步恶化。对于糖皮质激素的剂量及疗程尚没有明确的指南。免疫抑制剂联合糖皮质激素±细胞毒性药物可作为治疗选择，虽然最优方案及疗程尚未达成共识。肺活量测定及DLCO可用来评估治疗反应及疾病预后。尽管经过治疗，一部分患者的病情仍会进展。

表 6-7　NSIP 与 UIP 的组织学比较

NSIP	UIP
持续时间一致性	分时段的时间异质性
炎症和纤维化（富细胞型及纤维化型）	纤维化
无结构破坏	结构破坏
蜂窝肺罕见	明显蜂窝肺
细支气管扩张	胸膜下为主
成纤维细胞灶罕见	明显成纤维细胞灶
机化性肺炎（＜10％）	无机化性肺炎[a]

[a]透明膜形成、机化性肺炎在 IPF 急性加重期可能存在

虽然 NSIP 的 5 年死亡率为 20％，但与 IPF 相比，NSIP 预后相对较好。ATS 于 2008 年指出，NSIP 患者的 5 年、10 年生存率分别为 82％、73％。最初组织学特征不仅有助于明确诊断 NSIP，而且在评估疾病预后方面具有价值。研究发现，富细胞型与纤维化型相比，有着更高的 5 年生存率（100％ *vs.* 90％）及 10 年生存率（100％ *vs.* 35％）。与富细胞型 NSIP 相比，纤维化型 NSIP 预后更差，但与 IPF 比较，其 5 年生存率（90％ *vs.* 43％）及 10 年生存率（35％ *vs.* 15％）较高。因此，一旦确诊 NSIP 后，应进一步明确富细胞型及纤维化型的分型。

（陈　英）

呼吸性细支气管炎伴间质性肺疾病

一、流行病学

呼吸性细支气管炎伴间质性肺疾病（RB-ILD）是一种罕见的轻度炎症性肺部疾病，几乎均见于现在或既往重度吸烟人群，可在吸烟的 3～6 年后出现，并且无性别差异。RB-ILD 患者在被诊断时往往有 30 包/年的吸烟史，在非吸烟人群及吸二手烟人群中有极少个例报道。中位发病年龄为 36～54 岁。在沙特阿拉伯地区近期诊断的所有 ILD 病例中，RB-ILD 占 5.5％。德国的一项 ILD 病例回顾研究中，RB-ILD 占 9.5％。

二、临床表现

RB-ILD 常表现为劳力性呼吸困难、喘息、持续性干咳。由于这些症状类似于吸烟引起的慢性支气管炎表现，因此在疾病早期易被忽略。在无症状的人群中，RB-ILD 可根据肺功能损伤、胸片或 HRCT 异常来诊断。在大多数情况下，RB-ILD 不是一种致残性疾病，患者只有轻微症状。然而也有一些患者因 ILD 病变广泛而表现为明显的呼吸困难及低氧血症。胸痛、体重下降、咯血、发热少见。两肺底吸气末爆裂音常见。杵状指见于不超过 25％的患者。阻塞性改变是 RB-ILD 最常见的肺功能损伤（47％），其次为限制性（31％）及混合性改变（9％），13％的患者可有正常肺功能。尽管采取戒烟或药物干预，该疾病的临床获益仍较小。

三、影像学

RB-ILD HRCT 最常见的表现为中心及周围支气管壁增厚（分别为 90％和 86％）、小叶中心结节（71％）。毛玻璃影出现的比例明显少于早期的研究（67％ *vs.* 100％）。RB-ILD 的典型 HRCT 图像见图 6-5A、B 和图 6-6。肺上叶小叶中心型肺气肿常见（50％～57％）。斑片状低密度区域少见（38％），且以下叶分布为主。对于吸烟人群，根据 HRCT 表现、肺泡灌洗液富含巨噬细胞、少见淋巴细胞即可诊断 RB-ILD，不必经肺活检。

四、组织病理学

RB-ILD 是人或动物肺实质对吸入的香烟烟雾的一种反应性表现。主要特征是以细支气管为中心的含黄褐色色素巨噬细胞的聚集及细胞或纤维化炎症（图 6-5C、D 和图 6-7）。与单纯 RB 的细支气管中心病变相比，RB-ILD 常被认为是一种放大的呼吸性细支气管反应，同时引起肺间质、气腔及临近肺泡的炎症和纤维化。

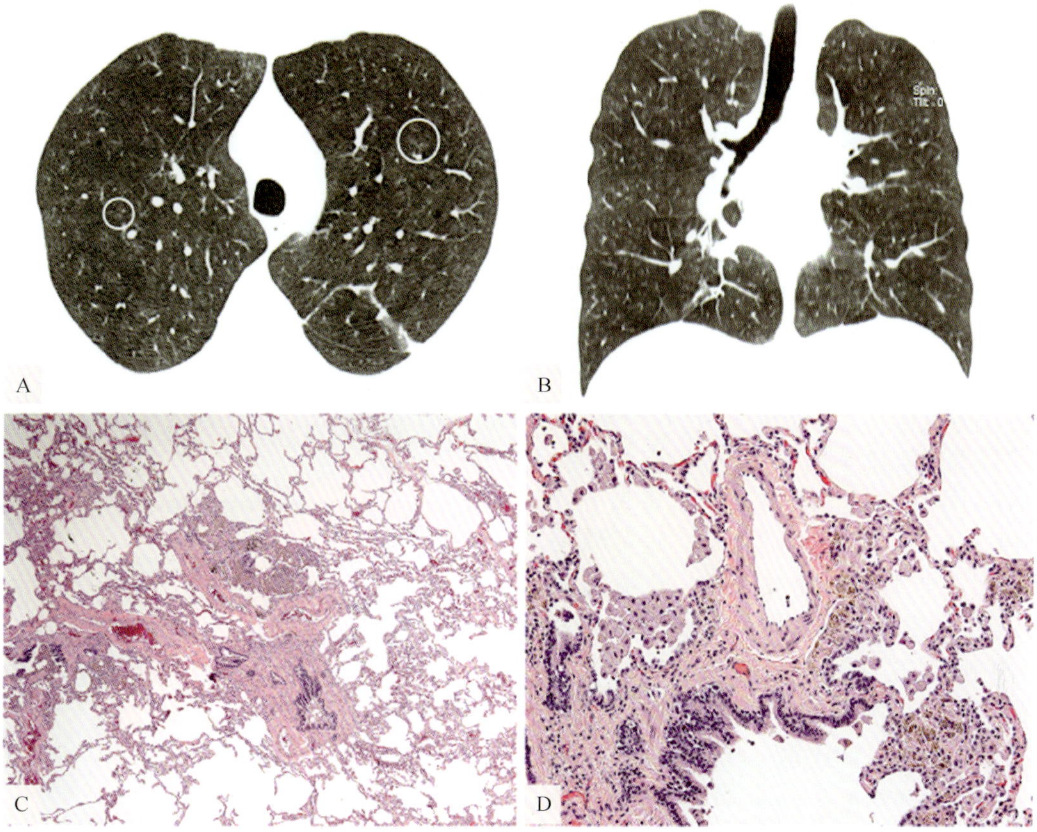

图 6-5 RB-ILD

A. 轴位。**B.** 冠状位 CT 重建。患者 47 岁，重度吸烟者，广泛毛玻璃影及小叶中心结节。支气管显著增厚，轻度肺气肿。支气管肺泡灌洗液中巨噬细胞占 91%。**C.** 病理学特征：肺活检显示支气管周围巨噬细胞聚集伴肺气肿。**D.** 轻度支气管纤维化、气腔内可见巨噬细胞

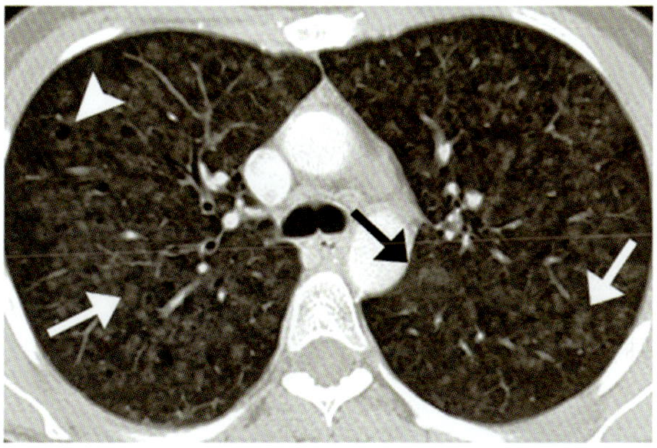

图 6-6 RB-ILD。患者女性，44 岁，20 包/年吸烟史。HRCT 示肺上叶小叶中心结节（白色箭头），斑片状毛玻璃影（黑色箭头），轻度小叶中心肺气肿（短箭头）

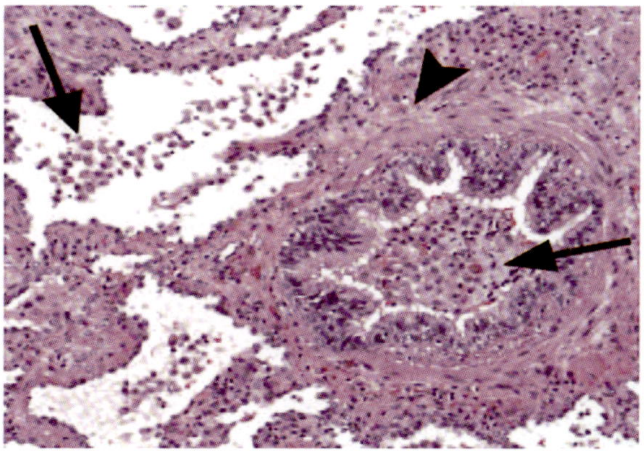

图 6-7 RB-ILD 组织病理学特征（HE 染色：×100）。终末细支气管及相邻肺泡黄褐色色素巨噬细胞聚集（长箭头），中度细支气管周围炎症及纤维化（短箭头）

经允许引自 Mueller-Mang C，Grosse C，Schmid K，et al. What every radiologist should know about idiopathic interstitial pneumonias. Radiographics，2007，27：595-615.

五、治疗及预后

RB-ILD 的治疗适应证尚不清楚。戒烟被认为是 RB-ILD 疾病管理的最重要因素，但单纯戒烟是否能改善 RB-ILD 仍不清楚。RB-ILD 患者是否能从激素治疗中受益也不明确。大部分研究证实，激素治疗及戒烟对 RB-ILD 无作用，甚至会引起疾病恶化。

目前为止，RB-ILD 患者预后较好，大部分患者均有较长的生存期，7 年生存率为 75%。RB-ILD 的预后差异较大。尽管已采取戒烟及进一步治疗，RB-ILD 患者的肺功能仍常无改善，甚至会进一步发展。目前认为 RB-ILD 是一种良性疾病的比例较前下降。

（陈 英）

脱屑性间质性肺炎

脱屑性间质性肺炎（DIP）是一种罕见的潜在致命性炎症性肺部疾病，首次报道于 1965 年。90% 的 DIP 发生于吸烟人群，最常见于吸烟 4～5 年后的人群，可为原发性，也可继发于其他原因，如类风湿性关节炎、药物因素（西罗莫司、呋喃妥因、柳氮磺吡啶、妥卡尼）、巨细胞病毒感染、曲霉暴露、丙型肝炎、儿童表面活性物质功能异常、髓样肿瘤、柴油及大麻类烟雾暴露。DIP 亦与职业暴露密切相关，如无机粉尘和烟雾、工具研磨、纺织品制造、电抛光、轮胎制造、弧焊和塑料加工。

一、临床表现

DIP 患者常表现为隐匿性慢性呼吸系统症状，如慢性排痰性咳嗽、呼吸困难及胸痛。全身症状表现为体重下降、乏力。体格检查可能存在或不存在两肺底吸气末爆裂音及杵状指。

DIP 的血清学表现各异，可见嗜酸性粒细胞增多、IgG、IgE 水平升高、红细胞沉降率（血沉）增快。DIP 患者的肺功能可为正常肺容量型或限制型，伴有用力肺活量（forced vital capacity，FVC）下降、第一秒用力呼气量（FEV1）下降、FEV1/FVC 正常、DLCO 降低。

二、影像学

DIP 的影像学表现多种多样。22% 的 DIP 患者胸片可正常。DIP 的影像学特征为间质浸润、下叶及周边片状、毛玻璃样改变。典型的 HRCT 表现为弥漫性、双侧对称性、以基底分布为主的毛玻璃密度影及肺泡间隔增厚（图 6-8 和图 6-9）。肺结构通常正常。有时亦可观察到下肺不规则线样影、蜂窝肺。

三、组织病理学

影像学检查有助于明确肺部受累部位，组织病理学则有助于诊断。肺泡灌洗液可见中性粒细胞、淋巴细胞及嗜酸性粒细胞增多。吸烟人群可见巨噬细胞内浅棕色色素沉着。DIP 活检可见肺泡内弥漫性巨噬细胞浸润，巨噬细胞内常可见细小颗粒。可见肺泡间隔增厚伴慢性炎症细胞浸润、Ⅱ型肺泡上皮细胞增生。有时可见淋巴样结节与巨细胞。肺结构是否正常仍存在争议。DIP 的组织学特点见图 6-10。

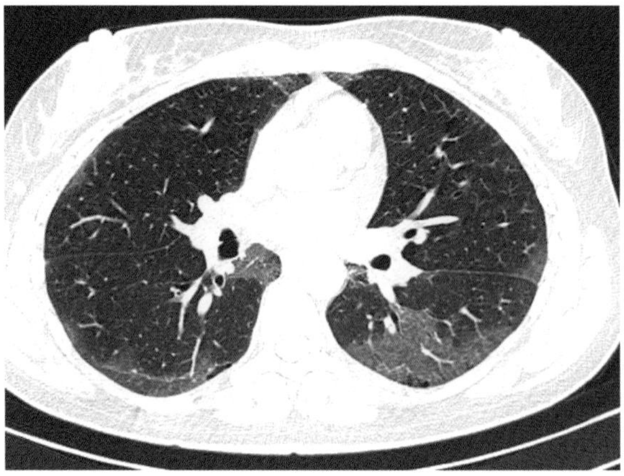

图 6-8 DIP 的 CT 表现。横断面显示双侧毛玻璃密度影、肺泡间隔增厚

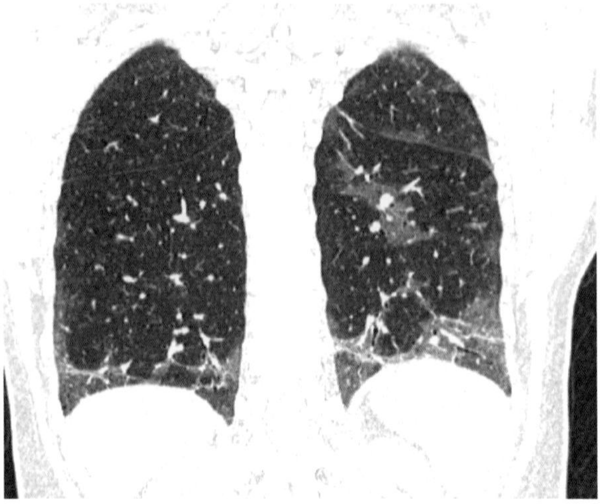

图 6-9 DIP 的 CT 表现（冠状位）：双肺下叶毛玻璃密度影

四、治疗及预后

戒烟对 DIP 的预后有益，虽然具体的作用尚不清楚。系统性皮质类固醇治疗可减轻 DIP

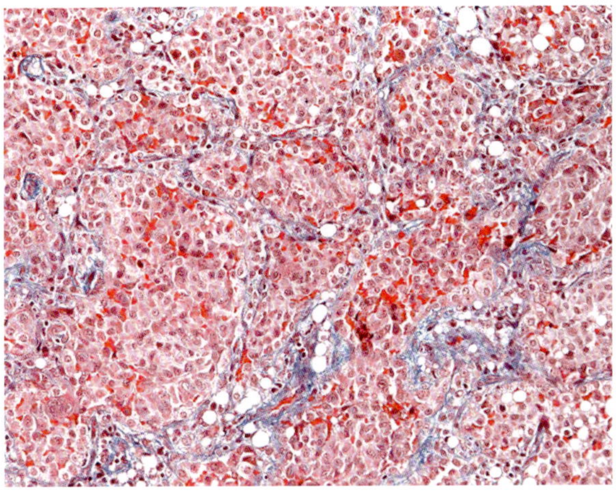

图 6-10 肺泡结构正常，并由纤维性增厚（蓝色）的肺泡壁分隔。在这些间隔中，可见少量单核细胞浸润，肺泡腔内充满巨噬细胞（红色）（Trichroma 染色：×200）

患者的肺部炎症。皮质醇可使 DIP 患者的病情处于稳定水平或延缓纤维化进展。然而在长期随访中发现，皮质醇不总是有益的，一旦患者停用激素，病情会进一步恶化。除激素外，免疫抑制剂也可用于治疗。如果已明确 DIP 患者的病因与职业暴露相关，则应避免职业暴露。

（陈　英）

隐源性机化性肺炎

隐源性机化性肺炎〔cryptogenic organizing pneumonia（COP），又称闭塞性细支气管炎伴机化性肺炎〕最初被认为是一种独立的肺损伤类型，在临床及组织学上需与特发性普通型间质性肺炎（idiopathic usual interstitial pneumonia，iUIP）相鉴别。与 UIP 相比，COP 是一种可发生于中年男性、女性的亚急性疾病，大部分人群对高剂量激素敏感（>80%）。COP 常与机化性肺炎（OP）互换使用，但 COP 指特发性间质性肺炎，需要排除所有原因，如结缔组织病、吸入暴露物或毒性药物。

一、流行病学

OP 的确切患病率及发病率尚不清楚。研究表明其患病率为 6～7 例/100 000 例住院患者，冰岛一项为期 20 年的回顾性研究表明，平均年发病率为 1.1/100 000。研究发现 56%～68%的 OP 病例为 COP，而不是继发性 OP。

二、临床表现

COP 的平均发病年龄为 50～60 岁，通常为亚急性起病，临床表现无特异性。症状包括咳嗽（72%）、发热（51%）、呼吸困难（66%）、精神差（48%）、体重下降>10%（57%）、咯血罕见。

肺功能常见限制性改变伴 DLCO 下降。多达 22.22%患者的发病具有季节性。少数患者可出现少量胸腔积液、轻中度纵隔淋巴结肿大等肺外表现。

三、影像学

COP 患者通常为亚急性起病，表现为不同程度的咳嗽及呼吸困难。HRCT 表现为不规则、呈游走性的胸膜下、支气管周围实变或带状实变（图 6-11A～D），常伴有毛玻璃密度影。小叶周围的阴影及反晕征有助于诊断。少量的单侧或双侧胸腔积液可见于 10%～30%的患者。

四、组织病理学

OP 的病理生理学改变始于肺泡上皮细胞损伤，以 I 型肺泡上皮细胞坏死为主。基板的完整性被破坏，使得凝血蛋白进入肺泡腔。由于凝血级联反应，纤维蛋白会沉积在肺泡。成纤维细胞的激活会引起增殖、移行至肺泡腔。成纤维细胞和肌成纤维细胞可形成肺泡内纤维芽，由肌成纤维细胞和胶原蛋白、纤维连接蛋白、糖蛋白组成的结缔组织组成。

在组织学上，OP 以含气空腔内充满由成纤维细胞及肌成纤维细胞组成的纤维栓为特征，混合有炎症细胞，包括淋巴细胞、浆细胞、巨噬细胞。这些纤维栓通常分布在细支气管周围。肺泡隔结构无损伤或因炎症浸润而有轻微增厚。泡沫巨噬细胞常见于临近肺泡腔。纤维栓的形状有时称为 Masson 小体，取决于其所在的位置。无肉芽肿及巨细胞。

五、治疗及预后

大部分患者经口服糖皮质激素可完全康复，但复发很常见。为了达到长期缓解的目的，激素疗程需要 6 个月。大部分 COP 患者对

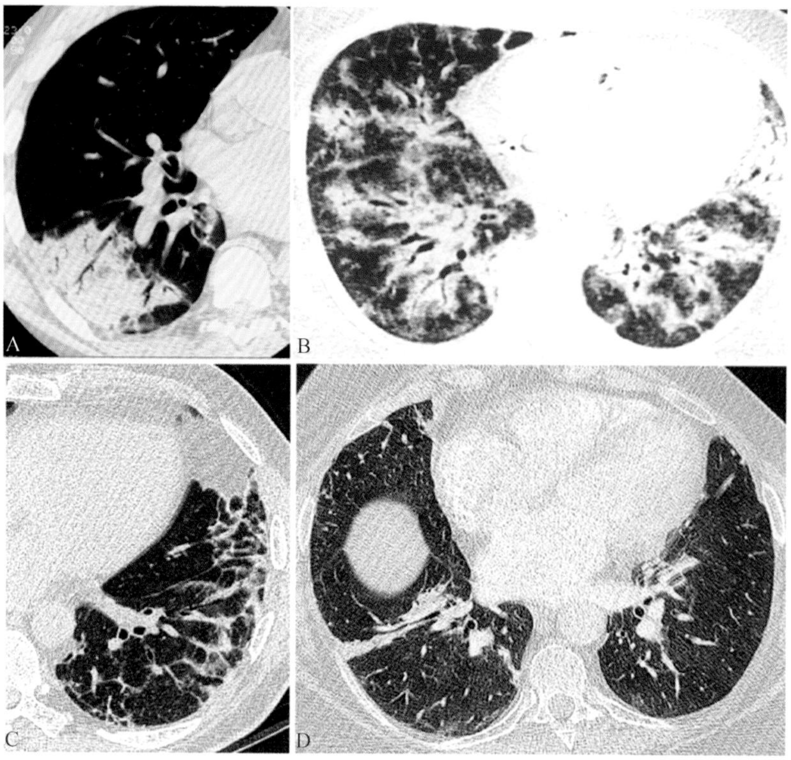

图 6-11 COP 的 CT 表现

A. 外周实变及支气管充气征；**B.** 支气管呈中心性分布；**C.** 小叶周围型：局限性肺下叶实变影，中央大量毛玻璃密度影，与反晕征相对应；**D.** 带状实变影

口服激素治疗反应迅速且良好。然而，仍有一些患者会进展至肺纤维化，甚至死亡。研究发现少数 OP 患者虽经长期治疗，但仍未完全康复。这些患者往往以残存或进行性纤维化为特征，伴或不伴 OP 复发，且很可能为纤维化型 NSIP 与 OP 纤维化变型并存，实变是这类患者 HRCT 的重要特征，可伴或不伴网格影。这些纤维化与 OP 并存的患者，往往有潜在多发性肌炎或抗合成酶综合征。

（陈　英）

急性间质性肺炎

急性间质性肺炎（AIP）是一种具有高死亡率、可快速进展至呼吸衰竭的特发性间质性肺疾病，是一种罕见的急性肺损伤的爆发形式（症状出现后数天至数周），常发生于既往健康人群，无性别差异，与吸烟无相关性。

一、临床表现

AIP 的发病年龄多在 40 岁以上（平均发病年龄为 50 岁）。AIP 的临床表现与急性呼吸窘迫综合征（acute respiratory distress syndrome，ARDS）类似。通常为突发，疾病潜伏期通常为 7～14 天。AIP 常见的临床表现有发热（75%）、咳嗽（79%）、进行性呼吸困难（90%）。大多数患者很快会出现低氧血症，且需要气管插管及机械通气。患者也可能出现肌痛、关节痛、寒战、不适等前驱症状。

二、影像学

在早期，即 AIP 渗出期，HRCT 可表现为双侧斑片状毛玻璃密度影，常伴下肺实变。在 AIP 机化期，可出现支气管血管束变形及牵拉性支气管扩张。HRCT 异常程度评分是死亡率的独立危险因素。

三、组织病理学

急性和（或）弥漫性肺泡损伤（diffuse alveolar damage，DAD）与 ARDS 的组织病理学特征难以区分。在机化期，大部分患者需要行活检，透明膜可能不明显或不存在，晚期主要表现为弥漫性分布、肺泡隔因机化的疏松结缔组织而增厚、广泛肺泡上皮细胞增生。AIP 可进展至类似于纤维化型 NSIP 或蜂窝状纤维化。

四、治疗及预后

AIP 发病后 2 个月的死亡率＞50％，目前尚缺乏有效的治疗方案。幸存者通常有良好的远期预后（与成人呼吸窘迫综合征幸存者相似），但部分患者会复发或演变为慢性进展性间质性肺疾病。大部分患者存在中重度低氧血症，进一步可发展为呼吸衰竭，因此通常需要机械通气。糖皮质激素治疗 AIP 是否有效尚不清楚。目前的主要治疗是支持性治疗。

（陈　英）

淋巴细胞性间质性肺炎

一、流行病学

淋巴细胞性间质性肺炎（lymphocytic interstitial pneumonia，LIP）是一种局限于肺的罕见良性淋巴细胞增生性疾病。LIP 的患病率和发病率尚不清楚。女性发病率高于男性（男女比例为 1∶2.75）。男性多为特发性 LIP，而女性多为自身免疫性疾病相关的 LIP。儿童发病无种族差异。在成人患者中，伴 HIV 阳性者多是黑人，而伴 HIV 阴性者多为白人。3/4 的患者无吸烟史。HIV 阴性的 LIP 患者诊断时的平均年龄为 30～50 岁。HIV 相关性 LIP 通常见于儿童，16％～50％儿童感染 HIV 后 2～3 年内可发展为 LIP。

二、临床特征

LIP 通常起病隐匿，症状持续时间为 2 个月至 12 年。大部分患者表现为呼吸困难及干咳。患者通常有胸膜炎性胸痛及全身症状如发热、体重下降、乏力、盗汗。肺部听诊可闻及爆裂音，亦可闻及呼气相延长伴哮鸣音，杵状指少见。肺功能可为限制性通气障碍伴弥散功能减低，同时也可能出现气道阻塞。

三、影像学

胸片对 LIP 诊断不敏感。HRCT 典型表现为毛玻璃密度影、大小不等的小叶中心及胸膜下结节（图 6-12 至图 6-14）。LIP 以沿支气管血管束的外周淋巴管周围间质、小叶间隔和胸膜病变最为严重（图 6-12 至图6-14）。其他表现包括支气管血管束增粗（图 6-13）、小叶间隔增厚及淋巴结肿大。当影像学检查可见反晕征时，鉴别诊断应考虑到 LIP。

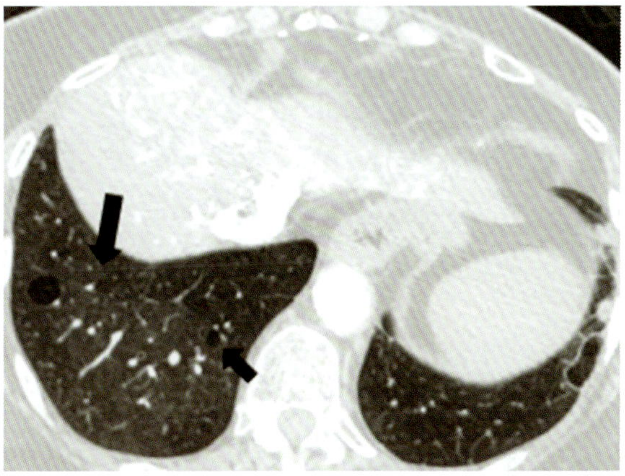

图 6-12　LIP 患者的胸部 CT 示血管周围囊肿（短黑色箭头）伴毛玻璃密度影（黑色箭头）

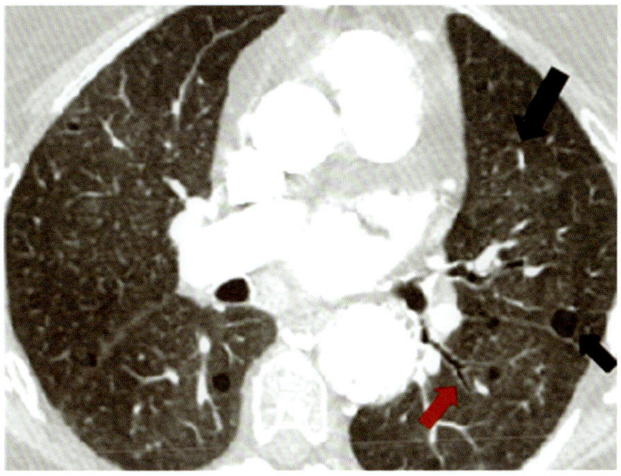

图 6-13　LIP 患者的胸部 CT 示血管周围囊肿（短黑色箭头）伴广泛毛玻璃密度影（长黑色箭头）、支气管壁增厚（红色箭头）

薄壁囊肿是 LIP HRCT 的特征性表现，见于 80％的 LIP 患者。囊肿通常很少（＜10％肺野），在肺实质内随机分布，常被偏心性血管包围并常伴随毛玻璃密度影。囊肿的大小和形状、囊壁的厚度多变。囊肿直径通常＜3 cm，虽然约 10 cm 的囊肿亦有相关文献报道。囊肿有助于将 LIP 与淋巴瘤区别开来。

HRCT 的特征表现因相关潜在疾病而有所不同。囊肿常见于干燥综合征患者。在先

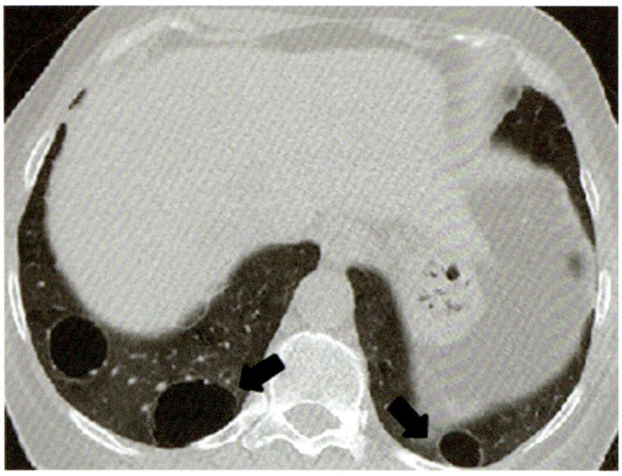

图 6-14 LIP 患者的胸部 CT 示血管周围囊肿（黑色箭头）

天性免疫缺陷的患者中，LIP 的 CT（表 6-8）表现常为斑片状毛玻璃影，而 HIV 感染者多表现为多发结节。支气管扩张在 LIP 伴 HIV 阳性的儿童中很常见，但是在其他类型的 LIP 中并不常见。累及胸膜、高密度实变影、蜂窝肺在所有类型 LIP 中均不常见。

表 6-8　LIP 的 HRCT 特征

影像学表现	HRCT 特征	部位
毛玻璃密度影	均匀或斑片状	双侧
性质不清的结节	小叶中心	胸膜下
薄壁囊性空腔	直径 1～30 mm	小于 10%肺实质
间质增厚	支气管血管束周围	小叶间
纵隔淋巴结肿大		

四、组织病理学

LIP 以肺间质广泛淋巴细胞浸润为特征，可扩展至小叶间隔和肺泡隔。浸润通常为多克隆性（既有 T 细胞也有 B 细胞），可见小淋巴细胞、数量不一的浆细胞、免疫细胞、巨噬细胞及偶然出现的组织细胞。表达 CD3 的 T 细胞在间质中尤为突出，50%的特发性 LIP 及结缔组织相关性 LIP 以表达 CD20 的淋巴细胞淋巴结节样聚集形成的生发中心为特征，在 HIV 感染者中则很少见。淋巴生发中心主要分布在淋巴管周围，如肺泡隔（在 HRCT 中表现为毛玻璃密度影）、间质间隔、支气管血管周围（在 HRCT 中表现为小叶中心结节）、胸膜下区域（图 6-15）。小气道和血管可被炎症浸润，但无坏死及血管破坏。多核巨细胞和（或）发育不良的非坏死性肉芽肿可见于大多数 LIP 患者，但由于排列疏松易被忽视。影像学检查中常见的肺囊肿在病理学检查中很难观察到。LIP 晚期可见不同数量的间质纤维化及蜂窝样变，但较罕见。

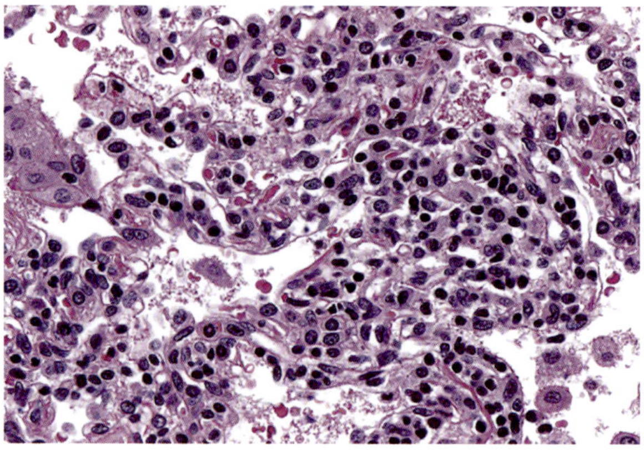

图 6-15 肺楔形活检示单核细胞伴淋巴细胞、浆细胞的炎症浸润。相邻肺泡散在肺泡巨噬细胞（HE 染色：×400）

五、治疗及预后

LIP 的疾病进展具有多样性且不可预测。患者可能预后良好或无症状，即使是最初有症状的 LIP 患者也可自行缓解。部分患者也可能并发多重感染、进行性肺纤维化及进展为淋巴瘤（少见），最终导致死亡。

目前尚无针对 LIP 的临床对照试验及明确的治疗标准。LIP 的管理主要为延缓潜在疾病的进展。尚不清楚治疗是否会改变 LIP 的自然病程，而且很难预测哪些患者会从治疗中获益。尽管如此，激素可改善 50%～60%LIP 患者的症状，使影像学改变保持稳定或有所改善，但亦可复发。其他免疫抑制剂，如硫酸羟氯喹、硫唑嘌呤、环孢素 A、麦考酚酯、利妥昔单抗目前已用于治疗 LIP，但由于病例数较少，尚未达成明确共识。少数 LIP 患者会进展为蜂窝样纤维化，目前尚无报道抗纤维化药物可阻止或延缓其进展，但经过治疗，所有类型的 LIP 患者 5 年死亡率为 33%～50%，中位生存时间为 5～11.5 年。

（陈　英）

特发性胸膜肺实质弹性纤维增生症

特发性胸膜肺实质弹性纤维增生症（idiopathic pleuroparenchymal fibroelastosis，iPPFE）是一种罕见的纤维化类型，最初被命名为上肺纤维化，2013 年被定义为罕见特发性肺纤维化的一种亚型。iPPFE 可累及胸膜及胸膜下肺实质，以上肺为主。

一、临床表现

PPFE 发病年龄为 13～87 岁，平均发病年龄为 53 岁，无性别差异。起病年龄与潜在疾病相关。32％的 iPPFE 患者有恶性肿瘤病史。大多数 PPFE 病例继发于器官或干细胞移植、化疗、自身免疫性疾病或反复感染，少数有家族性间质性肺疾病病史及非特异性自身抗体。吸烟与 PPFE 无明显相关性。PPFE 的常见临床表现为干咳、劳力性呼吸困难、体重下降及反复气胸。爆裂音见于大部分 PPFE 患者，杵状指罕见。肺功能表现为限制性通气障碍。

二、影像学

HRCT 表现为胸膜下高密度实变影伴牵拉性支气管扩张、结构紊乱及上叶容积减小（图 6-16），存在弹性纤维样变、肺泡内纤维化（图 6-17）。还可观察到双侧不规则胸膜增厚、胸膜下肺实质致密网状纤维化、以上肺为主。正常肺与异常肺组织分界清晰。此外，还可见小叶内间隔增厚、小实变灶及容积减小。

三、组织病理学

虽然胸部影像学检查很重要，但病理学检查对于 PPFE 的最终诊断至关重要。特发性 PPFE 的病理学表现为脏层胸膜广泛纤维化，胸膜下纤维弹性组织明显增生，远离胸膜的薄壁组织结构正常，可见中度、斑片状淋巴浆细胞浸润和少量成纤维细胞灶。

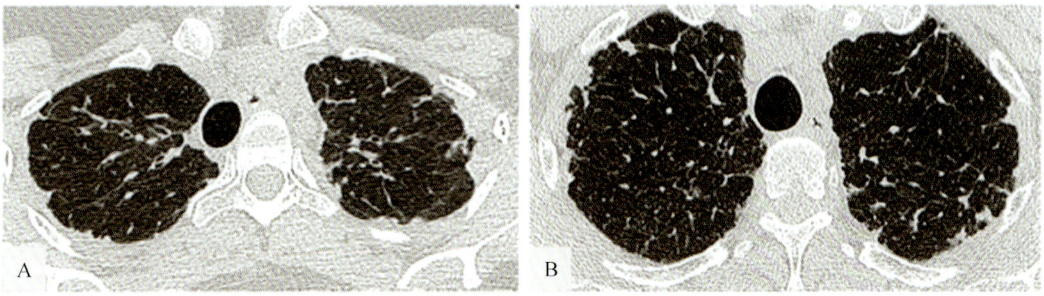

图 6-16 PPFE 的 CT 特征

A. 肺上叶胸膜不规则、网格影伴肺实质结构紊乱。胸膜及肺下叶结构正常；**B.** 肺上叶散在胸膜肺实质结节、肺实质结构紊乱。肺下叶无胸膜不规则，但可见明显的胸膜下网格影

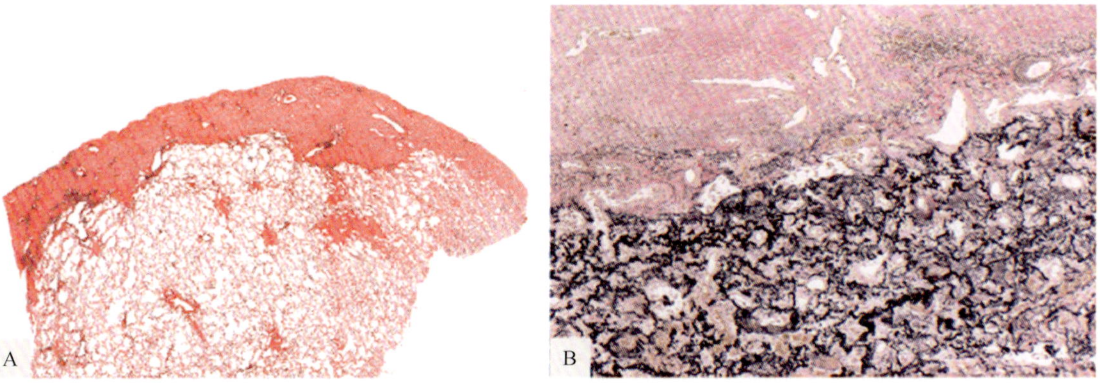

图 6-17 PPFE 的组织病理学特征

A. 低倍镜显示胸膜增厚、胸膜下纤维化；**B.** 在纤维化样增厚的胸膜下可见大量弹性纤维组织（HE 染色；×10）

四、治疗及预后

到目前为止，尚无针对 iPPFE 的推荐治疗方案。糖皮质激素和（或）免疫抑制剂已被应用于大部分患者。氧疗及控制感染对于进展性案例是必要的。吡非尼酮亦被应用于 PPFE，但有研究显示其治疗无效。肺移植已应用于终末期原发性及继发性 PPFE，且经肺移植后，患者不再需要氧疗。60%的患者会出现疾病进展，死亡率为 40%。

（陈　英）

第二节　间质性肺疾病的超声诊断

间质性肺疾病（interstitial lung diseases，ILD）是一组异质性疾病，可分为多种类型，其共同的病理学表现为间质水肿、纤维素渗出、成纤维细胞成簇状增生并累及肺泡腔及小叶间隔。ILD 呈渐进性发展，随着疾病进展最终可出现肺动脉高压、右心功能不全及呼吸衰竭。心肺系统是相互联系、密不可分的。随着超声技术的发展，心肺联合超声（也称胸部超声，thoracic ultrasound，TUS）可在评价间质性肺疾病肺部改变的基础上，间接反映肺动脉收缩压（pulmonary artery systolic pressure，PASP）、右心功能变化，从而评估 ILD 患者的心肺改变，其对于明确肺部超声表现与心脏受累程度（PASP、右心功能）之间的关系具有不可替代的作用。

ILD 的病理学改变最初表现为肺实质损伤和肺泡炎，继而肺泡间隔纤维成分增多，肺泡壁及小叶间隔增厚。肺泡炎性损伤进行性加重致使肺泡壁结构破坏，肺泡融合呈囊状、蜂窝状。这一病理学改变对应肺部超声扫查中 B 线数目的逐渐增多和胸膜线分度的加重。在不同病理学发展阶段肺部超声的表现也不同，轻度肺间质纤维化仅表现为分布于两肺底部的 B 线及不规则增厚胸膜线；中重度肺间质纤维化表现为多发性弥散分布于整个肺表面的 B 线、破碎状胸膜线及胸膜下小的无回声区，严重者可出现胸膜滑动减弱。

结节病、肺水肿、肺泡蛋白沉积症、外源性过敏性肺泡炎、肺泡微石症、特发性肺含铁血黄素沉着症、结缔组织病相关性间质性肺疾病等均属于间质性肺疾病的范畴。间质性肺疾病均可导致肺间质纤维化和肺小叶间隔不可逆性纤维组织增厚，超声波在增厚的小叶间隔间多次反射形成“彗星尾征”，即 B 线。彗星尾征是由于声波在气液界面（或结晶体与液体界面）与壁结构之间来回反射，随着深度的增加会逐渐衰减。从技术层面上来说，超声并不适用于检查间质性肺疾病，但这类病变常常累及胸膜，故超声的价值在于检出间质性肺疾病导致的胸腔积液、胸膜下浸润性病变，引导临床医生注意观察病情。

慢性患者有足够的时间进行更全面的扫描，包括前胸壁、侧胸壁以及后胸壁。目前已经有许多关于心力衰竭、透析以及肺纤维化的详细扫描计划，主要在于对 B 线影的评估。这种对肺部超声异常程度的分析以及干预性治疗的评估，特别是介入治疗后（包括透析）具有很大的作用。当然，病情紧急的患者即使是慢性病我们也要进行快速的集中扫描依赖区。

常用的肺间质纤维化的扫查方法见表 6-9 和表 6-10。

应用较广泛的 ILD 肺部超声扫查方法为 Jambrik 等推荐的前胸壁 28 肋间隙（intercostal space，ICS）扫查法。该方法取仰卧位可完成所有的扫查点，主要适用于动力性肺水肿患者。由于该扫查法缺乏对后胸壁的肺部扫查，因而不能全面评估肺间质纤维化患者的肺部受累情况。由于 ILD 特异性病理学改变的分布特点，Gargani 等建议扫查患者双侧后胸壁。在此基础上，多位学者增加了对后胸壁的扫查，提出利用前、侧、后胸壁 72 ICS 扫查法评价肺间质纤维化患者的肺部受累情况。该方法虽然能够全面检查患者肺部，但是耗时长、操作复杂，并且对体位的要求高，随后在此基础上提出了简化的 14 ICS 扫查法，即对双侧胸骨旁线第 2 肋间、锁骨中线、腋前线、腋中线第

表 6-9 肺间质纤维化前侧后胸壁 72 肋间隙（ICS）扫查法（空白处为扫查区域）

	腋中线	腋前线	锁骨中线	胸骨旁线	肋间隙	胸骨旁线	锁骨中线	腋前线	腋中线	
右侧					Ⅱ					左侧
					Ⅲ					
					Ⅵ					
					Ⅴ					

双侧前侧胸壁 28 ICS 扫查法，空白处为扫查区域

	腋后线	肩胛线	脊柱旁线	肋间隙	脊柱旁线	肩胛线	腋后线	
左侧		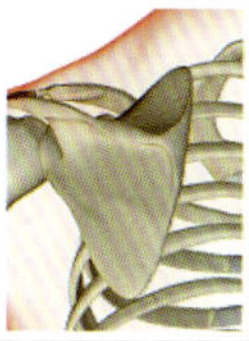		Ⅰ		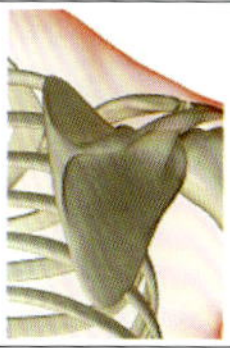		右侧
				Ⅱ				
				Ⅲ				
				Ⅵ				
				Ⅴ				
				Ⅵ				
				Ⅶ				
				Ⅷ				
				Ⅸ				

双侧后胸壁 44 ICS 扫查法，空白处为扫查区域

表 6-10 肺间质纤维化前侧后胸壁 14 ICS 扫查法（空白处为扫查区域）

	腋中线	腋前线	锁骨中线	胸骨旁线	肋间隙	胸骨旁线	锁骨中线	腋前线	腋中线	
右侧					Ⅱ					左侧
					Ⅲ					
					Ⅵ					
					Ⅴ					

	腋后线	肩胛线	脊柱旁线	肋间隙	脊柱旁线	肩胛线	腋后线	
左侧		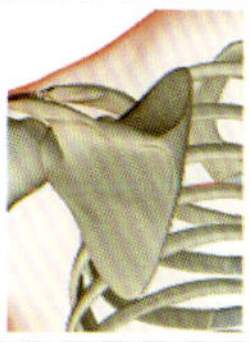		Ⅰ		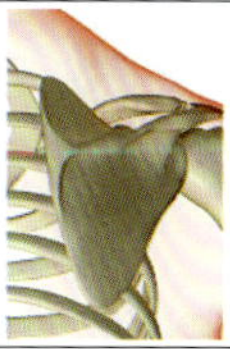		右侧
				Ⅱ				
				Ⅲ				
				Ⅵ				
				Ⅴ				
				Ⅵ				
				Ⅶ				
				Ⅷ				
				Ⅸ				

4 肋间、腋后线、肩胛线及脊柱旁线第 8 肋间的扫查。Gutierrez 等在此基础上对不同程度间质性肺疾病的 B 线数目进行了半定量评分：0 分，正常（<10 条）；1 分，轻度（11～20 条）；2 分，中度（21～50 条）；3 分，重度（>50 条）。Buda 等以肺部 CT Warrick 评分（根据 HRCT 的表现对肺间质纤维化的严重程度进行评分）为基础，衍生出了一套肺部超声评估结缔组织病肺纤维化严重程度的综合评估方法。

ILD特征性肺部超声表现包括：①双肺多发分布不均的B线（大多分布于双侧肺底及背侧）；②胸膜线异常（不光滑、碎片状），胸膜增厚（>2.8 mm），胸膜滑动减弱；③胸膜下小无回声区；④微量胸腔积液。

肺间质纤维化超声征象和HRCT征象的关系见表6-11。

表6-11 肺间质纤维化超声征象和HRCT征象的联系

超声征象	HRCT征象
白肺	毛玻璃影
不规则胸膜、凹凸不平、碎片状胸膜线	小叶间隔增厚
B线、不规则胸膜线	小叶间隔增厚
模糊状胸膜	蜂窝影

（张　骅　盛　艳）

病例1

间质性肺炎

【病史摘要】

患者，男，71岁，工人。

主诉：反复咳嗽、咳痰、喘憋6年，加重5天。

现病史：患者近6年来反复咳嗽、咳痰、喘憋，多在受凉后出现，多次就诊于北京市和平里医院、北京朝阳医院，确诊为“间质性肺炎”，予抗炎、止咳化痰、平喘等治疗后症状可缓解。5天前患者无明显诱因上述症状再发加重，未诉其他特殊不适，再次入院。

既往史：患者于橡胶厂工作38余年，有粉尘接触史。吸烟30余年，每日20余支，戒烟5年余。否认药物过敏史。

体格检查：T 36.4℃，P 100次/分，R 20次/分，BP 124/86 mmHg，轮椅推入病室，喘息貌，神清。口唇轻度发绀，双肺呼吸音粗，双肺散在哮鸣音，双下肺可闻及Velcro啰音。心率100次/分，律齐，无杂音。腹软，肝脾肋下未触及。双下肢无水肿。可见杵状指。

门诊辅助检查：（2018年5月2日）心脏彩超显示右心扩大，左心内径在正常范围，室间隔及左右心室室壁厚度正常，运动不协调，未探及节段性运动异常。各瓣膜形态、结构及运动未见明显改变，未见关闭不全。彩色多普勒血流成像示三尖瓣及主动脉瓣口可探及少量反流血流信号；余瓣口均可探及微量反流血流信号，根据TI法估测PASP=80 mmHg。二尖瓣前向血流E/A<1。超声所见符合肺心病改变：右心扩大、三尖瓣反流（少量），提示肺动脉高压、主动脉瓣反流（少量）、左心室舒张功能下降。

【诊疗过程】

入院辅助检查：2018年5月10日肺部CT示两肺多发炎症病变，部分机化，较2018年4月28日CT有所好转，两肺间质纤维化，较前变化不明显，肺气肿、双侧胸膜增厚、纵隔内多发淋巴结增大、心脏增大、动脉硬化。2018年5月9日、2018年5月14日2次肺部超声影像见图6-18和图6-19及视频6-1。

视频6-1 间质性肺炎（2018年5月14日）

血常规：白细胞 6.59×10^9/L，中性粒细胞百分比65.3%，红细胞 5.7×10^{12}/L，血红蛋白173 g/L，血小板计数 367×10^9/L；血气分析：二氧化碳分压28 mmHg，氧分压55 mmHg，乳酸2.2 mmol/L，血氧饱和度90%，pH值7.45，实际碳酸氢盐19.5 mmol/L，标准碳酸氢盐22.5 mmol/L，细胞外碱储量−4.5 mmol/L，全血碱储量−2.8 mmol/L。D-二聚体0.49 μg/ml，纤维蛋白原降解产物2.2 μg/ml；谷丙转氨酶5 U/L，谷草转氨酶27 U/L，肌酸激酶同工酶47 ng/ml，葡萄糖7.93 mmol/L，尿素6 mmol/L，肌酐90 μmol/L，K^+ 4.1 mmol/L。NT-proBNP 6060 pg/ml。心肌梗死3项：血清肌红蛋白35 ng/ml，肌钙蛋白I 0.04 ng/ml，肌酸激酶同工酶2 ng/ml。

诊断：①间质性肺炎；②冠心病　心功能Ⅲ级。

入院后予止咳化痰、抗氧化、抗肺纤维化（乙酰半胱氨酸片）、抗感染（左氧氟沙星注射液）及对症支持治疗好转出院。

【讨论】

肺部HRCT是无创评估ILD的金标准，但因具有放射性、不能进行床旁检查等缺点，在监测和管理ILD中存在一定限制。肺部超声能够精确评估ILD的肺部情况，是肺部CT的重要补充。ILD以肺实质结构和弥散功能改变为主，间接影响心脏结构及功能，这可能是目前忽视ILD中右心结构和功能变化的主要原因。超声心动图可无创评估肺动脉压及右心功能，从而早期发现ILD患者的心脏受累。因此，肺部超声联合超声心动图（简称心肺联合超声）为临床诊断和管理ILD患者提供了新的方法。

肺部超声能够发现肺、胸膜、胸腔病变，联合超声心动图可评估心脏结构及功能，判断有无心脏受累可为临床管理ILD提供更多信息，因此心肺联合超声技术的发展是必然的。研究表明，B线数量与肺动脉收缩压（PASP）呈正相关，且B线＞4条提示PASP＞30 mmHg。心肺联合超声应用于ILD中的优势包括：①较肺部CT而言，心肺联合超声具有经济、无辐射、可进行床旁检查的优点；②心肺联合超声能够发现无症状性ILD患者肺部的早期改变，并建立有效随访；③心肺联合超声能够监测ILD的疾病进展，评估右心功能及肺动脉压，提早发现高危人群，改善预后。

目前心肺联合超声应用于ILD中的局限性主要包括：①对于肥胖、皮下气肿患者，超声束传播受限；②肺部超声扫查结果的定量、定性分析容易受主观因素的影响；③肺部超声扫查方式及ILD严重程度评估方法仍然备受争议；④超声心动图能否有效评估ILD患者的早期右心功能变化仍是目前备受关注的问题。

本例患者心肺联合超声（图6-18和图6-19）显示：双肺多发分布不均的B线（大多分布于双侧肺底及背侧）；不规则胸膜线伴胸膜增厚，胸膜滑动减弱；右心扩大、三尖瓣反流（少量），提示肺动脉高压、左心室舒张功能不全，符合肺心病改变。以上超声征象与肺部HRCT征象（图6-20）可一一对应，说明心肺超声联合诊断肺间质纤维化与胸部CT具有更良好的相关性。

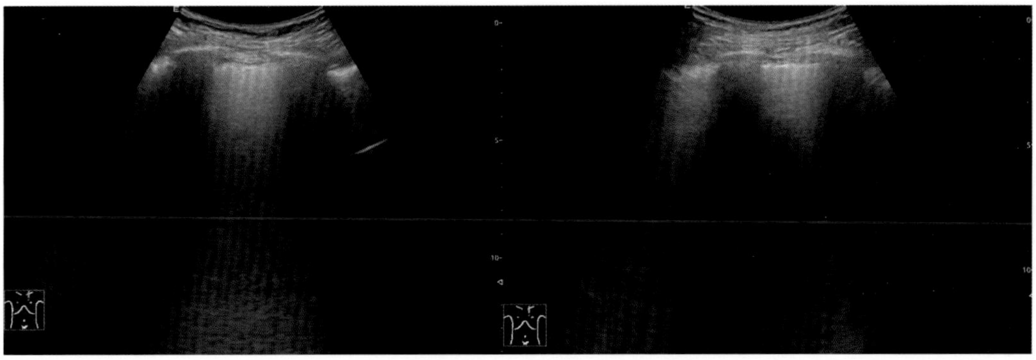

图 6-18　间质性肺炎的超声图像（2018年5月9日）

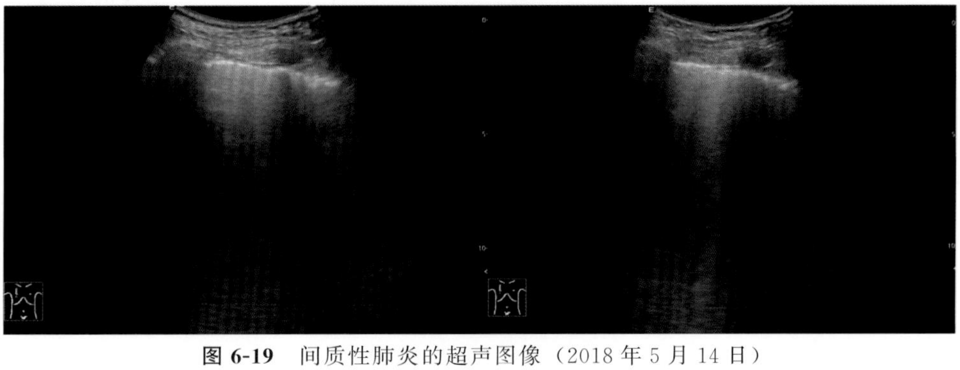

图 6-19　间质性肺炎的超声图像（2018年5月14日）

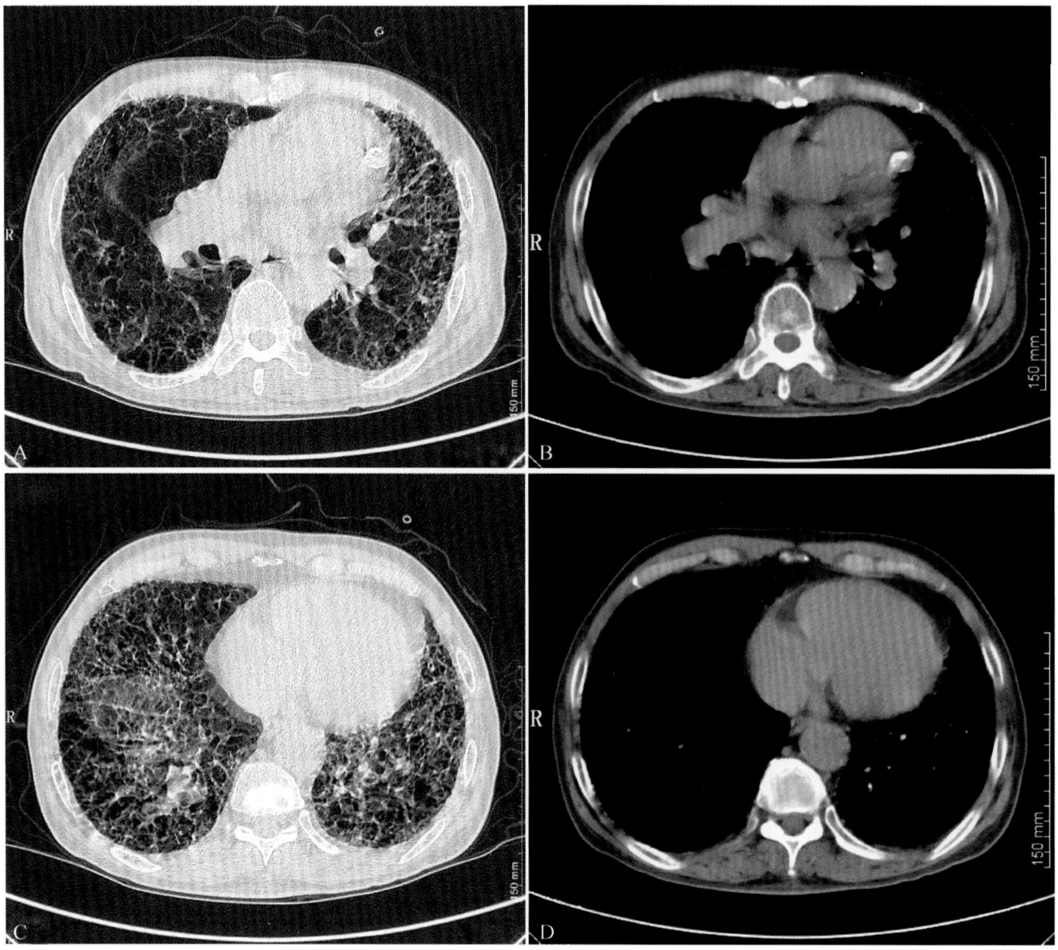

图 6-20 2018 年 5 月 10 日胸部 CT（**A**、**C**. 肺窗；**B**、**D**. 纵隔窗）显示两肺小叶间隔增厚部分呈蜂窝状改变，两肺可见多发片状模糊影及条索灶、小叶中心型肺气肿及全小叶性肺气肿。两肺门未见增大，主支气管及两侧段以上支气管通畅。双侧胸膜增厚，纵隔内多发淋巴结肿大，两肺门见钙化淋巴结，心脏增大

（张　骅　高玉芝　张　秋）

病例 2

特发性肺间质纤维化

【病史摘要】

患者，男，83 岁，退休干部。

主诉：间断咳嗽、咳痰 20 余年，加重伴喘憋 2 个月余。

现病史：患者 20 余年前无明显诱因间断出现咳嗽、咳痰。7 年前体检时发现肺部“间质纤维化改变”，就诊于北京朝阳医院呼吸科确诊为“间质性肺炎”，给予“百令胶囊”治疗，每年的胸部 X 线或胸部 CT 影像显示为“无进展”。2 个月余前无明显诱因出现气短、喘憋，活动时加重，休息时亦稍感气短，未吸氧下自测活动时末梢血氧饱和度 80%。无畏寒、发热，无夜间阵发性呼吸困难等。于家中持续氧疗（3～4 L/min）后自测末梢血氧饱和度 91%，在中日友好医院住院治疗期间的胸部 CT 示双肺间质性肺炎；左肺散在斑片影；纵隔多发增大淋巴结肿大；动脉硬化；左心室稍大，诊断“特发性肺纤维化急性加重、肺炎”，予“吡非尼酮、乙酰半胱氨酸、百令胶囊”口服、“甲泼尼龙注射液”及多种抗生素治疗（哌拉西林他唑巴坦、

莫西沙星、克林霉素注射液），低氧血症无明显改善，因间断咳血痰，再次复查胸部CT示左侧肺部渗出影较前增多。现入我院治疗。

既往史：高血压病史15年，血压最高150 mmHg，平时血压125～130/80～90 mmHg。2型糖尿病史5年。

体格检查：T 36℃，P 84次/分，R 20次/分，BP 138/74 mmHg，神清。双肺呼吸音粗，双下肺可闻及爆裂音。心音低钝，心率84次/分，律齐，无杂音。腹软，无压痛、无反跳痛，肝脾肋下未触及。双下肢无水肿，可见杵状指/趾。

【诊疗过程】

入院辅助检查：（2018年7月5日，图6-22）肺部CT示两肺间质性病变，合并感染、肺气肿；多发肺大泡，两肺陈旧病灶，双侧胸膜增厚，纵隔内多发淋巴结肿大，心脏增大。血常规：白细胞 8.27×10^9/L，淋巴细胞百分比25.9%，单核细胞百分比7.4%，中性粒细胞百分比65.9%，红细胞 3.9×10^{12}/L，血红蛋白116 g/L，血小板计数 224×10^9/L；C反应蛋白6.11 mg/L。血气分析：二氧化碳分压41 mmHg，氧分压59 mmHg，血氧饱和度91%，pH值7.43，实际碳酸氢根27.2 mmol/L。肾功能、电解质、血糖均大致正常。

诊断：①特发性肺间质纤维化；②高血压2级；③2型糖尿病。

入院后予止咳化痰、抗氧化、抗炎、抗感染等治疗症状好转出院。

【讨论】

特发性肺间质纤维化（IPF）指原因不明的下呼吸道弥漫性炎症性疾病。炎症侵犯肺泡壁和临近的肺泡腔，造成肺泡间隔增厚和肺纤维化。肺泡上皮细胞和毛细血管内皮细胞，甚至小气道和小血管也可受累。临床特点包括进行性呼吸困难、Velcro啰音、进行性低氧血症。肺功能受损以限制性通气障碍、弥散功能障碍为主。IPF较少见且诊断困难，患病率2～5/100 000，发病年龄为40～50岁，男性稍多于女性。绝大多数患者为慢性病程，起病急骤者罕见。

本例患者双肺可见弥漫融合高亮回声影（B线），且胸膜连续性中断，胸膜下少量肺不张，符合肺间质纤维化特征性的肺部超声（图6-21，视频6-2，视频6-3）改变。但是，超声无法鉴别间质性肺疾病的类型，经CT或超声引导下肺穿刺可确诊其组织分型。

视频 6-2 肺纤维化（左侧）

视频 6-3 肺纤维化（右侧）

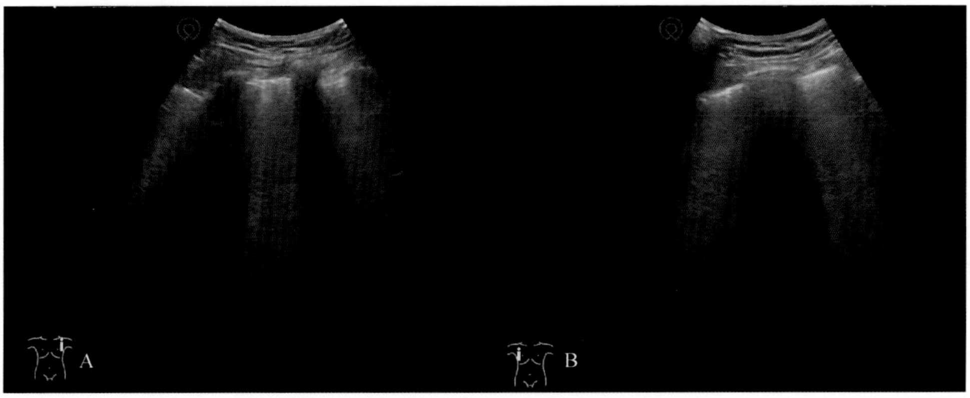

图 6-21 2018年7月4日肺部超声影像

A. 肺纤维化超声图像：左肺可见弥漫融合高亮回声影（B线），且胸膜连续性中断，胸膜下少量肺不张；**B.** 右肺可见弥漫融合高亮回声影

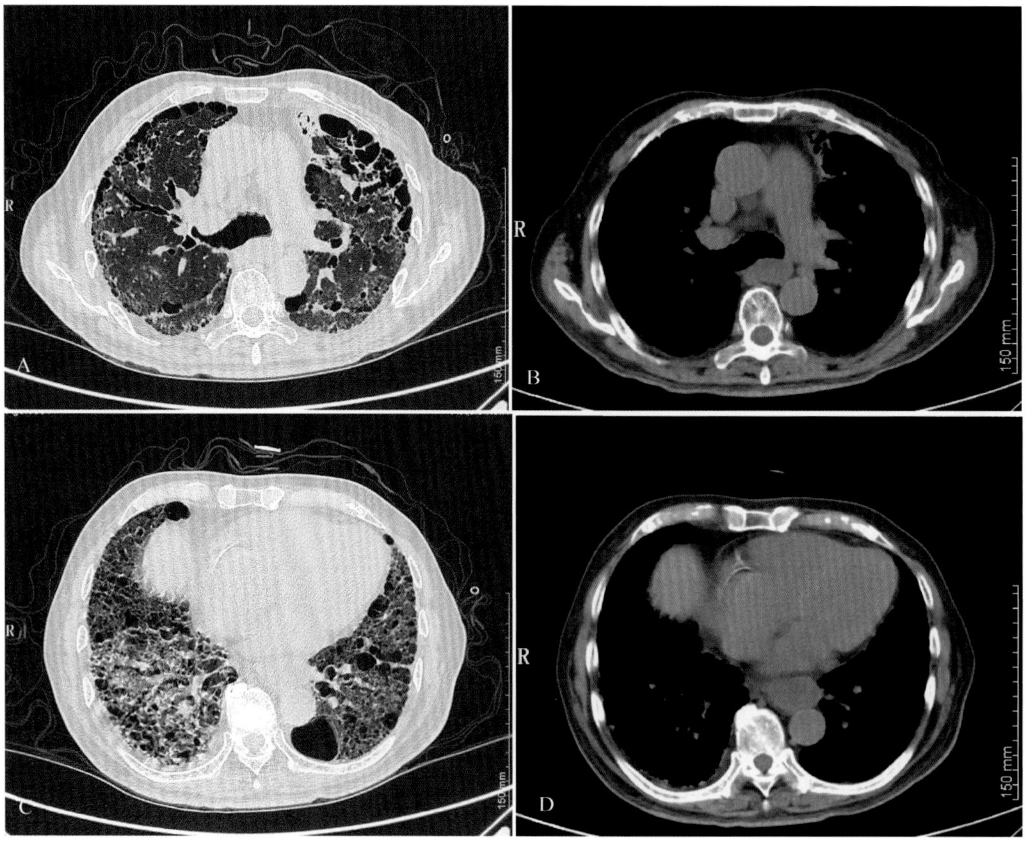

图 6-22 2018 年 7 月 5 日肺部 CT（**A**、**C.** 肺窗；**B**、**D.** 纵隔窗）

（刘 娜 高玉芝 张 骅）

病例 3

干燥综合征合并双肺间质纤维化

【病史摘要】

患者，女，87 岁，退休。

主诉：因“间断咳嗽、咳痰 1 个月余加重 5 天”于 2018 年 7 月 12 号入院。

现病史：患者间断咳嗽、咳痰 1 个月余，1 天前无明显诱因出现发热，体温最高 37.5℃，无胸闷、气促等不适，在家服用“金花清感颗粒”和“连花清瘟胶囊”后症状无缓解，今以“肺部感染”入院。

既往史：慢性支气管炎 10 余年。慢性阻塞性肺疾病 3 年。高血压 10 余年，血压最高 160/80 mmHg，血压控制尚可。心房颤动 3 年，现口服华法林。主动脉瓣狭窄伴关闭不全 2 年；高脂血症 5 年；干燥综合征合并双肺间质纤维化 3 年余，未治疗。甲状腺多发结节多年。右侧乳腺癌全乳切除加双侧卵巢切除术后 30 余年。左肾积水、脂肪肝 2 年余。3 年前股骨头骨折行髋关节置换术。40 余年前曾患甲型病毒性肝炎。

体格检查：T 36.8℃，P 78 次/分，R 20 次/分，BP 120/70 mmHg，神清。右侧胸廓有一纵行长约 50 cm 的手术瘢痕，双肺呼吸音粗，双肺可闻及少量湿啰音。心率 78 次/分，律不齐，主动脉瓣听诊区可闻及 4/6 级收缩期喷射性杂音。腹软，无压痛、反跳痛，肝脾肋下未触及。双下肢轻度水肿。

【诊疗过程】

入院辅助检查：（2018 年 7 月 12 日）血气分析：二氧化碳分压 47 mmHg，氧分压 57 mmHg，血氧饱和度 90%，pH 值 7.42。

血糖 7.13 mmol/L；D-二聚体 1.6 μg/ml，纤维蛋白原降解产物 2.1 μg/ml；NT-proBNP 1000 pg/ml；血常规：白细胞 10.06×10^9/L，淋巴细胞百分比 15.7%，单核细胞百分比 7%，中性粒细胞百分比 75.4%，红细胞 4×10^{12}/L，血红蛋白 112 g/L。2018 年 7 月 17 日胸部 CT（图 6-25）示右侧乳腺切除术后（图 6-24），两肺多发小结节，较 2018 年 3 月 22 日变化不明显，两肺多发炎症病灶，部分机化，两肺轻度间质改变，右肺中叶肺大疱，两侧支气管分支壁钙化，左侧少量胸腔积液，双侧胸膜及叶间胸膜轻度增厚，纵隔淋巴结增大，纵隔及右肺门多发钙化淋巴结，心脏增大，肺动脉高压，动脉硬化。2018 年 7 月 26 日心脏彩超：退行性变，主动脉瓣钙化伴狭窄（中度）、关闭不全（轻度），左心室肥大，二尖瓣后叶瓣体钙化，左心房扩大，左心室舒张功能下降。

诊断：①干燥综合征合并双肺间质纤维化双侧肺部感染；②冠心病 心功能Ⅳ级；③高血压 2 级（很高危）④右乳腺癌切除术后；⑤双卵巢切除术后；⑥髋关节置换术后。

入院后予止咳化痰（氨溴索注射液）、平喘（多索茶碱注射液）、抗感染（美洛西林舒巴坦-美罗培南注射液）及对症支持治疗 21 天，症状好转出院。

【讨论】

干燥综合征是一个主要累及外分泌腺体的慢性炎症性自身免疫性疾病，又称自身免疫性外分泌腺体上皮细胞炎或自身免疫性外分泌病。临床除有唾液腺和泪腺功能下降而出现的口干、眼干外，尚有其他外分泌腺及腺体外其他器官的受累而出现多系统损害的症状。患者血清中有多种自身抗体和高免疫球蛋白血症。本病分为原发性和继发性两类。大部分患者无呼吸道症状。轻度受累者可出现干咳，重者可出现气短。肺部的主要病理学改变为间质性病变，另有小部分患者出现肺动脉高压。有肺纤维化及重度肺动脉高压者预后不佳。

本例患者已出现肺部间质性病变和肺动脉干增宽（直径 4.5 cm），考虑存在肺动脉高压，这类患者容易反复肺部感染。患者左侧少量胸腔积液考虑由肺部感染及心功能不全所致。患者肺部超声影像（图 6-23，视频 6-4）可见少量高亮回声影（B 线），考虑肺间质纤维化。

肺中心性病变因不累及胸膜，故导致肺部超声无法探测，这是超声的局限性所在。在实际工作中，我们要实事求是地选择检查方法，不能盲目夸大肺部超声的作用，目前胸部 CT 仍是肺部疾病诊断的金标准。

视频 6-4 不均质渗出

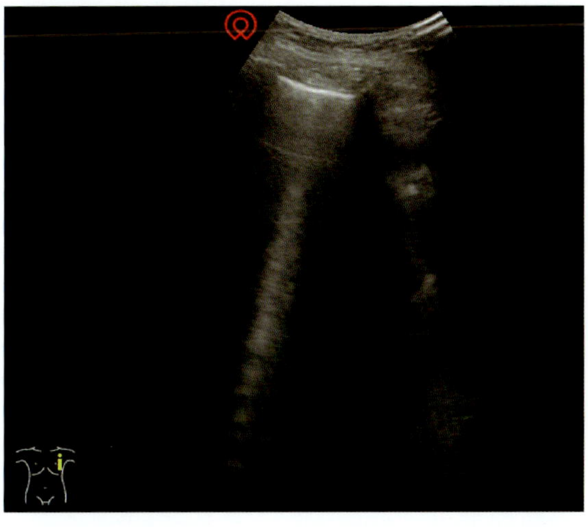

图 6-23 2018 年 7 月 13 日肺部超声示肺纤维化。超声图像可见少量高亮回声影（B 线），肺中心性病变不累及胸膜，肺超声无法探测

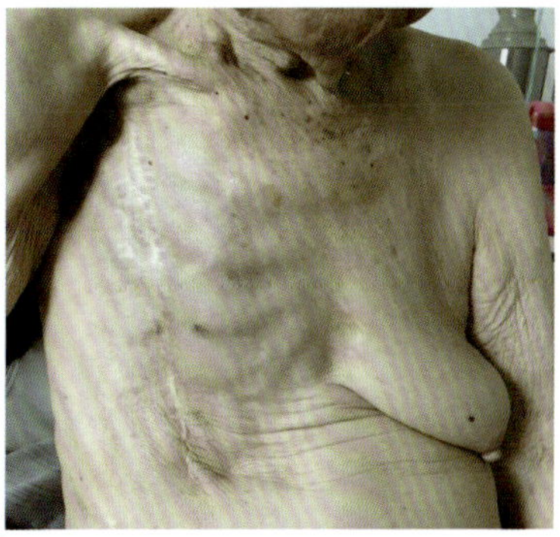

图 6-24 右侧乳腺癌全乳切除术后改变

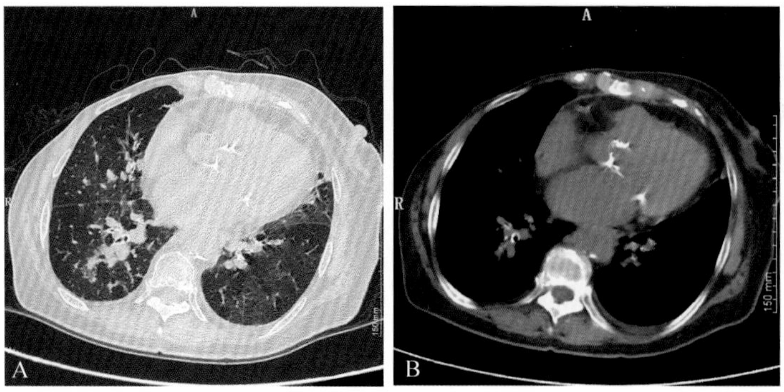

图 6-25 2018 年 7 月 17 日胸部 CT（**A.** 肺窗；**B.** 纵隔窗）。两肺小叶间隔轻度增厚，可见小网格状改变。两肺多发小斑片状阴影及条索影。双肺多发小结节，右肺门旁较大，部分见小的硬结灶。右肺中叶肺大疱、两肺门未见增大，主支气管及两侧段以上支气管通畅。双侧胸膜及叶间胸膜轻度增厚、双侧支气管分支壁钙化，左侧少量胸腔积液，纵隔及右肺门多发钙化淋巴结，心脏增大，肺动脉干增宽，直径为 4.5 cm

（张 秋 谷艳梅 张 骅）

病例 4

支气管扩张合并感染 肺间质病变

【病史摘要】

患者，男，87 岁，退休。

主诉：反复咳嗽、咳痰 56 年，加重伴喘息 2 个月余。

现病史：患者 56 年前劳累后大咯血，经住院治疗后好转，后行支气管碘油造影确诊为支气管扩张症。近年来反复因肺部感染住院治疗，无咯血，平素有咳嗽，咳黄白痰，晨起明显。日常体力活动无受限。2 年前活动耐量轻度下降。2 个月余前无明显诱因出现痰量增多，为白色稀薄痰，夜间明显，伴活动后喘憋，平地行走约 200 m 可诱发，门诊胸片示肺间质病变，今以“支气管扩张合并感染”收住入院。

既往史：高血压 10 余年，血压最高达 180/90 mmHg，平素血压控制良好。4 年余前诊断为肺结核，四联治疗 7 个月后停药。多发腔隙性脑梗死病史 4 年余。

体格检查：T 36.7℃，P 87 次/分，R 20 次/分，BP 107/46 mmHg，神清，口唇无发绀。双肺呼吸音粗，双下肺可闻及爆裂音。心率 87 次/分，律不齐，可闻及期前收缩（早搏）2～3 次/分，心音可，无杂音。腹软，无压痛、反跳痛，肝脾肋下未触及。双下肢水肿（+）。

【诊疗过程】

入院辅助检查：2018 年 7 月 4 日肺部 CT 示双肺支气管扩张，以左肺舌段、右下肺为甚，双肺多发炎性病灶、机化灶，双肺间质纤维化，双肺陈旧性病灶，双侧胸膜增厚，肺动脉高压？心脏增大。心脏彩超示心脏各房室腔内径正常，室间隔及左右心室壁厚度正常，运动不协调，未探及节段性运动异常。各瓣膜形态、结构、运动未见明显改变，关闭欠佳。CDFI 示各瓣口均可探及少量反流信号，根据 TI 法估测 PASP≈75 mmHg。二尖瓣前向血流 E/A<1，提示各瓣口反流（少量），左心室舒张功能下降，提示肺动脉高压。血常规：白细胞 5.82×10^9/L，中性粒细胞百分比 79.7%，红细胞 3.8×10^{12}/L，血红蛋白 99 g/L，血小板计数 183×10^9/L；心肌梗死三项：血清肌红蛋白 37.3 ng/ml，肌钙蛋白 I<0.012 ng/ml，肌酸激酶同工酶 0.9 ng/ml；NT-proBNP 985 pg/ml；血气分析：二氧化碳分压 46 mmHg，氧分压 59 mmHg，乳酸 0.7 mmol/L，血氧饱和度

91%，pH 值 7.42，实际碳酸氢根 29.8 mmol/L；D-二聚体 1.71 μg/ml，纤维蛋白原降解产物 2.8 μg/ml；肌酸激酶同工酶 7 ng/ml，谷丙转氨酶 25 U/L，谷草转氨酶 20 U/L，总胆红素 11.5 μmol/L，尿素 6.1 mmol/L，肌酐 72 μmol/L，K^+ 4 mmol/L，Na^+ 140.8 mmol/L，Cl^- 103 mmol/L，快速淀粉酶 66 IU/L；类风湿因子＜20.0 IU/ml，抗链 O＜25.0 IU/ml，C 反应蛋白 75.6 mg/L；凝血功能、甲状腺功能、肿瘤标志物、糖化血红蛋白未见明显异常；血生化全项＋同型半胱氨酸＋恶性肿瘤特异性生长因子测定：总蛋白 65.6 g/L，白蛋白 28.2 g/L，葡萄糖 3.6 mmol/L，尿素 7 mmol/L，肌酐 65 μmol/L，尿酸 335 μmol/L，总胆固醇 3.12 mmol/L，甘油三酯 0.5 mmol/L，K^+ 4 mmol/L，Na^+ 141 mmol/L，Cl^- 105.9 mmol/L。

诊断：①支气管扩张合并感染 肺间质病变 陈旧性肺结核；②高血压 3 级（很高危）。

入院后予止咳化痰（氨溴索注射液）、平喘（多索茶碱注射液）、抗感染（哌拉西林舒巴坦钠-美罗培南注射液）及对症支持治疗好转出院。

【讨论】

支气管扩张是由支气管及其周围肺组织的慢性化脓性炎症和纤维化所致，其使支气管壁的肌肉和弹性组织破坏，导致支气管变形及持久扩张。主要致病因素为支气管感染、阻塞和牵拉，部分为遗传性因素。支气管扩张的病程多呈慢性，可发生于任何年龄。患者幼年多患有麻疹、百日咳或流感后肺炎，或有肺结核、支气管内膜结核、肺纤维化等病史。典型症状为慢性咳嗽、咳大量脓痰和反复咯血。

本例患者支气管扩张的病因考虑为既往肺结核，患者反复出现肺部感染，导致支气管扩张加重，久之继发肺间质病变、肺动脉高压。肺部超声提示双肺不均质、局灶性融合渗出病变，双侧渗出病变累及胸膜，胸膜下可见少量低回声实变肺组织，右肺较为严重。超声所示（图 6-27，视频 6-5，视频 6-6）双肺肺野存在大量散在的 B 线，与胸部 CT（图 6-28）提示的弥漫性肺间质纤维化改变、两肺多发支气管扩张相一致。

视频 6-5 左侧融合 B 线

视频 6-6 局灶性融合病变

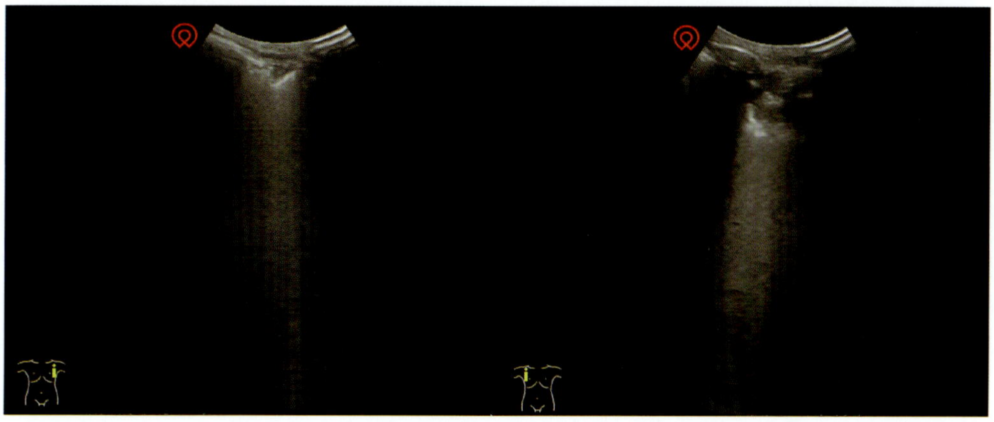

图 6-27 2018 年 7 月 4 日肺部超声示双肺不均质、局灶性融合渗出病变，病变累及胸膜，胸膜下可见少量低回声实变肺组织，且右肺较为严重

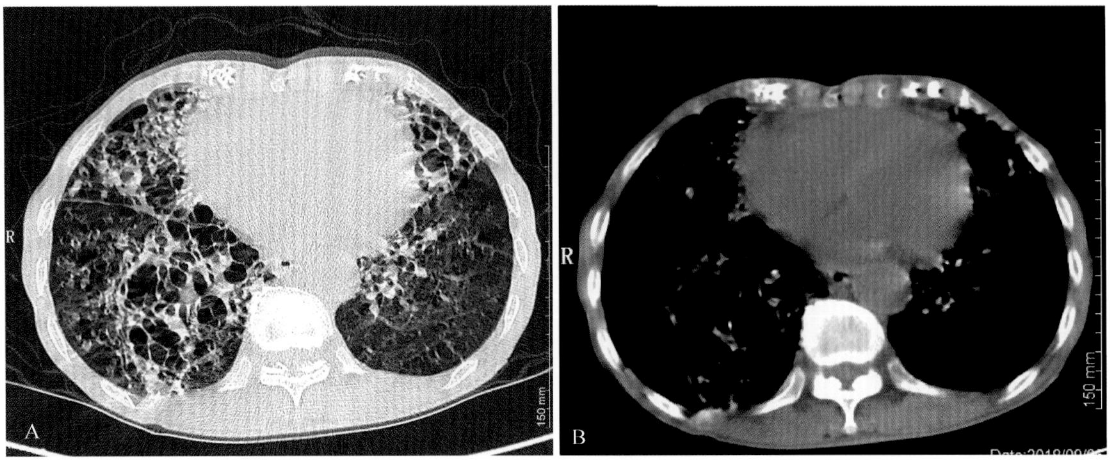

图 6-28 2018 年 7 月 4 日肺部 CT（**A.** 肺窗；**B.** 纵隔窗）示双肺多发支气管扩张，扭曲支气管，管壁不均匀增厚，呈网格状或囊柱状改变，以右下肺及左肺舌段为甚，双肺散在点片灶、模糊灶、团块灶、条索状及小结节，部分结节灶密度较高可见钙化。双肺散在蜂窝网格影。双上肺多发纤维条索及小钙化灶。肺动脉主干及左右肺动脉干饱满，双侧肺门血管饱满，右侧为著，右肺门局部结构不清。气管通畅，右中叶内外侧段支气管狭窄。纵隔内未见淋巴结肿大，可见钙化淋巴结。双侧胸膜增厚，心脏增大，以心房为著

（张 秋 谷艳梅 张 骅）

病例 5

慢性支气管炎急性发作期 双肺间质性病变

【病史摘要】

患者，男，93 岁，工人。

主诉：因“间断咳嗽、咳痰 50 余年，再发加重伴发热 3 h”于 2018 年 5 月 4 日入院。

现病史：患者 50 余年前开始受凉感冒后间断出现咳嗽、咳痰，每逢冬春、秋冬季时加重，自服止咳、化痰药后可好转，具体持续时间不详。3 h 前上述症状再发加重伴发热，体温 37.8℃，伴活动后喘息，咳嗽、咳中等量黄黏痰，易咳出，无畏寒；无心慌、胸闷、气短；无夜间阵发性呼吸困难等不适，未行特殊处理，症状无缓解，遂就诊于我院，以“慢性支气管炎急性发作伴间质性病变”收住入院。

既往史：39 年前（急性心肌梗死）、35 年前（冠状动脉狭窄超过 75%）分别两次行冠状动脉支架置入术。

体格检查：T 38.8℃，P 73 次/分，R 20 次/分，BP 142/79 mmHg。神清，轮椅入室。双肺呼吸音粗，双下肺可闻及爆裂音。心率 73 次/分，律齐，无杂音。腹软，无压痛、反跳痛，肝脾肋下未触及。双下肢无水肿。

【诊疗过程】

入院辅助检查：（2018 年 5 月 4 日）胸部 X 线平扫示双肺间质性病变，双肺多发炎性病灶、机化灶，双肺陈旧性病灶，左侧少量胸腔积液，双侧胸膜增厚，心脏增大、动脉硬化，纵隔淋巴结肿大。2018 年 5 月 9 日超声示心脏各房室腔内径正常，室间隔及左右心室壁厚度正常，运动协调，未探及节段性运动异常。各瓣膜形态、结构、开闭运动未见明显改变。CDFI 示二尖瓣前向血流 E/A$<$1。超声提示左心室舒张功能下降。

血常规：白细胞 19.39×10^{9}/L、中性粒细胞百分比 88.6%、淋巴细胞百分比 4.8%，红细胞 129×10^{12}/L、血红蛋白 129 g/L、血小板计数 82×10^{9}/L、C 反应蛋白$<$1 mg/L。NT-proBNP（2018 年 5 月 4 日）135 pg/ml，肌钙蛋白 33.40 pg/ml，血气分析（2018 年 5 月 4 日）：pH 值 7.41，氧分压 55 mmHg，二氧化碳分压 44 mmHg，碳酸氢根 27.9 mmol/L，其他无特殊。

诊断：①慢性支气管炎急性发作期 双肺间质性病变；②冠心病经皮冠状动脉介入治疗术后。

入院后予止咳化痰（氨溴索、痰热清注射液）、抗感染（哌拉西林舒巴坦钠注射液）及对症支持治疗 12 天好转出院。

【讨论】

患者长期慢性支气管炎反复发作导致双肺间质性病变，这并不是狭义上的间质性肺疾病，但病理学改变类似，均可表现为间质水肿、纤维素渗出、成纤维细胞成簇状增生累及肺泡腔及小叶间隔。胸部 CT 是临床上无创评估间质性病变的金标准，但因具有放射性、价格较贵、不能进行床旁检查等缺点，在监测和管理间质性病变中存在一定限制。目前将肺部超声应用于间质性病变中能够精确评估间质性病变的情况，是肺部 CT 的重要补充。本例患者肺部超声（图 6-29，视频 6-7）与胸部 CT（图 6-30）的结果比较说明二者具有非常好的相关性。

肺部超声影像中的 B 线是肺纤维化的超声征象，其原理可能与肺泡或肺间质内纤维素样渗出或纤维增生有关，与非心源性肺水肿的 B 线很难鉴别，可通过病史或疾病发生的速度等鉴别。此例患者符合双肺间质性病变的特征。在临床实际工作中，应注意双肺间质性病变的肺部超声假阴性结果，只有病变累及胸膜时，才可以通过肺部超声发现，中心性肺组织病变不能被肺部超声探查发现。依据 B 线的间距可以区分间质性肺水肿和肺泡性肺水肿，其间距可以用来评估双肺间质性病变的严重程度，如 B 线间距≥7 mm 常提示肺广泛纤维化及蜂窝肺。肺部超声在评估严重程度方面仍存在一定局限性，联合超声心动图评估其他影响预后的因素（如肺动脉高压、右心室功能不全等）在管理和治疗中必不可少。

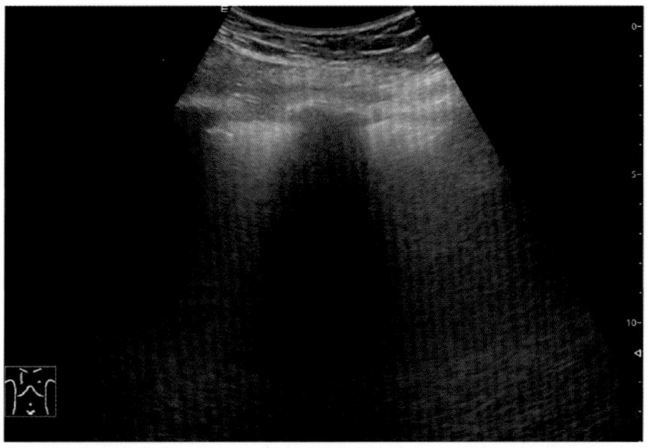

图 6-29 2018 年 5 月 4 日肺部超声示不均质激光束样高亮回声影（B 线），并可见胸膜连续性中断

视频 6-7 间质性病变

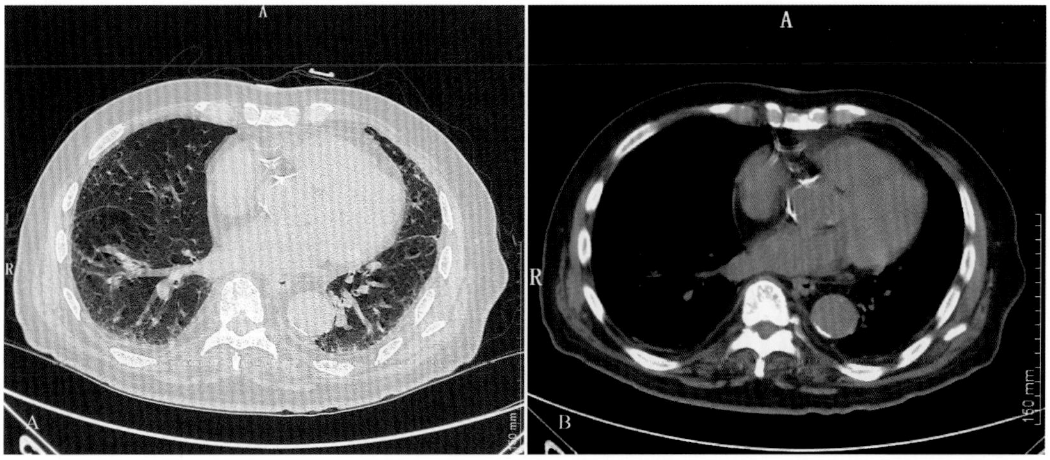

图 6-30 2018 年 5 月 4 日胸部 CT（**A.** 肺窗；**B.** 纵隔窗）示胸廓基本对称，纵隔及气管居中，双肺小叶间隔增厚，可见小网格状改变。双肺散在小斑片状阴影，双肺多发纤维条索。双肺门未见增大，主支气管及两侧段以上支气管通畅。双侧胸膜增厚。左侧少量胸腔积液。气管前腔静脉后、气管隆突下见多发淋巴结肿大。心脏增大，主动脉壁及冠状动脉见钙化

（张 秋 高玉芝 张 骅）

参考文献

[1] Luppi F，Spagnolo P，Cerri S，Richeldi L. The big clinical trials in idipathic pulmonary fibrosis. Curr Opin Pulm Med，2012，18：428-432.

[2] Raghu G，Freudenberger TD，Yang S，et al. High prevalence ofabnormal acidgastro-oesophageal reflux in idiopathic pulmonaryfibrosis. Eur Respir J，2006，27：136-142.

[3] Nalysnyk L，Cid-Ruzafa J，Rotella P，et al. Incidence andprevalence ofidiopathic pulmonary fibrosis：review of the literature. Eur Respir Rev，2012，21：126，355-361.

[4] Raghu G，Collard HR，Egan JJ，et al. ATS/ERS/JRS/ALAT Committee on Idiopathic Pulmonary Fibrosis. Anofficial ATS/ERS/JRS/ALAT statement：idiopathic pulmonary fibrosis：evidence-based guidelines for diagnosis and management. Am JRespir Crit Care Med，2011，183：788-824.

[5] Behr J，Günther A，Ammenwerth W，et al. S2K-Leitlinie zur Diagnostikund Therapie der idiopathischen Lungenfibrose. Pneumologie，2013，67：81-111.

[7] Cottin V，Cordier JF. Velcro crackles：the key for early diagnosis of idiopathic pulmonary fibrosis? Eur Respir J，2012，40：519-521.

[8] Sellares J，Hernandez-Gonzalez F，Lucena CM，et al. Auscul-tation of velcro crackles is associated with usual interstitialpneumonia. Medicine，2016，95：e2573.

[9] Carter NJ. Pirfenidone in idiopathic pulmonary fibrosis. Drugs2011，71：1721-1732.

[10] Noble PW，Albera C，Bradford WZ，et al. Pirfenidone inpatients with idiopathic pulmonary fibrosis（CAPACITY）：tworandomised trials. Lancet，2011，377：1760-1769.

[11] Taniguchi H，Ebina M，Kondoh Y，et al. Pirfenidone in idiopathicpulmonary fibrosis. Eur Respir J，2010，35：821-829.

[12] Noble PW，Albera C，Bradford WZ，et al. Pirfenidone for idio-pathic pulmonary fibrosis：analysis of pooled data from threemultinational phase 3 trials. Eur Respir J，2016，47：243-253.

[13] Valeyre D，Albera C，Bradford WZ，et al. Comprehensive assessment of the long-term safety of pirfenidonein patients with idiopathic pulmonary fibrosis. Respirology，2014，19：740-747.

[14] Wollin L，Maillet I，Quesniaux V，et al. Antifibrotic andanti-inflammatory activity of the tyrosine kinase inhibit in experimental models of lung fibrosis. J Pharma-col Exp Ther，2014，49：209-220.

[15] Wollin L，Wex E，Pautsch A，et al. Mode of action of nintedanibin the treatment of idiopathic pulmonary fibrosis. Eur RespirJ，2015，45：1434-1445.

[16] Hostettler KE，Zhong J，Papakonstantinou E，et al. Anti-fibrotic effects of nintedanib in lung fibroblasts derivedfrom patients with idiopathic pulmonary fibrosis. Respir Res，2014，15：157.

[17] Rangarajan S，Kurundkar A，Kurundkar D，et al. Novel mech-anisms for the antifibrotic action of nintedanib. Am J RespirCell Mol Biol，2016，54：51-59.

[18] Richeldi L，du Bois RM，Raghu G，et al. Efficacy and safetyof nintedanib in idiopathic pulmonary fibrosis. N Engl J Med，2014，370：2071-2082.

[19] Richeldi L，Costabel U，Selman M，et al. Efficacy of a tyrosinekinase inhibitor in idiopathic pulmonary fibrosis. N Engl J Med，2011，365：1079-1087.

[20] Raghu G，Anstrom KJ，King Jr TE，et al. Prednisone，azathio-prine，and N-acetylcysteine for pulmonary fibrosis. N Engl JMed，2012，366：1968-1977.

[21] Douglas WW，Ryu JH，Schroeder DR. Idiopathic pulmonaryfibrosis：impact of oxygen and colchicine，prednisone，or no therapy on survival. Am J Respir Crit Care Med，2000，161：1172-1178.

[22] Kubo H，Nakayama K，Yanai M，et al. Anticoagulant therapyfor idiopathic pulmonary fibrosis. Chest，2005，128：1475-1482.

[23] Grgic A，Lausberg H，Heinrich M，et al. Progression of fibro-sis in usual interstitial pneumonia：serial evaluation of thenactive lung after single lung transplantation. Respiration，2008，76：139-145.

[24] Raghu G，Brown KK，Bradford WZ，et al. A placebo-controlledtrial of interferon gamma-1b in patients with idiopathic pul-monary fibrosis. N

Engl J Med, 2004, 350: 12-33.
[25] King Jr TE, Behr J, Brown KK, et al. BUILD-1: a randomizedplacebo-controlled trial of bosentan in idiopathic pulmonaryfibrosis. Am J Respir Crit Care Med, 2008, 177: 75-81.
[26] Raghu G, Brown KK, Costabel U, et al. Treatment of idiopathicpulmonary fibrosis with etanercept: an exploratory, placebo-controlled trial. Am J Respir Crit Care Med, 2008, 178: 948-955.
[27] Mason DP, Brizzio ME, Alster JM, et al. Lung transplantation for idiopathic pulmonary fibrosis. Ann Thorac Surg, 2007, 84: 1121-1128.
[28] Keating D, Levvey B, Kotsimbos T, et al. Lung transplantationin pulmonary fibrosis: challenging early outcomes counter-balanced by surprisingly good outcomes beyond 15 years. Transplant Proc, 2009, 4: 289-291.
[29] Thabut G, Mal H, Castier Y, et al. Survival benefit of lung trans-plantation for patients with idiopathic pulmonary fibrosis. JThorac Cardiovasc Surg, 2003, 126: 469-475.
[30] The International Society for Heart Lung Transplantation. Adult Lung TransplantationStatistics, 2015.
[31] Fujita J, Yoshinouchi T, Ohtsuki Y, et al. Non-specific interstitialpneumonia as pulmonary involvement of systemic sclerosis. AnnRheum Dis, 2001, 60: 281-283.
[32] Kim DS, Yoo B, Lee JS, et al. The major histopathologic pattern ofpulmonary fibrosis in scleroderma is nonspecific interstitial pneumonia. Sarcoidosis Vasc Diffuse Lung Dis, 2002, 19: 121-127.
[33] Bouros D, Wells AU, Nicholson AG, et al. Histopathologic subsets of fibrosing alveolitis in patients with systemicsclerosis and their relationship to outcome. Am J Respir CritCare Med, 2002, 165: 1581-1586.
[34] Desai SR, Veeraraghavan S, Hansell DM, et al. CT features of lung disease in patients with systemic sclerosis: comparison with idiopathic pulmonary fibrosis and nonspecific interstitial-pneumonia. Radiology, 2004, 232: 560-567.
[35] Nicholson AG, Colby TV, Wells AU. Histopathological approach topatterns of interstitial pneumonia in patient with connective tissuedisorders. Sarcoidosis Vasc Diffuse Lung Dis, 2002, 19: 10-17.
[36] Tansey D, Wells AU, Colby TV, et al. Variations in histological patterns ofinterstitial pneumonia between connective tissue disorders and their-relationship to prognosis. Histopathology, 2004, 44: 585-596.
[37] Homma Y, Ohtsuka Y, Tanimura K, et al. Can interstitial pneumonia as the solepresentation of collagen vascular diseases be differentiated fro-midiopathic interstitial pneumonia? Respiration, 1995, 62: 248-251.
[38] Flaherty KR, Martinez FJ. Nonspecific interstitial pneumonia. Semin Respir Crit. Care Med, 2006, 27: 652-658.
[39] Katzenstein AL, Fiorelli RF. Nonspecific interstitial pneumonia/fibrosis. Histologic features and clinical significance. Am. J. Surg. Pathol, 1994, 18: 136-147.
[40] Travis WD, Hunninghake G, King TE, et al. Idiopathic nonspecific interstitial pneumonia: report of anAmerican Thoracic Society project. Am. J. Respir. Crit. Care Med, 2008, 177: 1338-1347.
[41] Fujita J, Ohtsuki Y, Yoshinouchi T, et al. Idiopathic non-specificinterstitial pneumonia: as anautoimmune interstitial pneumonia. Respir Med, 2005, 99: 234-240.
[42] Cottin V, Donsbeck AV, Revel D, et al. Non-specificinterstitial pneumonia. Individualization of a clinicpathologicentity in a series of 12 patients. Am. J. Respir. Crit. CareMed, 1998, 158: 1286-1293.
[43] Bjoraker JA, Ryu JH, Edwin MK, et al. Prognostic significance ofhistopathologic subsets in idiopathic pulmonary fibrosis. Am. J. Respir. Crit. Care Med, 1998, 157: 199-203.
[44] Nagai S, Kitaichi M, Itoh H, et al. Idiopathic-nonspecific interstitial pneumonia/fibrosis: comparisonwith idiopathic pulmonary fibrosis and BOOP. Eur. RespirJ, 1998, 12: 1010-1019.
[45] Daniil ZD, Gilchrist FC, Nicholson AG, et al. A histologic pattern of nonspecific interstitial-pneumonia is associated with a better prognosis thanusual interstitial pneumonia in patients with cryptogenicfibrosing alveolitis. Am. J. Respir. Crit. Care Med, 1999, 160: 899-905.

[46] Silva CI, Muller NL, Lynch DA, et al. Chronic hypersensitivity pneumonitis: differentiation from idiopathic pulmonary fibrosis and nonspecificinterstitial pneumonia by using thin-section CT. Radiology, 2008, 246: 288-297.

[47] Travis WD, Matsui K, Moss J, et al. Idiopathic nonspecificinterstitialpneumonia: prognostic significance of cellular and fibrosing patterns: survivalcomparison with usual interstitialpneumonia and desquamative interstitial pneumonia. Am J SurgPathol, 2000, 24: 19-33.

[48] Katzenstein AL, Myers JL. Idiopathic pulmonary fibrosis: clinicalrelevance of pathologic classification. Am. J. Respir. Crit. CareMed, 1998, 157: 1301-1315.

[49] Park IN, Jegal Y, KimDS, et al. Clinical course and lung function change ofidiopathic nonspecific interstitial pneumonia. Eur. Respir J, 2009, 33: 68-76.

[50] Lee JY, Jin SM, Lee BJ, et al. Treatment response and long termfollow-up results of nonspecific interstitial pneumonia. J. KoreanMed. Sci, 2012, 27: 661-667.

[51] Corte TJ, Ellis R, Renzoni EA, et al. Use of intravenous cyclophosphamide in knownor suspected, advancednon-specific interstitial pneumonia. Sarcoidosis Vasc. Diffuse Lung Dis, 2009, 26: 132-138.

[52] Flaherty KR, Toews GB, Travis WD, et al. Clinical significance of histological classification of idiopathicinterstitial pneumonia. Eur. Respir. J, 2002, 19: 275-283.

[53] Myers JL, Veal CF Jr, Shin MS, et al. Respiratory bronchiolitiscausing interstitial lung disease: a clinicopathological study of six cases. Am Rev Respir Dis, 1987, 135: 880-884.

[54] Yousem SA, Colby TV, Gaensler EA. Respiratory bronchiolitis-associatedinterstitial lung disease and its relationship to desquamative interstitialpneumonia. Mayo Clin Proc, 1989, 64: 1373-1380.

[55] Moon J, du Bois RM, Colby TV, et al. Clinical significanceof respiratory bronchiolitis on open lung biopsy and its relationship tosmoking related interstitial lung disease. Thorax, 1999, 54: 1009-1014.

[56] Heyneman LE, Ward S, Lynch DA, et al. Respiratory bronchiolitis, respiratory bronchiolitis-associated interstitiallung diseaseand desquamative interstitial pneumonia: different entitiesor part of the spectrum of the same disease process. Am J Roentgenol, 1999, 173: 1617-1622.

[57] Ryu JH, Myers JL, Capizzi SA, et al. Desquamative interstitial pneumonia and respiratory bronchiolitis-associated interstitial lung disease. Chest, 2005, 127: 178-184.

[58] Portnoy J, Veraldi KL, Schwarz MI, et al. Respiratory bronchiolitis-interstitial lung disease: long-term outcome. Chest, 2007, 131: 664-671.

[59] Woo OH, Yong HS, Oh Y, et al. Respiratory-bronchiolitisassociatedinterstitial lung disease in a nonsmoker: radiologic andpathologic findings. AJR, 2007, 188: 412-414.

[60] Alhamad EH. Interstitial lung diseases in Saudi Arabia: a single-centerstudy. Ann Thorac Med, 2013, 8: 33-37.

[61] Theegarten D, Müller HM, Bonella F, et al. Diagnostic approach to interstitial pneumonias in a single centre: reporton 88 cases. Diagn Pathol, 2012, 7: 160-171.

[62] Travis WD, King TE Jr, Bateman ED, et al. American thoracic society/European respiratory society internationalmultidisciplinary consensus-classification of the idiopathic interstitialpneumonias. Am J Respir Crit Care Med , 2002, 165: 277-304.

[63] Park JS, Brown KK, Tuder RM, et al. Respiratorybronchiolitis-associated interstitial lung disease: radiologic features withclinical and pathologic correlation. J Comput Assist Tomogr, 2002, 26: 13-20.

[64] Hidalgo A, Franquet T, Giménez A, et al. Smoking-related interstitial lung diseases: radiologic-pathologiccorrelation. Eur Radiol, 2006, 16: 2463-2470.

[65] Vassallo R, Ryu JH. Tobacco smoke-related diffuse lung diseases. Semin Respir Crit Care Med, 2008, 29: 643-650.

[66] Hammond EC, Auerbach O, Kirman D, et al. Effects of cigarettesmoking on dogs. Arch Environ Health, 1970, 21: 740-753.

[67] Weiss W. Cigarette smoking and diffuse pulmonary fibrosis. Am Rev RespirDis, 1969, 99: 67-72.

[68] Sadikot RT, Johnson J, Loyd JE, et al. Respiratory bronchiolitisassociated with severe dyspnea, exertional hypoxemiaand clubbing. Chest, 2000, 117: 282-285.

[69] Tazelaar HD, Wright JL, Churg A. Desquamative interstitialpneumonia. Histopathology, 2011, 58: 509-516.

[70] Beno? t G, Wissler M-P, Vignaud J-M. Desquamative interstitialpneumonia: An analytic review with an emphasis on aetiology. Eur Respir Rev, 2013, 22: 117-123.

[71] Davies G, Wells AU, du Bois RM. Respiratory bronchiolitis associatedwith interstitial lung disease and desquamative interstitial pneumonia. Clin Chest Med, 2004, 25: 717-726.

[72] Kawabata Y, Takemura T, Hebisawa A, et al. Eosinophilia inbronchoalveolar lavage fluid and architectural destruction are features ofdesquamative interstitial pneumonia. Histopathology, 2008, 52: 194-202.

[73] Hartman TE, Primack SL, Eun-Young K, et al. Disease progression inusual interstitial pneumonia compared with desquamative interstitialpneumonia: Assessment with serial CT. Chest, 1996, 100: 378-382.

[74] Kanwal R. Severe occupational lung disease from exposure to flavoringchemicals. Am Fam Phys, 2009, 79: 87

[75] Epler G, Colby T, McLoud T, et al. Bronchiolitisobliterans organizing pneumonia. N Engl J Med, 1985; 312: 152-158.

[76] Davison A, Heard B, McAllister W, et al. Cryptogenicorganizing pneumonitis. Q J Med, 1983, 52: 382-394.

[77] Cottin V, Cordier J-F. Cryptogenic organizing pneumonia. Semin RespirCrit Care Med , 2012, 33: 462-475.

[78] Huo Z, Feng R, Tian X, et al. Clinicopathologicalfindings of focal organizing pneumonia: a retrospective study of 37cases. Int J Clin Exp Pathol, 2015, 8: 511-516.

[79] Alasaly K, Muller N, Ostrow DN, et al. Cryptogenic organizing pneumonia. A report of 25 cases and a review of the literature. Medicine (Baltimore), 1995, 74 (4): 201-211.

[80] Gudmundsson G, Sveinsson O, Isaksson HJ, et al. Epidemiologyof organising pneumonia in Iceland. Thorax, 2006, 61 (9): 805-808.

[81] Cazzato S, Zompatori M, Baruzzi G, et al. Bronchiolitis obliterans-organizingpneumonia: an Italian experience. Respir Med, 2000, 94 (7): 702-708.

[82] King TE. Organizing Pneumonia. In: Interstitial Lung Disease, 5th edn edn. Shelton, CT: People' s Medical Publishing House, 2011, 981-990.

[83] Spiteri MA, Klenerman P, Sheppard MN, et al. Seasonalcryptogenic organising pneumonia with biochemical cholestasis: a new clinical entity. Lancet, 1992, 340 (8814): 281-284.

[84] Roberton BJ, Hansell DM. Organizing pneumonia: a kaleidoscope of concepts andmorphologies. Eur Radiol, 2011, 21 (11): 2244-2254.

[85] King TE Jr, Mortenson RL. Cryptogenic organizing pneumonitis: theNorth American experience. Chest, 1992, 102 (1, Suppl) 8S-13S.

[86] Lee JW, Lee KS, Lee HY, et al. Cryptogenic organizing pneumonia: serial high-resolution CT findingsin 22 patients. AJR Am J Roentgenol, 2010, 195: 916-922.

[87] Sen T, Udwadia ZF. Cryptogenic organizing pneumonia: clinical profilein a series of 34 admitted patients in a hospital in India. J AssocPhysicians India, 2008, 56: 229-232.

[88] Oymak FS, Demirba? HM, Mavili E, et al. Bronchiolitis obliterans organizing pneumonia: clinicaland roentgenological features in 26 cases. Respiration, 2005, 72: 254-262.

[89] Lee JS, Lynch DA, Sharma S, et al. Organizingpneumonia: prognostic implication of high-resolution computed tomographyfeatures. J Comput Assist Tomogr , 2003, 27: 260-265.

[90] Lee KS, Kullnig P, Hartman TE, et al. Cryptogenic organizingpneumonia: CT findings in 43 patients. AJR Am J Roentgenol, 1994, 162: 543-546.

[91] Müller NL, Staples CA, Miller RR. Bronchiolitis obliterans organizingpneumonia: CT features in 14 patients. AJR Am J Roentgenol, 1990, 154: 983-987.

[92] Ujita M, Renzoni EA, Veeraraghavan S, et al. Organizing pneumonia: perilobular pattern at thin-section CT. Radiology, 2004, 232: 757-761.

[93] Kim SJ, Lee KS, Ryu YH, et al. Reversed halo sign on high-resolution CT of cryptogenic organizingpneumonia: diagnostic implications. AJR Am J Roentgenol, 2003, 180: 1251-1254.

[94] Lazor R, Vandevenne A, Pelletier A, et al. Cryptogenic organizingpneumonia. Characteristics of relapses in a series of 48 patients. The Groupe d'Etudes et derecherche sur les Maladles " Orphelines" Pulmonaires (GERM" O" P). Am J Respir Crit Care Med, 2000, 162 (2 Pt 1): 571-577.

[95] Cordier JF: Cryptogenic organising pneumonia. European Respiratory Journal, 2006, 28 (2): 422-446.

[96] Epler GR, Colby TV, McLoud TC, et al. Bronchiolitis obliterans organizing pneumonia. N Engl J Med, 1985, 312: 152-158.

[97] Lohr RH, Boland BJ, Douglas WW, et al. Organizing pneumonia: features andprognosis of cryptogenic, secondary, and focal variants. Arch InternMed, 1997, 157: 1323-1329.

[98] Fischer A, Swigris JJ, du Bois RM, et al. Anti-synthetasesyndrome in ANA and anti-Jo-1 negative patients presenting with idiopathicinterstitial pneumonia. Respir Med, 2009, 103: 1719-1724.

[99] Olson J, Colby TV, Elliott CG. Hamman-Rich syndromerevisited. Mayo Clin Proc, 1990, 65: 1538-1548.

[100] Vourlekis JS, Brown KK, Cool CD, et al. Acute interstitialpneumonitis. Case series and review of the literature. Medicine, 2000, 79: 369-378.

[101] Suh GY, Kang EH, Chung MP, et al. Early interventioncan improve clinical outcome of acute interstitial pneumonia. Chest, 2006, 129: 753-761.

[102] Primack SL, Hartman TE, Ikezoe J, et al. Acute interstitial pneumonia: radiographic and CT findings in ninepatients. Radiology, 1993, 188: 817-820.

[103] Johkoh T, Müller NL, Taniguchi H, et al. Acute interstitialpneumonia: thin-section CT findings in 36 patients. Radiology, 1999, 211: 859-863.

[104] Desai SR, Wells AU, Rubens MB, et al. Acuterespiratory distress syndrome: CT abnormalities at long-term follow-up. Radiology, 1999, 210: 29-35.

[105] Ichikado K, Suga M, Müller NL, et al. Acuteinterstitial pneumonia: comparison of high-resolution computed tomographyfindings between survivors andnonsurvivors. Am J RespirCrit Care Med, 2002, 165: 1551-1556.

[106] Ichikado K, Suga M, Muranaka H, et al. Prediction of prognosis for acuterespiratory distress syndrome within-section CT: validation in 44 cases. Radiology, 2006, 238: 321-329.

[107] Rice AJ, Wells AU, Bouros D, et al. Terminal diffuse alveolar damage in relation to interstitialpneumonias: an autopsy study. Am J Clin Pathol, 2003, 119: 709-714.

[108] Bouros D, Nicholson AC, Polychronopoulos V, et al. Acuteinterstitial pneumonia. Eur Respir J, 2000, 15: 412-418.

[109] Cha SI, Fessler MB, Cool CD, et al. Lymphoid interstitialpneumonia: clinicalfeatures, associations andprognosis. Eur Respir J, 2006, 28 (2): 364-369.

[110] Liebow AA, Carrington CB. Diffuse pulmonary lymphoreticularinfiltrations associated with dysproteinemia. Med Clin North Am, 1973, 57 (3): 809-843.

[111] Swigris JJ, Berry GJ, Raffin TA, et al. Lymphoid interstitialpneumonia: a narrative review. Chest, 2002, 122 (6): 2150-2164.

[112] Bragg DG, Chor PJ, Murray KA, et al. Lymphoproliferativedisorders of the lung: histopathology, clinicalmanifestations, and imaging features. AJR Am JRoentgenol, 1994, 163 (2): 273-281.

[113] Martinez Garcia MA, de Rojas MD, Nauffal-Manzur MD, et al. Respiratory disorders in commonvariable immunodeficiency. Respir Med, 2001, 95 (3): 191-195.

[114] Rubinstein A, Morecki R, Goldman H. Pulmonarydisease in infants and children. Clin Chest Med, 1988, 9 (3): 507-517.

[115] Nesheim SR, Lindsay M, Sawyer MK, et al. A prospective population-based study of HIV perinataltransmission. AIDS, 1994, 8 (9): 1293-1298.

[116] Silva CI, Flint JD, Levy RD, et al. Diffuse lung cysts in lymphoid interstitial pneumonia:

high-resolution CTand pathologic findings. J Thorac Imaging, 2006; 21 (3): 241-244.

[117] Montes M, Tomasi TB Jr, Noehren TH, et al. Lymphoid interstitial pneumonia with monoclonalGammopathy. Am Rev Respir Dis, 1968, 98 (2): 277-280.

[118] Gupta N, Vassallo R, Wikenheiser-Brokamp KA, et al. Diffuse cystic lung disease. Part II. Am J RespirCrit Care Med, 2015, 192 (1): 17-29.

[119] Koss MN, Hochholzer L, Langloss JM, et al. Lymphoid interstitial pneumonia: clinicopathologicaland immunopathological findings in 18 cases. Pathology, 1987, 19 (2): 178-185.

[120] Ichikawa Y, Kinoshita M, Koga T, et al. Lung cyst formation in lymphocytic interstitial pneumonia: CT features. J Comput Assist Tomogr, 1994, 18 (5): 745-748.

[121] Johkoh T, Ichikado K, Akira M, et al. Lymphocyticinterstitial pneumonia: follow-up CT findings in 14patients. J Thorac Imaging, 2000, 15 (3): 162-167.

[122] Johkoh T, Muller NL, Pickford HA, et al. Lymphocyticinterstitial pneumonia: thin-section CT findings in 22patients. Radiology, 1999, 212 (2): 567-572.

[123] Kradin RL, Mark EJ. Benign lymphoid disorders ofthe lung, with a theory regarding their development. Hum Pathol, 1983, 14 (10): 857-867.

[124] Dixon S, Benamore R. The idiopathic interstitialpneumonias: understanding keyradiological features. Clin Radiol, 2010, 65 (10): 823-831.

[125] Hare SS, Souza CA, Bain G, et al. The radiologicalspectrum of pulmonary lymphoproliferative disease. Br J Radiol, 2012, 85 (1015): 848-864.

[126] Freeman MD, Grajo JR, Karamsadkar ND, et al. Reversed halo sign on CT as a presentation of lymphocyticinterstitial pneumonia. J Radiol Case Repoct, 2013, 7 (10): 51-56.

[127] Honda O, Johkoh T, Ichikado K, et al. Differentialdiagnosis of lymphocytic interstitial pneumonia andmalignant lymphoma on high-resolution CT. AJRAm J Roentgenol, 1999, 173 (1): 71-74.

[128] Watanabe M, Naniwa T, Hara M, et al. Pulmonarymanifestations in Sjogren' s syndrome: correlationanalysis between chest computed tomographicfindings and clinical subsets with poor prognosisin 80 patients. J Rheumatol, 2010, 37 (2): 365-373.

[129] Tian X, Yi ES, Ryu JH. Lymphocytic interstitial pneumoniaand other benign lymphoid disorders. SeminRespir Crit Care Med, 2012, 33 (5): 450-461.

[130] Jawad H, Walker CM, Wu CC, et al. Cystic interstitiallung diseases: recognizing the common and uncommonentities. Curr Probl Diagn Radiol, 2014, 43 (3): 115-127.

[131] Nicholson AG, Wotherspoon AC, Diss TC, et al. Reactive pulmonary lymphoid disorders. Histopathology, 1995, 26 (5): 405-412.

[132] Guinee DG Jr. Update on nonneoplastic pulmonarylymphoproliferative disorders and related entities. Arch Pathol Lab Med , 2010, 134 (5): 691-701.

[133] Travis WD, Galvin JR. Non-neoplastic pulmonarylymphoid lesions. Thorax, 2001, 56 (12): 964-971.

[134] Grieco MH, Chinoy-Acharya P. Lymphocytic interstitialpneumonia associated with the acquired immunedeficiency syndrome. Am Rev Respir Dis, 1985, 131 (6): 952-955.

[135] Garcia D, Young L. Lymphocytic interstitial pneumoniaas a manifestation of SLE and secondary Sjogren' ssyndrome. BMJCaseRep, 2013.

[136] Devauchelle-Pensec V, Pennec Y, Morvan J, et al. Improvement of Sjogren' s syndrome after two infusionsof rituximab (anti-CD20). Arthritis Rheum, 2007, 57 (2): 310-317.

[137] Schwarz MI. Lymphoplasmacytic interstitial pneumonia. InSchwarz MI, King TE Jr, editors. Interstitiallung disease. St Louis (MO): Mosby Year Book, 1988, 405-412.

[138] Cheng SK, Chuah KL. Pleuroparenchymal fibroelastosis of the lung: areview. Arch Pathol Lab Med, 2016, 140: 849-853.

[139] Yoshida Y, Nagata N, Tsuruta N, et al. Heterogeneous clinical featuresin patients with pulmonary fibrosis showing histology of pleuroparenchymalfibroelastosis. Respir Investig, 2016, 54: 162-169.

[140] Watanabe K. Pleuroparenchymal fibroelastosis: its clinical characteristics. Curr Respir Med Rev, 2013, 9: 229-237.

[141] Reddy TL, Tominaga M, Hansell DM, et al. Pleuroparenchymal fibroelastosis: a spectrum of histopathologicaland imaging phenotypes. Eur Respir J, 2012, 40: 377-385.

[142] Becker CD, Gil J, Padilla ML. Idiopathic pleuroparenchymalfibroelastosis: an unrecognized or misdiagnosed entity? Mod Pathol, 2008, 21: 784-787.

[143] Frankel SK, Cool CD, LynchDA, et al. Idiopathic pleuroparenchymal fibroelastosis: description of a novel clinicopathologic entity. Chest, 2004, 126: 2007-2013.

[144] von der Thüsen JH, Hansell DM, Tominaga M, et al. Pleuroparenchymal fibroelastosis inpatients with pulmonary disease secondary to bone marrowtransplantation. Mod Pathol , 2011, 24: 1633-1639.

[145] Amitani R, Niimi A, Kuze F. Idiopathic pulmonary upper lobe fibrosis (IPUF) [in Japanese]. Kokyu, 1992, 11: 693-699.

[146] von der Thüsen JH. Pleuroparenchymal fibroelastosis: its pathologicalcharacteristics. Curr Respir Med Rev, 2013, 9: 238-247.

[147] Watanabe S, Waseda Y, Takato H, et al. Pleuroparenchymalfibroelastosis: distinct pulmonary physiological features in nine patients. Respir Investig, 2015, 53: 149-155.

[148] Huang H, Feng R, Li S, et al. A CARE-compliant case report Lung transplantation for a Chinese young man with idiopathicpleuroparenchymal fibroelastosis. Medicine, 2017, 96: 19

[149] Chen F, Matsubara K, Miyagawa-Hayashino A, et al. Lung transplantationfor pleuroparenchymal fibroelastosis after chemotherapy. AnnThorac Surg, 2014, 98: e115-117.

[150] Hata A, Nakajima T, Yoshida S, et al. Living donor lung transplantationfor pleuroparenchymal fibroelastosis. Ann Thorac Surg , 2016, 101: 1970-1971.

[151] Watanabe K, Nagata N, Kitasato Y, et al. Rapid decrease inforced vital capacity in patients with idiopathic pulmonary upperlobe fibrosis. Respir Investig, 2012, 50: 88-97.

[152] Wilkins PA, Lascola KM. Updateon inter stitial pneumonia. Vet Clin North Am Equine Pract, 2015, 31 (1): 137-157.

[153] Jambrik Z, Monti S, Coppola V, et al. Usefulness of ultrasound lung comets as a nonradiologic sign of extravascular lung water. Am J Cardiol, 2004, 93 (10): 1265-1270.

[154] GarganiL, DoveriM, D' ErricoL, et al. Ultrasound lung cometsin systemic sclerosis: a chest sonography hallmark of pulmonaryinterstitial firosis. Rheumatology (Oxford), 2009, 48 (11): 1382-1387.

[155] Gutierrez M, Salaffi F, Carotti M, et al. Utility of a simplified ultrasound assessment to assess interstitial pulmonary fibrosis in connective tissue disorders-preliminary results. Arthritis Res Ther, 2011, 13 (4): R134.

[156] Buda N, Piskunowicz M, Porzezinska M. Lung ultrasonographyin the evaluation of interstitial lung disease in systemicConnective tissue diseases: criteria and severity of pulmonary Fibrosis-analysis of 52 patients. Ultraschall in Der Medizin, 2015, 37 (4): 379-385.

[157] Reissig A, Kroegel C. Transthoracic sonography of diffuseParenchymal lung disease: theroleofcomettailartifacts. JUltrasound Med, 2003, 22 (2): 173-180.

[158] Volpicelli G, Elbarbary M, Blaivas M, et al. InternationalEvidence-based recommendations for point-of-care lungultrasound. Intensive Care Med, 2012, 38 (4): 577-591.

[159] Sperandeo M, Varriale A, Sperandeo G, et al. Transthoracicultrasound in the evaluation of pulmonary fibrosis: ourexperience. Ultrasound Med Biol, 2009, 35 (5): 723-729.

[160] 吕国荣，杨舒萍. 肺部急重症超声. 北京：北京大学医学出版社，2018.

[161] WilkinsPA, LascolaKM. Update on interstitial pneumonia. Vet Clin North Am Equine Pract, 2015, 31 (1): 137-157.

[162] Tardella M, Gutierrez M, Salaffi F, et al. Ultrasound in the assessment of pulmonary fibrosis in connective tissue disorders: Correlation with high-resolution computed tomography. J Rheumatol, 2012, 39 (8): 1641-1647.

[163] 朱维维，吕秀章，李一丹. 心肺联合超声在间质性肺疾病中的临床应用进展. 中华超声影像学杂志，2016，25 (3)：268-271.

第七章　肺间质综合征

第一节　肺间质综合征的超声诊断

肺间质综合征是指肺间质内液体增加或肺小叶间隔增厚导致肺泡内气体交换功能受损而产生的一系列呼吸系统病理生理学改变。病因为由多种因素所致的肺水肿、间质性肺炎、非感染性肺炎、肺纤维化。1997 年 Lichtenstein 等首次描述了肺间质综合征与肺“彗星尾征”（B线）的关系，从此开创了应用肺部超声的先河。

肺间质综合征所致的胸膜下肺间质液体聚集和胸膜下肺纤维化会改变局部超声反射环境，其超声表现（图 7-1）具有 7 个特征性伪像，3 个为恒定特征，4 个为准恒定特征。

恒定特征：彗星伪像、总是起自胸膜线、总是随肺滑动而运动。

准恒定特征：几乎总是呈轮廓清晰的镭射样、几乎总是呈不衰减起自胸膜到屏幕底部的长条状、几乎总是湮没 A 线、几乎总是呈现高回声。

1. B 线与“彗星尾征”。

肺通气尚可，则见散在 B 线（含水伪影）可诊断为肺泡-间质综合征。肺野内有 3 条以上 B 线存在或每一个扫描区域均有 2 条以上 B 线存在时，也可诊断为肺泡-间质综合征或肺间质综合征。多发、弥漫性双侧肺 B 线分布，称作 B 型模式图像。

肺间质综合征的扫查方法很多，应用最广泛的是 28 肋间隙扫查法（表 7-1）。有学者基于前侧和外侧（从腋中线至胸骨旁线的范围）B 线的数量对肺水肿进行半定量评价，分为轻、中、重度。轻度：可探及 6～15 条 B 线；中度：B 线为 16～29 条；重度：B 线≥30 条，或呈全肺弥漫性分布。研究显示这种方法能有效地评估肺水肿的严重程度。当双侧肺前胸部有明显的 B 线时，若存在肺滑动，提示为血流动力性肺水肿，若不存在肺滑动，则提示为肺炎。

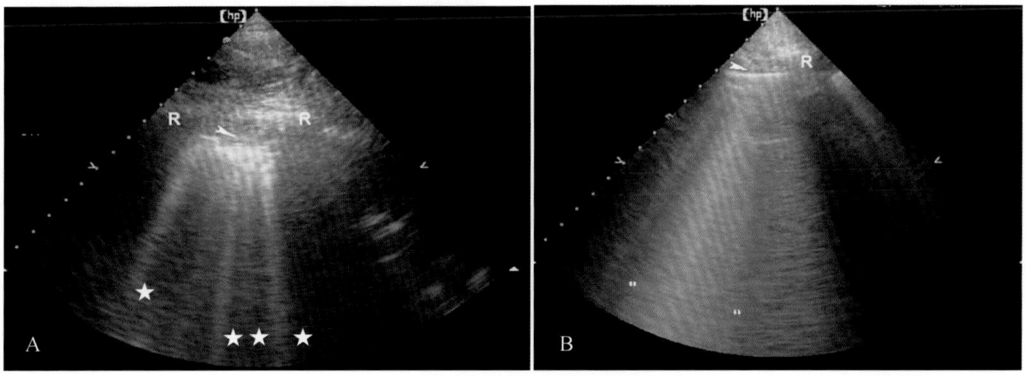

图 7-1　肺间质综合征的超声改变

A. 间距>7 mm 的 B 线，即两条 B 线间低回声“彗星尾征”的间距。图中可见胸腔线（白色箭头）和肋骨（图中 R 处）的声影。间距测量（图中 * 号所示），B 线向下延伸，直到屏幕的边缘，目前文献表明，这类改变对应肺小叶间隔增厚的 CT 改变；**B.** 间距≤3 mm 的 B 线：胸腔线（白色箭头）和肋骨（图中 R 处）的声影。B 线连续向下，直到连续屏幕的边缘。目前文献表明，这类改变对应于肺玻璃样变的 CT 改变

表 7-1 肺间质综合征前侧壁扫查法（空白处为扫查区域）

	腋中线	腋前线	锁骨中线	胸骨旁线	肋间隙	胸骨旁线	锁骨中线	腋前线	腋中线	
右侧					Ⅱ					左侧
					Ⅲ					
					Ⅵ					
					Ⅴ					

超声下许多肺部疾病都可见类似于间质综合征的局部表现，不同病因导致的肺间质综合征需要结合病史、实验室检查等加以鉴别。

心源性肺水肿（cardioganic pulmonary edema，CPE）引起的肺间质综合征表现为胸膜线规则，可见“胸膜滑动征”及肺实变。急性左心衰竭患者小叶间隔增厚是由肺水肿所致，其“彗星尾征”数量与肺外液体含量直接相关，所以在给予利尿剂后急性左心衰竭患者“彗星尾征”数目会随肺外液体量的减少而减少。超声检查中的“彗星尾征”数与B线意义相同。

急性肺水肿（心源性或单纯容量负荷增加）的超声影像表现包括：①弥散均匀的B线分布；②固定增宽的下腔静脉；③伴或不伴左心室射血分数明显下降；④左心室舒张末期容积增加。

视频 7-1 3D 演示肺水肿扫查

研究发现，肺部超声监测的血管外肺水B线评分与脉波指示剂连续心排血量监测（PiCCO）获取的血管外肺水（extravascular lung water，EVLW）具有良好的相关性，肺部超声B线评分可用于EVLW的监测及评估治疗效果。

肺间质综合征是ARDS与心源性肺水肿患者皆有的非特异性超声表现。Copetti等根据超声特征对CPE和ARDS进行鉴别（表7-2）。

肺部超声B线是CPE和非心源性肺间质综合征的共同特征，因此临床医生很难将它们区分开。M型超声下的碎片征形胸膜线和垂直型胸膜线下形态与非心源性肺间质综合征相关。绝大多数CPE患者在M型超声中均为连续型胸膜线和垂直型胸膜线下形态。M型超声中的正弦型胸膜线下形态多提示为胸膜渗出。这种技术是一种较易掌握的区分急性呼吸衰竭病因的方法。

2. 火箭征（图7-2）与毛玻璃征。

3. 胸膜线异常。

4. 肺实变和胸腔积液。

表 7-2 CPE 和 ARDS 的超声鉴别

超声特征	ARDS%	CPE%
胸膜不规则	100	25
滑动征减少	100	0
病变未侵犯区域	100	0
肺实变	83	0
胸腔积液	66	95
肺搏动	50	0

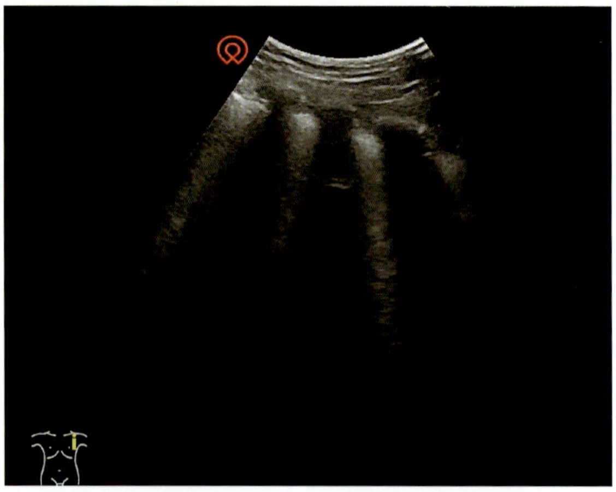

图 7-2 小叶间隔肺火箭征：形似火箭升空，B线平均间隔7 mm，又称小叶火箭征。气液混合状态是超声下形成B线的必备条件，B线等同于病变的小叶间隔

（张 骅 宋 建）

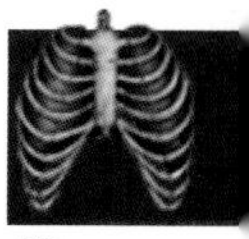

第二节 典型病例

典型病例

心源性哮喘

【病史摘要】

患者，男，82 岁，文职退休。

主诉：因“喘憋、咳嗽 1 周”于 2018 年 4 月 28 日入院。

现病史：患者 1 周前无明显诱因出现活动后喘憋、气促，开始时夜间尚能平卧，有阵发性咳嗽，时轻时重，之后喘憋进行性加重，夜间不能平卧，伴有双下肢水肿，咳少量白黏痰，不易咳出。无畏寒、发热；无胸痛等不适。以“喘憋原因待查”收住入院。

既往史：3 年前诊断为肺腺癌，口服凯美钠（盐酸埃克替尼片）病情未进展。高血压病史 20 余年，收缩压最高 170 mmHg，舒张压不详，现口服缬沙坦氢氯噻嗪片 1 片，每日 1 次治疗，血压控制尚可。冠心病史 6 年，置入冠状动脉支架 3 枚，心房颤动约 6 年，现口服单硝酸异山梨酯、硫酸氯吡格雷片、倍美托洛尔后病情平稳。前列腺增生病史 20 年，痛风病史 3 年。慢性胃炎病史 10 余年。高脂血症病史 6 年。

体格检查：T 36.4℃，P 80 次/分，R 21 次/分，BP 130/80 mmHg。双肺呼吸音粗，双下肺可闻及湿啰音。心率 82 次/分，心律绝对不齐，第一心音强弱不等，无杂音，腹软，肝脾肋下未触及，双下肢水肿（++）。

【诊疗过程】

入院辅助检查：胸部 CT（2018 年 5 月 2 日，图 7-4）示左肺上叶后段病变，不除外恶性可能，较 2017 年 10 月 11 日 CT 有增大；右肺中叶部分不张；两肺散在炎症性病变；左肺下叶部分支气管轻度扩张；右肺上叶小结节，考虑炎症；双侧胸膜及叶间胸膜轻度增厚；双侧少量胸腔积液；心脏增大，少量心包积液；动脉硬化。心脏超声（2018 年 5 月 3 日）：左心房扩大，余心脏各房室腔内径正常，室间隔及左右心室壁厚度正常，运动不协调，未探及节段性运动异常。各瓣膜形态、结构、开闭运动未见明显改变。CDFI 示二尖瓣口可探及少量反流，主动脉瓣口可探及少量反流，二、三尖瓣前向血流呈单峰。超声心动图提示左心房扩大伴二尖瓣反流（少量）主动脉瓣反流（少量）左心室舒张功能下降。肺部超声（2018 年 5 月 10 日）详见图 7-3。

血常规（2018 年 4 月 28 日）：白细胞 5.24×10^{9}/L，中性粒细胞百分比 62.6%，红细胞 3.6×10^{12}/L，血红蛋白 111 g/L，血小板计数 190×10^{9}/L；D-二聚体 1.07 μg/ml，纤维蛋白原降解产物 1.4 μg/ml；NT-proBNP 3120 pg/ml；肌钙蛋白 I 0.01 ng/ml；肿瘤标志物：鳞状上皮细胞癌抗原 1.8 ng/ml，癌胚抗原 2.83 ng/ml，前列腺特异性抗原 0.988 ng/ml，游离前列腺特异性抗原 0.183 ng/ml，PSA 比值 0.19。C 反应蛋白（2018 年 4 月 30 日）7.35 mg/L；抗中性粒细胞胞质抗体（antineutrophilic cytoplasmic antibody，ANCA）组合：抗 dsDNA 抗体阳性（+）；血生化：谷丙转氨酶 11 U/L，谷草转氨酶 17 U/L，总蛋白 65.3 g/L，白蛋白 36.7 g/L，葡萄糖 5 mmol/L，尿素 6.9 mmol/L，肌酐76 μmol/L，尿酸 573 μmol/L。

诊断：①心源性哮喘　冠心病　心功能Ⅳ级；②肺腺癌；③高血压 2 级（很高危）

入院后予改善心功能（单硝酸异山梨酯、丹参酮ⅡA 磺酸钠注射液）、利尿（托拉塞米注射液）及对症支持治疗，病情好转于 2018 年 5 月 17 日出院。

【讨论】

患者因“喘憋、咳嗽 1 周”入院，3 年前诊断为肺腺癌，口服凯美钠（盐酸埃克替尼片）。本例首先要排除肺癌导致的呼吸道症状加重。肺腺癌属于非小细胞癌，多数腺癌起源于较小的支气管，为周围型肺癌，一般不会导致气道阻塞。胸部 CT（2018 年 5 月 2 日）证实患者的症状并不是由肺部肿瘤直接导致。但患者入院后值班医生认为是肺腺癌所致的喘憋、咳嗽，故给予止咳化痰、平喘、抗炎（甲泼尼龙）、抗感染治疗，但症状未见缓解，直至 2018 年 5 月 10 日行肺部超声检查发现右肺中叶不张、双肺满布 B 线。遂考虑为肺水肿导致的心源性哮喘，停用激素，予强心、利尿、改善心功能治疗后症状迅速缓解。

经验教训：值班医生经验不足，只注意到患者既往有肺癌病史，对胸部 CT 的改变认识不足，未注意到患者既往有高血压、冠心病、冠状动脉支架置入术、心房颤动病史，没有及时行肺部超声检查，延误了病情。

心源性哮喘是由左心衰竭和急性肺水肿等引起的发作性气喘，其发作时的临床表现可与支气管哮喘相似。这类患者既往有高血压或心脏病史，哮喘时可伴有频繁咳嗽、咳泡沫样痰（特别是血沫样痰）、心脏扩大、心律失常和心音异常等。心源性哮喘综合征（Ridley 综合征）指由各种原因引起的左心衰竭，是以阵发性夜间呼吸困难为突出表现的一组综合征。

心源性哮喘患者的胸部 X 线通常显示双肺门阴影增加，存在不同程度的肺淤血如上叶肺静脉扩张、肺叶间水肿、B 线或肺水肿（肺野呈云雾状阴影）。左心室扩大、左心房与肺动脉段增大等。超声心动图示左心室内径增大，室壁运动减弱等。肺部超声对肺叶间水肿、B 线或肺水肿均能早期加以识别。

间质性肺水肿以间隔线出现为特征，可见肺纹理增粗，即肺血管模糊、肺血重分配，扩大的上叶肺动脉直径大于毗邻的支气管。肺门阴影增大及 Kerley A、B、C、D 线，以 B 线多见，可见支气管袖口征，B 线（小叶间隔增厚）沿叶间裂分布的胸膜下水肿；B 线多见于两肺下野肋膈角区，呈横行与胸膜垂直的短线状影。胸膜下水肿比支气管袖口征更具有特征性，而且比 B 线更易于观察。CT 检查可见小叶间隔增厚及毛玻璃影。肺间质水肿是一种早期表现，早于肺泡水肿。肺泡性肺水肿期与心源性肺水肿不同，表现为肺泡实变，呈弥漫性分布于两肺野，其大小和密度不等，轮廓不清，可融合成斑片状阴影。

急性肺水肿（心源性或单纯容量负荷增加）的超声表现包括：①弥漫匀齐的 B 线分布；②固定增宽的下腔静脉；③伴或不伴左心室射血分数明显下降；④左心室舒张末期容积增加。

但是，单纯使用肺部超声诊断心源性肺水肿很不可靠，因为它在 33% 的肺炎样本中呈现假阳性诊断，而在 37% 心源性肺水肿中呈现假阴性诊断。

肺部超声检查中出现的 B 线缺乏特异性，出现 B 线仅能表明存在肺间质综合征的迹象，但并不能区分心源性肺水肿和 ARDS、肺纤维化或肾衰竭等病因引起的肺水肿，因此肺部超

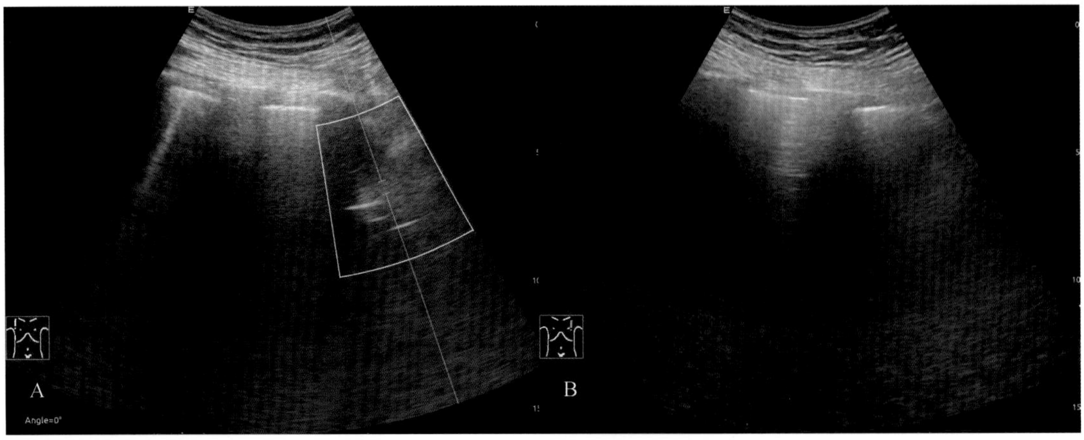

图 7-3 肺部超声（2018 年 5 月 10 日）

A. 右肺可见 B 线及不张的肺叶；**B.** 左肺可见 B 线分布

声还需要结合病史、临床表现及超声心动图等结果综合诊断。本例患者患有肺腺癌，存在肺部感染、肺不张、少量胸腔积液，存在假阳性结果的可能，但是综合分析仍可迅速明确诊断。

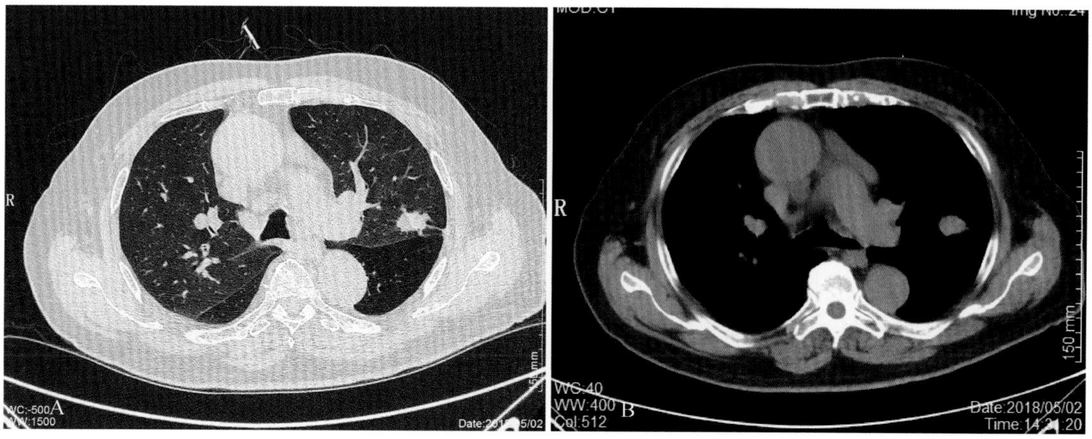

图 7-4 2018 年 5 月 2 日胸部 CT（**A.** 肺窗；**B.** 纵隔窗）示胸廓基本对称，纵隔及气管居中。左肺上叶后段见小团状高密度灶，与临近胸膜轻度粘连。右肺中叶萎陷，部分不张。双肺散在小斑片模糊影。右肺上叶见小淡结节影。左肺下叶部分支气管轻度扩张。双肺门未见增大，主支气管及两侧段以上支气管通畅。双侧胸膜及叶间胸膜轻度增厚。双侧少量胸腔积液。纵隔内未见淋巴结肿大，左肺门旁见钙化淋巴结。心脏增大，心包积液，主动脉壁及冠状动脉见钙化

（张　骅　王文元　王　萍　谷艳梅）

参考文献

［1］吕国荣，杨舒萍．肺部急重症超声．北京：北京大学医学出版社，2018．

［2］Lichtenstein D，Mézi ère G，Biderman P，et al. The comet-tail artifact. An ultrasound sign of alveolar-interstitial syndrome. Am J Respir Crit Care Med，1997，156（5）：1640-1646.

［3］王小亭，赵华，刘大为，等．重症超声快速管理方案在 ICU 重症患者急性呼吸困难或血流动力学不稳定病因诊断中的作用．中华内科杂志，2014，53（10）：793-798.

［4］傅小云，高飞，苏德，等．重症患者肺超声 B 线评分用于血管外肺水评估的临床研究．中国急救医学，2014，34（7）：591-594.

［5］Copetti，Soldatig. Chestsonography：a useful tool to differentiate acute cardiogenic pulmonary edema fromacute respiratory distress syndrome. Cardiovasc Ultrasound，2008，6（1）：16.

［6］Singh AK，Mayo PH ，Koenig S，et al. The Use of M-Mode Ultrasonography to Differentiate the Causes of B Lines. CHEST，2018，153（3）：689-696.

［7］赵华，王小亭，刘大为，等．重症超声快速诊断方案在急性呼吸衰竭病因诊断中的作用．中华医学杂志，2015，95（47）：3843-3847.

［8］沈波涛，赵巍，王宇石．肺部超声在心力衰竭患者中的应用现状和进展．中国老年学杂志 2014，34：4722-4723.

第八章　白　　肺

第一节　概　　述

一、概念

白肺一般是指重症肺炎在胸部X线检查下的表现，肺部显影呈一大片白色，超声下的白肺其实是严重肺水肿的声像图表现。“白肺”往往病因复杂，来势凶险，临床上对于该病的病因诊断难度很大。治疗该病的关键在于寻找病因并及时有效的综合治疗。在药物治疗“白肺”的同时，气道管理、呼吸支持治疗、营养支持及护理治疗、心理疏导同样重要。

二、病因

“白肺”即严重肺水肿，最常见的病因是感染，其次是弥漫性肺泡出血综合征、急性呼吸窘迫综合征（acute respiratory distress syndrome，ARDS）、肺纤维化急性期，液体负荷过重及急性左心衰竭等。

三、病理生理

肺是气和水的紧密结合体，几乎所有病变都伴随气与水的相互消长，肺泡和肺间质充气、含水量的改变所产生的超声影像及伪影使肺部超声检查应用于诊断白肺成为可能。

四、肺部影像学

引起单侧白肺的主要原因如下：单侧肺不张、大量胸腔积液、全肺肺炎、肺切除术。

单侧肺不张：由左或右主支气管完全阻塞导致。支气管阻塞时无空气进入肺部，肺部残余的空气通过肺毛细血管系统被吸收至血液中，导致受累的肺体积缩小。老年人因气道肿瘤（如支气管肺癌）可能出现肺不张。年轻的哮喘患者可能会产生黏液栓阻塞支气管，或误吸异物。危重患者也可因黏液栓导致肺不张。阻塞性肺不张时，即使受累的肺体积缩小，脏壁层胸膜也几乎从不分开，导致一个或所有结构移向白肺侧（体积缩小侧）。

大量的胸腔积液：无论是血液、脓液，还是渗出液、漏出液，其充满于胸膜腔均可导致整个单侧肺几乎不透明，类似占位性病变，并压缩其下的肺组织。

全肺肺炎：炎性渗出物充填气腔可引起肺实变和白肺。由于肺不含气体，故单侧肺会变得不透明，但纵隔并未移向体积缩小的肺炎侧，也没有因大量积液推离肺炎侧。心脏和气管均无移位，空气支气管征可能存在。

全肺切除术：全肺切除几乎均会切除受累的第5或第6肋。大多数情况下，金属外科手术夹可见于肺切除侧肺门区。手术后24 h时，因肺部切除，故仅空气占据胸部。在接下来的2周中，液体逐渐充填胸腔。手术后约4个月，肺切除侧胸部完全不透明。纵隔结构可逐渐移向白肺侧，最终肺切除侧胸部纤维组织形成，且大多数患者整个侧胸部完全不透明。心脏与气管移向白肺侧。

五、鉴别诊断

肺部超声下白肺的声像图表现比较典型，但仍需注意与肋骨在超声下的伪影相鉴别，白肺的火箭征由多条B线组成，B线有以下典型特点：彗星尾征，总是起自胸膜线，并随肺滑动而运动，高回声，镭射样，直达屏幕边缘，湮没A线。而肋骨在超声下的伪影不具备B线的特点，需注意鉴别。

六、治疗

白肺的治疗应先区分引起白肺的不同病因，若由重症感染引起，则需要消除感染。ARDS 则需要适当液体负平衡和高呼气末正压通气。有机磷中毒则需用阿托品纠正肺水肿。肺纤维化急性期则需要治疗引起纤维化的病因，如清除百草枯毒物对肺的影响，液体负荷过重则需要减轻液体负荷，脱水利尿等，急性左心衰竭则需要强心、利尿、扩血管治疗，积极纠正心力衰竭。

七、预后

不同病因引起的白肺预后差异很大。重症肺炎时的白肺死亡率较高，溺水引起的 ARDS 则需要根据水质及溺水程度等进行区分，多器官功能障碍引起 ARDS 的死亡率极高。有机磷中毒引起急性肺水肿时，早期气管插管可保证通气氧合，早期推注阿托品预后较好，鲜有死亡者。百草枯中毒引起的肺水肿因百草枯口服量及早期洗胃时长、肝肾功能损害程度等而预后不同，但整体来说，预后差，肺水肿后进入肺纤维化期时生存率较低。液体超负荷或急性左心衰竭时，则应根据液体超负荷原因具体分析，如既往心功能正常，输液速度过快引起液体超负荷，诱发急性左心衰竭和急性肺水肿时，改善液体超负荷状态后预后好。如有心脏病病史或引起左心衰竭的病因为急性心肌梗死等，则需根据心肌梗死程度，早期经皮冠状动脉介入治疗（percutaneous coronary intervention，PCI）开通罪犯血管的效果等具体分析。整体上，超声下白肺表现提示患者病情较危重，预后需根据病因具体分析。

（马士鹏　孙红双）

第二节　白肺的超声诊断

B 线或彗星尾征产生于一种物质和其周围物质之间的声阻抗差异比较显著时，可以出现单条或多条，局限或弥散于整个前胸壁。单条彗星尾征称 b 线，两条称 bb 线。b 线可能产生于叶间裂，bb 线亦可能无临床意义。至少 3 条垂直于胸膜线的高回声线称为 B 线。B 线呈 7 个特征：彗星尾征；起自胸膜线；高回声；镭射样；不衰减、直达屏幕边缘；湮没 A 线；随肺滑动一起运动。B 线的数量取决于肺通气损失的程度，其回声强度随吸气运动增加。B 线之间的平均距离可由线性和凸性探头测量，这一距离可提供重要的临床信息。间距≤3 mm 的多条 B 线与肺部 CT 毛玻璃影相关，其变异较少见。伪影间隔约 7 mm 提示小叶间隔增厚。胸膜下小叶间隔厚度约 0.10～0.15 mm，大部分小于超声分辨率（约 1 mm），故正常情况下小叶间隔多被肺泡内气体强回声所包绕而不能显示。当小叶间隔增厚时，与周围肺泡内气体的声阻抗差增大，从而形成 B 线。前胸壁可见 B 线为弥漫性，个别部位扫查到为局限性肺泡间质综合征。肺部局部炎症、间质瘢痕及乳腺癌放疗后可在局部胸壁扫查到 B 线。侧胸壁扫查到而前胸壁未见 B 线可能是肺炎或中度血流动力性肺水肿。后胸壁扫查到 B 线提示重力依赖性肺液积累，长期卧床患者后胸壁未扫查到 B 线可能提示血容量不足。28%的正常人在第 11～12 肋间隙（膈肌上方）可见局限性 B 线。总之，肺水肿时，由于液体的重力效应，肺内各不同重力区域含气和水的量不同，因此严重肺水肿时超声下会产生典型的 B 线或彗星尾征，在一个超声视野内如果见到多条 B 线，像火箭发射，则为肺火箭征，是诊断急性肺水肿的典型声像图特征。B 线的融合反映在 CT 中即为毛玻璃影。

视频 8-1　白肺

白肺是重症肺炎中死亡率很高的疾病，一直是医学界的诊疗难题。

急诊床旁肺部超声方案〔bedside lung ultrasound in emergency（BLUE）protocol〕，即 BLUE 方案决策树，不是为了给急性呼吸困难患者提供 100%的诊断正确率，它的目标是简化操作，为白肺的超声诊断提供一种借鉴。

BLUE 流程如下：

第一步：对平卧位和半坐卧位的呼吸衰竭患者的双侧前胸壁进行超声探查，明确是否有胸膜滑动征。结果可出现以下 3 种情况：①双侧胸膜滑动征存在；②双侧胸膜滑动征消失；③其他。

第二步：对胸膜下肺组织的超声表现进行分析。结果可出现以下几种情况：①A 表现：双侧肺部超声探查到滑动胸膜线下的 A 线；②B 表现：双侧肺部超声均在一个肋间隙超声探查声窗探查到>3 条 B 线，并且胸膜滑动征存在；③A/B 表现：一侧肺为 A 表现/另一侧肺为 B 表现；④C 表现：在前胸壁探查到肺泡实变；⑤A' 表现：A 表现，胸膜滑动征消失，且未探查到肺点；⑥B' 表现：双侧肺部超声均在一个肋间隙超声探查声窗探查到>3 条 B 线，并且胸膜滑动征消失；⑦PLAPS 表现：后胸壁和（或）侧胸壁表现出肺泡和（或）胸壁综合征。

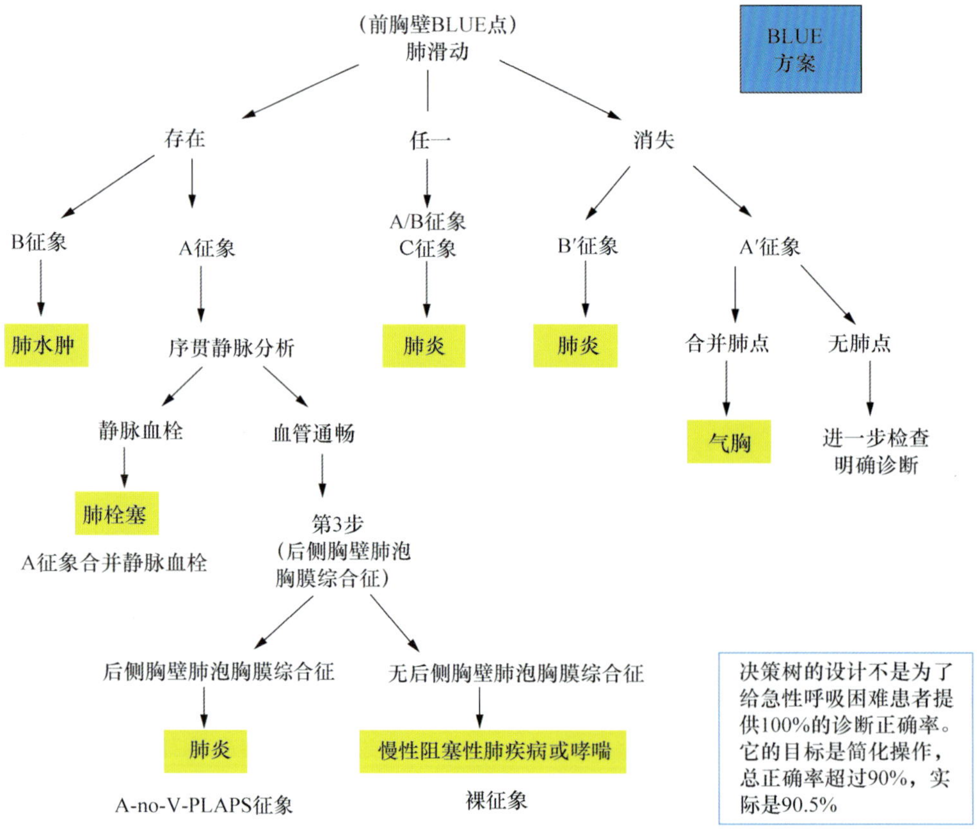

图 8-1 BLUE 方案决策树。通过肺和静脉的决策树来指导急性呼吸衰竭的诊断，即 BLUE 方案

（马士鹏　孙红双　李　妍）

白　　肺

【病史摘要】

患者，男性，50岁。

主诉：发热7天，腹痛3天。

现病史：患者7天前无明显诱因出现发热，体温最高38.6℃，伴四肢关节疼痛，无畏寒、寒战，于当地诊所输液治疗，体温降至正常（具体不详），3天前开始出现上腹胀痛，伴恶心、呕吐，小便呈浓茶水样，无腹泻，自觉发热，未测体温，急诊入院。既往体健。

体格检查：T 36.8℃，P 83次/分，R 22次/分，BP 127/84 mmHg。全身皮肤黏膜黄染，头颈心胸查体无异常。腹部膨隆，上腹部压痛，伴轻度反跳痛，肝脾肋下未触及，移动性浊音阴性，肠鸣音4次/分，双下肢无水肿。

【诊疗过程】

入院后给予禁食、抑酸、抗感染、补液等治疗，考虑胆石症可能性大，不排除合并急性胰腺炎。完善胸腹部CT，提示双肺炎症，双侧少量胸腔积液，胆囊腔下稍高密度灶，腹腔及腹膜后淋巴结稍肿大，考虑胆总管结石伴胆管炎，急诊行内镜逆行胰胆管造影见十二指肠乳头黏膜充血、水肿，胆总管扩张，内见充盈缺损，切开十二指肠乳头清理胆道可见泥沙样结石流出，手术顺利。但患者术后病情进展，腹胀明显，伴胸闷、憋气，指尖血氧饱和度88%，心率增快，腹部CT排除穿孔，转ICU治疗。ICU血气分析提示氧合指数100，考虑ARDS，给予无创呼吸机辅助呼吸。患者病情持续进展，肺间质水肿明显（图8-2）。

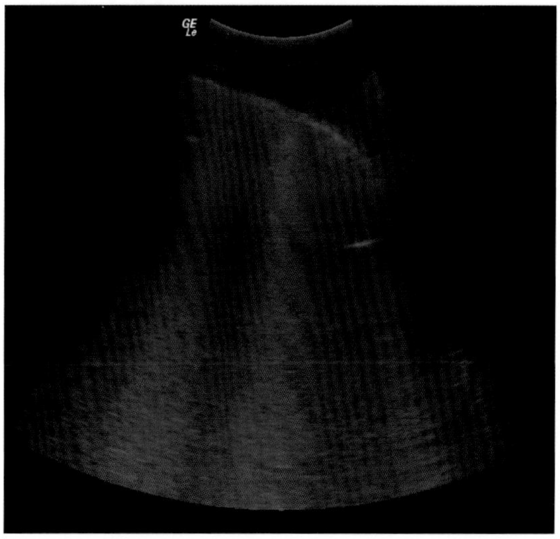

图8-2　肺部超声提示肺间质水肿

【讨论】

患者是一例典型的胆管炎并发多器官功能障碍综合征（multiple organ dysfunction syndrome，MODS），其中肺损伤较为严重，ARDS肺水肿明显。Gardelli等首次报道利用床旁超声来评估及监护ARDS患者肺复张，Stefanidis等用超声测量不同呼气末正压水平下ARDS患者重力依赖区肺不张面积的变化来指导肺复张操作。对该病例而言，床旁肺部超声提供了更简洁、直观的肺水肿证据，使医生能够根据肺部超声的结果来调整呼吸机呼气末正压设置，随时观察患者肺水肿程度，更直接地反馈治疗效果，并减少对胸部X线或CT的应用。

（马士鹏　孙红双）

参考文献

[1] Gardelli G，Feletti F，Gamberini E，et al. Using sonography to assess lung recruitment in patients with acute respiratory distress syndrome. Emerg Radiol，2009，16：219-221.

[2] Stefanidis K，Dimopoulos S，Tripodaki ES，et al. Lung sonography and recruitment in patients with early acute respiratory distress syndrome：a pilot study. Crit Care，2011，15：R185.

第九章　肺不张

第一节　概　　述

一、定义

肺体积部分或全部减小时可导致肺野密度增高，由于肺泡内气体被吸收，肺不张通常伴有受累区域的透光度降低，邻近结构（支气管、肺血管、肺间质）向不张区域聚集，有时可见肺泡腔实变和其他肺组织代偿性气肿。

二、病因

成人急性或慢性肺不张的主要原因是支气管腔阻塞，常见原因为肿瘤、痰液、肉芽肿或异物阻塞，也可能是由外源性因素如胸腔积液或者气胸引起。

三、诊断及鉴别诊断

肺不张的诊断主要依靠胸部影像学检查、病因及病史。肺部影像学是诊断肺不张的金标准，胸部X线检查典型的肺不张征象（图9-1）包括：叶间裂移位；肺野密度增高；气管、心脏、膈肌移位；同侧正常肺叶或健侧肺代偿性肺气肿。胸部CT检查对肺不张的诊断价值更大，特别适用于明确支气管腔内阻塞性病变的位置和性质，探查肿大的淋巴结，鉴别纵隔包块与纵隔周围肺不张。支气管镜造影主要用于了解非阻塞性肺不张中是否存在支气管扩张，但目前已基本被CT所取代。如怀疑肺不张由肺血栓所致，可考虑行肺通气-灌注显像或肺血管造影。随着超声技术的发展，可使用床旁超声及时判断导致肺不张的可能原因，并对症处理。

肺不张的鉴别诊断主要是针对病因的鉴别诊断，相当多的肺不张患者因诊断或治疗目的最终需要进行开胸手术。支气管结石患者中有35%需要开胸得以确诊。由支气管肺腺癌、支气管狭窄、慢性炎症伴肺皱缩、局限性支气管炎以及外源性压迫导致的肺不张中也有部分病例需开胸探查方能确诊。

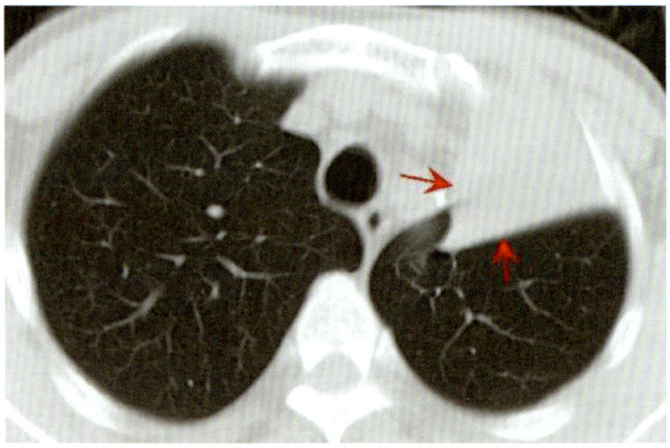

图9-1　左肺不张（红色箭头）

四、辅助检查

①实验室检查对肺不张的诊断价值有限，部分实验室检查结果可提示感染性疾病或肿瘤导致的肺不张；②放射性检查（包括肺部影像学及血管造影检查）；③痰与抽吸物检查；④皮肤试验；⑤支气管镜检查；⑥组织活检及外科手术探查。

五、治疗

发现肺不张后应尽快明确导致肺不张的病因，并针对病因对症处理。对于由异物或痰液阻塞造成的肺不张，可应用体位引流或支气管镜快速解除不张，缓解症状。常用方式无法缓解的肺不张也可采用外科手术切除。

（秦　浩）

第二节　肺不张的超声诊断

肺不张（neonatal pulmonary atelactasis，NPA）。NPA 系指一个或多个肺段、肺叶的容量或含气量减少，其往往不是一种独立的疾病，而是其他疾病的并发症。肺不张可分为压迫性不张和阻塞性不张。前者通常是由大量胸腔积液引起，边缘锐利光滑，中等回声，形似水母，随心跳和呼吸搏动，穿刺引流后压迫性不张范围可缩小甚至消失。后者为气道阻塞所致，如分泌物或者肿瘤，超声表现为均一的低回声类似肝样结构，形状多变，穿刺引流后无变化，有时可以发现支气管液像，提示分泌物或液体填充气道。和肺炎相比，吸收性肺不张没有动态支气管气像。

两种肺不张影像学特征的区别在于当肺不张是被液体严重压缩时，其实变影为规则凹面；当其由气道阻塞引起时，为不规则形。

压迫性肺不张狭长，像一个帽子，至少有一面为凹面，漂浮在积液中，积液面积远大于肺不张的面积。

肺不张的特征是局部或全部缺乏通气，不张时支气管树被压缩。肺实变伴支气管充气征是肺不张的主要超声征象，实时超声下见肺搏动及肺滑动征消失可进一步确诊肺不张。肺不张还可通过超声下观察心脏和纵隔的移位以及膈肌位置的改变来评价。阻塞性肺实变或肺不张多伴有胸腔积液，高回声居多，形态与相应的肺叶和肺段相似；炎症渗出性肺实变多为低回声或等回声，形态不规则。

肺不张超声（表 9-1）诊断要点包括：肺实变伴支气管充气征和（或）支气管充液征，通常面积较大、边界规则；可有静态支气管充气征，有血流，但呈一定程度的血管收缩；实时超声下可有肺搏动及肺滑动征消失；小范围局限性肺不张时，肺搏动常不明显，肺滑动征仍可存在；严重者肺实变显著，动态支气管充气征及平行排列的支气管充气征也随之加重；彩色多普勒超声于实变区可见肺血流（频谱），这是不张的肺组织能够恢复的生理基础，故当肺不张发展至晚期时，肺血流可消失；其他：胸膜线与 A 线异常，可有胸腔积液。

胸膜线与 A 线消失是肺不张常见的超声征象，消失的范围与肺不张的程度有关。大面积肺不张时整个肺野内的胸膜线与 A 线均消失，在局限性肺不张时仅病变部位的胸膜线与 A 线消失，其他部位回声仍可正常。

彩色多普勒超声检查有助于鉴别中央型肿瘤和不张的肺组织。与肺不张相比，肿瘤组织的特征为血管信号稀疏。肿瘤内部动脉阻力测量显示舒张期高速低阻血流指数（<0.80）和低搏动性指数（<2.50）。当阻塞性肺不张发生于中心性支气管癌的基础上时，肺动脉阻塞程度会随肿瘤进展过程（与其结构无关）而逐渐增大，因此彩色多普勒超声可显示不张肺组织血流信号稀疏。少数病例可见中央型肿瘤侵犯大血管，如主动脉、肺动脉、肺静脉。超声引导下经不张肺组织穿刺肿瘤可明确病理分型，并发症很少。

表 9-1　压迫性肺不张与阻塞性肺不张的超声比较

	压迫性肺不张	阻塞性肺不张
B 超	中到大量胸腔积液	无或少量胸腔积液
	肺实质呈三角形尖帽低回声改变	肺实质呈均质性低回声改变。类似肝样变
	与通气肺实质边界模糊	可能见到肺实质内局灶性病变（实质液化、微脓肿、肉眼可见的脓肿、转移灶）
	吸气时部分再通气（空气支气管征）	吸气时无再通气，可见高回声反射（支气管充气征）
	穿刺抽液后部分再通气（不除外中央型占位病变的可能）	可能见到中央型占位病变
	不张肺组织合并炎症浸润时导致充血性肺炎，吸气时通气受限	
彩色多普勒超声	与同一患者的肝比较，可见血流信号增加	与同一患者的肝比较，血流增加。肺动脉呈三相波频谱

Lichtenstein 等研究发现，动态支气管充气征可排除阻塞性肺不张的诊断，其特异性为94%，敏感性为61%。此外，肺不张时还可出现由于肺组织容量减少所导致的继发征象，如肋间隙变窄、膈肌抬高，以及心脏和纵隔移位等。

（张　骅　徐　鹏）

病例 1

胸腔镜下左肺上叶切除后肺不张

【病史摘要及诊疗过程】

患者，男，65 岁。

主诉：体检发现左上肺结节 1 个月。

现病史：患者于 2018 年 5 月 24 日在全身麻醉下行胸腔镜下左肺上叶切除＋纵隔淋巴结清扫术。术后第 2 天，患者因“自主咳嗽、排痰不力，自感胸闷气喘明显”转入 ICU。

体格检查：听诊左肺呼吸音低，可闻及痰鸣音，叩诊呈浊音。

辅助检查：血气分析提示Ⅰ型呼吸衰竭，床旁胸片提示左肺膨胀不全。

【讨论】

具有即时性、简便性和可重复性优点的超声技术目前已经在 ICU 得到广泛应用。与其他领域不同的是，随着技术的进步和经验的积累，以往被认为属于“伪差”的肺部超声征象正逐渐成为 ICU 医师评价肺部病变的重要方法。

“破布征”也被称为碎片征，是肺实变时出现的一种静态声像图征象。实变的肺会呈实性组织样回声，其深部边界与含气的肺组织边界间呈不规则碎片样，形如一块撕下来的破布，这种彗星尾征并不是 B 线，可称为分形彗星尾线。这一征象在较大的全叶性肺实变时一般不会出现，为局限性肺炎的主要征象，具有很高的敏感性和特异性。肺炎患者肺部超声检查还可见其他征象，如胸膜碎片征，为胸膜下小片状实变，病变侵及胸膜，使该处表现为低或无回声，胸膜线不光滑，边缘不规则或呈锯齿状，内部回声不均匀，病变后方可见彗星尾征。

可复性肺不张：动态支气管充气征可排除阻塞性肺不张，有小样本研究发现静态支气管征多见于肺不张，动态支气管充气征多见于炎症性肺实变，但静态支气管征中 1/3 可见于炎症性肺实变患者，部分炎症性肺实变，超声下还可见支气管充液征。相较于炎症性肺实变的丰富血供，可复性肺不张多为急性压迫肺泡塌陷所致，血供不丰富，且血流频谱呈三相波高阻血流。

炎症性肺实变：肺部炎症所致肺实变的病理生理学表现为肺泡或肺间质渗出，进而肺泡充气不足，实变肺组织内的气体逐渐被吸收。有研究认为，不同阶段炎症性肺实变的肺部超声表现不同，初期表现为累及胸膜，胸膜下可见肺不张伴融合 B 线征象，进展期可出现碎片征、支气管充气征，进而出现肝样变肺组织、支气管充液征。研究发现炎症性肺实变多见碎片征、动态支气管充气征，且彩色多普勒超声检查中炎症性肺实变组织可见血管叉，血流多普勒频谱多表现为高阻波形。

肺不张是术后常见的早期并发症之一，表现为支气管阻塞，肺组织含气量过少，肺泡不能完全张开。常发生于全身麻醉、手术时间较长、高龄或身体衰弱及长期吸烟或有呼吸道慢性疾病者，如不及时处理可引起严重的肺部并发症，如肺部感染、胸腔积液、呼吸衰竭等。

本例患者肺部超声（图 9-2 和图 9-3、视频 9-1 和视频 9-2）提示左肺后外侧肺泡和（或）胸膜综合征（posterolateral alveolar and/or pleural syndrom，PLAPS）点（大致位于肺下叶）见碎片征。由此可以判断患者在胸部手术后可能出现肺不张，结合胸片最终证实。治疗后超声提示左肺肺滑动征较前改善，碎片征消失，偶见孤立 B 线，说明肺实变、肺不张好转。胸片也提示左肺不张消失，由此说明肺部超声与胸片具有良好的相关性。

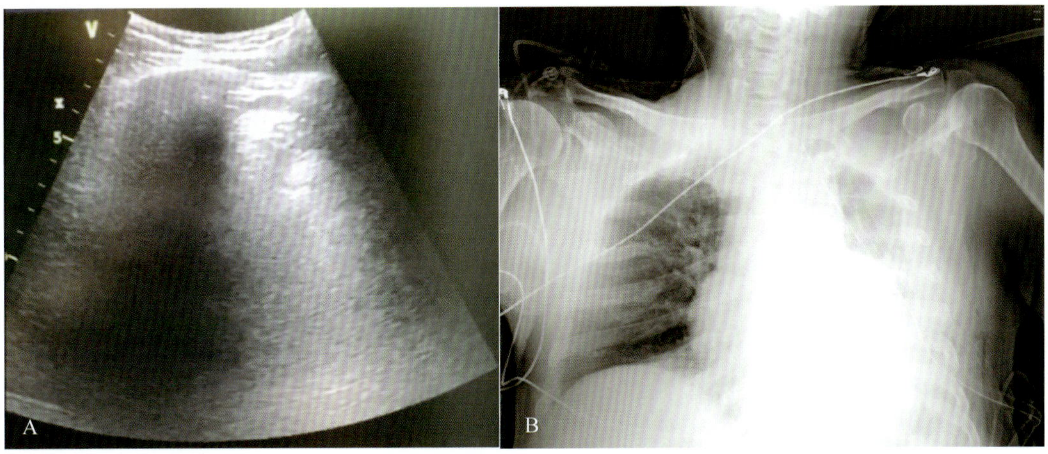

图 9-2 患者治疗前肺部超声及胸部 X 线（2018 年 5 月 26 日）

A. 左肺 PLAPS 点可见碎片征，提示肺实变或者肺不张；**B.** 胸部 X 线示左侧肺密度增高影，膈肌上升，心脏和纵隔移向患侧，提示左肺膨胀不全。PLAPS 点可用于即刻检查少或大量胸腔积液（及重症患者 90%的肺实变）

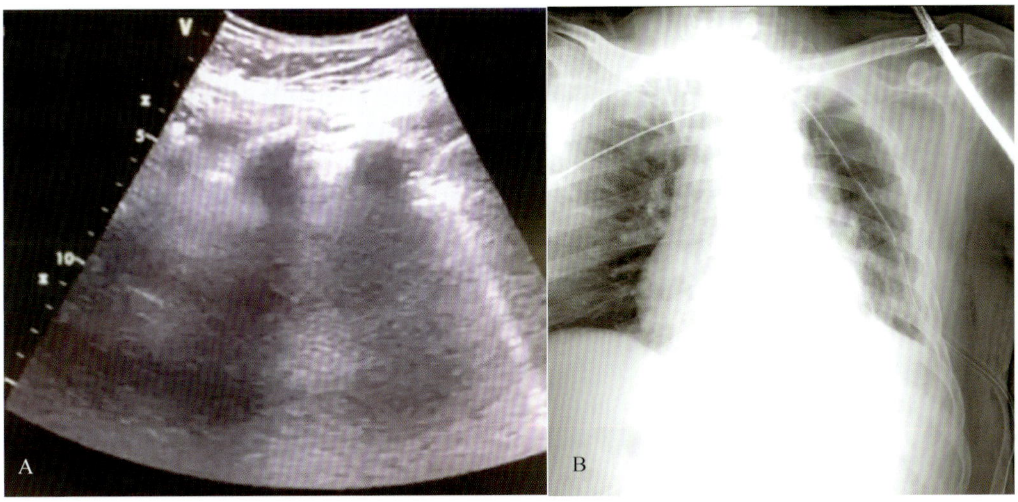

图 9-3 患者经治疗后肺部超声及胸部 X 线（2018 年 5 月 27 日）

A. 超声提示左肺肺滑动征较前改善，碎片征消失，偶见孤立 B 线；**B.** 胸部 X 线提示左肺不张消失

视频 9-1 治疗前

视频 9-2 治疗后

（王 研 杜 成 孙思庆 张 骅）

病例 2

外伤后肺不张

【病史摘要】

患者，男，61 岁。

主诉：车祸致胸部疼痛 2 h。

现病史：患者 2 h 前骑电瓶车时不慎与卡车相撞，当时即感前胸部剧烈疼痛、疼痛呈持续性钝痛，伴呼吸困难，无气促，无恶心呕吐，遂急诊入院。

辅助检查：上腹部＋肋骨 CT 平扫示两侧肋骨及胸骨多发性骨折。左肺上叶少许渗出性改变。左侧肋骨断端周围软组织内积气。上腹部 CT 平扫未见明显外伤性改变。右肾结石，左肾低密度灶。

既往史：高血压 10 年余。

体格检查：T 36.2℃，P 90 次/分，R 19 次/分，BP 141/94 mmHg，神清，精神可，双侧瞳孔等大等圆，直径 3 mm，对光反射灵敏，心肺（－）。前胸壁压痛明显，胸廓挤压试验（＋），左上肢上举稍受限。腹平软，无压痛、反跳痛，肝脾肋下未触及，肾叩击痛（－），移动性浊音（－）。四肢肌力Ⅴ级，病理征未引出。

【诊疗过程】

入院辅助检查：2018 年 1 月 22 日上腹部＋肋骨 CT 平扫示双侧肋骨及胸骨多发性骨折。左肺上叶少许渗出性改变。左侧肋骨断端周围软组织内积气。上腹部 CT 平扫未见明显外伤性改变。右肾结石，左肾低密度灶。2018 年 2 月 6 日 CT 示双侧多发性肋骨及胸骨体骨折，双肺挫伤，右肺中叶不张，双侧胸腔积液伴左肺下叶膨胀不全。肺部超声（图 9-4，视频 9-3，视频 9-4）示肺实变伴支气管充气征，可见胸腔积液，考虑肺不张。

视频 9-3 肺不张

视频 9-4 肺不张 2

诊断：①双侧多发性肋骨骨折　左上肺挫伤　双肺外伤后肺不张　胸骨体骨折；②高血压。

入院后予抑酸（奥美拉唑注射液），活血化瘀（骨瓜提取物注射液）、抗感染（头孢曲松注射液）、止痛（二氟尼柳片）等治疗。

【讨论】

胸外伤所致肺不张的比例很高，其发生原因主要包括以下方面：①支气管阻塞：主要为强大外力作用于胸壁时，脱落的血凝块或支气管分泌物阻塞所致；②大量气胸、液气胸或血胸导致压缩性肺不张。③支气管撕裂伤或支气管断裂。若支气管断端与胸膜腔相通，伤后即出现大量气胸或液气胸，常合并同侧肺萎陷；支气管断裂后，若支气管被血肿、新生的上皮与肉芽组织阻塞，则形成肺不张；④创伤本身可直接导致肺组织出血、水肿，使表面活性物质减少，肺顺应性降低，通气量减少，肺泡群塌陷；⑤肺挫伤或肺撕裂伤会使局部肺组织气体交换受阻，渗出物及分泌物积聚，一方面容易感染，另一方面分泌物及血液可进入破损的支气管，极易引起局限性肺不张；⑥外伤后患者休克及昏迷容易引起误吸；⑦外伤后胸痛及被动体位使呼吸运动减弱，咳嗽反射降低。另外，外伤可以导致气管、支气管黏膜纤毛上皮细胞净化功能受损，分泌物不易排出。

根据肺不张出现的时间，可将其分为速发型（或急性型）与迟发型，前者指伤后即出现的肺不张，后者指伤后 2～7 天出现的肺不张。

本例患者两侧多发性肋骨骨折致胸廓完整

性破坏，胸壁塌陷使肺泡群内陷加重，导致肺不张。同时存在左上肺挫伤出血、间质炎症性水肿、肺表面活性物质减少、肺顺应性降低、肺泡群内陷，加之患者外伤后由于疼痛等因素影响痰及肺分泌物排出导致气管、支气管阻塞，肺组织无法通气，加重肺不张。肺部超声可见肺实变、支气管充气征伴胸腔积液，肺不张的组织狭长，像一个帽子，一面为凹面，漂浮在积液中，积液面积远大于肺不张的面积。实时超声下见肺搏动减弱，这是肺不张典型的超声征象。同一天的胸部 CT 证实右肺中叶不张，两侧胸腔积液伴左肺下叶膨胀不全。

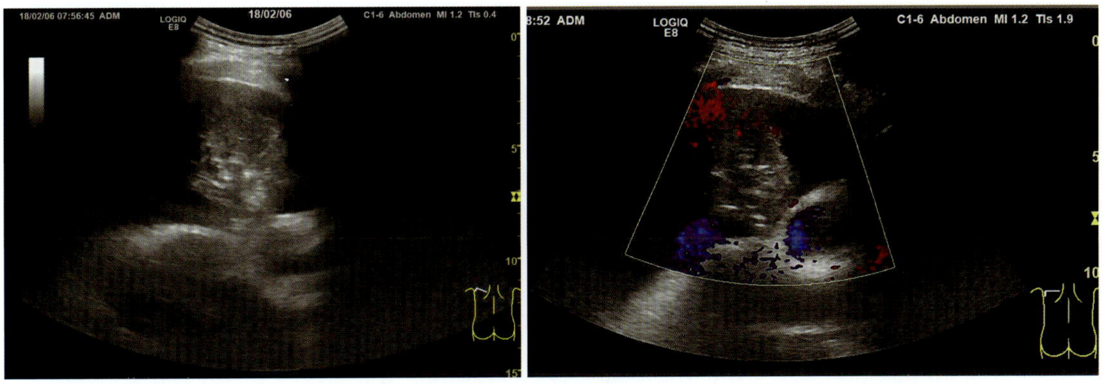

图 9-4 2018 年 2 月 6 日肺部超声：肺实变伴支气管充气征，可见胸腔积液

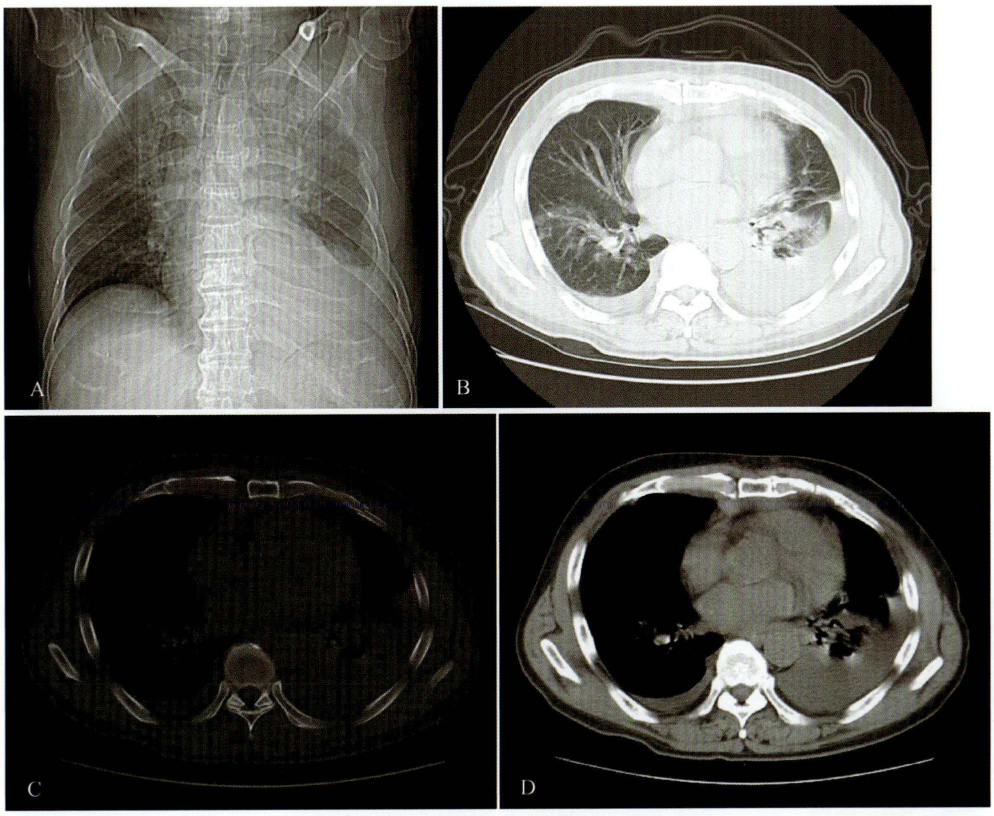

图 9-5 2018 年 2 月 6 日胸部 CT

A～D 示两肺纹理增多，边缘模糊，左肺上叶见小片状模糊影，左肺下叶见条片状高密度影，边界模糊，右肺中叶体积缩小，两侧胸腔内见积液，相应左肺下叶膨胀不全。左侧第 3～6 前肋、右侧第 3、4 前肋及胸骨体中段见骨皮质断裂，部分断端错位，余肋骨走行自然，骨质连续，骨小梁清晰，未见明显错位性骨折改变。两侧多发肋骨及胸骨体骨折，两肺挫伤，右肺中叶不张，两侧胸腔积液伴左肺下叶膨胀不全

（王文元　张　骅）

病例 3

社区获得性肺炎伴左下肺肺不张

【病史摘要】

患者，男，90 岁，退休职工。

主诉：因“咳嗽、胸闷 1 天”于 2018 年 9 月 6 日入院。

现病史：患者 1 天前无明显诱因出现阵发性咳嗽，不剧烈，咳少量白痰，伴胸闷，与活动无关，未行特殊治疗，现入院。

既往史：“高血压”40 余年，“帕金森病”10 年。

查体：T 37.2℃，P 78 次/分，R 19 次/分，BP 132/52 mmHg。神清。两肺呼吸音粗，双肺闻及少许湿啰音。律齐，无杂音。腹软，无压痛、反跳痛，肝脾肋下未触及。神经系统检查无特殊。

【诊疗过程】

入院辅助检查：2018 年 9 月 6 日胸部 CT 示①左下肺支气管病变伴感染。左下肺膨胀不全。左肺尖少许纤维灶；②主动脉及冠状动脉钙化；心脏增大，少量心包积液；③两侧胸腔少量积液。同日肺部超声检查见图 9-6。超敏 C 反应蛋白 32.75 mg/L，白细胞 12.6×10^9/L，中性粒细胞百分比 76.8%，淋巴细胞百分比 15.3%，中性粒细胞 9.7×10^9/L，单核细胞 0.9×10^9/L，红细胞计数 3.49×10^{12}/L，血红蛋白 100 g/L，血细胞比容 30.3%，血小板平均分布宽度 12.4%；NT-proBNP（急诊）3419.00 pg/ml；D-二聚体（急诊）0.92 mg/L。

初步诊断：①社区获得性肺炎伴左下肺肺不张；②高血压；③帕金森病。

入院后予止咳化痰（氨溴索注射液）、抗感染（哌拉西林他唑巴坦注射液）、减轻心脏负荷（呋塞米、螺内酯）等对症支持治疗。

【讨论】

本例患者肺部超声（图 9-6，视频 9-5）提示左肺下叶不均质中等偏低回声区，内可见静态支气管征，强回声区气体未见明显运动，CDFI 示中等偏低回声区内可见血流信号。以上改变提示肺部感染导致的肺不张。胸部 CT（图 9-7）提示左下肺支气管病变伴感染、左下肺膨胀不全及双侧胸腔少量积液（左下肺为甚）。患者双侧胸腔积液考虑为肺炎旁胸腔积液和心功能不全这两种原因导致，左下肺胸腔积液加重左肺不张。肺不张超声下的特殊改变与胸部 CT 诊断相辅相成，二者具有良好的相关性。

视频 9-5 左下肺肺不张

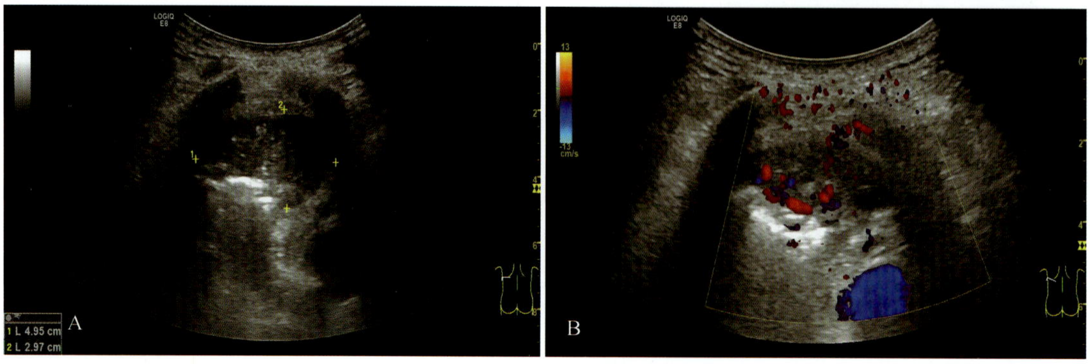

图 9-6 2018 年 9 月 6 日肺部超声示左肺下叶约为 50 mm×30 mm 的不均质中等偏低回声区，内可见静态支气管征，强回声区气体未见明显运动。CDFI 示中等偏低回声区内可见血流信号。超声提示左肺下叶实变（考虑肺炎伴肺不张）

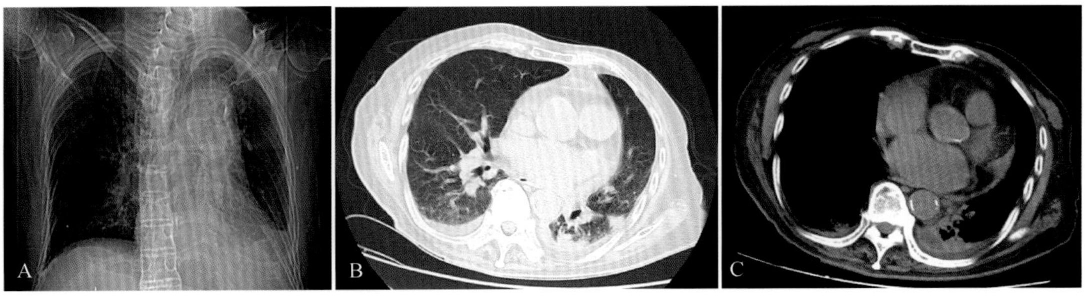

图 9-7 2018 年 9 月 6 日胸部 CT

A～C 示左肺尖见少许条索状高密度影，边界尚清；左下肺可见斑片状密度增高影，沿肺纹理分布，左肺下叶体积缩小。余肺内未见明显异常密度影。气管、各叶段支气管通畅。双肺门及纵隔内未见明显肿大淋巴结影。两侧胸腔内见弧形水样低密度带，左侧部分包裹。主动脉及冠状动脉钙化；心脏增大，心包腔内可见少量液性密度影

（王文元　张　骅　张　民）

病例 4

右肺中叶不张

【病史摘要】

患者，女，90 岁，科研工作者。

主诉：因“咳嗽、咳痰 5 天，发热 1 天”于 2018 年 5 月 17 日入院。

现病史：患者 5 天前受凉后出现咳嗽、咳中等量黄痰，不易咳出，自服感冒清热颗粒，咳嗽减轻。次日咳嗽症状加重，喉中痰鸣音，伴喘息，予“罗红霉素氨溴索片、强力枇杷露、复方双花口服液”治疗 4 天，症状减轻。近 1 天来又出现发热，体温 37.8℃，仍服上述药物，体温下降至 37.2℃，无畏寒等不适，今日来我院就诊，以“肺炎”收住入院。

既往史：胃溃疡、食管裂孔疝 40 余年。高血压 10 余年。2 型糖尿病 20 年。焦虑症、抑郁症 30 年，近 3 年于安定医院诊断为阿尔茨海默病。

体格检查：T 36.8℃，P 71 次/分，R 22 次/分，BP 140/70 mmHg，神清，发音不清晰，对答不清。双肺呼吸音粗，散在干啰音，双下肺少量湿啰音。心音低钝，心率 71 次/分，律齐，无杂音。腹软，无压痛、反跳痛，肝脾肋下未触及。

【诊疗过程】

入院辅助检查：2018 年 5 月 18 日胸部 CT 示右肺中叶不张，右肺中叶支气管闭塞，右肺门增大，纵隔内及右肺门旁多发增大淋巴结，两肺多发小的炎性病灶、机化灶，左上肺小结节，性质待定，双侧胸膜及右叶间胸膜增厚，心脏增大，少量心包积液。2018 年 5 月 21 日心脏彩超示左心房扩大，余各房室腔内径正常，室间隔及左右心室壁厚度正常，运动协调，未探及节段性运动异常。各瓣膜形态、结构、开闭运动未见明显改变。CDFI 示二尖瓣前向血流 E/A＜1。提示：左心房扩大，左心室舒张功能下降。2018 年 5 月 24 日肺部超声影像见图 9-8。

血常规：白细胞 9×10^{9}/L，淋巴细胞百分比 22.4%，中性粒细胞百分比 67.9%，红细胞 4×10^{12}/L，血红蛋白 113 g/L，血小板计数 214×10^{9}/L；血气分析：二氧化碳分压 43 mmHg，氧分压 70 mmHg，乳酸 1.8 mmol/L，血氧饱和度 94%，pH 值 7.41；MP-IgG（＋）、血 MP-IgM（－）、结核抗体（－）。痰培养无特殊。

诊断：①右肺中叶不张　肺部感染；②高血压；③2 型糖尿病。

入院后予止咳化痰（氨溴索注射液）、平喘（多索茶碱注射液）、抗感染（哌拉西林舒巴坦钠-美罗培南注射液）治疗好转后出院。

【讨论】

在既往研究中，肺不张的超声影像多表现

为病变肺叶呈尖端指向肺门、范围小于正常体表投影、且与肝回声相近似的楔形实质回声区；纵隔向患侧移位；伴有胸腔积液时，相应范围内可见到外周被液体包绕、内侧与纵隔相延续、回声强度视胸腔积液量而定的楔形或略有变异的实质回声区。因此，肺不张的超声影像可作为当前影像学手段的一种补充。

本例患者肺部超声影像（图 9-8）示局灶性渗出性病变，但与胸部 CT（图 9-9）比较，肺部超声图像并不典型，这并非肺部超声检查者的技术问题，主要原因是患者肺不张并不严重。所以，肺部超声并不能准确诊断所有肺部疾病，在临床上应酌情选用检查手段。

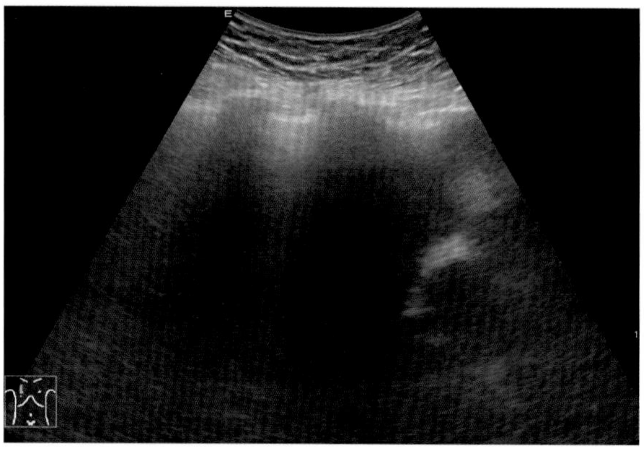

图 9-8 2018 年 5 月 24 日肺部超声示局灶性渗出性病变

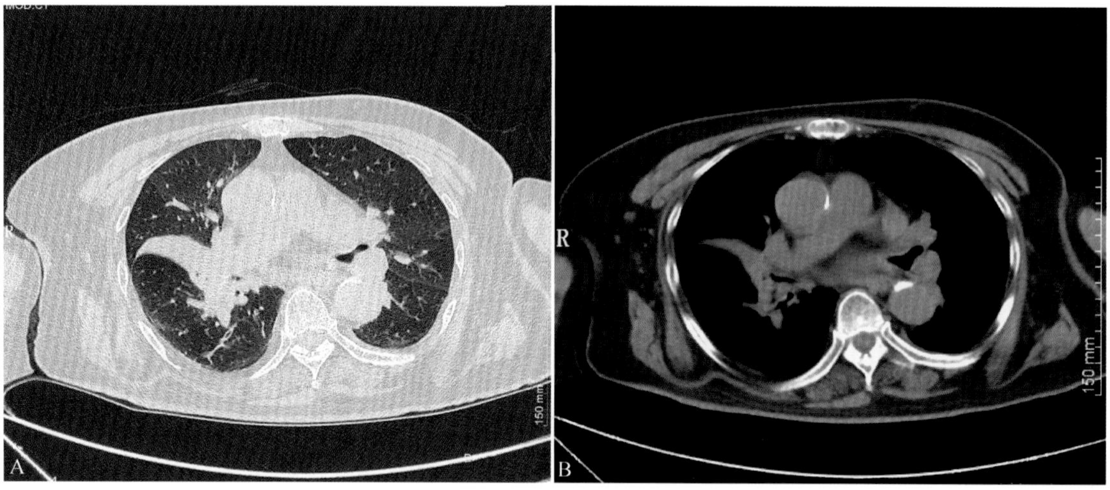

图 9-9 2018 年 5 月 18 日胸部 CT

（李　研　张　骅　张自艳）

参考文献

[1] Lichtenstein D, Mezière G, Seitz J. The dynamic air bronchogram. A lung ultrasound sign of alveolar consolidation ruling out atelectasis. 2009, 135 (6): 1421-1425.

[2] 曹刚，吴松年，邱勇钢，等. 肺实变的超声特征及其诊断价值. 中国超声医学杂志，2007，23 (2): 128-130.

[3] Gebhard Mathis. 胸部超声学. 第 3 版. 崔立刚，柳曦，等译. 北京：北京大学医学出版社，2016.

[4] Lichtenstein D, Axler O. Intensive use of general ultrasound in the intensive care unit: prospective study of 150 patients. Intensive Care Med, 1993, 19 (6): 353-355.

[5] Via G, Storti E, Gulati G, et al. Lung ultrasound in the ICU: from diagnostic instrument to respiratory monitoring tool. Minerva Anestesiol, 2012, 78 (1): 1282-1296.

[6] 赵新玉. 外伤性肺不张的 CT 诊断. 罕少疾病杂志，2007，14 (1): 8-9.

第十章 气　　胸

第一节 概　　述

气体进入胸膜腔造成积气状态被称为气胸（pneumothorax）。通常可分为自发性气胸、创伤性气胸和人工气胸三大类。自发性气胸是由于肺部疾病使肺组织和脏层胸膜破裂，或由于靠近肺表面的微小泡和肺大疱破裂，使肺和支气管内空气进入胸膜腔所致。自发性气胸可分为原发性气胸（primary spontaneous pneumothorax，PSP）和继发性气胸（secondary pneumothorax，SSP），前者发生于无基础肺疾病的患者，后者发生于有基础肺疾病的患者。创伤性气胸是由于胸部外伤或诊断和治疗操作过程中引起的气胸。人工气胸是为诊治胸内疾病而人为将气体注入胸膜腔。

一、病因和发病机制

正常情况下胸膜腔内没有气体，这是因为毛细血管中各种气体分压的总和仅为 706 mmHg，比大气压低 54 mmHg。呼吸周期胸腔内均为负压，系由胸廓向外扩张、肺向内弹性回缩对抗而产生。胸腔内出现气体仅在以下三种情况下发生：①肺泡与胸腔之间产生破口，气体将从肺泡进入胸腔直至压力差消失或破口闭合；②胸壁创伤与胸腔交通；③胸腔内有产气微生物。临床上常见前两种情况。自发性气胸是内科最常见的急症之一，根据有无发病原因，自发性气胸分为原发性气胸和继发性气胸。原发性气胸发生于无明确基础肺疾病的健康人中，但胸膜下肺大疱破裂可能是气胸发生的主要机制。继发性气胸见于有基础肺疾病的患者。

二、临床类型

根据脏层胸膜破裂的程度及其发生后对胸膜内压力的影响，自发性气胸通常分为以下三类：①闭合性（单纯性）气胸：胸膜裂口较小，可随着肺萎缩和浆液性渗出而封闭，不再有空气继续漏入胸膜腔。胸内压接近或超过大气压，抽气后胸内压下降；②交通性（开放性）气胸：胸膜裂口较大或两层胸膜间有粘连或牵拉，使破口持续开放，气体随呼吸自由进出胸膜腔，胸膜腔内压在大气压上下波动，抽气后压力无改变；③张力性（高压性）气胸：胸膜破裂口呈单向活瓣或活塞作用，吸气时胸膜腔内压变小，裂口张开，空气进入胸膜腔，呼气时胸膜腔内压升高，压迫活瓣使之关闭，气体不能排出，导致胸膜腔内空气逐渐增多，胸内压持续升高，使肺组织受累，纵隔移位，影响心脏功能。抽气至负压不久后又可迅速变成正压。这种气胸对呼吸循环功能影响较大，如不及时处理减压可致猝死，必须紧急抢救处理。

三、临床表现

症状　起病前部分患者有用力咳嗽、持重物、屏气或剧烈活动等诱因，但很多患者在正常活动或安静休息时发病。患者多起病急骤，典型症状为突发胸痛，继而胸闷或呼吸困难，并可有刺激性干咳。部分患者起病缓慢，甚至无自觉症状。症状轻重与有无肺基础疾病及功能状态、气胸发生速度、胸膜腔内积气量及其压力大小等因素有关。当患者出现烦躁不安、发绀、大汗、严重气促、心动过速和低血压时应考虑存在张力性气胸。

体征　气胸体征取决于积气量和是否有胸腔积液。少量气胸可无明显体征。大量气胸时气管向健侧移位，患侧胸部饱满，呼吸运动减弱，触觉语颤减弱或消失，叩诊过清音或鼓音，听诊呼吸音减弱或消失。右侧大量气胸时肝浊音界下移，左侧气胸或纵隔气肿时在左胸骨缘处可听到与心跳一致的咔嗒音或高调金属音（Hamman 征）。

四、辅助检查

影像学检查　胸部 X 线是诊断气胸的重要方法。一般摄正位胸片，必要时可摄侧位胸片。气胸胸片上大多有明确的气胸线，为萎缩肺组织与胸膜腔内气体交界线，呈外凸线条影，气胸线外为无肺纹理的透光区，线内为压缩的肺组织。大量气胸时可见纵隔、心脏移向健侧。合并胸腔积液时可见气液面。局限性气胸在后前位 X 线检查时易漏诊，侧位胸片可协助诊断，X 线透视下转动体位也可发现。CT 对于少量气胸、局限性气胸以及肺大疱与气胸的鉴别比胸部 X 线敏感和准确。气胸的基本 CT 表现为胸膜腔内出现极低密度的气体影，伴有肺组织不同程度的压缩萎陷。研究提示，胸部 CT 可有效预测首次发作的原发性自发性气胸的复发风险，对存在肺大疱等病变的患者应积极手术。

近年来超声检查中胸膜滑动征缺乏或消失、A 线征阳性合并 B 线消失、肺点、肺搏动征消失等表现对气胸的诊断也发挥一定作用。

胸部 X 线很难精确估计气胸的容量。1993 年英国胸腔学会指南将气胸分为三类：小量，肺边缘少量气体；中量，肺被压缩至距心缘的一半；大量，肺不含气体，并与膈肌分离。用该法估计气胸量往往低于实际气胸量。2003 年英国胸腔学会指南指出，气胸量约等于肺直径立方与单侧胸腔直径立方的比值。在肺门水平，侧胸壁至肺边缘的距离为 1 cm 时，约占单侧胸腔容量的 25%；2 cm 时约为 50%，考虑为大量气胸，如果情况允许，抽气是安全的。

胸内压测定　有助于气胸分型和治疗。

血气分析　多数气胸患者的动脉血气分析存在异常，超过 75%的患者氧分压＜80 mmHg。16%的继发性气胸患者氧分压＜55 mmHg、二氧化碳分压＞50 mmHg。

胸腔镜检查　可明确胸膜破裂口的部位以及基础病变，同时可以进行治疗。

五、诊断

根据临床表现、体征及影像学资料，气胸的诊断通常并不困难。X 线或 CT 显示的气胸线是确诊依据。超声中胸膜滑动征缺乏或消失、A 线征阳性合并 B 线消失、肺点、肺搏动征消失也是确诊气胸的证据。

六、鉴别诊断

1. 肺大疱　肺大疱起病缓慢，病程较长，而气胸常常起病急，病程短。X 线示肺大疱为圆形或椭圆形透光区，位于肺野内，其内仍有细小条状纹理、而气胸为条带状影，位于肺野外胸腔内。肺周边部位的肺大疱易误诊为气胸，胸片上肺大疱线是凹面向侧胸壁，而气胸的凸面常朝向侧胸壁，胸部 CT 有助于鉴别诊断。经较长时间观察，肺大疱大小很少发生变化，而气胸形态则日渐变化，最后消失。

2. 急性心肌梗死　有类似于气胸的临床表现，如急性胸痛、胸闷、呼吸困难、休克等临床表现，但患者常有冠心病、高血压病史，心音性质及节律改变，无气胸体征，心电图或胸部 X 线检查有助于鉴别。

3. 肺栓塞　患者有栓子来源的基础疾病，无气胸体征，胸部 X 线检查有助于鉴别。

4. 慢性阻塞性肺疾病和支气管哮喘　慢性阻塞性肺疾病的呼吸困难呈长期缓慢加重，支气管哮喘有多年哮喘反复发作史。当慢性阻塞性肺疾病和支气管哮喘患者呼吸困难突然加重且有胸痛时，应考虑并发气胸的可能，胸部 X 线检查可帮助鉴别。

七、治疗

气胸的治疗目的是促进患侧肺复张、消除病因及减少复发。基本治疗措施包括保守治疗、胸腔减压、经胸腔镜手术或开胸手术及防治并发症等。

1. 保守治疗　包括卧床休息、氧疗以及酌情镇痛、镇静、止咳、通便等以祛除诱因。体弱、营养不良者可适当给予支持治疗。对住院治疗的患者都应该给予高流量吸氧，吸入高浓度的氧气可能可以降低胸膜毛细血管气体总压力，使胸膜毛细血管压与胸腔内压的压力差增加，从而促进胸腔气体的吸收。

2. 排气治疗　适用于呼吸困难明显、肺压缩程度较重的患者，尤其是张力性气胸需要紧急排气者。治疗方法主要包括胸膜腔穿刺抽气法和胸腔闭式引流术。多项随机对照研究显示，穿刺排气的短期成功率为59%～80%，而闭式引流则可将其提高至64%～100%。

3. 内科化学性胸膜固定术　由于自发性气胸复发率高，为了预防复发，可使用单纯理化剂、免疫赋活剂、纤维蛋白补充剂、医用黏合剂及生物刺激剂等引入胸膜腔，使脏层和壁层两层胸膜粘连从而消灭胸膜腔间隙，使空气无处积存，即所谓“胸膜固定术”。

4. 外科手术治疗　手术的目的首先是控制肺漏气，其次是处理肺病变，最后是使脏层和壁层胸膜粘连以预防气胸复发。虽然手术是治疗自发性气胸疗效最确切的手段，但包括英国和美国在内的几乎所有指南和共识都不建议对首次发作的原发性自发性气胸进行手术干预，这些指南仅推荐对特殊职业（如飞行员、潜水员等）、伴发血胸以及保守治疗后仍延期漏气的患者进行手术治疗。

随着胸腔镜技术的成熟和普遍应用，电视辅助胸腔镜手术（video-associated thoracic surgery，VATS）在临床实践中已成为自发性气胸的首选术式。大量资料表明，VATS 在微创、疼痛、住院时间和费用等方面较开放手术具有显著优势。

对于首次发作的原发性自发性气胸，非手术治疗（如单纯观察、穿刺抽气或置管引流）可获得良好的短期治疗效果。但由于原发性自发性气胸经内科保守治疗后仍有较高的复发率，故预防复发是治疗的重点。有资料显示，原发性自发性气胸首次发作经保守治疗后的复发率为16%～52%，而第二次复发后如再次接受保守治疗则同侧复发率高达65%。因此，为达到彻底治疗的目的，对有复发风险的患者进行胸腔镜治疗具有重要意义。

（王　萍）

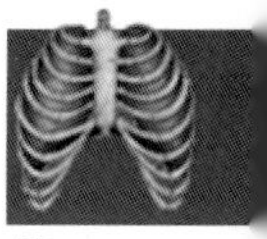

第二节　气胸的超声诊断

气胸是脏层与壁层胸膜之间存在积气的一种状态。气胸的传统检查方法主要包括 X 线和 CT，目前胸部 CT 是诊断气胸的金标准，但一般情况不稳定的患者可能因不易移动而造成诊断和治疗上的延误。研究表明，超声诊断气胸的敏感性和特异性非常高，诊断结果令人满意。因此，除了采用机械通气的患者外，任何怀疑为气胸的患者都可以将床旁超声检查作为首诊的影像学方法。应对逐个肋间的肺组织进行检查，如发现胸膜滑动征、肺搏动征、B 线、肺实变、胸腔积液等征象，可排除检查部位存在气胸。

一、检查体位和方法

推荐的检查体位为 30°头高卧位，这样可以使胸膜腔内气体聚集在前胸壁，扫查的重点范围也因此聚集于前胸壁。根据临床需要，也可以采用坐位检查，但坐位检查可能会使超声检测少量气胸的敏感性降低。

首先将探头置于乳头连线以下进行扫查，两侧肺分别扫查锁骨中线和腋前线两个部位或上蓝点、下蓝点、PLAPS 点全面扫查，尤其是肋膈角，建议扫查上下 2～3 个肋间，采用矢状面，同时显示上线两根肋骨和后方声影以及肋骨间的胸膜强回声，即所谓的蝙蝠征。每个区域的检查时间不应少于 1 min 或者每个肋间隙应扫查 4～5 个呼吸周期。采用坐位检查应注意对肺尖部的扫查，发现可疑区域时应重点扫查。

二、气胸的超声征象

气胸的第一超声征象是肺滑动征消失，M 型超声表现为沙滩征消失，代之以缺乏运动特征的平行线叠加，称为平流层征。由于气体位于胸膜腔内，超声波被气体反射而无法到达肺组织，因此气胸时不会显示 B 线，仅存在 A 线。

（一）胸膜滑动征缺乏或消失

正常情况下，胸膜腔超声表现为带样高回声，由与呼吸同步滑动的脏层胸膜和相对固定的壁层胸膜组成，前者的滑动来自于肺呼吸，在超声上称为“肺滑动征”，其表明呼吸形态正常，是排除气胸的100%阴性预测值，实时超声下肺滑动征消失（视频10-1，视频10-2）是诊断气胸的最主要征象，如存在肺滑动征，基本可排除气胸。在呼吸运动时脏层胸膜和壁层胸膜之间会有明显的相对滑动，实时超声检查时非常容易显示，当气胸发生后，这种相对滑动会消失。M型超声检查能够更清晰地显示这种相对滑动的消失。正常情况下，由于这种胸膜滑动的存在，M型超声下，可见胸膜线深部的回声线呈颗粒状，与前面平行的基层和皮下组织共同构成所谓的“沙滩征（seashore sign)”。气胸时由于胸膜滑动征的缺乏，导致M型超声下胸膜线深部的回声也呈平行线样表现，称为“平流层征（stratosphere sign)”（图10-1和图10-2）。当一侧胸部未见明显的胸膜滑动征时，应结合病史及其他征象进行诊断。肺底的滑动度最大，肺尖部的滑动相对较弱。在探查肺尖部时应适当放慢速度，以免误诊为胸膜滑动征消失。

视频10-1 肺滑动征消失-线阵探头

视频10-2 肺滑动征消失-相控阵探头

造成肺滑动征消失的情况包括：

1. 脏层胸膜贴着壁层胸膜但是不运动

胸膜炎致胸膜粘连

既往气胸行有效的胸膜粘连术或胸膜固定术

急性胸膜融合、ARDS和大面积肺炎的常见并发症

完全性肺不张

大面积肺纤维化

严重的急性哮喘

窒息

心脏呼吸骤停

气管插管误入食管（双侧消失）

单侧肺插管（通常左侧）

喷射通气

严重的腹腔间隔室综合征

2. 脏层胸膜不接触壁层胸膜

胸腔积液

气胸

3. 无脏层胸膜

肺切除术

4. 物理阻隔

胸壁皮下气肿

5. 技术不足

超声机、探头、滤波器的影响

（二）A线征阳性合并B线消失

气胸时，壁胸膜后方的气体比肺表面深部气体的多重反射伪像更加粗大和规则。胸膜线下方出现密集的A线（图10-3），数量比正常情况下的A线多，并且为等距，称A线征。由于超声波会被气体完全反射，故在超声下脏层胸膜将不再显示，此时看到的所谓“胸膜线”实际上是壁层胸膜的反射线。因此，从定义上讲，它们实际上不是“胸膜线”。同样，在其下形成的一系列平行线也不是真正意义上的“A”线。由于超声波可在空气中急速消退，而肺内空气的存在会造成肺内与周围实质组织间的回声失落，从而使肺实质难以直接成像。在某些情况下，超声诊断在含气器官中的局限性又恰恰是它的优势所在，胸壁与肺实质之间的气体能够在肺部动态超声成像中发挥决定性作用。气胸属于非重力依赖性，肺实质与胸膜壁层并列，而不是像空气那样位于两胸膜层之间，因此B线在气胸中不可见。

A线征在气胸的诊断中敏感性较高，同时在相同部位上可见B线随呼吸周期消失。值得注意的是，A线也可见于正常肺和某些疾病，脏层、壁层胸膜出现粘连带时，在胸膜滑动征消失的界面内也可出现B线及肺搏动征。低回声的肺小叶间的胸膜裂隙也会消失。因此，应用超声检查时，需合理选择影像标准与影像方法。

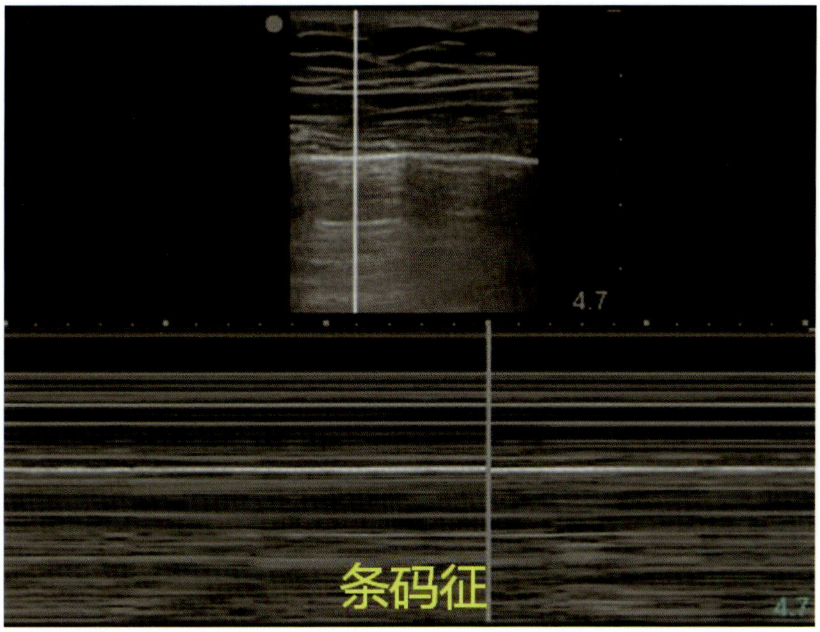

图 10-1　条码征（bar code sign）：气胸时，M 型超声显示为数条平行的水平线，提示胸膜线及以下部位无任何移动，也称“平流层征”（stratosphere sign）

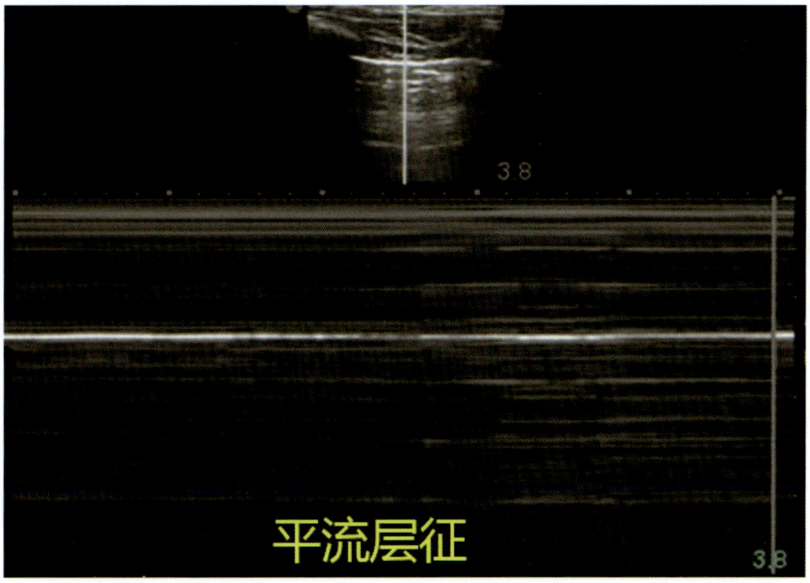

图 10-2　气胸时，胸膜线深部的气体及其后方伪像呈平行线样表现

（三）肺点征

虽然缺乏胸膜滑动征和彗星尾征是气胸的主要征象，但研究显示，所谓的“肺点征”才具有确诊意义，并能够用于测量气胸量，但是这一征象的识别颇为困难。M 型超声能更清晰地辨认肺点征，其诊断气胸的特异性为 100%，敏感性为 66%，对隐匿性气胸的诊断敏感性为 79%。它检测的是气胸的面积，即气胸的实际大小范围，而不是其体积，超声在气胸量及肺压缩程度的定量判断中作用有限。然而，Volpicelli 等通过肺部超声对气胸体积进行半定量研究，结果发现肺点征的位置可判断气胸体积的大小，肺点征位于腋中线表明 15%肺组织塌陷，且肺点征的侧向位置变化与气体体积相关。临床观察发现超声看到的 A 征＋肺滑动征消失只能说明胸壁内空间富含气体，且没有与胸壁产生相对运动，其可以是气胸，也可以是富含无效腔或没有有效通气的肺组织。同理，巨大

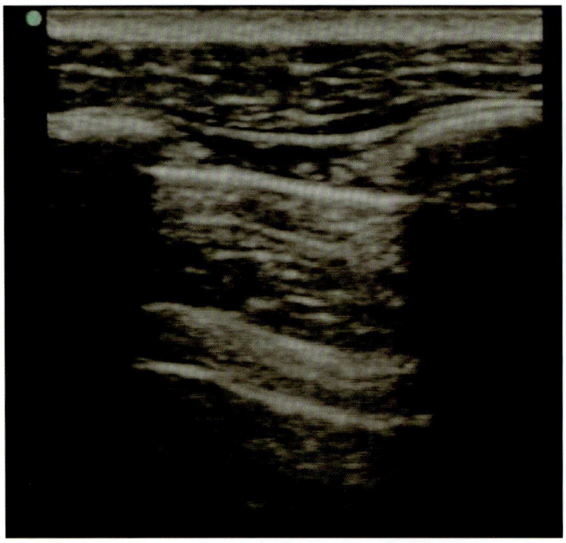

图 10-3 胸膜线下方出现密集的 A 线

肺大疱在没有合并气胸时也同样可以出现肺点征。肺点征亦可见于胸膜增厚、粘连的患者。健康肺组织移动不受限制而受累肺组织移动受限都可产生肺点征。既往有关“肺点征是气胸的特异性征象”的观点是不正确的。

通过观察到肺点征（图 10-4、图 10-5 及视频 10-3）可准确定位轻中度气胸时气体边界所在的位置（重度气胸时肺点征无法探及，主要是因为胸腔气体太多，整体肺压缩偏离胸壁，并无交界点存在）。通过肺点征的分布规律，我们可以快速判断气胸的边界，并可估计其容积，指导气胸置管及负压引流。

视频 10-3 肺点

虽然极小的、毫米级的气胸超声均可被精确探查，但目前肺部超声仍不是公认的确认气胸大小的方法。

（四）肺搏动征消失

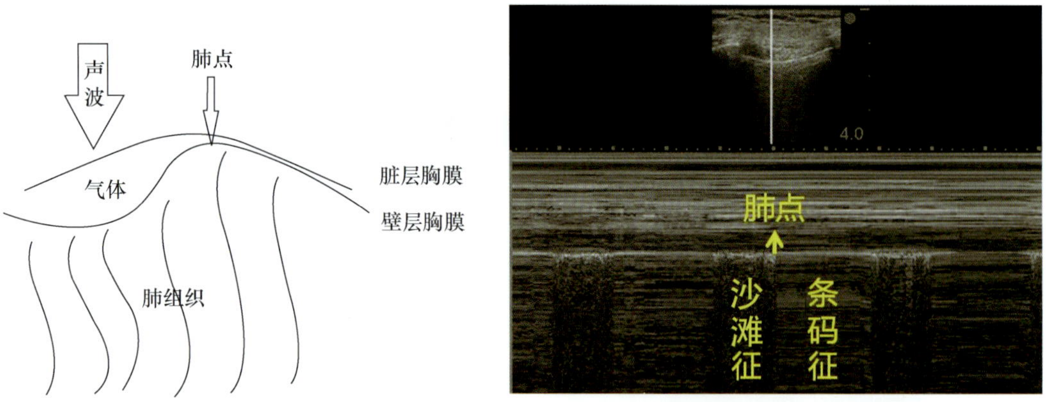

图 10-4 肺点（lung point）：气胸时，M 型超声下沙滩征与条码征之间的临界点称为肺点，是诊断气胸的超声征象

（五）其他超声征象

皮下气肿：皮下组织出现异常的线状强回声（E 线），后方出现衰减，造成深部组织无法显示。

液气胸：气胸是临床上较常见的疾病，其中大约 20%同时伴有胸腔积液，称为液气胸。液气胸时，气-液平面可随患者体位而变化，气液平面中的液体成分分布受重力影响。当患者呈坐位时，胸膜积液受重力影响分布于下方，胸膜内积气位于其上方，产生胸腔积液内的气泡。

总之，超声（图 10-6，视频 10-4）作为气胸的一种诊断方法，有助于提高气胸的诊断水平，同时也为临床医生在气胸检查方法的选择上拓宽视野。但是，单一影像学手段无法满足临床的不同需求。

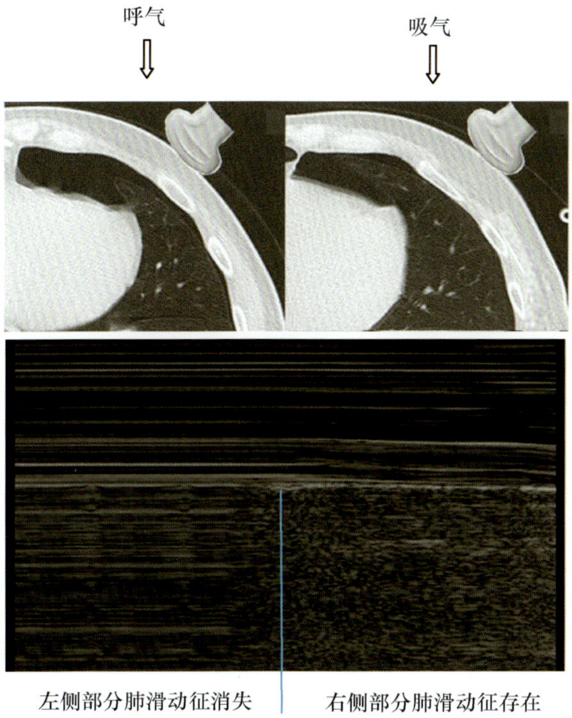

图 10-5 呼气、吸气时肺部超声提示肺滑动征的不同表现

视频 10-4 3D 演示气胸扫查

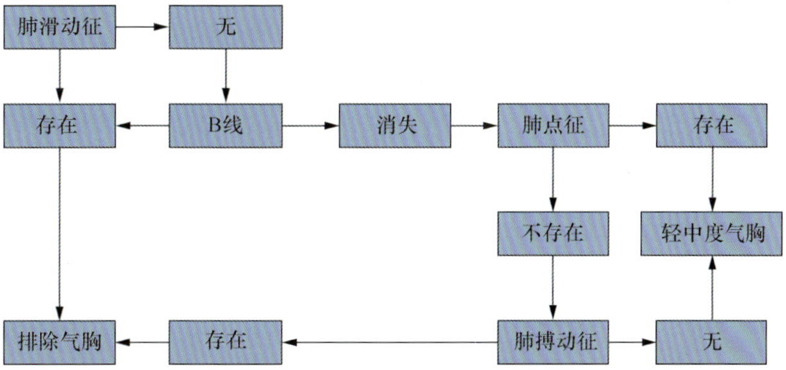

图 10-6 气胸的诊断流程图（注：重度气胸不存在肺点）

（张 骅 冯 寅 余 婷）

病例 1

医源性气胸（右侧）

【病史概要】

患者，女，84 岁。

主诉：突发气急 3 h。

现病史：患者 3 h 前进食时出现气急，面色暗紫，口唇发绀，躁动，伴神志不清，立即清除异物后吸氧，血氧饱和度约 83%，急诊入院。

既往有阿尔茨海默病史 6 年，规律服用奥氮平片治疗。高血压病史 6 年，规律服药 3 年，停药 3 年，血压控制不详，下肢深静脉血栓形成病史。

体格检查：T 37℃，P 126 次/分，R 26 次/分，BP 110/62 mmHg，神志不清，双侧瞳

孔等大等圆，直径约 4 mm，对光反射灵敏，颈强直，颈静脉无怒张。双肺呼吸音粗，无啰音。心率 116 次/分，无杂音。腹软，无压痛及反跳痛，肝脾肋下未触及。四肢肌张力正常，双下肢水肿（+），左侧为著。

【诊治过程】

入院辅助检查：头颅＋胸部 CT 示脑白质脱髓鞘病变，老年脑改变，两肺散在炎症，右侧少量胸腔积液，伴邻近肺不张；常规心电图示窦性心律，房性期前收缩，电轴左偏；双下肢血管 B 超示左侧股深静脉栓子形成。凝血功能：凝血酶原时间 13.8 s，国际标准化比值 1.22，部分凝血活酶时间 25.6 s，D-二聚体明显升高；血气分析：pH 值 7.293，血氧分压 109 mmHg，二氧化碳分压 39.5 mmHg，乳酸 4.1 mmol/L；血常规：白细胞计数 13.51×10^9/L，血红蛋白 108 g/L，血小板计数 124×10^9/L，超敏 C 反应蛋白 39.6 mg/L；降钙素原 0.36 ng/ml。

入院后予经鼻高流量吸氧，右侧颈内静脉置管，深度 15 cm，由于 D-二聚体明显升高，且有下肢深静脉血栓，予行肺动脉 CTA，检查前常规行床旁胸部超声（图 10-7，视频 10-5，视频 10-6）显示患者右肺胸膜滑动征消失，B 线消失，可见平流层征，考虑右侧医源性气胸，系深静脉置管引起。当日肺动脉 CTA（图 10-8）提示左肺动脉栓塞，右侧气胸。拔除深静脉导管保守观察、予抗感染、抗凝等治疗，患者症状好转后出院。

【讨论】

患者入院时肺部 CT 未提示气胸，入院当天行深静脉置管后，第 3 天发现气胸，患者临床症状未加重。本例患者未给予机械通气，且有同侧深静脉有创操作，因此考虑医源性气胸。

临床上气胸病因很多，包括自发性、外伤性及医源性等，有时少量气胸或者大量气胸患者临床症状可不加重，故有时容易漏诊。医源性气胸是一种危及生命的严重并发症，可发生闭合性气胸、开放性气胸、张力性气胸，可为单侧气胸或双侧气胸。气胸可发生于多种诊疗过程中，包括胸膜腔穿刺、胸腔穿刺置管化疗、胸腔闭式引流、心包穿刺、机械通气、肝囊肿穿刺、经皮肝胆道造影、纤维支气管镜、颈深静脉穿刺、颈部肿块活检、肺组织穿刺活检、胸壁肿块穿刺活检、胸外心脏按压、星状神经节阻滞、肋间神经阻滞、颈丛麻醉、臂丛麻醉、胸部手术、上腹部手术、针灸等，多由操作不当或准备不足引起，其中绝大多数是可以避免的。因此，在医源性操作时，床旁超声可以早期发现气胸。

视频 10-5 胸膜滑动征消失

视频 10-6 胸膜滑动征存在

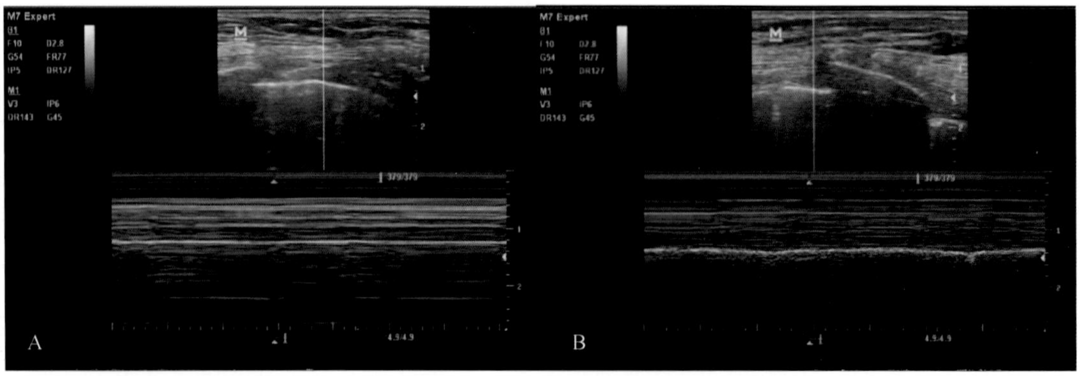

图 10-7 双侧肺部超声。**A.** 右侧胸膜滑动征，可见平流层征。**B.** 胸膜滑动征正常

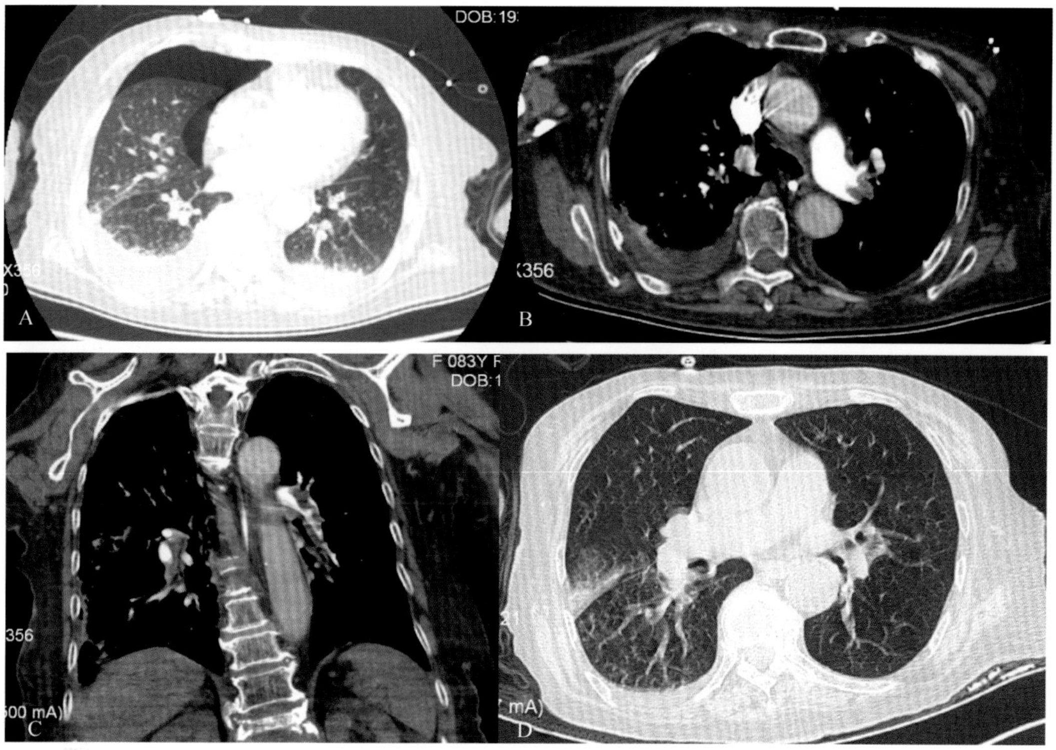

图 10-8 **A～D** 肺动脉 CTA 提示左肺动脉栓塞，右侧气胸

（南 勇 张美齐）

病例 2

医源性气胸

【病史摘要】

患者，女，79 岁。

主诉：双下肢红肿热痛 2 天，气急伴意识模糊 5 h。

现病史：患者 2 天前无明显诱因出现双下肢红肿热痛，以左下肢为著，入院 5 h 前出现气急伴意识模糊。血气分析示Ⅱ型呼吸衰竭，血氨升高，予有创呼吸机辅助呼吸。

既往有心房颤动、心功能不全病史 30 年。肝硬化病史（具体不详）。

体格检查：T 37.1℃，P 120 次/分，R 19 次/分，BP 94/59 mmHg。血氧饱和度（SPO_2）100%〔气管插管呼吸机辅助通气，模式为同步间歇指令通气（SIMV），吸氧浓度（FiO_2）50%，潮气量（VT）450 ml，通气频率（f）15 次/分，PS 12 cmH_2O，呼气末正压（PEEP）6 cmH_2O〕。意识不清，镇静状态。两肺呼吸音粗，可闻及少许湿啰音。心率 120 次/分，心律绝对不齐，无杂音。腹软，肝脾肋下未触及。全身水肿，双下肢红肿，左下肢明显。

【诊疗过程】

患者入院后行气管插管呼吸机辅助呼吸、抗感染（利奈唑胺＋美罗培南注射液）、强心利尿（地高辛片、托拉塞米注射液）及对症支持治疗。2018 年 9 月 10 日床边超声提示右侧气胸，胸部 CT 证实（图 10-9），予胸腔置管引流，2018 年 9 月 15 日拔除胸腔引流管。2018 年 9 月 20 日患者出现肺性脑病，2018 年 9 月 23 日临床死亡。

【讨论】

患者入院时胸部 CT 未提示气胸，入院当天行深静脉置管后，次日由于胸腔积液给予右侧胸腔闭式引流术，入院第 5 日复查 CT 时发现右侧气胸。患者接受机械通气、深静脉及胸腔穿刺，故气胸考虑为医源性。床旁超声（图10-10）提示右肺胸膜滑动征消失，A 线征阳性且 B 线消失，这些改变符合气胸的超声特点。

胸膜滑动征消失是诊断气胸的主要征象。正常情况下，内衬于肺组织表面的脏层胸膜可随呼吸运动而相对胸壁运动，因脏层、壁层胸膜紧贴，超声可见胸膜线随呼吸运动而相对运动，称之为肺滑行征，M 型超声可表现为沙滩征。如发生气胸，气体层会将脏壁两层胸膜隔开，声波不能穿透气体层探测到脏层胸膜的呼吸运动，因而气胸诊断的要点之一即胸膜滑动征消失。但需排除其他情况，如肺实质病变累及胸膜或胸膜病变（如胸膜增厚、粘连），也可以表现为肺滑动征消失。

由于气体位于胸膜腔内，超声波被气体反射而无法到达肺组织，因此气胸时不显示任何 B 线，仅存在 A 线。A 线征阳性且 B 线消失是气胸的另一个主要特征。

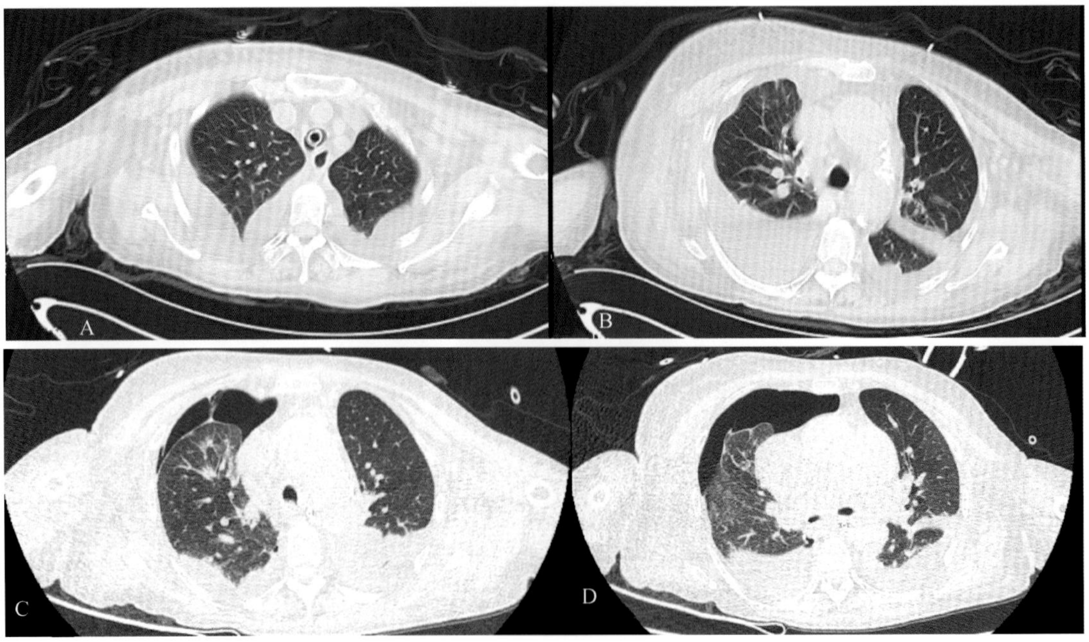

图 10-9 A～B. 胸部 CT（2018 年 9 月 5 日）；**C～D.** 胸部 CT（2018 年 9 月 10 日）

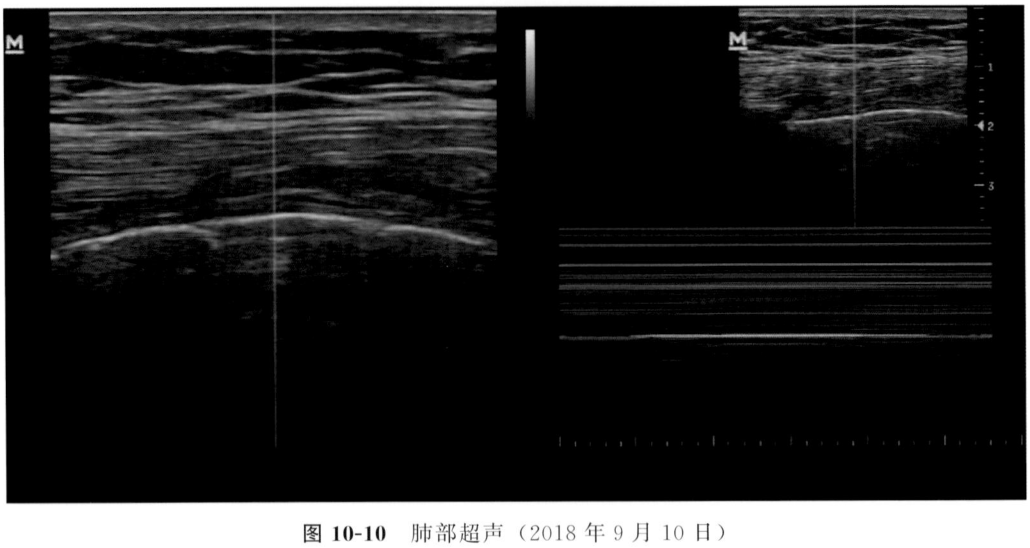

图 10-10 肺部超声（2018 年 9 月 10 日）

（南 勇 张美齐）

病例 3

呼吸机相关性气胸

【病史摘要】

患者，女，17 岁。

主诉：因“急性白血病 1 年余，干细胞移植后 11 个月余，发热 3 天”于 2018 年 6 月 19 日收住血液科。

现病史：患者 3 天前无明显诱因出现咳嗽，高热，体温最高达 39℃，伴胸闷、气急。

体格检查：T 37℃，P 126 次/分，R 26 次/分，BP 110/62 mmHg，神清。两肺呼吸音粗，可闻及少许啰音。律齐，无杂音。腹软，无压痛、反跳痛，肝脾肋下未触及。

【诊疗过程】

入院后胸部 CT、胸片（图 10-11、图 10-12、图 10-14、图 10-15）显示双肺炎症，心包少量积液；支气管镜无异常。在先后给予泰能、卡泊芬净、泊沙康唑、舒普深、两性霉素注射液抗感染的过程中，患者肺部感染加重，出现二氧化碳分压升高，气急明显，于 2018 年 7 月 21 日转入 EICU 后予气管插管呼吸机辅助通气（PEEP 8 cmH_2O），2018 年 7 月 23 日凌晨出现血氧饱和度下降，听诊右侧呼吸音消失，考虑张力性气胸（呼吸机相关性），床旁超声（图 10-13）提示右侧胸膜滑动征消失，A 线征阳性且 B 线消失，可见平流层征，考虑右侧张力性气胸。经胸腔闭式引流术后症状无好转，于 2018 年 7 月 24 日 19：08 宣布死亡。

【讨论】

患者入院时 CT 未提示气胸，后病情加重，转入 EICU 后予气管插管机械通气后出现张力性气胸，考虑为医源性气胸。虽然肺部 CT 是诊断气胸的金标准，但是对于重症患者因难以移动而无法迅速进行检查，故床旁超声在确诊气胸上与肺部 CT 具有相同的价值。

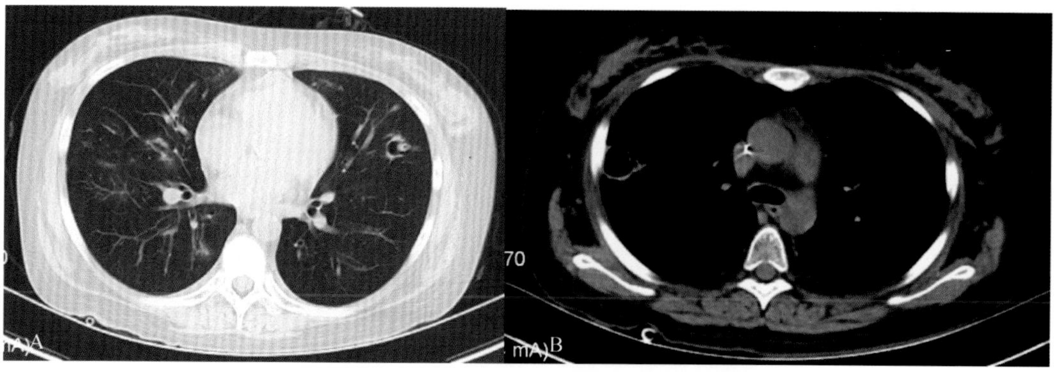

图 10-11 胸部 CT（2018 年 7 月 7 日）

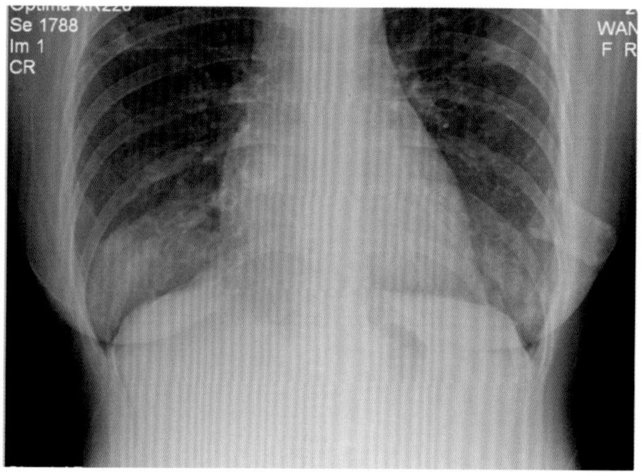

图 10-12 胸片（2018 年 7 月 21 日）

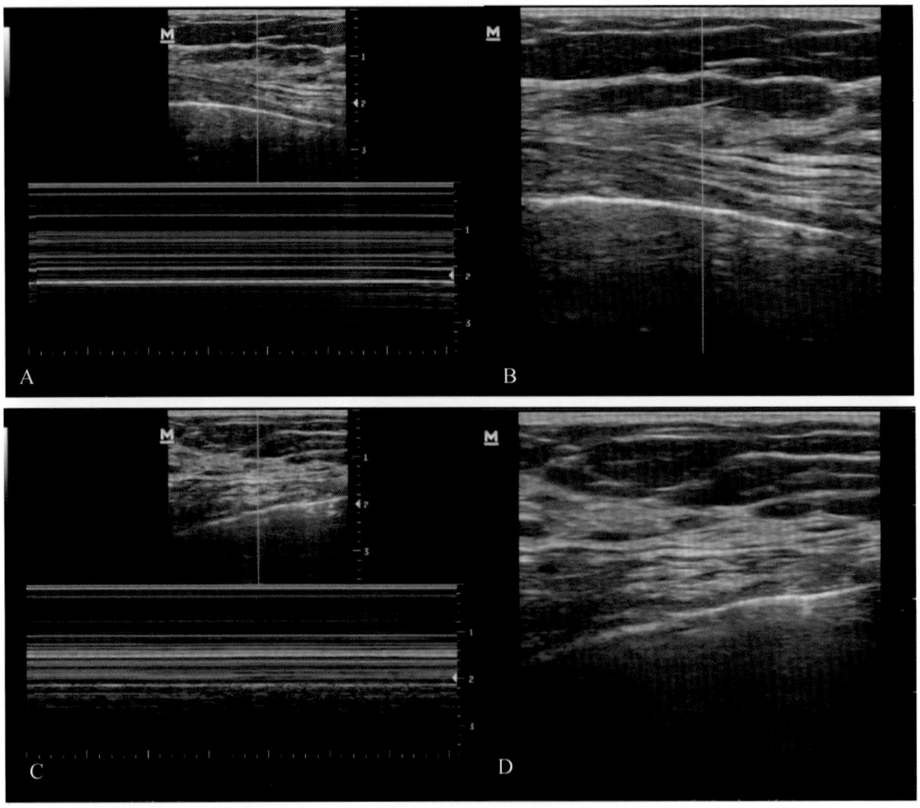

图 10-13　A～B. 右侧肺部超声（2018 年 7 月 23 日）：右侧胸膜滑动征消失，A 线征阳性且 B 线消失，可见平流层征；**C～D.** 左侧肺部超声（2018 年 7 月 23 日）

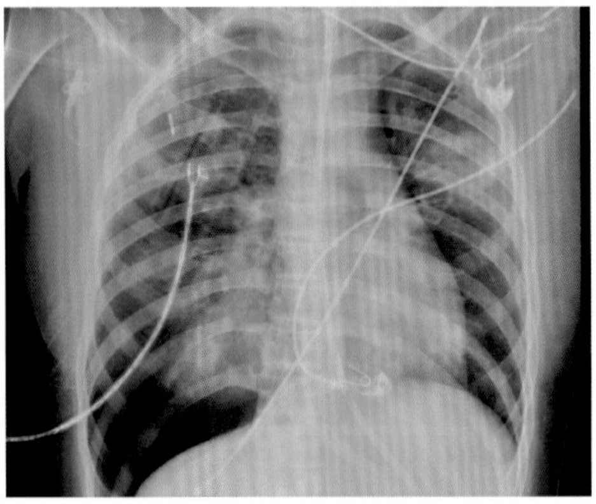

图 10-14　胸片（2018 年 7 月 23 日）

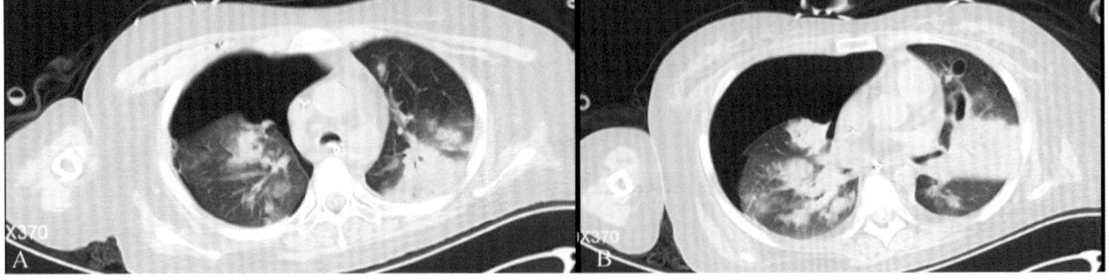

图 10-15　胸部 CT（2018 年 7 月 23 日）

（南　勇　张美齐）

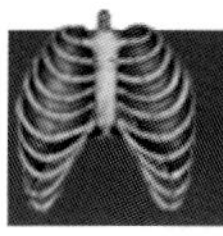

病例 4

锁骨下深静脉置管并发气胸

【病史摘要】

患者，女，60 岁。

主诉：因“突发头痛伴意识障碍 4 h”于 2018 年 8 月 02 日入院。

现病史：患者 4 h 前无诱因突发头痛，继而跌倒，意识模糊，急送当地医院，行 CT 示蛛网膜下腔出血，对症处理后转入我院。

【诊疗过程】

入院辅助检查：头颅 CT 血管增强显像示左侧后交通动脉起始部动脉瘤、蛛网膜下腔出血。急诊行左侧后交通区动脉瘤栓塞术，术中脑血管造影示左侧后交通动脉瘤，形态不规则，可见子囊，大小约 8 mm×10 mm，瘤颈 4.2 mm，结合头颅 CT 考虑为出血责任病症；支架辅助下逐步使用弹簧圈栓塞动脉瘤；栓塞后再次造影显示动脉瘤基本填塞。术后患者左侧瞳孔较前突发增大，直径 4.5 mm，右侧直径 2 mm，对光反射消失，患者意识较前明显变差，格拉斯哥昏迷评分（GCS）3 分（术后入科唤醒时考虑 GCS7～8 分，四肢可见自主活动，疼痛刺激可睁眼），头颅 CT 提示侧脑室扩大、脑积水表现，行右侧脑室穿刺外引流术。

初步诊断：①左侧后交通动脉起始部动脉瘤；②蛛网膜下腔出血。

患者因输液、抢救需要，放置右侧锁骨下深静脉导管，术后常规肺部超声筛查提示右肺胸膜滑动征消失（视频 10-7，视频 10-8）、B 线消失、平流层征及肺点征，复查胸部 CT（图 10-19）提示“两侧胸腔积液、右侧液气胸、右肺压缩约 35%”，行保守治疗后再次复查胸部 CT（图 10-20）示气胸自行吸收。

【讨论】

尽管 CT 仍是目前诊断气胸的金标准，但超声因其自身优势越来越受到急诊科、重症医学科及呼吸科医生的青睐。有报道指出，对于平卧位气胸患者，超声诊断的敏感性和特异性分别高达 100% 和 99%，且较胸片更为敏感。

正常肺部超声的主要特征包括：①探头纵切胸廓时，超声可表现为“蝙蝠征”，由中间的高回声胸膜线（脏层和壁层胸膜界面）和两侧肋骨声影形成；②脏层与壁层胸膜之间因呼吸相互接触和滑动，产生肺滑动；③在 B 超的基础上，正常 M 型超声表现为由肺滑动所产生的沙滩征，即声像图的上部由静止不动的皮下组织形成的平行线组成，而图像的下部则是由肺滑动造成的颗粒样回声（图 10-16）。

当出现气胸时，气体进入胸膜腔而阻断脏层、壁层胸膜的相互接触和滑动，且胸膜腔内气体产生的声阻抗增加可阻断超声向脏层胸膜深部穿透，将出现以下声像图改变：

①二维超声：正常的肺滑动征消失。

②M 型超声：正常的沙滩征消失，取而代之的是整个图像由浅至深的平行线，又被形象地称为条码征或平流层征（图 10-17）。

③能量多普勒超声：将取样框置于胸膜线，逐渐调大增益，正常时可检出胸膜线深部肺滑动产生的多普勒伪彩信号，而气胸时该信号消失。需要注意的是，该技术的局限性为探头移动所产生的动态伪像和增加增益所带来的噪声伪像，可能被误判为肺滑动征。

④组织多普勒超声：将取样框置于胸膜线水平，量程调至（0±20）cm/s（组织运动水平）。正常肺滑动表现为正负向的频移信号，其中正负向取决于肺滑动与声束的角度，而气胸时该信号消失。该技术的局限性在于当声束与肺滑动方向垂直时，频移信号将丢失，因此需要注意检查过程中适当调整探头和声束。另外，呼吸运动导致的胸廓起伏可能被误判为肺滑动征，因此需要注意操作过程中将探头压住胸廓的手法，以及取样框应务必置于胸膜线水平。

⑤肺点征：肺点实际上是指超声检查时在正常肺与游离气体交界处的征象，在肺点上可以显示正常的肺征象（胸膜滑动和彗星尾征存

在）和游离气体征象（胸膜滑动和彗星尾征缺乏）交替出现。“肺点征”是一种动态征象，需要在某一固定点连续观察数个呼吸周期（患者为自由呼吸）这一征象的检出对于气胸具有确诊价值，同时能够根据肺点的位置初步判定气胸的范围。图 10-18、视频 10-9、视频 10-10 显示肺点图像。

因此，对于气胸的超声诊断，首先，在探头选择上，低频（5～1 MHz）或者线阵形高频（10～5 MHz）探头均可使用，以能探查到胸膜线为准。其次，在操作上，患者取仰卧位（此时气体首先积聚于前胸锁骨中线水平），建议采用纵切胸廓进行探查。当患者取水平仰卧位时，气体首先出现在锁骨中线第 5～8 肋间。当患者取床头抬高 45°仰卧位时，气体首先出现在锁骨中线第 2～3 肋间。检查过程中应注意结合以上各种声像图特征综合判断，方能将超声在气胸诊断中的应用价值发挥到最佳。

本例患者因放置右侧锁骨下深静脉导管导致气胸，为医源性气胸。

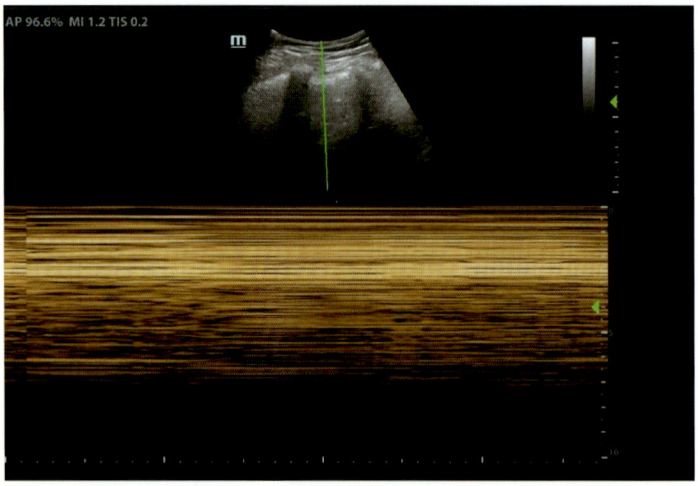

图 10-16 左肺沙滩征（2018 年 8 月 3 日）

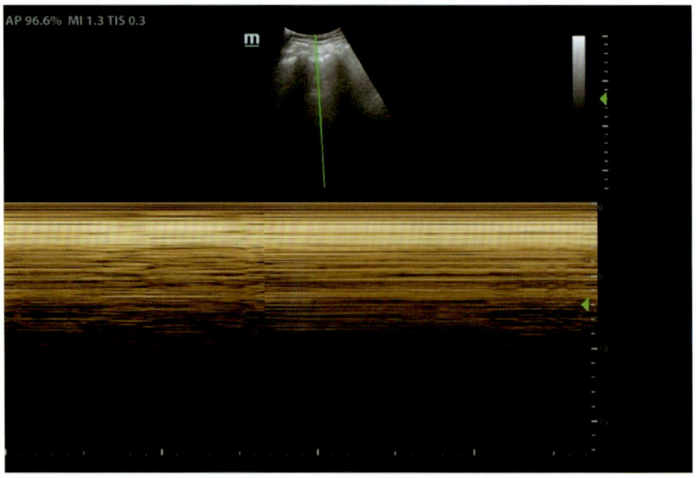

图 10-17 右肺平流层征（2018 年 8 月 3 日）

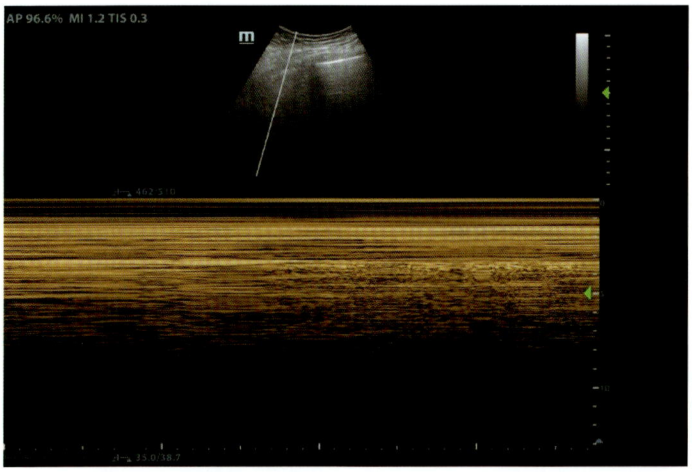

图 10-18　右肺肺点（2018 年 8 月 3 日）

视频 10-7　右肺胸膜滑动消失

视频 10-8　左肺胸膜滑动消失

视频 10-9　B 超：肺点图像

视频 10-10　M 型超声：肺点图像

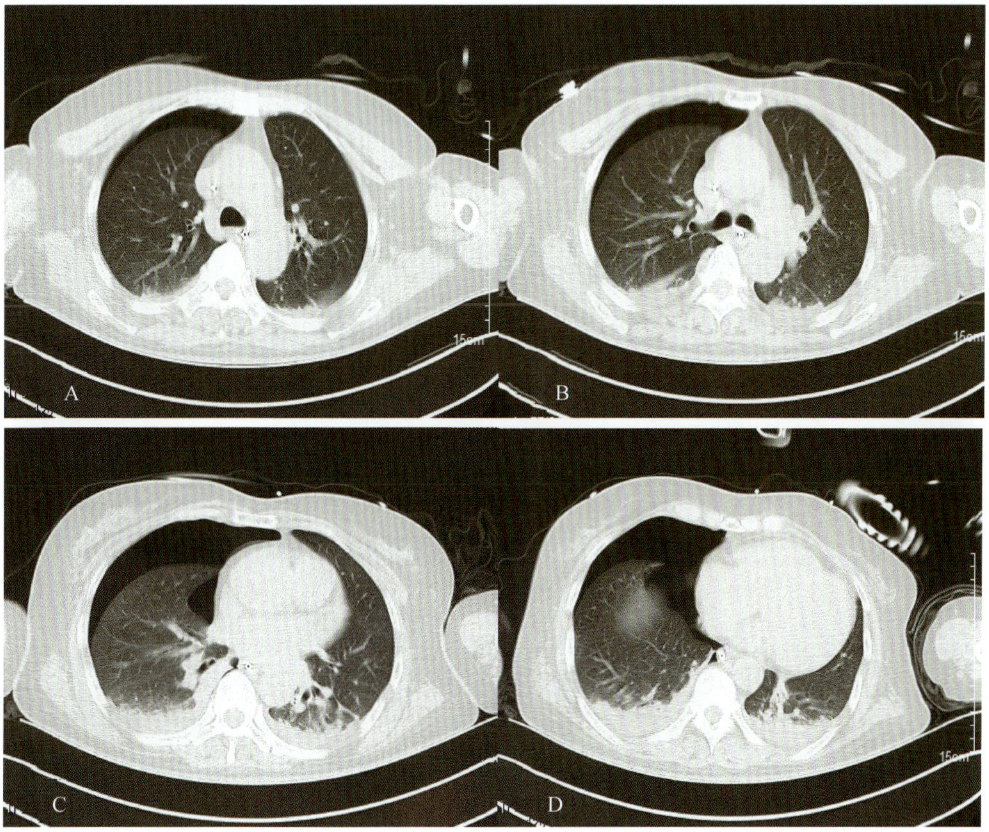

图 10-19　2018 年 8 月 3 日胸部 CT 示气胸表现

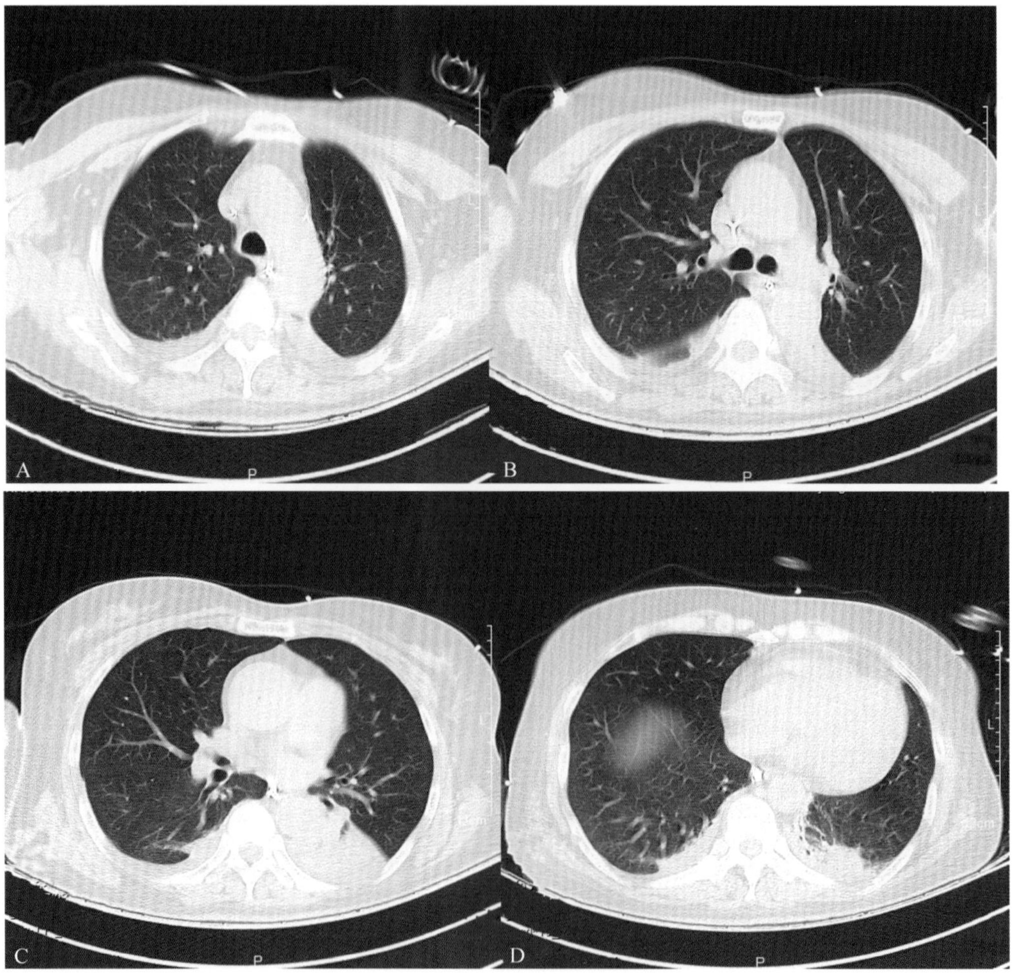

图 10-20 2018 年 8 月 7 日气胸吸收后的胸部 CT 表现

（刘景全）

病例 5

鼻肠管误入肺部致张力性气胸

【病史摘要】

患者，女，88 岁。

主诉：因“突发右侧肢体无力 3 h”于 2018 年 06 月 10 日入院。

现病史：患者 3 h 前无明显诱因出现呼之不应，右侧肢体活动障碍，伴意识模糊，不能言语，急诊入院，疑诊“脑梗死”。

既往有高血压病史，最高血压不详，用药不详，长期快心率心房颤动病史（未经治疗），长期不规律服用复方丹参滴丸。

【诊疗过程】

入院后头颅 CT 血管增强造影示左侧大脑中动脉 M1 中段闭塞，考虑血栓形成。急诊行超选择脑动脉腔内血栓取出术，术中运用 Solitaire 支架取栓 2 次，取栓后复查造影提示左侧大脑中动脉复流（mTICI 3 级），无造影剂外渗。术后复查头颅 CT 示颅内动脉取栓术后，左侧大脑半球多发高密度影，造影剂渗出可能。脑内多发腔隙灶。术后患者处于昏迷状态，GCS 份（1+1+1），双侧瞳孔不等大，左侧 3 mm

不规则，对光反射消失，右侧 1.5 mm，再次复查头颅 CT 提示左侧脑梗死伴水肿，脑疝形成，急诊行去骨瓣减压术。

诊断：①左侧脑梗死脑疝形成去骨瓣减压术后；②左侧大脑中动脉闭塞；③心房颤动；④高血压。

术后第 2 日留置鼻肠管，腹部卧位片确定鼻肠管位置时，发现鼻肠管位于右侧胸腔（图 10-21），考虑鼻肠管误入肺部，遂立即拔出。患者在机械通气辅助呼吸下出现氧饱和度下降，听诊肺部提示右肺呼吸音低，床旁 B 超（图 10-23）提示心包少量积液，右侧胸腔胸膜滑动征消失，考虑存在气胸可能，患者此后出现血压下降，心率增快，紧急行床旁胸片（图 10-22）确定为气胸。行右侧胸腔闭式引流术后好转。胸部 CT 影像见图 10-24，引流后肺部影像学改变见图 10-25。

【讨论】

ICU 中早期肠内营养支持的重要性已得到广泛认可。鼻饲通路是肠内营养支持的基础，临床中鼻胃管及鼻肠管途径较为常见，在普通病房亦是如此。

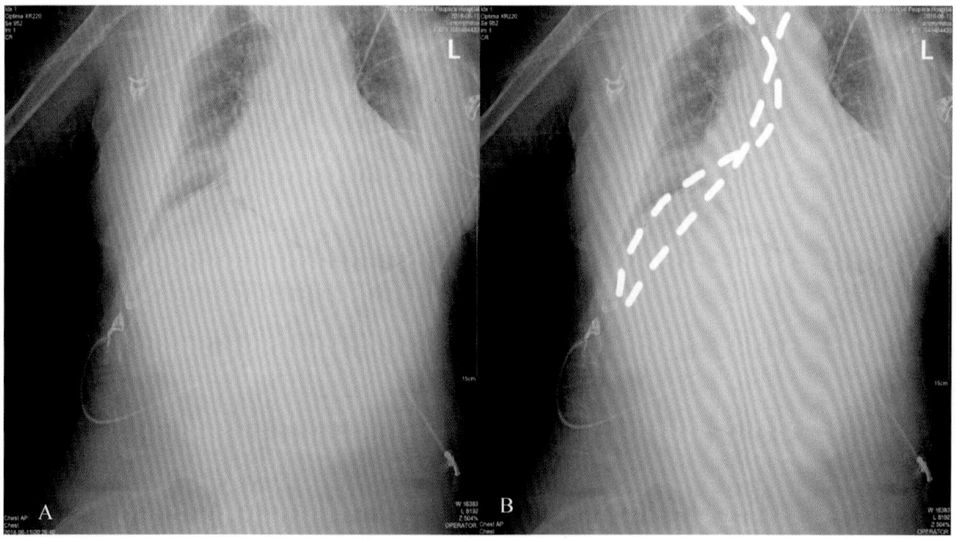

图 10-21 胸片提示鼻肠管误入右肺

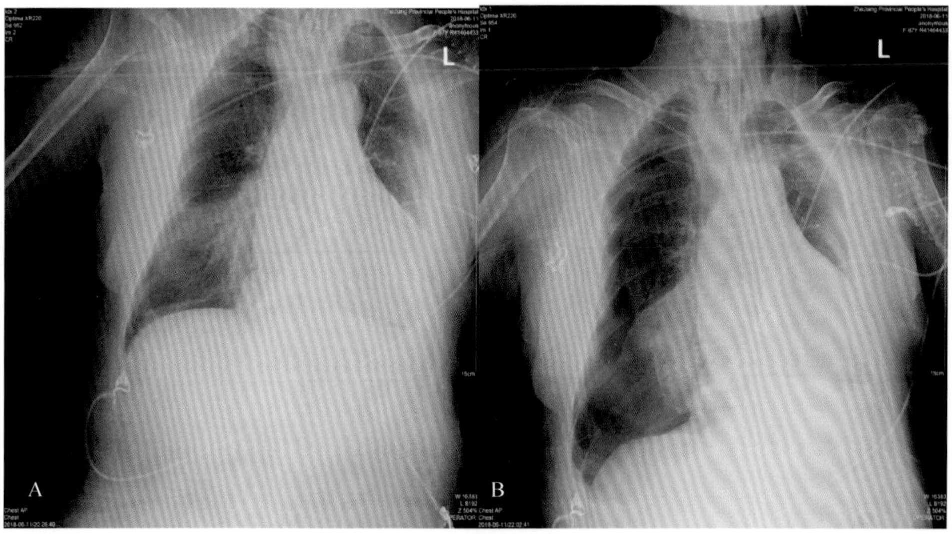

图 10-22 胸片提示右肺气胸进展

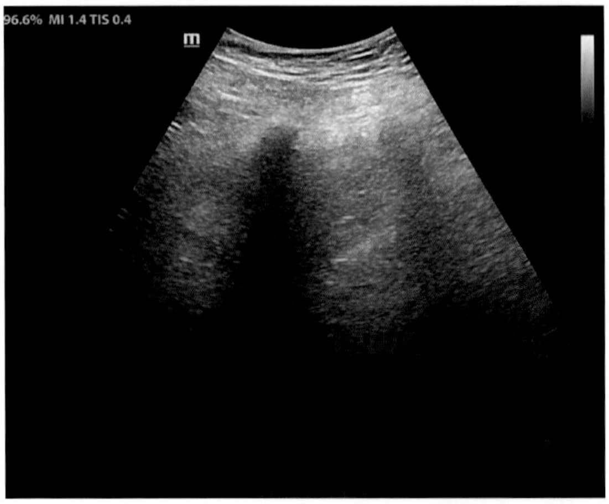

图 10-23 肺部超声：右肺胸膜滑动征消失

一、哪些患者容易出现鼻胃管及鼻肠管异位的情况？

气道保护能力差的急危重症和手术患者（如昏迷、深度镇静、术中全身麻醉等）容易出现鼻胃管及鼻肠管异位的情况，置管时应尤其注意判断其位置，同时需要在确定位置后再行肠内营养支持。

二、误入气道及肺部会出现哪些并发症？

虽然鼻肠管及鼻胃管的插管流程并不复杂，但因留置位置不当而误入气道和肺部势必会引起严重后果，如气道黏膜损伤、气道出血、气胸、急性呼吸衰竭、吸入性肺炎、ARDS、感染性休克、营养液误入肺部引起的胸腔积液等。本例患者为鼻肠管误入肺部导致张力性气胸发生。

三、实际操作中应该如何判断鼻胃管及鼻肠管位置？

在开始鼻胃或鼻肠管饲之前，确定胃管远端在胃内或空肠至关重要。目前临床上最常用的确定鼻胃管远端的方法为胃部听诊法，但这

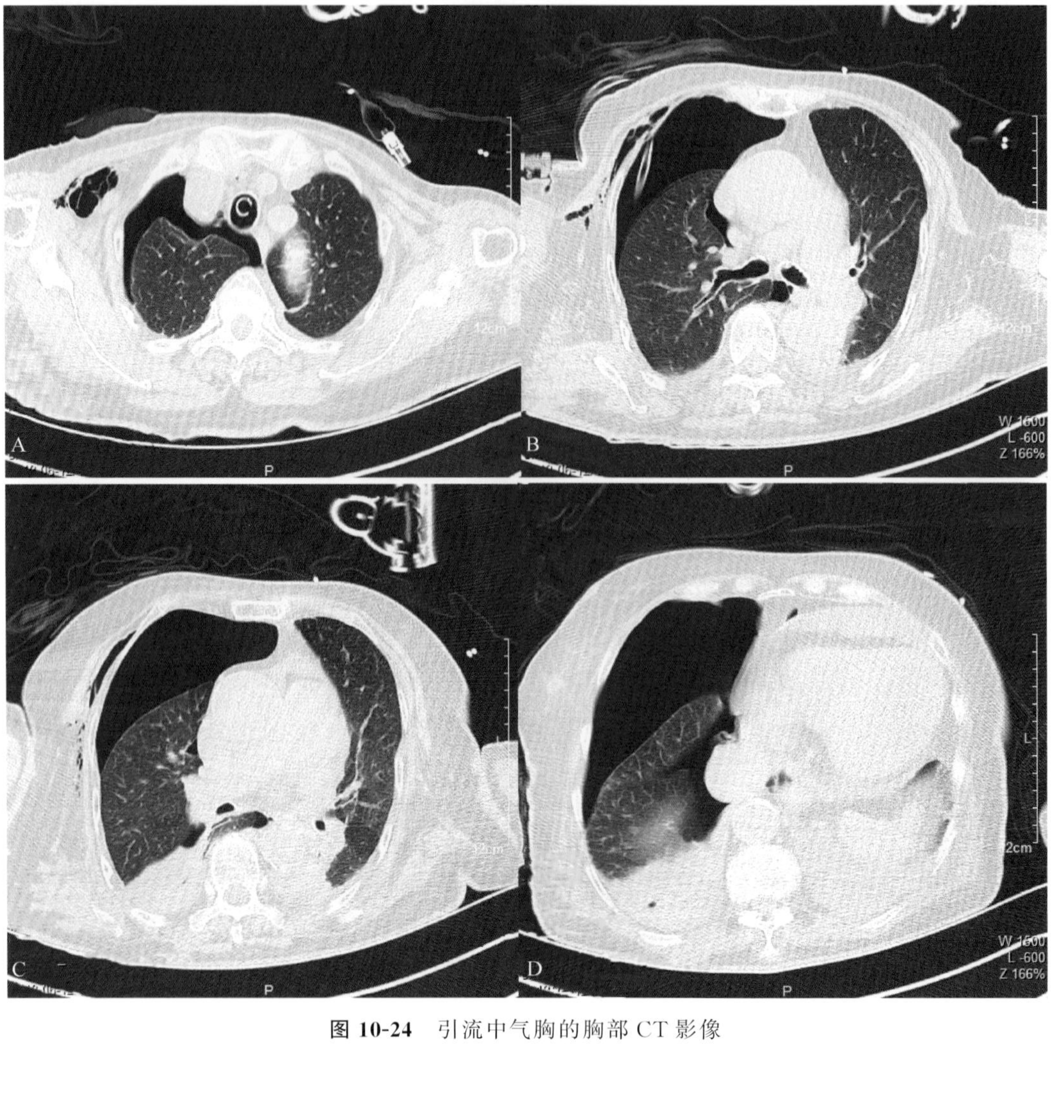

图 10-24 引流中气胸的胸部 CT 影像

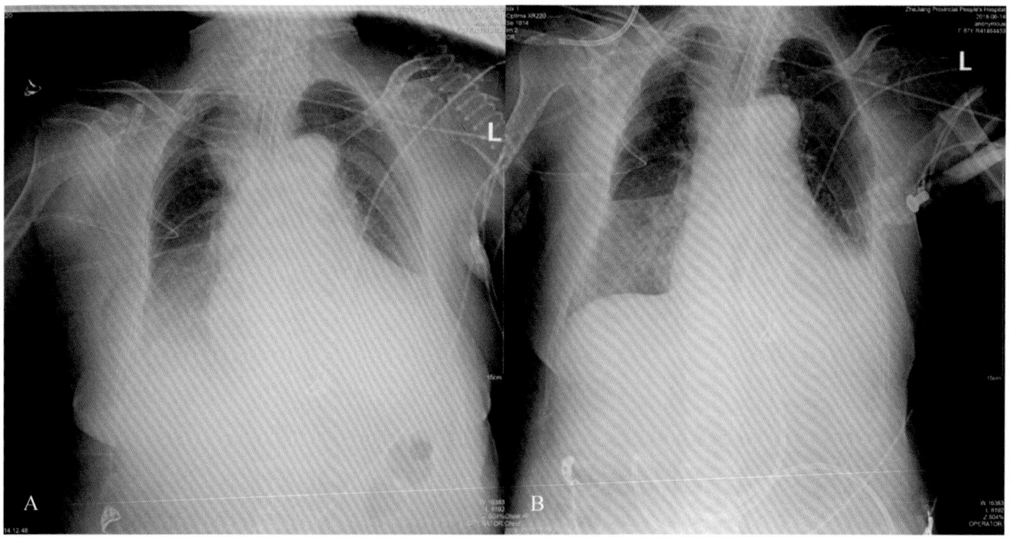

图 10-25 引流后肺部影像学改变及再次置入后正常鼻肠管位置

种方法可能会误导判断，如胃管尾端进入肺部出现穿孔胃管位于胸腔或者胃管盘绕在食管等。最可靠的判断方法是影像学检查，在拔除胃管导丝之前行胸腹部X线检查以判断胃管尾端是否位于胃内。鼻肠管定位时同样可以依靠影像学（如腹部X线、超声定位）以及内镜确定鼻肠管远端位置。

指南推荐：①对于机械通气的成人患者，推荐使用二氧化碳分析仪或比色式二氧化碳测定来确定胃管的置管位置（A级推荐）；②对于非机械通气的患者，可采用弹簧压力测量仪判断喂养管是否误入气道（B级推荐）；③超声检查可判断带有不锈钢头端的鼻胃管的置管位置（B级推荐）；④肉眼观察抽取液性状和听诊气过水声是不可靠的指标，不可依赖此方法来判断置管位置（B级推荐）。

（刘景全）

参考文献

[1] Casali C, Stefani A, Ligabue G, et al. Role of blebs and bullae detected by high-resolution computed tomography and recurrent spontaneous pneumothorax. Ann Thorac Surg, 2013, 95 (1): 249-255.

[2] Harvey J, Prescott RJ. Simple aspiration versus intercostal tube drainage for spontaneous pneumothorax in patients with normal lungs. Bmj British Medical Journal, 1994, 309 (6965): 1338-1339.

[3] Andrivet P, Djedaini K, Teboul JL, et al. Spontaneous pneumothorax. Comparison of thoracic drainage vs immediate or delayed needle aspiration. Chest, 1995, 108 (2): 335-339.

[4] Noppen M, Alexander P, Driesen P, et al. Manual aspiration versus chest tube drainage in first episodes of primary spontaneous pneumothorax: a multicenter, prospective, randomized pilot study. Am J Respir Crit Care Med, 2002, 165 (9): 1240-1244.

[5] Ayed AK, Chandrasekaran C, Sukumar M. Aspiration versus tube drainage in primary spontaneous pneumothorax: a randomised study. Eur Respir J, 2006, 27 (3): 477-482.

[6] Parlak M, Uil SM, van den Berg JW. A prospective, randomised trial of pneumothorax therapy: manual aspiration versus conventional chest tube drainage. Respir Med, 2012, 106 (11): 1600-1605.

[7] Baumann MH, Strange C, Heffner JE, et al. Management of spontaneous pneumothorax: an American College of Chest Physicians Delphi consensus statement. Chest, 2001, 119 (2): 590-602.

[8] Tschopp JM, Bintcliffe O, Astoul P, et al. ERS task force statement: diagnosis and treatment of primary spontaneous pneumothorax. Eur Respir J, 2015, 46 (2): 321-335.

[9] Henry M, Arnold T, Harvey J. BTS guidelines for the management of spontaneous pneumothorax. Thorax, 2003, 58 (Suppl 2): i39-i52.

[10] Freixinet JL, Canalis E, Julia G, et al. Axillary thoracotomy versus videothoracoscopy for the treatment of primary spontaneous pneumothorax. Ann Thorac Surg, 2004, 78 (2): 417-420.

[11] Cardillo G, Facciolo F, Giunti R, et al. Video-thoracoscopic treatment of primary spontaneous pneumothorax: a 6-year experience. Ann Thorac Surg, 2000, 69 (2): 357-362.

[12] Naunheim KS, Mack MJ, Hazelrigg SR, et al. Safety and efficacy of video-assisted thoracic surgical techniques for the treatment of spontaneous pneumothorax. J Thorac Cardiovasc Surg, 1995, 109 (6): 1198-1204.

[13] Lang-Lazdunski L, Chapuis O, Bonnet PM, et al. Videothoracoscopic bleb excision and pleural abrasion for the treatment of primary spontaneous pneumothorax: long-term results. Ann Thorac Surg, 2003, 75 (3): 960-965.

[14] Sedrakyan A, van der Meulen J, Lewsey J, et al. Video Assisted Thoracic Surgery For Treatment Of Pneumothorax And Lung Resections: Systematic Review Of Randomised Clinical Trials. BMJ: British Medical Journal, 2004, 329 (7473): 1008-1010.

[15] Sahn SA, Heffner JE. Spontaneous pneumothorax. N Engl J Med, 2000, 342 (12): 868-874.

[16] 王小亭，刘大为，于凯江，等. 中国重症超声专家共识. 中华内科杂志，2017，55 (11): 906.

[17] Lichtenstein DA, Meziere G, Lascols N, et al. Ultrasound diagnosis of occult pneumothorax. Crit Care Med, 2005, 33 (6): 1231-1238.

[18] Volpicelli G, Boero E, Sverzellati N, et al. Semi-quantification of pneumothorax volume by lung ultrasound. Intensive Care Med, 2014, 40 (10): 1460-1467.

[19] Thei S, Steenvoorden, Bashar Hilderink, et al. Lung point in the absence of pneumothorax. Intensive Care Med, 2018, 44: 1329-1330.

[20] 张华斌. 华斌的超声笔记第 2 辑. 北京：科学技术文献出版社. 2017.

[21] Daniel A, Lichtenstein. Lung Ultrasound in the Critically Ill- The BLUE Protocol. Springer International Publishing Switzerland, 2016.

[22] Rose G, Siadecki S, Tansek R, et al. A novel method of assessing for lung sliding using Doppler imaging. Am J Emerg Med. 2017, 35 (11): 1738-1742.

[23] 床旁超声在急危重症临床应用专家共识组. 床旁超声在急危重症临床应用的专家共识. 中华急诊医学杂志，2016，25 (1): 10-21.

[24] 王小亭，刘大为，于凯江，等. 中国重症超声专家共识. 中华内科杂志，2016，55 (11): 900-912.

[25] 尹万红，王小亭，刘大为，等. 重症超声临床应用技术规范. 中华内科杂志，2018，57 (6): 397-417.

[26] Methods for determining the correctnasogastric tube placement after insertion inadults. Best Practice: evidence-based information sheets for health professionals, 2010, 14 (1): 1-4.

[27] Chau Janita Pak-Chun, Thompson DR, FernandezR, Griffiths R, Lo Hoi-Shan. Methods for determining the correct nasogastrictube placement after insertion: a meta-analysis. JBI Library of SystematicReviews, 2009, 7 (16): 679-787.

[28] The Joanna Briggs Institute. Levels of Evidence and Grades of Recommendations. http: //www. joannabriggs. edu. au/pubs/approach. php, 2010.

[29] Itkin M, DeLegge MH, Fang JC, et al. Multidisciplinary practical guidelines for gastrointestinal access for enteral nutrition and decompression from the Society of Interventional Radiology and American Gastroenterological Association (AGA) Institute, with endorsement by Canadian Interventional Radiological Association (CIRA) and Cardiovascular and Interventional Radiological Society of Europe (CIRSE). J Vasc Interv Radiol, 2011, 22: 1089-1106,

[30] Boeykens K, Steeman E, Duysburgh I. Reliability of pH measurement and the auscultatory method to confirm the position of a nasogastric tube. Int J Nurs Stud, 2014, 51: 1427-1433,

[31] Bankhead R, Boullata J, Brantley S, et al. Enteral nutrition practice recommendations. JPEN J Parenter Enteral Nutr , 2009, 33: 122-167,

[32] Reintam Blaser A, Starkopf J, Alhazzani W, et al. Early enteral nutrition in critically ill patients: ESICM clinical practice guidelines. Intensive Care Med, 2017, 43 (3): 380-398.

[33] 孙仁华，江荣林，黄曼，蔡国龙. 重症患者早期肠内营养治疗专家共识. 中华危重病急救医学杂志，2018，30 (8): 715-721.

第十一章　肺部肿瘤

第一节　概　　述

肺癌是我国最常见的恶性肿瘤之一。国家癌症中心2015年发布的数据显示，2006年—2011年我国肺癌5年患病率为130.2（1/10万），其中男性84.6（1/10万），居恶性肿瘤第2位。女性45.6（1/10万），居恶性肿瘤第4位。

癌症的治疗应当遵循早发现、早治疗的原则，肺部肿瘤的临床诊断意义重大。肺部肿瘤的临床诊断方式众多，主要包括胸部X线、CT、磁共振、超声、组织病理学和细胞水平的检测，各种技术随着科技的进步功能不断升级优化。在众多检测手段中，X线、CT可以为胸腔内病变提供较全面的诊断信息从而有利于及时发现病变，组织病理学和细胞水平的检测也具有一定优势。随着超声技术的不断发展，目前肺部肿瘤的超声诊断不仅可以准确的探查肿瘤的位置、大小、形态信息，还可以检测肿瘤的内部结构特征和肿瘤组织的血流情况，为肺部肿瘤的临床诊断提供重要依据。因超声对肿瘤回声、内部血供及毗邻情况显示清晰，故超声引导下实施经皮肺内肿物穿刺活检技术可提高其安全性和成功率。支气管腔内超声径向探头技术及超声支气管镜超声弹性成像技术的发展对肺外周病灶、纵隔肿物的诊断及淋巴结分期意义重大。因此，我们提倡统筹利用各种检测手段的优势所在，力争将肺部肿瘤的临床诊断水平推向一个更高的水平。

原发性支气管肺癌

一、概念

原发性支气管肺癌（primary bronchogenic lung cancer）起源于支气管黏膜或腺体，简称肺癌，是肿瘤细胞原发于支气管黏膜或腺体最常见的肺部恶性肿瘤。

二、流行病学

肺癌是严重危害人类健康的疾病，全世界肺癌的新发病例以每年130万的速度递增，同时每年约有120万人死于肺癌，肺癌已成为严重威胁人类寿命最重要的原因之一。无论是发展中国家还是发达国家，肺癌的死亡率、发病率均呈飞速增长，其也是发病率和死亡率增长最快的恶性肿瘤之一。

三、病因

肺癌的病因和发病机制尚未完全清楚，研究表明与下列因素有关：

（一）吸烟

大量研究表明，吸烟是肺癌死亡率进行性增加的首要原因。烟中的尼古丁、苯并芘、亚硝酸胺和少量放射性元素钋等均有致癌作用，尤其易致鳞状细胞癌和未分化小细胞癌。

（二）大气污染

中国重工业城市的肺癌死亡率高于轻工业城市，大气污染与肺癌的死亡率有关，在重工业城市大气中含有3,4-苯并芘、氧化亚砷、放射性物质、镍、铬化合物、不燃的脂肪族碳氢化合物等致癌物质。大气中苯并芘含量每增加1～6.2 g/1000 m^3，肺癌的死亡率可增加1%～15%。在美国和英国，城市肺癌死亡率也均高于乡村，并且随城市化的程度而升高，这些均与大气污染有着密切的关系。

（三）职业因素

与肺癌相关的职业环境致癌物质有石棉、

砷、铬化合物、焦炭炉、芥子气、含镍的杂质、氯乙烯，以及铀、镭等放射性物质衰变时产生的氡气和氡子气、电离辐射和微波辐射等。这些因素可使肺癌的发生风险增加3～30倍。从接触到发生肺癌的时间与暴露的程度有关，通常超过10年，平均为16～17年。尤其是石棉，其是世界公认的致癌物质，在接触石棉的工人中，肺癌、胸膜和腹膜间皮瘤的发病率较高，潜伏期可达20年或更久。

（四）饮食

流行病学调查资料显示，血清中含β胡萝卜素水平低的人，肺癌发生的风险较高。食用含β胡萝卜素的绿色、黄色和橘黄色蔬菜和水果可减少肺癌发生的风险，这一保护作用对于正在吸烟的人或既往吸烟者特别明显。

（五）遗传因素

肺癌患者的一级亲属患肺癌或其他肿瘤的风险增加2～3倍，且肿瘤的发生可能与吸烟并不相关。虽然肺癌没有明显的孟德尔遗传模式，但其许多特征提示可能与遗传相关。如*Rb*基因和*p53*基因突变可能会导致肺癌。

（六）基因改变

肺癌细胞可存在多种基因改变，包括显性癌基因的激活和抑癌基因或隐性癌基因的失活，如*myc*癌基因家族的扩增、重组和（或）转录控制丧失（c-myc、N-myc和L-myc；在非小细胞肺癌中发现c-myc改变，在小细胞肺癌中发现所有myc家族成员都有改变），以及*bcl-2*、*Her-2/neu*和端粒酶基因的过表达。存在*ras*基因突变的非小细胞肺癌患者预后不良，而小细胞肺癌患者出现*c-myc*扩增提示预后差。

（七）其他

某些肺癌与基础肺部疾病有关，如慢性支气管炎、肺结核等患者，支气管上皮在慢性感染过程中可能化生为鳞状上皮导致癌变，但较为少见。

四、病理学

（一）按解剖部位分类

1. 中央型肺癌：发生于段及段支气管以上至主支气管的称中央型肺癌，约占3/4，以鳞状细胞癌和小细胞未分化癌较多见。

2. 周围型肺癌：发生在段支气管以下的肺癌称周围型肺癌，约占1/4，以腺癌多见。

（二）按组织学分类

肺癌可分为鳞癌、腺癌、大细胞癌和小细胞癌4类，其中腺癌包括细支气管肺泡癌或将后者分出单独作为一类，共5类。从治疗角度上看，临床常分为小细胞癌和非小细胞癌两大类。

五、临床表现

肺癌的临床表现与肿瘤大小、类型、发展阶段、所在部位、有无并发症或转移有密切关系。5%～15%的患者无症状，仅在常规体检、胸部影像学检查时发现。其余的患者可或多或少表现出与肺癌有关的症状与体征，按部位可分为原发性肿瘤、肺外胸内扩展、胸外转移和胸外表现4类。

（一）原发性肿瘤引起的症状和体征

1. 咳嗽　为早期症状，常为无痰或少痰的刺激性干咳，当肿瘤引起支气管狭窄后可加重咳嗽。多为持续性，呈高调金属音性咳嗽或刺激性呛咳。肺泡细胞癌可有大量黏液痰。伴有继发感染性时痰量可增加，且呈黏液脓性。

2. 痰血或咯血　多见于中央型肺癌。肿瘤向管腔内生长者可有间歇或持续性痰中带血，如果表面糜烂严重侵蚀大血管，则可引起大咯血。

3. 气短或喘息　肿瘤向支气管内生长或转移至肺门淋巴结使肿大的淋巴结压迫主支气管或隆突或引起部分气道阻塞时，可有呼吸困难、气短、喘息，偶尔表现为喘鸣，听诊时可发现局限或单侧哮鸣音。

4. 发热　肿瘤组织坏死可引起发热。多数发热的原因是肿瘤引起的阻塞性肺炎，抗生素治疗效果不佳。

5. 体重下降　消瘦为恶性肿瘤常见的症状之一。肿瘤发展到晚期可因肿瘤毒素和消耗，以及感染、疼痛所致的食欲减退，可表现为消瘦或恶病质。

（二）肺外胸内扩展引起的症状和体征

1. 胸痛　近半数患者可有模糊或难以描述的胸痛，可由肿瘤细胞侵犯所致，或由阻塞性炎症累及部分胸膜或胸壁引起。若肿瘤位于胸膜附近，则产生不规则的钝痛或隐痛，在呼吸、咳嗽时加重。肋骨、脊柱受侵犯时可有压痛点，而与呼吸、咳嗽无关。肿瘤压迫肋间神经时，胸痛可累及其分布区。

2. 声音嘶哑　肿瘤直接压迫或转移致纵隔淋巴结压迫喉返神经（多见左侧）时，可发生声音嘶哑。

3. 吞咽困难　肿瘤侵犯或压迫食管可引起吞咽困难，尚可引起气管-食管瘘，导致肺部感染。

4. 胸腔积液　约10%的患者有不同程度胸腔积液，通常提示肿瘤转移累及胸膜或肺淋巴回流受阻。

5. 上腔静脉阻塞综合征　由上腔静脉被转移性淋巴结压迫或右上肺原发性肺癌侵犯，以及腔静脉内癌栓阻塞静脉回流引起。患者表现为头面部和上半身淤血水肿、颈部肿胀、颈静脉扩张，患者常主诉领口进行性变紧，前胸壁可见扩张的静脉侧支循环。

6. Homer综合征　肺尖部肺癌又称肺上沟瘤（Pancoast瘤），其易压迫颈部交感神经，引起患侧眼睑下垂、瞳孔缩小、眼球内陷，同侧额部与胸壁少汗或无汗。肿瘤常可压迫臂丛神经，造成以腋下为主、向上肢内侧放射的火灼样疼痛，夜间尤甚。

（三）胸外转移引起的症状和体征

胸外转移的症状、体征可见于3%～10%的患者，以小细胞肺癌居多，其次为未分化大细胞肺癌、腺癌、鳞癌。

1. 转移至中枢神经系统　可引起颅内压增高，如头疼、恶心、呕吐、精神状态异常。少见症状包括癫痫发作、偏瘫、小脑功能障碍、定向力和语言障碍。此外可出现脑病。小脑皮质变性、外周神经病变、肌无力及精神症状。

2. 转移至骨骼　可引起骨痛和病理性骨折。大多为溶骨性病变，少数为成骨性。肿瘤转移至脊柱后可压迫椎管引起局部压迫和受阻症状。此外，常见股骨、肱骨和关节转移，甚至引起关节腔积液。

3. 转移至淋巴结　锁骨上淋巴结是肺癌转移的常见部位，可无症状。典型者多位于前斜角肌区，固定且坚硬，逐渐增大、增多，可以融合，多无痛感。

（四）胸外表现

肺癌非转移性胸外表现，或称副肿瘤综合征（paraneoplastic syndrome）的主要表现如下：

1. 肥大性肺性骨关节病（hypertrophic pulmonary osteoarthropathy）　常见于肺癌，也可见于局限性胸膜间皮瘤和肺转移癌（胸腺、子宫、前列腺转移）。多侵犯上、下肢长骨远端，发生杵状指（趾）和肥大性骨关节病。

2. 异位促性腺激素　合并异位促性腺激素的肺癌不多，大部分是大细胞肺癌，主要为男性轻度乳房发育和增生性骨关节病。

3. 分泌促肾上腺皮质激素样物质　小细胞肺癌或支气管类癌是引起库欣综合征的最常见类型。这些患者中多数可在肿瘤组织甚至血中测得促肾上腺皮质激素（ACTH）增高。

4. 分泌抗利尿激素　不适当的抗利尿激素分泌可引起厌食、恶心、呕吐等水中毒症状，还可伴有逐渐加重的神经系统并发症，其特征是低钠（血清 Na^+ 浓度＜135 mmol/L）和低渗（血浆渗透压＜280 mOsm/kg）。

5. 神经肌肉综合征　包括小脑皮质变性、脊髓小脑变性、周围神经病变、重症肌无力和肌病等，其发生原因不明确。这些症状与肿瘤的部位和有无转移无关。它可以发生于肿瘤出现前数年，也可与肿瘤同时发生；在手术切除后也可发生，或原有的症状无改变。可发生于各型肺癌，但多见于未分化小细胞癌。

6. 高钙血症　可由骨转移或肿瘤分泌过多甲状旁腺素相关蛋白引起，常见于鳞癌。患者可表现为嗜睡、厌食、恶心、呕吐和体重减轻及精神变化。切除肿瘤后血钙水平可恢复正常。

7. 类癌综合征　类癌综合征的典型特征是皮肤、心血管、胃肠道和呼吸功能异常。主要表现为面部、上肢躯干潮红或水肿、胃肠蠕动增强、腹泻、心动过速、喘息、瘙痒和感觉异常。这些阵发性症状和体征与肿瘤释放不同血管活性物质有关，除 5-羟色胺外，还包括缓激肽、血管舒缓素和儿茶酚胺。

此外，还可有黑色棘皮症及皮肌炎、掌跖皮肤过度角化症、硬皮症以及栓塞性静脉炎、非细菌性栓塞性心内膜炎、血小板减少性紫癜、毛细血管病性渗血性贫血等肺外表现。

六、诊断

（一）实验室检查

1. 肿瘤标志物　肺癌相关的血清肿瘤标志物包括癌胚抗原（CEA）、糖类抗原 CA125、糖类抗原 CA153、细胞角蛋白片段 19、CY21-1、鳞状上皮细胞癌抗原（SCCA）等，小细胞癌具有神经内分泌特点，与促胃泌素释放肽前体（proGRP）、神经元特异性烯醇化酶（NSE）、肌酸激酶（BB）以及嗜铬蛋白 A（CgA）等相关，可作为监测治疗反应和早期复发的辅助指标，联合应用可提高其在临床应用中的敏感性和特异性。

2. 血清表皮生长因子受体（epidermal growth factor receptor，EGFR）基因突变检测时，与肿瘤组织相比，循环肿瘤 DNA（circulating tumor DNA，ctDNA）中 *EGFR* 基因突变检测具有高度特异性，但敏感性相对较低，这可能与肿瘤分期、血液标本的处理、检测方法差异等相关。血液（血浆）标本检测 ctDNA 评估 *EGFR* 基因突变状态是选择 EGFR-酪氨酸激酶抑制剂（tyrosine kinase inhibitor，TKI）治疗的补充手段。

（二）影像学检查

肺癌的影像学检查主要包括：胸部 X 线、计算机断层扫描（computed tomography，CT）、磁共振成像（magnetic resonance imaging，MRI）、超声、核素显像、正电子发射计算机断层扫描（positron emission computed tomography，PET）-CT 等。主要用于晚期肺癌的诊断、分期、再分期、疗效监测及预后评估等。

1. 胸部 X 线、CT 检查：胸部 X 线是发现晚期肺癌的重要手段，也是晚期肺癌治疗前后基本的影像学检查方法。胸部 CT 对于晚期肺癌的诊断、分期、疗效评价及治疗后随诊具有重要意义，是肺癌最重要和最常用的影像学检查方法。

（1）直接征象：

中心型肺癌早期肿瘤较小时在 X 线中不易被发现，可做支气管造影或体层摄影检查，当肿物超出肺门向外突出时可见分叶状、边缘有毛刺的块状阴影。周围型肺癌早期可在肺野内出现密度低的小球型或结节状影，边缘不光滑，有细小的毛刺，有时可出现切迹或分叶改变。细支气管肺泡癌则可见孤立的结节状或片状影，晚期则表现为单侧或双侧肺内大小不等的边界模糊的结节状或斑片状影。

（2）间接征象：

当支气管不完全阻塞时可出现局限性阻塞性肺气肿。当引流不畅则可出现在同一部位反复发生肺部感染，如支气管完全被阻塞则会出现肺不张。周围型支气管肺癌的间接征象不如中心型肺癌突出。中心型肺癌和周围型肺癌发生液化坏死时可出现空洞，一般为厚壁，内缘不整齐，偏心性，多无气液面。

（3）转移征象：

肺癌很容易发生纵隔和肺淋巴结转移，表现为肺门增大，纵隔增宽呈分叶状块影，它可压迫气管、食管并使之移位，当压迫喉返神经时可出现声带麻痹引起的声音嘶哑。当胸膜转移时则会出现血性胸腔积液，转移至其他器官如脑、骨骼时则产生相应的临床表现。肺癌也可发生局部转移，表现为肿瘤周围或对侧肺内出现结节状影。

2. MRI 检查：MRI 特别适用于判定有无脑、脊髓转移。另外，MRI 检查可用于判定胸壁或纵隔是否受累并显示肺上沟瘤与臂丛神经及血管的关系。对于禁忌注射碘造影剂的患者，MRI 是观察纵隔、肺门大血管受累情况及淋巴结肿大的首选检查方法。扫描要求与 CT 检查相同。

3. 超声检查：由于含气肺组织及肋骨的影响，超声检查对肺疾病的鉴别诊断存在一定困难，但纵隔肿瘤、周围型肿瘤、胸腔积液、肺不张不受肺内气体影响，超声检查可清晰显示。

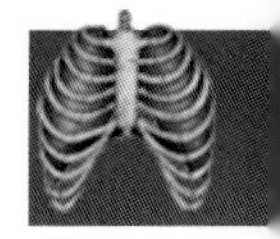

（1）肺占位病变的声像图表现：恶性病变多呈类圆形、分叶状、不规则团块，边缘不整，呈虫蚀样或伪足样改变，内部多呈低回声，部分为不均质回声并粗大强光点，肿瘤内部坏死时可呈中心强回声。液化时呈无回声区。与支气管相通时，无回声区内有气体强回声反射。侵及胸膜时，该处胸膜中断和隆起。良性病变多呈类圆形、楔形，边界清，无胸膜中断、隆起现象。

（2）胸膜占位性病变的声像图表现：胸膜占位性病变分为局限型和弥漫型。局限型：肿瘤与胸壁相邻，由胸膜突向胸腔，切面呈圆形或类圆形，内部回声呈中等较强回声。弥漫型：胸膜不规则增厚，同时在胸膜上显示多发性大小不等结节，结节小者为均质低回声，大者为不均质中等回声或见坏死液化无回声区。若伴有胸腔积液则胸膜肿瘤显示尤为清晰，胸膜肿瘤与胸壁夹角呈钝角，还可见胸壁侧胸膜呈线状强回声，伴增厚，肿瘤压迫肺回声显示为“胸膜外征”，不随呼吸移动。

（3）纵隔肿瘤的声像图特征：超声能显示前纵隔多数占位性病变及中纵隔部分病变，但病变小于胸骨宽度者，超声显示困难。后纵隔较大肿瘤可在胸椎脊柱两旁肋间显示。但多数会因脊柱、胸骨、肺气影响而显示困难。纵隔肿物多呈圆形、椭圆形、分叶状、无包膜回声，边界不整齐，界限较清晰，内部回声欠均匀，多呈中等较低回声，部分团块内有强回声钙化斑。恶性淋巴瘤及转移瘤回声较均匀、偏低，边界清，可呈多结节融合状。二者对放疗极为敏感，可作为鉴别诊断的佐证之一。畸胎瘤多为具有强弱不等回声的囊实性团块，部分前纵隔肿瘤可压迫或包绕主动脉弓。

4. 纵隔镜：纵隔镜检查是一种可对纵隔转移淋巴结进行评估和取活检的创伤性手术。它有利于肿瘤的诊断及 TNM 分期。

5. 胸腔镜：主要用于确定胸腔积液或胸膜肿瘤的性质。

6. 放射性核素骨扫描：是用于判断肺癌骨转移的常规检查。当骨扫描检查提示骨可疑转移时，应对可疑部位进行 MRI、CT 或 PET-CT 等检查验证。

7. PET-CT：是肺癌诊断、分期与再分期、疗效评价和预后评估的最佳方法。

8. PET/MRI：作为新出现的融合影像技术，其临床应用价值尚未得到充分证实。与 CT 相比，MRI 具有软组织对比分辨率高、无辐射、多参数成像、能够提供更多功能信息的优势，PET 与 MRI 的融合对于肺癌的潜在应用价值可能优于 PET/CT。

9. 能谱 CT：作为一种功能性成像，能谱 CT 具有以往 CT 没有的功能，对肺癌具有重要的诊断价值，能谱 CT 可用于早期肺癌筛查，扫描出常规 CT 不能发现的小病灶，并能提高图像质量，其可选择最佳对比噪声比（CNR）最佳单能量图像以显示病灶，同时可在肺癌病灶中进行物质定量分析鉴别诊断良恶性等，并通过单能量图像、碘（水）基图、钙基图、CT 值能谱曲线图、有效原子序数图等了解肺癌的组织病理学信息。

（三）内窥镜检查

内窥镜检查可进行细胞学和组织学诊断，主要包括支气管镜检查、经支气管针吸活检术（transbronchial needle aspiration，TBNA）、超声支气管镜引导的 TBNA（endobronchial ultrasound-guided TBNA，EBUS-TBNA）、经支气管肺活检术（transbronchial lung biopsy，TBLB）、纵隔镜检查及胸腔镜检查。

肺外周病变的支气管腔内超声特点如下：正常情况下，充满气体的肺泡组织超声成像后表现为“暴风雪”样白色影像，当到达病变部位后，超声影像会发生变化，20 MHz 的超声所形成的高分辨率影像可清晰地显示肺外周围病变组织的结构。实性肿瘤可表现为均一的暗色影像，周围常包绕一条明亮的分界线，从而与正常肺组织区分。相反，由于炎性病变和肺不张组织包含不同的肺结构，故其超声影像表现为不均一回声。过度充气的支气管肺组织会形成锐白的超声影像，液体区域则较暗。

（四）其他检查技术

痰细胞学检查、经胸壁肺内肿物穿刺针吸活检术（transthoracic needle aspiration，TTNA）、胸腔穿刺术、胸膜活检术、浅表淋巴结及皮下转移结节活检术都是晚期肺癌诊断的重要方法。

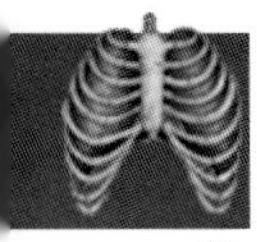

七、鉴别诊断

（一）肺结核

1. 肺结核球　多见于年轻患者，病灶多见于结核好发部位，如上叶尖后段或下叶背段。一般无症状，病灶边界清楚、密度高，可有包膜。有时含有钙化点，周围有纤维结节状病灶，多年不变。

2. 肺门淋巴结结核　易与中央型肺癌相混淆，多见于儿童、青年，多有发热、盗汗等结核中毒症状。结核菌素试验常阳性，抗结核治疗有效。肺癌多见于中年以上成人，病灶发展快，呼吸道症状比较明显，抗结核药物治疗无效。

3. 急性粟粒性肺结核　应与弥漫性肺泡细胞癌鉴别。通常粟粒性肺结核患者年龄较小，有发热、盗汗等全身中毒症状。X线表现为细小、分布均匀、密度较淡的粟粒样结节病灶。肺泡细胞癌两肺多有大小不等的结节状播散病灶，边界清楚，密度较高，呈进行性发展和增大，且有进行性呼吸困难。

（二）肺炎

约1/4的早期肺癌以肺炎形式表现，若起病缓慢、无毒性症状、抗生素治疗后炎症吸收缓慢或同一部位反复发生肺炎时，应考虑肺癌可能，尤其是段、叶性病灶伴有体积缩小者。炎性假瘤也易与肺癌相混淆，炎性假瘤往往形态不整，边缘不齐，有密度较高的核心，易伴有胸膜增厚，病灶长期无明显变化。

（三）肺脓肿

原发性肺脓肿起病急，中毒症状严重，多有寒战、高热、咳嗽、咳大量脓臭痰等症状。肺部X线表现为均匀的大片状炎症阴影，空洞内常见较深液平。癌性空洞继发感染应与原发性肺脓肿鉴别。肺脓肿可有肺癌症状，如刺激性咳嗽、反复痰血，随后出现感染、咳嗽加剧。

（四）结节病

典型结节病表现为双侧肺门及纵隔对称性淋巴结肿大，可伴有肺内网状、结节状或片状阴影。组织活检病理符合结节病。

（五）纵隔淋巴瘤

需要与中央型肺癌相鉴别，纵隔淋巴瘤常为双侧，可有发热等全身症状，但支气管刺激症状不明显。

（六）肺部良性肿瘤

许多良性肿瘤在影像学上与恶性肿瘤相似，尤其是支气管腺瘤、肺错构瘤等。支气管腺瘤胸部X线可见孤立的肺部结节影。支气管腺瘤在未阻塞管腔时，影像学表现多为阴性，瘤体增大后可出现阻塞性肺炎或肺不张表现。CT显示气管内息肉样肿物和（或）阻塞性肺气肿、阻塞性肺炎，肿物呈广基底连接，其内可见点状钙化。肺腺瘤则表现为肿物阴影。胸部X线检查是诊断肺错构瘤的主要手段，胸片呈大小不等，单个圆或椭圆形边缘光滑阴影，可有分叶，瘤体内可见钙化或低密度影。钙化可为不规则斑点状或如爆米花状均匀分布于瘤内。胸部CT可清晰显示瘤内结构。

八、治疗

治疗方案主要根据肿瘤的组织学分类、临床分期和患者对治疗的耐受性。通常小细胞肺癌发现时已转移，难以通过外科手术根治，主要依赖化疗或放疗综合治疗。相反，非小细胞（型）肺癌可为局限性，对化疗的反应较小细胞肺癌差，部分外科手术或放疗可根治，少数化疗失败后可从靶向治疗中获益。

晚期肺癌的治疗原则应采用以全身治疗为主的综合治疗，根据患者的病理类型、分子遗传学特征以及患者的机体状态制订个体化的治疗策略，以期最大限度地延长患者的生存时间，控制疾病进展程度，提高生活质量。

中医有许多单方及配方在肺癌的治疗中可与西药治疗起协同作用，减少患者对放疗、化疗的不良反应，提高机体的抗病能力，在巩固疗效，促进、恢复机体功能中发挥辅助作用。

九、预后

由于早期诊断困难，故肺癌预后差，86%的患者在确诊后5年内死亡，只有15%的患者在确诊时病变局限，其5年生存率可达50%。因此，肺癌的预后取决于早发现、早诊断、早治疗。有研究表明，肺癌的筛查可以检测到Ⅰ期肺癌，并可能提高肺癌患者的生存率。随着手术、化疗、放疗、靶向药物和免疫治疗等综合治疗的进展，近 30 年肺癌 5 年总生存率几乎翻了一倍。

肺转移瘤

一、概念

肺转移瘤（metastatic neoplasms of the lung）指肺外肿瘤经某种途径转移至肺，有时也将肺肿瘤的转移归于其中。

二、流行病学

大约 30%的恶性肿瘤患者在其病程中会发生肺部转移，但有 20%死于肺转移瘤的患者未能发现原发病灶。人群中肺转移瘤的发病率为 6/100 000，肺转移瘤多发生于原发性肿瘤发现后 2 年内，偶有 5～10 年者。

三、临床表现

临床上早期症状很少，尤其是经血行转移的单个结节基本无症状，少数患者有咳嗽、痰血、气急。并发胸膜转移、癌性淋巴管炎、上腔静脉受压时可有相应临床症状。

四、病理学

80%转移瘤的病理学特征与原发瘤基本相同，其余 20%可出现不同变化，部分恶性肿瘤经治疗后其转移瘤的病理学特征可逆转为良性。

五、诊断

确定肺内转移灶的最佳手段为 CT，其可发现心后区域、胸膜下等位置的病灶，高分辨率 CT 可发现 2～3 mm 的小结节，诊断转移瘤的特异性可达 60%～90%，其较高的特异性有赖于肿瘤病史。增强 CT 可诊断淋巴结转移灶。PET-CT 不但能显示肺内外病灶，而且对病灶良恶性及预后判断均有所帮助。诊断肺转移灶有困难时，若在随访的过程中病灶增大增多有利于确立诊断。

六、治疗

肺转移灶的治疗取决于对原发灶的处理，少数肿瘤（如肉瘤）的，转移灶只局限于肺，偶可通过切除原发灶和转移灶而治愈。两类肺转移性肿瘤患者不宜手术切除肿瘤，一是转移到其他器官者，二是身体状况不能耐受手术者。大脑是肺癌最常见的远处转移部位之一，20%～65%的肺癌患者会发生脑部转移，治疗方法通常包括手术治疗、放射治疗、化疗、分子靶向治疗，但预后较差，自然平均生存期仅 1～2 个月。骨也是肺癌常见的转移部位，可引起骨痛、病理性骨折、椎体压缩或变形等，严重影响患者的生活质量。治疗上通常采取以全身治疗为主的综合治疗，包括化疗、分子靶向治疗、手术、放疗和双膦酸盐治疗。

七、鉴别诊断

多发性肺转移瘤一般诊断较易，而鉴别单发灶的性质有时相当困难，需综合考虑加以鉴别。具有特殊表现的转移瘤应与结核球、肺曲霉菌病、囊状支气管扩张等鉴别，尤其临床常遇到非典型肺转移，需要与其他肺部良性疾病相鉴别。

（丁　健　施振友）

第二节　良恶性肺部肿瘤的超声诊断

一、原发性肺部肿瘤的超声诊断

以往临床上对于肺部肿瘤的诊断常用 X 线、CT 和气管镜检查。超声因肺组织的气体干扰及肋骨的遮挡，故对肺肿瘤的诊断存在一定局限性。然而对于周围型肺肿瘤、中央型肺肿瘤阻塞或压迫主支气管引起肺不张或阻塞性肺炎时，以实变的肺组织作为透声窗，超声可以清晰显示胸壁、胸膜和肺周占位病变，并能观察到病灶形态、边界及血流情况的细微结构及与周围组织的解剖关系，为临床诊断提供一定的信息。

（一）周围型肺肿瘤声像图表现（表 11-1、表 11-2）

二维超声下常表现为胸壁和胸膜后方与肺组织强回声间实性不规则团块，内部回声均匀或不均匀，肿瘤内一般不显示含气支气管征，较大的肿瘤由于超声窗较宽，常表现为形态不规则，边界多较清晰，肺癌虽无包膜，但肿瘤质地与肺组织密度差大，肿瘤快速生长可挤压周围肺组织。较大肿瘤的大体标本切面可见瘤体周围肺组织受压萎陷形成假包膜，且肿瘤周边受小叶间隔、血管、气管阻挡等因素均为其边界清晰的原因。

肿瘤内部回声可分为两类：第一，低回声型，肿瘤内呈低至极低回声，分布均匀，此为大多数体积较小肺癌的超声表现。第二，混合性回声。当肿瘤增长较快、体积较大时，肺癌肿瘤内部常因出血坏死液化而形成薄壁空洞，此时可在肿瘤内探及形状不规则的无回声区。在无回声区内可见水平分隔线，水平线以上为强回声的气体回声，水平线以下则呈分层分布的弱或低回声，可随体位改变或快速呼吸而产生漂浮现象。肺门淋巴结较大者，在肺门部常表现为分布均匀的低回声，多个淋巴结融合可呈分叶状。研究表明，小的肺原发性肿瘤内以低回声多见，肿瘤直径≥5.0 cm 时，其内可见点状或平行双线状强回声。

（二）超声造影表现

肺癌的血供主要来源于支气管动脉，偶有肺动脉参与供血。原发性肺癌开始增强时，主要表现为条带状增强，其增强的时间-强度曲线呈快升慢降型，开始增强时间≥6 s 提示其在“肺动脉期”无或少灌注，表现为无增强，但在“支气管动脉期”，稀疏或明显灌注呈现低或高增强，此为肺癌与其他良性肺部肿瘤的主要鉴别点之一。

肿瘤增强程度由肿瘤内造影剂滞留量及其内部血管丰富程度决定。原发性肺癌供血动脉明显扩张、迂曲，肿瘤内可见大量新生血管，同时瘤体引流淋巴管缺如，注入超声造影剂后，造影剂在瘤体内滞留增多而排出很少，因此原发性肺癌可以显著增强。

表 11-1　肺癌的超声形态

形态	回声类型	血管	复杂结构
边界清晰	不均质	血管移位	残余通气区
圆形	低回声	血管破坏	边缘区并发肺炎
息肉样	很少有回声	血管中断	实性占位性病变/肺炎
边缘分叉	很少有回声	新生血管生成	细菌/真菌菌落形成
锯齿状边缘	坏死区	—	大片坏死区呈现奇异形态

表 11-2　肺部肿瘤的良、恶性鉴别诊断依据

	恶性肿瘤	良性肿瘤
肺表面轮廓	凹凸不平	规则
与周围含气组织的边界	清晰/流苏状或指状分支突入正常肺实质内	多模糊
侵犯临近结构（胸壁、膈和心包）	常见并呈侵袭性生长	可播散至胸壁，但炎症浸润的组织内基本解剖结构规则存留
是否破坏正常组织结构/血管走行是否移位	常浸润破坏正常组织结构，支气管分支可移位或完全破坏/原有正常血管可移位、扭曲或完全消失	否
新生血管	有	无
内部结构	结构高度异质化导致不均质	一般均质

（张　骅　楼　军）

病例 1

左肺鳞癌，伴左肺门、纵隔淋巴结转移，Ⅲb（T4N2Mx）

【病史摘要】

患者，男，51 岁，公务员。

主诉：因“咳嗽咳痰伴胸痛 4 个月”于 2018 年 6 月 26 日入院。

现病史：患者 4 个月前无明显诱因出现咳嗽、咳痰，为黄白色痰，不易咳出，偶有痰中带血，伴左侧轻度胸痛，于咳嗽或活动时发作。无畏寒、发热，无胸闷、气急等不适。在当地医院查胸部增强 CT 提示肺癌（报告未见），遂来我院就诊，拟“左肺占位性病变（肺癌?）”收住入院。起病以来，胃纳可，睡眠一般，大小便正常。体重未见明显下降。

既往史：无特殊。

个人史：出生于黑龙江省双鸭山市，否认长期外地居住史，初中文化水平。偶饮酒，既往吸烟史 30 余年，目前已戒烟 4 个月。否认毒物及放射性物质接触史。否认冶游史。

婚育史：适龄结婚，配偶身体健康。育有 1 子 1 女，均体健。

家族史：父母已故，生前均有肺气肿病史。在家排行第九，有 8 个姐姐，均有支气管炎病史。

否认两代三系遗传性家族性疾病，否认乙型肝炎、结核等传染性疾病。

查体：T 37.2℃，P 92 次/分，R 20 次/分，BP 92/60 mmHg，神清，口唇无发绀，浅表淋巴结未触及。双肺听诊呼吸音粗，无啰音。律齐，无杂音。腹平软，无压痛、反跳痛，肝脾肋下未触及，双下肢无水肿。神经系统检查未见异常。

外院辅助检查：2018 年 3 月 23 日黑龙江省某肿瘤医院胸部增强 CT 示左肺占位性病变、肺癌伴上叶不张可能，建议支气管镜检查，左肺炎症，纵隔占位，转移可能，左侧肋骨改变，建议骨 ECT 检查。2018 年 6 月 22 日萧山某中医院胸部 CT 示左肺上叶占位、左肺上叶支气管闭塞伴左肺上叶不张，左侧少量胸腔积液，建议对比既往检查结果。

【诊疗过程】

入院后辅助检查：2018 年 6 月 26 日血气分析＋电解质：K^+ 3.40 mmol/L，pH 值 7.383，氧分压 54 mmHg，二氧化碳分压 40.9 mmHg，血氧饱和度 85.7%，血红蛋白 109 g/L，一氧化碳血红蛋白分数 1.60%，葡萄糖 6.80 mmol/L；2018 年 6 月 27 日尿常规：尿糖阴性，尿酮体阴性，尿蛋白阴性，尿潜血阴性，尿白细胞阴性；2018 年 6 月 27 日血气分析＋电解质：体温 37.0℃，K^+ 3.90 mmol/L，Ca^{2+} 1.37 mmol/L，pH 值 7.398，血氧分压 89 mmHg，二氧化碳分压 37.5 mmHg，血氧饱和度 97.2%，血红蛋白 111 g/L，葡萄糖 6.00 mmol/L；2018 年 6 月 27 日查鳞状细胞癌分化抗原 1.7 ng/ml；2018 年 6 月 27 日脑钠肽 27.9 pg/ml，心肌肌钙蛋白 10.000 μg/L；2018 年 6 月 27 日肿瘤标志物（男）：神经烯醇化酶 19.6 ng/ml，CEA 2.8 μg/L，糖类抗原 125 148.9 U/ml，细胞角蛋白19 201.3 ng/ml；2018 年 6 月 27 日真菌 G 试验：1-3-β-D 葡聚糖＜10.00 pg/ml；2018 年 6 月 27 日结核杆菌抗体阴性；2018 年 6 月 27 日传染病四项（非术孕）：乙型肝炎表面抗原阴性；2018 年 6 月 27 日生化：总蛋白 54.4 g/L，白蛋白 32.0 g/L，谷丙转氨酶 17 U/L，谷草转氨酶 21 U/L，总胆红素 7.9 μmol/L，葡萄糖 5.06 mmol/L，肌酐 85.6 μmol/L，K^+ 3.89 mmol/L，甘油三酯 0.85 mmol/L，低密度脂蛋白胆固醇 2.15 mmol/L；2018 年 6 月 27 日凝血功能：凝血酶原时间 12.3 s，部分凝血活酶时间 32.1 s，部分凝血活酶时间比值 1.34，纤维蛋白原 4.20 g/L，D-二聚体定量 820.0 μg/L；2018 年 6 月 27 日 ABO＋Rh 血型＋血常规＋超敏反应蛋白：白细胞计数 6.19×10^9/L，淋巴细胞分类 18.4%，单核细胞分类 10.2%，红细胞计数 3.61×10^{12}/L，血红蛋白 103 g/L，血小板计数 368×10^9/L，超敏 C 反应蛋白 20.0 mg/L；2018 年 6 月 28 日血常规＋超敏 CRP：白细胞计数 7.05×10^9/L，淋巴细胞

分类 18.8%，单核细胞计数 0.7×10^{9}/L，红细胞计数 3.86×10^{12}/L，血红蛋白 114 g/L，血小板计数 394×10^{9}/L，超敏 C 反应蛋白 29.5 mg/L；2018 年 6 月 28 日隐血试验阴性；2018 年 6 月 29 日痰细菌＋真菌培养：痰质量合格（WBC＞10 个/LP，LEC＞10 个/LP），少量革兰氏阳性杆菌，少量革兰氏阳性球菌；2018 年 6 月 27 日正常心电图。

2018 年 6 月 27 日超声引导下穿刺（图 11-1、图 11-2、视频 11-1）：左肺肿瘤粗针穿刺活检顺利穿取肺部肿瘤组织 4 块，送病理室检查。2018 年 6 月 29 日常规病理（图 11-3）："左肺占位"非小细胞肺癌，首先考虑鳞癌。

2018 年 6 月 28 日胸部 CT 增强扫描（图 11-4）：左肺上叶肿瘤，考虑恶性肿瘤伴左肺门、主动脉弓旁淋巴结转移，纵隔大血管累及可能，远端阻塞性肺炎。请结合临床及穿刺活检。左侧胸腔积液。

2018 年 6 月 29 日肝、胆、脾、胰、肾 B 超：双肾实质回声增强。

治疗上予以拜复乐注射液（莫西沙星）静脉滴注、普米克令舒（布地奈德）＋万托林溶液（沙丁胺醇）雾化吸入、赛乐美乐注射液（氨溴索）、阿斯美胶囊（复方甲氧那明）口服、孟鲁司特片（顺尔宁）口服抗感染，止咳化痰等对症治疗。患者于 2018 年 6 月 30 日明确诊断：①左肺恶性肿瘤［鳞癌伴左肺门、纵隔淋巴结转移，Ⅲb（T4N2Mx）］；②阻塞性肺炎。治疗上建议化疗等后续治疗。但患者家属拒绝目前治疗方案，要求转至当地医院治疗，签字出院治疗，住院天数 4 天。

出院情况：T 37℃，P 93 次/分，R 18 次/分，BP 89/61 mmHg，神清，精神欠佳，口唇无发绀，浅表淋巴结未触及。双肺呼吸音粗，无啰音。律齐，无杂音。腹平软，无压痛、反跳痛，肝脾肋下未触及，双下肢无水肿，神经系统检查未见异常。

【讨论】

肺癌和其他肿瘤均为血管依赖性疾病，血管生成促进肺癌的发生发展，且与肺癌的预后密切相关。肺癌的肿瘤微血管密度（microvessel density，MVD）可客观反映肿瘤内部的血管生成情况。对于超声在周围型肿瘤诊断中的应用，以往多采用二维超声观察。能量多普勒血流显像（color Doppler power imaging，CDPI）动态观察肿瘤血液供应、血流频谱分析测定 Vp（Vpeak）和阻力指数（resist index，RI）有利于超声引导下经皮肺活检的安全开展，从而使超声在周围型肿瘤诊断中的应用价值得到极大提高。肿瘤的组织切片 MVD 可反映肿瘤组织内血管形成的程度。在许多肿瘤研究中，MVD 已被证实是一个独立的预后及预测指标。目前 MVD 测定技术也被认为是评价肿瘤血管生成的金标准。虽然 CDPI 血流量与肿瘤的大小、良恶性、有无淋巴结转移、临床分期有关，与恶性病变的组织分型无关，但挑选血供较丰富的区域周边进行穿刺与穿刺安全避开血管不相矛盾，避开的是穿刺针道的大血管，与肿瘤无关的血管。

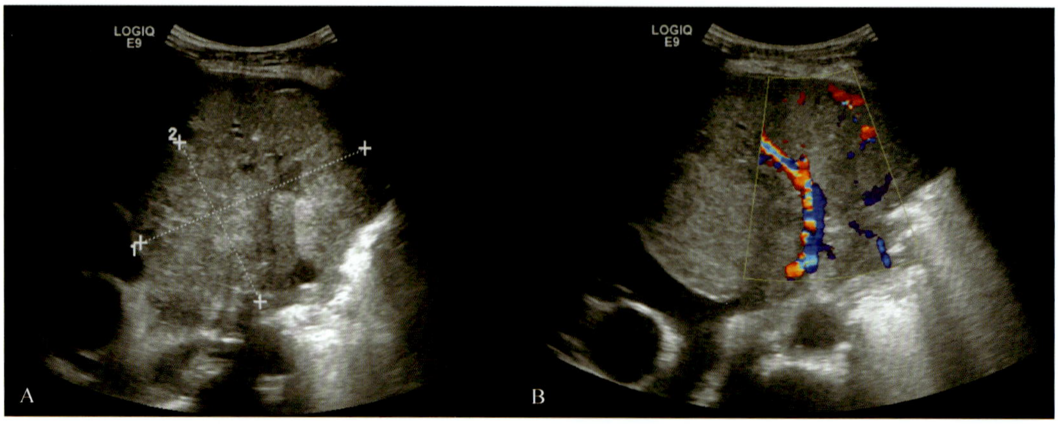

图 11-1 2018 年 6 月 27 日超声示左侧肺组织呈实性，无明显气体及支气管充气征，类"肝样变"，CDFI 可见粗大动脉走行其内。深面可清晰显示心脏及其大动脉主干

本例为超声引导下对左肺肿瘤行超声造影，并对左肺肿瘤粗针穿刺活检顺利穿取肺部肿瘤组织，送病理室检查诊断为鳞癌。在有条件的医院开展超声造影指导临床诊断和治疗不失为一种好的方法。

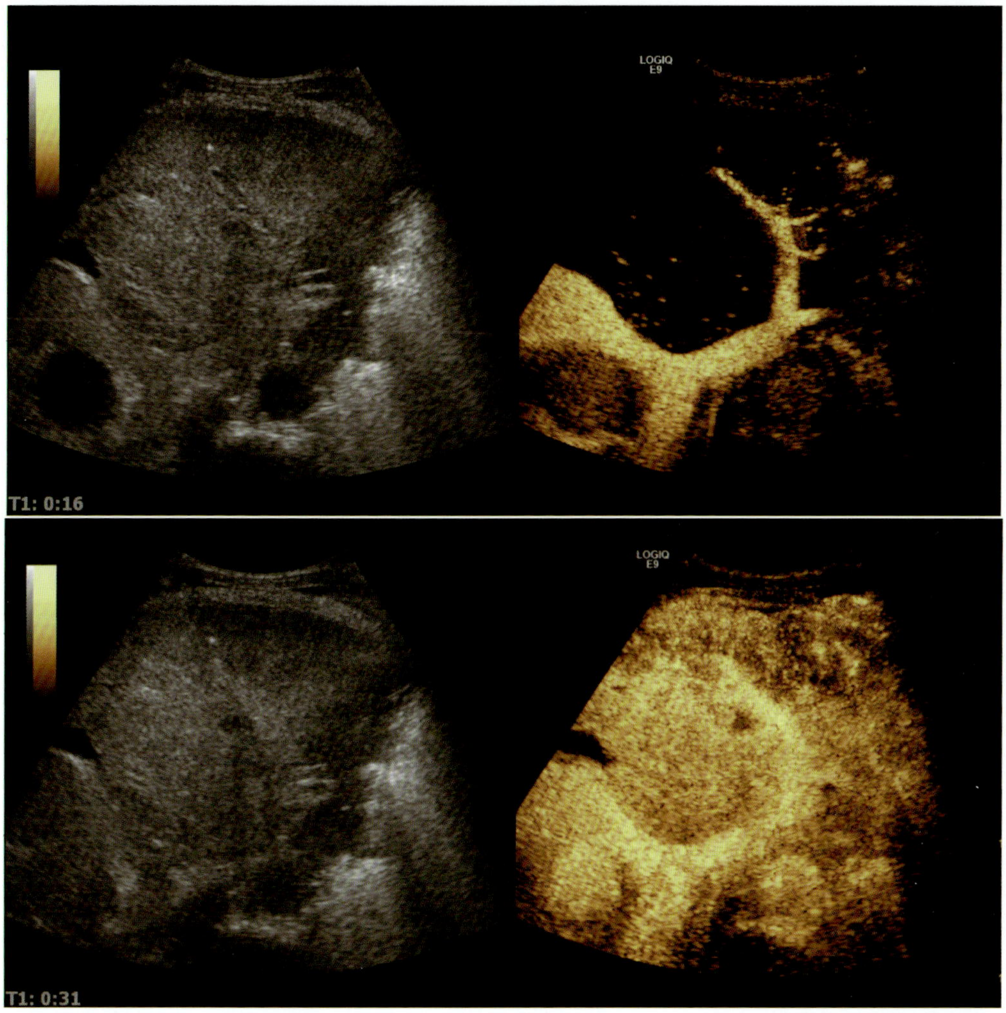

图 11-2 超声造影。常规对左肺肿瘤行超声造影，动脉期肺动脉主干及左右分支快速高增强，至 13 s 左肺肿瘤内肺动脉粗大分支清晰显影，14 s 后升主动脉及降主动脉开始逐渐增强，17 s 开始左肺肿瘤开始不均匀增强，局部可见无增强区，静脉期左肺肿瘤不均持续高增强，主动脉及肺动脉增强强度一致，无明显分界

视频 11-1 肺动脉造影

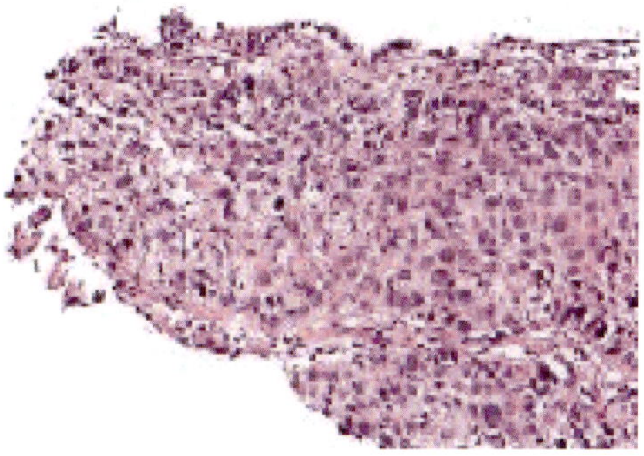

图 11-3 2018 年 6 月 28 日超声引导下肺部穿刺取灰白穿刺物 5 条，长 0.6～1 cm，直径 0.1 cm，全包。病理诊断："左肺占位"非小细胞肺癌，首先考虑鳞癌

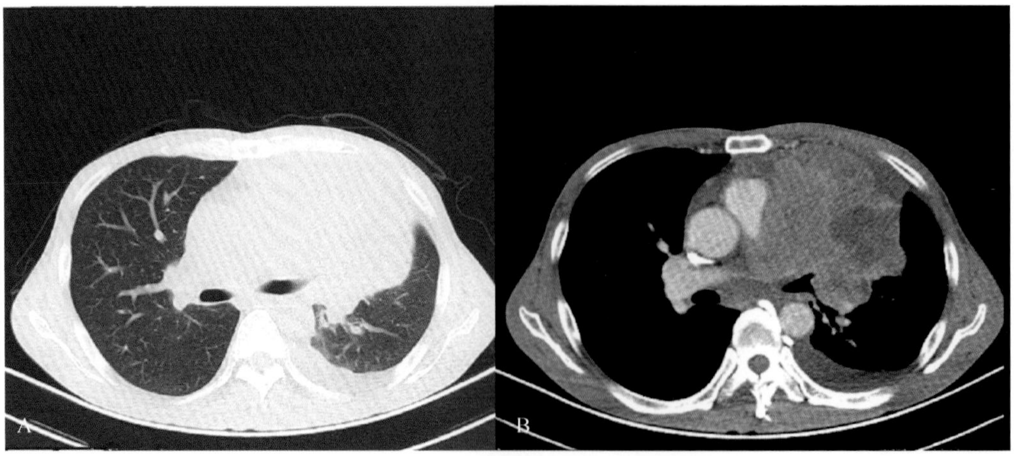

图 11-4 2018 年 6 月 28 日胸部 CT 增强扫描：左肺上叶肿瘤，考虑恶性肿瘤伴左肺门、主动脉弓旁淋巴结转移，纵隔大血管累及可能，远端阻塞性肺炎，左侧胸腔积液

（王立刚 张 骅）

病例 2

鳞 癌

【病史摘要】

患者，男，60 岁，职业不详。

主诉：体检发现右肺阴影 20 余天。

现病史：患者于 20 余天前体检，胸部影像学检查示“右肺阴影”，病程中无明显咳嗽、咳痰，未见黄痰及痰血，无畏寒、发热，无胸闷、胸痛等不适，为求进一步诊治入住我院。

一般情况良好，无药物过敏史。

【诊疗过程】

入院后辅助检查：CT（图 11-5）示双侧胸廓对称，未见明显异常。右肺下叶支气管阻断，可见软组织密度结节，形态不规则，有分叶，边缘欠光滑，结节内密度不均，病灶周边可见斑片样模糊影及肺组织实变不张。双肺散在斑点灶及微小结节。纵隔及部分肺门淋巴结增大。结论：①右肺下叶肺癌可能伴阻塞性肺不张，纵隔肺门淋巴结增大。②双肺散在斑点灶及微小结节，转移待排，请随访。超声造影（图 11-6、图 11-7、视频 11-2、视频 11-3）示右侧胸腔见低回声肿块，大小约 112 mm×73 mm，边界可辨，形态欠规则，内部回声欠均匀，内部可见彩色血流信号。注入超声造影剂后可见病灶于 18 s 开始增强，较周围正常肺组织晚（＞3 s），达峰时呈不均匀高增强，内见大片不规则无增强区，消退略早于周围肺组织。结论：右肺实性占位，倾向恶性。

入院后行超声引导下经皮穿刺活检术。穿刺部位为右肺实性肿块（112 mm×73 mm）。给予 2%利多卡因 5 ml 局部麻醉。活检枪类型：BARD。活检针：18 G。患者俯卧位，右侧胸背局部皮肤常规消毒，局部麻醉后于超声引导下经皮穿刺右肺实性肿块，活检 4 针，标本状态如下（表 11-4）：

表 11-4 活检标本状态

	标本大小（mm）	标本颜色
第一针	10×2	淡白色
第二针	10×2	淡白色
第三针	15×2	淡白色
第四针	13×2	淡白色

术中过程顺利，术后穿刺区域未见明显无回声区。结论：超声引导下肺部肿块穿刺活检术，过程顺利。术后病理（右肺）见少量异型细胞，

倾向非小细胞癌，酶标提示鳞癌，请结合临床。免疫组化结果：TTF-1（—），P40（+）。

治疗方法：化疗（注射用盐酸吉西他滨）。

【讨论】

患者就诊时无明显不适，仅在体检时发现右肺阴影，临床症状不明显。经检查证实：周围型肺部病变的超声所见与肺部CT影像有很高的一致性。肺部大的肿块中心（鳞癌）易发生坏死，超声造影可显示坏死区，在引导穿刺时可避开坏死区有效取材，为明确诊断提供保障。超声引导下肺穿刺活检的整个过程实时可见，安全有效。

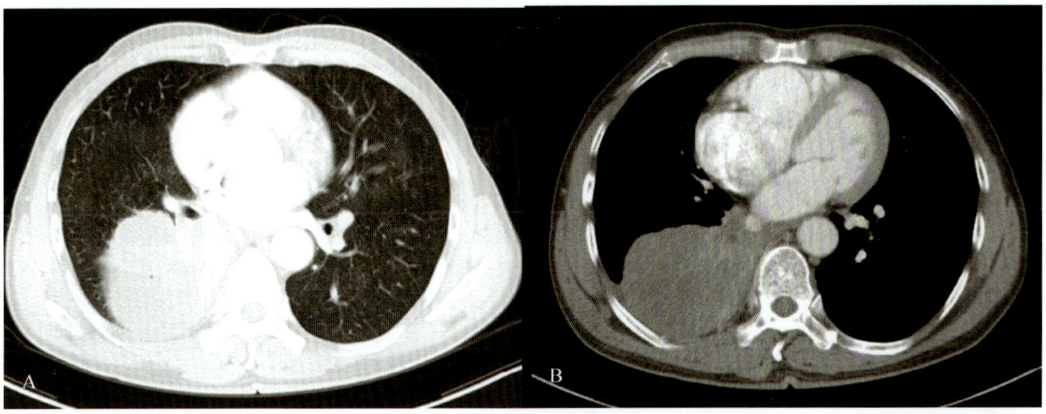

图 11-5 胸部CT。**A.** 肺窗；**B.** 纵隔窗

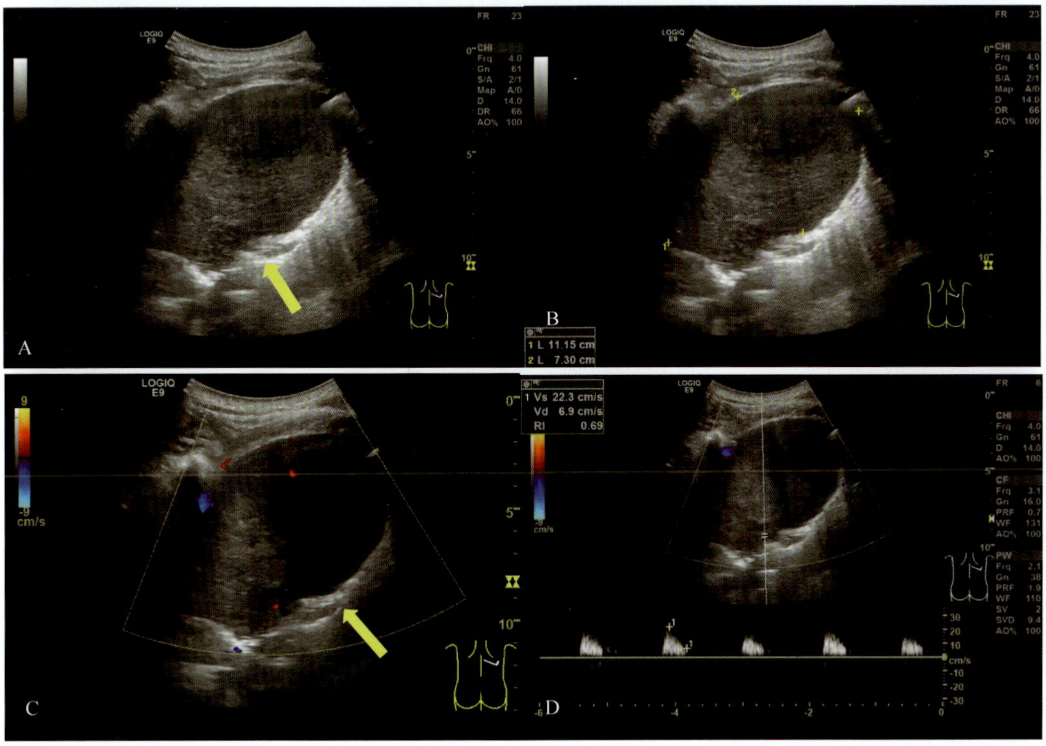

图 11-6 肺部超声影像

视频 11-2 右侧胸腔常规超声

视频 11-3 右侧胸腔超声造影

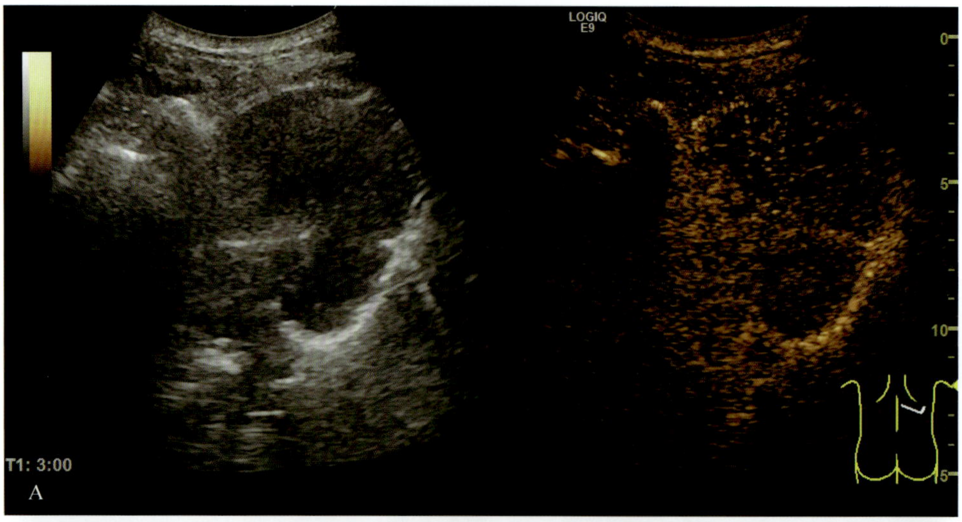

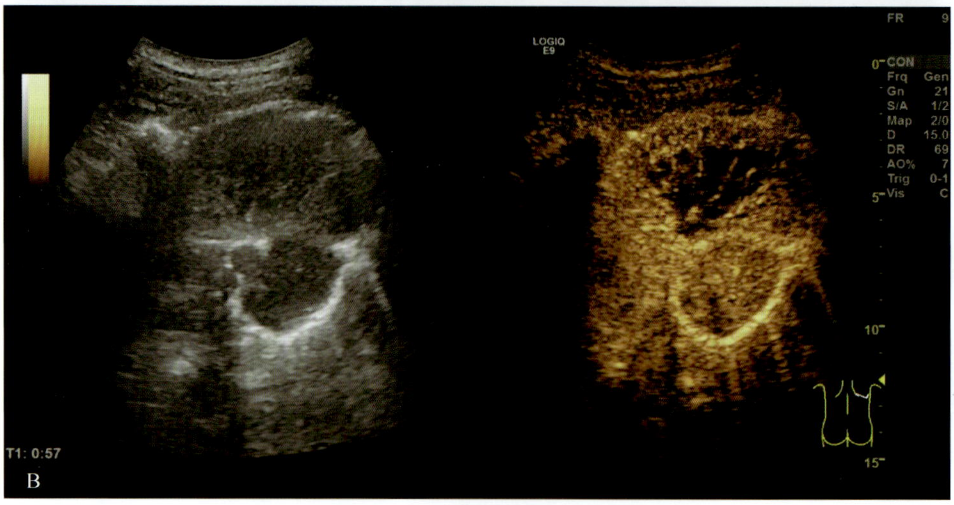

图 11-7 肺部超声造影

A～B. 注入超声造影剂后可见病灶于 18 s 开始增强，较周围正常肺组织晚（>3 s），达峰时呈不均匀高增强，内见大片不规则无增强区，消退略早于周围肺组织

（王 茵）

病例 3

左肺肺癌

【病史摘要】

患者，女，79 岁，退休。

主诉：咳嗽、咳痰、气短 1 年半，加重 1 周。

现病史：患者 1 年半前无诱因出现咳嗽、咳痰，气短，无发热、寒战等不适。胸片示肺部阴影，未进一步诊疗。3 个月后于安贞医院查胸部 CT 示左上肺门占位性病变，考虑恶性可能，纵隔淋巴结肿大。后患者就诊于中科院肿瘤医院，口服靶向药物（具体不详）治疗 3 个月，复查 CT 示左肺上叶尖后段肿瘤较前增大，左肺上叶非钙化实性结节，右侧锁骨上区、右侧气管食管沟淋巴结肿大，考虑转移。患者病情进展，停服靶向药物。患者仍有咳嗽、咳痰，偶有咯血、气短，就诊于北京中医医院，口服中药汤剂治疗。近 1 周患者咳嗽加重，咳少量白黏痰，口服中药症状未缓解。今日喘憋加重，遂就诊于我院急诊，经急诊以“肺恶性肿瘤”收住入院。

既往史：高血压 3 年余，血压最高 180/90 mmHg。

体格检查：T 36.5℃，P 80 次/分，R 21 次/分，BP 112/60 mmHg，体形消瘦，神清，轮椅推入病室。左上肺呼吸音低，余肺呼吸音粗，双肺无啰音。心率 80 次/分，律齐，心音有力，无杂音。腹软，无反跳痛及肌紧张，肝脾肋下未触及。双下肢无水肿。

【诊疗过程】

入院辅助检查：2016 年 9 月 8 日行胸部 CT 示左上肺门占位性病变，考虑恶性可能，纵隔淋巴结肿大，右侧叶间胸膜增厚。2017 年 1 月 11 日胸部 CT 示左肺上叶尖后端肿物较前增大，左肺上叶非钙化实性结节，右侧锁骨上区、右侧气管食管沟淋巴结肿大，考虑转移，胃左旁、纵隔区多发淋巴结肿大。2018 年 7 月 13 日胸部 CT 示左肺门团块状软组织密度灶，左上肺尖后段病灶，左上支气管狭窄，右肺新发多发性结节，性质待定，两肺多发小的炎症病灶？右下胸膜及右侧间胸膜轻度增厚，纵隔内多发淋巴结肿大。

血常规：白细胞 5.19×10^9/L，中性粒细胞百分比 56.9%，红细胞 4.1×10^{12}/L，血红蛋白 134 g/L，血小板 178×10^9/L；生化：谷丙转移酶 5 U/L，谷草转氨酶 20 U/L，葡萄糖 6 mmol/L，尿素 3.8 mmol/L，肌酐 56 μmol/L，K^+ 3.75 mmol/L；D-二聚体 1.06 μg/ml，纤维蛋白原降解产物 2.75 μg/ml；肌钙蛋白 I 0.01 ng/ml；全定量脑钠肽 64 pg/ml；血气分析：二氧化碳分压 45 mmHg，氧分压 51 mmHg，乳酸 1 mmol/L，血氧饱和度 86%，pH 值 7.42，实际碳酸氢根 29.2 mmol/L，标准碳酸氢根 27.7 mmol/L，细胞外碱储量 4.7 mmol/L，全血碱储量 4 mmol/L。

诊断：①左侧肺癌　肺内转移　右侧锁骨上淋巴结转移；②高血压 3 级（很高危）。

入院予姑息对症支持治疗，后病情进展，住院 2 个月后临床死亡。

【讨论】

由于肺部气体的干扰，超声通常很难显示肺门部肿瘤，但当中央型肺癌压迫或阻塞支气管时可引起远端的肺组织实变，实变的肺组织可作为透声窗，使肺门部肿瘤得以显示，但常规超声检查往往难以区分其肿瘤部分及不张的肺组织。肺是由肺动脉及支气管动脉供血的双

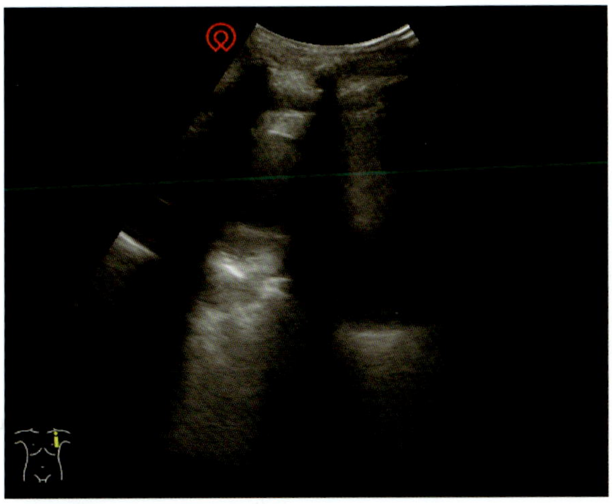

图 11-8 超声图像（2018 年 7 月 12 日）质量差，受肋骨声影干扰明显。左肺中部可见团块状中等回声，回声欠均匀，边界不清，形态固定，内未见明显“含气支气管”征象，可随心脏搏动整体性移动。超声诊断为左肺中部实质中等回声占位，考虑肺癌

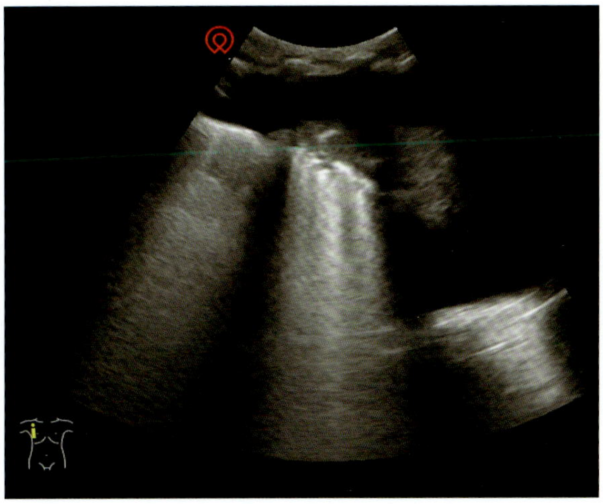

图 11-9 超声（2018 年 7 月 12 日）可见右下肺不张伴少量胸腔积液

血供脏器，通过超声造影利用肺双血供的特点可以很好地鉴别肺不张组织及肿瘤组织。

本例患者为肺癌晚期，曾就诊于安贞医院、协和医院、中科院肿瘤医院，不适宜手术，也不适合进一步行病理组织检查。患者肺部超声影像（图 11-8）质量差，受肋骨声影干扰明显，左肺中部可见团块状中等回声，回声欠均匀，边界不清，形态固定，内未见明显“含气支气管”征象，可随心脏搏动而整体性移动。超声（图 11-9，视频 11-4，视频 11-5）提示左肺中部实质中等回声占位（考虑肺癌），结合胸部 CT（图 11-10）等检查确诊为肺癌。

视频 11-4 肺不张

视频 11-5 重度渗出病变

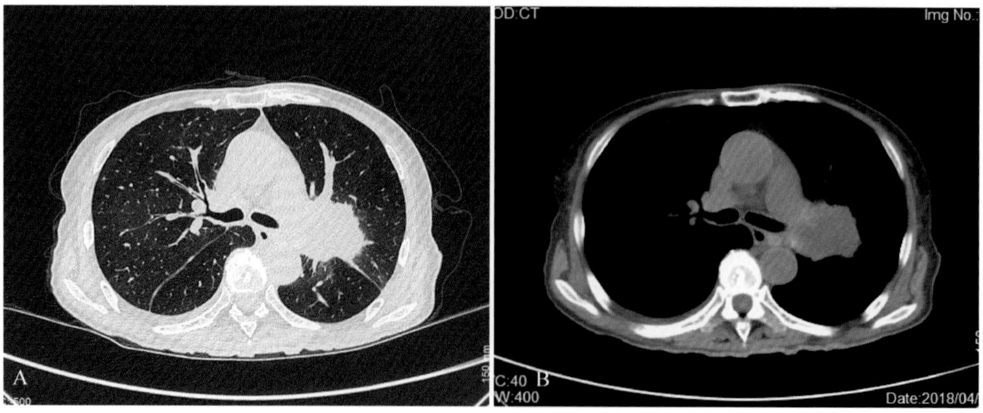

图 11-10 A. 肺窗；**B.** 纵隔窗

2018 年 7 月 13 日胸部 CT：左肺门旁团块状软组织密度灶，与增大的左肺门分界不清，与纵隔分界不清。左上支气管狭窄，左上肺尖后段见小的团块影，其内有小空洞，右肺多发结节。两肺多发小斑片状阴影及条索。两肺门未见增大，主支气管及右侧段以上支气管通畅。右下胸膜及右侧间胸膜轻度增厚，纵隔内多发增大淋巴结

（张　秋　王文元　张　骅）

病例 4

右肺腺癌Ⅳ期

【病史摘要】

患者，女，74 岁，无业。

主诉：因“右肺占位 1 年半，喘憋、气促 1 周余”于 2018 年 6 月 11 日入院。

现病史：患者于 2016 年 12 月体检时发现右肺占位性病变，未治疗。2017 年 10 月肺部 CT 示右肺占位性病变，肺内多发结节，考虑转移瘤，纵隔淋巴结肿大，右侧胸膜增厚及积液表现。于 2018 年 2 月出现胸部疼痛不适，于解放军总医院住院治疗，2018 年 2 月 27 日予胸腔置管引流术，多次送胸腔积液细胞学检查，病理：胸腔积液涂片见退变、坏死细胞中有数个小团轻度核异型细胞，倾向腺癌细胞。基因检查提示 *EGFR*/*ALK*/*ROS1* 均为野生型。腹部 CT 提示左侧肾上腺转移瘤。胸部 CT 示右下肺癌伴右肺不张，左肺转移；右侧肋骨转移；右

侧胸膜转移，右侧胸腔积液引流后较前吸收。2018年3月16日行化疗（培美曲塞），盐酸埃克替尼片口服5天后停药，贝伐珠单抗注射液胸腔注入2次。住院期间出现发热，考虑肺部感染，给予抗感染、对症支持等治疗，症状减轻后拔出引流管出院。2018年5月在鞍山九州医院行第2周期培美曲塞化疗。近1周患者喘憋、气促加重，咳嗽、咳少量白色泡沫痰，易咳出。无畏寒、发热等不适，3天前就诊于解放军总医院，胸部CT示右下肺癌伴右肺不张，较前进展；左肺转移，较前增大、增多；左肺新发炎症；右侧肋骨转移；右侧胸膜转移；右侧胸腔积液，较前增多，患者病情进展。今日就诊于我院以“肺癌”收住入院。

既往史：2个月前诊断为冠心病，现口服单硝酸异山梨酯（欣康）20 mg每日2次、速效救心丸。

个人史：长期吸入二手烟史。

家族史：1兄1姐死于肺癌。

体检：T 36.5℃，P 120次/分，R 22次/分，BP 120/70 mmHg。轮椅入室，神清，查体合作。左肺呼吸音粗，可闻及湿啰音，右下肺呼吸音消失，未闻及胸膜摩擦音。心率120次/分，律齐，无杂音。腹软，肝脾肋下未触及、无压痛、反跳痛。双下肢无水肿。

【诊疗过程】

入院前辅助检查：胸腔积液脱落细胞病理（2018年3月14日）：坏死细胞中有数个小团轻度核异型细胞，倾向腺癌细胞。外周血基因检查（2018年3月7日、3月14日解放军总医院）提示*EGFR*/*ALK*/*ROS1*均为野生型。腹部CT（2018年2月24日）提示左侧肾上腺转移瘤。胸部CT（2018年3月12日）：右下肺癌伴右肺不张，左肺转移；右侧肋骨转移；右侧胸膜转移，右侧胸腔积液引流后较前吸收。胸部CT（2018年6月9日解放军总医院）：与2018年3月12日比较，右下肺癌伴右肺不张，较前进展；左肺转移，较前增大、增多；左肺新发炎症；右侧肋骨转移；右侧胸膜转移；右侧胸腔积液，较前增多。

入院后（2018年6月19日）胸部CT（图11-13）诊断：右侧气胸；右肺大部分呈实变密度，密度不均匀，考虑占位性病灶合并肺不张？右肺门显示不清，右侧支气管大部分闭塞；左肺多发炎性病灶；左肺多发结节样病灶，性质待定（炎性？其他?）；右侧胸腔积液；双侧胸膜增厚。胸椎椎体多发小的致密灶，性质待定；心包增厚；主动脉钙化。血常规：白细胞10.47×10^9/L，中性粒细胞百分比77.5%，红细胞4.1×10^{12}/L，血红蛋白116 g/L，血小板384×10^9/L。肿瘤标志物：癌胚抗原10.04 ng/ml，癌抗原125 86.6 U/ml，癌抗原15-3 47.1 U/ml，糖类抗原19-9 > 1200.00 U/ml。D-二聚体4.11 μg/ml。C反应蛋白50.9 mg/L。痰培养（2018年6月16日）示大肠埃希氏菌。痰培养及药敏试验（2018年6月22日）：嗜麦芽黄单胞菌。

诊断：①右肺腺癌Ⅳ期　肺内、胸膜转移　骨转移　纵隔淋巴结转移　左肾上腺转移　右侧胸腔积液　肺部感染；②冠心病。

入院后予止咳化痰、抗感染、胸腔置管引流术、调节免疫、止痛、中药扶正消癥等对症支持治疗。

【讨论】

在所有渗出性胸腔积液中，恶性胸腔积液（malignant pleural efusion，MPE）是第二大死因，仅次于肺炎旁积液。虽然一部分MPE患者起病之初可无症状，但最终大多数患者即使在静息状态下也会出现呼吸困难。由于MPE预后差，中位生存时间只有4～7个月，故治疗的目标旨在以最小的创伤减轻或消除呼吸困难。目前可供选择的方法主要有两种，一是埋管引流，二是滑石粉固定术，可以选用其中之一或两者合并使用。

美国胸科学会（American Thoracic Society，ATS）最近发布了最新版MPE治疗指南。新指南采用建议、评估、发展和评价分级模式以PICO（患者、干预、比较和结果）的格式针对临床问题简述相关的证据，并提供推荐建议以指导临床实践。

对于已知原发病因或高度怀疑的MPE，应该在超声引导下进行胸腔操作吗？指南推荐意见：尽管没有关于MPE的随机对照试验证实超声引导有利于减少气胸、出血等并发症，但由于超声对人体无害，所以新指南建议管理

MPE 所需要的胸腔穿刺（胸穿）或胸膜活检等操作均应在超声引导下进行。当然，这一措施并非绝对必要，要视医生的经验、当地的条件及有无超声设备而定。本例患者病情复杂，存在右侧气胸且病史长，故采用超声引导下胸腔置管引流术，效果较好，引流顺畅。

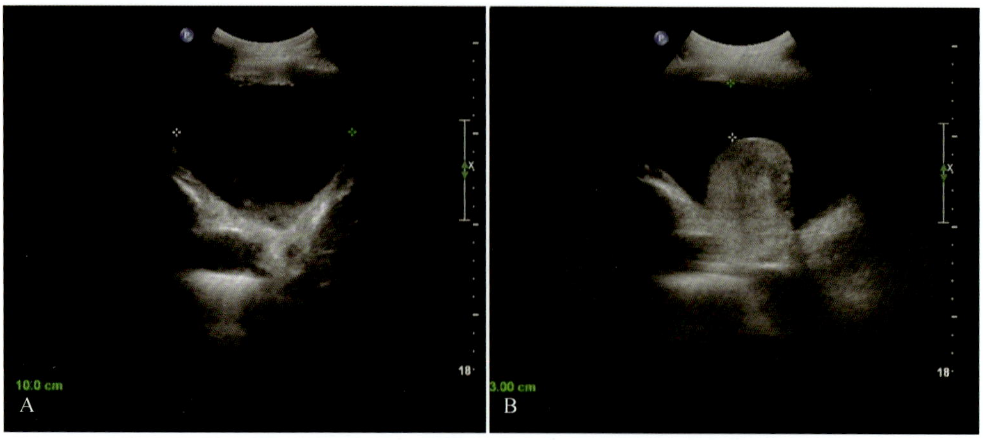

图 11-11　2018 年 6 月 14 日经背部超声探查

右侧胸腔肋膈角可见积液暗区，上下径约 10.0 cm，前后径约 14.2 cm，内透声欠佳，可见低回声分布。穿刺点见体表标志。进针小于 3 cm。左侧胸腔未见明显积液暗区

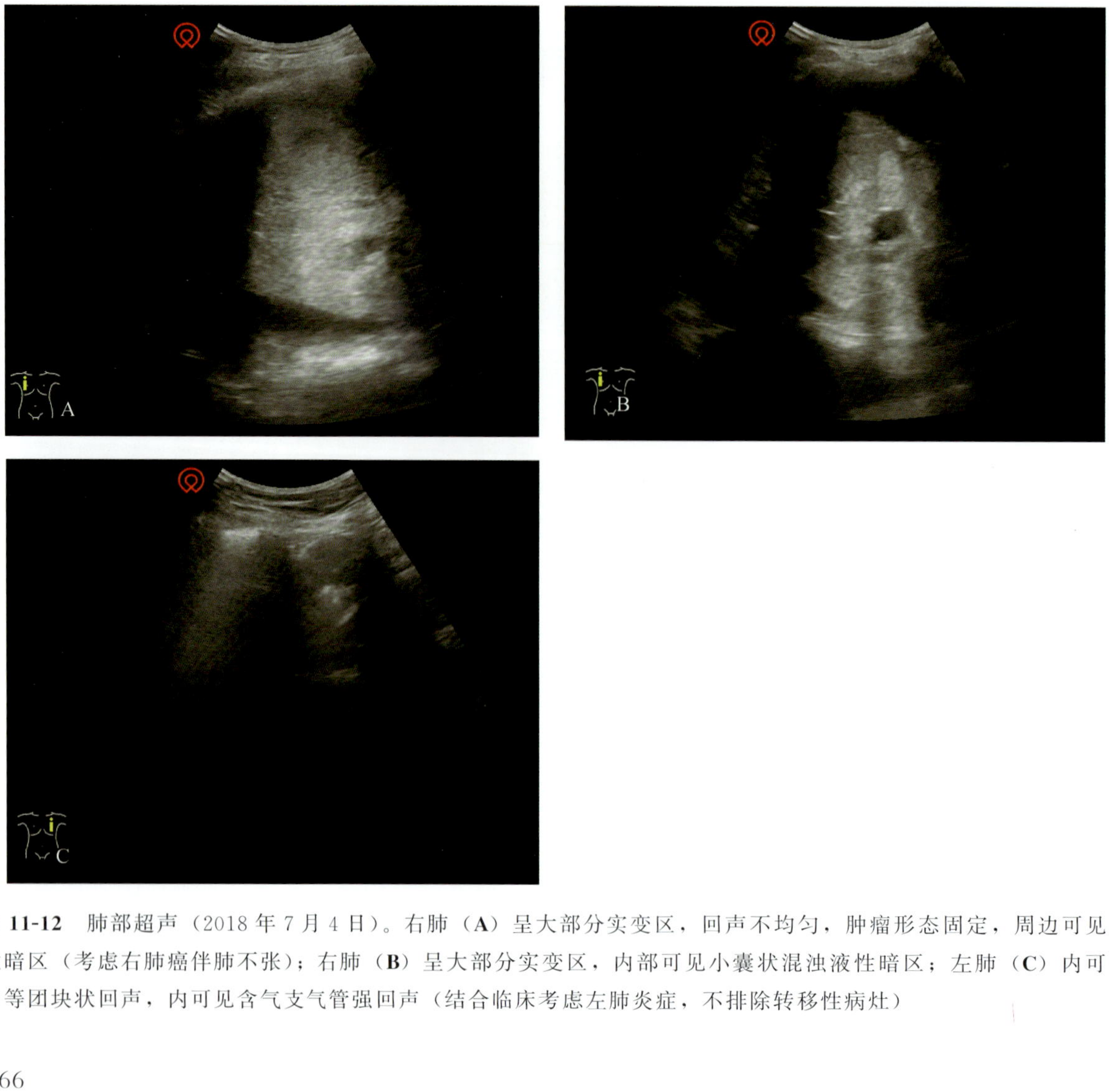

图 11-12　肺部超声（2018 年 7 月 4 日）。右肺（**A**）呈大部分实变区，回声不均匀，肿瘤形态固定，周边可见液性暗区（考虑右肺癌伴肺不张）；右肺（**B**）呈大部分实变区，内部可见小囊状混浊液性暗区；左肺（**C**）内可见中等团块状回声，内可见含气支气管强回声（结合临床考虑左肺炎症，不排除转移性病灶）

对于无症状的已知病因或高度怀疑的MPE，应该进行胸腔穿刺排液吗？推荐意见：对于这部分患者，若患者无呼吸困难等症状，则无须胸穿排液。目前尚无证据显示胸穿会给这部分患者带来裨益。除非临床上有其他需要，如收集标本进行临床分期或获得分子标志物表达情况等，才有必要考虑胸穿。

出现症状的已知病因或高度怀疑的MPE应该进行胸穿大量排液并测量胸膜腔压力吗？推荐意见：对于出现症状的MPE，建议尝试一次胸穿大量排液（1500 ml即可视为大量），目的为两方面：其一是确定大量排液之后能否缓解呼吸困难；其二是确定是否存在肺膨胀不全。明确有无肺膨胀不全对于选择后续的干预措施（如胸膜固定术）具有决定性的价值。

出现症状的已知病因或高度怀疑的MPE，无肺膨胀不全，未曾接受针对MPE的治疗，应该选用埋管引流或胸膜固定术作为一线治疗以减轻呼吸困难吗？推荐意见：对于有症状的MPE患者，若肺能够扩张且既往未接受过胸腔干预操作（不包括诊断性胸穿），只要大量排液能缓解气急症状，建议以埋管引流或胸膜固定术作为一线治疗手段以减轻呼吸困难。

有症状的MPE患者存在肺膨胀不全、胸膜固定术失败或积液出现分隔，应该选用埋管引流还是胸膜固定术？推荐意见：这种情况下，建议行埋管引流，胸膜固定术不再有价值。

患者出现埋管引流相关感染（蜂窝织炎、穿刺孔道感染、胸腔感染）时，应该行单纯内科治疗还是拔除导管？推荐意见：出现引流管相关感染时，无需拔除导管，一般只需要使用抗生素治疗即可。只有当抗感染治疗效果不佳时才需要拔管。

综上所述，ATS新指南将所有的注意力都集中在缓解MPE患者最痛苦的症状（即呼吸困难）上。这是很无奈的，也是很理性的。既然目前对MPE尚无有效的治疗手段，则无需浪费更多的医疗资源。新指南只指明MPE本身的管理，没有谈及对原发肿瘤的治疗。需要说明的是，所有的原发肿瘤都还应该遵循相

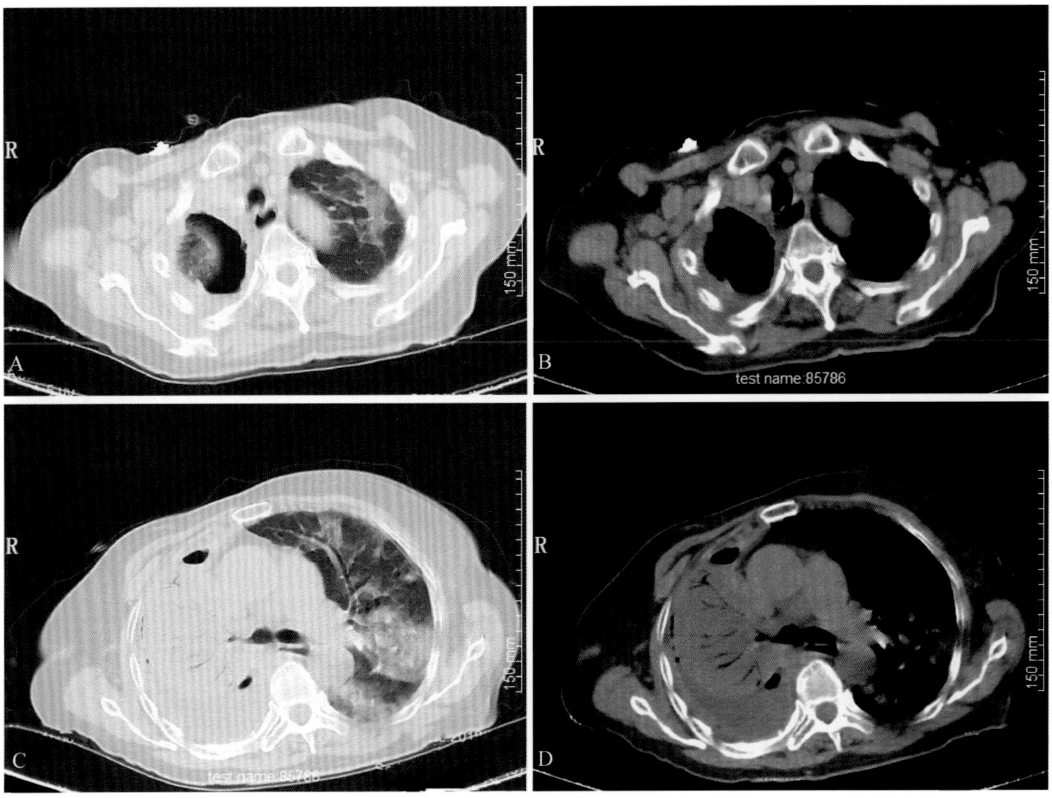

图 11-13 胸部CT（2018年6月19日。**A**、**C**：肺窗；**B**、**D**：纵隔窗）：胸廓基本对称，纵隔及气管大致居中。右侧气胸。右肺大部分呈实变密度，密度不均匀。右肺门显示不清，右侧支气管大部分闭塞。左肺斑片状、结节状阴影及纤维条索。左侧段以上支气管通畅。双侧胸膜增厚。右侧胸腔积液。纵隔见淋巴结肿大，内有钙化淋巴结。心包增厚，主动脉壁见钙化。胸椎椎体多发小致密灶

应的治疗指南进行管理，如适合靶向治疗的肺腺癌应使用靶向治疗药物，能耐受化疗的小细胞肺癌则应该给予化疗（以上文字来源于施焕中教授 2018 年 10 月 6 日微信公众号《美国最新版恶性胸腔积液管理指南解读》一文）。

对于腺癌晚期患者，往往合并大量胸腔积液、肺不张，肺部超声常无法区分占位性病变和肺实变，此时需要综合分析、仔细查看。本例患者肺部超声（图 11-12 及视频 11-6 至视频 11-8）提示右肺大部分实性变区，回声不均匀，内部可见小囊状混浊液性暗区，肿瘤形态固定，周边可见液性暗区，考虑右肺癌伴肺不张。左肺内可见中等团块状回声，内可见含气支气管强回声，结合临床考虑左肺炎症，不排除转移性病灶，这与 2018 年 3 月 12 日、6 月 9 日的 2 次胸部 CT 结果（右下肺癌伴右肺不张、左肺转移、左肺炎症）一致。超声下左肺空气支气管征是肺部感染（阻塞性肺炎）的表现，左肺内可见多个团块状中等回声占位，边界尚清，考虑转移性病灶。由此可以看出肺部超声与肺部 CT 具有明确的相关性。

视频 11-6 右肺癌 1

视频 11-7 右肺癌 2

视频 11-8 疑诊左肺转移灶动态视频

（张　骅　王文元　王　萍）

病例 5

肺腺癌Ⅳ期

【病史摘要】

患者，女，75 岁，退休人员。

主诉：确诊肺癌 3 年余。

现病史：3 年前因咳嗽、咳痰于当地医院就诊考虑肺癌，后于解放军第 306 医院行肺穿刺活检术确诊为肺癌（腺癌），3 年来间断治疗，保守治疗为主，未行手术、放疗，曾服化疗药物（具体不详），未规律服用。曾在煤炭总医院就诊，予靶向药物“吉非替尼”治疗 6 个月，后因多发性转移并发癌痛终止“吉非替尼”治疗。今来我院就诊，以“肺癌”收住入院。自发病以来，神清，精神差，纳差，睡眠差，保留导尿中，大便干。

既往史：糖尿病，口服“格列喹酮片、参芪降糖颗粒”，血糖控制尚可；冠心病、心房颤动、反流性食管炎、高脂血症多年病史，具体不详。

体格检查：T 37℃，P 83 次/分，R 20 次/分，BP 104/70 mmHg。浅表淋巴结无肿大。双肺呼吸音低，无啰音。心率：82 次/分，律不齐，心音有力，P2＝A2。胸背部压痛。腹软，腹部膨隆、压痛，麦氏点（－），墨菲征（－），肝脾肋下未触及。双下肢无水肿。

【诊疗过程】

入院辅助检查：胸部 B 超示右侧胸腔积液。床旁胸片：①左上肺占位性病变；②左肺多发可疑结节；③右侧大量胸腔积液伴肺不张。胸部 CT：右侧大量胸腔积液，右肺肺不张，左肺上叶前段条片灶，占位性病变合并肺不张？左肺多发转移瘤，左肺癌性淋巴管炎，左肺散在机化灶，左侧少量胸腔积液、左侧叶间积液，左侧胸膜肥厚，多个胸椎、肋骨骨转移；双侧第 6 肋骨病理性骨折可能，纵隔淋巴结肿大；纵隔、双肺门淋巴结钙化，肝右叶低密度灶，小囊肿？右肾上腺增粗，性质待定，少量腹腔积液。心肌梗死三项：血清肌红蛋白 195.9 ng/ml，心肌钙蛋白 I 0.02 ng/ml，肌酸激酶同工酶 0.6 ng/ml；生化：总蛋白 60.6 g/L，白蛋白 27.4 g/L，肌酸激酶 17 U/L，葡萄糖 6.6 mmol/L，肌酐 45 μmol/L，尿酸 505 μmol/L。血常规：白细胞 6.33×10^{9}/L，中性粒细胞百分比 73.3%，红细胞 4.3×10^{12}/L，血红蛋白 121 g/L，血小板计数 161×10^{9}/L。

入院诊断：①肺腺癌Ⅳ期　左肺多发转移瘤　左肺癌性淋巴管炎　纵隔淋巴结、双侧肺门转移　双侧胸膜转移并积液右肺肺不张　多发胸骨、肋骨骨转移　肺部感染　腹腔积液　低蛋白血症　电解质紊乱；②冠心病　不稳定型心绞痛　心功能Ⅲ级　心包积液；③2 型糖尿病。

入院后予对症、支持、中药抗肿瘤（康莱特注射液）及提高免疫力（胸腺五肽注射液）等治疗，患者于 2018 年 6 月 9 号因呼吸衰竭死亡。

【讨论】

患者高龄，确诊为肺腺癌，3 年来以间断保守治疗为主，未行手术、放疗，曾予靶向药物“吉非替尼（Gefitinib，易瑞沙）”治疗 6 个月，后因多发转移终止靶向治疗。多次因胸腔积液增多导致胸闷、气促住院治疗。多次超声提示右侧大量胸腔积液，超声影像中可见压缩的肺组织呈“水母征”，与胸部 CT 所示右肺肺不张表现一致。尽管胸部 CT（图 11-17）提示左肺上叶前段条片灶，占位性病变合并肺不张，左肺多发转移瘤，左肺癌性淋巴管炎，左肺散在机化灶，但患者于 2018 年 4 月 28 日、5 月 9 日、6 月 1 日 3 次肺部超声（图11-14至图11-16，视频 11-9）均未探查到肺部占位，考虑肺部占位性病变、左肺多发转移瘤、左肺散在机化灶被大量胸腔积液所掩盖或由肺不张所致。因患者久病，处于疾病的终末期，不愿配合检查致使胸部 CT 检查时间与肺部超声检查时间相隔太久导致肺部超声与胸部 CT 相关性较差。

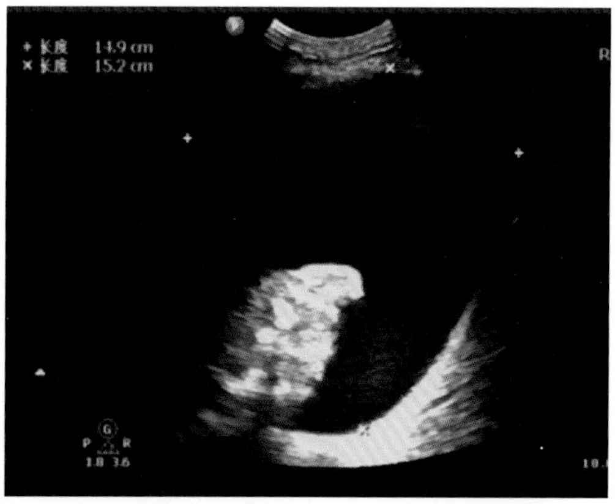

图 11-14　2018 年 4 月 28 日超声

经背部探查：右侧胸腔肋膈角可见积液暗区，上下径约 14.9 cm，前后径约 15.2 cm，内回声尚纯净。左侧胸腔仅见肺部气体反射，未见明显积液暗区

视频 11-9　肺不张伴大量胸腔积液

肺腺癌属于非小细胞癌。不同于鳞状细胞肺癌，肺腺癌多见于女性及吸烟者。起源于支气管黏膜上皮，少数起源于大支气管黏液腺，发病率较鳞癌和未分化癌低，发病年龄较小。多数腺癌起源于较小的支气管，为周围型肺癌。早期常无明显的临床症状，往往在胸部 X 线检查时被发现，表现为圆形或椭圆形肿块，一般生长较慢，但有时早期即发生血行转移，淋巴转移则发生较晚。

吉非替尼是一种口服表皮生长因子受体酪氨酸激酶（EGFR-TK）抑制剂（属小分子化合物）。抑制 EGFR-TK 可阻碍肿瘤的生长、转移和血管生成，并增加肿瘤细胞的凋亡。在笔者的临床观察中，仅有为数不多的患者用药后胸腔积液控制较理想。

MPE 是指原发于胸膜的恶性肿瘤或其他部位的恶性肿瘤转移至胸膜引起的胸腔积液。出现 MPE 表明肿瘤播散或已进展至晚期，患者预期寿命将显著缩短。治疗的主要目的是减轻呼吸困难症状。对于 MPE，胸腔内置管每日引流是一种缓解症状的方法。本例患者多次超声的结果说明胸腔内置管每日引流可避免胸腔积液形成分隔，但能否延长患者的生存时间有待于进一步研究。

肺部超声针对胸腔积液的检查已经趋于成熟。通过肺部超声能够区分肺不张、肺实质化以及膈肌抬高等病变。在诊断上，肺部超声比胸片更加敏感和可靠，它不仅能测量胸腔积液含量、评估性质，还能提示胸腔穿刺引流的适当位置。另外，肺部超声在对复杂胸腔积液的诊断，尤其是区分隔膜和纤维蛋白采集方面比 CT 更具优势。

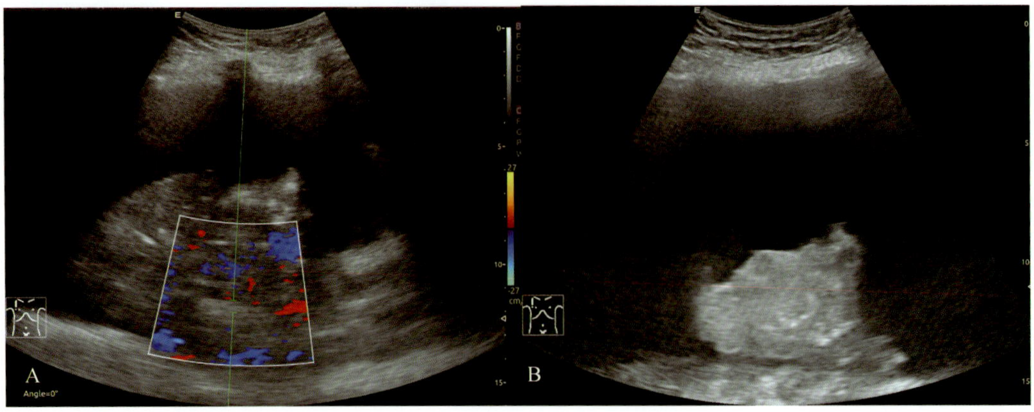

图 11-15 2018 年 5 月 9 日肺部超声

A. 右肺呈团块状中等回声改变，内可见含气支气管强回声，CDFI 示动静脉血流信号，周边可见大量无回声区。超声提示右肺不张伴大量胸腔积液。**B.** 经背部探查，右肺底无回声液性暗区内可见边界清晰的低回声团块影，即为不张肺组织

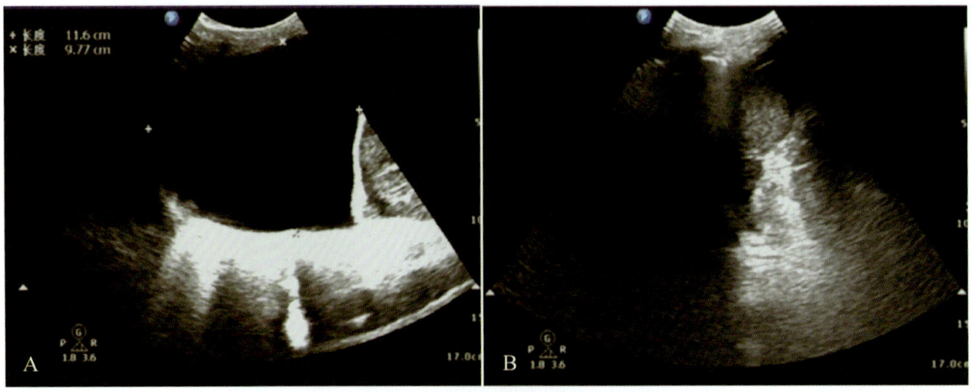

图 11-16 2018 年 6 月 1 日肺部超声。经背部探查：右侧胸腔肋膈角可见积液暗区，上下径约 11.6 cm，前后径约 9.8 cm，内回声尚纯净。左侧胸腔仅见肺部气体反射，未见明显积液暗区

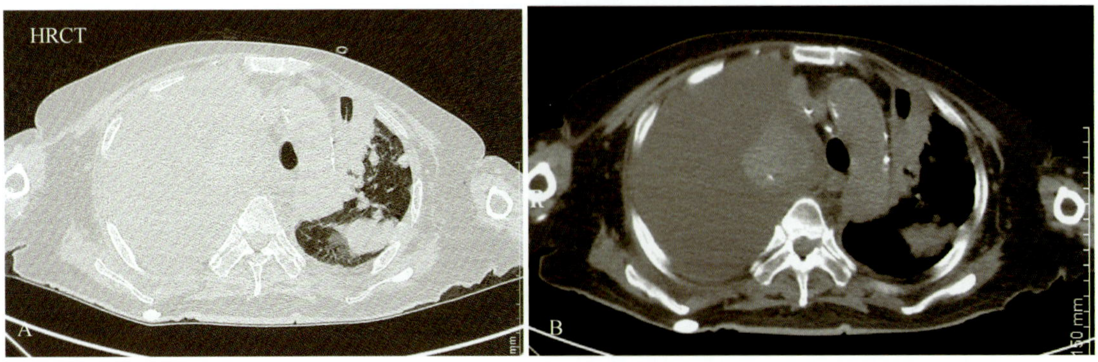

图 11-17 2018 年 5 月 21 日胸部 CT（**A.** 肺窗；**B.** 纵隔窗）。右侧大量胸腔积液伴右肺肺不张，左肺上叶前段条片灶，占位性病变合并肺不张？左肺多发转移瘤，左肺癌性淋巴管炎，左肺散在机化灶，左侧少量胸腔积液、左侧叶间积液，左侧胸膜肥厚，多个胸椎、肋骨骨转移；双侧第 6 肋骨病理性骨折可能，纵隔淋巴结肿大；纵隔、双肺门淋巴结钙化

（张　秋　张　骅　王文元）

病例 6

小细胞肺癌

【病史摘要】

患者，男，55 岁，退休。

主诉：发现肺癌 14 个月。

现病史：患者 14 个月前因右侧腰腿疼痛，检查后发现右侧髂骨骨质破坏，于北京协和医院行 PET-CT 检查发现右肺门占位性病变，纵隔、右肺门淋巴结转移，多发骨转移。后于北大医院行经皮肺穿刺检查明确诊断为小细胞肺癌，其后于北大医院化疗科以 EP 方案化疗 13 个周期，末次化疗时间为 2018 年 3 月 5 日。1 个月前出现咳嗽，咳少许白痰，间断低热于北大医院住院治疗，复查肿瘤标志物呈进行性增高，未再化疗，5 天前出院，2 天前出现喘憋，偶有夜间不能平卧。安贞医院就诊查血白细胞总数增高、低钠血症，给予“头孢曲松、盐酸氨溴索注射液”治疗，今为进一步诊治来我院，门诊以“肺癌”收住入院。

既往史：腰椎间盘突出病史 1 年。

体格检查：T 36.8℃，P 101 次/分，R 22 次/分，BP 120/80 mmHg，神清，精神差，面色晦暗，睑结膜苍白。双肺呼吸音低，无啰音。腹部无异常。双下肢无水肿。

【诊疗过程】

入院辅助检查：2018 年 5 月 24 日胸片（图 11-19）：两肺纹理清晰，未见明显活动性病灶，右肺门略增大。同日肺部超声详见图 11-18。血常规：白细胞 8.64×10^9/L，淋巴细胞百分比 9.6%，单核细胞百分比 10.9%，中性粒细胞百分比 79.5%，红细胞 2.3×10^{12}/L，血红蛋白 63 g/L，血小板 108×10^9/L；D-二聚体 4.2 μg/ml，纤维蛋白原降解产物 7.9 mg/L；血气分析：二氧化碳分压 41 mmHg，氧分压 85 mmHg，血氧饱和度 97%；心肌梗死三项：血清肌红蛋白 24.8 ng/ml，心肌钙蛋白 I < 0.012 ng/ml，肌酸激酶同工酶 0.9 ng/ml；快速生化：肌酸激酶同工酶 137 ng/ml，二氧化碳结合力 31 mmol/L，谷丙转氨酶 27 U/L，谷草转氨酶 50 U/L，总胆红素 8.6 μmol/L，尿素 5.2 mmol/L，肌酐 55 μmol/L，K^+ 4.1 mmol/L，Na^+ 128.7 mmol/L，Cl^- 91 mmol/L，血糖 14.15 mmol/L。

诊断：小细胞肺癌Ⅳ期　右肺门、纵隔、右锁骨上淋巴结转移　多发骨转移　阻塞性肺炎。

入院后予对症支持、提高免疫力、抗感染（哌拉西林舒巴坦钠及美罗培南注射液）治疗 17 天抢救无效临床死亡。

【讨论】

患者既往有腰椎间盘突出病史 1 年，其主诉 14 个月前因右侧腰腿疼痛入院检查发现右侧髂骨骨质破坏，于北京协和医院行 PET-CT 检查发现右肺门占位性病变，纵隔、右肺门淋巴结转移，多发骨转移。据此，可以分析出腰椎间盘突出是假象，应是由肺癌转移至腰椎间盘所致，右侧腰腿疼痛是其引起的伴随症状。本例肺部超声（图 11-18）并没有发现右肺门占位性病变，这是超声的局限性所在，超声造影可以协助诊断。

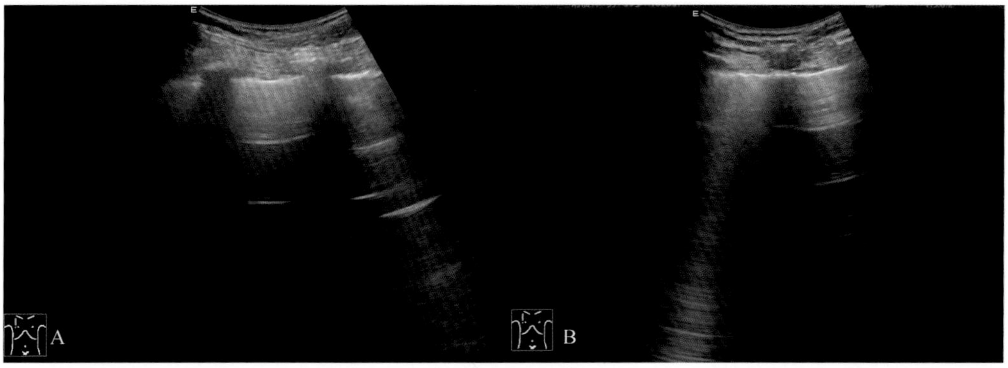

图 11-18　2018 年 5 月 24 日肺部超声影像。**A.** 正常肺超声图像；**B.** 少量高亮回声影，局灶性右侧肺渗出病变

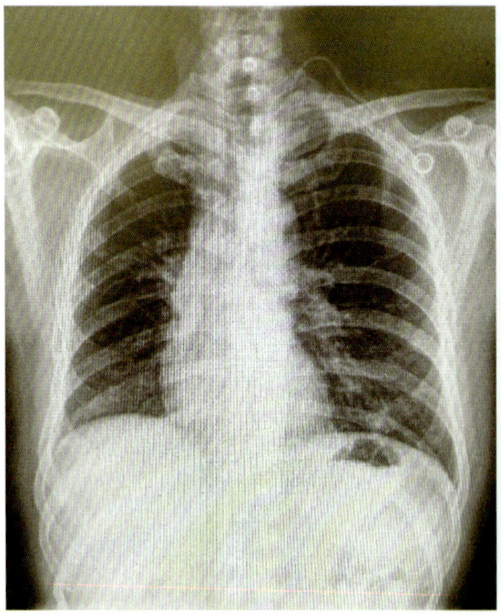
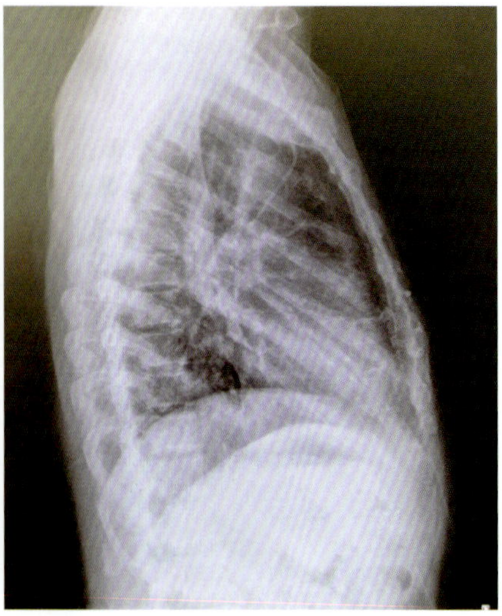

图 11-19 2018 年 5 月 24 日胸片。两肺纹理清晰，未见明显活动性病灶，右肺门略增大；心影形态大小未见异常；两侧膈面光整，两侧肋膈角锐利

（张 秋 张 骅 宋 建）

病例 7

左肺鳞癌伴全身多发转移

【病史摘要】

患者，男，62 岁。

主诉：因“确诊左肺鳞癌半年余，拟行放化疗”于 2018 年 6 月 23 日入院。

体格检查：T 37℃，P 80 次/分，R 19 次/分，BP 128/76 mmHg，神清，精神良好，浅表淋巴结无肿大。双肺无啰音。律齐，未闻及杂音。腹软，无压痛及反跳痛，肝脾肋下未触及，腹部未触及包块，移动性浊音阴性。双下肢无水肿。

辅助检查：PET-CT（2018 年 5 月 10 日宁波明州某医院）：①左肺上叶肺癌伴阻塞性肺炎，肺不张，左前胸膜多发转移瘤；左肺门、纵隔、双锁骨上多发淋巴结转移；肝多发转移瘤；左侧膈脚转移瘤；②脾后极小结节，纤维蛋白降解产物代谢轻度升高，考虑转移瘤可能性大；③左侧肾上腺略增粗，纤维蛋白降解产物代谢轻度升高，考虑增生可能性大；④右肺上叶后段钙化灶；⑤双筛窦炎症；副脾，前列腺钙化灶，左侧阴囊鞘膜积液。

入院诊断：左肺鳞癌伴全身多发转移。

【诊疗过程】

入院后于 2018 年 6 月 28 日针对左肺部肿瘤病灶行调强放疗。肝、胆、胰、脾、后腹膜 B 超（2018 年 6 月 25 日）：肝内占位，考虑转移瘤。超声＋造影：①左肺上叶不均质中等回声区（考虑肺癌伴肺不张）；②左肺中下部不均质中等回声区（考虑左肺不张）；③左侧胸腔大量积液。

胸部平扫＋增强 CT（2018 年 6 月 25 日）：左肺癌伴阻塞性炎症，肺不张，对比 2018 年 6 月 1 日结果软组织影减小，建议复查。纵隔多发淋巴结肿大。双侧少量胸腔积液。右上肺钙化灶。左侧第 3 肋骨结节状高密度影。肝多发低密度灶，考虑转移性。

复查胸部增强 CT（2018 年 7 月 20 日）：左肺癌伴阻塞性炎症、肺不张，对比 2018 年 6 月 25 日肿块缩小，肺不张略明显，建议复查。纵隔多发淋巴结肿大。双侧少量胸腔积液。右上肺钙化灶，左侧第 3 肋骨致密影，较前片相仿。肝多发低密度灶，考虑转移性。期间患者出现反复鼻出血，予鼻腔填塞止血后好转。后患者出现少量痰中带血，予止血治疗，咯血症状消除。患者诉胸背部疼痛较明显，复查上腹部平扫＋增强（2018 年 7 月 27 日）：肝多发转移瘤，建议复查。左侧胸膜结节（考虑胸膜转移）。考虑肿瘤区胸膜牵拉所致，予止痛等对症治疗，疼痛有所缓解。

复查胸部平扫CT（2018年8月6日）：左肺癌伴阻塞性肺炎、肺不张，对比2018年7月20日肿块大小基本相仿，肺不张较前片进展，两侧锁骨下及纵隔多发淋巴结肿大。左侧胸腔积液。右上肺钙化灶。左侧第3肋骨致密影，较前片相仿。肝多发低密度灶，较前片增大，考虑转移性。2018年8月10日患者已完成放疗计划，好转出院。

出院诊断：左肺鳞癌伴全身多发转移。

【讨论】

随着超声造影技术的日渐成熟，其在肺部良、恶性肿瘤鉴别中具有重要意义。

常规灰阶超声扫查肺部病灶时，应记录病灶大小、回声特点、边界，然后行彩色多普勒超声检查。注射造影剂前切换至CPS成像模式，注射造影剂后同时启动计时器，连续观察病灶造影增强情况，持续5 min并存储图像。根据目测法得出造影剂到达时间（arrival time，AT），并观察病灶的造影剂灌注模式以及病灶内部的结构特征。定义AT<6 s为肺动脉期，≥6 s为支气管动脉期。记录病灶超声造影时间-强度曲线所需的参数：基础强度（baseline intensity，BI）、AT、达峰时间（time to peak，TTP）及峰值强度（peak intensity，PI）、增强强度（EI=PI-BI）、增强时间（ET=TTP-AT）。PI>15.7 dB，EI>10.77 dB判断肺癌的敏感性和特异性均较高。

SonoVue作为一种血池造影剂可以显示毛细血管水平的血流灌注，且不受角度及呼吸运动的影响。根据有无造影剂灌注，操作者能够轻易地区分有血供组织与坏死组织。超声造影可以明确显示病灶内二维超声及彩色多普勒无法显示的坏死区。恶性病变血供非常丰富，血管扩张迂曲，超声造影增强后，造影微泡能迅速进入肿瘤组织并达到很高的峰值。

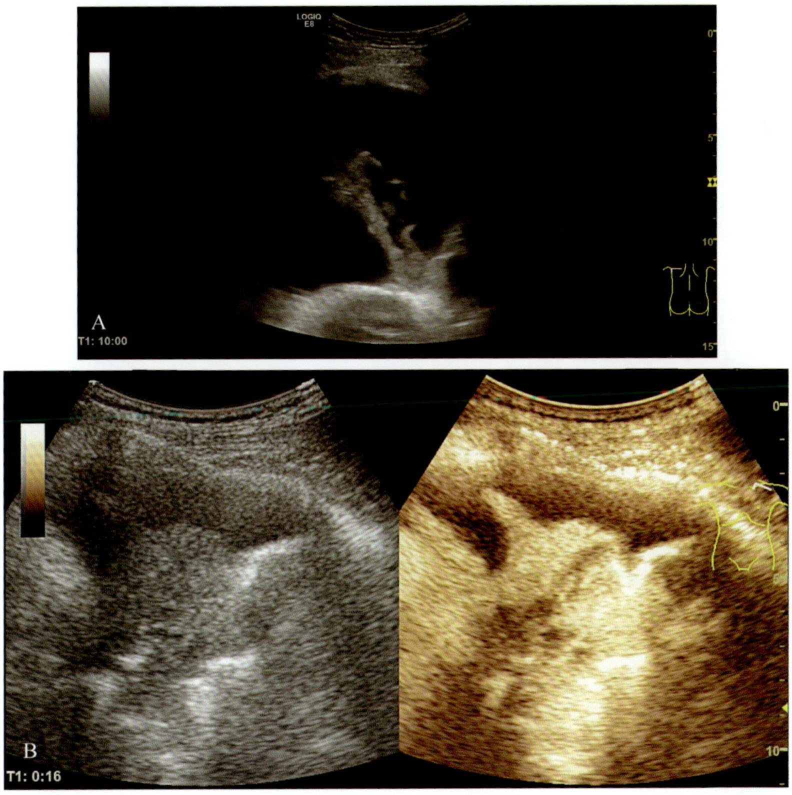

图11-20 **A.** 超声见左肺上叶大小约为84 mm×64 mm×45 mm的不均匀中等回声区，形态较固定。**B～D.** CDFI：内可见少许动静脉血流信号。经肘静脉团注2.4 ml sono Vue后肺动脉期4 s病灶周边开始呈树枝状增强，支气管动脉期12 s病灶中心部分开始增强，先从稀疏点状增强，逐渐灌注呈不均质低增强，增强强度低于周边组织。另可见左肺中下部呈不均质中等回声区，内可见含气支气管强回声，气体未见明显运动征象，CDFI：内可见点状血流信号，周边可见大量液性暗区，随心脏搏动可见漂动征象

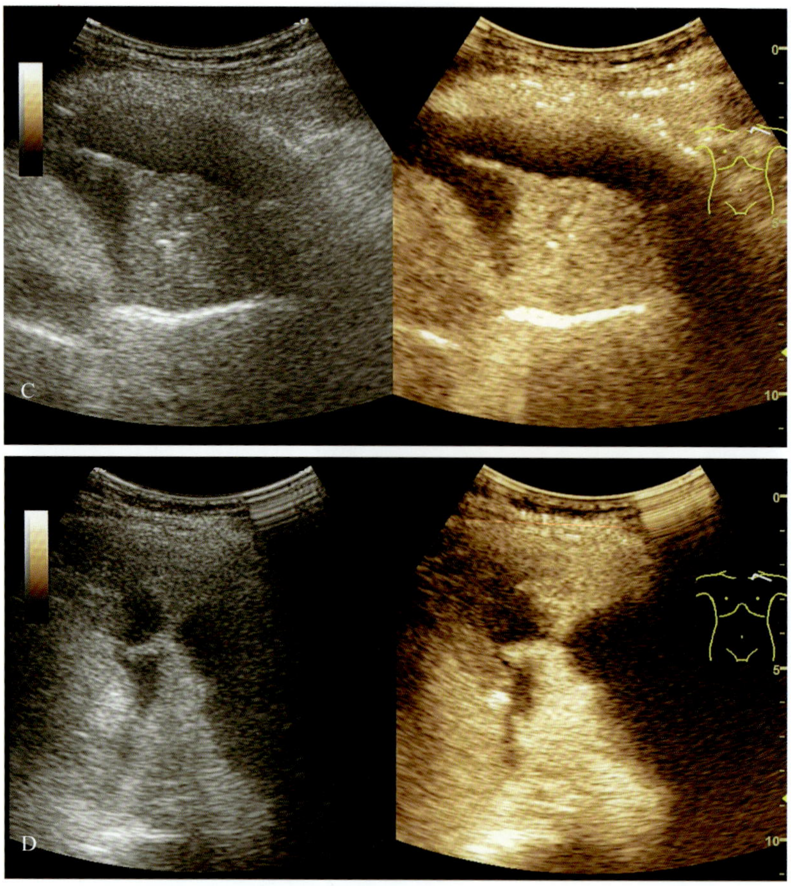

图 11-20（续）

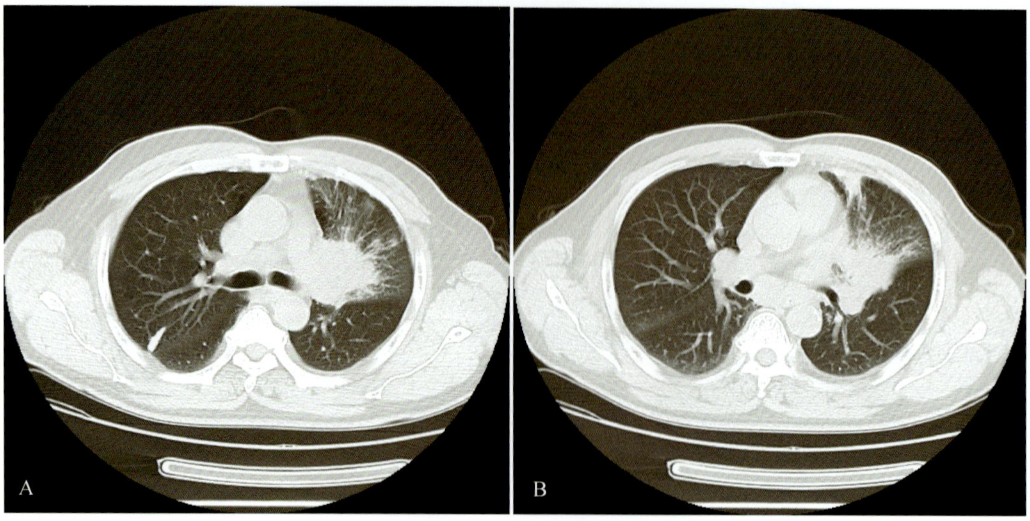

图 11-21 胸部 CT（**A**：肺窗；**B**：纵隔窗）：左肺癌伴阻塞性肺炎、肺不张，双侧少量胸腔积液

研究发现，以 AT>8 s 作为肺部良、恶性肿瘤鉴别界点的敏感性和特异性均较高。恶性肿瘤常存在迂曲紊乱的新生血管、动静脉吻合、血管阻塞、组织血供不足缺血坏死等，因此病变处会出现造影剂充盈缺损区。本例患者超声（图 11-20，视频 11-10 至视频 11-12）显示左肺中下部呈不均质中等回声区，内可见含气支气管强回声，气体未见明显运动征象。经肘静脉团注造影剂后肺动脉期 4 s 病灶周边开始呈树枝状增强，支气管动脉期 12 s 病灶中心部分开始增强，先从稀疏点状增强，逐渐灌注呈不均质低增强，增强强度低于周边组织。这

一点完全符合肺癌超声造影的特点，胸部CT（图11-21）证实超声的诊断。

视频11-10 左肺鳞癌超声1

视频11-11 左肺鳞癌超声2

视频11-12 左肺鳞癌超声3

（王文元　张　骅）

二、肺转移癌的超声诊断

（一）基础超声征象（表11-3）

肺转移癌多为类圆形，边缘清晰、规整，呈不含气的均质低回声或近似无回声，部分腺癌、鳞癌转移病灶及来源于消化道肿瘤的转移灶可呈低而不均匀回声，有时可有分支延伸至肺组织内，病理性血管主要集中在边缘区域。

发生于胸膜或胸膜下小叶间隔内的转移灶形态不受肺内气体的影响，可充分显示。来源于肺癌的转移灶多沿肺淋巴管生长，而位于支气管周围、小叶中心间质、小叶间隔或肺胸膜下区域内的病灶形状不规则，边界不清，多见于肺癌来源的肺周转移。

转移癌接近99%可出现“彗星尾征”，这是由均匀的转移灶与周围肺气体之间显著的声阻差产生多次反射而形成，具有很高的特异性。肿瘤细胞生长并充满于毛细血管和淋巴管，而小叶间隔增厚呈结节状。

应用高频探头并重视肋间扫查技巧对早期发现肺转移癌至关重要。转移癌后方“彗星尾征”的高显示率和高特异性是发现转移癌的敏感指征。需要指出的是，目前超声无法鉴别转移灶和原发性周围型肺癌，鉴别诊断需结合病史和其他影像学检查结果，且需动态扫查排除壁胸膜病变。

表11-3　肺转移癌的超声形态

形态	回声类型	血管
圆形	低回声	边缘杂乱的新生血管
卵圆形	无通气区域	—
边缘锯齿状	可能有坏死区域	—
边界锐利	—	—

（二）超声造影表现

转移性肺癌开始增强时主要表现为点状增强，时间-强度曲线以慢升慢降型为主，与原发性肺癌相比，其峰值强度较低，且开始增强时间及达峰时间均较迟，这与转移性肺癌以血管内外栓子形成为特征有关。

（张　骅　楼　军）

病例 8

肝癌术后并肝内复发、双肺转移

【病史摘要】

患者，女，47 岁。

主诉：因“肝癌术后 10 个月，复发伴双肺转移 7 个月余”入院。

患者既往有慢性乙型肝炎病史，高血压病史，无烟酒等不良嗜好。患者曾在多家医院反复治疗。

【诊疗过程】

患者 10 个月前无明显诱因出现咳嗽、咳痰，无其他不适、就诊于宁波市北仑区第二人民医院，行上腹部彩超：肝内巨块型实性回声。后至宁波市李惠利医院确诊为“原发性肝癌；慢性乙型肝炎”，于 2017 年 2 月 23 日在局部麻醉下行肝动脉化疗栓塞术（transcatheter arterial chemoembolization，TACE），术中未输血，术后未见明显改善，遂至上海东方肝胆外科医院就诊，于 2017 年 3 月 14 在全身麻醉下行肝巨大肿瘤切除＋右肝静脉－下腔静脉吻合＋胆囊切除术，术程顺利，术中未输血，术后病理：①（中肝叶）肝细胞癌，透明细胞型，Ⅲ级，MVI 分级＝M1；②慢性肝炎 G2S3；③慢性胆囊炎。术后予保肝、利尿等对症支持治疗后好转出院，出院后继续进行护肝抗病毒等治疗。患者于 2017 年 4 月开始服用索菲替尼 200 mg 每日 1 次。5 月因肝癌术后肝内复发继续于上海东方肝胆外科医院就诊，诊断为“肝癌术后肝内复发；双肺转移瘤”，于 2017 年 5 月 27 日在局部麻醉下再次行 TACE，术中顺利，术后好转出院，出院继续口服保肝抗病毒抗肿瘤药物。期间患者为求中西医结合治疗，多次在宁波市北仑区第二人民医院住院予保肝治疗，最近 1 次住院时间为 2017 年 11 月 1 日，入院诊断为“肝癌术后肝内复发；双肺转移瘤；慢性活动性乙型肝炎；高血压；胆囊切除术后”。治疗上予护肝、中药调理等对症支持治疗，症情稳定后出院，出院后病情加重，遂至宁波市开发区中心医院治疗，治疗后病情未见缓解。为求进一步诊治遂来我院，门诊以“肝癌术后肝内复发”收治入院。

体格检查：T 36.6℃，P 100 次/分，R 19 次/分，BP 108/69 mmHg，神清，皮肤巩膜无黄染，面部毛细血管扩张，全身皮肤无淤血、瘀斑，未见肝掌蜘蛛痣，颈软、无抵抗，颈静脉未见充盈。双肺呼吸音清，无啰音。心率 100 次/分，律齐，无杂音。腹软、隆起，右下腹及中上腹部可见局部肿块状隆起，触之软，移动性差，无压痛及反跳痛，右上腹部肋缘下陈旧性手术瘢痕，长约 20 cm，愈合可。肝区无压痛，未见腹壁静脉曲张，双下肢无水肿。四肢肌力、肌张力正常，病理征未引出。

辅助检查：病理（2017 年 3 月 14 日上海东方肝胆外科医院）：（中肝叶）肝细胞癌，透明细胞型，Ⅲ级，MVI 分级＝M1；慢性肝炎 G2S3；慢性胆囊炎。上腹部增强 CT（2017 年 9 月 14 日宁波市开发区中心医院）：肝癌术后及介入术后改变，肝内多发结节状强化灶，考虑复发/转移灶；肝硬化、脾大，胆囊切除术后改变；肝左叶下缘及腹腔内多发结节状强化肿大。腹部彩超（2017 年 10 月 7 日北仑区人民医院）：肝硬化，脾大。肝内多发低回声及中等回声占位（考虑肝癌），肝右后叶液性暗区（考虑术后局部积液）。肝多发囊肿。腹腔及后腹膜多发低回声（考虑肿瘤性）。肝功能（2018 年 1 月 28 日宁波市开发区中心医院）：总胆红素 75.9 μmol/L，直接胆红素 39.7 μmol/L，间接胆素 36.2 μmol/L，总蛋白 54.4 g/L，白蛋白 22.6 g/L，谷草转氨酶 73 IU/L，碱性磷酸酶 352 IU/L，谷氨酰转肽酶 256 IU/L，总胆汁酸 78.9 μmol/L。腹腔彩超（2018 年 2 月 5 日宁波开发区中心医院）：盆腔、腹腔积液，腹腔淋巴结肿大，脾区结肠稍扩张，蠕动活跃，脾区结肠处低回声包块。诊断：肝癌术后肝内复发；双肺转移瘤；慢性活动性乙型肝炎；盆腔、腹腔积液；高血压；低蛋白血症；低钾血症；胆囊切除术后；肝囊肿。予护肝

（易善复、阿思欣泰注射液）、纠正低钾血症、控制血压（厄贝沙坦片、氨氯地平）、抗病毒（恩替卡韦分散片）、利尿（呋塞米、螺内酯）、纠正低蛋白血症、抑酸护胃等对症支持治疗。

【讨论】

超声扫查除肋间隙外，可采用胸（锁）骨上凹或剑突下以及食管等声窗多方位进行，从多部位、多角度、多层面入手易于发现细小的占位性病灶和其毗邻关系。肺癌多为肺内实性占位性病变，当其体积较大时，多突显于肺表面或常合并胸腔占位而易被超声发现。“血管集束征”为诊断小细胞肺癌的重要征象。血流阻力指数能很好地反映血管弹性和阻力，是鉴别良恶性病变的可靠指标。肿瘤内血流与病理学改变有关，坏死多时血运不丰富。肺鳞状细胞癌较小细胞癌和腺癌血流检出稍低，原因为鳞状细胞癌易发生坏死，特别是肿瘤较大时。支气管肺癌血供靠肺动脉与支气管动脉双重供血，但两者的供血部位有侧重，即支气管动脉以肿瘤中心为主，肺动脉以肿瘤边缘为主。

本病例为肝癌术后并肝内复发（图 11-22）、双肺转移（图 11-23）。肺转移病灶位于肺部边缘时超声可以显示，因转移病灶不含气体，通常表现为均质低回声。本例患者超声（图 11-24和视频 11-13）下肺转移病灶为圆形、低回声、边缘有杂乱的血管，但并不多，考虑为新生血管。部分病灶可有分支延伸到肺组织内，类似肺实变（肺实变的超声改变详见第五章）。本病例沿肺部边缘整个肺部扫查界面均可见大量圆形低回声病灶，超声清晰可见，高度疑诊转移癌，结合患者病史及胸片检查，确诊无疑。

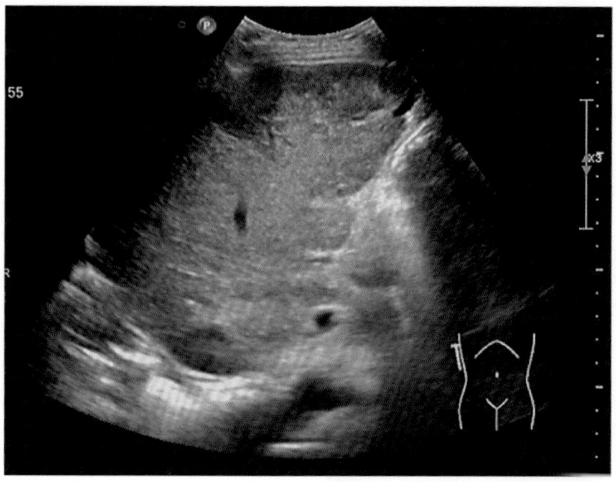

图 11-22　2018 年 2 月 8 日腹部超声：腹腔气体干扰大，图像质量差。肝左叶大小 95 mm×78 mm，右叶斜径 146 mm，肝形态欠规则，肝包膜表面不光滑，肝区回声增粗，分布不均。肝内见多个低回声及稍强回声团块，较大者约 89 mm×29 mm，位于肝右后叶，边界清，形态不规则，肝内另见一大小约 8 mm×8 mm 的无回声区，血管纹理显示欠清晰，肝内门静脉未扩张。肝门静脉内径 11 mm。胆囊切除术后。胆总管未见扩张。胰腺大小形态正常，回声均匀，胰管未见扩张，未及异常回声灶。脾厚径约 41 mm，最大斜径约 123 mm，形态正常，回声均匀，内未见明显异常回声。脾静脉内径约 10 mm。双肾大小形态正常，皮髓质分界清，内未及异常回声，集合系统未见分离。上腹部网膜回声增强，内见多发结节样低回声，界清，部分见融合，CDFI：内见血流信号，较大范围约 68 mm×26 mm。右季肋区肿块探查处皮下脂肪层、肌层内均见数枚低回声团，界清，最大位于脂肪层内，范围约 22 mm×13 mm。肝肾隐窝见宽约 19 mm 液性暗区。左上腹部见最大深度约 50 mm 液性暗区，下腹部见最大深度约 116 mm 液性暗区

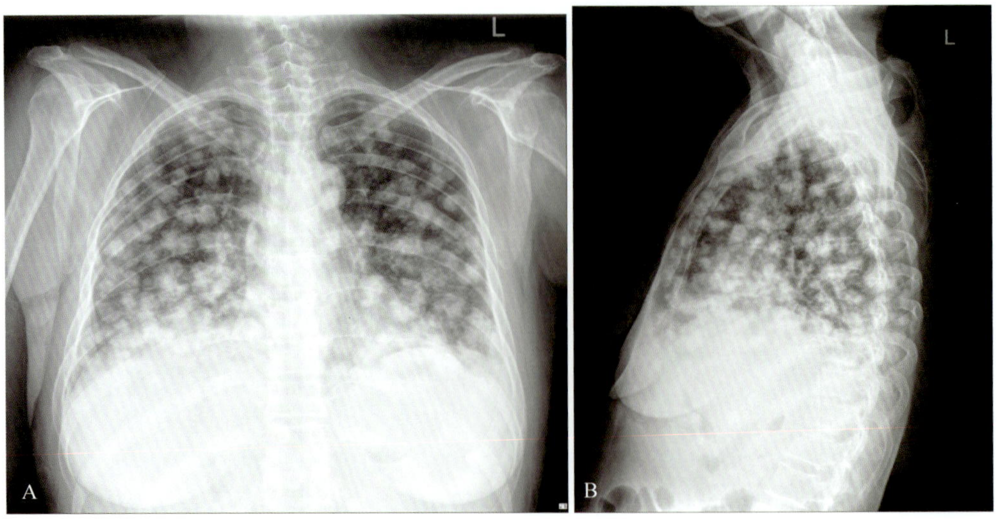

图 11-23 2018 年 2 月 8 日胸片：胸廓对称，气管、纵隔居中。两肺可见弥散分布的类圆形密度增高影。两侧肺门未见明显改变。心影大小、形态未见异常。左侧膈面光滑，肋膈角锐利。右侧膈面模糊，肋膈角变钝。考虑两肺多发转移瘤。对比 2017 年 11 月 2 日胸片，病灶增多、增大

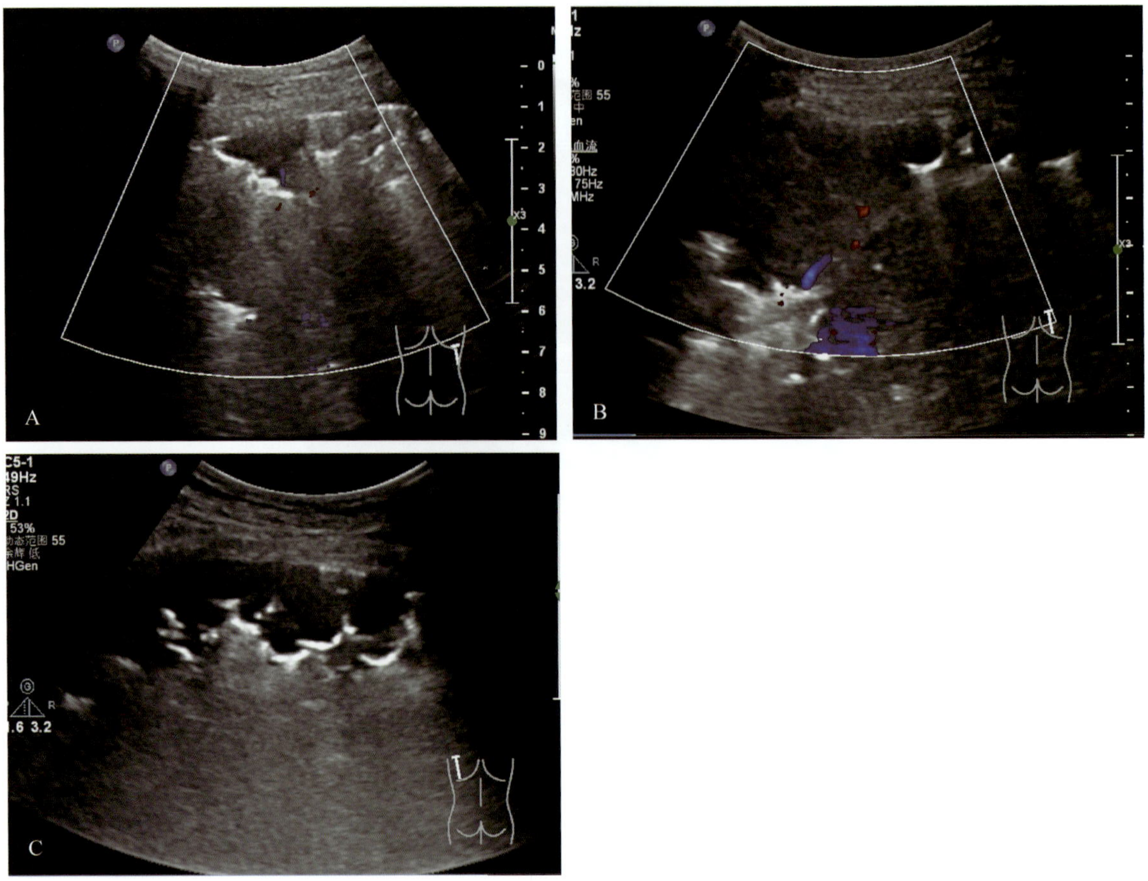

图 11-24 A～C. 2018 年 2 月 8 日肺部超声：双肺散在多发圆形、低回声区，边缘有少量杂乱的新生血管，部分病灶有分支延伸到肺组织内，类似肺实变的改变

视频 11-13　下肺转移

（王文元　张　骅）

三、良性肺部肿瘤的超声诊断

肺良性肿瘤一般表现为边界清晰、形态规则、回声均匀的实性肿块，无浸润性、破坏性生长的特点，与周围含气肺组织的边界多模糊，可播散至胸壁，但炎症浸润的组织内基本解剖结构规则存留、血管走行无移位、周围组织结构正常、无新生血管。

典型病例可参见第四章胸膜疾病（病例 1 胸膜结核瘤）、第十九章肺部介入性超声第三节中病例 1（神经鞘瘤）、病例 3（结核）、病例 9（孤立性纤维性肿瘤）等。

（张　骅　楼　军）

参考文献

[1] Zheng R，Zheng H，Zhang S，et al. National estimates of cancer prevalence in China，2011. Cancer Lett，2016，370（1）：33-38.

[2] 石远凯，孙燕，于金明，等. 中国晚期原发性肺癌诊治专家共识. 2016 年版. 中国肺癌杂志，2016，19（10）：1-14.

[3] 姚浮成. 超声对周围型肺肿物的鉴别诊断价值. 临床医药实践，2013，22（12）：894-896.

[4] 杨丽春，储强昆，等. 肺、胸膜、纵隔实质性占位病变的超声显像及介入超声应用. 昆明医学院报，2001，22（4）：64-67.

[5] 林果为、王吉耀、葛均波. 实用内科学. 第 15 版. 北京：人民卫生出版社，2017.

[6]（美）阿曼·恩斯特. 支气管腔内超声图解指南. 李强，武宁，等译. 天津：天津科技翻译出版公司，2012.

[7] 綦迎成，刘文亚，等. 简明肺部影像诊断. 第 1 版. 北京：人民军医出版社，2012.

[8] 陈敏华，严昆，张晖，等. 超声对肺恶性肿瘤的诊断应用. 中国临床医学影像杂志，1999，10（4）：236-240.

[9] 周永昌，郭万学. 超声医学. 第 4 版. 北京：科学技术文献出版社，2003：850-908.

[10] 陈兴，邓小芸，陈寒松，等. 超声对肺肿瘤等诊断价值. 临床超声医学杂志，2005，7（3）：166-168.

[11] Gebhard Mathis. 胸部超声学. 第 3 版. 崔立刚，柳曦，等译. 北京：北京大学医学出版社，2016.

[12] Lueck GJ ，Kim TK ，Burns PN ，et al. Hepatic Perfusion Imaging Using Factor Analysis of Contrast enhanced Ultrasound. IEEE Transactions on Medical Imaging，2008，27（10）：1449-1457.

[13] 项东英，何文，宁彬，等. 周围型肺肿瘤超声造影的初步应用研究. 中华超声影像学杂志，2008，3（17）：243-246.

[14] 吕国荣，杨舒萍. 肺部急重症超声. 北京：北京大学医学出版社，2018.

[15] 成晔，何文，项东英，等. 周围型肺肿瘤超声造影表现的初步探讨. 中华超声影像学杂志，2012，11（21）：1004-1005.

[16] Feller-kopman DJ，Reddy CB，Decamp MM，et al. Management of malignant pleural effusions. An official ATS/STS/STR clinical practice guideline. Am J RespirCrit Care Med，2018，198：839-849.

[17] 闻卿，黄品同，潘敏强，等. 造影剂到达时间在肺周围疾病良恶性鉴别中的意义. 中华超声影像学杂志，2013，22（3）：271-272.

[18] 陈蓓蕾，黄品同，叶风，等. 超声造影对周围型肺癌的鉴别诊断价值. 中华超声影像学杂志，2012，21（2）：124-127.

[19] 张红霞，何文. 程令刚，等. 超声造影在肺占位病变诊断中的价值. 首都医科大学学报，2014，35（2）：150-154.

第十二章 肺栓塞与肺梗死

第一节 概 述

一、概念

肺栓塞（pulmonary embolism，PE）是各种栓子阻塞肺动脉或其分支导致的一组疾病或临床综合征的总称，包括肺血栓栓塞症（pulmonary thromboembolism，PTE）、脂肪栓塞综合征、羊水栓塞、空气栓塞、肿瘤栓塞等，其中PTE为肺栓塞最常见的类型。引起PTE的血栓主要来源于下肢深静脉血栓形成（deep vein thrombosis，DVT）。PTE和DVT合称为静脉血栓栓塞症（venous thromboembolism，VTE），两者具有相同的易感因素，是VTE在不同部位、不同阶段的两种临床表现形式。肺栓塞后，若其支配区的肺组织因血流受阻或中断而发生坏死，称为肺梗死（pulmonary infarction，PI）。

二、流行病学

PTE和DVT密切相关，大部分关于PTE流行病学、危险因素和自然病程的现存数据均来自于针对VTE的研究。在全球范围内PTE和DVT的发病率均很高。近年来国内VTE的诊断例数迅速增加，绝大部分医院诊断的VTE病例数较20年前有10～30倍的增长。来自国内60家大型医院的统计资料显示，住院患者中PTE的比例从1997年的0.26‰上升至2008年的1.45‰。PTE是一种致死率和致残率均较高的疾病。PTE的7天全因死亡率为1.9%～2.9%，PTE的30天全因死亡率为4.9%～6.6%，VTE全因死亡率高峰期发生于初始治疗6个月内，随后呈明显下降趋势，其中PTE患者的死亡率显著高于单纯DVT的患者。随着国内医师对PTE认识和诊治水平的提高，我国急性PTE的住院死亡率逐年下降，由1997年的25.1%下降至2008年的8.7%。最新的注册登记研究结果显示，急性PTE住院期间的全因死亡率为3.37%。由于肺组织的多重供血机制，仅约15%的PTE患者发生肺梗死。

三、病因

任何可以导致静脉血流淤滞、血管内皮损伤和血液高凝状态的因素（Virchow三要素）均为VTE的危险因素，包括遗传性和获得性因素（表12-1）。

遗传性因素：由遗传变异引起，常以反复发生的动静脉血栓形成为主要临床表现。＜50岁的患者如无明显诱因反复发生VTE或呈家族性发病倾向，需警惕易栓症的存在。

获得性因素：获得性危险因素是指后天形成的易发生VTE的多种病理生理学异常，多为暂时性或可逆性。如手术、创伤、急性内科疾病（如心力衰竭、呼吸衰竭、感染等），某些慢性疾病（如抗磷脂综合征、肾病综合征、炎性肠病、骨髓增殖性疾病等）。恶性肿瘤是VTE重要的危险因素，但不同类型肿瘤发生VTE的风险不同，胰腺、脑、肺、卵巢及血液系统恶性肿瘤被认为具有最高的VTE风险，恶性肿瘤活动期VTE风险增加。

四、病理生理学机制

肺栓塞时虽有肺循环的阻塞，但支气管动脉吻合不受影响，通过支气管动脉的血液供应可维持肺实质的营养。此时，肺毛细血管、肺

表 12-1　静脉血栓栓塞症的易感因素

遗传性危险因素	获得性危险因素		
	血液高凝状态	血管内皮损伤	静脉血液淤滞
抗凝血酶缺乏 蛋白 S 缺乏	高龄 恶性肿瘤	手术（全髋关节或膝关节置换等）	瘫痪 乘坐长途旅行车
蛋白 C 缺乏 Ⅻ因子缺乏	口服避孕药 妊娠/产褥期	创伤/骨折（多见于髋部骨折和脊髓损伤）	急性内科疾病 住院
纤溶酶原缺乏 纤溶酶原不良血症 因子 V Leiden 突变	炎性肠病 肥胖 肾病综合征	中心静脉置管或起搏器 高同型半胱氨酸血症 吸烟	居家养老护理
血栓调节蛋白异常	抗磷脂抗体综合征	肿瘤静脉内化疗	
纤溶酶原激活物抑制因子过量	静脉血栓个人史/家族史 巨球蛋白血症		
凝血酶原 *G20210A* 基因变异	肝素诱导血小板减少症 真性红细胞增多症 植入人工假体		

小动脉、肺泡壁均正常，仅有肺泡内出血，当出血被吸收后，肺组织可完全恢复正常，其形成机制可能与神经体液或循环内分泌激素有关。肺栓塞面积较大时，释放出大量 5-羟色胺和组胺，使肺毛细血管通透性增加而引起局部肺水肿、肺出血，同时肺毛细血管血流减少使肺泡表面活性物质减少、肺泡萎缩，出现肺不张，患侧膈肌抬高。典型肺梗死的楔型阴影较少见。

PTE 栓子可来源于下腔静脉路径、上腔静脉路径或右心腔，其中大部分来源于下肢深静脉。病理学检查发现多部位或双侧性血栓栓塞更为常见，影像学检查发现栓塞更易发生于右侧和下肺叶。PTE 发生后，局部栓塞可能继发血栓形成。

（一）肺血管阻力（pulmonary vascular resistance，PVR）增加和心功能不全

栓子阻塞肺动脉及其分支达一定程度（30%～50%）后，因机械阻塞作用，加之神经体液因素（血栓素 A2 和 5-羟色胺的释放）和低氧所引起的肺动脉收缩会导致 PVR 增加，动脉顺应性成比例下降。PVR 的突然增加可导致右心室后负荷增加，肺动脉压升高。右心扩大可致室间隔左移，使左心室功能受损，因此，左心室在舒张早期发生充盈受阻，导致心排血量降低，进而引起体循环低血压和血流动力学不稳定。

（二）呼吸功能不全

PTE 的呼吸功能不全主要为血流动力学障碍的结果。心排血量降低导致混合静脉血氧饱和度下降。PTE 可导致血管阻塞、栓塞部位肺血流减少，肺泡无效腔量增大；肺内血流重新分布，未阻塞血管灌注增加，通气血流比例失调而致低氧血症。

（三）肺梗死

肺动脉发生栓塞后，若其支配区的肺组织因血流受阻或中断而发生坏死，则被称为肺梗死。由于肺组织同时接受肺动脉、支气管动脉和肺泡内气体的三重供氧，故肺栓塞时只有约 15%的患者出现肺梗死。一般只有在患有基础心脏疾病或病情严重影响到肺组织的多重供氧时才会发生肺梗死。

（四）慢性血栓栓塞性肺动脉高压

慢性血栓栓塞性肺动脉高压（chonic thromboembolic pulmonary hypertension，CTEPH）指急性 PTE 后肺动脉内血栓未完全溶解或 PTE 反复发生，出现血栓机化、肺血管管腔狭窄甚至闭塞，导致肺血管阻力增加、肺动脉压进行性增高、右心室肥大甚至右心衰竭。

五、诊断

（一）症状和体征

症状缺乏特异性，临床表现取决于栓子的大小、数量、栓塞的部位及患者是否存在心、肺等器官的基础疾病。多数患者因呼吸困难、胸痛、先兆晕厥、晕厥和（或）咯血而疑诊为急性肺栓塞。对于存在诱发因素的患者，一旦临床上出现下列症状和体征时应考虑有 PTE 的可能：①呼吸困难及气促（80%～90%）、胸膜炎性胸痛（40%～70%）、咳嗽（20%～50%）、咯血（11%～30%）；②不明原因的急性左心衰竭、休克；③肺动脉瓣区收缩期杂音及第二心音亢进。在 PTE 的诊断过程中，要注意是否存在 DVT，特别是下肢 DVT。

体征：主要表现为呼吸系统和循环系统相关体征，特别是呼吸频率增加（>20 次/分）、心率加快（>90 次/分）、血压下降及发绀。低血压和休克罕见，但一旦发生常提示中央型急性肺栓塞和（或）血流动力学储备严重降低。颈静脉充盈或异常搏动提示右心负荷增加。下肢静脉检查发现一侧大腿或小腿周径较对侧大超过 1 cm 或下肢静脉曲张，应高度怀疑 VTE。其他呼吸系统体征还包括肺部听诊湿啰音及哮鸣音、胸腔积液等。肺动脉瓣区可出现第二心音亢进或分裂，三尖瓣区可闻及收缩期杂音。急性肺栓塞可致急性右心负荷加重，可出现肝大、肝颈静脉反流征和下肢水肿等右心衰竭的体征。

（二）实验室检查

D-二聚体诊断急性 PTE 的敏感性为 92%～100%，对于中低可能性患者具有较高的阴性预测价值，若 D-二聚体<500 μg/L，可基本排除急性 PTE。急性 PTE 常表现为低氧血症、低碳酸血症和肺泡-动脉血氧分压差［$P_{(A\text{-}a)}O_2$］增大。急性 PTE 并发右心功能不全（right ventricle dysfunction，RVD）时可引起肌钙蛋白升高，其水平越高，提示心肌损伤程度越严重。BNP 和 NT-proBNP 是心室肌细胞在心室扩张或压力负荷增加时合成和分泌的心源性激素，急性 PTE 患者右心室后负荷增加，室壁张力增高，其血清 BNP 和 NT-proBNP 的升高水平可反映 RVD 及血流动力学紊乱的严重程度。无明确心脏基础疾病者，如果 BNP 或 NT-proBNP 升高，需考虑 PTE 可能。

（三）影像学检查

1. 心电图。常见的心电图表现包括 V_1～V_4 导联 T 波改变和 ST 段异常，部分病例可出现 SI QT 征（即 I 导联 S 波加深，出现 Q/q 波及 T 波倒置）；其他心电图改变包括完全或不完全右束支传导阻滞、肺性 P 波、电轴右偏、顺钟向转位等。心电图改变多在发病后即刻出现，后随病程发展而呈动态变化。观察到心电图的动态改变较之静态异常对于提示 PTE 具有更大意义。

2. 胸部 X 线。PTE 患者胸部 X 线的常见异常表现包括区域性肺血管纹理变细、稀疏或消失，肺野透亮度增加，肺野局部浸润性阴影，尖端指向肺门的楔形阴影、肺不张或膨胀不全，右下肺动脉干增宽或伴截断征，肺动脉段膨隆以及右心室扩大征，患侧横膈抬高，少至中量胸腔积液征等。同时，由于肺组织灌注不均匀，可表现为“马赛克”征，可能是以肺叶、段或亚段为单位的肺组织透亮度增加，与邻近灌注正常或轻度增加的肺组织形成“马赛克”样表现。肺梗死灶可表现以胸膜为基底的楔形实变阴影，病灶内可伴有空洞。肺梗死主要可由肺组织坏死、出血、水肿造成。与肺内炎症病变鉴别的关键在于实变影内有无支气管气象。

3. CT 肺动脉造影（computed tomographic pulmonary angiography，CTPA）。CTPA 可直观地显示肺动脉内血栓形态、部位及血管闭塞程度，对 PTE 诊断的敏感性和特异性均较高，且无创、便捷，目前已成为确诊 PTE 的首选检查。直接征象为肺动脉内充盈缺损，部分或完全包围在不透光的血流之间（轨道征是指肺动脉腔内的中心型充盈缺损，由于其周围的高密度造影剂在断面图像上似平行轨道而得名，被认为是急性肺梗死的可靠证据，但其显示率较低，或呈完全充盈缺损，远端血管不显影。间接征象包括肺野楔形、条带状密度增高影或盘状肺不张，中心肺动脉扩张及远端血管分支减少或消失等。CTPA 可同时显示肺及肺外的其他病变，具有重要的诊断和鉴别诊断价值。肺梗死和（或）右心功能不全可导致胸腔积液，有效治疗后80%的胸腔积液可完全吸收。附壁血栓被认为是慢性肺梗死的征象，它以广基底与动脉壁相贴，内部可有钙化，一般较充盈缺损引起的动脉管腔狭窄程度轻。右心室增大提示右心室负荷过重。典型病例参见图12-1。

4. 核素肺通气/灌注（V/Q）显像。此为PTE重要的诊断方法。典型征象是呈肺段分布的肺灌注缺损，并与通气显像不匹配。但是，由于许多疾病可以同时影响患者的肺通气和血流状况，致使V/Q显像在结果判定上较为复杂，需密切结合临床进行判读。

5. 磁共振肺动脉造影（magnetic resonance pulmonary angiography，MRPA）。MRPA可以直接显示肺动脉内的栓子及PTE所致的低灌注区，从而确诊PTE，但对肺段以下水平的PTE诊断价值有限。MRPA无X线辐射，不使用含碘造影剂，可以任意方位成像，但对仪器和技术要求高，检查时间长。肾功能严重受损、对碘造影剂过敏或妊娠患者可考虑选择MRPA。

6. 选择性肺动脉造影。此为PTE诊断的"金标准"，敏感性约为98%，特异性为95%～98%。PTE的直接征象包括肺血管内造影剂充盈缺损，伴或不伴轨道征的血流阻断。间接征象包括肺动脉造影剂流动缓慢，局部低灌注，静脉回流延迟等。若缺乏PTE的直接征象，则不能诊断PTE。肺动脉造影是一种有创性检查，发生致命性或严重并发症的可能性分别为0.1%和1.5%，随着CTPA的发展和完善，肺动脉造影已很少用于急性PTE的临床诊断，应严格掌握适应证。

7. 超声影像分析。超声心动图在提示PTE诊断和排除其他心血管疾病方面有重要价值。超声心动图（图12-2）可发现心室后负荷过重的征象，包括右心室扩大、右心室游离壁运动减低、室间隔平直、三尖瓣反流速度增快、三尖瓣收缩期位移减低。超声心动图可作为风险分层的重要依据。少数患者若超声发现右心系统（包括右心房、右心室及肺动脉）血

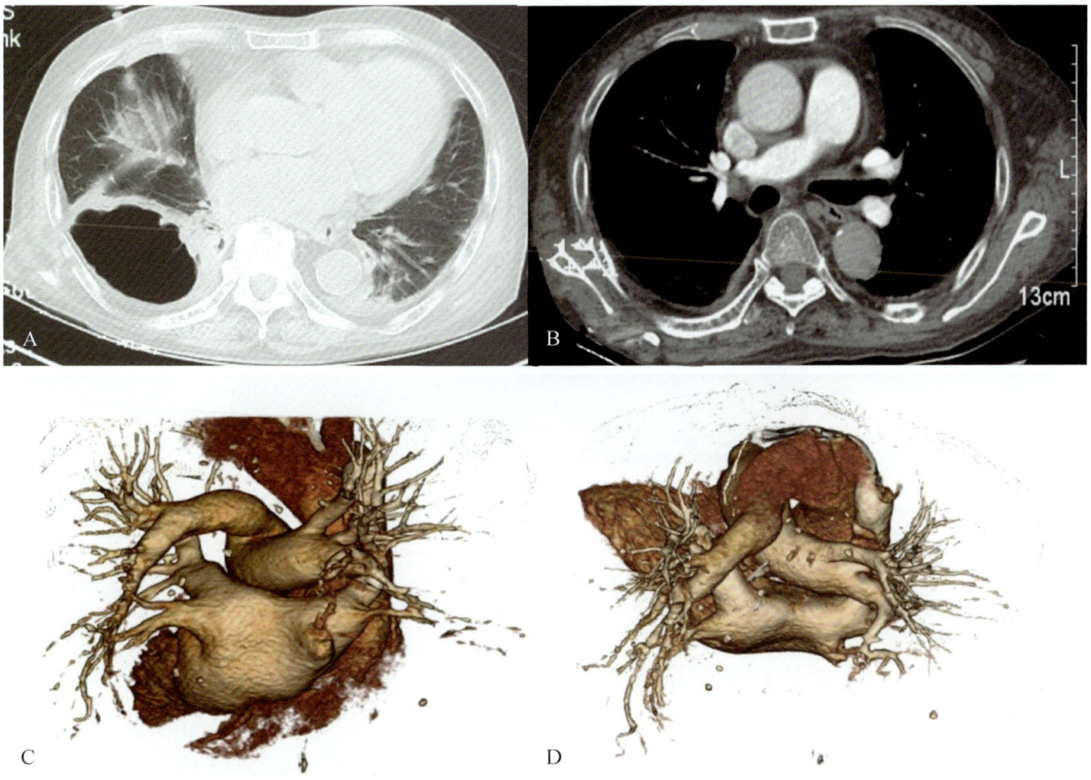

图12-1 老年男性患者，以胸闷入院，确诊：空洞型肺栓塞（图片由浙江省人民医院邬盛昌提供）

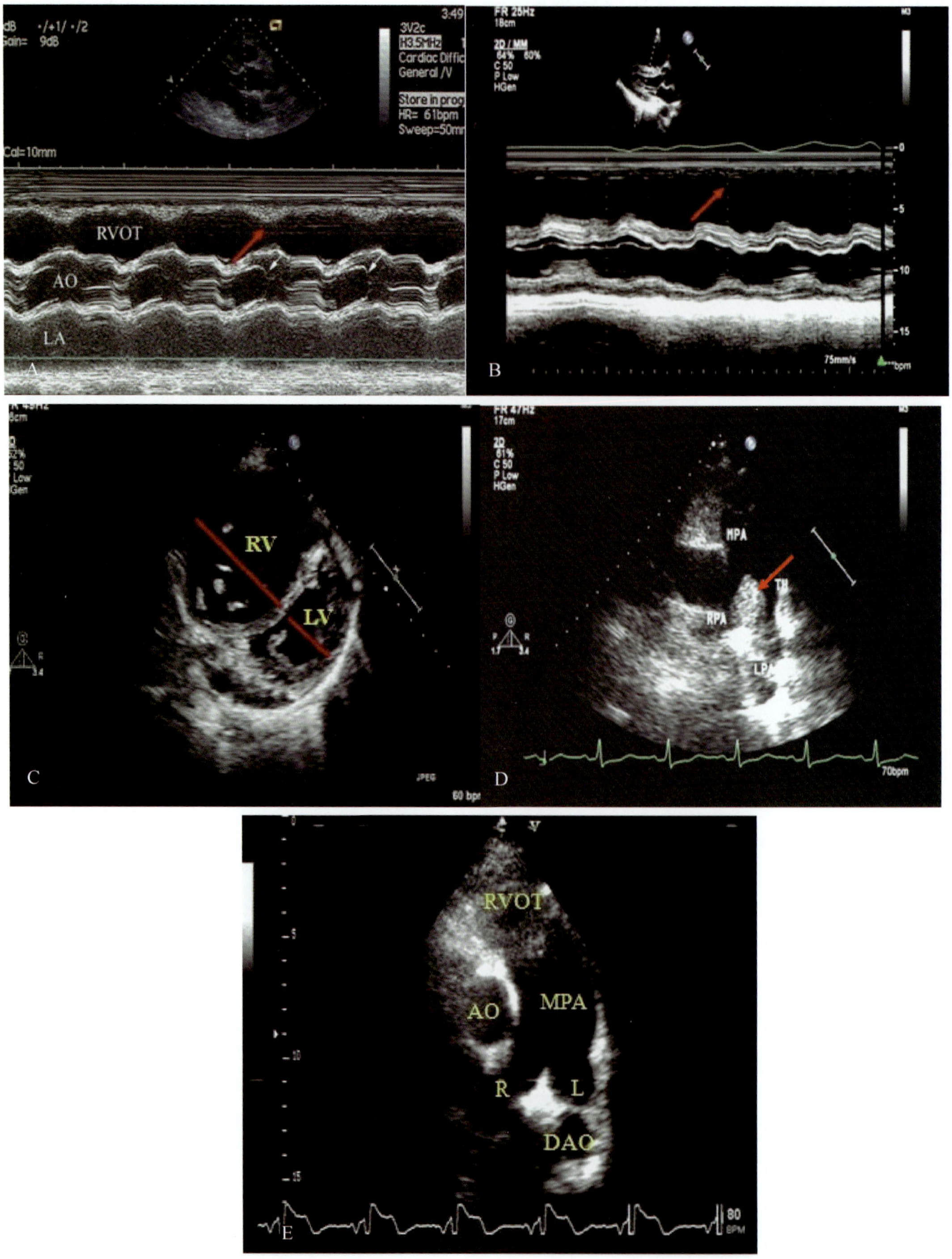

图 12-2 A. 正常室壁运动；B. 室壁运动减弱；C. 右心室增大；D. 肺动脉血栓；E. 肺动脉干增宽

栓，同时临床表现符合 PTE，即可诊断 PTE。超声心动图检查可床旁进行，对于血流动力学不稳定的疑似 PTE 的病例具有鉴别诊断的价值。如果超声心动图中无右心室负荷过重或功能不全的征象，则应寻找其他导致血流动力学不稳定的原因。

六、鉴别诊断

以呼吸困难、咳嗽、咯血、呼吸频率增快等呼吸系统表现为主的患者需要与肺部疾病如肺真菌感染、浸润型肺结核、支原体肺炎、胸膜炎、支气管哮喘、支气管扩张、肺不张、肺间质病等相鉴别。

以胸痛、心悸、心脏杂音、肺动脉高压等循环系统表现为主的患者需要与心脏疾病如冠心病（心肌缺血、心肌梗死）、风湿性心脏病、先天性心脏病、高血压病、肺心病、心肌炎、主动脉夹层和甲状腺功能亢进等疾病相鉴别。

以晕厥、惊恐等表现为主的患者需要与心脏、神经及精神系统疾病如心律失常、脑血管病、癫痫等相鉴别。

PTE所致的休克属于心外梗阻性休克，表现为动脉血压低而静脉压升高时需与心源性、低血容量性、血容量重分布性休克等相鉴别。

七、治疗

一般支持治疗：对高度疑诊或确诊急性PTE的患者，应严密监测呼吸、心率、血压、心电图及血气的变化，并给予积极的呼吸与循环支持。对于焦虑和有惊恐症状的患者应予安慰，可适当应用镇静剂；胸痛者可予止痛剂；对于有发热、咳嗽等症状的患者可予对症治疗以尽量降低耗氧量；合并高血压的患者，应尽快控制血压；另外应注意保持大便通畅，避免用力，以防止血栓脱落。

急性期抗凝治疗：为PTE的基础治疗手段，可以有效地防止血栓再形成和复发，同时促进机体自身纤溶机制来溶解已形成的血栓。一旦确诊急性PTE，宜尽早启动抗凝治疗。抗凝治疗的标准疗程为至少3个月。部分患者在3个月的抗凝治疗后血栓危险因素仍持续存在，为降低其复发率，需要继续进行抗凝治疗，通常将3个月以后的抗凝治疗称为延展期抗凝治疗。

急性期溶栓治疗：可迅速溶解部分或全部血栓，恢复肺组织再灌注，减小肺动脉阻力，降低肺动脉压，改善右心室功能，降低严重VTE患者死亡率和复发率。溶栓的时间窗一般定为14天以内，但鉴于可能存在血栓的动态形成过程，对溶栓的时间窗不做严格规定。溶栓治疗的主要并发症为出血。用药前应充分评估出血风险，必要时应配血，做好输血准备。溶栓前宜留置外周静脉套管针，以方便溶栓中取血监测，避免反复穿刺血管。

急性期介入治疗：目的是清除阻塞肺动脉的栓子，以利于恢复右心功能并改善症状和生存率。介入治疗包括经导管碎解和抽吸血栓或同时进行局部小剂量溶栓。介入治疗的并发症包括远端栓塞、肺动脉穿孔、肺出血、心包压塞、心脏传导阻滞或心动过缓、溶血、肾功能不全以及穿刺相关并发症。对于有抗凝禁忌的急性PTE患者，为防止下肢深静脉大块血栓再次脱落阻塞肺动脉，可考虑放置下腔静脉滤器，建议应用可回收滤器，通常在2周之内取出。一般不考虑永久应用下腔静脉滤器。

急性期手术治疗：有肺动脉主干或主要分支血栓的急性高危PTE患者如存在溶栓禁忌、溶栓治疗或介入治疗失败、其他内科治疗无效，在具备外科专业技术和条件的情况下，可考虑行肺动脉血栓切除术。

八、预后

PTE患者预后差异大，对PTE患者短期及远期预后进行准确评估至关重要，尤其对于可能受益于溶栓治疗的部分血流动力学稳定的患者，目前已有大量关于PTE短期预后评估的研究，其有效性也得到了肯定，目前学术界倾向于使用多项指标综合评估PTE患者的预后，但对于PTE患者远期预后的评价及单独对高危PTE患者进行预后评估的研究有限，仍需要更多高质量的研究与探索。

（苏　俊　南　勇）

第二节　肺栓塞的超声诊断

PE是临床上因未能及时诊断而致死的最常见原因。PE很少出现临床症状，所以容易被忽视，胸片不敏感，胸部CT增强扫描可以明确诊断。超声发现PE的直接征象概率较低，但间接征象可以提示诊断。虽然目前肺动脉造影、螺旋CT、磁共振等均能较准确地诊断

PE，但血流动力学不稳定或进行人工通气的患者不易被搬运至检查室，而超声因其床旁检查、快速、无创，并可检查外周血管的特点已成为 PE 诊疗过程中不可缺少的工具。同时，联合二维经胸、经食管超声、外周血管超声及血管内超声可提高诊断 PE 的准确性。此外，超声能够发现栓子的起源、走行路径和阻塞的部位，可检测血栓的阻塞程度，并明确血栓分期，指导溶栓治疗。在体型较瘦的患者中，推荐联合使用高频探头。目前 PE 诊断性研究的主要问题是缺乏金标准，胸部超声只能作为除 CT 之外的另一种影像学检查方法。

PE 是一个动态的过程，少量出血会被局部纤维蛋白迅速溶解吸收，大量或暴发性肺栓塞常由少量、未被监测到的栓塞引发。PE 经胸超声心动图（trans thoracic echocardiography，TTE）的表现包括直接征象及间接征象，其中前者可以直接诊断 PTE，后者可以提示或者高度怀疑 PTE。

以下是 PTE 超声心动图直接征象及间接征象的具体表现（图 12-3 至图 12-5）：

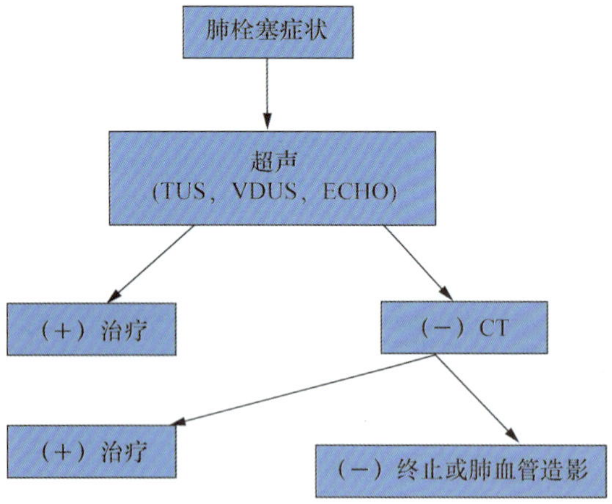

图 12-3 临床怀疑肺栓塞时的处理。CT，计算机断层扫描；TUS，经皮超声；VDUS，静脉双功多普勒超声；ECHO，超声心动图（引自 Goodman LR，Lipchik RJ. Diagnosis of acute pulmonary embolism：time for a new approach. Radiology，1996，199（1）：22-27.）

一、PTE 超声心动图的直接征象

1. 在肺动脉主干及左右肺动脉水平检出血栓回声　位于主肺动脉及左、右肺动脉主干内的血栓多与血管壁附着紧密，血栓内部回声均匀，超声心动图容易识别。超声心动图发现直接征象的概率较低，其主要原因包括：当肺栓塞栓子位于肺动脉外周血管时，难以检出；新鲜的血栓回声多较低，超声不易识别；机化的血栓与血管壁融合，不易区分。

2. 右心房、右心室内血栓伴右心扩大、肺动脉高压　右心房血栓一般具有两种形态，即蛇样运动团块和高密度附壁无运动团块，前者较后者更易脱落。多篇文献报道了右心房血栓合并 PTE 被误诊为右心房黏液瘤，一般认为右心房黏液瘤带蒂，且可随心脏的舒缩脱入右心室，故可以进行鉴别。此外，上腔静脉、下腔静脉、肝静脉、门脉系统血栓伴有右心室扩大或肺动脉高压也可视为直接征象。

二、PTE 超声心动图的间接征象

PTE 的间接征象主要是由右心室负荷增加所致，主要表现包括：右心扩大、肺动脉高压、三尖瓣反流峰值速度增大；肺动脉主干及其右肺动脉出现扩张；肺实质梗死、实变。间接征象虽然不能直接诊断 PTE，但是可以为诊断提供有利的佐证。

1. 心腔内径变化　栓子栓塞肺动脉时，受机械、神经反射和体液因素的综合影响，肺血管阻力升高，右心室充盈压上升，导致右心室扩大，室壁张力增加，室间隔左移，左心室内径减小，右心室/左心室>0.5（视频 12-1）。

2. 室壁运动异常　PTE 可使右心室收缩负荷过重，因此可以引起右心室室壁运动障碍。有资料表明，超声心动图可显示右心室游离壁运动减弱，与其他可以引起右心室室壁运动异常的疾病不同，PTE 不影响右心室游离壁心尖部，因此近来认为右心室局部室壁运动异常是急性 PTE 的特异性征象。此外，还可见室间隔运动与左心室后壁运动不协调，在左心室短轴切面可以观察到室间隔异常运动，向左心室膨出，左心室呈“D”字形。

3. 肺动脉高压、三尖瓣反流　有临床症状的患者多伴有肺动脉压升高，尤其是较大面积的 PTE，可导致明显的血流动力学障碍，引起三尖瓣反流。彩色多普勒可以显示三尖瓣反流，

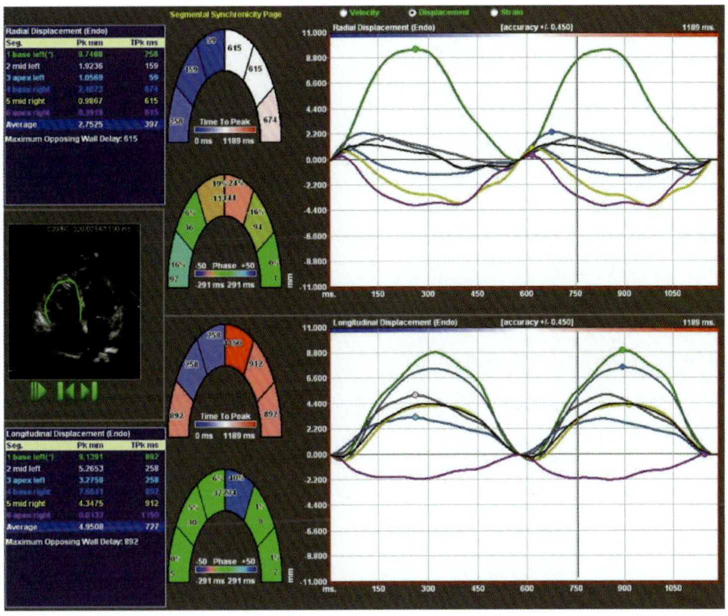

图 12-4 右心室位移图（图片由杭州市第一人民医院超声影像科赵敏提供）

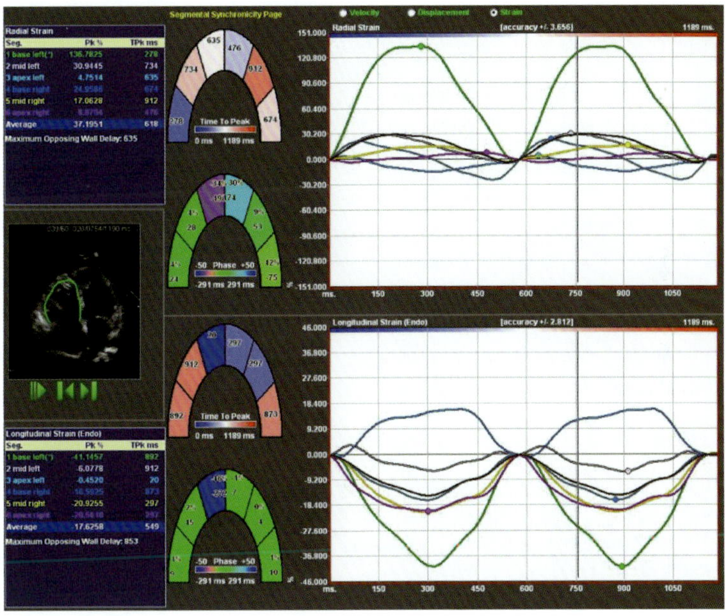

图 12-5 右心室应变图（图片由杭州市第一人民医院超声影像科赵敏提供）

视频 12-1 心尖四腔心-右心室压力增高

频谱多普勒测得反流速度>2.5 m/s，并可据此估测肺动脉压。PTE 患者常有肺动脉增宽，资料显示主肺动脉或者右肺动脉增宽占所观察患者的 51%，有文献认为可根据肺动脉宽度预测 PTE，但是老年人及慢性阻塞性肺疾病的患者也常有肺动脉增宽，因此该指标特异性较低。

4. 多普勒超声改变　肺动脉瓣血流频谱可显示加速时间与血流持续时间缩短和射血前期/射血期比值增大，这些参数与肺动脉压相关。肺血流频谱形态也可发生改变，加速时间下降。主肺动脉大块血栓阻塞者，彩色多普勒会显示阻塞近端腔内血流暗淡，形成狭窄口处血流亮度增加或者呈现花色。左右肺动脉出现大块血栓者，其管腔内几乎无明显血流信号，而对侧动脉内血流亮度及速度明显增加。

5. 卵圆孔未闭　PTE 右心房压过高时，生理性卵圆孔未闭的患者（占正常人群的 20%～30%）可以发生卵圆孔右向左开放，出现心内右向左分流，一部分栓子由此可以进入体循环，造成脑栓塞，即矛盾性动脉系统栓塞。若患者同时发生肺栓塞及动脉系统血栓，超声心动图能够直接发现卵圆孔未闭，则可以诊断矛盾性肺栓塞。

6. 下腔静脉　应注意下腔静脉是否有血栓及下腔静脉是否扩张。此外，还应注意吸气时下腔静脉直径小于呼气时最大直径的 40%，即下腔静脉萎陷指数下降。

研究表明，心、肺、血管联合超声检查可更为准确地诊断 PTE。另有研究显示，心、肺、血管联合超声检查诊断 PTE 的特异性和敏感性均明显高于单一的心脏超声、肺部超声或血管超声，可明显提高对可疑 PTE 的诊断率，降低 CT 肺动脉造影的检查率。

众所周知，严重 PTE 中大部分栓子来自近端静脉血栓，特别要注意下腔静脉是否有血栓及下腔静脉是否扩张。由于胸廓、肺等组织器官的影响，经胸超声心动图往往不能清晰地显示图像，经食管超声心动图（trans esophageal echocardiography，TEE）则可避免这些组织的干扰，提高对右心及肺动脉的血栓检出率。TEE 具有快速、可床旁操作、不需要注射造影剂、无放射线等优点，但是由于左主支气管的遮盖，TEE 检查时左肺动脉会失去连续性，因此报道右肺动脉血栓的文献远远多于左肺动脉。用导管顶端的微小高频超声探头可直接观察到肺动脉内的栓子，此技术对于确诊患者是否存在慢性血栓栓塞性肺动脉高压具有很高的诊断价值，但需要借助心导管，属有创性检查，且费用昂贵，因此实施受限，目前尚未被公认为 PTE 诊断的常规手段。

急性 PTE 时，由于肺动脉阻塞和肺动脉压升高，使得右心后负荷增加。当右心压力显著升高甚至超过左心室压力时，心脏超声胸骨旁短轴切面可见 D 字征。由于肺动脉阻塞程度不同，右心压力升高的程度也不同，当压力升高不明显时，即使存在 PTE，心脏超声切面也可能不会显示为 D 字征。重症超声在急性 PTE 诊断中最主要的价值是排除诊断，当超声未发现明显的 D 字征时，表明患者无大面积能影响循环的栓塞，可除外由 PTE 导致的梗阻性休克。同时，由于 PTE 主要通过影响通气/血流比来影响患者的氧合，故患者通常肺部无明显的病变，肺部超声的征象主要以 A 线为主，有时会出现肺梗死所致的楔形实变，但很少伴有 B 线或大面积肺实变等征象。

典型周围肺栓塞的肺部超声表现为胸膜下随呼吸运动的多形性低回声区域，86% 呈楔形，11% 呈圆形，3% 呈多边形。基于解剖及血流动力学基础，2/3 的胸膜下病变发生在背侧及基底部。通常肺栓塞病变部位彩色多普勒无血流信号，可用增强超声来鉴别肺栓塞和感染性胸膜炎。若为较大面积的肺栓塞，通常还会伴有血流动力学及心脏超声的改变，如右心急性扩大、三尖瓣反流及下腔静脉扩张等。简言之，大面积肺栓塞超声影像学表现包括肺部 A 线；室间隔矛盾运动，D 字征（视频 12-2）；右心室增大，收缩力下降；肺动脉内血栓。

另外，通过下肢血管超声（表 12-2）的筛查可以明确患者是否存在下肢深静脉血栓，从而为 PTE 的诊断提供间接证据（视频 12-3，视频 12-4）。

视频 12-2　胸骨旁短轴 D 字征

视频 12-3　股静脉血栓彩色多普勒超声

视频 12-4　股静脉血栓常规二维超声

表 12-2　下肢深静脉血栓（DVT）的双功多普勒超声

征象	显像方法
直接征象	
可见血栓	B 超
无血流	频谱多普勒、彩色多普勒
间接征象	
静脉不可压缩	B 超
与呼吸时相无关的血流状态	频谱多普勒、彩色多普勒
整个管腔内均无血流信号	彩色多普勒
静脉直径增大（急性 DVT）	B 超
侧支静脉	B 超、彩色多普勒
瓣膜运动消失	B 超
Valsalva 动作后静脉内径不增大	B 超

基于肺部超声的部分征象有助于 PTE 的诊断。

A 征象：即正常征象，见于所有健康受试者。大面积肺栓塞通常会出现 A 征象，PTE 伴急性呼吸衰竭的患者中 95%可见此征象。约 20%证实为肺栓塞的患者未发现深静脉血栓。理论上，大部分 PTE 患者形成裸征象的百分比约为 10%。A 征象联合深静脉血栓特异性为 99%。如果没有对肺部进行必要的关注，单独深静脉血栓形成的阳性预测值为 89%，如果关联 A 征象则为 94%。

C 征象：5%的 C 征象见于 PTE，95%见于肺炎，这说明严重的肺部感染比 PTE 的可能性大得多。理论上可以认为是梗死还未形成。约半数患者的肺实变位于后外侧，常位于隔膜，通常体积较小且常伴有少量胸腔积液。前壁的肺实变为 5%。对于慢性阻塞性肺疾病或者哮喘的患者，如果发现深静脉血栓形成，则深静脉血栓很可能是其急性加重的原因。PTE 患者前胸壁实变并不多见，因为前壁病变并不敏感，后壁实变又缺乏特异性，因此，没必要过多关注前壁和后壁是否存在实变。

后侧和（或）外侧肺泡和（或）胸膜综合征（posterior and/or lateral alveolar and/or pleural syndrom，PLAPS）：约半数严重 PTE 患者可观察到 PLAPS，考虑为肺表面活性物质改变和反射性支气管痉挛所致的小面积肺不张，理论上此时肺梗死尚未形成。

（苏　俊　张　骅）

第三节　肺梗死的超声诊断

肺梗死（pulmonary infarction，PI）是肺栓塞后因血流阻断而发生的肺组织坏死，肺栓塞病例中约近 10%发生，临床表现为肺栓塞患者出现胸痛和咯血，PI 在下叶多见，病灶中心为坏死区，周围有水肿和出血，愈合后坏死区发生纤维化。

PI 早期的 X 线表现为肺内实变影像，边缘不清，可为单发或多发。病变进展后呈楔形，尖端指向肺门方向，基底部与胸膜相连，密度均匀，可合并少量胸腔积液。CT 血管成像显示相应肺动脉存在血栓。大约 3 周后病变逐渐减小和吸收，梗死部位残留纤维化条索，常合并胸膜增厚和皱缩。

超声对于小面积 PI 常常无法显示，大面积 PI 且靠近肺表面时，偶可显示为均匀的楔形或锥形不规则较强回声，底端朝向胸膜，尖端朝向肺门，若伴有胸膜腔积液时，超声只能提示 PI 可能。具体表现如下（表 12-3）：①病灶可呈三角形，占 40%，也可呈圆形、椭圆形、梨形和不规则形；②病灶比大叶小、比小叶大者居多；③右肺比左肺多，下叶比上叶多，多为单发，也可多发；④密度多均匀，边缘清晰，病灶内可见网格、含气支气管征、小空洞征等；⑤可有胸膜反应，有少量或中量积液；⑥梗死病灶一般 2～3 周吸收，短者 2～3 天，长者 4～5 周，吸收时体积向心性缩小，呈“溶冰征”，有一定特异性；⑦条状阴影为盘状不张、坏死形成的肺实质瘢痕，以及由梗死表面的胸膜或叶间胸膜增厚所引起。

表 12-3　肺梗死的超声形态学

早期肺梗死	晚期肺梗死
相对均质、低回声、无清晰空气支气管征	不均质/木纹样，大部分回声增强
圆形、三角形	三角形、楔形，少数为圆形、四边形
边界平滑	颗粒状、锯齿状边界
内部几乎无回声	节段性支气管回声
血流中断	血流信号
病灶＜2～3 cm	病灶＞2～3 cm
一般无胸腔积液	约一半的病例可见少量胸腔积液
超声造影时梗死区基本无造影剂进入	超声造影时梗死区无造影剂进入

肺梗死病灶平均为 12～16 mm，范围为 5～70 mm，多数发生在背侧基底段，右侧较左侧更为多见，这是由解剖和血流动力学因素所致。＜5 mm 的病灶无需关注，因为其可能仅为瘢痕，如果确定为梗死灶，则需监测其发展过程。胸膜炎也可有类似表现，但有胸膜炎的区域多会出现局部疼痛，超声下常可观察到胸膜广泛碎片样增厚。

许多学者指出，肺栓塞亦可出现密度增高区，且并不代表急性梗死或肺组织坏死。实验证实其影像学所见的实变阴影可以是水肿、出血或肺不张。导致肺不张的机制可能有两种：一是肺泡区的血流被栓子阻塞后肺泡无效腔增加，从而促使肺收缩；二是血流量减少，表面活性物质的分泌减少，引起粘连性肺不张。只有实变区出现空洞或实变区消失后留有瘢痕或结节时，才能诊断为梗死。

总之，无论伴或不伴梗死，实变区可由水肿、出血和不张所造成。尚无影像学标准区分栓塞或梗死，诊断梗死需有上述特殊征象。事实上，除直接征象血栓和早期局部密度减低、肺纹理纤细、缺失外，上述表现和演变过程亦可见于感染性肺部疾病，所以需密切结合临床症状、实验室检查以及螺旋 CT 肺动脉血管成像以确诊。

（苏　俊　张　骅）

病例 1

【病史摘要】

患者，男性，44 岁，工人。

主诉：发作性头晕、心悸 1 个月，加重 10 小时。

现病史：患者近 1 个月来无明显诱因出现头晕、心悸，活动时明显，自觉心动过速，具体心率不详，无胸闷、胸痛、呼吸困难、黑矇、晕厥，不伴恶心、呕吐，无出汗、乏力等症状。休息后约 10 min 可缓解。近 1 周开始，患者无明显诱因出现与运动无关的胸痛，伴胸闷，放射至后背部，且疼痛与体位变换有关，休息后约 5～6 min 症状可缓解，未在意。今早 7 点左右，患者再次出现头晕、心悸，伴胸闷，持续不缓解，就诊于我院急诊科。心电图示窦性心动过速，V_1～V_4 导联 ST 段压低，T 波低平倒置；心肌酶：CK 285 U/L（↑），CK-MB 28 U/L，TNT-I 0.58 μg/L（↑）；D-二聚体 2220 μg/L（↑）。诊断为“急性非 ST 段抬高型心肌梗死”，给予阿司匹林 300 mg、替格瑞洛 180 mg 后收住入院。

既往史：“高血压”病史 6 年，血压最高达 150/110 mmHg，服用硝苯地平缓释片 60 mg每日 2 次，血压控制良好；“糖尿病”病史 1 年，行胰岛素治疗。吸烟史 20 余年，7～8 支/日，无饮酒史。否认药物、食物过敏史。无猝死及早发心脑血管疾病家族史。

体格检查：P 110 次/分，R 22 次/分，BP 134/103 mmHg，体重 80 kg，平卧位，口唇、颜面及四肢末梢略发绀。双肺呼吸音粗，双肺下野可闻及湿啰音。心前区无隆起及凹陷，心界不大，心率 110 次/分，律齐，肺动脉第二心音亢进，各瓣膜听诊区未闻及病理性杂音，未闻及心包摩擦音。腹无压痛、反跳痛及肌紧张，肝脾肋下未触及，双下肢无水肿，双股动脉搏动好，无血管杂音，双足背动脉搏动正常，生理反射存在，病理反射未引出。

【诊疗过程】

入院后辅助检查：血气分析：pH 值 7.503（↑），二氧化碳分压 24.8 mmHg（↓），氧分压 67.7 mmHg（↓），氧饱和度 92.5%（↓），肺泡-动脉氧分压差［$P_{(A-a)}O_2$］53.0 mmHg（↑）；D-二聚体 2800 μg/L（↑）；血浆纤维蛋白降解产物（FDP）20 mg/L（↑）；NT-proBNP 4175 pg/ml（↑）；糖化血红蛋白 7.8%；血常规、肝肾功能、甲状腺功能、血脂未见异常。

入院诊断：①冠心病　急性非 ST 段抬高型心肌梗死；②高血压 2 级（很高危）；③肺栓塞不除外。

入 ICU 后予特级护理、心电监护、面罩吸氧、卧床休息、积极抗凝、抗血小板、调脂、改善冠状动脉血供、营养心肌、维持水、电解质、酸碱平衡等治疗，患者呼吸急促、氧合较前变差，肝酶学增高，血气分析提示代谢性酸中毒，予高流量氧疗，纠正酸中毒，保持液体负平衡等治疗。

床旁超声心动图：右心扩大（右心房上下径 4.6 cm，左右径 5.0 cm，右心室前后径 2.9 cm），左心受压内径相对较小（左心室前后径 3.6 cm），主肺动脉内径 3.4 cm，左肺动脉内径 1.5 cm，右肺动脉内径 1.5 cm，内未见明显异常回声，主动脉内径未见异常，房室间隔完整。各心脏瓣膜未见增厚，瓣叶活动正常，启闭正常。二尖瓣前后叶呈镜像，对合欠佳。室壁厚度正常，室壁运动方向及运动幅度正常。静息状态下未见明显室壁节段性运动异常。心率 113 次/分。CDFI/多普勒超声：各房室腔及大血管腔间未见异常分流。二尖瓣口左心室充盈，E、A 峰融合，二尖瓣口见少量偏心反流，三尖瓣口收缩期可见少量反流，三尖瓣反流速度峰值 4.2 m/s，跨瓣压差为 71 mmHg。组织多普勒速度成像（TVI）：二尖瓣环侧壁显示 E、A 峰融合。诊断：重度肺动脉高压（估测收缩压：81 mmHg）右心扩大，肺动脉增宽，右心室壁收缩活动减弱，二尖瓣、三尖瓣轻度反流。

CTPA 增强扫描肺栓塞复查，右肺部分肺动脉分支见充盈缺损，余血管走行自然，未见明显狭窄及血管畸形征象，腔内密度均匀。诊断：肺栓塞复查，对照既往结果（2016 年 5 月 27 日）肺栓塞明显好转，建议复查。

双下肢动静脉超声检查：双下肢动脉（包括股总动脉、股深动脉、股浅动脉、腘动脉、胫后动脉）高频彩色多普勒超声扫查，沿股总动脉开始向下显示各段血管内径正常，内膜光滑，未见明显异常增厚及斑块形成，彩色多普勒血流充盈佳，频谱形态正常，各段血流速度处于正常范围。双下肢静脉超声检查：双下肢股总静脉、股浅静脉、股深静脉、腘静脉、胫后静脉内径正常，内透声可，未见明显异常团块。加压管腔可变形。CDFI：各段静脉内血流充盈佳，频谱无特殊，随呼吸波动明显，各血流参数基本处于正常范围。Valsalva 运动时，双下肢深静脉瓣未探及明显反流信号。诊断：双下肢动脉未见明显异常；双下肢深静脉未见明显异常。

【讨论】

本病例以发作性头晕、心悸 1 个月，加重 10 小时为主要症状，根据入院时心电图与心肌酶谱的变化诊断为“冠心病　急性非 ST 段抬高型心肌梗死”。事实上，其是由于右心室压力负荷增加导致室壁张力及需氧量增加，冠状动脉灌注减低、供氧量减少，从而导致区域性心肌缺血。肌钙蛋白是微小心肌细胞损伤时敏感性与特异性较高的标志物，血清肌钙蛋白升高提示肺栓塞患者存在轻微心肌损伤，其主要原因是右心室压力负荷增加导致心肌缺血。本例说明超声影像（图 12-6）与 CTPA（图 12-7）结果高度一致，且超声较 CTPA 具有床旁、即时、便捷、高效的特点。

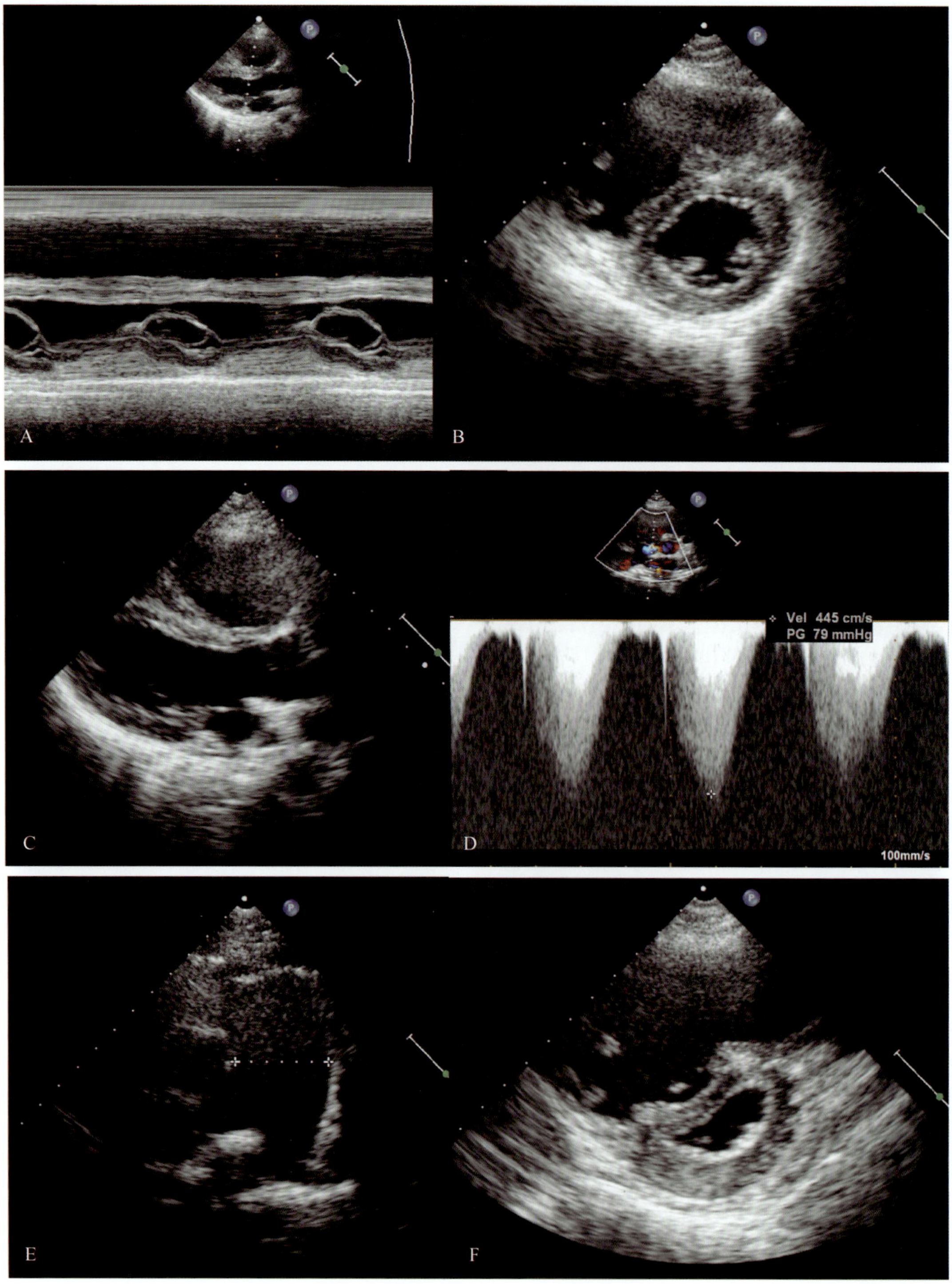

图 12-6 床旁超声影像。**A.** M 型超声：右心室壁运动降低；**B.** 短轴视图示二维扩大；**C.** 二维超声示右心室扩大；**D.** 频谱多普勒提示肺动脉高压；**E.** 主肺动脉增宽；**F.** 左心室受压呈 D 形

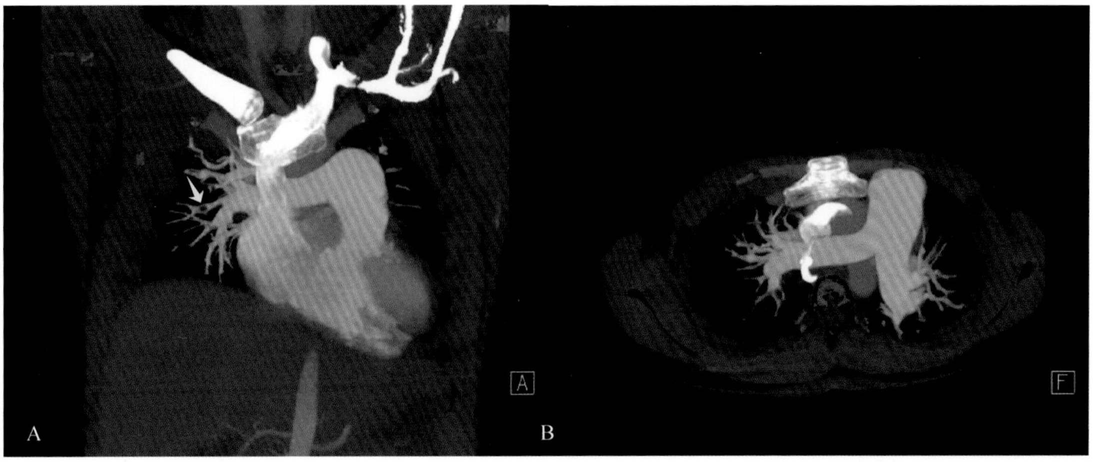

图 12-7 CTPA 增强扫描：右肺部分肺动脉分支见充盈缺损（黄色箭头），余血管走行自然，未见明显狭窄及血管畸形征象，腔内密度均匀

（苏　俊）

病例 2

【病史摘要】

患者，男，71 岁。

主诉：腹泻 3 天，胸痛，呼吸困难 2 小时。

现病史：患者近 3 天来无明显诱因出现腹泻，黄色水样便，每天 6～7 次，自服药后稍有减少，2 h 前突发胸痛、呼吸困难。

既往史：慢性阻塞性肺疾病病史 20 年。肺心病病史 8 年。心律失常病史 10 年。前列腺增生病史 3 年。

体格检查：T 36.5℃，P 122 次/分，R 28 次/分，BP 120/80 mmHg。SaO_2 40%。神清，口唇肢端发绀，呼之能应，颈静脉充盈。桶状胸，双肺呼吸音弱，双肺可闻及散在湿啰音及少许哮鸣音。心率 136 次/分，律不齐，可闻及期前收缩，心房颤动律。腹平软，肝于剑下 3 cm，右肋下 4 cm 可触及，质中等，表面光滑，边缘锐，无压痛，肝颈静脉回流征（+）。双下肢轻度水肿。

【诊疗过程】

入院辅助检查：血常规：白细胞 7.81×10^9/L，红细胞 4.96×10^{12}/L，血红蛋白 149 g/L，血小板 177×10^9/L，中性粒细胞百分比 74.9%，淋巴细胞百分比 13.7%，D-二聚体 0.76 μg/ml，心肌损伤标志物在正常范围。血气分析：pH 值 7.257，二氧化碳分压 78 mmHg，氧分压 49 mmHg，血氧饱和度 50.8%，碱剩余 5.3 mmol/L，碳酸氢盐 35 mmol/L。心电图：窦性心动过速，房性期前收缩，室性期前收缩二联律右心室肥大，T 波改变。床旁胸片：慢性支气管炎，肺气肿征象，双侧胸膜增厚、粘连。

入院诊断：胸痛原因待查；腹泻；慢性阻塞性肺疾病，呼吸衰竭。

入院后给予 BIPAP 呼吸机辅助呼吸、呼吸兴奋剂、泼尼松龙、氨茶碱静滴后症状无明显改善，血氧饱和度进行性下降。床旁超声心动图检查（图 12-8）：主动脉根部不宽，升主动脉增宽 3.9 cm，肺动脉瓣启闭可，肺动脉主干内径 3.5 cm，左肺动脉内径 1.1 cm，右肺动脉内径 2.1 cm，右肺动脉起始部可见一大小约 2.8 cm×2.3 cm 的偏强回声团块，界清，内部回声不均。左心室偏大（前后径 5.2 cm），双心房饱满。二尖瓣后叶瓣环局部钙化，前叶单峰，后叶逆向。室间隔增厚（1.3 cm），与左心室后壁运动逆向。房室间隔连续性完整。静息状态下未见明显室壁节段性运动异常。CDFI：二尖瓣充盈血流频谱示 A 峰消失，E-E 间期长短不一。舒张期主、肺动脉瓣口可见少量反流血流，收缩期二、三尖瓣口可见少量反流血流。三尖瓣反流流速约为 3.2 m/s，估测跨瓣压差约为 40 mmHg，估测肺动脉收缩压为 50 mmHg。TVI：二尖瓣环室间隔部：呈单峰。诊断：肺动脉增宽，右肺动脉内异常团块，血栓首拟；升主动脉增宽；双心房及左心室增大，室间隔增厚，轻度主动脉瓣反流，二尖瓣瓣环局部钙化，轻度二、三尖瓣反流，中度肺动脉高压（估测肺动脉收缩压约 50 mmHg）心律不齐（心房颤动）。

CTPA（图 12-9）确诊为肺栓塞，予低分子量肝素 4250 U 皮下注射，12 h1 次，予尿激酶 4400 U/kg 10 min 内静脉泵入后，给予 2200 U/(h · kg) 尿激酶静滴，维持 12 h。经上述溶栓处理后，患者症状明显好转，氧饱和度在 92%～96%。10 天后顺利出院。

【讨论】

肺栓塞在临床上并不少见，由于其临床表现复杂多样且无特异性，漏诊及误诊情况严重。本例患者属高危人群，老年人本身血液比较黏稠，又因慢性阻塞性肺疾病、肺心病而长时间卧床，血液流动明显减慢，下肢血液回流不佳，加之腹泻 3 天，血液高凝，故很容易形成血栓，而既往心脏病或心房颤动使其血液凝固性更高，更容易形成血栓。在排除心肌梗死、气液胸时应该想到肺栓塞的可能，立即给予抗凝，溶栓处理后成功救治。因此，当患者（尤其是上述提到的高危患者）出现胸闷或胸痛、心悸、憋气、呼吸困难等症状时，应想到肺栓塞的可能，及早检查确诊、治疗。超声在第一时间考虑肺栓塞，与金标准的 CTPA 检查结果一致，充分体现了超声在诊断肺栓塞中不可替代的作用。

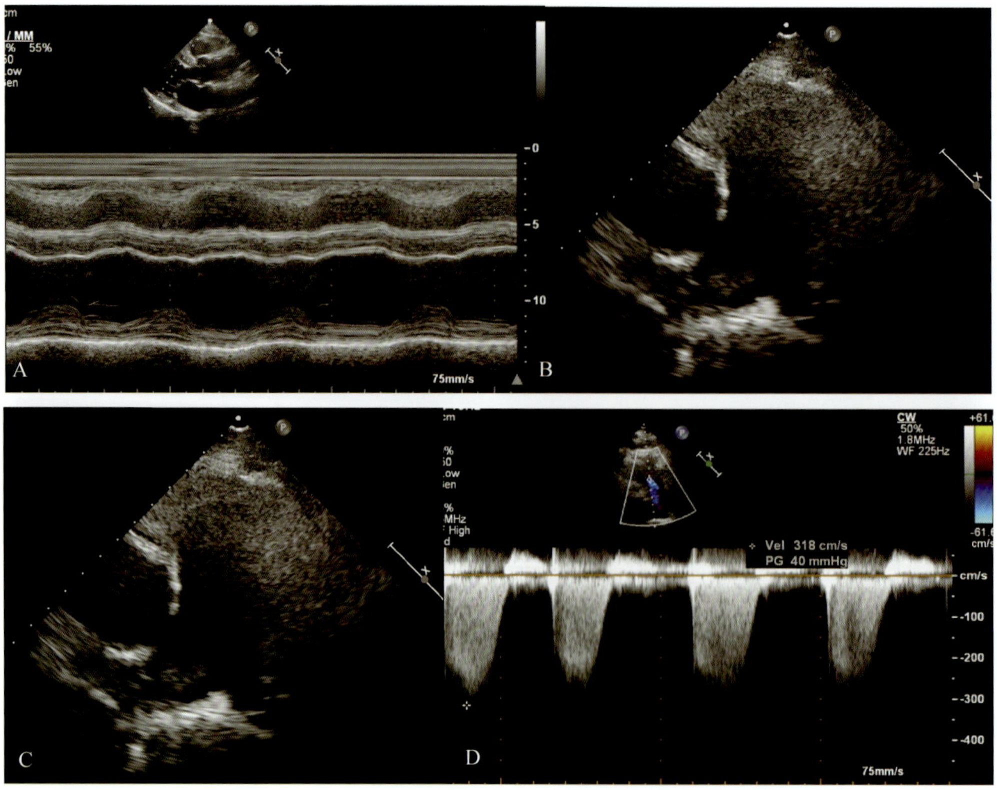

图 12-8 床旁超声影像。**A.** M 型超声示右心室略饱满；**B.** 二维超声示肺动脉内血栓；**C.** 二维超声示右心室扩大；**D.** 频谱多普勒提示肺动脉高压；**E.** 血栓大小（星号）；**F.** 右肺动脉起始部血栓；**G.** 主肺动脉增宽

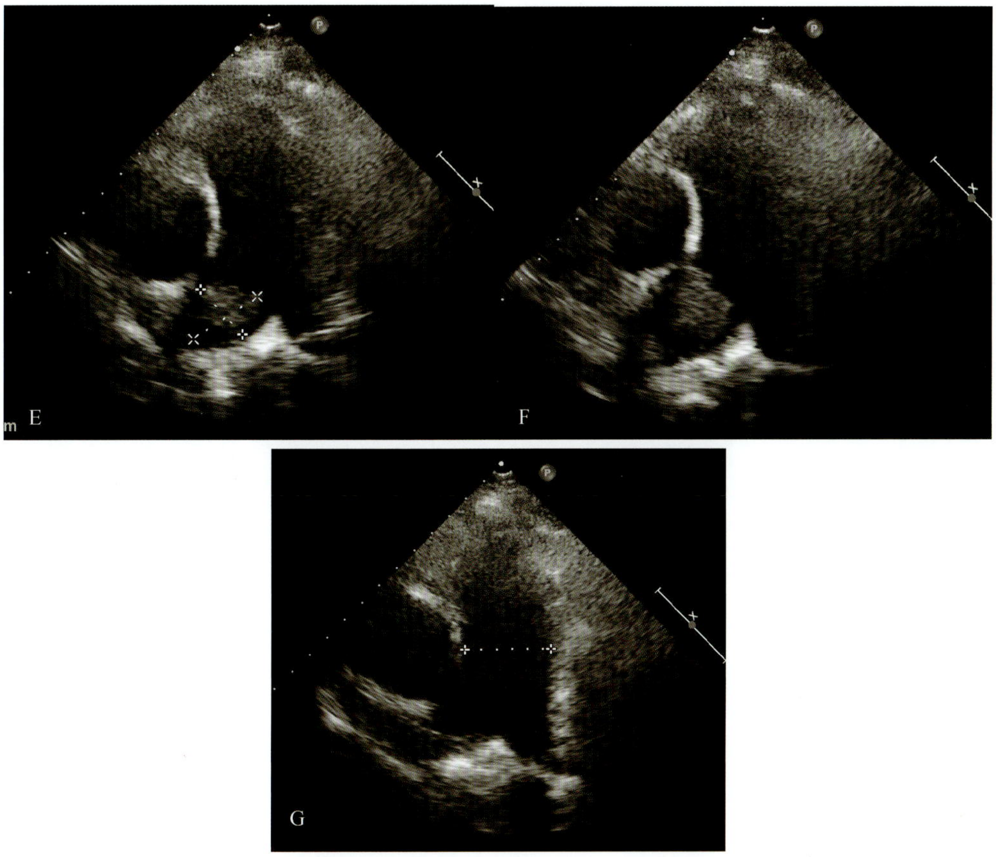

图 12-8（续）

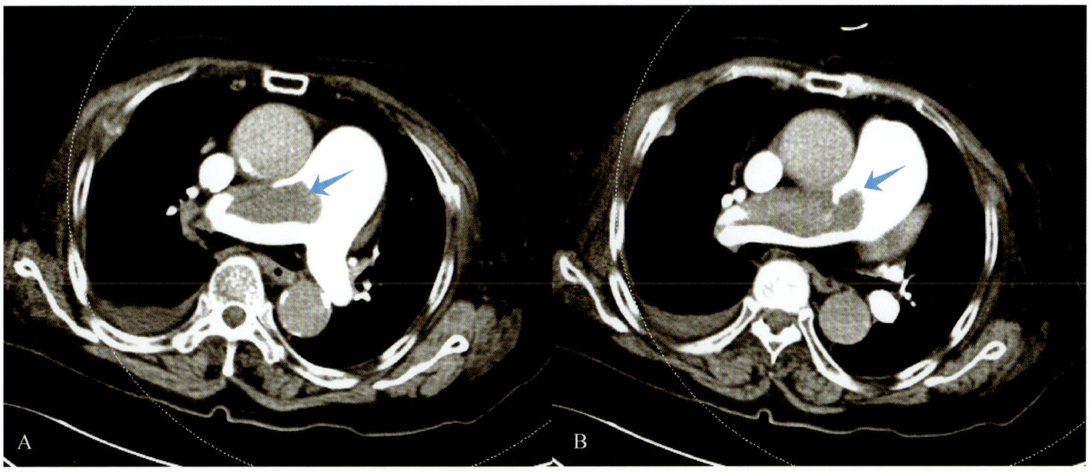

图 12-9 CTPA：肺栓塞（蓝色箭头所示为右肺动脉内巨大血栓形成）

（苏　俊）

病例 3

【病史摘要】

患者，女性，46 岁。

主诉：因“咳嗽、咳痰伴活动后气短 4 个月”于 2019 年 2 月 24 日入院。

现病史：患者于 4 个月前受凉后出现咳嗽，咳少量白黏痰，本院诊断：急性支气管炎。给予抗感染治疗（具体不详）19 天后咳嗽症状有所缓解，此后活动量受限且逐渐下降，爬 4 楼后出现明显气短，但无胸痛、咯血、明显呼吸困难、晕厥等，未引起本人重视，间断服用对症药物治疗。3 个月后受凉再次出现咳嗽、咳痰，活动后气短较前加重，走平路 500 m 明显气短，现再次入院诊治。

既往体健。

体格检查：T 36.2℃，P 80 次/分，BP 140/80 mmHg，R 18 次/分。神清语明，无颈静脉怒张。双肺无啰音。心界不大，心率 80 次/分，律齐，可闻及第二心音分裂，无杂音。

【诊疗过程】

入院诊断：冠心病　慢性心力衰竭；肺部感染。

入院后给予神经内分泌拮抗剂、强心、利尿、扩血管及中药活血化瘀治疗，疗效差，复查胸片示右上肺可见条索影，不除外陈旧肺结核病变。超声心动图（图 12-10）：主动脉不宽，主瓣清晰，启闭无特殊；肺动脉瓣启闭正常，肺动脉主干内径 2.6 cm。右心明显扩大（右心房上下径×左右径：5.6 cm×4.7 cm，右心室前后径：3.8 cm），左心受压缩小，二尖瓣纤细，前叶双峰，后叶逆向运动。左心室壁不厚，室间隔左移，左心室壁运动欠协调。心包腔内可见少许液性暗区，右心室前壁前方液宽 0.6 cm，透声可。右心室壁增厚（0.8 cm），收缩活动稍减弱（三尖瓣环收缩期位移 1.4 cm）。多普勒超声：二尖瓣口舒张期血流 E 峰＜A 峰，三尖瓣口收缩期见大量反流信号，反流速度峰值 4.7 m/s，跨瓣压差为 87 mmHg，二尖瓣口收缩期可见少许反流信号；肺动脉瓣口舒张期见少许反流信号。TVI：二尖瓣环侧壁部 S 波峰值 10.0 cm/s，E 波峰值 13.5 cm/s，A 波峰值 10.1 cm/s。诊断：重度肺动脉高压（估测肺动脉收缩压 97 mmHg），三尖瓣重度反流，右心明显扩大，肺动脉稍增宽右心室壁增厚伴收缩活动稍减弱，微量心包积液。心电图：窦性心律，Ⅱ、Ⅲ、aVF、V_1～V_5 导联 T 波明显倒置。心肌梗死三项阴性。凝血四项、肝肾功能等未见异常，D-二聚体 1022 ng/ml。血气分析：氧分压＞2.5 mmHg。

CTPA（图 12-11）：主肺动脉及左肺动脉走行和形态正常，血管粗细均匀，右肺动脉及右侧上、下肺动脉分支可见少许充盈缺损，未见明显狭窄及动脉瘤征象。附见：右下肺底少许斑片状高密度影。诊断：右肺动脉及右侧上、下肺动脉少许充盈缺损，考虑肺动脉栓塞形成，请结合临床。附见：右下肺底少许炎症病变。四肢静脉血管、髂静脉、妇科及盆腔血管 B 超均未见静脉血栓。肿瘤六项、红细胞沉降率、Ig 三项检查均正常。

最终诊断：右侧肺动脉栓塞，继发性肺动脉高压，右心增大。

予抗凝、降肺动脉压及对症治疗，2 周后患者好转出院。

【讨论】

80％以上的肺栓塞患者没有任何症状而易被临床忽略，特别是临床上所谓肺栓塞肺梗死“三联征”（呼吸困难、胸痛及咯血）较少，发生率不足 30％，又因为基层医院不能行 CTPA、肺动脉造影等原因，所以误诊、漏诊或者诊断不及时比较常见。这就要求门诊、急诊医生提高对肺栓塞的警惕，把握急性肺栓塞发病规律，结合常规的检查方法，如心电图的动态变化、胸部 X 线、动脉血气分析、D-二聚体检测等，筛选出疑诊肺栓塞的患者，静脉血流缓慢的患者伴难以解释的呼吸困难应考虑到肺栓塞的可能。

此病例虽然最终得到确诊，但仍有一些经验教训值得总结吸取。患者中年女性（46 岁），无冠心病相关危险因素，起病后表现为活动后气短，早期心电图明显有 $S_{I}\ Q_{III}\ T_{III}$ 图形和胸前导联 V_1～V_4 导联 T 波倒置，高度提示为肺栓塞，接诊时应考虑这一诊断。仅以部分 T 波改变即考虑冠心病时证据不充分。早期行超声检查可较早发现阳性征象。

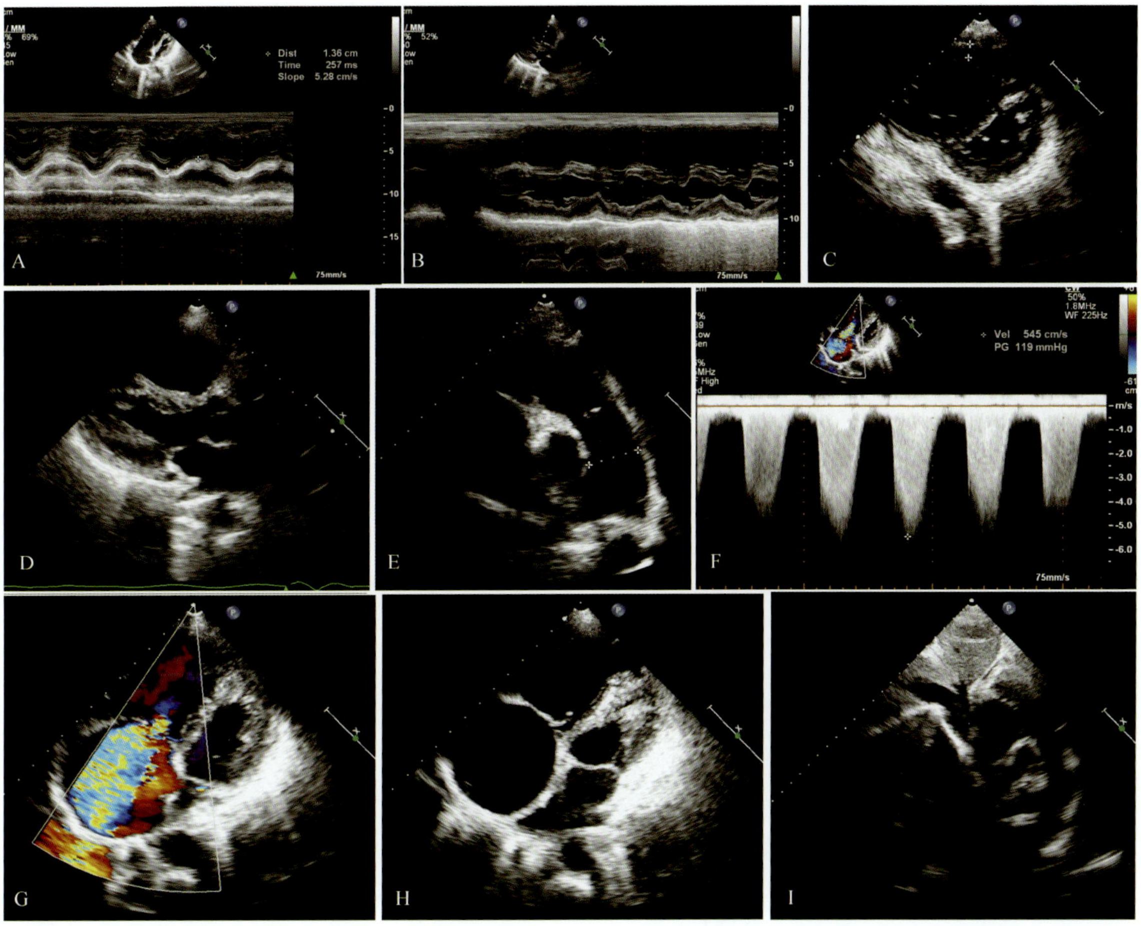

图 12-10 床旁超声影像。**A.** M 型超声示三尖瓣位移降低；**B.** M 型超声提示室间隔与左心室后壁同向运动；**C.** 短轴视图示左心室受压呈 D 形（动图见视频 12-5）；**D.** 二维长轴视图示右心室扩大；**E.** 肺动脉主干内径基本正常；**F.** 频谱多普勒提示肺动脉高压；**G.** 三尖瓣大量反流；**H.** 四腔心显示右心扩大；**I.** 主肺动脉及分支

视频 12-5 短轴

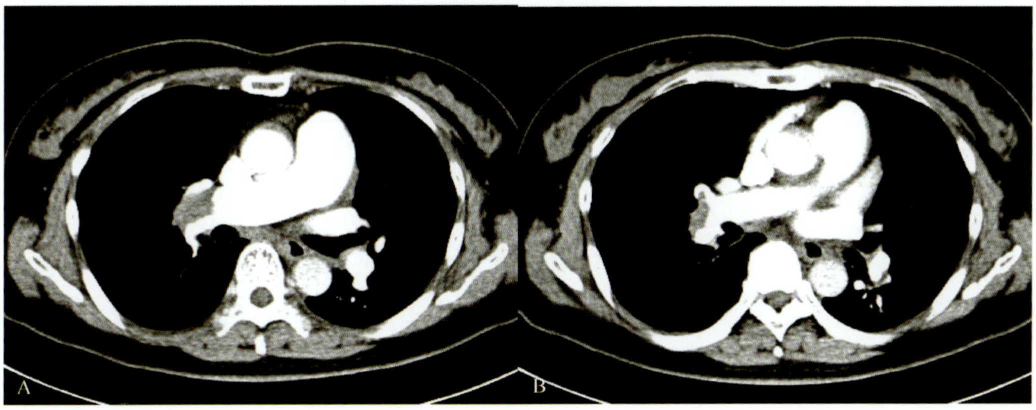

图 12-11 CTPA：主肺动脉及左肺动脉走行和形态正常，血管粗细均匀，右肺动脉及右侧上、下肺动脉分支可见少许充盈缺损，未见明显狭窄及动脉瘤征象

（苏　俊）

病例 4

【病史摘要】

患者，男，38 岁。

主诉：因“头面部、左下肢外伤，左下肢活动障碍 2 小时”急诊入院。

查体：左腓骨骨折，左眼睑、右眉弓挫裂伤。心肺腹无异常。

既往史：无特殊。

【诊疗过程】

入院后辅助检查：胸片未见异常。左下肢正、侧位片示左髌骨骨折，左腓骨骨折。头部 CT 未见异常。心电图正常。

入院诊断：左髌骨开放性骨折，左腓骨骨折，左眼睑、右眉弓挫裂伤。

予清创缝合后，行手术治疗。左下肢切开复位左髌骨钢丝钢针内固定术。术后患者一般状态较好，给予预防感染、止血、营养神经、患侧肢体抬高制动、对症等治疗，病情逐渐好转。患者于术后第 45 天拆除石膏，次日行肢体功能锻炼。患者于术后第 47 天无明显诱因出现发热，体温 37.5℃，自以为是感冒，未在意，继续进行肢体功能锻炼，于术后 49 天出现胸痛、胸闷、咳嗽、咯少量白色黏痰，偶有痰中带血，发热，体温达 38.4℃。体格检查：T 38.4℃，P 96 次/分，BP 100/80 mmHg，一般状态欠佳，急性病容，呼吸略促，口唇无发绀，双肺呼吸音粗，双下肺可闻及中小水泡音。心界不大，心率 96 次/分，心音正常，节律规整，杂音（一）。腹平软，无压痛、反跳痛，肝脾肋下未触及，肠鸣音正常。双下肢无水肿。心电图：窦性心律，QRS 波电轴不偏，Ⅲ导联 T 波倒置。胸部 CT：左肺下叶后基底段呈大片状密度增高影，边缘较模糊，密度不均，其中可见支气管征象，病变边缘欠光滑，与胸膜呈宽基底接触，右肺下叶后基底段可见沿胸膜分布少许密度增高影，纵隔内未见异常，气管支气管通畅。血常规：白细胞 $11.4\times10^9/L$，血红蛋白 137 g/L，血小板 $243\times10^9/L$。综合分析考虑患者长期卧床合并肺内感染，补充诊断为“肺炎”，加强抗感染力度，治疗 2 日，效果不佳，患者持续性胸痛、胸闷、气短、呼吸费力、咳痰带血，平卧位时症状明显，高度怀疑“肺栓塞”。

超声心动图：主动脉不宽，主动脉瓣清晰，启闭无特殊；肺动脉不宽。右心扩大（右心房左右径 4.9 cm、上下径 5.1 cm，右心室前后径 2.8 cm），余各房室大小正常，二尖瓣纤细，前叶双峰，后叶逆向运动。室壁不厚，室间隔与左心室后壁逆向运动。静息状态下各切面未见室壁节段性运动异常。多普勒超声：二尖瓣口舒张期血流 E 峰＜A 峰，收缩期三尖瓣可见少至中等量反流，三尖瓣反流峰值流速 4.5 m/s，跨瓣压差 82 mmHg，估测肺动脉收缩压 90 mmHg。肺动脉瓣口舒张期见少许反流信号。余各组心瓣膜口未见明显异常血流信号。TVI：二尖瓣环室间隔部 S 波峰值 8.4 cm/s，E 波峰值 6.1 cm/s，A 波峰值 12.7 cm/s。诊断：右心扩大，三尖瓣轻中度反流，重度肺动脉高压（肺动脉收缩压 90 mmHg），左心室心肌松弛性减退（左心室舒张功能受损早期）。

肺血管 CTA 增强扫描：两侧肺动脉走行自然，管壁结构正常，右肺动脉主干及两肺动脉多发血管分支内见充盈缺损影，右肺中叶动脉分支未见造影剂填充，所见血管未见明显血管畸形征象，两肺纹理增多增粗，两肺野尚未见明显实质性病变。附见：脾区见类脾样小结节团块影。诊断：右肺动脉主干及两肺动脉多发血管分支栓塞可疑，请结合临床。附见：脾术后可能，结合病史。

诊断明确后立即给予溶栓、抗凝、抗感染对症治疗，症状逐渐缓解，住院 20 余天，痊愈出院。

【讨论】

静脉血栓栓塞是创伤住院患者死亡最常见及可避免的原因。骨创伤后深静脉血栓形成的发生率很高，尤其是骨盆（61%）、胫骨（77%）和股骨（80%）。严重创伤伴随活动减少可引起全身改变，导致高凝和静脉血流改变，下肢骨折手术后由于麻醉和疼痛患肢活动减少会进一步增加深静脉血栓形成的风险。因此下肢骨折术后应积极防治深静脉血栓形成。

药物预防和机械性预防是主要的方法。本例超声检查（图 12-12）与肺血管 CTA 增强扫描（图 12-13）的结论一致。

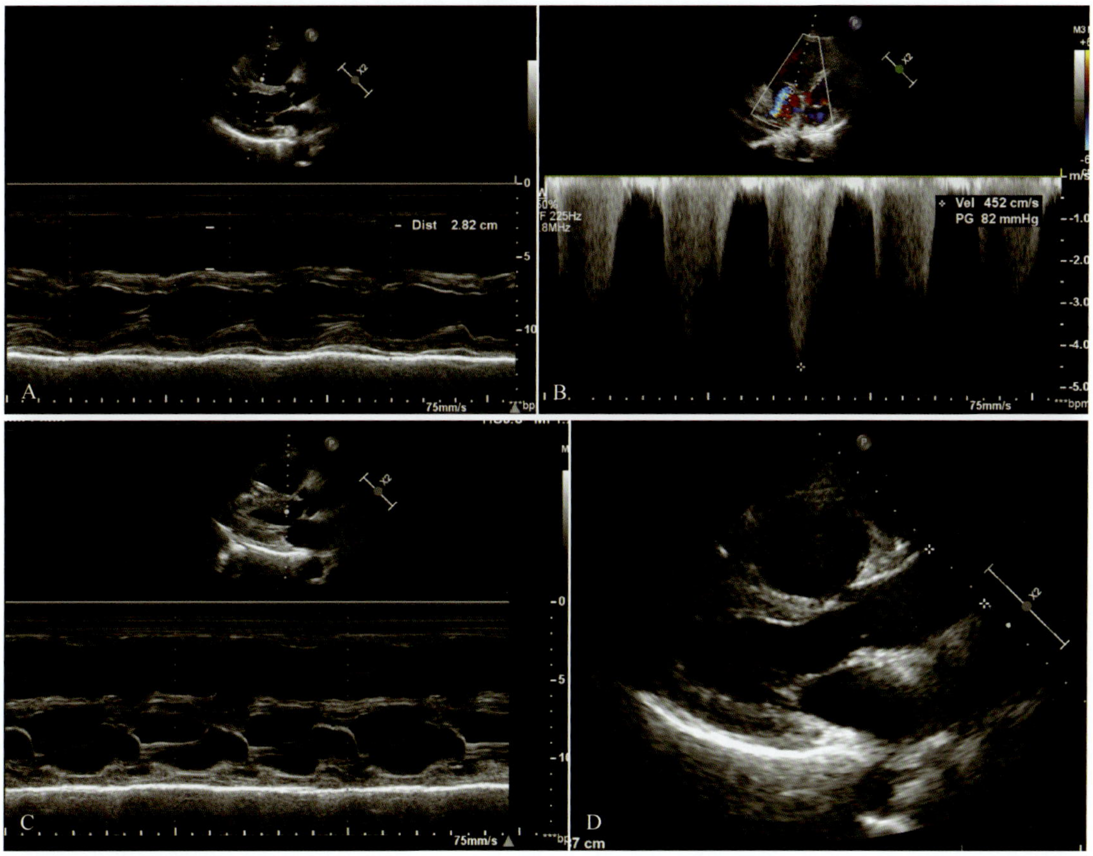

图 12-12 超声影像。**A.** M 型超声示右心室扩大；**B.** 三尖瓣反流，估测肺动脉压 90 mmHg；**C.** 右心室壁运动幅度减低；**D.** 长轴视图示右心室扩大

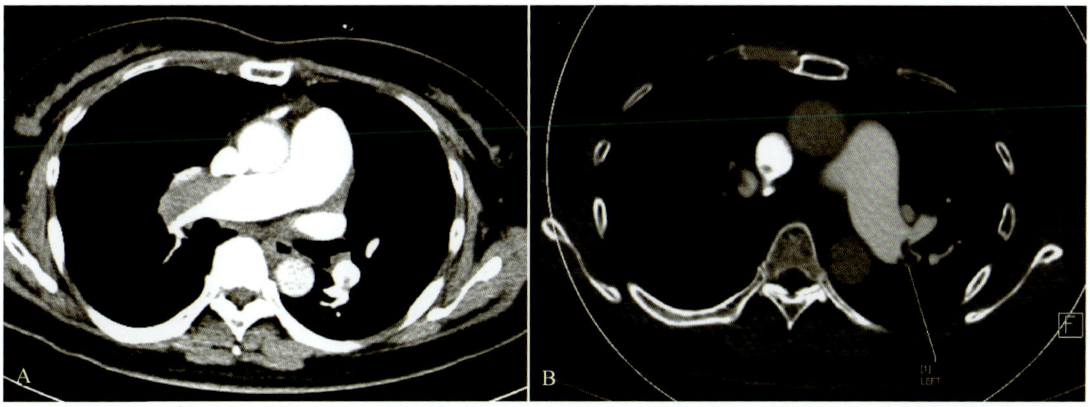

图 12-13 肺血管 CTA 增强扫描：两侧肺动脉走行自然，管壁结构正常，右肺动脉主干及两肺动脉多发血管分支内见充盈缺损影，右肺中叶动脉分支未见造影剂填充，所见血管未见明显血管畸形征象，两肺纹理增多增粗，两肺野未见明显实质性病变

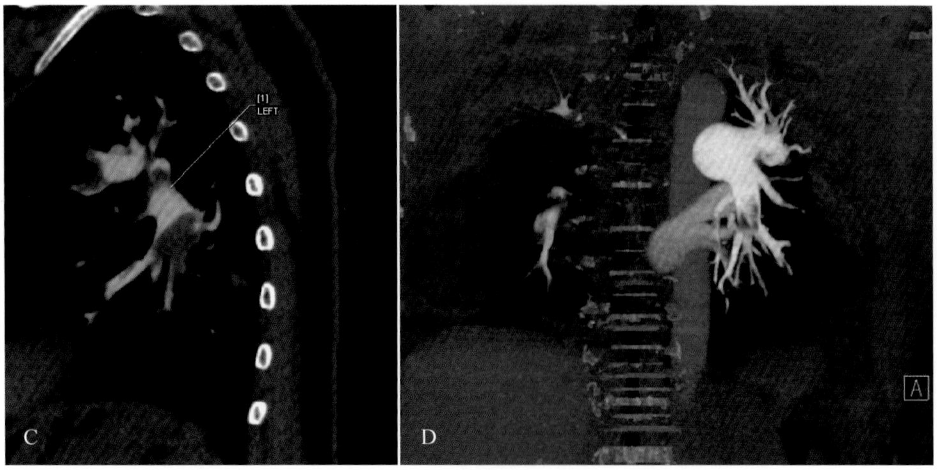

图 12-13（续）

（苏　俊）

病例 5

【病史摘要】

患者，女，65 岁。

主诉：活动后气促、乏力 10 天。

现病史：患者近 10 天无明显诱因出现活动后气促、乏力，多在劳累及爬楼后出现，休息后自行缓解。无胸闷、胸痛、晕厥、黑矇、咯血、双下肢水肿等症状。

既往史：有心肌梗死病史、高血压病史，否认糖尿病、高脂血症病史，否认近期有外伤、手术史。入院前 2 天曾至当地医院就诊，运动试验中活动 5 min 后不能坚持，结果提示可疑阳性。

体格检查：BP 144/90 mmHg，心率 75 次/分，查体无阳性体征。

【诊疗过程】

入院后胸片：双肺纹理增多，心胸比 0.59。心电图：左前分支阻滞，胸导联 T 波改变。BNP 263 pg/ml。D-二聚体 256 μg/L。血气分析：氧分压 67 mmHg，血氧饱和度 94%，二氧化碳分压 35.3 mmHg。血常规、甲状腺功能、血糖、肝功能、肾功能、心肌酶谱、尿常规、便常规正常。

入院诊断：冠心病　缺血性心肌病　慢性心力衰竭　心功能Ⅲ级。

入院后予强心、利尿等治疗，效果不佳。

心脏超声：升主动脉不宽，主动脉窦部增宽（3.8 cm），主动脉管壁上附着数枚强光斑，较大的一枚为 0.6 cm×0.4 cm，主动脉瓣局部钙化，启闭尚可；肺动脉（主肺动脉 2.5 cm，左肺动脉 1.8 cm，右肺动脉 2.3 cm），右心室流出道、肺动脉主干及左、右肺动脉起始段腔内未见明显异常团块回声。右心增大（右心室前后径 3.5 cm，右心房左右径 5.1 cm，上下径 4.9 cm），左心房临界增大（前后径 3.7 cm），左心室大小正常，二尖瓣后叶瓣环局部钙化，前叶双峰，后叶逆向运动。室壁不厚，室间隔与左心室后壁逆向运动。静息状态下各切面未见室壁运动欠协调。检查过程中心率 107 次/分。心律不齐。多普勒超声：二尖瓣口舒张期血流 E 峰＜A 峰，二尖瓣口收缩期见微量反流信号，三尖瓣口收缩期见中量反流信号，三尖瓣反流流速约为 4.6 m/s，压差 85 mmHg，估测肺动脉收缩压 95 mmHg；主动脉瓣口舒张期见微量反流信号，主动脉瓣口流速 2.0 m/s。肺动脉瓣口舒张期见少量反流信号。TVI：二尖瓣环室间隔部 S 波峰值 8.1 cm/s，E 波峰值 5.7 cm/s，A 波峰值 9.9 cm/s。超声（图 12-14）诊断：主动脉窦部增宽　主动脉瓣局部钙化　主动脉瓣微量反流　主动脉瓣口流速增快；主动脉管壁多发硬化斑　二尖瓣后叶瓣环局部钙化；右心增大，三尖瓣中量反流；重度肺动脉高压（估测肺动脉收缩压 95 mmHg），肺动脉增宽，肺动脉瓣少量反流；左心室舒张功能减退；心动过速、心律不齐。

CTPA（图 12-15）：左肺动脉主干分叉处及左上动脉局部可见充盈缺损影，余右心室流出道、肺动脉主干、右肺动脉主干及其分支走行自然，管腔内造影剂充盈良好，未见明显充盈缺损、狭窄、闭塞及畸形血管团等征象。附见：两肺纹理增多增粗，局部走行紊乱，两肺透亮度增高，可见散在网格状及类圆形透亮区，两肺散在条片状高密度影，左肺下叶部分实变，左肺上叶主动脉弓旁条片状高密度影。诊断：左肺动脉主干分叉处及左上肺动脉局部充盈缺损，考虑肺动脉栓塞，请结合临床，建议治疗后复查。意见：两肺慢性支气管炎、肺气肿表现，两肺散在炎症、纤维灶，左下肺部分实变，左肺上叶主动脉弓旁条片影，考虑不张肺叶，请结合临床。

诊断明确后，立即予尿激酶 2000 U/kg 于 2 h 静脉滴注溶栓，低分子量肝素 0.4 ml 皮下注射每日 2 次，华法林 1.25 mg 口服每日 1 次。溶栓后 2 h：D-二聚体 2589 μg/L，国际标准化比率 1.14。血气分析：氧分压 281 mmHg，血氧饱和度 97%。经上述溶栓处理后，患者症状明显好转，15 天后顺利出院。

【讨论】

本病例症状、体征均不典型，以活动后气促、乏力为主要表现。加拿大 Wells 评分标准和修正的 Geneva 评分标准均为肺栓塞低危，肺栓塞发生的可能性小。心电图提示Ⅱ、Ⅲ、aVF、V_3～V_5 导联 T 波对称倒置，类似于冠状 T 波，运动试验可疑阳性。D-二聚体阴性。症状、检查均倾向于冠心病。

唯一无法用冠心病解释的就是超声心动图提示不明原因的三尖瓣反流压差增大、右心负荷增大、肺动脉高压及血气分析提示的氧分压降低。在进一步的检查中 CTPA 提示双侧肺动脉大面积栓塞。无禁忌证的大面积肺栓塞患者应积极行溶栓治疗，最大限度地避免慢性血栓栓塞性肺动脉高压的发生。

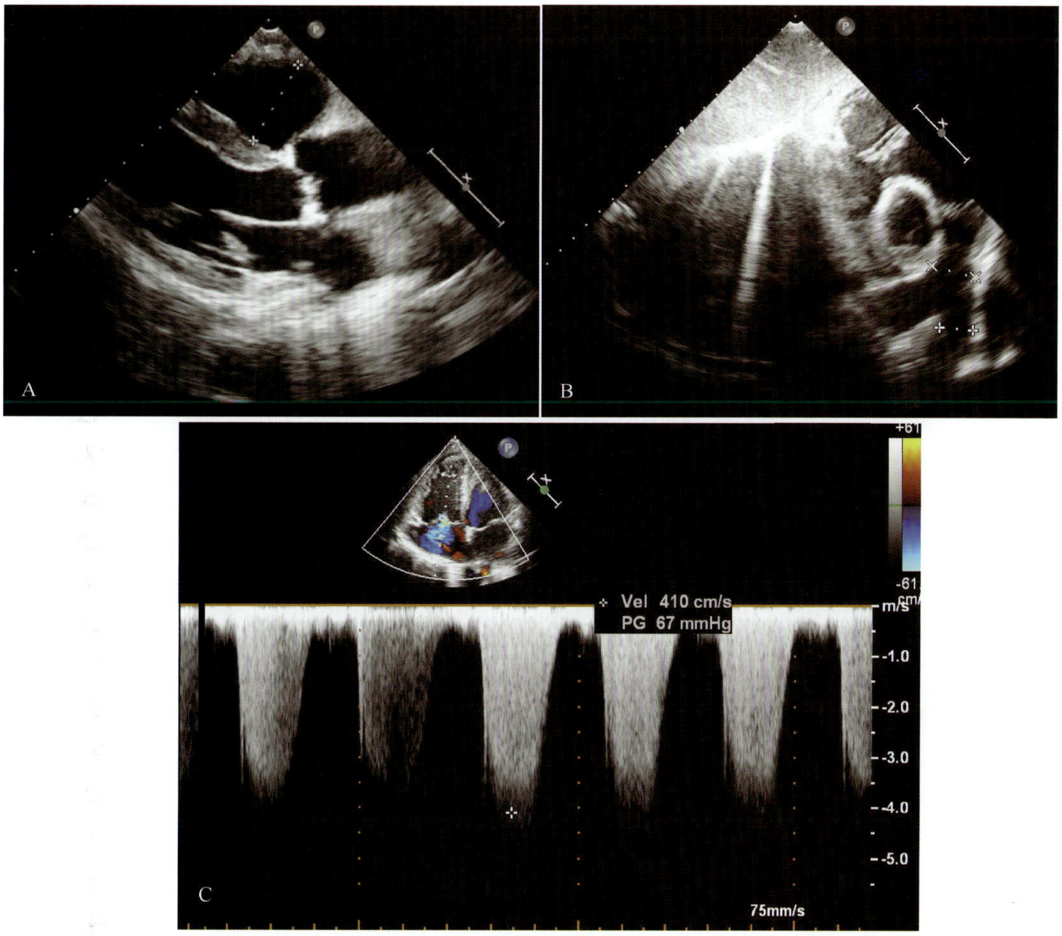

图 12-14 **A.** 二维超声示右心室扩大；**B.** 肺动脉分支增宽；**C.** 频谱多普勒提示肺动脉高压

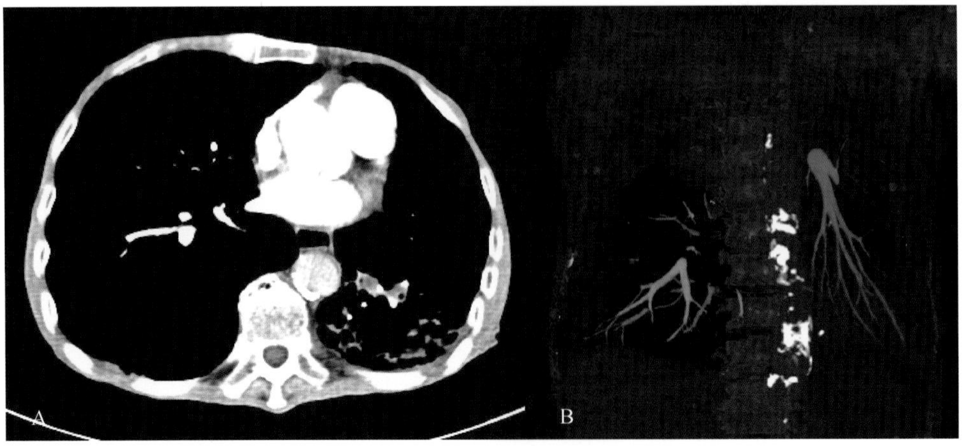

图 12-15 CTPA 示左肺动脉主干分叉处及左上动脉局部充盈缺损影，余右心室流出道、肺动脉主干、右肺动脉主干及其分支走行自然，管腔内造影剂充盈良好，未见明显充盈缺损、狭窄、闭塞及畸形血管团等征象

（苏　俊）

病例 6

急性肺动脉栓塞

【病史摘要+诊疗过程】

患者，女，53 岁。

因“发现左腘窝肿物 2 个月余”入住厦门某医院骨科，2015 年 12 月 9 日硬膜外麻醉下行“左侧膝关节腘窝囊肿切除术”；术后予低分子量肝素钠 2500 U 皮下注射每日 1 次抗凝 5 天，术后恢复顺利。2015 年 12 月 19 日拟出院时突发神志不清、发绀，立即给予心肺复苏同时紧急送入 ICU。入室时体格检查：T 36.5℃，P 130 次/分，R 5～6 次分，BP 68/52 mmHg。神志不清，全身发绀，四肢末梢湿冷，两肺呼吸音清晰，无啰音。心音低，无杂音。血气分析：pH 值 7.12，碱剩余 15 mmol/L，乳酸 14.3 mmol/L。心电图（图 12-16）：心房颤动伴快速心室率，胸片（图 12-17）：两肺未见渗出性阴影。ICU 医生立即行床旁超声检查：右心室明显扩张，胸骨旁短轴切面可见明显 D 字征，心尖部四腔心切面见右心室舒张末期面积/左心室舒张末期面积>1，右心室壁无明显增厚，提示急性右心室扩张，双下肢股静脉未见明显血栓，结合肺部超声双侧均为 A 线，胸膜滑动征存在（排除气胸），近期膝关节手术制动病史，诊断考虑急性大面积肺栓塞、梗阻性休克。根据指南，应立即给予溶栓治疗，在应用去甲肾上腺素稳定血压后迅速和家属沟通，给予尿激酶 120 万单位溶栓，溶栓后患者循环改善明显，血压逐渐稳定，升压药物减少，溶栓后 40 min 即观察到室间隔的偏移改善，溶栓 12 h 后给予低分子量肝素 5000 U 皮下注射 q12 h。溶栓后第 1 天患者室间隔偏移基本恢复正常，第 3 天即拔除气管插管并转出 ICU。5 天后患者出院，口服华法林 3 个月。随访至今心肺功能良好，未并发肺动脉高压。

【讨论】

合并休克的急性肺动脉栓塞死亡率极高，患者的存活取决于迅速的病因诊断和及时的溶栓治疗，患者处于严重休克状态时难以完成 CTPA 检查，此时床旁超声（视频 12-6 至视频 12-11）发现急性右心室扩张和肺部超声 A 线为主有助于做出急性大面积肺栓塞的诊断，促使临床医生尽快溶栓，从而挽救患者的生命。

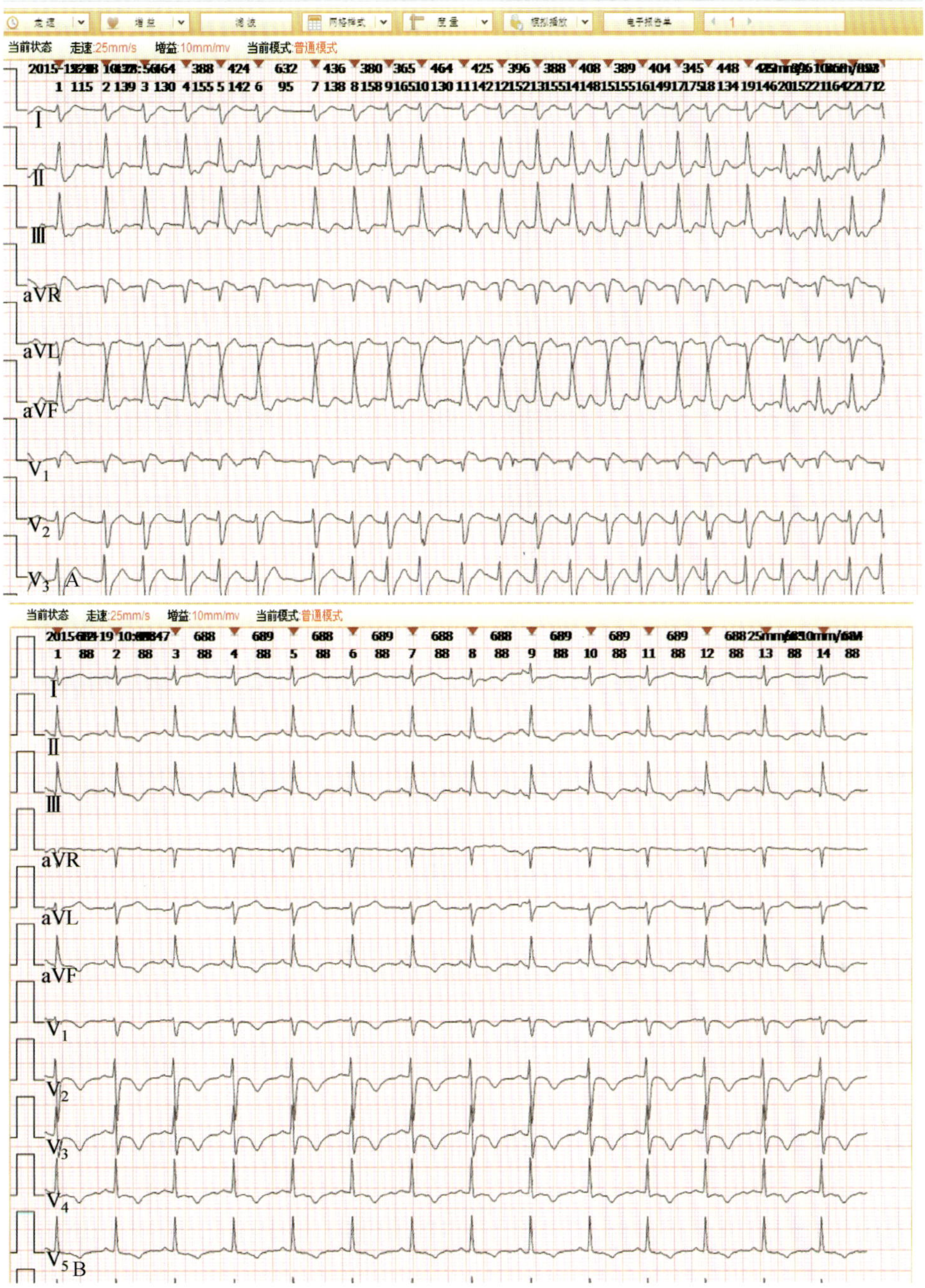

图 12-16 心电图变化。**A.** 患者入室时心电图：心房颤动伴室内差异性传导；**B.** 溶栓后 1 h 恢复窦性心律

视频 12-6 肺栓塞入室时-心尖四腔心

视频 12-7 肺栓塞入室时-剑下四腔心

视频 12-8 肺栓塞溶栓后 40 分钟-心尖四腔心

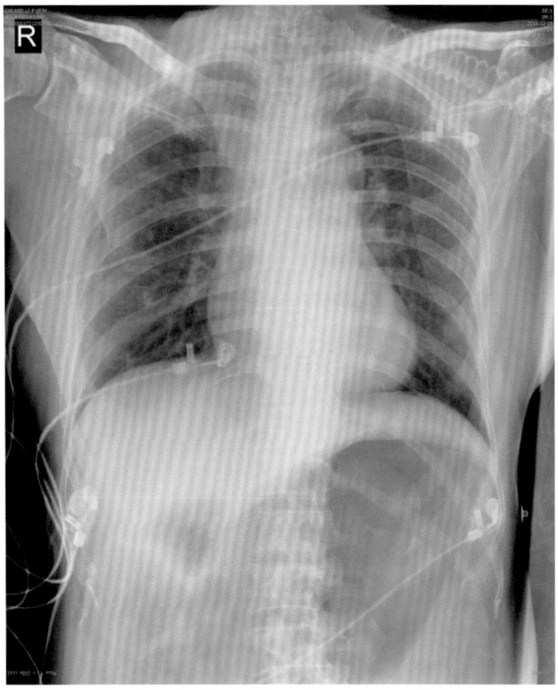

图 12-17 入室时的床旁胸片

视频 12-9 肺栓塞溶栓后 40 分钟-剑下四腔心

视频 12-10 肺栓塞溶栓后 1 天-心尖四腔心

视频 12-11 肺栓塞溶栓后 1 天-剑下四腔心

（吴 彬）

病例 7

【病史摘要】

患者，男，36 岁。

主诉：胸闷、气促 2 天。

现病史：患者 2 天前无诱因出现持续性胸闷、活动时气促，伴胸背部牵涉痛，伴畏寒、发热，体温最高 38.8℃，无咳嗽、咳痰及咯血，于当地医院就诊后病情无缓解，现转至我院。

既往体健。

体格检查：T 36.0℃，P 122 次/分，R 33 次/分，BP 102/59 mmHg，血氧饱和度 89%，神清，面罩吸氧，急性病容，口唇发绀，四肢皮肤湿冷。双肺可闻及明显啰音。心率 122 次/分，律齐，心音低。腹略隆，未触及包块。

【诊疗过程】

入院后床旁超声（图 12-18）：三尖瓣反流，肺动脉高压，肺动脉干增宽。CTPA（图 12-19）：双下肺动脉远段分支局灶栓塞表现。血常规：白细胞 11.61 × 10^9/L，中性粒细胞百分比 89.4%，C 反应蛋白＞90.0 mg/L；血气分析（FiO_2 55%）：pH 值 7.500，氧分压 54.10 mmHg，二氧化碳分压 30.2 mmHg；D-二聚体 24 600.0 μg/L。

入院后未溶栓，予无创呼吸机辅助呼吸，肝素抗凝，头孢呋辛抗感染，入院当天出现呼吸急促，氧饱和度下降，无创通气无效，予气管插管呼吸机辅助通气，后心率下降至 50 次/分，予胸外心脏按压，肾上腺素静推，期间出现心室颤动，予电除颤 2 次，呼吸支持、心脏按压等处理，最终因抢救无效临床死亡。

【讨论】

患者入院时 CTPA 提示肺栓塞，当时考虑栓塞面积较小，且生命体征平稳，故未溶栓，给予抗凝治疗，后突然出现氧饱和度下降，考虑二次栓塞可能，病情急剧恶化，失去溶栓机会。

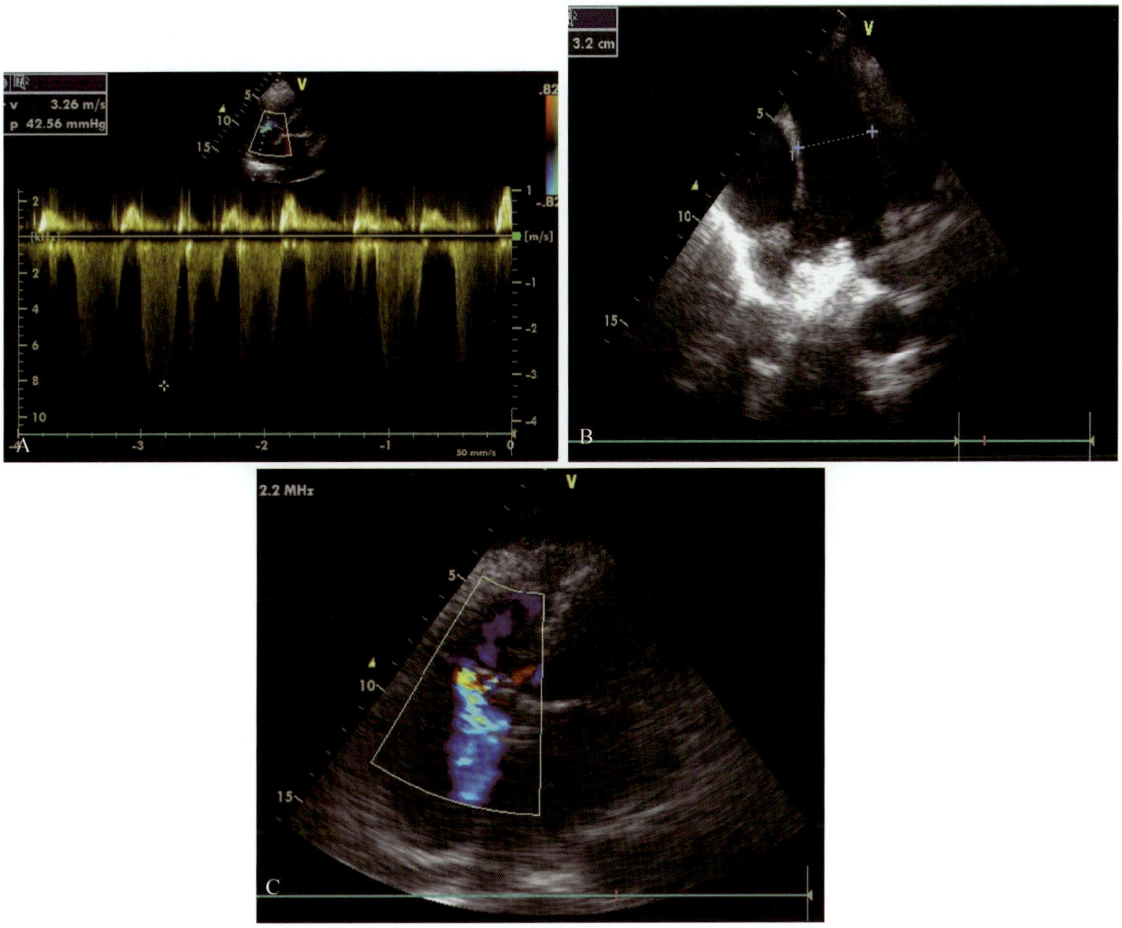

图 12-18 床旁超声影像。A. 肺动脉压升高；B. 肺动脉干增宽；C. 三尖瓣反流

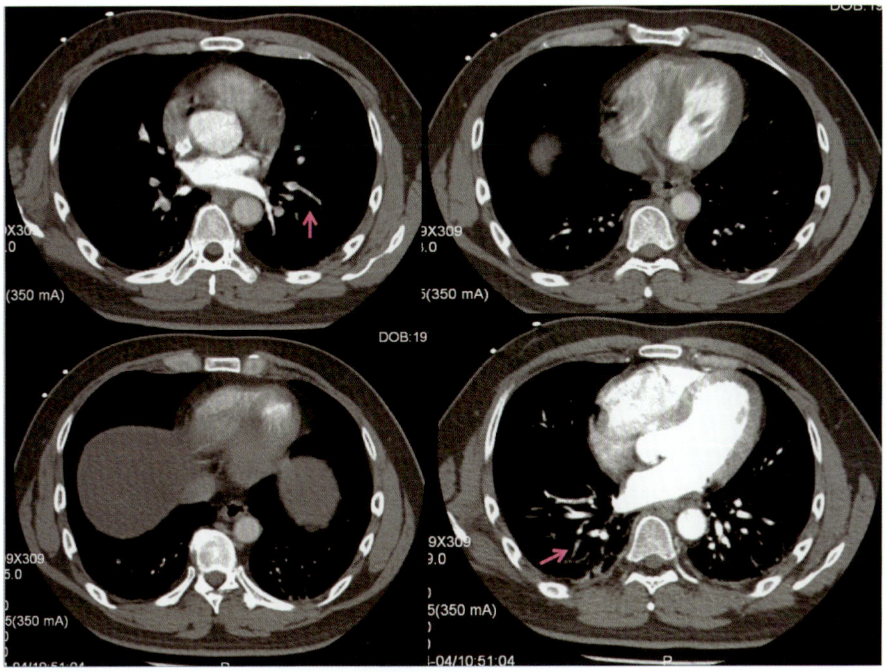

图 12-19 CTPA 图像

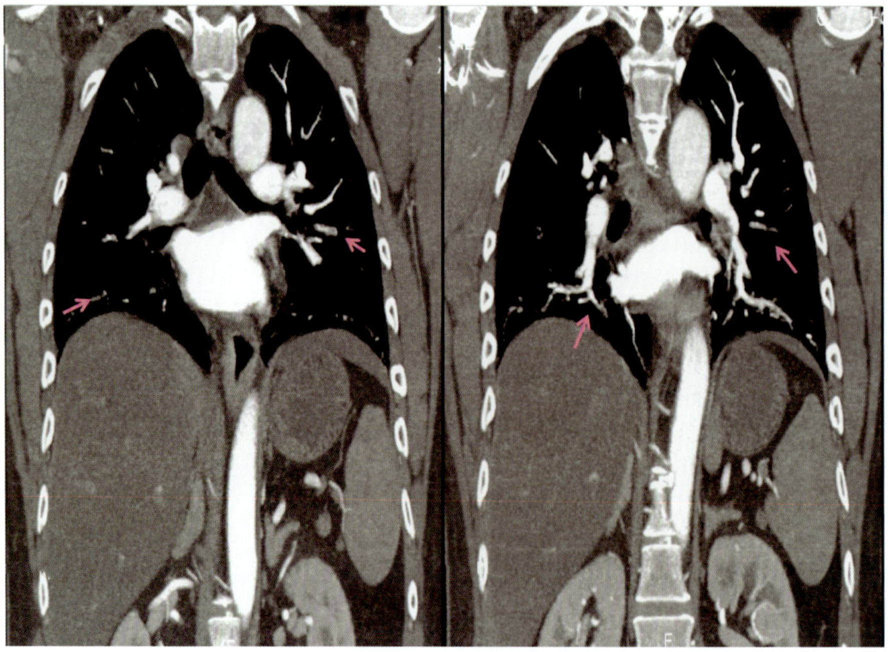

图 12-19（续）

（南　勇　张美齐）

病例 8

【病史摘要】

患者，男，64 岁。

主诉：右下肢疼痛 2 天，突发意识丧失 3 小时。

现病史：患者 2 天前因车祸致右下肢疼痛，当时无黑矇、晕厥、胸闷、气急。后在我院骨科门诊就诊过程中突发头晕，伴胸闷、气急，气促明显，随后出现晕厥，伴肢体抽搐、四肢强直、两眼向上、大汗淋漓、口唇发绀、小便失禁、血压及肢端氧饱和度测不出。急诊予气管插管，后患者再发抽搐，伴心跳停止，予胸外心脏按压，肾上腺素静推，碳酸氢钠纠正酸中毒。胸外按压 8 min 后自主心律恢复，血压在去甲肾上腺素维持下在 80/50 mHg 左右波动。

既往史：高血压 5 年。

查体：T 36 .0℃，P 130 次/分，R 20 次/分，BP 74/48 mmHg，血氧饱和度 100%，神志淡漠，口唇发绀，气管插管呼吸机辅助呼吸。四肢皮肤湿冷。双肺可闻及湿啰音。心率 130 次/分，律齐，心音低，无杂音。腹平坦，未触及包块。四肢肌力、肌张力正常，双侧病理征未引出。

【诊疗过程】

入院后血气分析＋电解质：pH 值 7.286，氧分压 96.5 mmHg，二氧化碳分压 26.7 mmHg；D-二聚体：51 020 μg/L；肌钙蛋白 I 23 μg/L。床旁超声：三尖瓣反流，肺动脉压增高，右侧股静脉内局部异常回声，考虑血栓形成。急诊首先考虑急性肺栓塞，予重组组织型纤溶酶原激活物（rt-PA）50 mg 溶栓治疗。病情稳定后行 CTPA 提示左肺动脉主干及分支、右侧肺动脉主干及上、中、下叶动脉栓塞；双侧少量胸腔积液。溶栓后予抗凝（肝素注射液）及抗感染（哌拉西林/他唑巴坦注射液）等治疗，入院第 2 天生命体征平稳，拔除气管插管，血管外科会诊后行下腔静脉滤器植入术，入院第 6 天病情稳定，恢复良好，转入呼吸科病房进一步治疗。

【讨论】

本例患者伴有低血压性休克，生命体征不平稳，无法行 CTPA 检查。急诊床旁超声（图

12-20）提示右心功能改变、三尖瓣反流、肺动脉压升高、下肢深静脉血栓，结合病史及辅助检查结果高度怀疑急性肺栓塞，立即行溶栓治疗，效果显著，后生命体征平稳后行 CTPA（图 12-21）证实为肺栓塞，同时外科协助行下腔静脉滤器植入术，治疗成功。床边超声在抢救过程中发挥了重要的作用。因此，对于生命体征不稳定，无法外出行相关检查的患者及时行床旁超声更加方便快捷，诊断更加迅速高效。

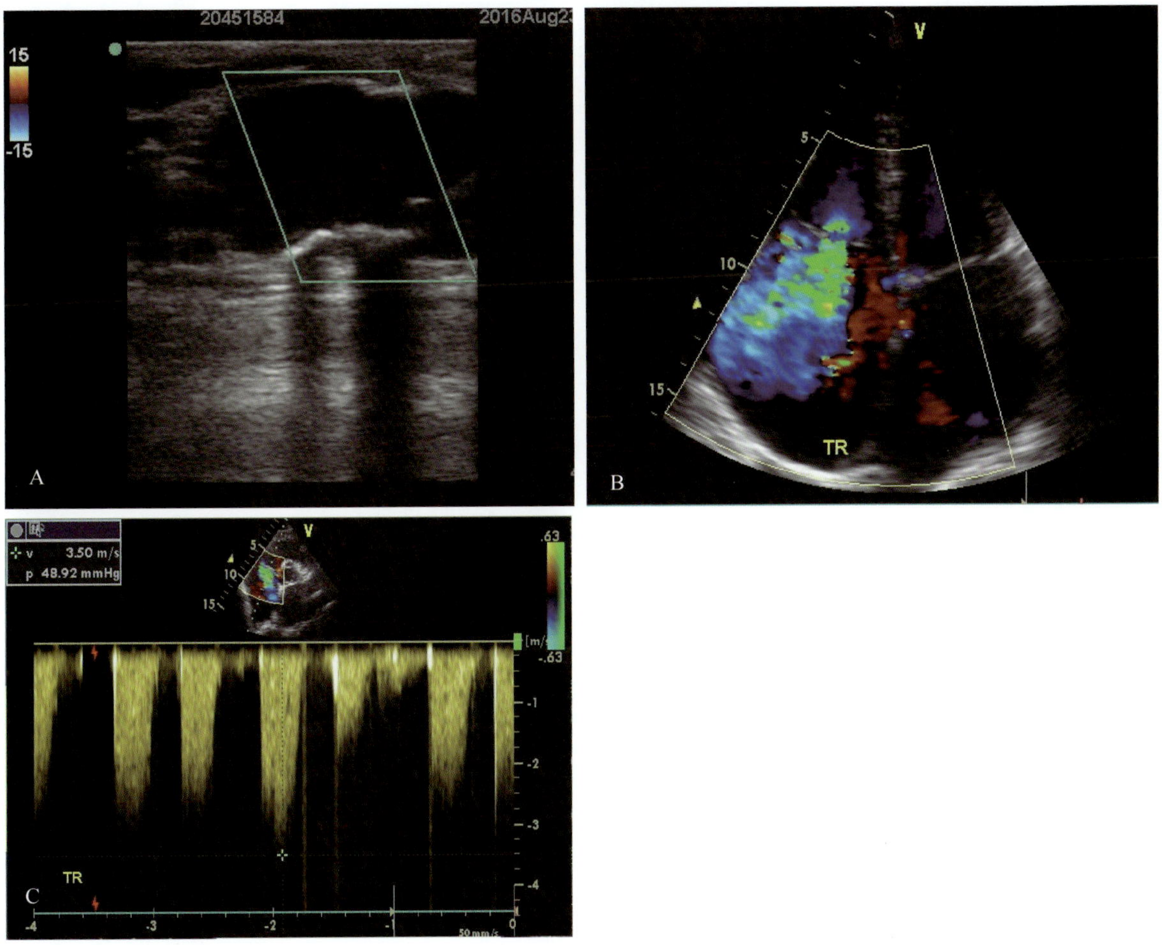

图 12-20 床旁超声影像。**A.** 股静脉血栓；**B.** 三尖瓣反流；**C.** 肺动脉压升高

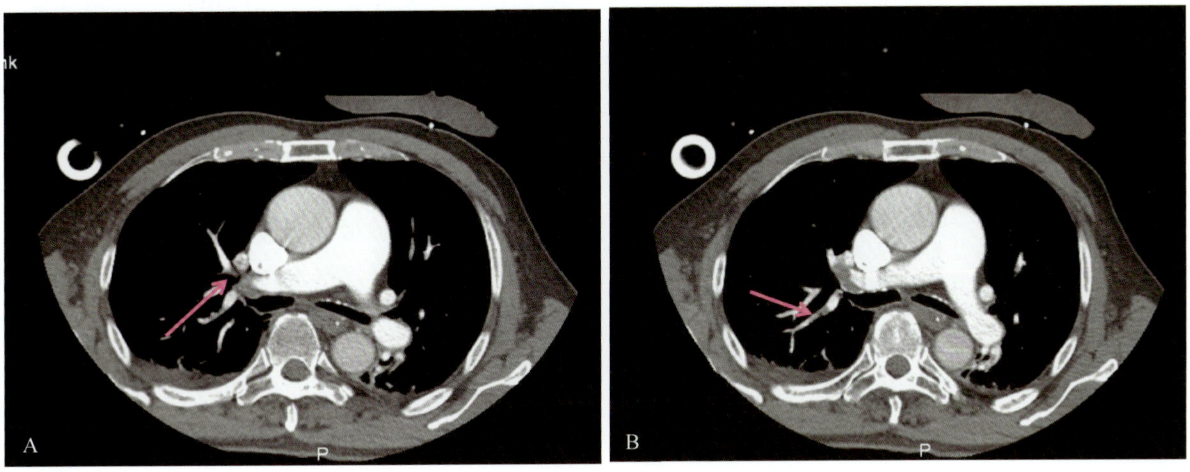

图 12-21 CTPA 图像

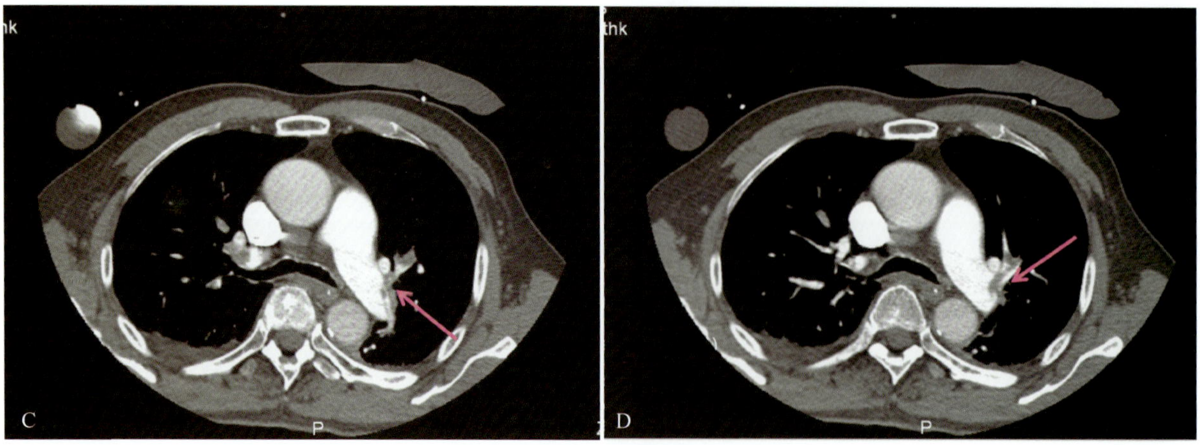

图 12-21（续）

（南 勇 张美齐）

病例9

【病史摘要】

患者，女，49 岁。

主诉：咳嗽、咳痰 7 天，伴胸闷、气促 4 天，加重 1 天。

现病史：患者于 7 天前无明显诱因出现咳嗽、咳痰，咳少量黄白痰，伴发热，全身乏力，自测体温 37.0℃～38.0℃，无畏寒，无胸痛，起初不伴胸闷气促，在当地医院予输液治疗（治疗不详），咳嗽、咳痰好转，体温恢复正常，4 天前患者出现胸闷、气促，伴呼吸困难，夜间常不能平卧，无胸痛，无咯血，继续于当地医院输液治疗无好转，1 天前患者胸闷、气促加重，夜间不能平卧，遂至我院就诊，予气管插管后转入 EICU。

既往史：下肢静脉曲张病史多年。

体格检查：T 36.9℃，P 102 次/分，R 15 次/分，BP 108/67 mmHg，血氧饱和度 100%，气管插管呼吸机辅助通气，双侧瞳孔等大等圆，直径约 3.0 mm，对光反射（+），颈软、无抵抗。双肺呼吸音清，无啰音。心率 102 次/分，律齐，无杂音。腹软，肝脾肋下未触及。四肢肌张力正常，四肢可自主活动，具体肌力查体无法配合，双侧巴宾斯基征（—），双下肢静脉曲张，双下肢无水肿。

【诊疗过程】

入院后血常规：白细胞 6.67×10^9/L，中性粒细胞百分比 58.7%，C 反应蛋白 34.8 mg/L；血气分析：pH 值 7.39，氧分压 97 mmHg，二氧化碳分压 34.8 mmHg；肝肾功能：白蛋白 32.1 g/L，谷丙转氨酶 49 U/L，谷草转氨酶 47 U/L，总胆红素 13.5 μmol/L，血尿素氮 5.12 mmol/L，肌酐 72.8 μmol/L；凝血功能：凝血酶原时间 13.2 s，活化部分凝血活酶时间 35.1 s；D-二聚体 1700.0 μg/L；BNP 640.1 pg/ml，肌钙蛋白 I0.048 μg/L。床旁超声：三尖瓣反流，肺动脉压增高，肺动脉脉干增宽，下腔静脉增宽，变异率减小。CTPA：肺动脉主干及分支、两侧肺动脉上叶、中叶、下叶动脉栓塞（肺动脉栓塞），心包积液，两肺炎症。予抗凝（低分子量肝素注射液）、抗感染（头孢噻肟注射液）治疗，并加用华法林 3 mg 每日 1 次口服抗凝，与低分子量肝素重叠一周后，改为单用华法林口服抗凝，根据国际标准化比率调节剂量拔除气管插管后改为高流量吸氧，后复查 CTPA 提示右肺动脉主干及上叶、下叶动脉栓塞。较 2017 年 10 月 13 日 CTPA 中的血栓明显缩小，左肺动脉通畅。后转入普通病房，好转出院。

【讨论】

该患者入院后影像学提示栓塞面积巨大，怀疑合并肺动脉肉瘤可能（影像学示“栓子”过大；相对于较重的影像学表现，其临床症状较轻），同时生命体征平稳，无低血压性休克、低氧血症等表现，故暂不考虑溶栓，仅予抗凝治疗。本例患者床旁超声（图 12-22）与 CTPA（图 12-23）结果一致，充分说明了超声在诊断肺栓塞中的作用。

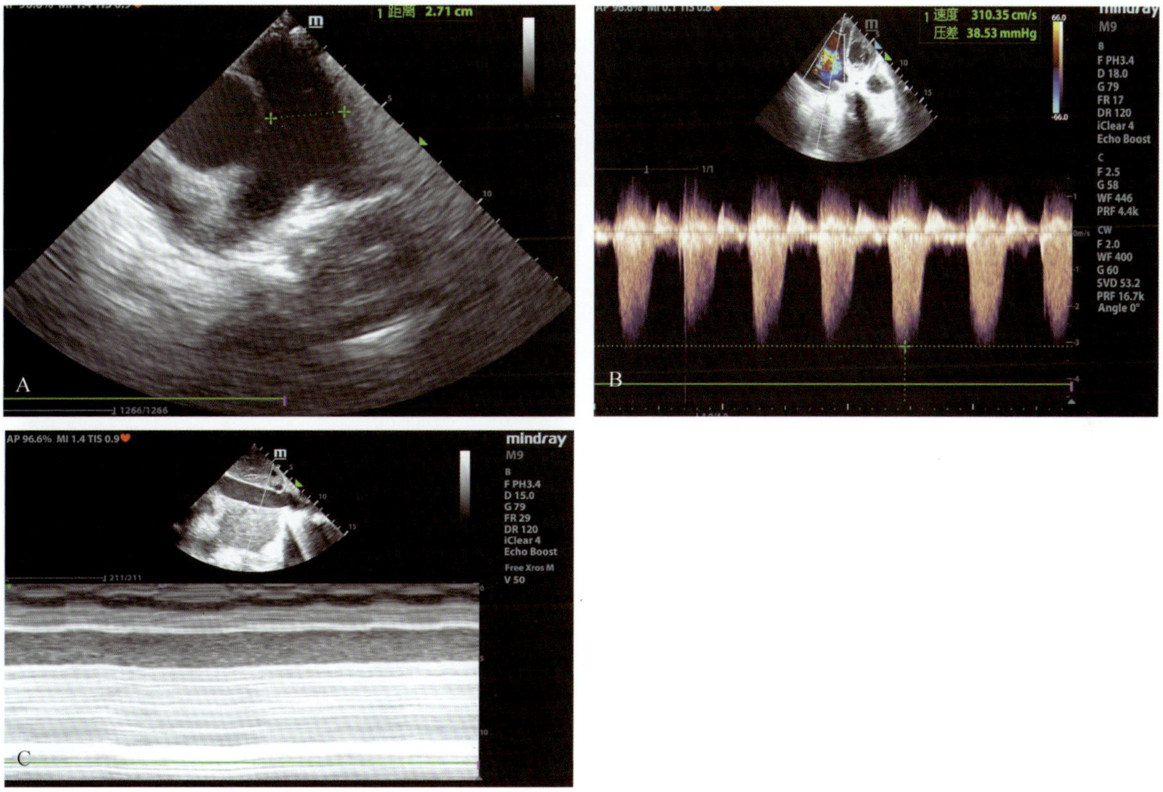

图 12-22 床旁超声影像。**A.** 肺动脉干增宽；**B.** 三尖瓣反流、肺动脉压升高；**C.** 下腔静脉增宽，变异率减小

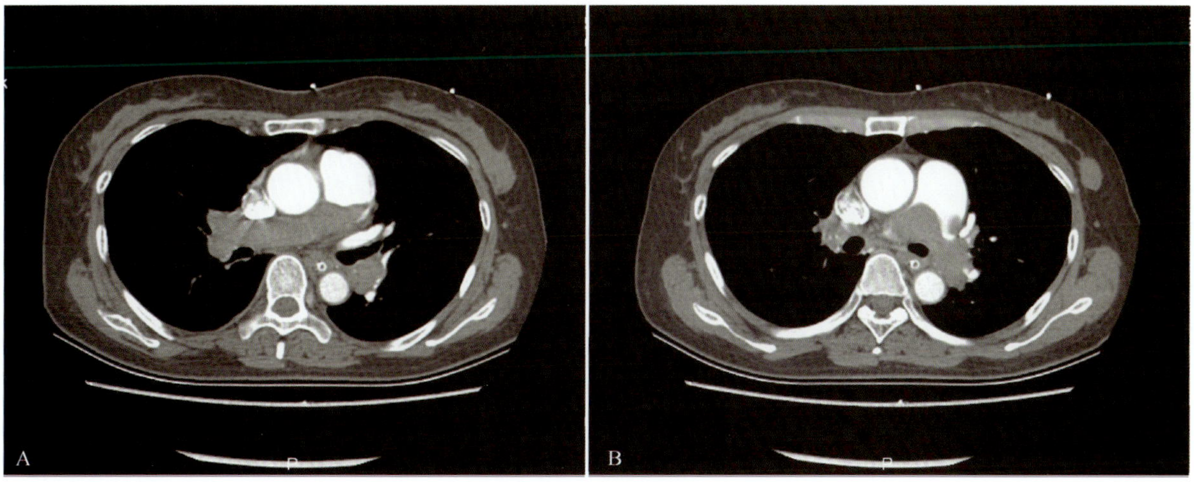

图 12-23 CTPA 图像

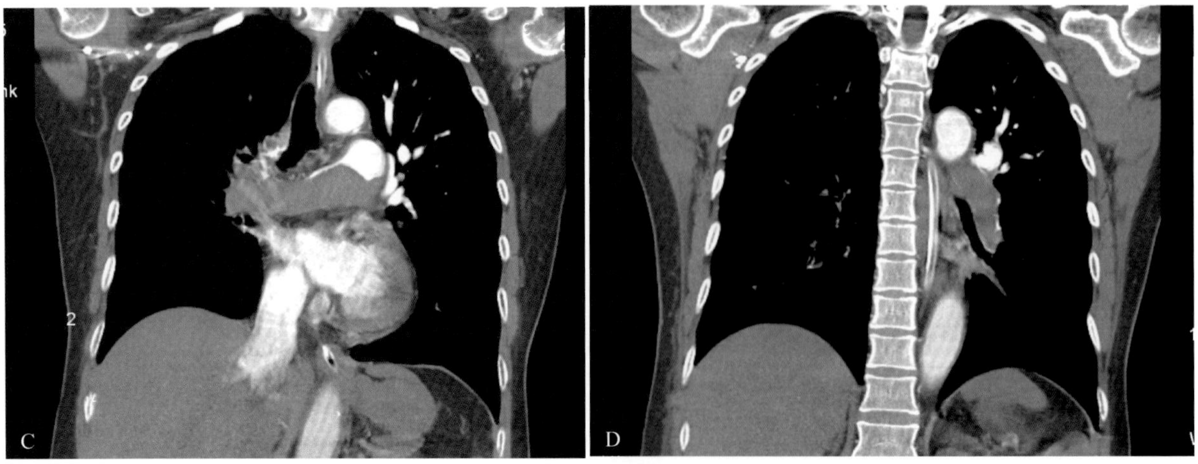

图 12-23（续）

（南 勇 张美齐）

参考文献

[1] Hecker M，Sommer N，Hecker A，et al. [Pulmonary embolism]. Anaesthesist，2017，66（3）：211-226.

[2] Islam M，Filopei J，Frank M，et al. Pulmonary infarction secondary to pulmonary embolism：An evolving paradigm. Respirology，2018 .

[3] Yuk Law，Chan YC，Stephen W. K. Cheng. Epidemiological updates of venous thromboembolism in a Chinese population. Asian Journal of Surgery，2018，41（2）：176-182.

[4] Cushman M，Tsai AW，White RH，et al. Deep vein thrombosis and pulmonary embolism in two cohorts：the longitudinal investigation of thromboembolism etiology. Am J Med，2004，117（1）：19-25.

[5] Folsom AR，Lutsey PL，Nambi V，et al. Troponin T，NT-proBNP，and venous thromboembolism：the Longitudinal Investigation of Thromboembolism Etiology（LITE）. Vasc Med，2014，19（1）：33-41.

[6] Sanchez O，Caumont-Prim A，Riant E，et al. Pathophysiology of dyspnoea in acute pulmonary embolism：A cross-sectional evaluation. Respirology，2017，22（4）：771-777.

[7] Righini M，Robert-Ebadi H. Diagnosis of acute Pulmonary Embolism. Hamostaseologie，2018，38（1）：11-21.

[8] Glober N，Tainter CR，Brennan J，et al. Use of the d-dimer for Detecting Pulmonary Embolism in the Emergency Department. J Emerg Med，2018，54（5）：585-592.

[9] Kurzyna M. Electrocardiogram in diagnosis of pulmonary embolism. Kardiol Pol，2011，69（3）：241-242.

[10] Velusamy M，Patel N，Talley JD，et al. The chest X-ray in the diagnosis of acute pulmonary embolism：Westermark′s sign. J Ark Med Soc，1995，91（10）：501-502.

[11] P. Javier MarchenaYglesias. CT Chest Angiography Scan Request for the Diagnosis of Pulmonary Embolism in Emergency Department. Thrombosis Research，2014，133（Suppl 3）：S65.

[12] Fonseca RB，Spies WG，Spies SM. A simplified method for "Gestalt" interpretation of ventilation/perfusion（V/Q）scintigrams in suspected pulmonary embolism（PE）：Comparison with the modified Biello criteria and assessment of interobserver variability. Journal of nuclear medicine，1997，38（5）：1255.

[13] Tsuchiya N，van Beek EJ，Ohno Y，et al. Magnetic resonance angiography for the primary diagnosis of pulmonary embolism：A review from the international workshop for pulmonary functional imaging. World J Radiol，2018，10（6）：52-64.

[14] Wallis JW，den Heeten GJ，van der Heul C，et al. Pulmonary embolism diagnosis with compression ultrasound and selective pulmonary angiography as only diagnostic tools. First results of a prospective study regarding clinical utility，reliability and safety. The Netherlands Journal of Medicine，1997，50（5）：12.

[15] Reissig, Angelika, Kroegel, et al. Transthoracic ultrasound of lung and pleura in the diagnosis of pulmonary embolism: a novel non-invasive bedside approach. Respiration, 2003, 70 (5): 441-452.

[16] Jolobe OM. The differential diagnosis of acute pulmonary embolism and ST-segment inferior myocardial infarction. Am J Emerg Med, 2015, 33 (5): 723.

[17] Tang N, Sun Z, Li D, et al. Combined measurement of factor XIII and D-dimer is helpful for differential diagnosis in patients with suspected pulmonary embolism. Clin Chem Lab Med, 2017, 55 (12): 1948-1953.

[18] Todoran TM, Giri J, Barnes GD, et al. Treatment of submassive and massive pulmonary embolism: a clinical practice survey from the second annual meeting of the Pulmonary Embolism Response Team Consortium. J Thromb Thrombolysis, 2018, 46 (1): 39-49.

[19] Prandoni P. Anticoagulant treatment of pulmonary embolism: impact and implications of the EINSTEIN PE study. Eur J Haematol, 2012, 89 (4): 281-287.

[20] Islam MS. Thrombolytic Therapy by Tissue Plasminogen Activator for Pulmonary Embolism. Adv Exp Med Biol, 2017, 906: 67-74.

[21] Lumsden AB, Suarez E. Interventional Therapy for Pulmonary Embolism. Methodist DebakeyCardiovasc J, 2016, 12 (4): 219-224.

[22] Beckerman Z, Bolotin G. Surgical Treatment of Acute Massive Pulmonary Embolism. Adv Exp Med Biol, 2017, 906: 75-88.

[23] Uz O, Aparci M, Isilak Z, et al. How can we predict the prognosis in pulmonary embolism. Am J Emerg Med, 2016, 34 (6): 1170.

[24] Esposito R, Santoro C, Sorrentino R, et al. The role of cardiovascular ultrasound in diagnosis and management of pulmonary embolism. Future Cardiol, 2017.

[25] Ghanem MK, Makhlouf HA, Hasan AA, et al. Acute pulmonary thromboembolism in emergency room: gray-scale versus color doppler ultrasound evaluation. Clin Respir J, 2018, 12 (2): 474-482.

[26] NimehNajjar, AbubakrBajwa, Adil Shujaat, et al. Diagnostic Accuracy of Transesophageal Echocardiography in Suspected Central Pulmonary Embolism: A Meta-analysis. Chest, 2014, 146 (4): 822A.

[27] 王小亭，刘大为，于凯江，等. 中国重症超声专家共识. 中华内科杂志，2017，55 (11): 904.

[28] Mathis G, Blank W, Reissig A, et al. Thoracic ultrasound for diagnosing pulmonary embolism. A prospective multicenter study of 352 patients. Chest, 2005, 128 (3): 1531-1538.

[29] Reissig A, Heyne JP, Kroegel C. Sonography of lung and pleura in pulmonary embolism: sonomorphologic characterization and comparison with spiral CT scanning. Chest, 2001, 120 (6): 1977-1983.

[30] Gtirg C, Bert T, Gijrg K. Contrast-enhanced sonography for difierential diagnosis of pleurisy and focal pleural lesions of unknown cause. Chest, 2005, 128 (6): 3894-3899.

[31] Islam M, Filopei J, Frank M, et al. Pulmonary infarction secondary to pulmonary embolism: An evolving paradigm. Respirology, 2018, 23 (9): 866-872.

[32] ChengsupanimitTayoot, Sundaram Baskaran, Lau Wayne Bond, et al. Clinical characteristics of patients with pulmonary infarction-A retrospective review. Respiratory medicine, 2018. 139: 13-18.

[33] Pascual-Guardia S, Ausin-Herrero MP, Ripoll-Fuster E. Diagnosis of Pulmonary Infarction by Thoracic Ultrasonography. Arch Bronconeumol, 2018, 54 (3): 158.

[34] Miniati M. Pulmonary Infarction: An Often Unrecognized Clinical Entity. SeminThrombHemost, 2016, 42 (8): 865-869.

[35] Gebhard Mathis. 胸部超声学. 第3版. 崔立刚，柳曦，等译. 北京：北京大学医学出版社，2016.

[36] Daniel A. Lichtenstein. Lung Ultrasound in the Critically Ill- The BLUE Protocol. Springer International Publishing Switzerland, 2016.

第十三章 急性呼吸窘迫综合征（ARDS）

第一节 概 述

一、定义

呼吸窘迫综合征（acute respiratory distress syndrome，ARDS）是一种以肺实质炎症导致严重低氧血症为特征的危及生命的呼吸衰竭。ARDS的严重程度可根据低氧血症〔氧合指数（PaO_2/FiO_2）〕的程度分为轻度（PaO_2/FiO_2 为 201～300 mmHg）、中度（PaO_2/FiO_2 为 101～200 mmHg），重度（$PaO_2/FiO_2 \leqslant$ 100 mmHg）。ARDS是一个常见且具有高死亡率的公共卫生问题。

二、流行病学

ARDS首次被Ashbaugh报道于1967年，1994年被欧美共识会议（American-European Consensus Conference，AECC）定义为ARDS。ARDS的发病率为南美洲10.1/100 000人年、欧洲17.9/100 000人年、澳大利亚34/100 000人年、美国78.9/100 000人年。尽管在过去的数十年中治疗方案不断改进，但ARDS仍需高昂医疗支出，且是ICU中高死亡率的常见原因。

三、病因及发病机制

ARDS是多种危险因素共同作用的结果，可能是局部因素，也可能是系统性因素。ARDS可根据炎症起因（如直接肺损伤或间接肺损伤）进行分类。第一种是众所周知的“肺源性ARDS”，第二种是“肺外性ARDS”（表13-1）。

表13-1 肺内及肺外性ARDS的主要病因

肺源性ARDS
肺炎
细菌、病毒、真菌、寄生虫
误吸
吸入毒性气体
吸烟
非保护性通气（如VILI）
肺挫伤/创伤
胸部手术
溺水
肺血管炎
脂肪栓塞
肺外性ARDS
非肺源性脓毒症
输血（如TRALI）、创伤、胰腺炎、药物反应
烧伤
体外循环
非心源性休克

VILI、机械通气相关性肺损伤；TRALI、输血相关性急性肺损伤

肺炎、肺外脓毒症、误吸是ARDS临床最重要的危险因素。慢性疾病如肥胖、糖尿病与ARDS的相关性较小。酒精滥用及包括肺泡巨噬细胞在内的免疫机制受损是ARDS可改变的危险因素。ARDS的高发病率与人口和环境相关危险因素有关，其中包括高龄、非白种人、基因突变和臭氧暴露。

ARDS在病理学上可被分为急性、亚急性、慢性三个阶段。急性期（6天内）-渗出期，可见间质或肺泡水肿，同时伴随肺泡内急性炎症细胞、红细胞浸润。内皮层及上皮层均可见破坏，肺泡内透明膜形成。亚急性期（7～14天）-增生期，可见水肿再吸收，肺泡Ⅱ型上皮细胞增生，成纤维细胞浸润，胶原纤维沉

积。慢性期（超过 14 天）-纤维化期，可见中性粒细胞清除、肺泡内富含单核细胞、巨噬细胞及明显纤维化，伴肺泡上皮细胞的修复。

四、临床表现

ARDS 的临床表现取决于潜在疾病及受累气管的数目与类型，常差异较大。一般具有以下特征：发病迅速；呼吸窘迫；难以纠正的低氧血症；无效腔/潮气比值增加；重力依赖性影像学改变。

ARDS 多发病迅速，通常在诱发因素如休克、严重创伤、败血症、误吸后 12～48 h 发病。

呼吸窘迫是 ARDS 最常见的症状，表现为气急和呼吸次数增多，气急和呼吸频率与肺损伤严重程度呈正相关。呼吸频率多为 25～50 次/分，严重时可伴有吸气时鼻翼煽动、锁骨上窝、胸骨上窝、肋间隙凹陷。

ARDS 可引起呼吸力学、呼吸驱动和气体交换等多种呼吸功能变化，以严重氧合功能障碍为特征。

ARDS 时肺无效腔/潮气比值不断增加，当比值≥0.6 时，提示肺损伤严重。研究表明，ARDS 患者无效通气量增加是预测死亡率的独立危险因素。

在 ARDS 早期，由于肺毛细血管膜通透性增加，使血管内液体渗出至血管外，呈非重力依赖性影像学变化。随着病程进展，由于重力依赖性作用，渗出液易坠积在下垂的肺区域。可分别进行仰卧和俯卧位 CT 以进行鉴别诊断。

五、诊断

ARDS 的诊断标准可参考 2011 年柏林新定义，具体见表 13-2。

六、治疗

尽管已经过数十年的研究，但基于潜在病理学机制的治疗方案仍然有限，治疗原则主要为去除病因、抗感染、改善氧合和组织供氧，纠正水、电解质紊乱和酸碱失衡以及支持治疗（营养治疗及使用镇静药），机械通气仍是管理 ARDS 的基石。机械通气本身可引起或加重肺损伤，已有许多关于机械通气策略及辅助措施的研究，以便减轻这种所谓的机械通气相关性肺损伤（ventilator-induced lung injury，VILI）。

2016 年日本呼吸内科学会和日本重症医学学会制定的 ARDS 临床治疗指南，对 ICU 中 ARDS 成人患者的管理给出了具体建议。指南反对早期行气管造口术，建议使用无创正压通气（non-invasive positive pressure ventilation，NPPV）进行早期呼吸管理，建议低潮气量（6～8 ml/kg）通气，平台压控制在≤30 cmH_2O。指南建议在平台压≤30 cmH_2O 以及不影响血流动力学的情况下，应用呼气末正压道气，且

表 13-2　ARDS 柏林定义

	ARDS
发病时间	已知临床发病或呼吸症状新发或加重后 1 周内
胸部影像学[a]	双肺斑片影，且不能完全用渗出、小叶/肺塌陷或结节解释
水肿原因	不能完全用心力衰竭或体液超负荷解释的呼吸衰竭。如果不存在危险因素，则需要进行客观评估（如超声心动图）以除外流体静力型水肿
氧合指数[b]	
轻度	200 mmHg＜PaO_2/FiO_2≤300 mmHg，伴 PEEP 或 CPAP≥5 cmH_2O[c]
中度	100 mmHg＜PaO_2/FiO_2≤200 mmHg，伴 PEEP≥5 cmH_2O
重度	PaO_2/FiO_2≤100 mmHg，伴 PEEP≥5 cmH_2O

CPAP，持续气道正压；FiO_2，吸入氧浓度；PaO_2，动脉氧分压；PEEP，呼气末正压

[a] 胸片或胸部 CT

[b] 如果海拔大于 1000 m，需通过以下方式校正：［PaO_2/FiO_2×（大气压/760）］

[c] 在轻度急性呼吸窘迫综合征患者中，可通过无创性方式传送 PEEP

对于中重度 ARDS 患者，应用较高 PEEP。俯卧位通气尤其适用于中重度呼吸功能障碍的患者，不应使用高频振荡通气。对于某些特定情况下需要机械通气的人群，建议使用神经肌肉阻滞剂。ARDS 的管理需要进行液体限制，不建议使用中性粒细胞弹性蛋白酶抑制剂，建议使用类固醇，相当于甲泼尼龙 1～2 mg/(kg・d)，不推荐使用其他治疗手段，如吸入/静脉注射 $β_2$ 受体激动剂、前列腺素 E1、活化蛋白 C、酮康唑、利索茶碱、吸入一氧化氮、表面活性剂、粒细胞巨噬细胞集落刺激因子、N-乙酰半胱氨酸、他汀类药物。

2017 年 3 月美国胸科协会/欧洲危重病医学会/美国重症医学会（ATS/ESICM/SCCM）对成人 ARDS 机械通气管理指南进行了更新。对于 ARDS 患者，建议低潮气量通气（4～8 ml/kg）、低吸气压（平台压＜30 cmH_2O）、俯卧位通气至少 12 h/d（强烈推荐）。对于中重度 ARDS 患者，反对常规使用高频振荡通气（强烈推荐）。对于中重度 ARDS 患者，建议较高呼气末正压（中等强度推荐）。肺复张可应用于中重度 ARDS 患者（低强度推荐）。

七、预后

ARDS 的预后与病因、有无多器官衰竭以及并发症有关，目前其预后较差。2011 年柏林定义中，轻度 ARDS 死亡率为 34.9%、中度为 40.3%、重度为 46.1%。在韩国，ARDS 死亡率更高至 57%。我国 ARDS 的死亡率为 50%～70%。及时治疗 ARDS 相关的危险因素将起到事半功倍的预防效果。一经发现有肺损伤的可能性，应即刻采取有效治疗措施。

（陈　英）

第二节　肺部超声辅助诊断 ARDS

急性呼吸窘迫综合征的超声诊断

急性呼吸窘迫综合征（acute respiratory distress syndrome，ARDS）是由肺内或肺外多种因素，致使肺毛细血管内皮细胞和肺泡上皮细胞损伤，继而引起弥漫性肺泡及肺间质水肿，以进行性低氧、呼吸窘迫为特征的临床综合征。最近的一项研究表明，ARDS 占 ICU 患者的 10.4%，重度 ARDS 死亡率高达 40%。影像学检查在 ARDS 的诊疗中至关重要，虽然普通的胸部 X 片足以诊断 ARDS，但先进的影像学技术不仅帮助我们更好的理解 ARDS 疾病特点，还可以辅助诊疗、评估治疗效果。不同病因及严重程度的 ARDS，其影像学表现不同，所采取的诊疗策略也不尽相同。因而，影像学技术导向的 ARDS 个体化诊疗是未来趋势。因为先进的影像学技术不仅可以解剖成像，还可以功能成像。如生物组织电阻抗技术（electrical impedance tomography，EIT）或肺超声，可以实时观测塌陷肺泡复张过程，辅助肺泡复张与过度膨胀之间的平衡。以无创、无辐射、实时动态观测的肺超声，可通过直接或间接征象辅助鉴别诊断 ARDS 与心源性肺水肿，量化血管外肺水评估 ARDS 的严重程度，实时观测肺复张效果，评估局部肺组织灌注，指导呼吸机参数设置，优化 ARDS 的液体管理等。此外，联合其他部位超声检查，还可以辅助我们加深对 ARDS 病理生理特点的理解。

根据 2012 年柏林定义 ARDS 的诊断标准，肺部影像学表现异常（胸部 X 线或 CT）是诊断 ARDS 的客观依据之一。根据国际肺部超声应用共识，通过直接或间接征象可诊断胸腔积液、肺不张/实变、肺间质综合征、气胸等肺部病变，且肺部超声在一定程度上可以弥补胸部 X 线或 CT 的不足。此外，ARDS 严重程度的精确评估对选择最适诊疗策略至关重要。柏林定义中 ARDS 严重程度的评估依赖氧合指数（PaO_2/FiO_2），但 PaO_2/FiO_2 可受氧浓度、PEEP 等多种因素的影响，据此评估 ARDS 的严重程度并不可靠。肺水肿是 ARDS 患者的非特异性病理生理学特点，血管外肺水（extravascular lung water，EVLW）是肺水肿严重程度的量化指标。因此，有研究提出将 EVLW 作为区分 ARDS 严重程度的新指标：EVLW＞10 ml/kg 即可诊断肺水肿，EVLW＞15 ml/kg

即可作为严重 ARDS 的诊断依据。研究表明，依据不同肺部超声征象赋值的肺部超声评分与经肺热稀释技术测量的 EVLW 含量有强相关性，且肺部超声可实时、动态观察肺泡通气变化，以评估 ARDS 的严重程度，从而指导 ARDS 的液体管理策略。

一、鉴别 ARDS 与心源性肺水肿

肺源性和心源性肺水肿均表现为 EVLW 的过度累积。心源性肺水肿主要因容量超负荷而导致静水压性渗出，肺部超声表现为两肺均匀、对称、与重力分布有关的均质化异常征象（B 线，图 13-1），可联合心脏超声进行鉴别。由于病因、疾病严重程度及所处病程不同，ARDS 的肺部超声征象形式多样，典型 ARDS 的肺部超声表现为两肺分布不均、非重力依赖性的不均质异常征象，如肺泡或肺间质性不均质渗出征象（B 线，图 13-2）、累及胸膜下肺不张或实变（图 13-3）、肺滑动征消失、双侧胸下部出现肺实变或胸腔积液（图 13-4）等。

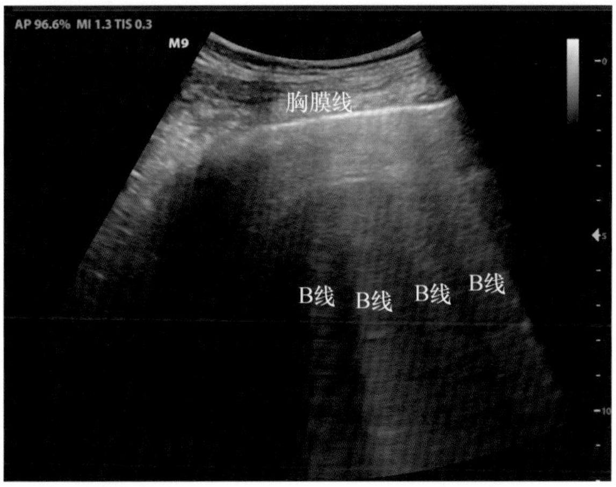

图 13-1 肺水肿：均质化 B 线（1 r）

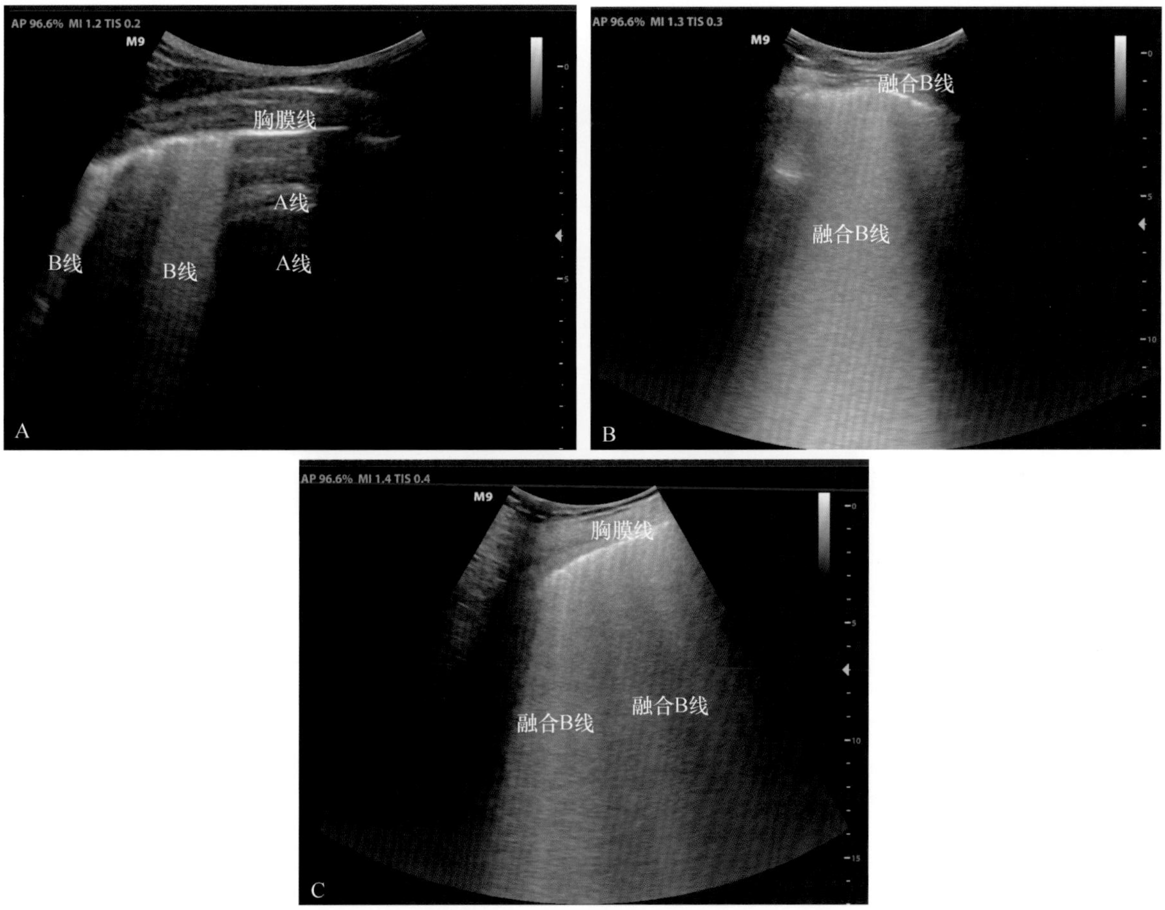

图 13-2 **A.** 肺水肿：不均质 B 线（1ir），同一切面内可见 A 线和 B 线。**B.** 肺水肿超声征象：局灶性融合 B 线（1c）。**C.** 肺水肿超声征象：弥漫性融合 B 线（2d）

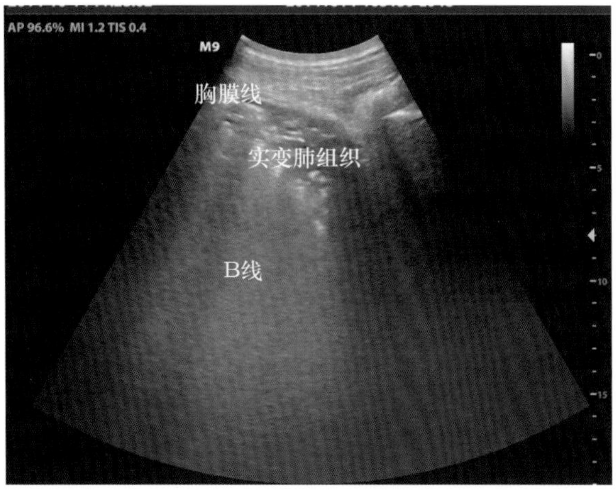

图 13-3 弥漫融合 B 线合并胸膜下肺实变（2p）

二、半定量评估血管外肺水

经肺热稀释技术联合脉搏轮廓曲线技术（PiCCO）可量化评估 EVLW，同时可获取肺血管通透性指数（pulmonary vascular permeability index，PVPI）以鉴别肺水增多的病因。但考虑到 PiCCO 有创且成本高等因素，临床急需找到更便捷的无创 EVLW 评估工具。传统影像学检查（胸部 X 线或 CT）很难对 EVLW 进行量化评估，肺部超声的应用为临床无创评估 EVLW 提供了选择。虽然 B 线不是肺水肿的特异性超声征象，但肺水含量的增加与肺部超声中 B 线的数量有明确相关性。目前比较通用的肺部超声评分系统，对两侧肺进行 12 分区，依据 B 线数量、分布及有无胸膜下实变进行赋值，12 分区评分的总和即肺部超声分值（图 13-5）。肺部超声评分不仅可作为评估 ARDS 严重程度的影像学依据，还可用于预测肺挫伤患者发生 ARDS 的可能性，评估肺复张的治疗效果，预测呼吸机撤机失败等。

肺部超声评分需对双侧肺进行 12 分区，每一区的肺部超声征象评分为 0～3 分，总分 0～36 分，分值越高肺水含量越高，肺部病变越严重。

三、评估局部肺组织灌注情况

通气/血流比例失调是 ARDS 顽固性低氧血症的根本原因。ARDS 除肺泡塌陷导致的通气不足外，还存在肺组织灌注减少或再分布异常表现。目前对于 ARDS 的治疗主要集中在不同呼吸机支持策略上的选择，但改善氧合是肺泡通气及血流改善、通气/血流比例再平衡的作用结果。对于 ARDS，肺组织灌注的评估一直未得到充分重视。多普勒超声可评估伴有大面积不张或实变肺组织的灌注情况（图 13-6）。但是，肺部超声无法直接观测含气状态的肺组织灌注，但可通过心脏超声测量从右心室到左心房的血流跨肺时间，间接评估肺循环状态。此外，联合肺部超声对肺泡通气状态的评估优于单独依赖氧合或呼吸力学指标指导的肺复张治疗。

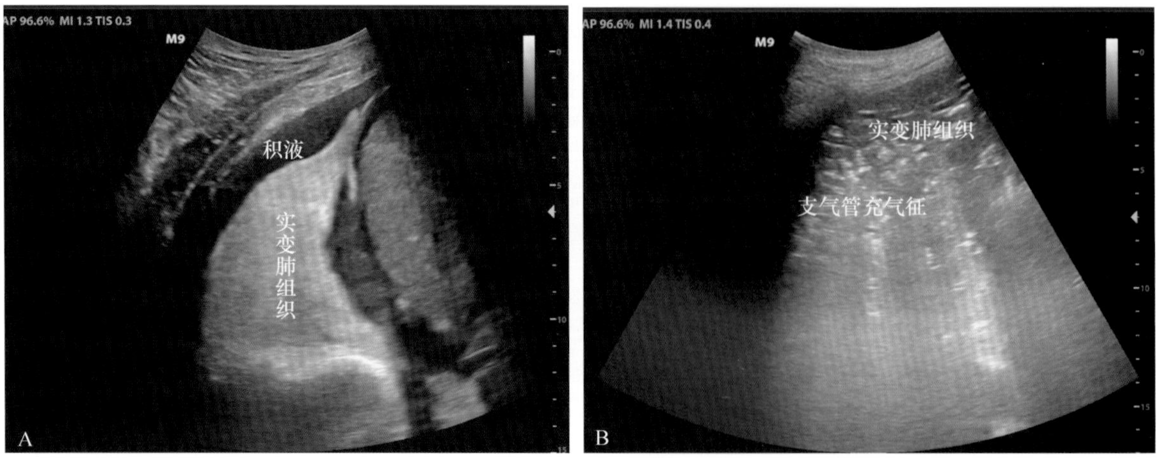

图 13-4 **A.** 肝样化实变肺组织伴有少量胸腔积液。**B.** 碎片样实变肺组织伴有支气管充气征

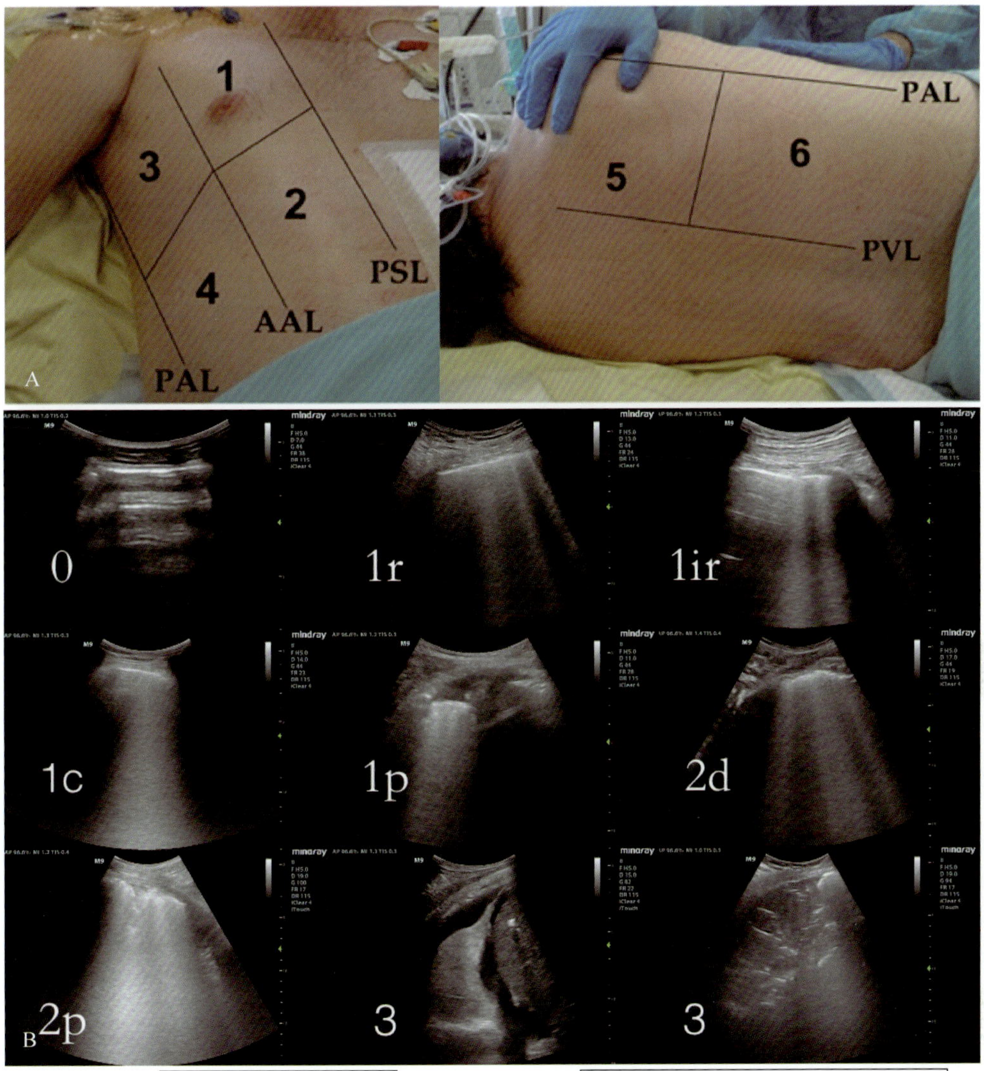

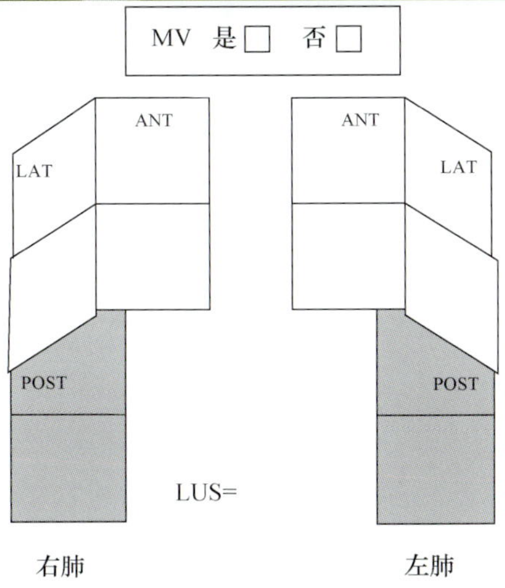

LUS 总分 0-36，分值越高越差
LUS<13 提示可撤机
LUS>17 提示撤机失败率高
0 正常
1r 均质轻度渗出
1ir 不均质轻度渗出
1c 局灶性重度渗出
1p 提示局灶性炎症渗出
2c 弥漫性重度渗出
2p 弥漫性炎症渗出
3 肺不张/肺实变
胸腔积液：左肺□ 右肺□
少量□ 中等□ 大量□
<300ml 300-500ml >500ml

C

肺超声记录单

图 13-5 肺部超声分区（A）、评分（B）及记录单（C）

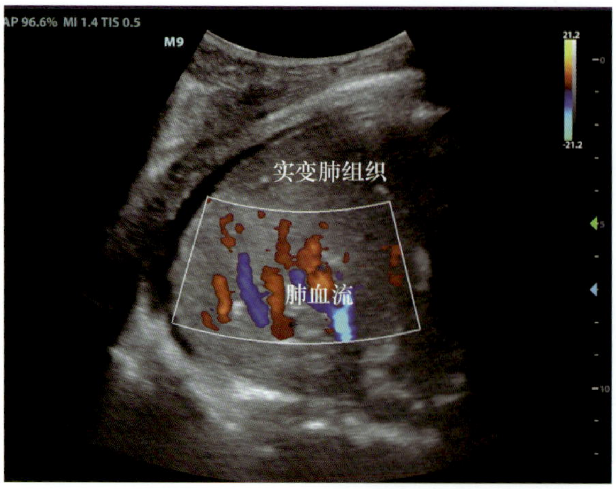

图 13-6 肺血流：彩色多普勒下实变肺组织的灌注情况

第三节 肺部超声导向的 ARDS 个体化治疗

由于 ARDS 的病因及严重程度不同，所采取的治疗策略也不尽相同。越来越多的研究表明，没有哪一种针对 ARDS 的治疗策略是通用的，即所谓“one size cannot fit all”。个体化治疗 ARDS 是未来趋势，影像学技术导向的个体化治疗，如超声、生物电阻抗技术具有广阔的应用前景。超声可实时、动态观察肺泡复张的过程，还可评估局部实变或不张肺组织的灌注情况，对于指导肺复张、优化呼吸机参数设置有明显优势。此外，肺部超声可动态监测 EVLW 变化，液体复苏过程中 B 线出现提示容量超负荷，故可用于指导 ARDS 患者的液体管理。

一、辅助肺复张及最佳 PEEP 的选择

有效促使塌陷肺泡复张且避免肺泡过度膨胀是 ARDS 进行肺复张治疗的关键。由于 ARDS 病变的不均质性，故进行肺复张的过程中，若仅关注呼吸力学参数，则可能导致正常肺泡过度膨胀，而塌陷肺泡仍未张开；若仅以氧合指标评估肺复张效果，塌陷肺泡虽然复张，但肺组织血供未改善，通气/血流比例仍失调，将误判肺复张失败。实时动态观测肺泡复张有助于及时反馈复张效果，可联合多普勒超声评估实变肺组织血供情况，进而指导肺复张实施。此外，呼吸机治疗策略一直是中重度 ARDS 的研究热点，但对小潮气量、高 PEEP 及呼吸模式的选择一直存有争议。由肺泡及间质渗出导致的肺泡通气不足和肺不张或实变导致的肺泡通气缺失均可通过肺部超声的直接或间接征象来评估，因而通过实施动态观察肺组织通气变化情况即可辅助呼吸机参数设置。以 PEEP 为例，有研究表明，肺部超声评分与压力容量曲线（P-V 曲线）在选择最佳 PEEP 方面有明显相关性。

二、优化 ARDS 的液体管理

在 ARDS（尤其是对严重 ARDS 致使呼吸循环衰竭的患者）的液体管理中，如何平衡液体对循环和呼吸系统的影响是一大难题。不是所有的 ARDS 患者都需要液体负平衡。近年来，以肺部超声为基础的容量超声评估，在 ARDS 精准化液体管理中的应用备受临床医生青睐。根据 Frank-Starling 曲线，容量负荷增多至心肺耐受的上限（F-S 曲线的平台期）时，肺组织可出现容量负荷性渗出，肺水增多的异常超声征象是 B 线增多。但在 ARDS 诊疗中，B 线不是限制补液的充分必要条件，其原因包括：①ARDS 本身存在不同程度的肺泡及间质性渗出；②因病因不同，ARDS 可存在肺血管通透性改变，易于发生肺水增多现象。因此，在 ARDS 患者的液体管理中，新出现的 B

线提示容量超负荷，其可作为安全补液终点，但B线消失不可作为液体负平衡的治疗终点。以肺部超声为基础，联合心脏及大血管超声可优化ARDS患者的液体管理，寻找液体对呼吸和循环系统影响的最佳平衡点。

第四节 联合其他部位超声加深对ARDS的理解

不同于传统超声对单一器官或组织的疾病诊断，以肺部超声为基础的床旁即时超声（point of care ultrasound，POCUS），可根据临床需求，联合多器官或部位的超声检查，用于急危重病诊疗效果的评估。通过肺部超声实时动态观察塌陷肺泡复张过程可加深对ARDS病理生理学变化的理解。此外，联合心脏超声检查可加深理解以心肺交互作用为基础的动态血流动力学指标；联合膈肌超声检查可加深理解呼吸机与机体的交互作用，以及不同呼吸机模式及参数设置对呼吸肌肌力的影响。

一、联合心脏超声

严重ARDS患者可能导致急性右心功能不全，即急性肺源性心脏病（acute cor pulmonale，ACP）或伴有卵圆孔再开放。针对ARDS患者的呼吸机治疗策略，有观点提出右心保护性肺通气，通过肺部超声及右心功能评估可指导呼吸机参数设置，如PEEP、平台压等。心肺超声联合检查有助于加深理解ARDS患者以心肺交互作用为基础的动态血流动力学指标，如下腔静脉（inferior vena cava，IVC）呼吸变异对液体反应性的评估。此外，联合心肺及腔静脉超声检查不仅可应用于急性呼吸困难的病因鉴别、排除急性肺栓塞、鉴别ARDS与心源性肺水肿等，还可辅助观察呼吸力学变化对血流动力学的影响。

二、联合膈肌超声

膈肌是最主要的呼吸肌力提供者，跨膈压是评估膈肌功能的金标准，但临床不宜实施。超声主要通过测量膈肌呼吸运动幅度及膈肌厚度变异来评估膈肌功能。对于接受机械通气（mechanical ventilation，MV）支持的患者，膈肌运动幅度受膈肌自身收缩和被动呼吸机支持两种作用力的影响，而膈肌厚度变异则是由膈肌自身收缩所致。因此，通过超声测量患者的膈肌厚度变异对评估膈肌功能更具特异性。联合肺及膈肌超声检查可用于预测呼吸机撤机失败，鉴别撤机失败的原因，如中枢驱动力不足或膈肌功能障碍（麻痹或萎缩）；还可用于观察呼吸机与机体的交互作用，如患者通过膈肌触发优于流量或压力触发，可通过膈肌超声鉴别呼吸机误触发等。

肺部超声无创、无辐射、可实时动态观察等优势，在以影像学技术导向的ARDS个体化诊疗中的临床实用性强，便于普及。超声导向的ARDS个体化诊疗不仅限于肺部超声的应用，联合多部位超声检查（如联合心脏超声、膈肌超声、气道超声等）在未来精准化ARDS诊疗中具有广阔的应用前景。

第五节 典型病例

【病史摘要及诊疗过程】

患者，男，66岁。

主诉：车祸致胸痛、呼吸困难1天。

患者入院时神志不清，血氧饱和度86%，予以经口气管插管，机械通气治疗：吸氧浓度50%，呼气末正压14 cmH_2O，氧合指数124 mmHg。充分镇痛，维持血氧饱和度>95%，平均动脉压>80 mmHg，完善创伤评估，排除隐匿性、迟发性损伤。入ICU后，以肺部超声为基础，联合心脏超声评估，优化对该患者呼吸机支持及液体管理的治疗策略。

影像学资料：胸部CT示双肺挫伤，多发肋骨骨折，双侧多发片状影，双侧少量胸腔积液（图13-7）；肺部超声示两侧非对称性B线增多，伴有胸膜下肺实变，右前肺超声表现正常，左前肺见不均质 B 线增多，两侧下肺实变伴少量积液，肺超声检查结果记录单见图 13-8。在不同 PEEP 水平下（10/15 cmH_2O），塌陷肺组织随呼吸复张的变化见视频 13-1 和视频 13-2，联合彩色多普勒超声可显示实变肺组织的灌注情况（视频 13-3）。

视频 13-1 塌陷肺组织复张变化，PEEP 10 cmH_2O

视频 13 2 塌陷肺组织复张变化，PEEP 15 cmH_2O

视频 13-3 实变肺组织的灌注情况

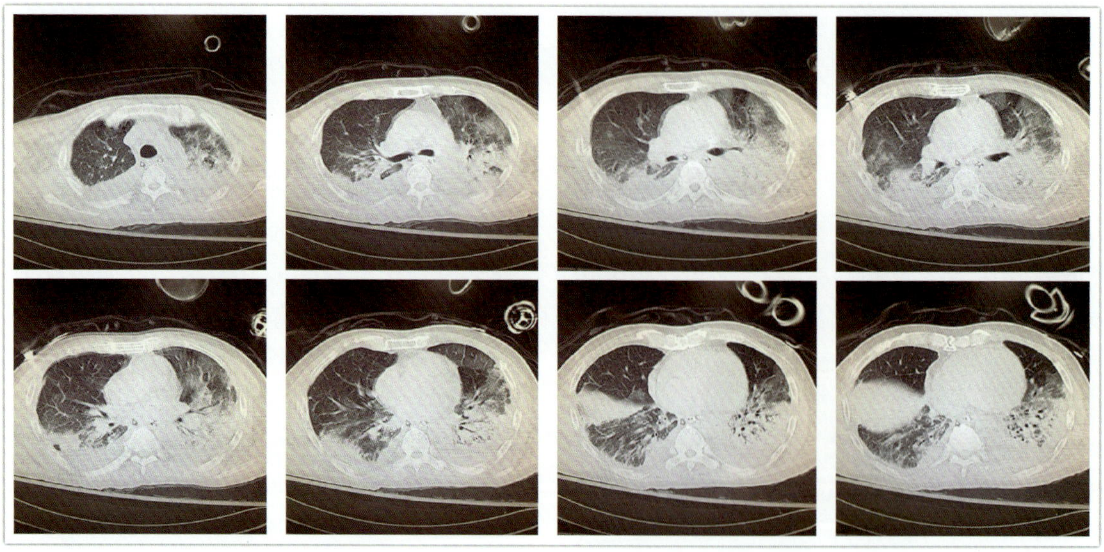

图 13-7 胸部 CT

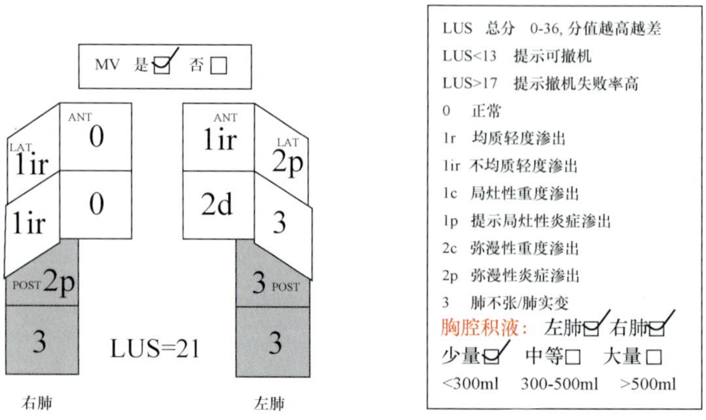

图 13-8 肺超声记录单

【讨论】

该患者为典型的胸部创伤导致肺挫伤，后进展为严重的 ARDS。肺部超声在该患者中的应用包括：①伤后早期进行重点筛查，及时排除有无大量胸腔积液或气胸，及时干预；②全面肺部超声评估，通过肺部超声评分预测进展为 ARDS 的可能（肺部超声评分＞17），早干预早预防；③实时动态观察实变肺组织呼吸的周期变化，在不同 PEEP 水平下观察塌陷肺泡复张情况，寻找合适的 PEEP；④联合彩色多普勒超声，评估实变肺组织的灌注情况，作为复张潜在获益的依据；⑤在实变肺组织进行肺复张治疗过程中，实时观察复张效果，及时反馈；⑥右前肺可见正常肺组织，根据患者需求进行补液，该区出现 B 线可作为患者液体治疗的安全终点。

（高玉芝）

参考文献

[1] Ware LB, Matthay MA. The acute respiratory distress syndrome. N EnglJ Med, 2000, 342: 1334-1349.

[2] Ranieri VM, Rubenfeld GD, Thompson BT, et al. ARDS Definition Task Force. Acute respiratorydistress syndrome: the Berlin Definition. JAMA, 2012, 307 (23): 2526-2533.

[3] Rubenfeld GD, Caldwell E, Peabody E, et al. Incidence and outcomes of acute lung injury. N Engl J Med, 2005, 353: 1685-1693.

[4] Ashbaugh DG, Bigelow DB, Petty TL, et al. Acute respiratory distress in adults. Lancet, 1967, 2: 319-323.

[5] Caser EB, Zandonade E, Pereira E, et al. Impact of distinct definitions of acute lung injury on its incidence and outcomes in Brazilian ICUs: prospectiveevaluation of 7, 133 patients. Crit Care Med, 2014, 42 (3): 574-582.

[6] Luhr OR, Antonsen K, Karlsson M, et al. Incidence and mortality after acute respiratory failure and acute respiratory distress syndrome in Sweden, Denmark, and Iceland. The ARF Study Group. Am J RespirCrit Care Med, 1999, 159: 1849-1861.

[7] Bersten AD, Edibam C, Hunt T, et al. Incidence and mortality of acute lung injury and the acute respiratory distress syndrome in three Australian States. Am J RespirCrit Care Med, 2002, 165: 443-448.

[8] Pelosi P, D'Onofrio D, Chiumello D, et al. Pulmonary and extrapulmonary acute respiratory distress syndrome are different. Eur Respir J, Suppl 2003, 42: 48s-56s.

[9] Agarwal R, Srinivas R, Nath A et al. Is the mortality higher in the pulmonary vs the extrapulmonary ARDS? A meta analysis. Chest, 2008, 133: 1463-1473.

[10] Cochi SE, Kempker JA, Annangi S, et al. Mortality Trends of Acute Respiratory Distress Syndrome in the United States from 1999 to 2013. Ann Am ThoracSoc, 2016, 13 (10): 1742-1751.

[11] Bellani G, Laffey JG, Pham T, et al. Epidemiology, Patterns of Care, and Mortality for Patients With Acute Respiratory Distress Syndrome in Intensive Care Units in 50 Countries. JAMA, 2016, 315 (8): 788-800.

[12] Zhi G, Xin W, Ying W, et al. " Obesity Paradox" in Acute Respiratory Distress Syndrome: Asystematic Review and Meta-Analysis. PLoS One, 2016, 11 (9): e0163677.

[13] Ni YN, Luo J, Yu H, et al. Can body mass index predict clinical outcomes for patients with acute lung injury/acute respiratory distress syndrome? A meta-analysis. Crit Care, 2017, 21: 36.

[14] Rubenfeld GD, Herridge MS. Epidemiology and outcomes of acute lung injury. Chest, 2007, 131: 554-562.

[15] Moss M, Guidot DM, Steinberg KP, et al. Diabetic patients have a decreased incidence of acute respiratory distress syndrome. Crit Care Med, 2000, 28 (7): 2187-2192.

[16] Yeligar SM, Chen MM, Kovacs EJ, et al. Alcohol and lung injury and immunity. Alcohol, 2016, 55: 51-59.

[17] Simet SM, Sisson JH. Alcohol's Effects on Lung Health and Immunity. Alcohol Res, 2015, 37: 199-208.

[18] Manzano F, Yuste E, Colmenero M, et al. Incidence of acute respiratory distress syndrome and its relation to age. J Crit Care, 2005, 20: 274-

280.

[19] Erickson SE, Shlipak MG, Martin GS, et al. Racial and ethnic disparities in mortality from acute lung injury. Crit Care Med, 2009, 37 (1): 1-6.

[20] Meyer NJ, Christie JD. Genetic heterogeneity and risk of acute respiratory distress syndrome. SeminRespirCrit Care Med, 2013, 34 (4): 459-474.

[21] Ware LB, Zhao Z, Koyama T, et al. Long-Term Ozone Exposure Increases the Risk of Developing the Acute Respiratory Distress Syndrome. Am J RespirCrit Care Med, 2016, 193: 1143-1150.

[22] Matthay MA, Ware LB, Zimmerman GA. The acute respiratory distress syndrome. J Clin Invest, 2012, 122: 2731-2740.

[23] Bachofen M, Weibel ER. Alterations of the gas exchange apparatus in adult respiratory insufficiency associated with septicemia. Am Rev Respir Dis, 1977, 116: 589-615.

[24] 陈灏珠, 林果为, 王吉耀. 实用内科学. 第 14 版. 北京: 人民卫生出版社, 2013.

[25] Duggal A, Ganapathy A, Ratnapalan M, et al. Pharmacologicaltreatments for acute respiratory distress syndrome: systematicreview. Minerva Anestesiol, 2015, 81: 567-588.

[26] Fan E, Needham DM, Stewart TE. Ventilatory management of acute lunginjury and acute respiratory distress syndrome. JAMA, 2005, 294 (22): 2889-2896.

[27] Slutsky AS, Ranieri VM. Ventilator-induced lung injury. N Engl J Med, 2013, 369: 2126-2136.

[28] Satoru Hashimoto, MasamitsuSanui, MoritokiEgi, et al. The clinical practice guideline for themanagement of ARDS in Japan. Journal of Intensive Care, 2017, 5: 50.

[29] Eddy Fan, Lorenzo Del Sorbo, Ewan C. Goligher, et al. An Official AmericanThoracic Society/European Society of IntensiveCare Medicine/Society of Critical Care Medicine Clinical PracticeGuideline: Mechanical Ventilation in Adult Patients with AcuteRespiratory Distress Syndrome. Am J RespirCrit CareMed, 2017, 195 (9): 1253-1263.

[30] Kim JH, Hong SK, Kim KC, et al. Influence of full-time intensivist and the nurse-to-patient ratio on the implementation of severe sepsis bundles in Korean intensive care units. J Crit Care, 2012, 27: 414. e11-e21.

[31] Pesenti A, Musch G, Lichtenstein D, et al. Imaging in acute respiratory distress syndrome. Intensive Care Medicine, 2016, 42 (5): 686-698.

[32] Matthay M A, Mcauley D F, Ware L B. Clinical trials in acute respiratory distress syndrome: challenges and opportunities. Lancet Respir Med, 2017, 5 (6): 524-534.

[33] Ranieri V M, Rubenfeld G D, Thompson B T, et al. Acute Respiratory Distress Syndrome: The Berlin Definition, 2012, 307 (23): 2526-2533.

[34] Gattinoni L, Quintel M. How ARDS should be treated. Critical Care, 2016, 20 (1).

[35] Chiumello D, Froio S, Bouhemad B, et al. Clinical review: Lung imaging in acute respiratory distress syndrome patients--an update. Crit Care, 2013, 17 (6): 243.

[36] Ball L, Vercesi V, Costantino F, et al. Lung imaging: how to get better look inside the lung. Ann Transl Med, 2017, 5 (14): 294.

[37] Beitler J R, Goligher E C, Schmidt M, et al. Personalized medicine for ARDS: the 2035 research agenda. Intensive Care Medicine, 2016, 42 (5): 756-767.

[38] Hochhausen N, Biener I, Rossaint R, et al. Optimizing PEEP by Electrical Impedance Tomography in a Porcine Animal Model of ARDS. Respir Care, 2017, 62 (3): 340-349.

[39] Liu S, Tan L, Moller K, et al. Identification of regional overdistension, recruitment and cyclic alveolar collapse with electrical impedance tomography in an experimental ARDS model. Crit Care, 2016, 20 (1): 119.

[40] 郭凤梅, 邱海波, 杨毅. 重症超声在急性呼吸窘迫综合征检查中的应用. 中华诊断学电子杂志, 2018 (02): 101-103.

[41] Bello G, Blanco P. Lung Ultrasonography for Assessing Lung Aeration in Acute Respiratory Distress Syndrome: A Narrative Review. Journal of Ultrasound in Medicine, 2018.

[42] Haddam M, Zieleskiewicz L, Perbet S, et al. Lung ultrasonography for assessment of oxygenation response to prone position ventilation in ARDS. Intensive Care Medicine, 2016, 42

(10): 1546-1556.
[43] Du J, Tan J, Yu K, et al. Lung Recruitment Maneuvers Using Direct Ultrasound Guidance: A Case Study. Respiratory Care, 2015, 60 (5): e93-e96.
[44] Pelosi P, de Abreu M G. Acute respiratory distress syndrome: we can't miss regional lung perfusion!. BMC Anesthesiology, 2015, 15 (1).
[45] Zhao Z, Jiang L, Xi X, et al. Prognostic value of extravascular lung water assessed with lung ultrasound score by chest sonography in patients with acute respiratory distress syndrome. BMC Pulmonary Medicine, 2015, 15 (1).
[46] Bouhemad B, Brisson H, Le-Guen M, et al. Bedside Ultrasound Assessment of Positive End-Expiratory Pressure-induced Lung Recruitment. American Journal of Respiratory and Critical Care Medicine, 2011, 183 (3): 341-347.
[47] Volpicelli G, Elbarbary M, Blaivas M, et al. International evidence-based recommendations for point-of-care lung ultrasound. Intensive Care Medicine, 2012, 38 (4): 577-591.
[48] Vizioli L, Ciccarese F, Forti P, et al. Integrated Use of Lung Ultrasound and Chest X-Ray in the Detection of Interstitial Lung Disease. Respiration, 2017, 93 (1): 15-22.
[49] Pisani L, Roozeman J P, Simonis F D, et al. Risk stratification using SpO2/FiO2 and PEEP at initial ARDS diagnosis and after 24 h in patients with moderate or severe ARDS. Ann Intensive Care, 2017, 7 (1): 108.
[50] Tagami T, Ong M E H. Extravascular lung water measurements in acute respiratory distress syndrome. Current Opinion in Critical Care, 2018, 24 (3): 209-215.
[51] Herrero R, Sanchez G, Lorente J A. New insights into the mechanisms of pulmonary edema in acute lung injury. Ann Transl Med, 2018, 6 (2): 32.
[52] Dietrich C F, Mathis G, Blaivas M, et al. Lung B-line artefacts and their use. Journal of thoracic disease, 2016, 8 (6): 1356.
[53] Jambrik Z, Gargani L, Adamicza á, et al. B-Lines Quantify the Lung Water Content: A Lung Ultrasound Versus Lung Gravimetry Study in Acute Lung Injury. Ultrasound in Medicine & Biology, 2010, 36 (12): 2004-2010.
[54] Corradi F, Brusasco C, Pelosi P. Chest ultrasound in acute respiratory distress syndrome. Current Opinion in Critical Care, 2014, 20 (1): 98-103.
[55] Monnet X, Teboul J. Transpulmonary thermodilution: advantages and limits. Critical Care, 2017, 21 (1).
[56] Ma H, Huang D, Zhang M, et al. Lung ultrasound is a reliable method for evaluating extravascular lung water volume in rodents. BMC Anesthesiol, 2015, 15: 162.
[57] Enghard P, Rademacher S, Nee J, et al. Simplified lung ultrasound protocol shows excellent prediction of extravascular lung water in ventilated intensive care patients. Crit Care, 2015, 19: 36.
[58] Jakob S M, Takala J. ARDS. Monitoring tissue perfusion. Crit Care Clin, 2002, 18 (1): 143-163.
[59] Dakin J, Jones A T, Hansell D M, et al. Changes in lung composition and regional perfusion and tissue distribution in patients with ARDS. Respirology, 2011, 16 (8): 1265-1272.
[60] Tavazzi G, Caetano F A, Shah S, et al. Visual identification of pulmonary ventilation and perfusion: a new application of lung ultrasound. Thorax, 2017, 72 (10): 960-961.
[61] Wibmer T, Rudiger S, Scharnbeck D, et al. Pulmonary pulse transit time: a novel echocardiographic indicator of hemodynamic and vascular alterations in pulmonary hypertension and pulmonary fibrosis. Echocardiography, 2015, 32 (6): 904-911.
[62] Herold I H F, Soliman Hamad M A, van Assen H C, et al. Pulmonary blood volume measured by contrast enhanced ultrasound: a comparison with transpulmonary thermodilution. British Journal of Anaesthesia, 2015, 115 (1): 53-60.
[63] Deans K J, Minneci P C, Cui X, et al. Mechanical ventilation in ARDS: One size does not fit all *. Critical Care Medicine, 2005, 33 (5): 1141-1143.
[64] Gattinoni L, Cressoni M, Brazzi L. Fluids in ARDS. Current Opinion in Critical Care, 2014, 20 (4): 373-377.
[65] Dellamonica J, Lerolle N, Sargentini C, et al.

PEEP-induced changes in lung volume in acute respiratory distress syndrome. Two methods to estimate alveolar recruitment. Intensive Care Medicine, 2011, 37 (10): 1595-1604.
[66] 邱海波. 急性呼吸窘迫综合征临床治疗的困境与出路. 中华内科杂志, 2008 (8): 617-619.
[67] Lichtenstein D. FALLS-protocol: lung ultrasound in hemodynamic assessment of shock. Heart Lung Vessel, 2013, 5 (3): 142-147.
[68] Narasimhan M, Koenig S J, Mayo P H. A Whole-Body Approach to Point of Care Ultrasound. Chest, 2016, 150 (4): 772-776.
[69] Sipmann F S, Santos A, Tusman G. Heart-lung interactions in acute respiratory distress syndrome: pathophysiology, detection and management strategies. Ann Transl Med, 2018, 6 (2): 27.
[70] Hodgkiss-Harlow K, Back M R, Brumberg R, et al. Technical factors affecting the accuracy of bedside IVC filter placement using intravascular ultrasound. Vasc Endovascular Surg, 2012, 46 (4): 293-299.
[71] Repessé X, Charron C, Vieillard-Baron A. Acute Cor Pulmonale in ARDS. CHEST Journal, 2015, 147 (1): 259.
[72] Jardin F, Vieillard-Baron A. Is there a safe plateau pressure in ARDS? The right heart only knows. Intensive Care Medicine, 2007, 33 (3): 444-447.
[73] Toth I, Leiner T, Mikor A, et al. Hemodynamic and respiratory changes during lung recruitment and descending optimal positive end-expiratory pressure titration in patients with acute respiratory distress syndrome. Crit Care Med, 2007, 35 (3): 787-793.
[74] Vieillard-Baron A, Matthay M, Teboul J L, et al. Experts' opinion on management of hemodynamics in ARDS patients: focus on the effects of mechanical ventilation. Intensive Care Medicine, 2016, 42 (5): 739-749.
[75] Supinski G S, Morris P E, Dhar S, et al. Diaphragm Dysfunction in Critical Illness. Chest, 2018, 153 (4): 1040-1051.
[76] Matamis D, Soilemezi E, Tsagourias M, et al. Sonographic evaluation of the diaphragm in critically ill patients. Technique and clinical applications. Intensive Care Medicine, 2013, 39 (5): 801-810.
[77] Umbrello M, Formenti P, Longhi D, et al. Diaphragm ultrasound as indicator of respiratory effort in critically ill patients undergoing assisted mechanical ventilation: a pilot clinical study. Critical Care, 2015, 19 (1).
[78] Palkar A, Narasimhan M, Greenberg H, et al. Diaphragm Excursion-Time Index. Chest, 2018, 153 (5): 1213-1220.

第十四章　纵隔病变

第一节　概　　述

纵隔上至胸廓入口，下至横膈、胸骨之后、胸椎之前，两侧为透光度最高的肺之间的致密阴影，其主要包括心脏大血管、气管主支气管、食管、胸腺、淋巴组织、神经等。纵隔的四分法以胸骨角平面为界，将纵隔（图 14-1）分为上纵隔和下纵隔。下纵隔又以心包的前后壁为界分为三部分，胸骨后面与心包前壁之间为前纵隔；心、心包及出入心脏的大血管所占据的区域为中纵隔；心包后壁与脊柱之间为后纵隔。上纵隔的结构自前向后可分为五层，即胸腺层、静脉层、动脉层、气管层和食管层。前纵隔内有胸腺或胸腺遗迹、纵隔前淋巴结和少量疏松组织等。中纵隔范围较大，内有心脏及出入心脏的大血管、心包及心包腔、心包膈血管和膈神经等。后纵隔的结构自前向后可分为四层，第一层是气管杈及左右主支气管；第二层是食管及包绕于其周围的迷走神经食管丛和食管周围淋巴结；第三层是胸主动脉及其周围淋巴结、奇静脉、半奇静脉和胸导管；第四层是位于脊柱两侧的胸交感神经干及穿经胸交感神经节的内脏大、小神经。纵隔内器官和组织众多，其疾病表现多种多样。

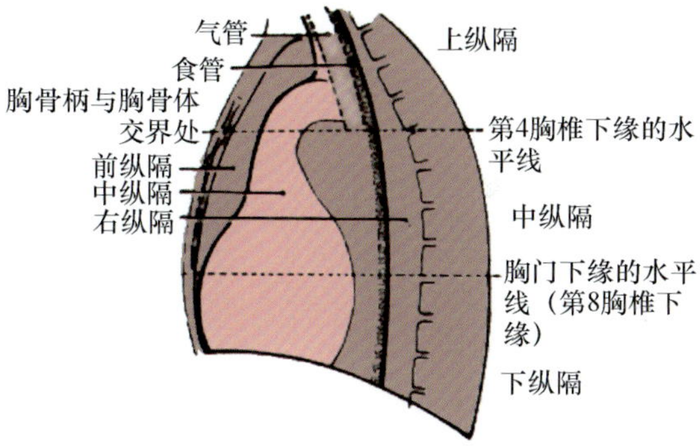

图 14-1　纵隔分区示意图

一、纵隔气肿

纵隔气肿（图 14-2）是一种临床少见疾病，由外伤、纵隔产气菌感染及纵隔邻近脏器损伤贯通导致的纵隔内积气，青年为主要发病群体，其临床预后多良好。纵隔气肿常见的临床症状为胸闷、胸痛。肺部 CT 检查可确诊，经保守治疗大多可以治愈。呼吸道感染、支气管哮喘急性发作是本病的常见诱因，在复发患者中支气管哮喘未得到有效控制是常见的原因。

二、纵隔炎

（一）急性纵隔炎

急性纵隔炎是一种严重的急性重症感染性疾病，可使纵隔内许多重要器官受累，具有较高的死亡率。部分是由牙源性或颈部感染沿颈筋膜扩散侵及纵隔所致，是口腔、颌面、颈部感染的严重并发症之一。典型的临床表现为起病急，有寒战、高热、胸骨后剧烈疼痛、咳嗽、呼吸困难等。应进一步完善 CT 检查，同时应尽早行外科处理。治疗原则为彻底去除病因，纵隔尽早充分引流，有效控制感染，充足的营养支持。典型病例见图 14-3。

（二）纤维性纵隔炎

纤维性纵隔炎也被称为硬化性纵隔炎（图 14-4 和图 14-5），是一种罕见的良性疾病，以纵隔内广泛的纤维组织和肉芽肿异常增殖、聚集为特征，病因不明。多数无特异性症状及体征，当肿瘤侵犯、包绕纵隔重要血管或器官时会导致相应的临床表现。实验室检查通常无特

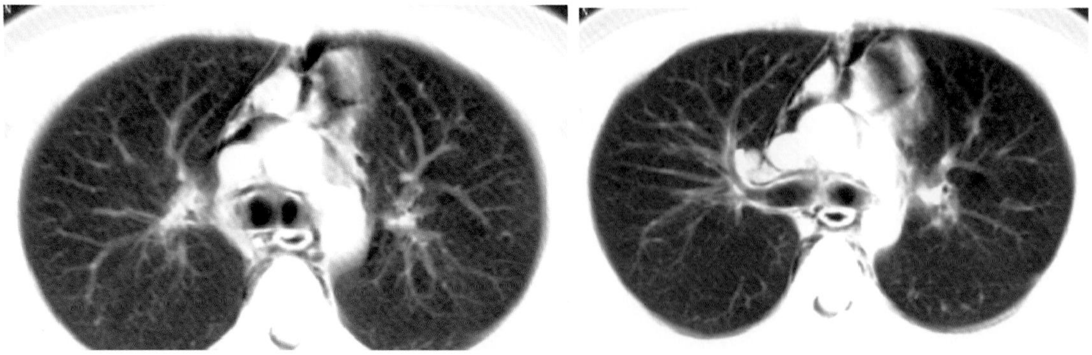

图 14-2 纵隔气肿

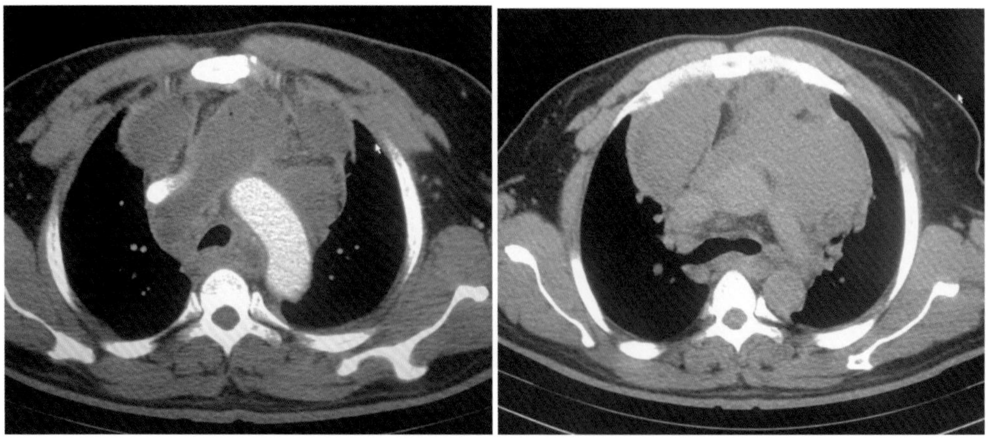

图 14-3 患者食用河虾后出现发热，肺部 CT 示纵隔炎

异性指标。该病临床常会误诊，根据病理学检查结果可明确诊断。

三、前纵隔病变

前纵隔常见的肿瘤包括胸腺瘤、生殖细胞瘤及淋巴瘤。除肿瘤外还包括心包囊肿、胸腺囊肿。

（一）胸腺瘤

胸腺瘤（图 14-16 和图 14-17）是起源于胸腺上皮的肿瘤，0%～80%为良性，其包膜比较完整。目前大多数学者使用非侵袭性胸腺瘤与侵袭性胸腺瘤来替代良、恶性胸腺瘤，有病理学家也认为是否有包膜以及邻近组织是否浸润、种植可作为鉴别诊断的依据。CT 平扫及增强扫描对判断肿瘤是否有侵袭性具有很高的准确性。非侵袭性胸腺瘤主要采取手术根治性治疗，患者的远期生存率较高。侵袭性胸腺瘤可根据分期而采用不同的方式，但总体原则为先行扩大切除术，或术前给予放、化疗待病灶缩小或对残留病灶行二期手术切除。完全性切除手术及术后辅助放化疗可以显著提高患者生存率。

（二）生殖细胞瘤

畸胎瘤是纵隔生殖细胞瘤中最常见的一种类型，主要发生于前纵隔，可见多种不同密度的组织成分相互混合分布，含脂肪成分和钙化是其 CT 特征。胸腔积液、病变边缘模糊并非恶变的特异性征象。

典型图例见图 14-8。

（三）淋巴瘤

淋巴瘤（图 14-9 和图 14-10）的发病高峰年龄为 20～30 岁及 50 岁以上，是发生在淋巴结或结外淋巴组织的原发性恶性肿瘤，前纵隔淋巴瘤常是全身系统性淋巴瘤的一部分。淋巴瘤的 CT 表现常呈多发软组织结节及肿块，部分融合，部分肿块包绕、浸润邻近血管结构，密度较均匀，少有囊性坏死。

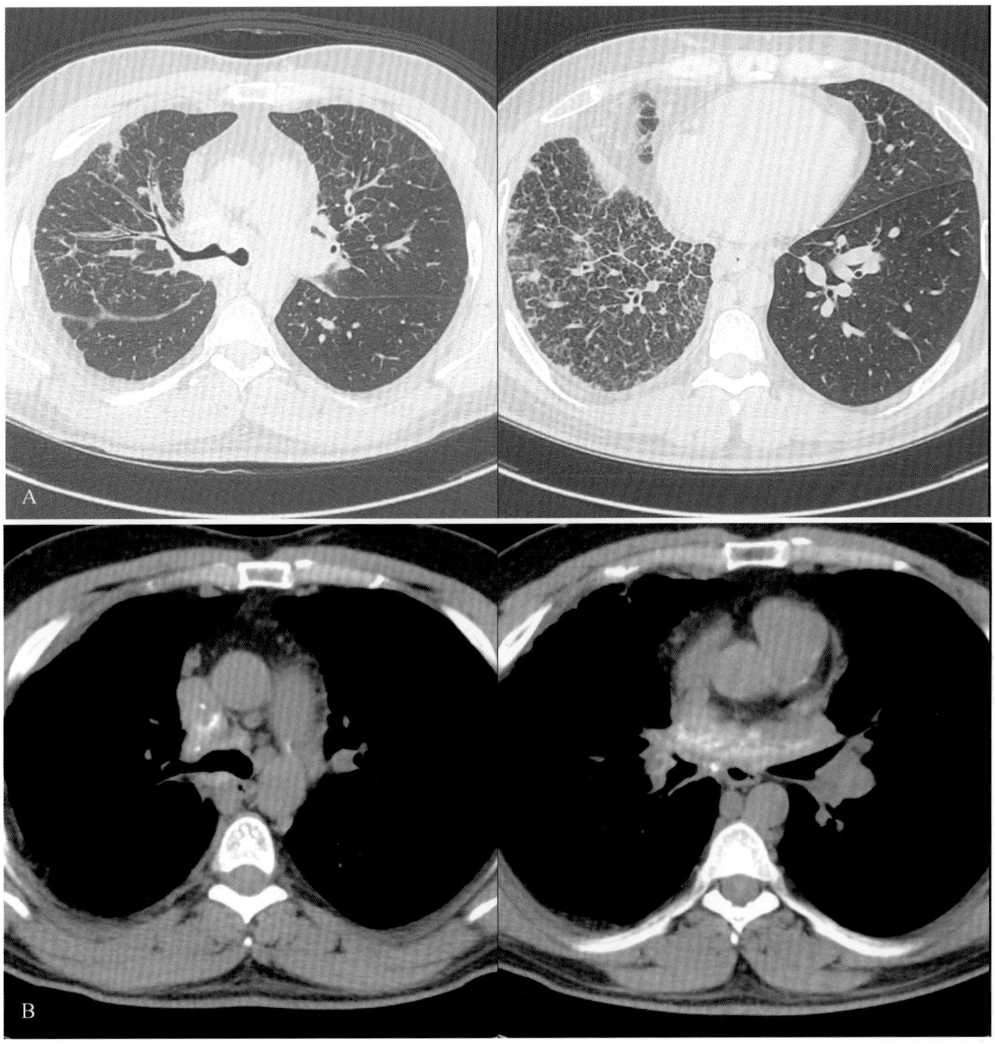

图 14-4　纤维性纵隔炎（**A**：肺窗；**B**：纵隔窗）

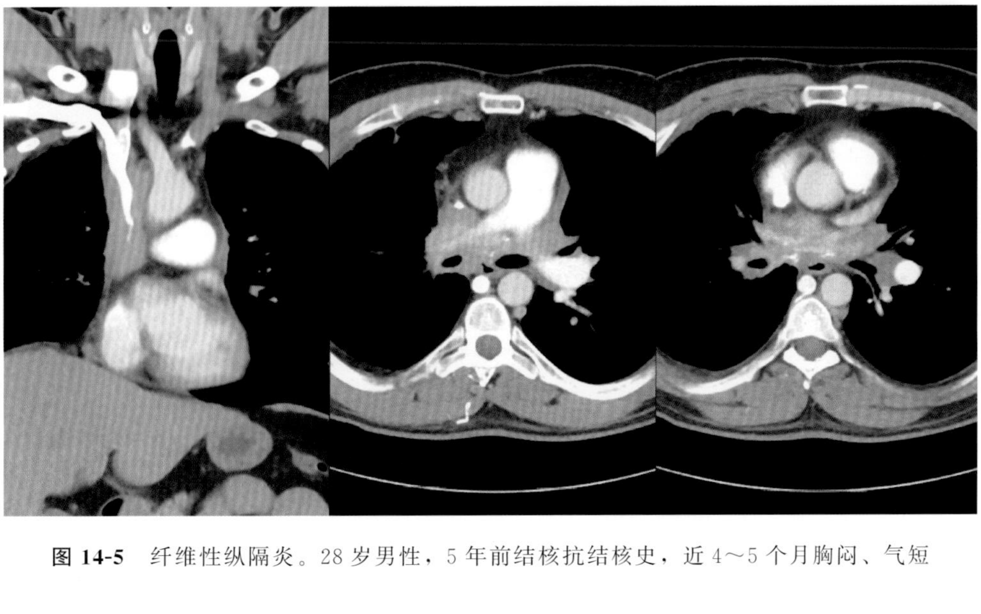

图 14-5　纤维性纵隔炎。28 岁男性，5 年前结核抗结核史，近 4～5 个月胸闷、气短

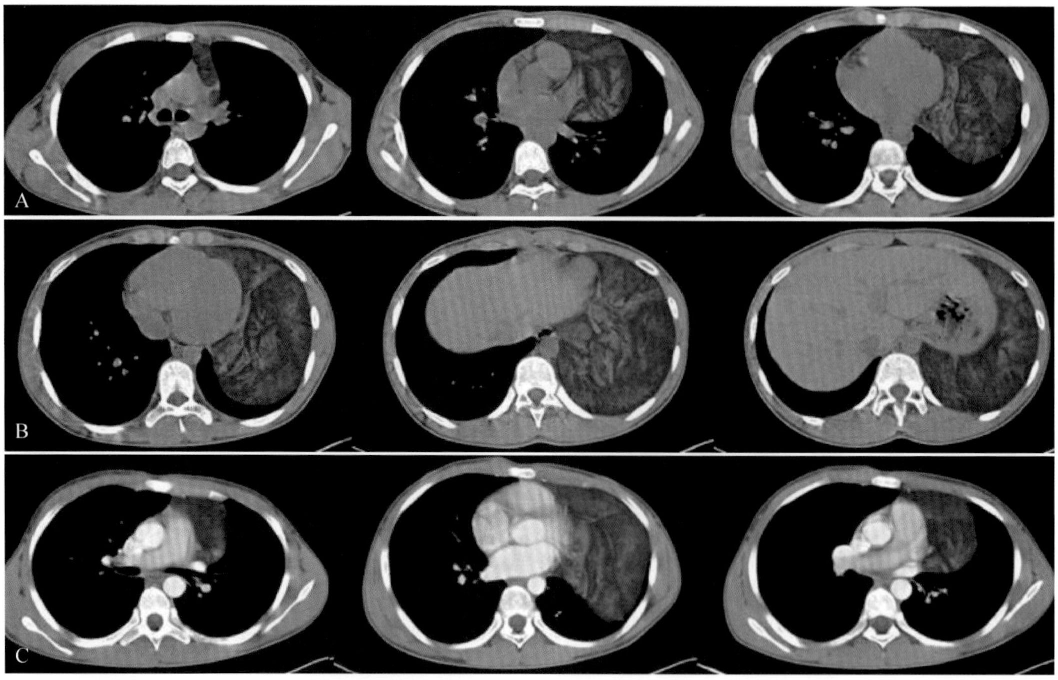

图 14-6 患者男，16 岁，主诉：发现左胸内占位性病变 2 年。患者无胸闷、气促，无畏寒、发热，无咳嗽、咳痰，无声音嘶哑，无心悸，无胸痛。CT 强化不明显，软组织密度成分与脂肪密度成分混杂。确诊为胸腺脂肪瘤（图片由山东莱阳二院影像科王俊豪提供）

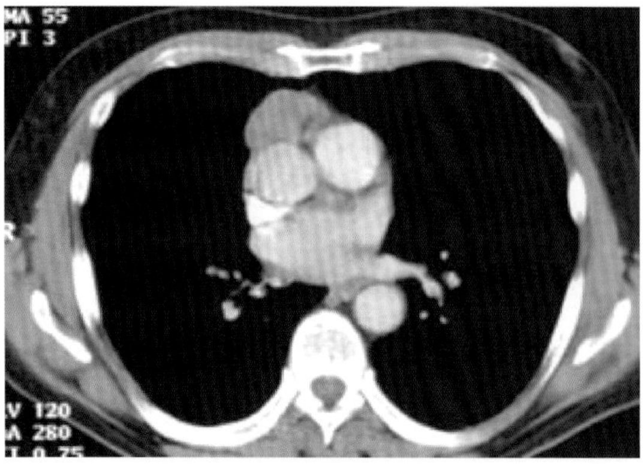

图 14-7 侵袭性胸腺瘤

（四）心包囊肿

心包囊肿（图 14-11）为少见的纵隔占位性病变，发生率约 1/100 000，占所有纵隔肿瘤的 7%。直径>10 cm 的心包囊肿罕见，通常被称为“巨大心包囊肿”。患者通常无自觉症状，仅在胸部影像学检查中偶然发现。少数患者可出现胸痛、心动过速、呼吸困难、咳嗽等症状。由于心包囊肿患者通常无症状，诊断主要依靠胸部 X 线、胸部 CT、磁共振、超声心动图等影像学检查。纵隔异位胸腺囊肿的误

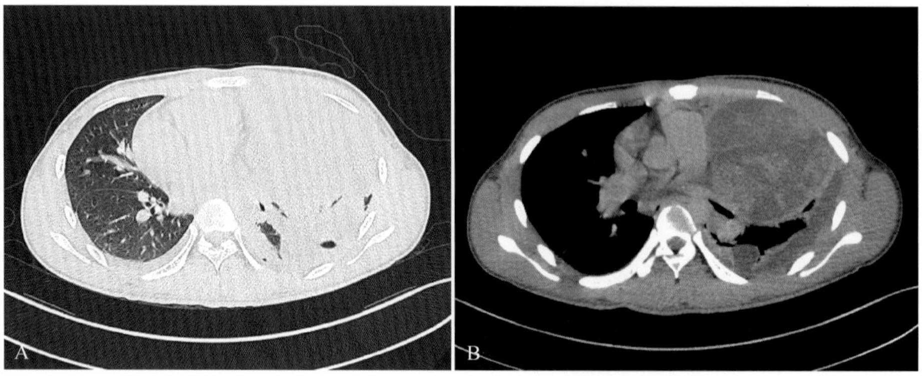

图 14-8 患者男，17 岁，因“咳嗽伴发热 3 天”入院。辅助检查：甲胎蛋白 8540.98 ng/ml 糖类抗原 125 228.10 μ/ml 铁蛋白 888.20 ng/ml 促绒毛膜性腺激素 295.14 mIU/ml 肺部 CT 见肿块和纵隔接触面较广，同时侵犯胸膜，肿块密度不均匀，边界不清，增强后可见不均匀强化，可见肿瘤血管，肿块与肺的部分界面相对较清楚。病理结果为生殖细胞源性肿瘤（恶性）（病例来源：浙江省立同德医院放射科陈松宽）

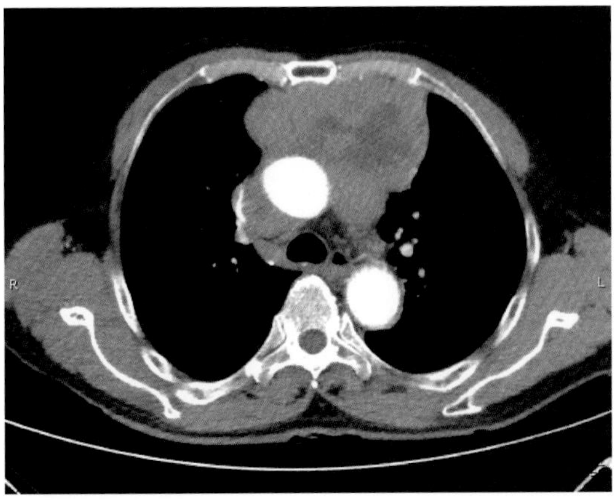

图 14-9　胸部 CT。前纵隔可见密度不均匀的软组织密度影，未见明显强化，大小约 10.6 cm×8.3 cm，胸腺区可见类圆形结节灶，直径约 10 cm，前纵隔及腔静脉后淋巴结肿大，心包前下部可见梭形软组织肿块。前纵隔密度不均匀的软组织密度影考虑为肿瘤性病变，伴前纵隔及腔静脉后淋巴结转移、心包前下部转移可能。穿刺病检结果：左前纵隔 T 细胞淋巴瘤侵及肺组织，符合外周 T 细胞淋巴瘤，非特异性

诊率较高，尤其是对正常胸腺已完全退化的病例，术前鉴别常较困难，因此诊断除结合病变发生部位外还要注重囊肿的表现。发生于纵隔其他部位及颈部的囊性病灶不能完全排除异位胸腺囊肿的可能性。此外，可以利用增强扫描及各种 CT 后处理，三维重建图像有助于了解囊肿同周围组织的关系。

（五）胸腺囊肿

胸腺囊肿（图 14-12）的原因可分为先天性和后天性。主要的先天性原因是胸腺咽管的残留、多种原因导致的导管未闭合、导管内上皮渗液或出血。后天性原因包括胸腺肿瘤如胸腺瘤、淋巴瘤、生殖细胞肿瘤，其在治疗前后也可出现囊变，炎症病变亦可出现胸腺多发厚壁囊肿。无论是何原因，病变中观察到胸腺组织是胸腺囊肿的病理诊断依据。胸腺囊肿一般在临床上无明显特殊表现。当体积较大对邻近纵隔结构造成压迫时可出现胸痛、胸闷及呼吸困难等症状。

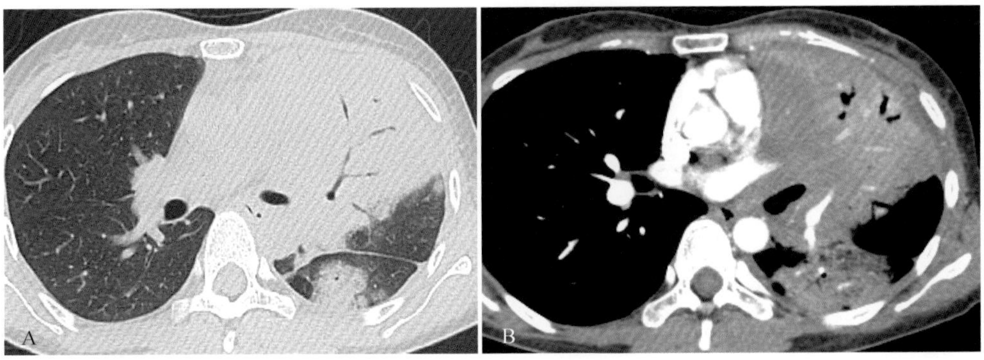

图 14-10　黏膜相关性淋巴瘤

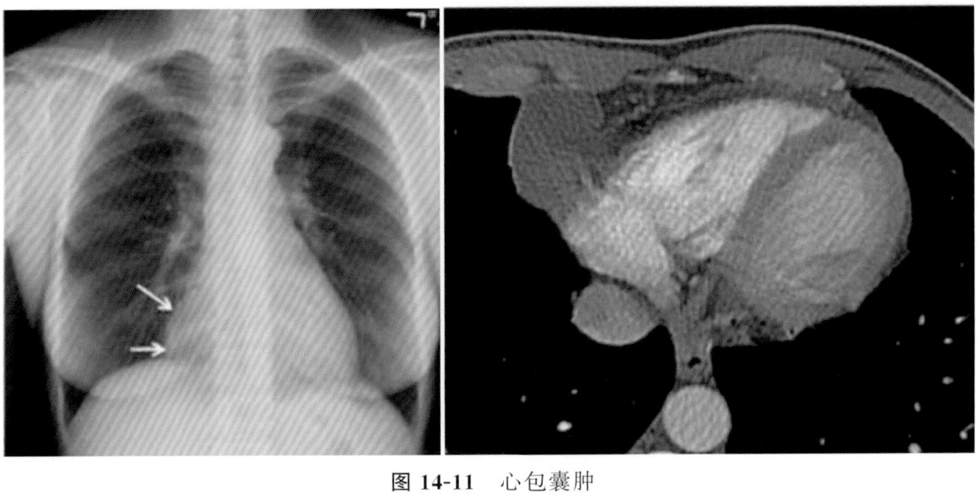

图 14-11　心包囊肿

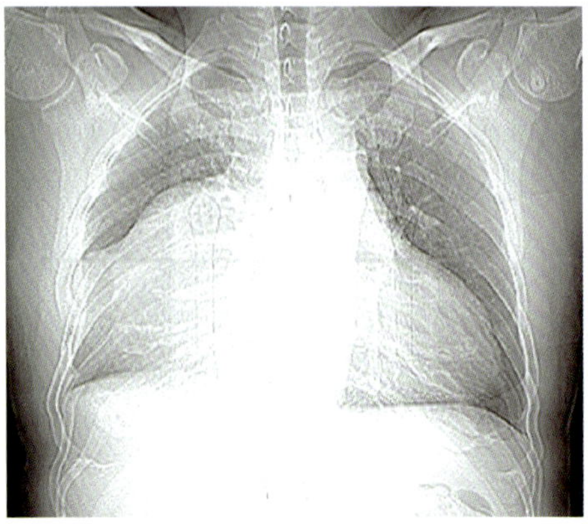

图 14-12 患者男，39 岁，因“体检发现纵隔占位性病变”入院。病理显示囊壁构于纤维结缔组织，内见胸腺组织。确诊为胸腺囊肿

四、中后纵隔病变

中后纵隔病变包括淋巴结病、Castleman 病（巨大淋巴结增生症）、肉芽肿性炎、淋巴结炎、肿瘤和肿瘤样病变、囊肿、血管异常（血管畸形）、食管病变。

（一）淋巴结病

纵隔内最常见的导致淋巴结肿大的疾病是霍奇金病，其典型特征为淋巴结肿大。纵隔内淋巴结主要表现为纵隔肿块，早期表现不典型，病情加重后可出现胸闷等症状，在 CT 上多呈弥漫性生长，多累及淋巴结，多分布于气管旁、血管前间隙，以多发软组织结节肿块为主。病情进展快，预后相对较差。

典型图例见图 14-13 和图 14-14。

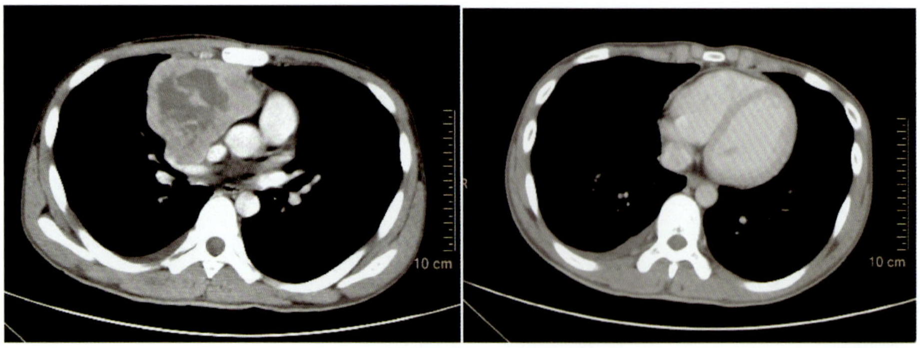

图 14-13 男性，16 岁，胸部疼痛 1 个月，发现前纵隔软组织肿块 1 周。患者 1 个月前无明显原因出现胸骨疼痛，同时伴有肩部疼痛等症状。2017 年 5 月 30 日胸部 CT 检查：1. 右前纵隔占位，考虑恶性肿瘤，淋巴瘤？建议穿刺检查；2. 纵隔、右侧内乳区淋巴结肿大；3. 右侧胸腔少量积液；4. 右肺少许纤维灶；5. 肝脾大，建议观察

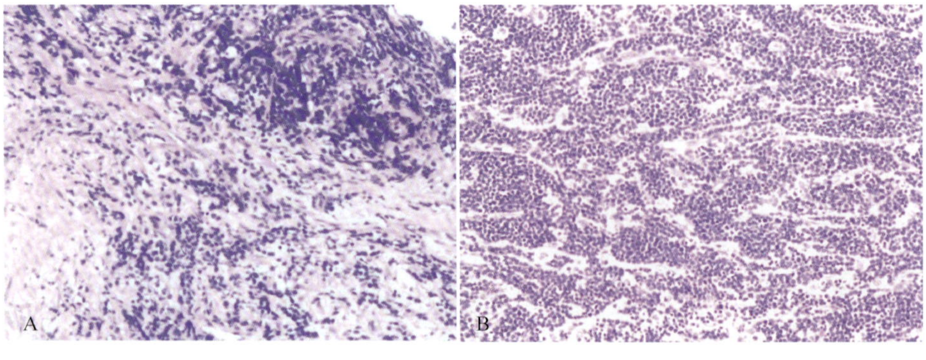

图 14-14 **A.** 2017 年 6 月 5 日病理检查：送检组织（纵隔肿物穿刺活检）内见较多淋巴样细胞及大量坏死，细胞有挤压，存在一定异型性，可见胸腺上皮结构，结合临床及免疫组化，不排除 T 细胞非霍奇金淋巴瘤。免疫组化：LCA＋，CD3＋，CKpan 上皮＋，CAM5.2 上皮个别＋，CgA－，Syn－，SALL4－，CD20－，TdT－，Ki-67＋90％。**B.** 病理诊断：（纵隔肿瘤）T 淋巴母细胞性淋巴瘤，侵犯肺组织。“肺门”淋巴结受累（1/1）。免疫组化：CD3 弥漫＋，CD5 弥漫＋，CD43 弥漫＋，CD1α 弥漫＋，TdT 弥漫＋，CD7 部分＋，CD10 部分＋，CD20－，CD79a－，CD30－，CD15－，CD34－，CyclinD1－，MPO－，SALL4－，CKpan－，CK19－、Ki－67＋＞90％（山东省肿瘤医院放射影像科黄勇提供）

（二）Castleman 病

Castleman 病（图 14-15）又称巨淋巴结增生症或血管滤泡性淋巴结增生症。由 Castleman 等在 1956 年首先报道。病因至今未明，可能与慢性炎症反应、服用药物或免疫功能异常等因素有关。该病以纵隔多见，占 60%～70%，其次为颈部，占 10%～14%，腹部占 5%～10%。Castleman 病主要的病理学改变是淋巴组织和小血管肿瘤样增生，特点是增生的小血管透明变性的生发中心类似胸腺的 Hassall 小体。病理上分为透明血管型、浆细胞型和中间型。透明血管型局灶型的增强特点是动态增强早期高度增强，持续时间长，增强方式与大血管近似。周边粗大的滋养动脉，这与肿块显著增强密切相关。5%～10% 的局灶型可见钙化，呈典型的分支状或斑点状，散在分布于病灶中央区。病灶内分支状钙化是透明血管型 Castleman 病的特征性表现，病理上是由增生的小血管及其分支退变、玻璃样变和钙化所致。

鉴别诊断包括以下疾病：

1. 异位胸腺瘤：胸腺瘤常边界清晰，呈较均匀明显强化，内部出现低密度影时为出血、坏死或囊变；部分患者有重症肌无力表现。有重症肌无力且有典型胸腺瘤 CT 表现的纵隔占位应考虑异位胸腺瘤可能。

2. 异位化学感受器瘤：影像学表现与透明血管型 Castleman 病鉴别困难，但异位化学感受器瘤多沿主动脉生长。

3. 纵隔副神经肿瘤：临床有异常波动的恶性高血压表现，与胸内大血管毗邻，易坏死、囊变，强化不均匀。

4. 淋巴瘤：存在多发淋巴结肿大，以血管前间隙和气管旁最常见，易融合，常侵犯两侧纵隔或肺门淋巴结，呈对称性，可有液化坏死，有坏死者呈环状或间隔状强化。

5. 淋巴结转移瘤：有原发灶，多见于中老年患者，常为多发，多见轻中度强化或环状强化。

（三）纵隔神经鞘瘤

神经鞘瘤（图 14-16）是来源于施万细胞的一种周围神经肿瘤，发病率位于原发性神经源性肿瘤的第二位。神经鞘瘤可发生于任何年龄，好发于 30～50 岁，男女发病率相近，多为单发。神经鞘瘤为最常见的神经源性肿瘤，良性居多，恶性少见。

（四）纵隔囊肿

纵隔先天性支气管囊肿（图 14-17）系先天性发育异常性疾病，患者一般无症状，其 CT 表现具有多样化特点，易误诊，可发生于纵隔的任何部位但多位于中纵隔的中上部，好发于气管、主支气管和肺门大支气管附近，以气管右旁区域及气管隆突下区最多见，且与气管或主支气管有密切关系，典型表现为突向肺野的薄壁、单房性、类圆形或椭圆形囊性占位，边缘光滑，密度均匀，与大血管分界清

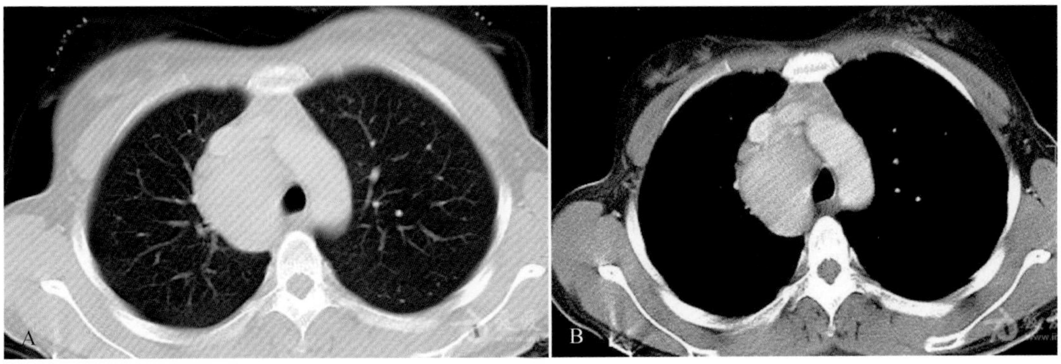

图 14-15 患者为青少年，体检发现纵隔软组织肿块沿胸内淋巴链分布，有明显均匀强化，强化程度与胸主动脉同步，内未见明确低密度坏死、囊变或脂肪密度，病灶边界清楚、锐利，邻近气管、支气管及血管等纵隔结构有受压推移改变，患者最终诊断为 Gastleman 病

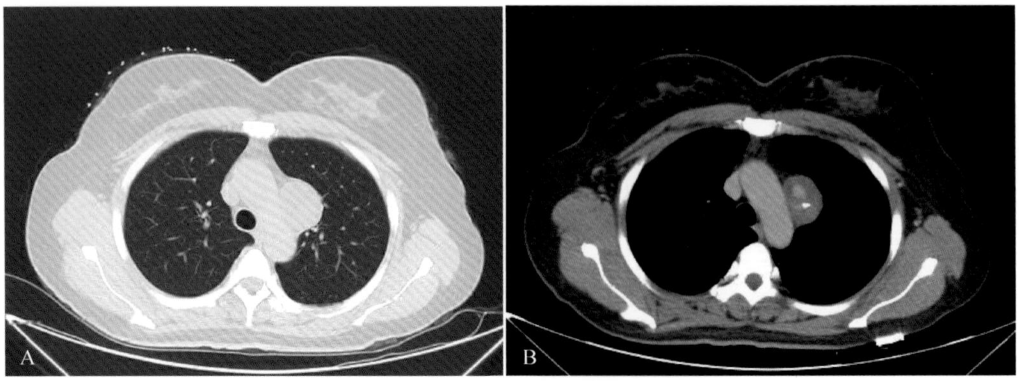

图 14-16 纵隔神经鞘瘤（图片由山东莱阳二院影像科王俊豪提供）

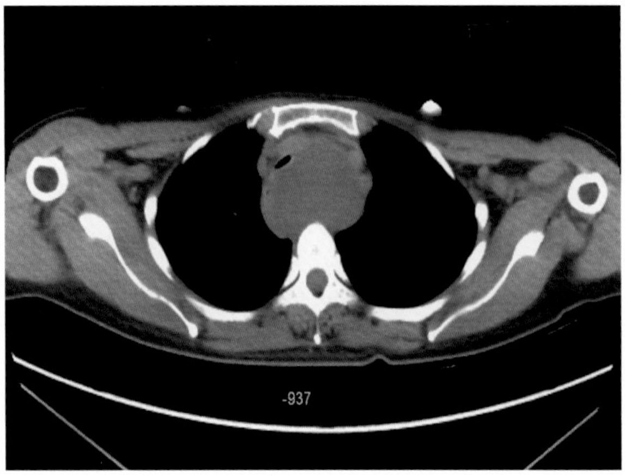

图 14-17 胸部 CT。中上纵隔（T1～T4 水平）内气管食管左旁占位。术后病理：（上纵隔囊肿）良性囊肿

楚，CT 无强化的软组织密度囊肿是多数支气管囊肿的特征性表现。

（五）血管畸形

纵隔海绵状血管瘤（cavernous hemangioma of the mediastinum，CHM）（图 14-18）为一种罕见的先天性血管发育异常所致的良性肿瘤，仅占纵隔肿瘤不足 0.5%。CHM 源自被隔离的胚胎性单纯性血管母细胞组织或由于正常血管发育异常，病理上为由大小不等、扩张的海绵状血管窦构成的肿块，内衬血管内皮，血窦腔内充血或有静脉石（钙化的血栓形成）。当 CT 发现位于前上纵隔或后上纵隔、轻中度不均匀强化、边界清楚的椭圆形肿块，鉴别诊断时需考虑 CHM 的可能性。若肿块内见明显结节样强化灶，则高度提示 CHM；若肿块内出现特征性静脉石及增强后造影剂逆流所致的畸形静脉显影，则基本可确诊。对 CT 怀疑 CHM 的病例，动态增强 CT 及 MRI 有助于诊断。

（六）食管肿瘤

食管良性肿瘤有多种类型。平滑肌瘤是最常见的食管良性肿瘤，可为多发性，大多数患者预后良好。最常见的食管恶性肿瘤是鳞状细胞癌（图 14-19），其次是腺癌。其他食管恶性肿瘤包括淋巴瘤、平滑肌肉瘤和转移癌。通过 CT 可以了解有无淋巴结肿大、远处器官转移有助于分期和恶性液体收集（胸腔渗液和腹水），并有助于确定手术的可能性、放疗范围和预后。

（七）肺部恶性肿瘤

肺癌（图 14-20）的早期症状一般为咳嗽、咯血、胸背痛、喘鸣和原因不明的发热等。大体来讲，肺癌分为中央型肺癌和周围型肺癌，中央型肺癌一般出现症状较早，因为其发生在主要支气管，较早出现咳嗽、痰血或者胸部不适。周围型肺癌一旦累及胸膜会出现胸痛，若病情进展会出现胸膜病变，产生胸腔积液。

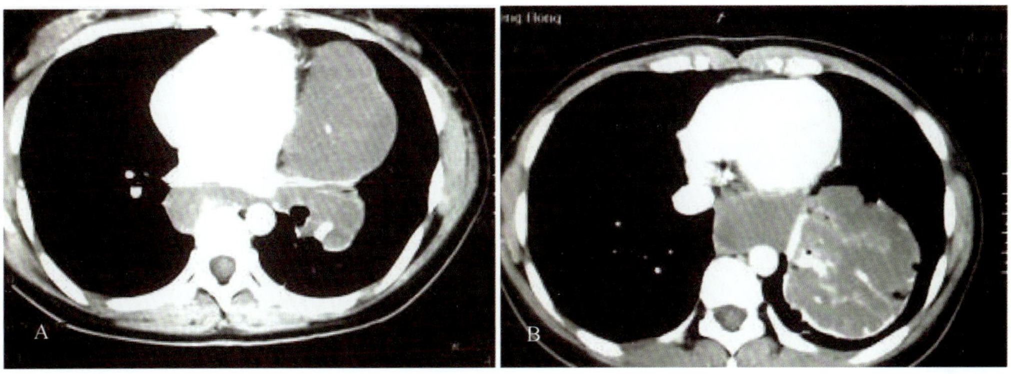

图 14-18 患者 30 岁，咯血 3 个月，偶胸闷，无发热等不适，饮食可。辅助检查：红细胞沉降率和肿瘤标志物正常，轻度贫血。胸部 CT 可见前中纵隔、肺门多发软组织肿块，以左肺门明显，轻中度强化，内可见点条状高密度血管影。病理显示为纵隔海绵状血管瘤并出血、左下肺浸润（图片由华夏影像诊断中心提供）

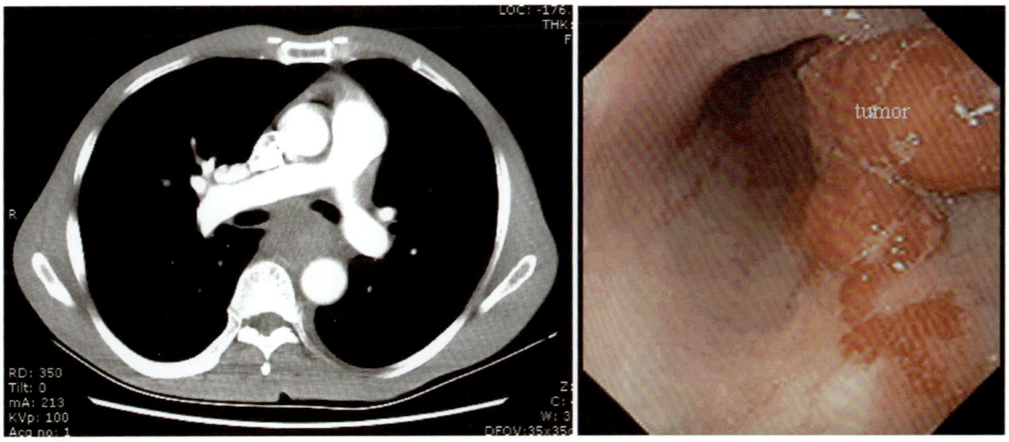

图 14-19 胸部 CT。食管中段（T4～T10）管壁明显增厚，见软组织肿块，软组织包绕胸主动脉前侧壁，累及左主支气管后壁，提示食管中段肿瘤。胃镜活检：食管鳞状细胞癌

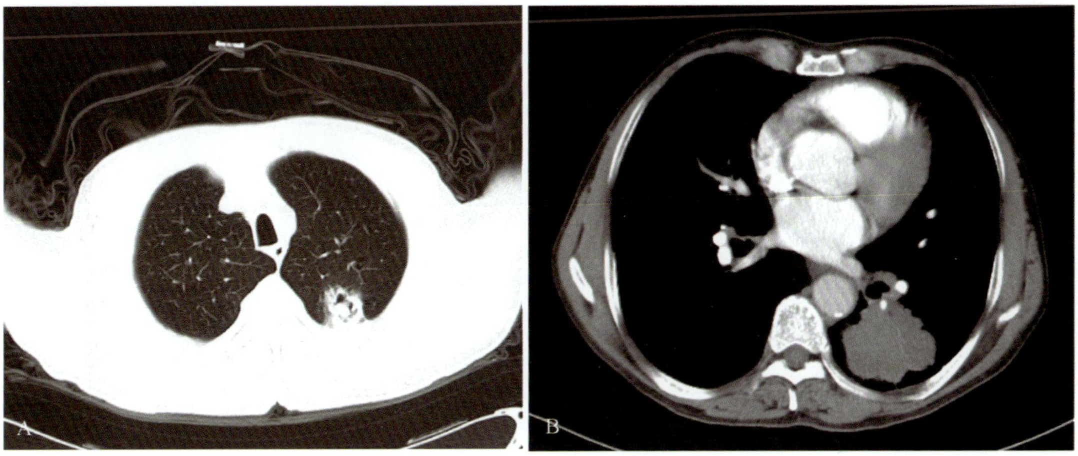

图 14-20 胸部 CT 影像。**A.** 鳞癌；**B.** 腺癌

（刘 娜 张 骅）

第二节 纵隔病变典型病例

病例 1

成熟囊性畸胎瘤

【病史摘要】

患者，女，22 岁。

主诉：发热、咳嗽、咳痰伴胸痛 1 周。

既往无特殊病史。

体格检查：T 38.5℃，未触及浅表淋巴结肿大，口唇无发绀，气管无移位。左肺胸廓略饱满，左上肺触觉语颤消失，叩诊浊音，呼吸音消失，无啰音，右肺无特殊。心脏及腹部无异常。双下肢无水肿。

【诊疗过程】

入院后检测肿瘤标志物无异常。白细胞总数及中性粒细胞升高。超声（图 14-21，视频 14-1 至视频 14-4）：心脏左侧可见 88 mm×94 mm 无回声区，边界清晰，壁厚 5 mm，其内可见稍高回声团，无回声区内可见密集光点群回声，上述病灶紧邻主肺动脉及左心室侧壁，左肺动脉明显受压，提示左纵隔囊实混合性病变。超声造影：高回声团内可见造影剂部分填充。

胸部 CT（图 14-22）：左上纵隔可见巨大囊实性占位，较大截面积为 94 mm×88 mm，实性部分可见强化，病灶内可见脂肪密度，提示左上纵隔巨大囊实性占位，考虑肿瘤性病变，畸胎瘤可能。

入院后予抗感染、对症支持治疗，考虑患者多为肿瘤性病变，遂在感染控制后立即行胸腔镜手术治疗，术中见左前纵隔巨大肿瘤位于胸骨后、主动脉弓及其分支前方及心包上方，大小为 12 cm×10 cm×8 cm，呈囊实性，张力较大，包膜完整，抽取 350 ml 灰褐色浑浊囊腔内液。病理：（左前纵隔）成熟囊性畸胎瘤。术后患者恢复良好。

【讨论】

畸胎瘤是常见的卵巢生殖细胞肿瘤，来源于生殖细胞，分为成熟畸胎瘤（即良性畸胎瘤）和未成熟畸胎瘤（恶性畸胎瘤）。良性畸胎瘤中含有多种成分，包括皮肤、毛发、牙齿、骨骼、油脂、神经组织等；恶性畸胎瘤分化欠佳，没有或少有成形组织，结构不清。早期畸胎瘤多无明显临床症状，大多于体检时偶然发现。畸胎瘤好发于性腺及身体的中轴、中轴旁部位，最常发生于卵巢、睾丸，亦可发生于纵隔、腹膜后、肠系膜、骶尾部、颈、松果体等，发生于肺部者较罕见。肺内畸胎瘤（intrapulmonary teratoma，IPT）和纵隔畸胎瘤同样具有典型的畸胎瘤样改变，多为良性，实性肿瘤小部分为恶性。IPT 大多数（90%～95%）为良性，Mohr 于 1839 年首次报道良性囊性畸胎瘤或成熟性畸胎瘤。该肿瘤无典型发病年龄，大多数患者在 20～40 岁间被检出，且其发病无明显性别差异，但女性略多。既往文献报道肺恶性畸胎瘤好发于男性，发病年龄从 10 个月到 68 岁不等，预后差。病理学检查可见原始神经管、低分化间叶组织及上皮组织，总生存时间从数天到 2 年不等。恶性畸胎瘤需按恶性肿瘤的治疗原则进行手术切除，并行系统淋巴结清扫，术后辅助放化疗。该肿瘤多发生于肺上叶，尤其是左上叶，其余肺叶常发生支气管扩张。临床上常无特征性症状和体征，少数患者有特征性咳痰，可咳出豆腐渣样物及毛发，但此症状也可见于纵隔畸胎瘤破入支气管内的患者，患者多因咳嗽、咯血、胸闷、胸痛（其疼痛可放射至肩部，可能系肿瘤压迫肺组织继发感染所致）、气短及发热入院，病变部位叩诊呈浊音，因此易与肺炎、肺脓肿、结核及其他类型的肺部感染性疾病混淆，术前常难以确诊。体格检查时可有压迫血管、气管、食管、喉返神经、交感神经等相应的体外表现以及形成胸壁瘘管等体征。

IPT 病灶位于肺实质内或支气管管腔内，

多为圆形实性或囊性肿块，大小不一，常因继发感染而就诊。由于临床表现缺乏特异性，容易误诊为其他疾病，需与肺脓肿、肺结核、肺囊肿及其他肺肿瘤等疾病相鉴别。纵隔畸胎瘤发生率约占原发性纵隔肿瘤的 21.5%，其中良性（即成熟畸胎瘤）占 90%以上。早期肿瘤体积较小，可无任何症状，随着体积增大可出现压迫症状、继发感染和恶变，产生相应受累器官和组织的症状、体征，如肿瘤压迫或累及上腔静脉可出现面、颈和上胸部肿胀，颈静脉怒张；累及肺可出现反复发作的肺炎、肺不张；肿瘤破入胸腔可发生胸腔积液、脓胸或血胸；继发感染可形成支气管胸膜瘘；穿破心包会发生心包积液、心脏压塞，甚至侵及心肌与心肌粘连。当肿瘤向颈肩部突出或累及肋间时，可形成相应部位的局限性肿块。

畸胎瘤的实验室检查无特异性指标；CT 或超声引导下经皮肺穿刺病理检查、抽出液 CEA、ADA、CA19-9 等标志物增高可协助诊断，但肺穿刺有可能造成癌细胞的播散及形成血气胸。临床上怀疑有纵隔肿瘤的患者术前均应行 CT 以明确肿瘤大小、周围毗邻、血流等重要信息，以便指导手术操作。多层螺旋 CT 能够有效反映纵隔肿瘤的影像学特征，准确显示肿瘤大小及内部结构，并能反映其受损及动态增强等状态，其所获得的图像具有较高的分辨率和较大的覆盖范围，能较好地反映病灶部位的细微病变，在获取轴位图像信息时，可以利用多平面重建图像对纵隔肿瘤进行分析，以明确肿瘤范围以及大小等，更详尽了解其与邻近脏器组织之间的关系，准确判断其良恶性，以指导临床治疗，在纵隔肿瘤的诊治过程中优势明显。

目前对 IPT 的治疗主要采取手术切除，术后患者预后好。若不及时手术切除肿瘤，患者可因严重感染、大咯血或肿瘤恶变死亡。

胸腔镜微创手术具有最佳的内环境稳定状态、最小的手术切口、最轻的全身炎症反应及最小的瘢痕愈合，这大大降低了术后并发症的发生率，可提高患者的生存质量，是现代外科手术的发展趋势。手术时应根据肿瘤的部位决定手术方式，原则是切除肿瘤的同时最大限度地保留正常肺组织。

由于大部分肺部肿瘤的临床症状和影像学表现类似，加之对少见类型的肺部肿瘤缺乏认识，故临床医师经常出现诊断和治疗上的困惑。本例患者为 22 岁女性，因“发热、咳嗽、咳痰伴胸痛 1 周”入院，患者是由于继发肺部感染出现症状而住院治疗，术后证实为纵隔成熟囊性畸胎瘤（良性病变）。分析该患者病情，从患者的年龄、性别、发病部位、症状、体征及术后病理诊断均与临床诊断相吻合。在超声提示左纵隔囊实混合性病变后行 CT 检查得以确诊。

对于肺部肿瘤（畸胎瘤）的诊断，胸部正侧位片是最基本和首选的检查方法，常规 CT 扫描结合薄层 CT 或 HRCT 扫描是肺部肿瘤无创性检查中的最佳检查方法，超声、MRI 或者支气管镜检查可作为诊断的一种补充。一旦疑诊此病或术前不能确定肿瘤良恶性时，在控制肺部感染后（感染会造成肿瘤周围血管脆性增加，手术时易损伤出血），应尽早行肺叶切除术，一般恢复良好，可达到满意效果。

视频 14-1 畸胎瘤超声 1

视频 14-2 畸胎瘤超声 2

视频 14-3 畸胎瘤超声 3

视频 14-4 畸胎瘤超声 4

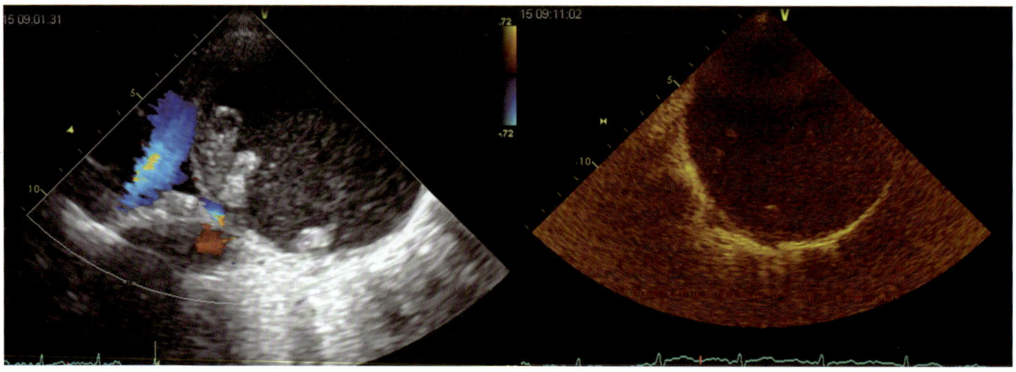

图 14-21 畸胎瘤（多普勒超声、超声造影）

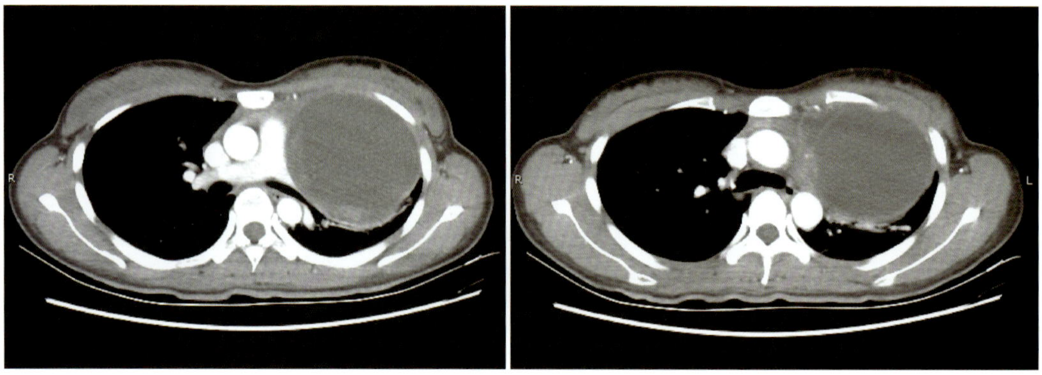

图 14-22 胸部 CT。左上纵隔巨大囊实性占位

（刘娅妮 张 骅）

病例 2

左前纵隔 T 细胞淋巴瘤

【病史摘要】

患者，男，73 岁。

主诉：左胸持续性疼痛，发现前纵隔肿块 1 周。

既往无高血压、冠心病等特殊病史。家族无类似病史。吸烟 30 余年，已戒多年。

体格检查：T 37.2℃，P 81 次/分，R 20 次/分，BP 130/80 mmHg，未触及浅表淋巴结肿大，口唇无发绀，气管无移位。双侧胸廓对称，呼吸运动正常，左上肺触觉语颤明显减弱，叩诊轻浊音，呼吸音减低，无啰音，右肺无特殊。心腹无异常。双下肢无水肿。

【诊疗过程】

入院后超声（视频 14-5 至视频 14-10）：心脏前方可见约 122 mm×70 mm 的低回声区，自右心室前壁向心底部包绕主动脉及肺动脉，右心室流出道及肺动脉起始段受压变形，各心腔内未见明显肿块图像。提示：①前纵隔实性占位性病变（造影剂非均匀性填充）；②心包积液。超声造影：低回声区内可见丰富的造影剂填充，显影不均匀。

胸部 CT（图 14-23）：前纵隔可见密度不均匀的软组织密度影，未见明显强化，大小约 10.6 cm×8.3 cm，胸腺区可见类圆形结节灶，直径约 10 cm，前纵隔及腔静脉后淋巴结肿大，心包前下部可见梭形软组织肿块，提示前纵隔软组织密度影，考虑为肿瘤性病变，伴前纵隔及腔静脉后淋巴结转移，心包前下部转移可能。

穿刺病理检查结果：左前纵隔 T 细胞淋巴瘤侵及肺组织，符合外周 T 细胞淋巴瘤，非特异性。

因病变范围大，且与大血管关系密切，故

无法手术治疗，行放化疗。

【讨论】

淋巴瘤累及肺部在临床上并不少见，根据原发灶情况，可分为原发性肺淋巴瘤（primary pulmonary lymphoma，PPL）和继发性肺淋巴瘤（secondary pulmonary lymphomas，SPL）。其中大多数是继发于身体其他部位淋巴瘤的肺内浸润，主要由纵隔淋巴结直接浸润或由远处淋巴瘤病灶血行转移至肺部，占全部淋巴瘤病例的25%～40%。PPL（仅有肺部淋巴结侵犯而不伴纵隔、肺门及其他部位的淋巴瘤）比较少见，文献报道占淋巴瘤的1%以下，仅占原发性肺部肿瘤的0.5%～1%，占结外非霍奇金淋巴瘤的1%以下。在PPL中，80%以上为B细胞性淋巴瘤，而T细胞性淋巴瘤及霍奇金淋巴瘤不足1/5。发病高峰为60～70岁，男女发病率无明显差异。

肺淋巴瘤最常见的类型依次为黏膜相关淋巴组织淋巴瘤、霍奇金淋巴瘤、弥漫大B细胞性淋巴瘤和淋巴瘤样肉芽肿病，其中黏膜相关淋巴组织淋巴瘤和淋巴瘤样肉芽肿病是主要的PPL类型，原发性病例明显多于继发性病例。弥漫大B细胞性淋巴瘤和霍奇金淋巴瘤是主要的SPL类型，继发性病例明显多于原发性病例。

肺淋巴瘤的影像学表现多样，缺乏特异性。典型改变为伴颈部、锁骨上、腋窝淋巴结肿大。肿块常围绕血管生长，使血管被包埋，犹如血管“插入”肿块内呈莲蓬状。纵隔内肿块有时呈多结节融合状，增强时可见多结节样环形强化。肿块较大时其内可见多发小囊状低密度坏死液化区，与纵隔鳞癌常见的大片坏死不同。较大肿块的心脏大血管接触面（mass-cardiovascular inferface，MCI）形态在血管层面呈灌铸型，在心脏层面呈凹陷型且常伴心包积液，部分肿块可完全包绕心脏。

肺淋巴瘤的超声表现为淋巴结明显肿大或融合成团块时可显示为单发或多发性圆形、椭圆形或相互融合成分叶状的不规则病灶，边界不清，内部多为混合回声。

肺淋巴瘤的临床表现多不典型，可有发热、咳嗽、咳痰，并无特异性表现，临床上极易误诊为肺癌。

肺淋巴瘤的确诊有赖于病理学检查。临床上可通过气管镜行支气管黏膜活检、经皮肺穿刺、胸腔镜活检及外科手术等方式获取组织标本，结合免疫组化以及基因重排可以明确诊断该病。

肺淋巴瘤需与肺及纵隔淋巴结结核、结节病、肺及纵隔转移瘤相鉴别。

对于局限性肺淋巴瘤首选手术治疗，对于双侧肺病变、肺外浸润或复发病例考虑化疗。目前临床上很少使用放疗，因放疗可引起不可逆性肺实质损伤。预后与组织学亚型及临床表现、分期等有关。

本例患者为73岁男性，病理检查结果：左前纵隔T细胞淋巴瘤侵及肺组织，符合外周T细胞淋巴瘤，非特异性。该患者为少见的T细胞性淋巴瘤。本例证明超声及超声造影与胸部CT具有明显相关性。

外周T细胞淋巴瘤（peripheral T-cell lymphomas，PTCL）符合Cordier等的诊断标准，即病理确诊。PTCL为异质性血液学肿瘤，约占全部成人非霍奇金淋巴瘤（non-Hodgkin’S lymphoma，NHL）的15%。肺原发性外周T细胞淋巴瘤的临床表现无特异性，多数患者以呼吸系统症状为首发表现，少数患者因常规体检时发现胸部X线检查异常而就诊。症状以咳嗽最为常见，其次为发热，还可表现为咯血、痰中带血、呼吸困难、胸痛、体重减轻等，肺部体格检查以病变处细湿啰音或呼吸音减低最为常见。肺原发性PTCL在CT检查时多表现为边界不清、单发或多发的结节或团块影、实变影，伴或不伴纵隔淋巴结肿大。

肺原发性的临床表现缺乏特异性，故容易误诊，对临床医生来说是一个挑战。此外，前纵隔位于胸骨后方的狭长三角区位置，包含淋巴管、内乳动脉、静脉、胸腺、脂肪等组织，解剖关系复杂，前纵隔组织占位性病变种类繁多、影像学特征较模糊，难以仅凭影像学准确诊断前纵隔病变类型，所以对纵隔占位性病变行普通超声、气道内超声、彩色多普勒检查是值得推荐的简便、易行、无损伤而又经济实用的检查方法。超声可以实时观察纵隔占位性病变的包膜、外形、内部回声及血流、与周围脏器的关系，初步判断其良恶性，为诊断和治疗提供有力依据。超声引导下穿刺活检能够提供准确的穿刺点、进针方向和穿刺深度，从而避开心脏和周围大血管，使穿刺更准确和安全，并可对肿瘤进行进一步的病理学诊断。因此，现代超声对于纵隔占位性病变是一种重要的检查手段，可与 CT、MRI 相互补充。

在治疗方面，总体而言，PTCL 的预后比 B 细胞淋巴瘤差，是一组病变进展较快的侵袭性疾病。CHOP 方案对多数 PTCL 的疗效并不理想，但目前尚无该类型淋巴瘤的标准治疗方案，这主要与该疾病发病率低、临床特点不典型、诊断困难、对化疗药物反应不佳有关。

视频 14-5 左前纵隔淋巴瘤 1

视频 14-6 左前纵隔淋巴瘤 2

视频 14-7 左前纵隔淋巴瘤 3

视频 14-8 左前纵隔淋巴瘤 4

视频 14-9 左前纵隔淋巴瘤 5

视频 14-10 左前纵隔淋巴瘤 6

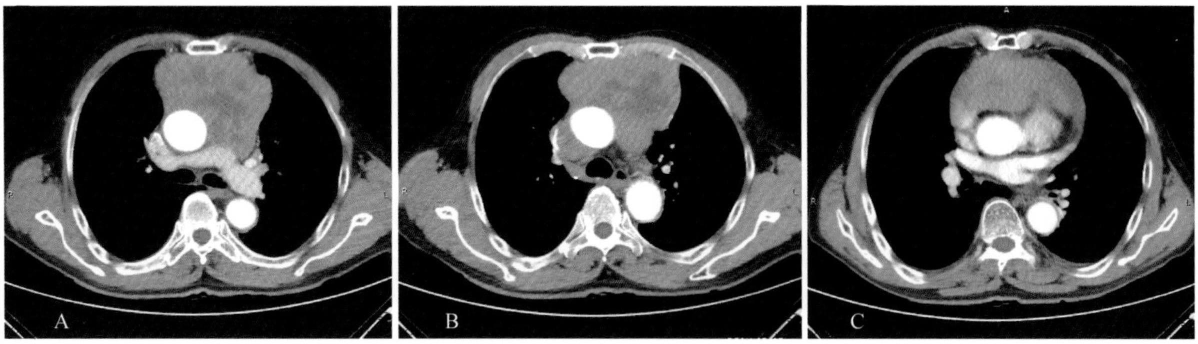

图 14-23 胸部 CT 影像

（刘娅妮 张 骅）

病例 3

支气管源性囊肿

【病史摘要】

患者，女性，39 岁。

主诉：发热、咳嗽、气喘 5 天，加剧 3 天。

现病史：患者 5 天前无明显诱因间断出现无规律发热，最高体温 37.8℃，时有非刺激性阵发性咳嗽，伴咽痛、吞咽不适感，时有胸闷、气喘，活动后加重，休息后稍好转。在当地医院予“罗红霉素、金莲花颗粒”处理，无再发热，但咳嗽、气喘无好转，4 天前胸部 X 线：双肺纹理增粗。心电图：窦性心律，左心房高电压。予“头孢克洛”、中药（具体不详）处理，咽痛好转，气喘较前加重，安静休息即感气喘，不能平卧，伴胸闷不适。入院前1天门诊胸部CT：纵隔肿瘤压迫气管。在呼吸内科行支气管镜气管支架置入术，术后咳嗽、咳痰、气喘较前好转。

否认结核、肿瘤等特殊病史。

体格检查：T 37.5℃，P 77次/分，R 20次/分，BP 145/78 mmHg。神清，查体尚合作，气管右偏，双肺呼吸运动正常，双肺呼吸音低，无啰音。腹部视诊外形正常，触诊腹肌软，无压痛、反跳痛。

【诊疗过程】

入院后胸主动脉增强CT（图14-24）：①中上纵隔（T1～T4水平）内气管食管左旁占位：考虑血肿可能，其他待排除，请结合临床；②胸主动脉、双肾动脉CTA检查未见明显异常；③气管支架置入术后改变，相应管腔狭窄较前缓解；胸部超声＋超声造影（图14-25）：于纵隔区探及一混合回声包块，大小约65 mm×42 mm，边界清晰，内可见少许絮状回声沉积。超声造影上述混合回声包块内未见明显增强区域。上消化道造影：上纵隔增宽，食管上段受压右偏，建议进一步检查；气管支架置入术后改变。

实验室检查：感染相关指标升高，肝功能、血脂、甲状腺功能、肿瘤标志物、结核杆菌抗体、类风湿因子（RF）、痰培养鉴定及药敏、ANA＋ENA＋抗dsDNA均大致正常。

2018年5月18日在全身麻醉下行经颈部上纵隔巨大囊肿切除＋上纵隔引流术。术后予抗感染、雾化吸入、补液等治疗。于2018年5月22日气管镜下取出气管覆膜支架，过程顺利，术中囊性包膜切开后见黄色脓性液体流出。术后病理：（上纵隔囊肿）良性囊肿，符合支气管源性囊肿。末次复查血常规未见异常。术后患者恢复良好。

【讨论】

纵隔支气管源性囊肿（mediastinal bronchogenic cyst，MBC）是一种先天性良性病变，多由胚胎时期支气管胚芽迷走至纵隔伴发育异常所致，占原发性纵隔肿瘤的15%以上。MBC的影像学表现多样，且多数患者临床症状不明显，直至囊肿出现周围组织压迫并导致感染、出血后才引发相关症状。因此，MBC的早期检出率偏低，而且各类纵隔囊肿的临床表现及影像学表现存在相似性，也使得MBC的误诊率较高。

MBC可发生于气管旁、隆突下、肺门旁、食管旁及纵隔内其他任何部位，以中纵隔最多，但大部分位于气管旁和隆突下。本例患者MBC位于气管及主支气管旁。囊肿呈类圆形、单房性未见分隔，边界清楚，邻近组织受压推移改变，无包埋。囊肿多紧贴气管或支气管生长，但未与支气管相通。

McAdams等报道约1/2的支气管源性囊肿腔内为清亮液体，其CT平扫呈典型的囊性水样密度，另有近1/2的囊肿含有浓稠或胶冻样物质，极少数由于囊液为钙化样物质而呈高密度。本例平扫CT值50～60 HU。术中发现囊肿内容物呈黄色脓性，考虑CT值较高与囊液合并感染有关。多数影像科医师认为MBC病灶位于支气管周围区域，且尚未完全了解MBC密度多样性特征，此时建议行增强扫描，根据病灶无强化的特点能够做出MBC与胸腺瘤、神经源性肿瘤、食管源性肿瘤的鉴别，但与胸腺囊肿、心包囊肿及食管囊肿的鉴别仍有赖于病理检查。部分合并感染的MBC病例，CT图像可见囊肿壁增厚伴周围渗出性改变，此时易误诊为单纯感染，若患者接受规范抗感染治疗后可见渗出性病变或气液平面有吸收但肿块体积未见减小，可考虑MBC。若胸部CT可见纵隔单发囊液性或软组织密度肿块，且增强扫描未见病灶强化，需高度考虑MBC的风险，并综合感染、肺气肿等病变及症状予以仔细判断。

本例术前超声探查见纵隔囊性肿块，造影下肿块内未见造影剂进入，综合考虑手术安全性及患者家属的主观意愿，未予行超声引导下穿刺抽液治疗，但超声探查可清晰地显示肿块部位与周围血管及脏器的关系，在超声引导下行经皮纵隔肿块穿刺时能够提供准确的穿刺点及进针方向和穿刺深度，从而避开心脏及周围大血管，使穿刺更准确和安全。回顾病史，若该患者出现呼吸困难时完善各项检查，排除出血性及血管源性疾病后，可优先选择超声引导下穿刺抽液，以快速缓解气管压迫症状，为后续诊断治疗赢得时间，且相比支气管支架置入术更加高效，费用更加低廉。

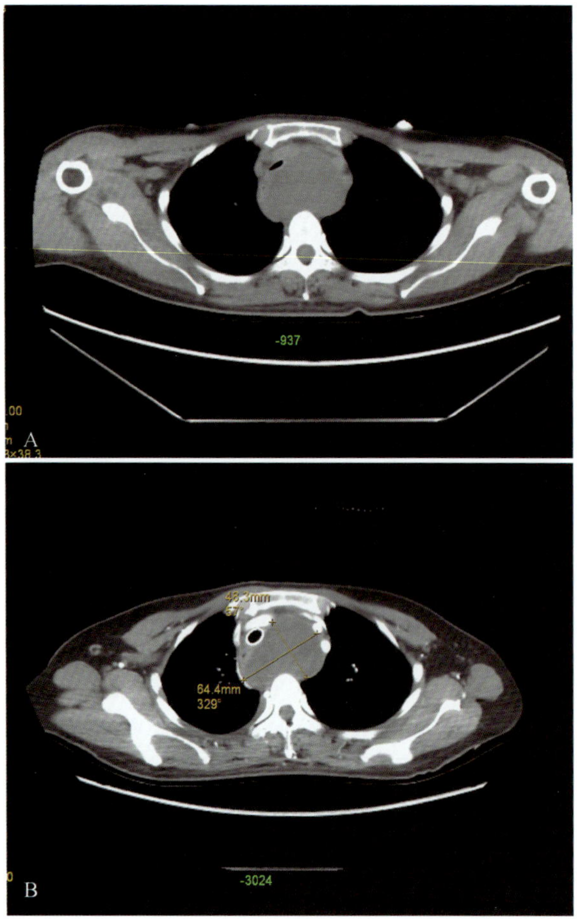

图 14-24 胸部 CT。**A.** 支气管支架置入前 CT 平扫；**B.** 支气管支架置入后 CT 增强扫描

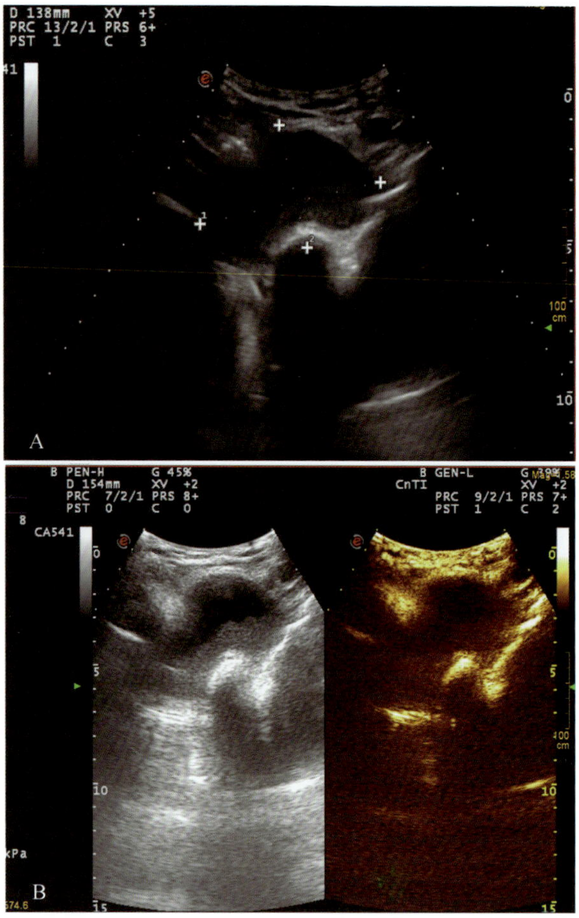

图 14-25 床旁超声。**A.** 二维超声图像；**B.** 超声造影图像

（陈　明）

病例 4

（前纵隔）慢性肉芽肿

【病史摘要】

患者，男，53 岁。

主诉：因“进食后梗阻感 5 年，胸闷 2 个月，胸痛 1 个月余”入院。

既往史：5 年前行纵隔肿瘤切除术（具体不详），2 年前术后复查发现纵隔肿块。

体格检查：T 36.6℃，P 70 次/分，R 18 次/分，BP 135/75 mmHg，双侧胸廓对称，气管无移位，双肺肺叩诊清音，无啰音。心腹无异常。双下肢无水肿。

【诊疗过程】

入院后超声（视频 14-11 至视频 14-14）：左肺动脉起始段左前方可见一大小 30 mm×25 mm 的低回声区，边界清晰，提示主肺动脉左前方实性病灶。超声造影：低回声区内可见不均匀稀疏造影剂。

胸部 CT（图 14-26）：前纵隔可见结节状软组织影，大小约 30 mm×24 mm，边缘较光滑，内可见脂肪密度，未见明显强化，考虑胸腺瘤可能。

入院后行手术治疗，术中发现左前纵隔区内心脏前方、胸骨后方、左侧无名静脉下方可见大小约 4 cm×3 cm×2 cm 的肿瘤，包膜光滑完整。

病理结果：（前纵隔）慢性肉芽肿，多考虑由异物所致，伴较多泡沫细胞。

【讨论】

肉芽肿是由巨噬细胞及其衍生细胞局限性浸润和增生所形成的边界清晰的结节状病灶，根据病因可分为感染性肉芽肿和非感染性肉芽肿。

肉芽肿的本质是迟发型超敏反应导致的炎症，在免疫应答中发挥主要作用的是巨噬细胞和上皮样细胞。因此，肉芽肿可定义为巨噬细胞及其衍生细胞（如上皮样细胞、多核巨细胞）的聚集，伴或不伴其他炎症细胞浸润。病因假说包括：类肿瘤学说、自身免疫性疾病、细菌病毒感染学说。

肉芽肿的类型包括：①感染性肉芽肿（infective granuloma）是指由生物病原体（细菌、梅毒螺旋体、真菌、寄生虫等）感染引起的肉芽肿。可形成具有特殊结构的细胞结节，如结核病是由结核分枝杆菌引起的肉芽肿性炎症，其病变特征是形成典型的结核性肉芽肿（tuberculous granuloma），即结核结节（tuberculous nodule），该结节的中央为干酪样坏死，周围伴有增生的上皮样细胞和朗汉斯多核巨细胞（langhans multinucleate giant cell），并伴有淋巴细胞和成纤维细胞；②异物性肉芽肿（foregin body granuloma）是指由异物（外科缝线、粉尘、滑石粉、木刺等）引起的肉芽肿。病变以异物为中心，周围有大量巨噬细胞、异物巨细胞、成纤维细胞和淋巴细胞等，形成结节状病灶；③结节病样肉芽肿（sarcoidosis granuloma）是指结节病时发生的非坏死性上皮样细胞肉芽肿。结节病是一种尚未明确病因的全身性疾病。该肉芽肿主要由上皮样细胞、多核巨细胞和淋巴细胞构成，无干酪样坏死。

本例患者 5 年前行纵隔肿瘤切除术（具体不详），2 年前术后复查发现纵隔肿块，考虑外科缝线导致的（前纵隔）慢性肉芽肿，为缝线慢性刺激所致。纵隔慢性肉芽肿性炎症在临床上以纵隔淋巴结肿大为主要特征，症状表现为咳嗽、痰出不爽、咯血、气短、喑哑、烦躁易怒、口苦、纳差、胁肋部胀痛、腹痛、腹泻等。患者近 5 年进食后梗阻感伴胸闷 2 个月、胸痛 1 个月余考虑为纵隔慢性肉芽肿典型表现，入院后超声发现左肺动脉起始段左前方一大小 30 mm×25 mm 低回声区，边界清晰，考虑主肺动脉左前方实性病灶。超声造影见低回声区内不均匀稀疏造影剂。此结果与术中所见的左侧无名静脉下方大小约 4 cm×3 cm×2 cm 的肿瘤基本吻合，据此说明超声在诊断纵隔疾病中具有较高的准确性。

视频 14-11 前纵隔慢性肉芽肿 1

视频 14-12 前纵隔慢性肉芽肿 2

视频 14-13 前纵隔慢性肉芽肿 3

视频 14-14 前纵隔慢性肉芽肿 4

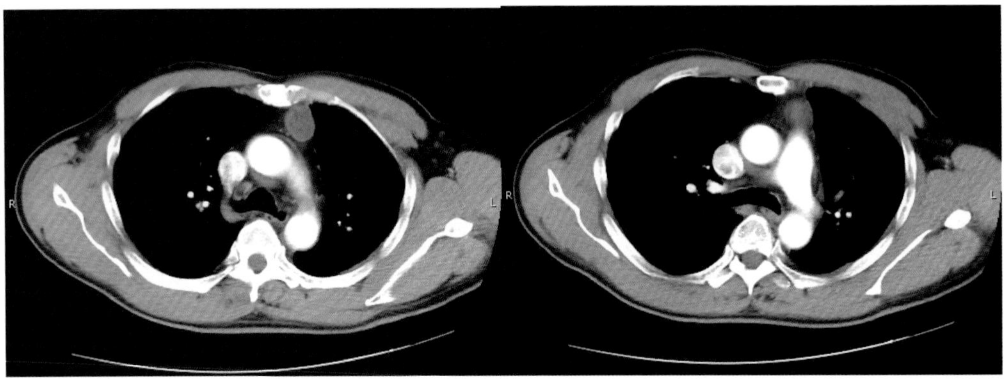

图 14-26 胸部 CT 影像

（刘娅妮 张 骅）

病例 5

（左上后纵隔）神经鞘瘤

【病史摘要】

患者，女，56 岁。

主诉：左肩部疼痛 5 年余，加重伴左侧胸痛 1 年余。

既往体健。

体格检查：T 36.1℃，P 72 次/分，R 18 次/分，BP 160/80 mmHg，双侧胸廓对称，气管无移位，左上肺叩诊轻浊音，呼吸音减弱，无啰音，右肺无异常。心脏及腹部无异常。

【诊疗过程】

入院后超声（图 14-27、视频 14-15 至 14-17）：左上纵隔紧邻左锁骨上动脉处可见一 38 mm×40 mm 低回声区，边界清晰，提示左上纵隔紧邻左锁骨下动脉处实质性占位性病变。超声造影：低回声区内可见较丰富造影剂填充。

胸部 CT（图 14-28）：左上纵隔左侧类圆形软组织影，考虑肿瘤性病变，神经源性肿瘤可能。

入院后行胸腔镜手术治疗。术中见 T1～T3 水平后纵隔孤立椭圆形肿瘤，大小约 5 cm×5 cm，紧附脊柱表面，外膜光滑，质稍硬。

病理：（左上后纵隔）神经鞘瘤。

【讨论】

神经鞘瘤又称施万细胞瘤，起源于神经鞘组织，是一种生长缓慢的良性肿瘤，偶有恶性改变。1973 年由 Niimura 首次报道并命名为神经鞘瘤。恶性神经鞘瘤可由外周型神经纤维瘤，尤其是神经纤维瘤病恶变形成，好发于颅内、椎管内、脊神经根和周围神经，在胸部多发生于后纵隔脊柱旁区，多起源于脊神经，亦有少数来源于膈神经、迷走神经、臂丛神经等。也有原发于支气管或肺实质内的神经鞘瘤，但极其罕见。纵隔神经源性肿瘤一般起源于神经鞘细胞、副神经节细胞或者神经节细胞，多数为良性，少数为恶性。位于后纵隔脊柱旁沟的神经源性肿瘤诊断准确率较高，一旦肿瘤生长较大或与纵隔内病变相混淆时，CT 可清晰地显示肿瘤轮廓与周围组织的关系和骨质改变，并可通过 CT 值估计肿瘤的囊、实性。MRI 可确定椎管内病变，对诊断哑铃型肿瘤有特殊价值。但是，CT 或 MRI 很难明确肿瘤的良、恶性，有文献报道肿瘤直径>10.0 cm 且伴有骨质破坏、胸腔积液等表现提示为恶性。

恶性神经鞘瘤常呈侵袭性生长，切除后易复发，放疗可局部控制肿瘤，但治愈少见。该病为非遗传性疾病，各年龄段均可发病，但多为 20～50 岁的中青年男性。

临床症状常与气道阻塞程度和肿瘤部位及大小有关。当肿瘤位于外周肺组织时，影像学表现为界限清楚的类圆形结节，绝大部分患者无明显临床症状，多为体检时无意发现。当肿瘤位于叶支气管附近时，影像学可表现为肺不张或肺炎改变，患者可出现咳嗽、呼吸困难等症状。病变位于大气道时可表现为严重的呼吸困难，大量咯血患者非常少见。

胸部 CT 表现包括：①肿瘤位于脊柱旁，呈圆形或椭圆形；②密度一般均匀，CT 值近似于肌肉，少数可含脂类物质、囊性变及钙化，CT 值可有所改变；③相邻椎体或肋骨可见光滑压迹。若肿瘤呈哑铃状生长于椎管内外，则椎间孔可扩大；④增强扫描可见肿块均匀强化；⑤肿块边缘一般清楚。如边缘不清，且对邻近结构有侵犯则应考虑恶性可能。

MRI 多方位成像可以更准确地定位肿瘤并清晰地显示与邻近大血管、椎体的关系，而通过多序列 MRI 扫描可以敏感地显示出病变内部的出血、囊性变、坏死、脂肪等病理学改变，随着 MR 系统的不断升级以及扫描技术的不断改善，MR 图像质量逐步提高，MRI 在纵隔病变诊断中的价值也相应提高。

鉴别诊断：因无典型的症状及体征，恶性神经鞘瘤与其他胸壁、肺部巨大肿瘤常难以鉴别，应注意与恶性局限性胸膜间皮瘤及肋骨骨肉瘤相鉴别，后两种病变一般多伴有邻近肋骨破坏，恶性胸膜间皮瘤还常伴有胸腔积液。此外，神经纤维瘤、平滑肌瘤、炎症性肌纤维母细胞性肿瘤、孤立性纤维性肿瘤、转移性胃肠间质瘤等均需加以鉴别。

神经鞘瘤的最终诊断依靠病理学，免疫组织化学是辅助诊断和鉴别诊断的重要方法，通过检测到肿瘤组织中 S-100、Vimentin 及髓鞘碱性蛋白的阳性表达，或者电镜检测到肿瘤细胞内具有神经鞘细胞分化的超微结构特征可有助于诊断。

恶性神经鞘瘤对放疗、化疗不敏感，最佳治疗方式是手术切除，以往都需要通过开胸手术才能完成。在 1992 年，Landrenneau 等首先开展胸腔镜取代开胸手术切除后纵隔神经源性肿瘤。微创是当今外科学发展的趋势，以电视胸腔镜手术（video assisted thoracoscopic surgery，VATS）为代表的胸部微创手术自 20 世纪 90 年代以来在胸外科领域取得了突出进展。因后纵隔区域解剖结构简单，该区域肿瘤的手术切除特别适合在电视胸腔镜下完成，其后胸腔镜术式得到了快速推广，并已凭借微创手术的优势取代开胸手术成为后纵隔肿瘤的首选术式。

神经鞘瘤的预后与肿瘤部位、是否并发神经纤维瘤病、肿瘤分化程度及侵犯范围、手术切除情况有关，易出现局部复发和远处转移。

本例患者肿瘤位于左上后纵隔，考虑恶性神经鞘瘤。患者入院时无胸腔积液，但感左侧胸痛 1 年余，这种胸痛不同于胸膜炎时的胸痛，是由神经鞘瘤刺激神经根所致。由于神经鞘的连续性，肿瘤组织沿神经鞘连续性生长也是胸痛持续出现的一个原因。随着病情变化，神经压迫可导致类似冠心病的症状，如发作性胸痛、胸闷、心悸，心电图有不同程度的 ST 段及 T 波改变，临床医师在遇到此种典型发作症状患者时，多以冠心病心绞痛诊治，因此易造成误诊。

本例 CT 中充分显示了病灶的形态特征及与相邻组织间的关系，对术前正确定位、定性发挥关键性的作用。超声造影见低回声区内较丰富造影剂填充说明病灶内血管丰富，不适合穿刺活检，同时病变部位的大量血管也说明病变多为恶性。由此可以证明胸部 CT 与超声相辅相成，可为诊断和治疗提供必不可少的依据。

视频 14-15 左上后纵隔恶性神经鞘瘤 1

视频 14-16 左上后纵隔恶性神经鞘瘤 2

视频 14-17 左上后纵隔恶性神经鞘瘤 3

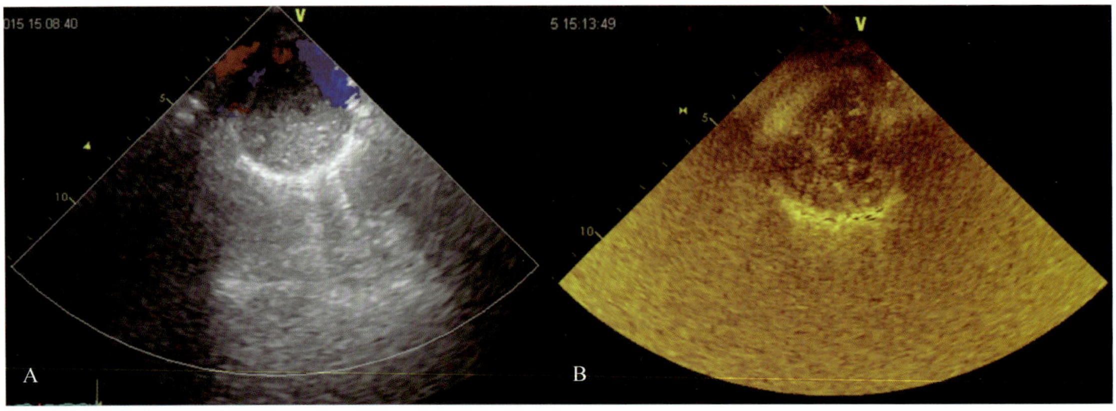

图 14-27 超声影像

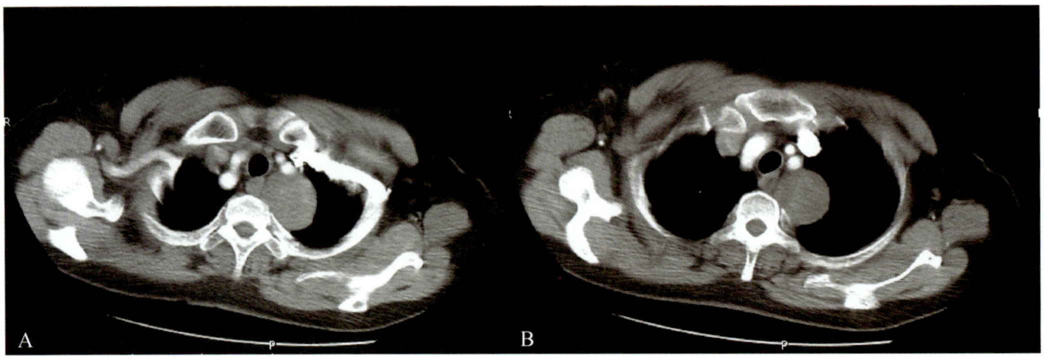

图 14-28 胸部 CT 影像

（刘娅妮 张 骅）

病例 6

食管鳞状细胞癌

【病史摘要】

患者，男，48 岁。

主诉：进食梗阻 1 年余。

既往体健。原籍湖北。

体格检查：T 36.5℃，P 74 次/分，R 18 次/分，BP 140/80 mmHg，神清。浅表淋巴结无肿大。双侧胸廓对称，气管无移位，双肺无啰音。心浊音界正常，心率 74/分，律齐，无杂音。腹部无异常。

【诊疗过程】

入院后行超声（图 14-29，视频 14-18 至视频 14-22）：左心房与胸降主动脉之间可见一大小约 40 mm×41 mm 低回声区，紧邻左右肺静脉，左心房受压。提示：①心包积液；②左心房后方实性占位性病变（造影剂充盈）。超声造影：低回声区内可见较丰富的造影剂充填。

胸部 CT（图 14-30）：食管中段（T4～T10）管壁明显增厚，见软组织肿块，软组织包绕胸主动脉前侧壁，左主支气管后壁受累。提示：食管中段肿瘤。

因范围较大且侵犯大血管，故未行手术。

胃镜病理检查：食管鳞状细胞癌。

【讨论】

食管癌是临床常见的消化系统恶性肿瘤，患者的中位生存时间不足 32 个月，远期预后较差。在中国，食管癌发病率居所有男性恶性肿瘤第四位，女性第六位。因此，早发现、早诊断和及时干预对提高疗效、改善预后、降低死亡率和减轻食管癌疾病负担非常重要。

食管癌的组织学类型包括腺癌和鳞状细胞癌，欧美地区多发腺癌，鳞癌多发生于中亚、东亚等亚洲地区。我国90%的食管癌属于食管鳞状细胞癌（esophageal squamous cell cardnoma，ESCC）。ESCC常发生转移，预后差，患者5年生存率不足20%。目前，导致ESCC的确切细胞和分子学机制尚未被系统证实，其早期诊断和治疗仍没有突破性进展。

国际抗癌联盟（UICC）和美国癌症联合会（AJCC）联合发布的第8版食管及食管胃交界部癌TNM分期已经出版，将于2018年正式施行。一直以来，TNM分期系统在食管及食管胃交界部癌的诊断、治疗及预后判断中均发挥重要的作用。

食管癌早期临床表现缺乏特异性，主要症状为消瘦、进行性吞咽困难、呃逆及胸骨疼痛等。患者一旦出现明显吞咽困难等临床症状时，绝大多数已属于晚期。

目前在我国，食管癌患者的发现及病理学验证依赖于消化内镜检查，而衡量食管癌病变的长度、浸润的深度及外周淋巴结转移情况则更多依靠上消化道X线钡餐或CT、MRI、PET-CT等检查。但是，X线钡餐无法对肿瘤浸润深度进行评价，而CT不能准确显示食管层次。超声内镜属于有创检查、受操作者主观因素影响，且可能因管腔狭窄而无法进镜。

影像组学（radiomics）作为当前医学影像特征量化分析的主流工具之一，采用大量自动化算法将感兴趣区域的影像数据转化为可发掘的高维特征，并通过对大量影像特征的定量、高通量分析来综合评估肿瘤表型，预测肿瘤特性，如病理类型、基因表型、治疗反应、不良反应和生存时间等。

本例患者入院后首先行肺部超声检查，在检查中见左心房与胸降主动脉之间一大小40 mm×41 mm的低回声区，紧邻左右肺静脉，左心房受压。提示：①心包积液；②左心房后方实性占位性病变（造影剂充盈）。超声造影：低回声区内可见较丰富的造影剂充填。结合胸部CT考虑食管癌可能，最终胃镜明确诊断。在本病例中，我们可以看出肺部超声的价值所在。无创、简便、实时是超声最大的优势，体现了从无创检查到有创检查的序贯模式，值得临床推广。

由于食管癌起病隐匿，多数患者临床确诊时已为中晚期，错过根治性手术切除的最佳时机，往往采取放、化疗为主的综合治疗。食管癌放、化疗效果存在个体差异，即使同一病理类型、同一临床分期，治疗后肿瘤消退情况也不尽相同。

肿瘤对放疗的敏感性受细胞氧合状况、p53基因状态、微血管分布情况等影响，使得相同病理类型及分期的肿瘤出现不同的治疗反应及预后。肿瘤细胞在电离辐射直接和间接效应的作用下可出现细胞膜及DNA损伤，在细胞凋亡之前细胞内水分含量、运动活性及细胞密度即可发生变化，这预示着食管癌放疗早期即可发生肿瘤弥散功能改变，且该变化与治疗敏感性及疗效密切相关。

食管鳞癌是发展中国家主要的食管癌类型，在世界范围内的食管癌患者中约占95%，全球每年新增约50万例食管癌患者，其中一半以上发生在中国，尤其是河南、河北和山西三省交界的太行山区。近年来，随着对肿瘤发病机制研究的不断深入，以个体化医疗为基础的精准医学模式得到广泛认可。但是，由于肿瘤异质性的广泛存在，使得不同患者对同一药物的敏感性千差万别，在肿瘤的治疗过程中，患者也往往会产生不同程度的耐药，导致无法从根本上治疗肿瘤。因此，异质性的存在也正是肿瘤需要开展个体化治疗的主要原因，是精准医学的发展方向。总而言之，降低肿瘤恶性程度，延长患者生存时间是最根本的目标。

本例患者为食管中段鳞癌，湖北人，靠近河南，饮食习惯与河南相似，因病变范围较大且侵犯大血管而未行手术治疗。患者在我院确诊后返回当地医院治疗。出院时建议患者行放化疗、免疫治疗或者生物靶向治疗。

视频 14-18 左心房后方占位性病变 1

视频 14-19 左心房后方占位性病变 2

视频 14-20 左心房后方占位性病变 3

视频 14-21 左心房后方占位性病变 4

视频 14-22 左心房后方占位性病变 5

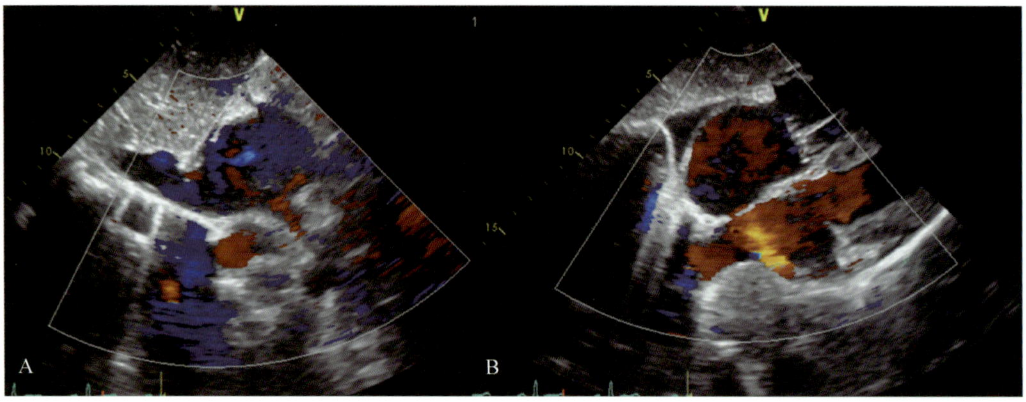

图 14-29 超声影像

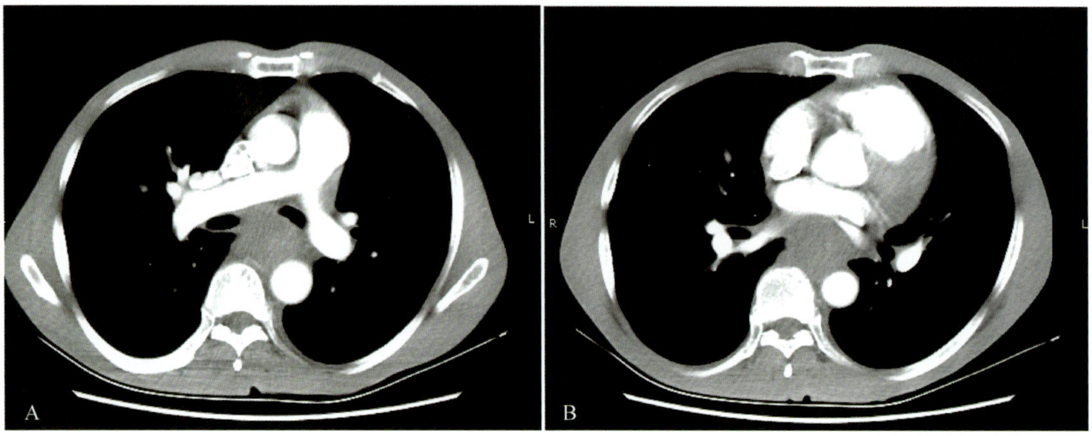

图 14-30 胸部 CT 影像。食管中段（T1～T4）管壁明显增厚，可见软组织肿块，软组织包绕胸主动脉前侧壁，左主支气管后壁受累

（刘娅妮 张 骅）

病例 7

B3 型胸腺瘤

【病史摘要】

患者，女，59 岁。

主诉：因“胸闷、胸痛 1 周”入院。

体格检查：双侧胸廓对称，气管无移位，右上肺及右下肺叩诊浊音，无啰音，左肺无异常。心脏及腹部无异常。

【诊疗过程】

入院后超声（视频 14-23 至 14-27）：右上纵隔临近上腔静脉及升主动脉处可见一大小 69 mm×46 mm 低回声区，边界尚清，内可见片状无回声区，提示右上纵隔囊实混合性病灶。超声造影：低回声区内可见丰富造影剂填充。血常规正常。

胸部 CT（图 14-31）：右前纵隔肿块，与心包关系密切，可见明显较不均匀强化，临近肺组织膨胀不全。

术中见右前纵隔心脏前方肿块，大小约 7 cm×5 cm，气管前间隙与上腔静脉间有大小 3 cm×3 cm 固定质硬淋巴结。

病理：B3 型胸腺瘤伴大片坏死。

术后行放、化疗。2016 年 5 月门诊复查胸部 CT：前纵隔术后改变，局部不均匀软组织密度及心包增厚。

【讨论】

胸腺瘤（thymic tumors，TT）是前纵隔最常见的肿瘤，发病率约占前纵隔肿瘤的 83%～90%，约占全部纵隔肿瘤的 20%。胸腺是中枢性免疫器官，是 T 细胞增殖分化的场所，对机体免疫稳定及免疫监视具有重要意义，起源于胸腺的肿瘤可以合并一些自身免疫性疾病。

世界卫生组织（WHO）根据胸腺瘤上皮细胞形态将胸腺瘤分为 A 型、AB 型、B 型及 C 型，A 型及 AB 型即髓质型及混合型，为良性肿瘤，患者预后良好，无复发危险，而 B 型属于Ⅰ型恶性胸腺瘤，患者复发率及转移率高，C 型为Ⅱ型恶性胸腺瘤，患者恶性程度及死亡率很高。

由于胸腺瘤生物行为学及组织学特征多变，故胸腺瘤患者预后差异较大。B 型胸腺瘤 B1～B3 型代表由淋巴细胞占优势到上皮细胞占优势的谱系，但实际工作中常见两种肿瘤混合及过渡区域，采用优势组织类型为主的诊断名称（如 B1 型胸腺瘤伴有 B2 型胸腺瘤成分）将提高对这类肿瘤的诊断一致性。胸腺瘤的重要形态学特征是肿瘤性上皮细胞和非肿瘤性淋巴细胞混合存在，两种细胞成分的不同比例和肿瘤细胞的免疫表型是肿瘤分类的主要依据，并具有不同的生物学行为。与其他肿瘤不同，根据组织学不能确定胸腺瘤的良恶性，其良恶性需依据有无包膜浸润、周围器官侵犯或远处转移来判断。B3 型主要由轻度异型、中等大小的圆形或多角形细胞组成，上皮细胞和少量淋巴细胞混杂其中。

胸腺瘤好发于成人。发病率无明显性别差异。流行病学研究发现，胸腺异常与重症肌无力发病密切相关，临床上 30%～50%的胸腺瘤合并重症肌无力（myasthenia gravis，MG）。

患者早期并无典型临床表现，后期常伴有自身免疫功能异常，压迫邻近器官可出现明显的临床表现，主要为胸部不适、胸痛、胸闷、咳嗽等，随着病程迁延，X 线检查可发现纵隔阴影。胸腺瘤患者多合并其他综合征，如低蛋白血症、重症肌无力、肾炎肾病综合征等。

CT 影像可根据肿瘤的形态、边缘、密度、周围脏器脂肪间隙、强化程度、有无邻近脏器受累及远处播散、转移等征象来对侵袭性与非侵袭性肿瘤进行区分。多层螺旋 CT 能够反映胸腺瘤的生物学特性，具有预测其组织学类型和判断预后的潜力。

CT 征象包括：①肿瘤位于前纵隔，其中前中上纵隔最多见，可偏向一侧或突向双侧肺野，可向中后纵隔浸润生长，部分可延伸至心膈角区、膈面，少数可同时累及前上、中、下纵隔；②肿瘤大小与胸腺瘤的分型有关，肿瘤越大，胸腺瘤的恶性程度可能越高；肿瘤形态多不规则，多呈分叶状；③肿瘤内部密度不均匀，囊变坏死多见，少数可见钙化；④肿瘤以直接侵袭的方式向邻近组织生长，直接侵犯大血管，纵隔内脂肪间隙及隐窝可被肿瘤组织填充，增强扫描显示大血管被推移、包绕或明显狭窄，肿块的心脏大血管接触面（mass-cardiovascular inferface，MCI）呈灌铸型生长；⑤纵隔胸膜呈结节或饼样增厚，增强后呈轻中度强化，肿块的肺接触面（mass-pulmonary interface，MPI）呈尖角或锯齿征；⑥胸膜种植：表现为远隔胸膜区胸膜不均匀增厚或结节样突起，多伴胸腔积液；⑦心包受累或转移：肿瘤直接侵犯心包，有时可伴心包积液；⑧胸骨直接受累或转移：胸骨直接受累最多见，也可见溶骨性或成骨性骨质破坏；⑨淋巴结转移；⑩血行转移：可见肺、肋骨、肝及肾上腺转移。以上征象可单独或多个同时存在。

前纵隔肿瘤病理标本的获取方法包括CT或超声引导下的细针穿刺抽吸活检或带芯穿刺活检、前纵隔切开活检、胸腔镜活检等。

鉴别诊断：胸腺瘤应与胸腺增生、胸腺淋巴瘤、纵隔生殖细胞源性肿瘤、畸胎瘤、胸腺复杂囊肿等鉴别。

早期病变以手术切除为主，进展期或复发胸腺瘤需要多学科综合治疗。胸腺瘤由于其特有的组织学分类，使治疗方法有所不同。放疗对B型胸腺瘤疗效较好。目前治疗仍以蒽环类及顺铂为主的化疗方案为基础。紫杉醇类等、生长抑素类似物、免疫抑制剂等药物在小样本数据中有一定疗效。分子靶向治疗的应用以及特征性生物标志物的探索值得进一步深入研究。晚期胸腺瘤仍应以个体化治疗、多学科综合治疗为主。

手术治疗的原则包括：①由于前纵隔脂肪组织内含与原位胸腺相同的异位胸腺组织，因此患者容易复发，即使Ⅰ期患者也存在复发的风险。因此，应尽量完整清除患者前纵隔脂肪组织；②尽量完整切除胸腺组织及胸腺瘤以减少及消除肿瘤复发的机会，降低MG发生率。

胸腺瘤的特点是位于前纵隔狭窄空间，前面有胸骨，后边紧邻心脏主动脉及大血管上腔静脉、左无名静脉。当瘤体较大时往往偏向一侧，行开放性手术时，可选正中开胸，或侧胸入路。然而，侧开胸时对于胸骨后区瘤体不易处理，正中开胸对于处理偏向一侧的瘤体也有一定困难。尽管如此，在临床上普遍认为正中开胸为胸腺瘤切除的主要方式。胸腔镜手术是否可切除胸腺瘤目前尚有争议。切除胸腺瘤主要在于完全切除胸腺尤其是胸腺上极，清扫纵隔脂肪组织，正确处理胸腺静脉，防止损伤无名静脉而造成出血，防止损伤膈神经及纵隔其他重要器官组织，严防肿瘤细胞在胸腔内种植。

目前胸腔镜下胸腺瘤切除的适应证包括：早期（Ⅰ和Ⅱ期）胸腺瘤、表现为位于正中或偏右的前上纵隔肿瘤、与胸腺关系密切、肿瘤包膜完整、与心脏大血管界限清晰、无外压表现。对肿瘤大小没有严格的要求。但是，胸腔镜下早期胸腺瘤切除的手术入路和手术范围仍存在争议。

值得注意的是，无论胸腔镜手术或开胸手术，均有一定比例的患者在术后会发生肌无力危象，表现为呼吸无力、呼吸困难及低氧血症。胸腔镜手术术后发生肌无力危象主要与麻醉和胸内切除肿瘤有关。

放疗在胸腺瘤中是一种必不可少的治疗方法。目前三维适形调强放疗可最大限度地降低周围正常组织的放射性损伤，提高肿瘤照射剂量和局部控制率。

胸腺瘤的预后与多种因素有关，如临床分期、WHO组织学类型及其切除的完整性，与年龄、性别、有无重症肌无力等因素无关。

胸腺瘤较小时临床表现常比较隐匿，不易被早期发现，肿瘤较大时因为占位效应会导致患者出现症状而就诊。本例患者因“胸闷、胸痛1周”入院，考虑由肿瘤占位效应所致。患者为B3型胸腺瘤，是临床较少见的恶性肿瘤，其等同于“上皮样、非典型、鳞样、高分化胸腺癌”，这种分类有其组织病理学和肿瘤生物学依据，80%的B3型胸腺瘤呈浸润性生长。患者术后行放化疗，2016年5月门诊复查胸部CT：前纵隔术后改变，局部不均匀软组织密度及心包增厚。B3型胸腺瘤为晚期恶性肿瘤，预后较差。目前患者失访。

视频 14-23 右上纵隔囊实性混合型病灶 1

视频 14-24 右上纵隔囊实性混合型病灶 2

视频 14-25 右上纵隔囊实性混合型病灶 3

视频 14-26 右上纵隔囊实性混合型病灶 4

视频 14-27 右上纵隔囊实性混合型病灶 5

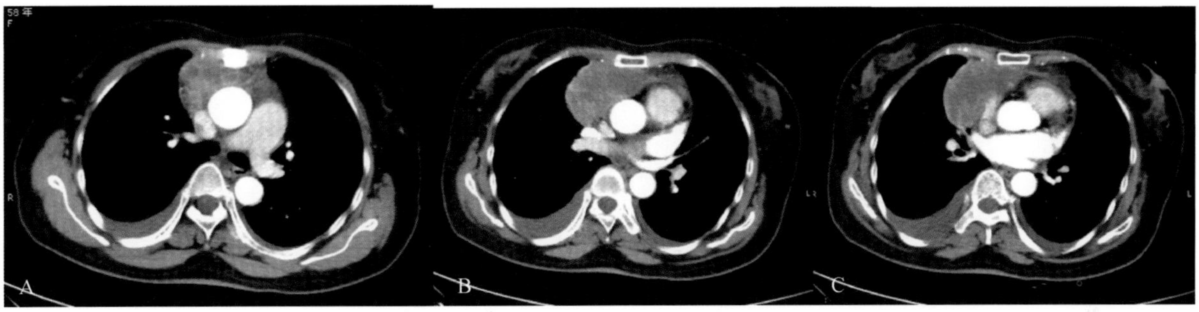

图 14-31 胸部 CT 影像

（刘娅妮　张　骅）

病例 8

上纵隔占位性病变

【病史摘要】

患者，男，78 岁。

主诉：声音嘶哑 2 个月，饮食呛咳 1 个月。

现病史：患者 2 个月前无诱因出现声音嘶哑，初始患者未在意，后患者持续声音嘶哑，1 个月前患者出现饮食呛咳，无胸闷、气急，无恶心、呕吐等不适，3 天前于当地医院就诊，胸部 CT：①右上纵隔团块影，占位？淋巴结？②慢性支气管炎，肺气肿，右上肺微小结节，增殖灶可能。今患者于我院就诊，以“右上纵隔占位：肺癌？胸腺癌？”收住入院。

既往体健。

体格检查：一般情况良好，浅表淋巴结未触及肿大。双肺呼吸音正常。心脏及腹部无异常。双下肢无水肿。

辅助检查：当地医院胸部 CT 检查（2018 年 5 月 7 日）：①右上纵隔团块影，占位？淋巴结？建议增强检查；②慢性支气管炎，肺气肿，右上肺微小结节，增殖灶可能。

实验室检查：血常规、凝血功能、生化、肿瘤标志物无异常。

初步诊断：右上纵隔占位，肺癌？胸腺癌？

【诊疗过程】

患者入院后血常规、凝血功能、生化、肿瘤标志物无异常；胸部 CT 平扫＋增强（图 14-31）：①上纵隔占位，首先考虑恶性肿瘤，转移瘤或转移性淋巴结肿大可能性大；②两肺慢性支气管炎、肺气肿样表现；③右上肺微小结节；左上肺细小结节样影，考虑增殖灶可能大。食管造影（图 14-32）：食管颈段-胸上段占位并受压移位。支气管镜（2018 年 5 月 18 日）：气管上段膜部隆起，可见新生物，触之出血，隆突尖锐，搏动良好，右主支气管通畅，右上叶各段开口通畅，黏膜正常，右中间支气管通畅，右中叶及右下叶各段开口通畅，黏膜正常，左主支气管通畅，黏膜正常，左上叶各段开口通畅，黏膜正常，左下叶各段开口通畅，黏膜正常。因气管新生物触之出血，未行活检。胃镜检查（2018 年 5 月 24 日，图 14-32）考虑为食管癌。病理：（距门齿 19～22 cm）食管黏膜慢性炎伴鳞状上皮轻度增生。免疫组化：CK（－）P40（－）P63（－）Ki-67（小于 1%＋）。PET-CT（图 14-33）：上纵隔占位，邻近气管、食管受压推移，葡萄糖代谢异常旺盛，考虑恶性肿瘤。

该患者已行相关检查，但病理仍不明确，对于上纵隔病灶，获取标本的手段有限，为进一步明确病理及基因诊断，拟行超声引导下穿刺活检。将超声探头置于胸骨上窝向下扫查可清晰显示病灶，术前对肿瘤进行超声造影（图 14-34）评估，了解病灶内坏死区及与周边脏器的关系，然后在超声引导下顺利完成穿刺活检（图 14-35），穿刺术后未见出血等相关并发症，病理结果为纤维组织内鳞状细胞浸润或转移，结合病史考虑上纵隔肿瘤为食管癌转移所致。

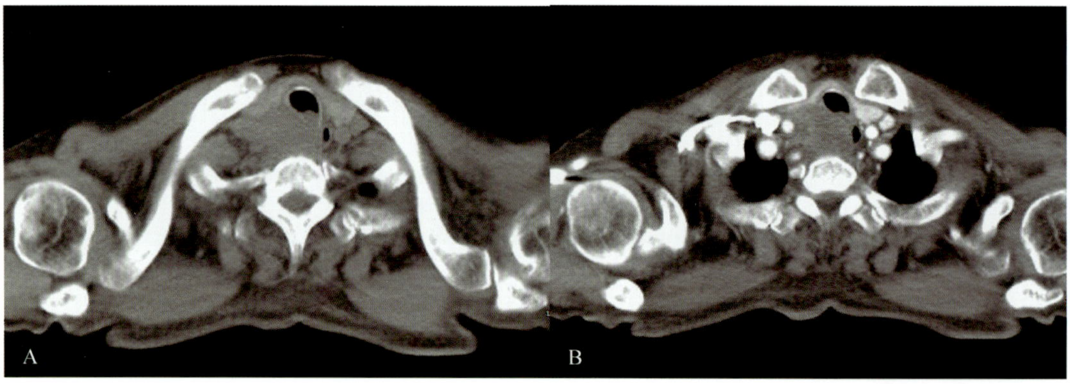

图 14-31　胸部 CT 影像。**A.** CT 平扫见纵隔占位；**B.** 增强 CT 见纵隔肿瘤内强化

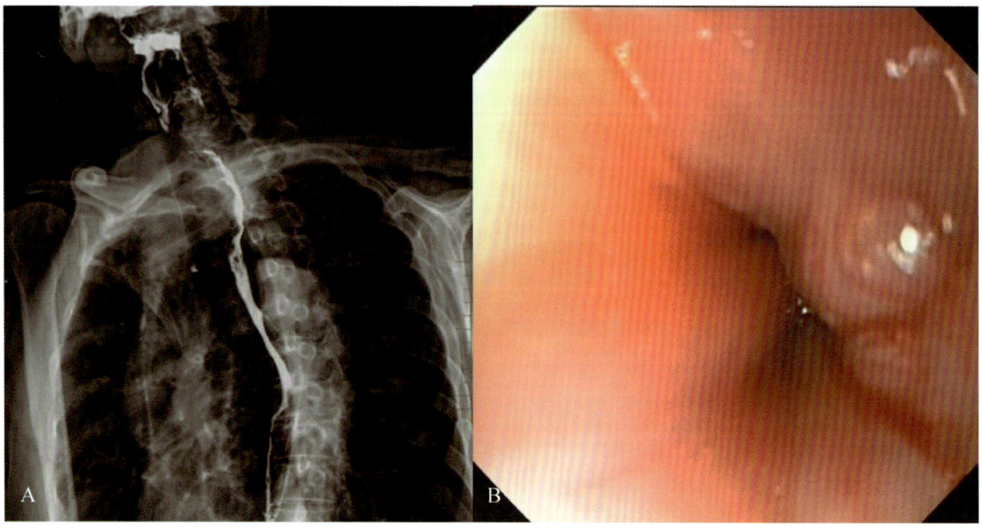

图 14-32　食管钡餐造影及电子胃镜影像。**A.** 食管钡餐造影显示食管颈段-胸上段占位并受压；**B.** 电子胃镜示食管息肉状不规则隆起性病移位灶、接触易出血，质韧

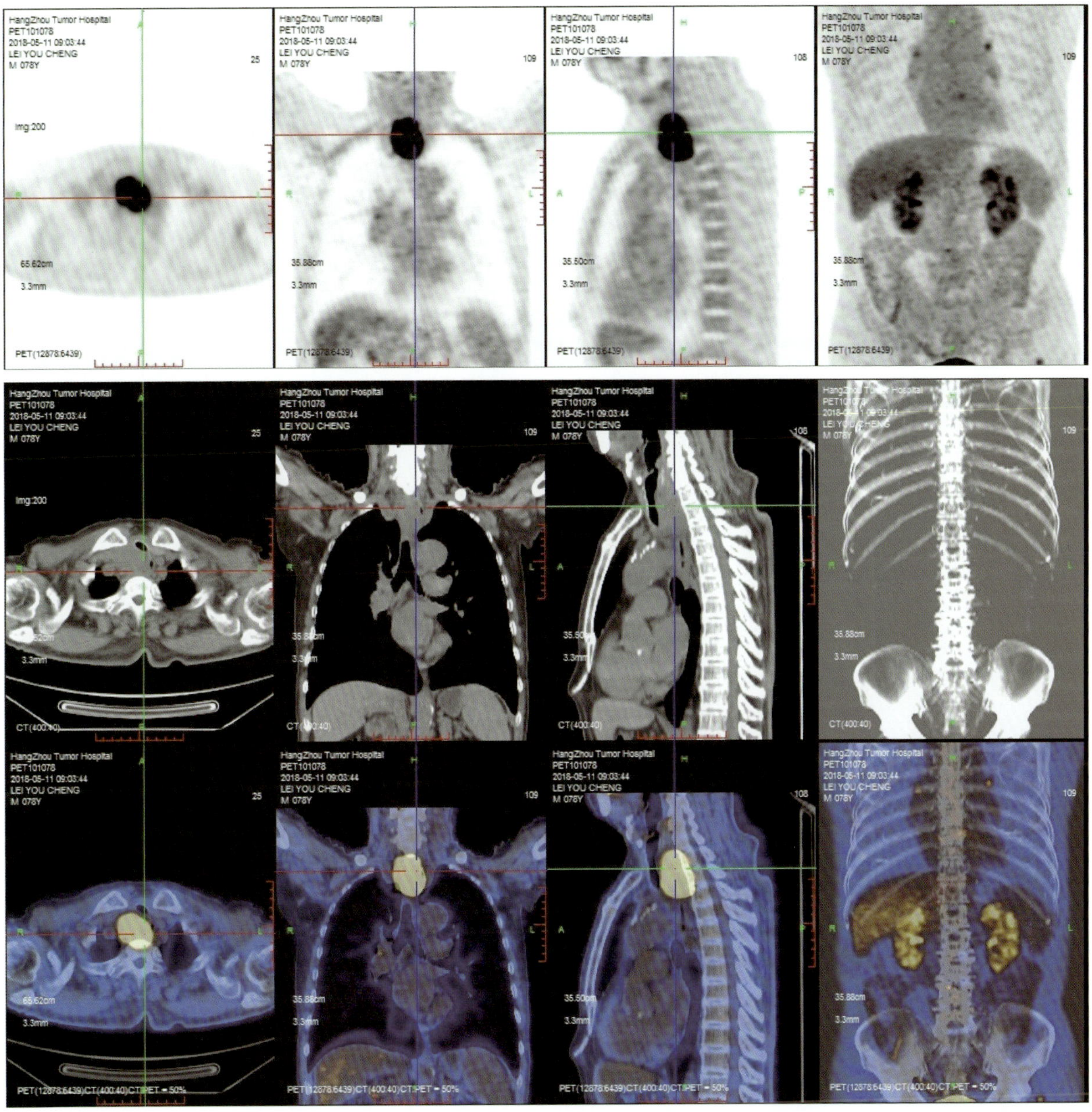

图 14-33 PET-CT 显示上纵隔占位，临近食管、气管受压推移，葡萄糖异常代谢旺盛，考虑恶性肿瘤

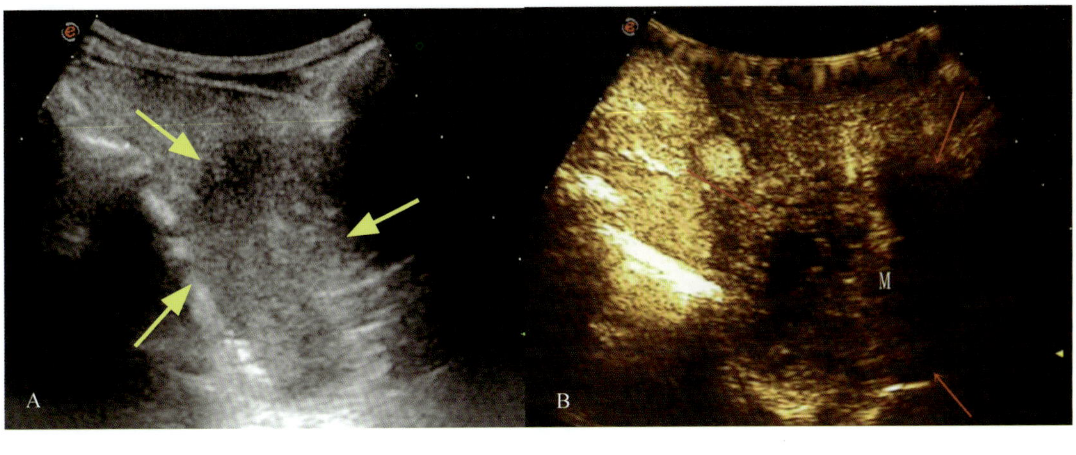

图 14-34 超声造影影像。**A.** 常规超声显示上纵隔低回声团块（箭头）；**B.** 超声造影显示上纵隔肿块（M 处）呈不均匀低增强

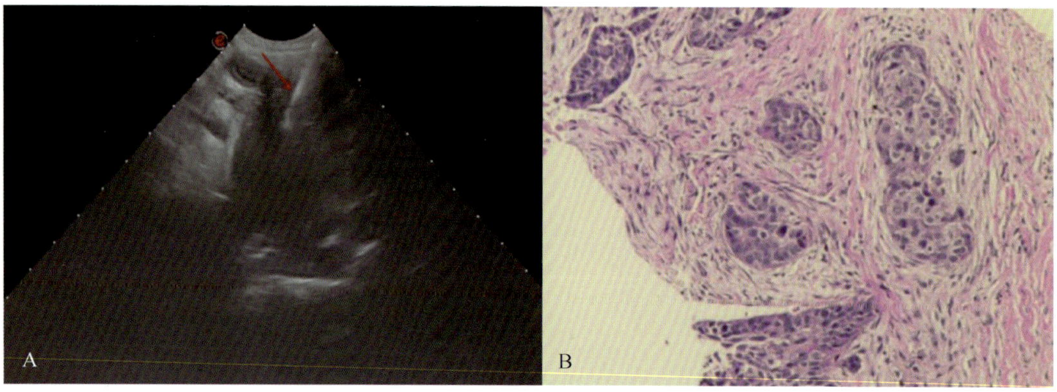

图 14-35 实时超声引导下进行穿刺活检及病理。**A.** 实时超声引导下进行穿刺活检（箭头为穿刺针）；**B.** 穿刺活检的组织病理学考虑为纤维组织内鳞状细胞癌浸润或转移

（楼 军 雷志锴）

参考文献

[1] 王振宇，徐文堡主编．人体断层影响解剖学．第 4 版．北京：人民卫生出版社，2016．

[2] Park SJ，Park JY，Jung J，et al. Clinical manifestations of spontaneous pneumomediastinum. Korean J ThoracCardiovascSurg，2016，49（4）：287-291.

[3] Mole TM，Glover J，Sheppard MN. Sclerosing mediastinitis：a report on 18 cases. Thorax，1995，50（3）：280-283.

[4] Sherrick AD，Brown LR，Harms GF，et al. The radiographic findings of fibrosing mediastinitis. Chest，1994，106（2）：484-489.

[5] Do YS，Im JG，Lee BH，et al. CT findings in malignant tumors of thymic epithelium. JCAT，1995，19（2）：192.

[6] 王德廷．肿瘤病理诊断．第 1 版．天津：天津科学技术出版社，1987．

[7] Takeda S，Miyoshi S，Ohta M，et al. Primary germ cell tumors in the mediastinum：a 50-year experience at a single Japanese institution. Cancer，2003，97（2）：367-376.

[8] 殷泽富，蒋钢．纵隔畸胎瘤的 CT 诊断．青岛大学医学院学报，2006，4（24）：292-294．

[9] 杨新官，邱维加，丁可．前纵隔淋巴瘤的 CT 征象．实用放射学，2012，28（4）：516-518．

[10] Hynes JK，Tajik AJ，Osborn MJ，et al. Two dimensional echocardiographic diagnosis of pericardial cyst. Mayo ClinProc，1983，58（1）：60-63.

[11] Brown LR，Aughenbaugh GL. Masses of the anterior mediastinum：CTandMRIfindings . Ajr American Journal of Roentgenology，1991，157（6）：1171-1180.

[12] 刘志，杨学华，高剑波，等．纵隔淋巴母细胞性淋巴瘤的 CT 诊断．实用放射学杂志，2011，27（3）：366-368．

[13] 赛金海，金凤强，等．中纵隔神经鞘瘤 1 例．中国医学影像技术，2016，32（11）：1672．

[14] Sarper A，Ayten A，Golbasi I，et al. Bronchogenic cyst. Tex Heart Inst J，2003，30（2）：105-108.

[15] 叶叔文，王明杰，蓝俊．先天性支气管囊肿 8 例影像学分析．中国乡村医药，2012，19（5）：65．

[16] 沈训泽，王华，等．纵隔支气管囊肿的 CT 表现．中国医学影像学，2014，22（11）：820-823．

[17] Hurawitzki H，Stiglbauer R，Klepetko W，et al. CT and MRI in benign mediastinal haemangioma. ClinRadiol，1991，43（2）：191-194.

[18] Ishii K，Maeda K，Hashihira M，et al. MRI of mediastinal cavernous hemangioma. PediatrRadiol，1990，20：556-557.

[19] Li SM，Hsu HH，Lee SC，et al. Mediastinal hemangioma presenting with a characteristic feature on dynamic computed tomography images. J Thorac Dis，2017，9（5）：E412-E415.

[20] 王顺生，张盛箭．纵隔海绵状血管瘤的 CT 影像学特征．肿瘤影像学，2017，26（4）：268-272 .

[21] Daydw，Taylor SA. An intrapulmonary teratoma associated with thymic tissue. Thorax，1975，30

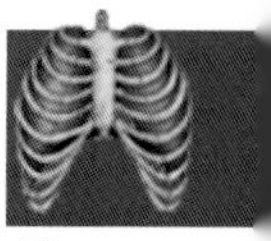

(5)：582-587.

[22] Giunchi F，Segura JJ. Primary malignant teratoma oflung：report of a case and review of the literature. Int JSurgPathol，2012，20（5）：523-527.

[23] Gautam HP. Intrapulmonary malignant teratoma. Am Rev Respir Dis，1969，100（6）：863-865.

[24] Pound AW，Willis RA. A malignant treatoma of the lung in an infant. J Pathol，1969，98（2）：11l-114.

[25] Rana SS，Swami N，Mehta S，et a1. Intrapulmonary teratoma：an exceptional disease. Ann ThoracSurg，2007，83（3）：1194-1196.

[26] Takeyama Y. Significance of apoptotic cell death in systemic complications with severe acute pancreatitis. J Gastroentero，2005，40（1）：1-10.

[27] Yang J，Fier A，Carter Y，et al. Liver injury during acute pancreatitis the role of pancreatitis-associated ascitic fluid（PAAF），p38 - MAPK，and caspase-3 in inducing hepatocyte apoptosis. J GastrointestSurg，2003，7（2）：200-207.

[28] Hiota S，Nakaya Y，Sakamoto K. Spontaneous hemothorax secondary to immature teratorrm of the mediastinum. Intem Med，1999，38（9）：726-728.

[29] Maeyama R，Uchiyama A，Tominaga R. Benign mediastinal teratoma complicated by cardiac tamponade：report of a case. Surg Today. 1999，29（11）：1206-1208.

[30] Cadrnel J，Wislez M，Antoine M，et a1. Primary pulmonary lymphoma. Eur Respir J，2002，20（3）：750-762.

[31] Pina-Oviedo S，Weissferdt A，Kalhor N，et a1. Primary pulmonary lymphomas. AdvAnatPathol，2015，22（6）：355-375.

[32] Ferraro P，Trastek VF，Adlakha H，et al. Primary non-Hodgkin’S lymphoma of the lung. Ann ThoracSurg，2000，69（4）：993-997.

[33] Chilosi M，Zinzani PL，Poleni V. Lymphopmliferalive lung disorders. SeminRespirCrit Care Med，2005，26（5）：490-501.

[34] 霍真，李霁，刘鸿瑞，等. 北京协和医院对18年间病理诊断肺淋巴瘤患者的回顾分析. 中华肺部疾病杂志（电子版），2016，9（6）：600-603.

[35] Cordier JF，ChailleuzE，Lauque D，et a1. Primary pulmonary lymphoma a clinical study of 70 cases in nonimmunocompromised patients. Chest，1993，103（1）：201-208.

[36] Koss MNHocholzer L，Nichols PN，et a1. Primary non-Hodgkin’s lyrnphoma and pseudolymphomaoflung：a study ofl61 patients. Hum Pathol，1983，14（12）：1024-1038.

[37] 张忠杰. 纵隔支气管源性囊肿的CT特征及鉴别诊断. 现代仪器与医疗，2017，23（3）：4-5.

[38] Smail H，Baste JM，Melki J，et al. Media stinalBronchogenic Cyst With Acute Cardiac Dysfunction：Two-StageSurgical Approach. Ann ThoracSurg，2015，100（4）：79-80.

[39] 陈幸. 成人支气管源性囊肿临床分析. 浙江大学，2015.

[40] Hanse，Kwon WJ，Chah J，et al. Media stinal-Bronchogenic Cysts：Demonstration of Fluid-Fluid Level in Bronchoscopic US Imaging. J BronchologyIntervPulmonol，2017，24（2）：153-155.

[41] Guo C，Mei J，Liu C，et al. Video-assisted thoracic surgery compared with posterolateral thoracotomy for mediastinal bronchogenic cysts in adult patients. J Thorac Dis，2016，8（9）：2504.

[42] 秦梦，刘顺，黄劲柏. 异位支气管囊肿的CT诊断. CT理论与应用研究，2016，25（5）：587-592.

[43] 蔡庄伟，罗建康，张大鹍，等. 纵隔肿块的超声诊断价值. 实用放射学杂志，2004，20（11）：1034-1037.

[44] 单康飞，黄朝晖，朱伟华. 纵隔支气管源性囊肿的CT表现及鉴别诊断. 实用放射学杂志，2015，(2)：331-333.

[45] 李斌，陈东，青丽萍. 纵隔支气管源性囊肿CT征象. 实用放射学杂志，2017，33（3）：482-484.

[46] 王耀程，李彤，魏经国，等. 纵隔支气管源性囊肿的CT诊断探讨. 实用放射学杂志，2003，19（7）：593-595.

[47] 张智栩，高剑波，杨学华，等. MSCT对纵隔支气管源性囊肿的诊断. 实用放射学杂志，2010，26（9）：1270-1272.

[48] 李湘蕊，肖彪，柳和武. 纵隔支气管囊肿39例临床分析. 心肺血管病杂志，2003，22（3）：139-141.

[49] McAdams H P，Kirejczyk W M，Rosado-de-Christenson M L，et al. Bronchogenic cyst：imaging features with clinical and histopathologic correlation. Radiology，2000，217（2）：441-446 .

[50] 夏晓亮，夏云宝，潘功茂. 纵隔支气管囊肿 1 例. 中国医学影像技术，2010，26（7）：1233.
[51] Stout AP. The peripheral manifestations of the specificnerve sheathtumor（neurilemmorea）. Am J Cancer，1935，24：751-796.
[52] Honda M，Arai E，Sawada S，et al. Neumfibromatosis andNeurilemmomatosis gene are identical. J Invest Dermatol，1995，104（1），74-77.
[53] Seppala MT，Sainio MA，Hahia MJ，et al. Muhipleschwannomas：schwannomatosis or neurofibromatosis type2. J Neurosurg，1998，89（1）：36-41.
[54] Onal M，Ernam D，Atikcan S，Memis L. Endobronchial schwannoma with massive hemoptysis. TuberkToraks，2009，57（1）：89-92.
[55] Chren S R，Chen M H，Ho D M，et al. Massive hemoptysiscaused by endobronchial schwannoma in a patient with neurofibromatosis 2. Am J Med Sci，2003，325（5）：299-302.
[56] 刘文飞，金航，等. 纵隔神经源性肿瘤 MRI 的诊断价值. 中国临床医学影像杂志，2017，28（2）：101-104.
[57] Landreneau RJ，Dowling RD，Ferson PF. Thoracoscopic resection of a posterior mediastinal neurogenic tumor. Chest，1992，102：1288-1290.
[58] Zierold D，Halow KD. Thoraeoscopic resection as the preferred Appmach to posterior mediastinal neurogenie tumors. SurgLaparoscEndoscPercutan Tech，2000，10：222-225.
[59] Chen WQ，Zheng RS，Baade PD，et al. Cancer statistics in China，2015. CA Cancer J Clin，2016，66（2）：115-132.
[60] Prohst A，Aust D，Anthuher M，et al. Early esophygeylrynrer in Europe：endosropir treatment hyendosropirsuhmurosyldissertion. Endosropy，2015，47（2）：113-121.
[61] Chen W，Zhang R，Zuo T，et al. National cancer incidenceand mortality in china，2012. chin J cancer Res，2016，28（1）：1-11.
[62] Zhang L，Ma J，Han Y，et al. Targeted therapy in esophageal cancer. Expert Rev Gastroenterol Hepat01，2016，10（5）：595-604.
[63] Godoy MC，Bruzzi JF，Viswanathan C，et al. MultimodalityImaging evaluation of esophageal cancer：staging，therapyassessment，and complications. Abdom Imaging，2013，38（5）：974-993.
[64] Aerts HJ，Velazquez ER，Leenaar RT，et al. Decoding tumourphenotype by noninvasive imaging using a quantitative radiomics approach. Nat commun，2014，5：4006.
[65] Cook GJR，Siddique M，Taylor BP，et al. Radiomics in PET：principles and applications. ClinTmnst Imaging，2014，2（3）：269-276.
[66] Giuies RJ，Kinahan PE，Hricak H. Radiomics：images are morethan pictures，they are data. Radiology，2016，278（2）：563-577.
[67] Kumar V，Gu Y，Basu s，et al. Radiomics：the process and the challenges. MagnReson Imaging，2012，30（9）：1234-1248.
[68] Lambin P，Rios-Velazquez E，Leijenaar R，et al. Radiomics：extracting more infomation from medical images using advancedfeature analysis. Eur J cancer，2012，48（4）：441-446.
[69] Choi Joon Young，Jang Kee-Taek，Shim Young Mog，et al. Prognostic significance of vascular endothelial growth factor expression and microvesseldensity in esophageal squamous cellcarcinoma：comparison with positron emission tomography. Ann surgoncol，2006，13（8）：1054-1062.
[70] Smit J K，Faber H，Niemantsverdriet M，et al. Prediction of response to radiotherapy in the treatment of esophageal cancer Using stem cell markers. RadiotherOncol，2013，107（3）：434-441.
[71] Kandioler D，Schoppmann S F，Zwrtek R，et al. The biomarkerTP53 divides patients with neoadjuvantly treated esophagealcancer into 2 subgroups with markedly different outcomes. A p53 Research Group study. J ThoracCardiovascSurg，2014，148（5）：2280-2286.
[72] Mofat B A，Chenevert TL，Meyer C R，et al. The functional diffusion msp：8i-i imaging biomarker for the early prediction of cancer treatment outcome. Neoplasia，2006，8（4）：259-267.
[73] Jie Chen，Jing Sheng，Wei Xing，et al. Monitoring earlyResponse of lymph node metastases to radiotherapy in animalmodels：diffusion-weighted imaging Vs. Morphological MR Imaging. ActaRadiologica，2011，52（9）：989-994.
[74] Chandarana H，Kang S K，Wong S，et al. Diffusion-weighted intravoxel incoherent motion ima-

ging of renal tumors with histopathologic correlation. Invest Radiol，2012，47（12）：688-696.

[75] Sun Y S，Yong C，Lei T，et al. Early evaluation of cancer response by a new functional biomarker：apparent diffusion coefficient. Am J Roentgenol，2011，197（1）：23-29.

[76] 王立东，胡守佳，吕双，等. 食管癌基础研究进展及临床应用前景. 河南医学研究，2016，25（8）：1345.

[77] 沈展，吴涛. 胸腺瘤最新 WHO 病理分型与重症肌无力及临床分期之间的关系. 临床和实验医学杂志，2015，14（2）：106-108.

[78] Romi F. Thymomainmyastheniagravis：fromdiagnosistotreatment. AutoimmnneDis，2011，5（7）：474-512.

[79] ErinMC，PatrickJK，PattiekJL. Clinical Management of thymoma patients. HematolOneolClin，2008，22（21）：457-473.

[80] SpaggiariL，CasiraghiM，GuatizeJ. Muhidisciplinarytreatment of malignantthymoma. Curt OpinOncol，2012，24：117-122.

[81] 赵辉，施巩宁，梁冰，等. 电视胸腔镜手术治疗胸腺瘤 31 例临床体会. 中国实用医药，2015，10（24）：87-88.

[82] 王贵刚，陈椿，郑炜，等. 电视胸腔镜手术治疗胸腺瘤 75 例. 中国微创外科杂志，2013，13（7）：581-583.

[83] 瞿中成. 电视胸腔镜辅助手术切除治疗老年胸腺瘤的近远期疗效. 中国老年学杂志，2013，33（18）：4622-4624.

[84] 蒋小冬，夏淦林，冯峰. 恶性胸腺瘤的 CT 诊断. 肿瘤基础与临床. 2010，23（1）：71-73.

[85] 李宁宁，尹海. 9 例进展期胸腺肿瘤的化疗疗效分析及文献复习. 中国医刊，2016，51（4）：37-41.

[86] 朱豫，朱健，刘勇，等. 胸腺瘤 Masaoka 分期及 WHO 分型与重症肌无力关系的临床意义. 国际外科学杂志，2014，41（6）：394-396.

[87] Maekawa R，Shibuya H，Hideyama T，et al. A case of myasthenia gravis with invasive thymoma associated with diffuse panbronchiolitis，alopecia，dysgeusia，cholangitis and myositis. RinshoShinkeigaku，2014，54（9）：703-708.

[88] Sakamaki Y，Kido T，Yasukawa M，et al. Alternative choices of total and partial thymectomy in video-assisted resection of noninvasive thymomas. SurgEndosc，2008，22（5）：1272-1277.

[89] 贾佳，李月敏. 术后放疗在胸腺瘤中的作用及研究进展. 实用医学杂志，2016，32（15）：2573-2575.

第十五章　慢性阻塞性肺疾病

第一节　概　　述

慢性呼吸系统疾病和心脑血管病、恶性肿瘤、糖尿病被世界卫生组织并称为“四大慢病”，而慢性阻塞性肺疾病（chronic obstructive pulmonary disease，COPD）也是“人类死亡的第四大死因”，仅次于心脏病、脑卒中、急性肺部感染，预计到2020年COPD将成为全球“第三大死因”。我国2016年最新数据显示，COPD已成为国民“第三大死因”，并成为男性的第二大死因。COPD在我国具有高患病率、高发病率、高致残率、高死亡率、高经济负担以及低知晓率的“五高一低”现状，不仅死亡率居世界各国之首，40岁及以上人群COPD患病率也是全球之最，而且该患病数据近年来有增无减。

由王辰院士团队完成并于2018年4月10日发表在国际权威杂志《柳叶刀》上的首项“中国成人肺部健康研究”结果显示，我国COPD患者已经约1亿人，40岁以上人群患病率为13.7%，短短十余年间（2002年—2015年）患病率激增67%，成为中国仅次于高血压、糖尿病的第三大常见慢性病。

王辰院士指出，我国当前针对呼吸系统疾病的防控体系与能力建设严重不足，在公众认识、卫生政策、业界能力等方面远远落后于高血压、糖尿病的防治，成为“四大慢病”防控的突出短板，亟须政府、卫生界及公众提高对COPD防控的重视，尽早采取综合性防控策略，以降低COPD对人群健康的影响。

因此，提高对COPD的认识，积极预防，早诊断、早干预、早治疗刻不容缓。

1. 什么是COPD?

根据2018年慢性阻塞性肺疾病全球倡议（GOLD）的更新定义，COPD是一种常见的、可预防、可治疗的疾病，其特征是持续存在的呼吸系统症状和气流受限，原因是气道和（或）肺泡异常，通常与暴露于毒性颗粒和气体相关。

COPD最常由慢性支气管炎和（或）肺气肿发展而来，可进一步发展为肺心病、呼吸衰竭、肺性脑病及出现全身各系统并发症。吸烟是慢性支气管炎、COPD最主要的原因，感染是其发生、发展的重要影响因素，缺氧是COPD出现肺心病等多种相关并发症的最重要因素。

2. 慢阻肺的主要临床症状是什么?

主要包括长期、反复、逐渐加重的咳嗽、咳痰（也可无咳痰）、气短、呼吸困难、喘息和胸闷。其中，逐年进行性加重的气短或呼吸困难是COPD的标志性症状。

慢性咳嗽：是COPD最早出现的临床症状，随病程发展可终身不愈，常以晨间咳嗽更为明显，夜间有阵咳或排痰。当气道严重阻塞时，通常仅有呼吸困难而不表现出咳嗽。

咳痰：一般为白色黏液或浆液性泡沫痰，偶可带血丝，清晨排痰较多。急性发作期痰量增多，可有脓性痰。

气短或呼吸困难：早期在劳力时出现，后逐渐加重，以致在日常生活甚至休息时也感到气短，但由于个体差异，部分人可耐受，部分患者特别是重度患者或急性加重时不仅出现喘息和胸闷，还可以出现疲乏、消瘦、焦虑、体重下降、食欲减退等其他非典型症状。

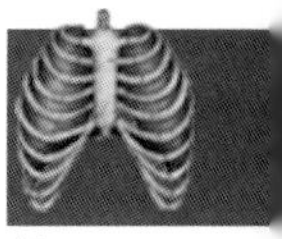

3. 所有反复咳嗽、咳痰的患者都会发展为 COPD 吗？

当患者有咳嗽、咳痰或呼吸困难症状和（或）危险因素时，应考虑 COPD。慢性咳嗽、咳痰常先于气流受限存在多年，但不是所有具有咳嗽、咳痰症状的患者都会发展为 COPD。要明确诊断 COPD，需要进行肺功能检查。

4. 肺功能检查证实持续气流受限的患者都属于 COPD 吗？

所谓“金标准”就是指当前临床医学界公认的最可靠、最准确、最好的诊断方法。例如，组织病理活检是诊断癌症的金标准、痰中找到结核杆菌是诊断结核的金标准，但是，并不是只要满足“金标准”就一定可确诊。FEV1/FVC 比值（即一秒率）＜70％未必是诊断慢阻肺的金标准，其是诊断 COPD 的必要条件，并非是充分条件。

当慢性支气管炎、肺气肿患者肺功能检查出现持续气流受限时，则诊断为 COPD。如只有慢性支气管炎和（或）肺气肿，而无持续气流受限，则不能诊断为 COPD。

一些已知病因或具有特征性病理表现的疾病也可导致持续气流受限，如支气管扩张、肺结核纤维化病变、严重的间质性肺疾病、弥漫性泛细支气管炎以及闭塞性细支气管炎等，但均不属于 COPD。

此外，需要强调的是，2018 年 GOLD 更新观点指出：评估气流阻塞时，当单次支气管扩张剂后 FEV1/FVC 比值（一秒率）为 60％～80％时，应在另一场所重复肺功能检查以确诊，因为在某些情况下，间隔一段时间后，由于个体差异，比值可能会发生改变。若初始使用支气管扩张剂后一秒率即＜60％，不太可能自发升至 70％以上。

5. 患者既往有支气管扩张或肺结核，之后出现持续性一秒率＜70%，不能诊断 COPD 吗？

教材和指南均明确指出：一些已知病因或具有特征性病理学表现的气流受限疾病（如支气管扩张、肺结核纤维化病变等）均不属于 COPD。但是，在临床实际工作中，有很多支气管扩张、肺结核的患者后续可出现肺气肿的症状和体征，且一秒率＜70％，很多医院都做出支气管扩张和 COPD 的诊断，并按 COPD 进行管理，那么，支气管扩张是否能合并 COPD 存有争议，但教材和指南未对此进行阐述。

提出这个问题的理由是：①此类患者，急性期治疗上的需要基本也是按着合并慢阻肺治疗，为什么不能下 COPD 的诊断呢？②在稳定期，COPD 需要维持治疗，而支气管扩张一般不用。换句话说，如果先有支气管扩张，然后出现气流受限，也按 COPD 治疗，那么教材和指南上的这句话就是多余的，误导的；如果只算为支气管扩张，不按 COPD 治疗，那么，COPD 的诊断和治疗就会出现偏差，后果就是加重患者稳定期的用药经济负担，以及给患者增加了心理等方面的负荷。当然，在真实世界里，此类患者在临床上确实需要用慢阻肺的治疗方法才能改善，尤其是急性加重期。

以前并不认同支气管哮喘是可以合并 COPD 的，现已认为这 2 种疾病是可以重叠的，那么，是不是也应该存在支气管扩张-COPD 重叠呢？还是临床上真的过度下了 COPD 的诊断？

6. COPD 有哪些危险因素？

COPD 的危险因素包括个体易感因素以及环境因素两方面，二者之间相互影响。目前比较明确的个体易感因素为 α1-抗胰蛋白酶缺乏，最主要的环境因素是吸烟，另外还包括接触职业粉尘和化学物质（柴火和木炭等燃烧时的烟雾颗粒、过敏原、工业废气和室内被污染的空气等）。因此，该病在农村的发病率和死亡率相对较高。在我国农村，COPD 的危险因素还包括烹调时产生的大量油烟和燃料产生的烟尘，女性患病大多数与长期用柴火做饭、厨房通气差有关。

COPD 的发病因素很多，目前许多因素尚不明确，有待进一步研究。

7. COPD 未及时发现和治疗会带来什么后果？

主要体现在生活质量下降、致残率高、死亡率高和医疗负担重等方面。COPD 是导致我国人口寿命损失的主要原因之一，是导致过早死亡和伤残的重要因素。COPD 不仅会产生大量直接医疗成本，还会对患者职业及家庭生产力产生更大影响，间接对我国的经济发展造成威胁。COPD 死亡率高，因其不仅损伤气道、肺泡和肺血管，同时还会损伤肺外组织，如骨骼、骨骼肌、心脏及其他器官。

8. COPD 等同于支气管哮喘吗？两者有什么异同？

很多人会把 COPD 和支气管哮喘相混淆，误以为有气喘症状即为支气管哮喘。两者均属于慢性呼吸系统疾病，均可表现为咳嗽、气喘、呼吸困难等，但也存在明显的不同。

从发病因素鉴别：支气管哮喘（以下简称哮喘）患者通常伴过敏体质、过敏性鼻炎和（或）湿疹等病史，部分患者有哮喘家族史，常因某些刺激而发生阵发性哮喘发作或加重，又可经治疗或不治疗而自然缓解，COPD 一般不具备上述特点。COPD 患者多有长期吸烟史和（或）有害气体、颗粒接触史。

从年龄鉴别：哮喘患者一般起始于青少年，而 COPD 往往是中老年发病。但是，老年性哮喘也应得到重视，长期哮喘可合并 COPD，二者可重叠。

从气道可逆性鉴别：COPD 气流受限基本为不可逆性（不完全可逆），哮喘则多为可逆性（完全可逆，但也是目前世界医疗水平尚不能根治的疾病）。需要指出的是，部分病程较长的哮喘患者也会发生气道重塑，从而出现气流受限不能完全逆转，而少数 COPD 患者伴有气道高反应性，气流受限部分可逆。

COPD 和哮喘在治疗上也有一定差异。哮喘强调环境因素和过敏原的纠正，而 COPD 强调戒烟，避免有害气体的吸入。药物治疗方面，哮喘常在使用激素的基础上加用支气管舒张剂，而 COPD 是用支气管舒张剂的基础上加用激素。哮喘非急性发作期不需要家庭氧疗，但 COPD 伴有慢性呼吸衰竭者建议家庭氧疗。需要注意的是，二者均需要长期规范治疗。

9. 为什么 COPD 的严重性与人们的重视程度不成正比？

这与 COPD 发病早期症状不典型有很大关系，COPD 患病人群中，部分患者会出现咳嗽、咳痰等呼吸道症状，部分患者无症状。肺具有较强的代偿能力，疾病进展比较隐匿，常不为人察觉。即使已出现咳嗽、咳痰、喘憋等症状，也很容易被误解为生理功能“老化”或抽烟后的正常反应，并因此漏诊和误诊。

10. 接受 COPD 治疗会带来哪些好处？

及早进行筛查、就医、接受并坚持规范化治疗可以改善症状、提高生活质量、减缓病情进展的速度、最大限度延长生存时间。同时减小患者及家人的经济及心理负担。

11. 如何早发现、早诊断 COPD？

简单的说，无论有无咳嗽、咳痰及呼吸困难症状，对于高危人群均需定期检查肺功能。肺功能检查是诊断 COPD 的必备条件，也是评估病情轻重的客观指标。吸烟、40 岁以上、有 COPD 家族史、反复咳嗽咳痰、经常油烟暴露、长期暴露在粉尘环境中工作的人群，需要定期检测肺功能。如果在爬楼梯、做家务时比同龄人更容易出现呼吸困难、胸闷、活动能力下降的情况，应及时去医院进行肺功能检查。但需与心脏疾病、心功能不全等鉴别。

建议 40 岁以上有长期吸烟史，且活动后气急或咳嗽、咳痰 3 个月以上的人群进行肺功能检测，以明确是否存在 COPD，以便及时治疗。＜40 岁但常年吸烟或吸二手烟，或冬季在空气质量不佳时出现慢性咳嗽、咳白痰、胸闷气短症状的人群也应有所警惕。早期咳、痰、喘症状易被患者忽视，80%以上的 COPD 患者就诊时已发展为中晚期。因为 COPD 早期可无症状，肺功能检查是诊断 COPD 的必备检查，故对于高危人群，常规肺功能检查非常必要，便于早发现。

另外，还可参考下列自评问卷，若三个回答为“是”，则需警惕 COPD：

①你抽烟吗？

②你年龄超过 40 岁了吗？

③你经常咳嗽吗？

④你经常有痰吗？

⑤与同龄人相比，你是否更容易气短？

12. COPD 如何治疗？

戒烟是预防 COPD 的基础，也是重要措施。在疾病的任何阶段开始戒烟均有利于防止病情发展。COPD 的治疗是一个长期的过程，目前主张使用吸入支气管舒张剂或联合表面激素治疗。治疗上还应根据情况予吸氧、解痉平喘、抗感染、化痰止咳、无创（或有创）呼吸机辅助通气、拍背排痰、营养支持、功能锻炼等。COPD 的治疗需要患者与医生长期的沟通与合作，患者的教育管理不可缺少。提高患者对疾病的认知水平，可使其更好地配合医生，从而达到维持病情稳定、提高生活质量的目的。同时，COPD 患者应保持积极的心态。这类患者往往因为活动时胸闷、气短而导致心情低落甚至抑郁，应调整心态积极治疗。用药后呼吸通畅时，患者可以进行一些力所能及的运动。

13. 除了戒烟及改善环境，治疗的关键是什么？

①坚持长期规律用药，定期评估病情并调整用药；②正确使用支气管舒张剂及糖皮质激素等吸入装置；③根据不同体质选择合理的肺康复锻炼；④伴有慢性呼吸衰竭者建议家庭氧疗，甚至家庭无创呼吸机治疗。

14. 如何预防 COPD 的发生？

戒烟、防止空气污染（大气污染和室内空气污染，如更换炊具、烹煮方式等减少室内油污污染，安装换气设备）、增强营养（COPD 患者全身炎症反应明显，机体消耗大，呼吸肌长期处于疲劳状态，常伴有营养不良。目前认为营养不良是 COPD 患者患病率和死亡率增加的危险因素）、有效锻炼（可以根据自身情况进行适当锻炼，一般选择时间短和低强度的项目，如步行、太极拳、广播操等。适当增加户外活动以适应气候变化可锻炼耐寒能力，增强呼吸道免疫力。腹式呼吸和缩唇式呼吸训练可以锻炼膈肌功能，增加肺泡通气量，改善气体分布，延缓病情进展）、调节机体免疫功能、预防感冒及呼吸道反复感染，接种流感疫苗、肺炎链球菌疫苗等。

15. 什么是 COPD 急性加重期？出现急性加重该怎么办？

COPD 急性加重期在临床上是一个急性起病的过程，COPD 患者会出现呼吸系统症状急性加重〔典型表现为呼吸困难加重、咳嗽加剧、痰量增多和（或）痰液呈脓性〕超出日常变异，并且需要调整药物治疗。

COPD 患者出现急性加重时，应及时就医，尽早由专业医生指导调整治疗方案或住院治疗，控制病情继续恶化。

16. COPD 急性加重时应注意与哪些疾病鉴别？COPD 急性加重的诱因是什么？

GOLD 指出，COPD 急性加重需注意排除其他疾病，如肺炎、充血性心力衰竭、气胸、胸腔积液、肺栓塞和心律失常等。

最常见的诱因是呼吸道感染，78% 的 COPD 急性加重期患者有明确的病毒或细菌感染证据，其他诱因包括吸烟、空气污染、吸入过敏原、擅自停药、气胸、胸腔积液、充血性心力衰竭、心律不齐及肺栓塞等。目前认为 COPD 急性加重的发病因素为多源性，病毒感染、空气污染等因素均可加重气道炎症，进而继发细菌感染。

17. 预防 COPD 急性加重的措施有哪些？

①积极预防呼吸道感染；②即使病情处于缓解期，也应坚持用药；③缓解期如有轻微咳嗽、咳痰，可服用温和镇咳药，应避免服用强力镇咳药，其可导致痰液潴留，加重感染和增加气道阻力。同时可服用祛痰药物；④若出现气急症状，即应进行康复治疗，包括氧疗、缩唇呼吸、递增性呼吸阻力锻炼等；⑤缓解期可使用免疫调节剂和疫苗。

18. 怎样进行家庭氧疗？

对于 COPD 出现慢性呼吸衰竭者，给予长期家庭氧疗可提高其生活质量及生存率。患者处于稳定期但动脉血氧分压或血氧饱和度低于正常值，达到慢性呼吸衰竭诊断标准时可给予氧疗。一般用鼻导管吸氧，氧气量为 1.0～2.0 L/min，每日吸氧时间应大于 15 h。如果肺功能太差，可行家庭无创呼吸机治疗。

19. 有哪些肺功能康复治疗？

加强肺功能有利于预防 COPD 的发生、发展，所以首先建议患者和家属应积极接受健康宣教。肺康复的健康教育是一项长期的工作，患者应积极参与肺康复并坚持健康行为的自我管理，包括 COPD 的基本常识、肺康复知识、戒烟知识、药物和氧疗的正确使用方法、COPD急性加重的预防和治疗措施等。

COPD患者的肺康复主要包括运动康复（包括呼吸肌锻炼、上下肢肌肉锻炼）、有效咳嗽排痰指导、营养支持、心理康复等。

（王生成）

第二节 慢性阻塞性肺疾病的超声诊断

COPD的超声表现包括：①肺部A线；②肺滑动征存在；③无右心室高负荷表现。

肺滑动征伴前胸壁A线而后胸壁、侧胸壁无异常征象，或没有肺滑动征和肺点，要考虑COPD。

A征象，无深静脉血栓形成，PLAPS阴性称为裸征象。这种征象见于77.5%的患者，PLAPS为10%，B征象为6%，C征象为2%。单纯严重的COPD不会形成PLAPS。

（张 骅 徐 鹏）

病例 1

慢性阻塞性肺疾病

【病史摘要】

患者，男，62岁，工人。

主诉：因“反复咳嗽、咳痰5年伴喘憋2年，加重1周”于2018年6月26日入院。

现病史：5年前无明显诱因出现咳嗽、咳痰，多在冬春季节寒冷交替时，反复发作，每年发作持续2个月左右，近2年出现喘憋，予止咳化痰、抗感染等治疗后症状可缓解，确诊为“慢性阻塞性肺疾病”，曾予“思力华、舒利迭、信必可都保吸入剂”，但患者未规律使用，导致病情反复。近1周出现喘憋加重，活动后明显，轻度咳嗽、咳痰、腹胀、反酸、纳差，无发热；无鼻塞、流涕；无咯血；无胸痛；无水肿、少尿等不适。今日在我院就诊，以“慢性阻塞性肺病急性加重期”收住入院。

既往体健。有青霉素过敏史。

体格检查：T 37℃，P 88次/分，R 20次/分，BP 120/70 mmHg。神清，查体合作。口唇轻度发绀，气管居中，双肺呼吸音粗，可闻及呼气相哮鸣音及少量湿啰音，未及胸膜摩擦音。心率88次/分，律齐，无杂音。腹部膨隆，腹软，无压痛、反跳痛及肌紧张。双下肢无水肿。

【诊疗过程】

入院辅助检查：胸部CT平扫（2018年6月26日）（图15-1）：两肺多发炎症病灶、机化灶，肺气肿，左上肺陈旧病灶，左侧胸膜局限性增厚。心脏彩超正常。2018年7月4日肺部超声详见图15-2及视频15-1。血常规：白细胞5.81×10^9/L，红细胞38.4×10^9/L，淋巴细胞百分比50.4%，中性粒细胞百分比37.6%，C反应蛋白：2.33 mg/L，脑钠肽66.4 pg/L，血气分析：pH值7.44，二氧化碳分压52.00 mmHg，氧分压65.00 mmHg，碳酸氢根浓度35.30 mmol/L，标准碳酸氢根浓度31.90 mmol/L，细胞外碱储量11.10 mmol/L全血碱储量9.10 mmol/L，血氧饱和度93%。

入院诊断：慢性阻塞性肺病急性加重期。

入院后予止咳化痰（氨溴索、痰热清注射液）、平喘（多索茶碱注射液、吸入用异丙托溴胺）、抗炎（吸入用布地奈德混悬液、注射用甲泼尼龙琥珀酸钠）、抗感染（头孢唑肟钠注射液）及中药治疗8天后，好转出院。

【讨论】

肺部超声是基于肺气水含量所造成的超声伪像来对疾病做出诊断。超声易受肺内气体的干扰，无法显示含气良好的肺组织。COPD是一种常见的以持续气流受限为特征的可预防和治疗的疾病，气流受限进行性发展，与气道和肺对有毒颗粒或气体的慢性炎症反应增强有关。COPD 肺部含气量明显增加，其肺部超声无特异性表现，超声下可见肺部 A 线、胸膜滑动征存在、无右心室高负荷表现。

本例患者肺部超声图像无法区分肺泡过度通气，这是肺部超声的局限性。虽然对于肺泡过度通气如肺气肿、COPD 患者，肺部超声检查不能将其与正常肺超声征象鉴别，但超声对于肺实质病变侵袭胸膜或渗出敏感，仍可以通过肺部超声检查明确病变。目前通过膈肌超声检查可评估 COPD 肺功能受损程度及判断疾病的严重程度。老年 COPD 患者多合并膈肌功能不全，通过高分辨超声可探测膈肌厚度及随呼吸运动的变异，尽管膈肌厚度在正常人群与 COPD 患者中无明显差异，但在 COPD 患者中膈肌厚度随呼吸运动的变异与正常人群呼吸变异有统计学差异。

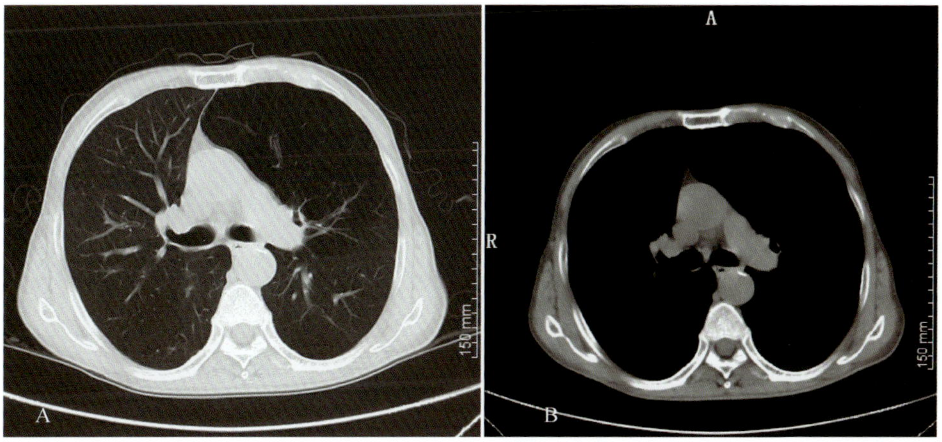

图 15-1 2018 年 6 月 26 日胸部 CT。胸廓基本对称，纵隔及气管居中。两肺见小叶中心型肺气肿及全小叶型肺气肿。两肺多发斑片状阴影及条索影、两肺门未见增大，主支气管及两侧段以上支气管通畅。左侧胸膜局限性增厚。纵隔内未见淋巴结肿大，心脏大小正常，主动脉壁见小钙化

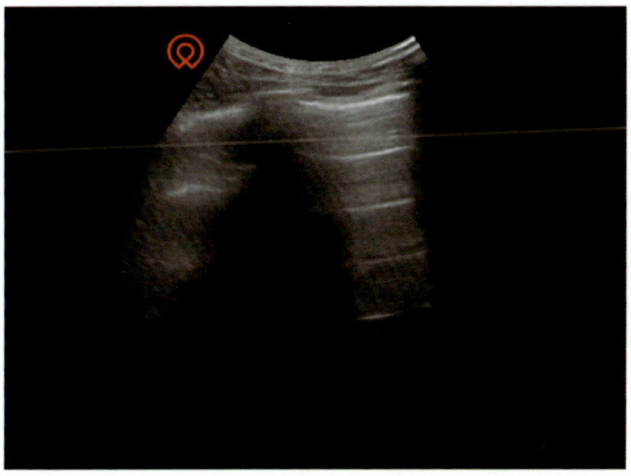

图 15-2 2018 年 7 月 4 日肺部超声图像。COPD 与正常肺部超声图像无法区分

视频 15-1 COPD 的肺部超声影像：正常肺部超声

（张 秋 高玉芝 张 骅）

病例 2

慢性阻塞性肺疾病

【病史摘要】

患者，男，84 岁，退休人员。

主诉：因“反复咳嗽、咳痰伴气短 10 余年再发加重 3 天”于 2018 年 6 月 29 日入院。

现病史：患者近 10 年来反复出现咳嗽、咳痰，于季节变换、受凉感冒时出现，症状可持续 2 个月余。5 年前患者出现活动后气短，活动耐量进行性下降，多次就诊于北京某三甲医院，确诊为慢性阻塞性肺疾病，予止咳化痰、平喘、抗感染等治疗后症状可减轻，曾间断吸入“沙美特罗替卡松粉吸入剂（50 μg∶500 μg）”，症状可缓解。3 天前受凉后出现间断无规律发热、流涕、打喷嚏、咽部不适，体温最高 39℃，伴畏寒、咳嗽、咳黄黏痰，量多，不易咳出。静息状态下出现喘憋症状，影响睡眠，夜间喜右侧卧位。无其他特殊不适，予对症处理（感冒清热颗粒、泰诺等），症状无明显好转，遂入我院，门诊以“慢性阻塞性肺疾病急性加重期”收住入院。

既往史：冠心病、心房颤动病史 7 年余，支架置入术后 4 年。甲状腺功能减退 2 年余。

体格检查：T 36.2℃，P 90 次/分，R 20 次/分，BP 148/79 mmHg。步入病室，神清，查体合作。口唇无发绀，气管居中。双肺呼吸音粗，双肺可闻及散在双相哮鸣音。心率 91 次/分，心律绝对不齐，第一心音强弱不等，无杂音。腹软，无压痛、反跳痛及肌紧张，未触及包块，肝脾肋下未触及，Murphy 征阴性。双下肢皮肤色素沉着，双踝部轻度水肿。

【诊疗过程】

入院辅助检查：肺部超声影像见图 15-3、视频 15-2。胸部 CT（2018 年 7 月 4 日，图 15-4）：两肺多发小的炎症病灶、机化灶，左下肺机化性病灶，右下肺小结节，双侧胸膜增厚，左侧显著，纵隔内淋巴结肿大，心脏增大，心包部分钙化。（2018 年 7 月 6 日）心脏彩超（图 15-5）：双心房扩大　二尖瓣反流（少量）　三尖瓣反流（少量）　左心室舒张功能下降。

诊断：①慢性阻塞性肺疾病急性加重期肺部感染；②冠心病；③甲状腺功能减退；④高血压。

入院后予止咳化痰、抗感染、改善心功能等治疗 18 天后病情好转出院。

【讨论】

COPD 超声影像表现包括：①肺部 A 线；②胸膜滑动征存在；③无右心室高负荷表现。

肺部感染可位于肺野中任何一个或多个部位，在同一肺野内也可存在大小和形状不同的实变区。超声表现如下：①肺组织内片状低回声，边界不清或呈模糊的锯齿状，形态不规则；②树枝状支气管充气征，实变肺组织内可见“动态支气管充气征”；③肺滑动征减弱或消失；④A 线消失，出现 B 线；⑤部分实变肺组织内可检测到肺动脉血流频谱，肺泡-间质综合征；⑥胸腔积液（单侧或双侧）；⑦脓肿存在时可有低-无回声区（微小脓肿）。

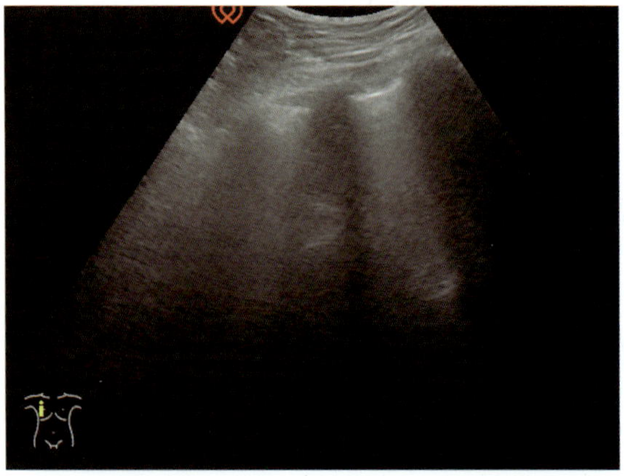

图 15-3　2018 年 7 月 4 日肺部超声轻度渗出，可见少-中量不均质激光束样高亮回声影（B 线）

视频 15-2　轻度肺部渗出

慢性肺源性心脏病是由慢性支气管、肺、胸廓或肺动脉血管慢性病变所致的肺循环阻力增加、肺动脉高压，进而使右心肥大，伴或不伴右心衰竭的心脏病。通过测定右心室流出道内径（≥30 mm）、右心室内径（≥20 mm）、右心室前壁厚度、左右心室内径比值（<2）、右肺动脉内径或肺动脉干及右心房增大等指标可以诊断肺心病。该患者合并冠心病，故同时又具有冠心病心脏改变的特征。本例患者超声提示双心房扩大、二尖瓣反流（少量）、三尖瓣反流（少量）、左心室舒张功能下降，尚不满足肺心病的诊断标准，故肺心病诊断不成立。

本例患者肺部超声仅表现为肺部轻度渗出，可见少-中量不均质激光束样高亮回声影（B 线），未发现其他异常，说明肺部感染不严重，这与胸部 CT 结果相符。

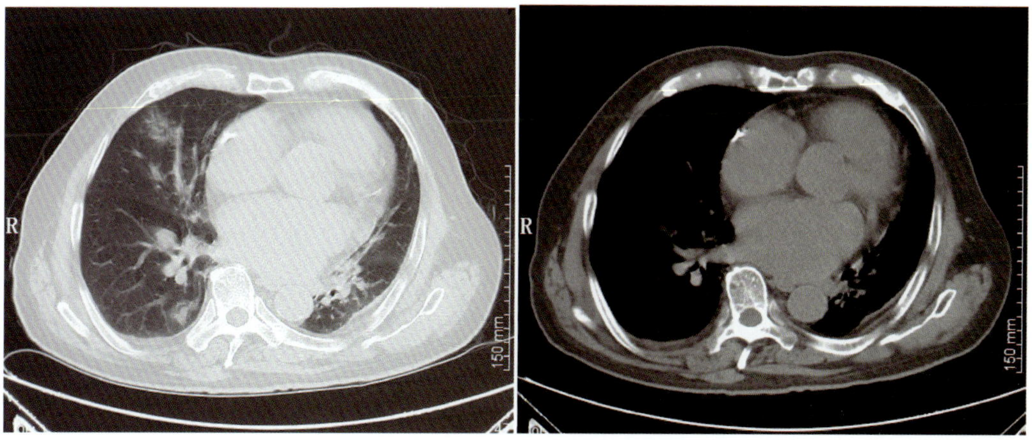

图 15-4 胸部 CT（2018 年 7 月 4 日）。两肺多发小的炎性病灶、机化灶，左下肺机化性病灶，右下肺小结节，双侧胸膜增厚，左侧显著，纵隔内淋巴结肿大，心脏增大，心包部分钙化

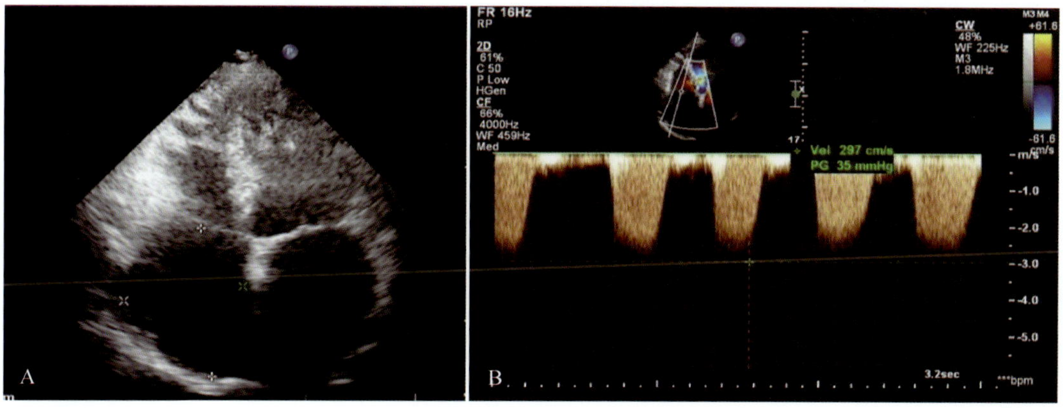

图 15-5 超声（2018 年 7 月 6 日）。**A.** 双心房扩大，双心室内径正常，室间隔及左右心室壁厚度正常，运动不协调，未探及节段性运动异常。各瓣膜形态、结构、启闭运动未见明显改变；**B.** 三尖瓣反流 CDFI 示二、三尖瓣口可探及少量反流信号，余瓣口可探及微量反流信号。二、三尖瓣前向血流为单峰。提示双心房扩大　二尖瓣反流（少量）　三尖瓣反流（少量）　左心室舒张功能下降

（张　秋　高玉芝　张　骅）

病例3

慢性阻塞性肺疾病急性加重期　肺源性心脏病

【病史摘要】

患者，男，79岁，工人。

主诉："反复咳嗽、咳痰伴喘憋20余年，再发加重2天"于2018年5月10日入院。

现病史：患者近20余年来每于冬春季节交替或受凉时反复出现咳嗽、咳痰伴喘憋，近6～7年活动耐量逐年下降，多次住院治疗，确诊为"慢性阻塞性肺疾病　肺源性心脏病"，坚持使用"舒利迭吸入剂"，平素服用"茶碱缓释片、沐舒坦片"等治疗。近2天上述症状再发加重，遂入院。

既往史：心房颤动病史6年余。半年前发现陈旧性下壁心肌梗死。3个月余前诊断为腹主动脉血栓形成，腹主动脉瘤？

体格检查：T 36.5℃，P 94次/分，R 22次/分，BP 110/60 mmHg，营养不良，消瘦，轮椅入室，喘息貌，神清，查体合作。口唇发绀，咽充血。双肺呼吸音低，双肺可闻及少量呼气相哮鸣音。心率96次/分，心律绝对不齐，第一心音强弱不等，无杂音。腹软，无压痛、反跳痛，肝脾肋下未触及。双下肢水肿（++）。无杵状指（趾）。

【诊疗过程】

入院辅助检查：胸部CT（2018年5月17日，图15-6）：双肺多发炎症，以双下肺及右中叶为著，较2018年5月8日CT加重；双侧胸腔积液，较CT减少；双肺散在小结节，考虑炎症可能性大；肺气肿，左肺上叶多发肺大疱；双肺少量陈旧性病变；双侧胸膜轻度增厚；心脏饱满，右心房增大；动脉硬化，多发附壁血栓。次日肺部超声影像详见图15-7及图15-8、视频15-3。心脏超声（2018年5月23日）：心脏各房室腔内径正常，室间隔及左右心室壁厚度正常，运动不协调，未探及节段性运动异常；各瓣膜形态、结构、启闭运动未见明显改变。CDFI：二尖瓣前向血流E/A假性正常化，提示左心室舒张功能下降。血常规：白细胞 7.49×10^9/L，中性粒细胞百分比80.8%，红细胞 4.3×10^{12}/L，血红蛋白120 g/L，血小板 172×10^9/L；肌钙蛋白I＜0.012 ng/ml；NT-proBNP 4480 pg/ml。C反应蛋白358 mg/L；谷丙转氨酶3 U/L，谷草转氨酶12 U/L，总蛋白56.8 g/L，白蛋白27 g/L，葡萄糖4 mmol/L，尿素6.7 mmol/L，肌酐52 μmol/L，K^+ 3.17 mmol/L，Na^+ 136 mmol/L，Cl^- 87.3 mmol/L。血气分析（2018年5月21日）：二氧化碳分压58 mmHg，氧分压94 mmHg，K^+ 2.9 mmol/L，Na^+ 130 mmol/L，血氧饱和度98%，pH值7.47，实际碳酸氢根42.2 mmol/L，标准碳酸氢根37.3 mmol/L，细胞外碱储量18.5 mmol/L，全血碱储量15.8 mmol/L。

诊断：①慢性阻塞性肺疾病急性加重期　肺源性心脏病　肺部感染；②冠心病　陈旧性心肌梗死　心律失常：心房颤动　心功能不全；③腹主动脉血栓形成　腹主动脉瘤？

治疗上予止咳化痰（氨溴索注射液）、平喘（多索茶碱注射液）、改善心功能（托拉塞米、单硝酸异山梨酯注射液）、抗感染（美罗培南注射液）及对症支持治疗，好转出院。

【讨论】

本例患者病情危重，反复住院治疗，为慢性肺心病合并肺部感染、冠心病，心功能Ⅲ～Ⅳ级，心肺功能、营养状况极差。肺部超声可见双肺散布不均质高亮激光束样高回声影（B线），且病变累及胸膜，胸膜线连续性中断，胸膜下可见少量不张肺组织。此患者同时具有肺部感染、肺水肿、肺间质纤维化、胸腔积液、肺气肿、肺大疱，肺部超声与胸部CT结果相铺相成，说明超声与胸部CT相互结合更有利于迅速诊断。

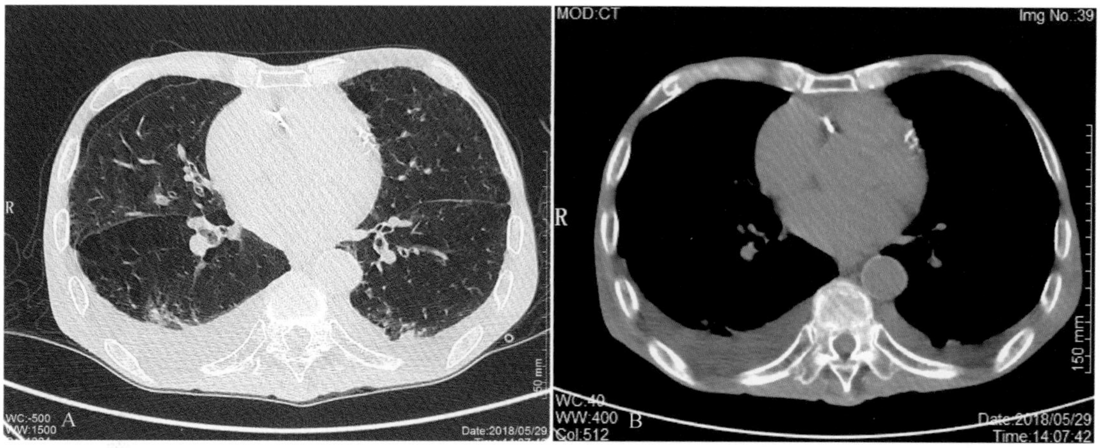

图 15-6 胸部 CT（**A.** 肺窗；**B.** 纵隔窗，2018 年 5 月 17 日）。双肺多发炎症，以双下肺及右中叶为著；双肺散在小结节；双侧胸腔积液；肺气肿，左肺上叶多发肺大疱；心脏饱满，右心房增大

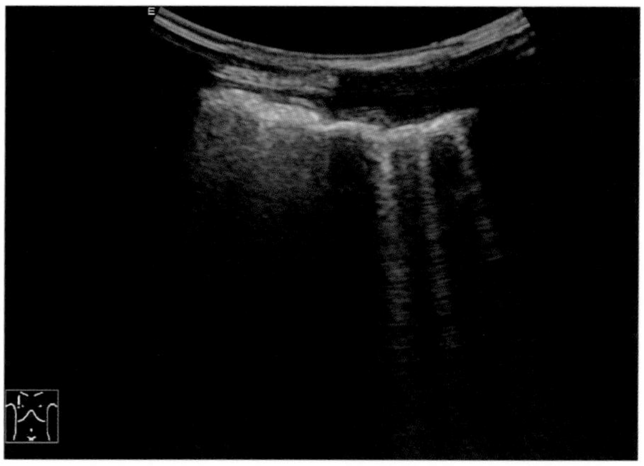

图 15-7 2018 年 5 月 18 日肺部超声。肺部炎症，可见不均质高亮激光束样高回声影（B 线）

视频 15-3 不均质渗出性病变

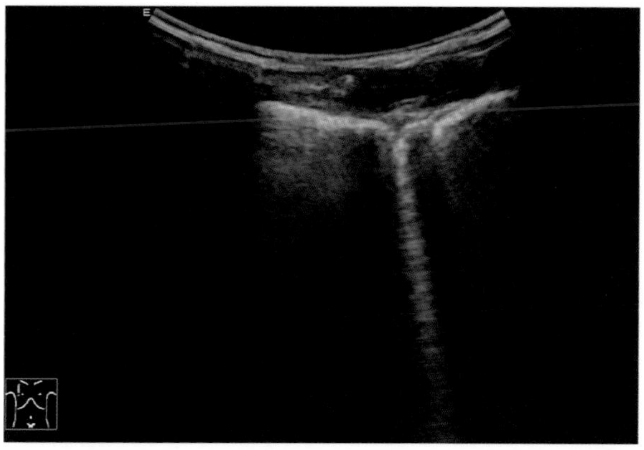

图 15-8 肺部炎症超声图像。可见典型激光束样高亮回声影（B 线），且病变累及胸膜，胸膜线连续性中断，胸膜下可见少量不张肺组织

（王 萍 高玉芝 张 骅）

病例 4

慢性阻塞性肺疾病急性加重期

【病史摘要】

患者女，85 岁，退休工人。

主诉：因“反复咳嗽、咳痰伴气促 5 年，再发加重 1 周”于 2018 年 7 月 12 日入院。

现病史：患者近 5 年来多因冬春及季节交替、受凉感冒时出现咳嗽、咳痰伴气短，反复发作，多次住院治疗，确诊为“慢性阻塞性肺疾病”，使用“舒利迭、思力华吸入剂”尚能控制。1 周前受凉后上述症状再发加重，无畏寒、发热，无心慌、胸闷及呼吸困难等不适，未行特殊治疗，症状无缓解，以“慢性阻塞性肺疾病急性加重期”入院。

既往史：高脂血症 7 年。

体格检查：T 36.0℃，P 90 次/分，R 24 次/分，BP 123/64 mmHg。神清，口唇无发绀，咽部充血，双侧扁桃体无肿大。双肺呼吸音粗，双肺可闻及散在呼气相哮鸣音，双肺中部可闻及少量细湿啰音。心率 90 次/分，律齐，无杂音。腹软，无压痛、反跳痛，肝脾肋下未触及。双下肢水肿（++）。

【诊疗过程】

入院辅助检查：胸部 CT（2018 年 7 月 13 日，图 15-9）：两肺多发炎症病灶、机化灶，较 2018 年 4 月 19 日 CT 右肺中叶下叶加重，左下肺有好转；右上肺小结节，良性？较 2018 年 4 月 19 日变化不明显；肺气肿；双上肺陈旧性病灶；双侧胸膜增厚；心脏轻度增大，心包增厚，动脉硬化。同日肺部超声见图 15-10 及视频 15-4。心脏超声（2018 年 7 月 16 日）：心脏各房室腔内径正常，室间隔及左右心室壁厚度正常，运动不协调，未探及节段性运动异常。各瓣膜形态、结构、启闭运动未见明显改变。CDFI：二尖瓣前向血流 E/A<1，提示左心室舒张功能下降。血常规：白细胞 3.35×10^9/L，中性粒细胞百分比 70.5%，红细胞 4.6×10^{12}/L，血红蛋白 140 g/L，血小板 120×10^9/L；NT-proBNP 278 pg/ml；D-二聚体 1.19 μg/ml，纤维蛋白原降解产物 2.7 μg/ml；血气分析：二氧化碳分压 66 mmHg，氧分压 117 mmHg，血氧饱和度 98%，pH 值 7.37，实际碳酸氢根 38.2 mmol/L，标准碳酸氢根 32.5 mmol/L，细胞外碱储量 12.9 mmol/L，全血碱储量 9.7 mmol/L。

诊断：慢性阻塞性肺疾病急性加重期。

入院后予止咳化痰（氨溴索注射液）、平喘（异丙托溴胺雾化液、多索茶碱注射液）、抗感染（哌拉西林舒巴坦钠）、抗炎（甲泼尼龙琥珀酸钠注射液、布地奈德雾化液）及对症支持等治疗后好转出院。

【讨论】

本例患者肺部超声见双肺激光束样高亮回声影（B 线），胸膜连续性中断，胸膜下可见实变肺组织，提示双侧胸膜增厚、肺部感染、两肺存在明显肺气肿并纤维化改变，这与胸部 CT 一致（两肺见小叶中心型肺气肿及全小叶型肺气肿，两肺多发斑片状、条索状阴影，双上肺多发纤维化条索及小钙化，双侧胸膜增厚）。虽然本例患者肺部超声影像存在异常，但是这些改变并不是 COPD 特有的改变，故不能单凭肺部超声影像诊断 COPD，对于这类肺含气量明显增加的疾病，肺部超声相比于胸片、胸部 CT 而言并不具备诊断优势。

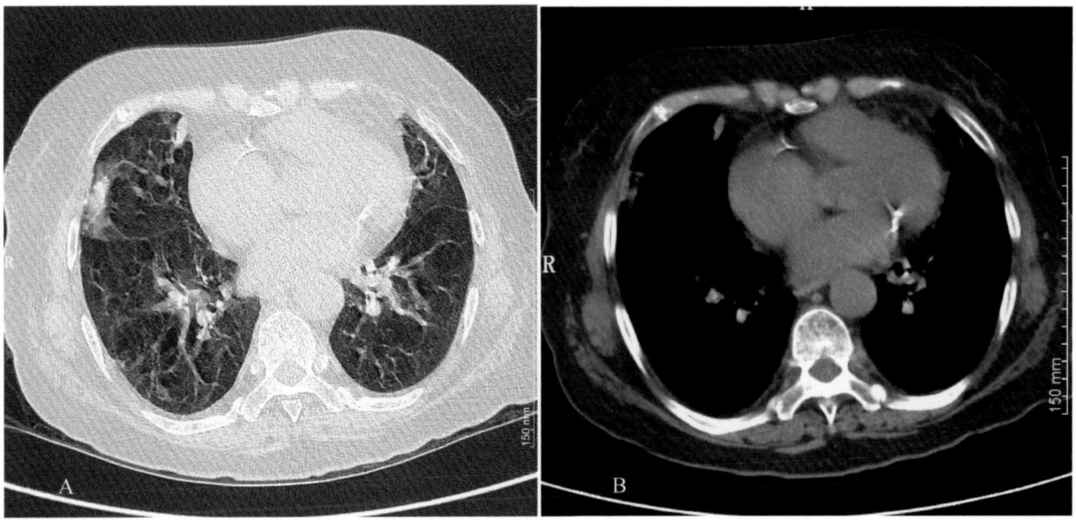

图 15-9 胸部 CT（**A.** 肺窗；**B.** 纵隔窗，2018 年 7 月 13 日）。胸廓基本对称，纵隔及气管居中。双肺见小叶中心型肺气肿及全小叶型肺气肿。双肺多发斑片状、条索状阴影。双上肺多发纤维化条索及小钙化。右上肺小结节。两肺门未见增大，主支气管及两侧段以上支气管通畅。双侧胸膜增厚。纵隔内未见肿大淋巴结，可见钙化淋巴结。心脏轻度增大，心包增厚，主动脉壁及冠状动脉钙化

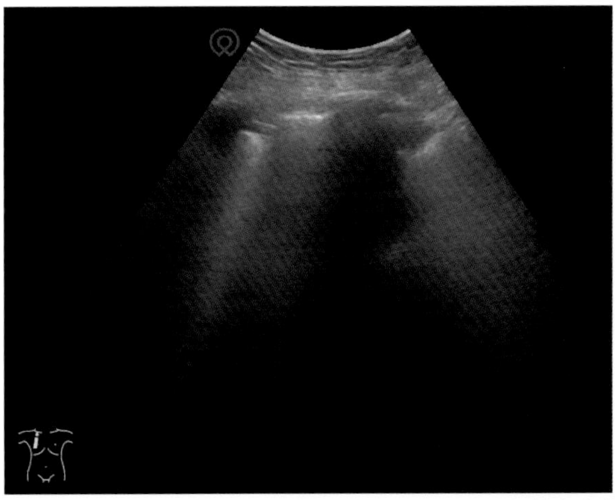

图 15-10 超声图像（2018 年 7 月 13 日）。可见激光束样高亮回声影（B 线），胸膜连续性中断，胸膜下可见实变肺组织

视频 15-4 肺部炎症病变超声

（王　萍　高玉芝　伍楚蓉）

病例 5

慢性阻塞性肺疾病急性加重期　支气管扩张症

【病史摘要】

患者，女，55 岁，退休职工。

主诉：反复咳嗽、咳痰 30 余年伴喘憋 4 年，再发加重半个月。

现病史：患者 30 余年来无明显诱因反复出现咳嗽、咳痰，受凉或劳累后咳痰症状可加重，多为黄黏痰，偶有咯血，为鲜红色血痰。4 年前间断出现活动后喘憋。近半个月来无明显诱因上诉症状再发加重，无畏寒、发热，无心慌、胸闷，无夜间阵发性呼吸困难等不适，自服止咳糖浆治疗，症状无好转，今日来我院就诊，以“支气管扩张合并感染”收住入院。

既往无其他特殊病史。

体格检查：T 36℃，P 66 次/分，R 20 次/分，

BP 120/70 mmHg。双肺呼吸音粗，无啰音。心率 66 次/分，律齐，无杂音。腹软，无压痛、反跳痛，肝脾肋下未触及。

【诊疗过程】

入院辅助检查：胸部 CT（2018 年 5 月 16 日）：双侧支气管扩张并感染，双下肺肺气肿，双肺散在机化灶，双侧胸膜肥厚。2018 年 5 月 24 日肺部超声影像见图 15-11 及视频 15-5。血常规：白细胞 9.5×10^9/L，中性粒细胞百分比 53.2%，淋巴细胞百分比 37.7%；C 反应蛋白 2.19 mg/L；pH 值 7.41，氧分压 78 mmHg、二氧化碳分压 42 mmHg，血氧饱和度 96%；血 NT-proBNP 77.7 ng/ml，心肌梗死三项正常，肝肾功能正常。心电图正常。痰培养未见细菌及真菌生长。超声心动图示射血分数 66%，左心室舒张功能下降。

诊断：慢性阻塞性肺疾病急性加重期　支气管扩张症。

入院后予化痰止咳（氨溴索注射液）、抗感染（左氧氟沙星注射液）治疗好转出院。

【讨论】

患者反复咳嗽、咳痰 30 余年伴喘憋 4 年，已并发双侧支气管扩张症（不严重）。肺部 CT（图 15-12）提示双侧支气管扩张并感染，双下肺肺气肿，双肺散在机化灶，双侧胸膜肥厚。超声心动图示射血分数 66%，左心室舒张功能下降。说明肺动脉压未增高，不存在右心衰竭。本例患者肺部超声图像（图 15-11、视频 15-5）提示均质化 B 线，考虑由容量过负荷所致，但实际上患者容量并没有过负荷，肺水肿也不严重。患者双肺并没有明显的渗出病灶，考虑感染仅限于气道。本例肺部超声诊断跟影像学诊断及临床诊断不符，说明超声诊断存在一定的局限性，尤其是针对肺部含气量高的疾病，如 COPD 和哮喘，超声对此类疾病的诊断不具备特异性及敏感性。

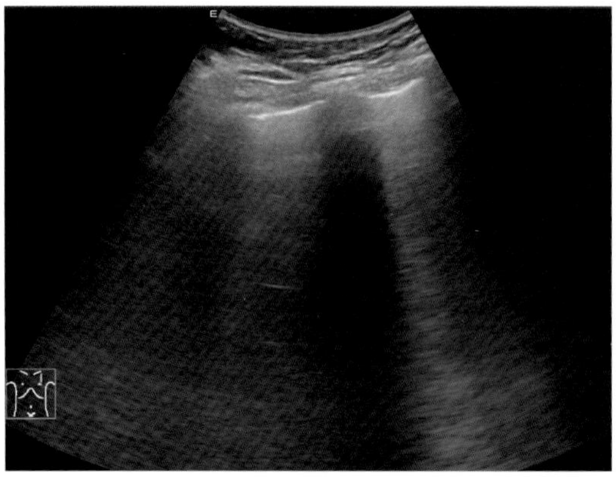

图 15-11　2018 年 5 月 24 日肺部超声图像提示均质化 B 线，考虑容量过负荷所致

视频 15-5　均质化 B 线

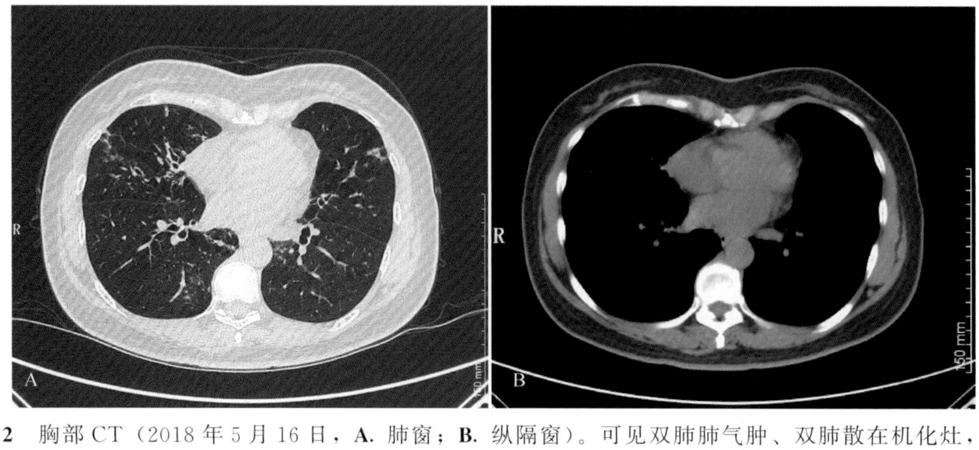

图 15-12　胸部 CT（2018 年 5 月 16 日，**A.** 肺窗；**B.** 纵隔窗）。可见双肺肺气肿、双肺散在机化灶，双侧支气管扩张不严重

（高玉芝　张　骅　李　妍）

病例 6

慢性阻塞性肺疾病急性加重期 冠心病 心功能Ⅳ级

【病史摘要】

患者，女，74 岁，无业。

主诉：因“反复咳嗽、咳痰伴喘息 30 余年，再发加重 1 周余”于 2018 年 7 月 10 日入院。

现病史：患者近 30 余年来反复出现咳嗽、咳痰伴喘息，每逢受凉、感冒、季节变换后均有发作，经对症治疗后可好转。1 周前无明显诱因出现咳嗽、咳痰、喘息加重，行走 10 m 左右即开始喘憋，伴有胸闷、呼吸困难，严重影响睡眠，无畏寒、发热等不适。就诊于我院，以“慢性阻塞性肺疾病急性加重期”收住入院。

既往史：高血压 10 余年；糖尿病史 16 年；2 年前因“脑出血”住院保守治疗，无后遗症。

体格检查：T 36.4℃，P 102 次/分，R 36 次/分，BP 137/89 mmHg，神清。唇无发绀，双肺呼吸音粗，可闻及少许呼气相哮鸣音。心率 121 次/分，心房颤动心律，无杂音。腹软，无压痛、反跳痛，肝脾肋下未触及。双下肢水肿（++）。

【诊疗过程】

入院辅助检查：2018 年 7 月 18 日肺部超声（图 15-13、视频 15-6 和视频 15-7）提示心源性肺水肿。胸部 CT（2018 年 7 月 13 日，图 15-14）符合支气管炎表现，请结合临床，两肺多发小的炎症机化灶，双侧少量胸腔积液，心脏轻度增大，动脉硬化。肺功能：可逆试验阴性，小气道功能异常。超声心动图：左心房增大，余心脏各房室腔内径正常，室间隔及左右心室壁厚度正常，运动欠协调，未探及节段性运动异常。主动脉瓣瓣叶增厚，回声增强，开放略受限，余各瓣膜形态、结构、启闭运动未见明显改变。CDFI：二尖瓣前向血流 E/A <1。诊断：左心房增大、主动脉瓣钙化、左心室舒张功能下降。

血常规：白细胞 7.36×10^9/L，中性粒细胞百分比 72.6%，中性粒细胞绝对值 5.34×10^9/L，红细胞 4.1×10^{12}/L，血红蛋白 123 g/L，血小板计数 195×10^9/L；快速生化：肌酸激酶同工酶 13 ng/ml，二氧化碳结合力 32 mmol/L，尿素 3.3 mmol/L，肌酐 51 μmol/L，K^+ 3.4 mmol/L，Na^+ 139.4 mmol/L，Cl^- 96 mmol/L，血糖 9.29 mmol/L。NT-proBNP 792 pg/ml；心肌梗死三项：血清肌红蛋白 48.9 ng/ml，肌钙蛋白 I <0.012 ng/ml，肌酸激酶同工酶 1.2 ng/ml；DIC 组合：D-二聚体 0.7 μg/ml，纤维蛋白原降解产物 1 μg/ml。血气组合：二氧化碳分压 61 mmHg，氧分压 78 mmHg，K^+ 3 mmol/L，血氧饱和度 95%，pH 值 7.39，实际碳酸氢根 36.9 mmol/L，细胞外碱储量 11.9 mmol/L。

诊断：①慢性阻塞性肺疾病急性加重期；②冠心病 心功能Ⅳ级；③高血压 3 级（很高危）；④2 型糖尿病。

入院后予止咳化痰（氨溴索注射液）、平喘（复方异丙托溴铵溶液）、强心利尿（呋塞米片、托拉塞米、螺内酯片）、改善心功能（注射用单硝酸异山梨酯、美托洛尔片）、抗炎（布地奈德混悬液）及对症支持治疗后好转出院。

【讨论】

肺水肿最主要的超声征象是 B 线，其产生原理可能和肺泡或肺间质内渗出有关，依据 B 线的分布及形态，可分为均质性 B 线、不均质性 B 线、融合 B 线及是否累及胸膜 B 线。左心功能不全且容量超负荷导致的心源性肺水肿表现为双肺弥漫性、对称性分布的均质性 B 线，予以脱水治疗 B 线可消失；非心源性肺水肿由于肺血管通透性改变和炎症性渗出，多表现为不均质性 B 线或累及胸膜，且脱水治疗后 B 线不会明显消失。

本例患者肺部超声影像显示两肺均质化渗出（B 线），提示心源性肺水肿；下腔静脉增宽（1.82 cm），但呼吸变异不明显。双肺底可见少量胸腔积液，右肺较左肺多。左肺可见“四边形征”。综合分析患者主要为心功能不全所致，改善心功能后症状即可缓解。

心源性肺水肿会产生漏出液，这种液体在呼吸时会限制肺组织膨胀，它产生的B线通常为双侧，起源于重力依赖区，然后逐步扩散恢复。

在疑诊或已经确诊心力衰竭（heart failure，HF）的患者中，肺水肿可作为一个关键指标，为临床及早诊断和监测、指导治疗提供重要证据。当出现HF时，显著增高的肺动脉压和肺毛细血管楔压可引起肺毛细血管壁超微结构的改变，导致血管外肺水（extral vascular lung water，EVLW）增多，当EVLW＞10 ml/kg应考虑出现肺水肿。对EVLW改变进行动态观察和定量监测可以评估肺水肿的发生发展及严重程度，判断机械通气疗效、指导液体治疗等，对了解心肺疾病的病理生理学改变及肺功能变化十分重要。给予利尿剂治疗后，HF患者的B线数目会随着EVLW的减少而减少，而肺间质纤维化患者的B线数目不会在利尿治疗后明显改变。本例患者改善心功能后肺部超声影像中B线数目明显减少，证实了心源性肺水肿的诊断。

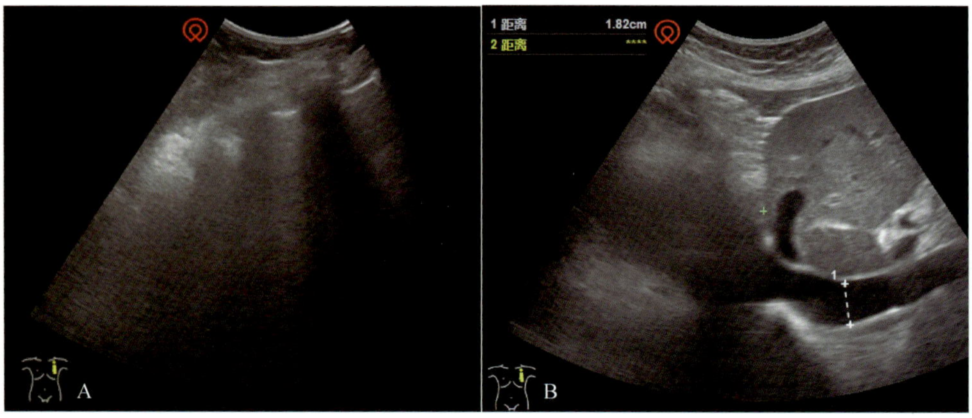

图 15-13 2018年7月18日肺部超声影像提示心源性肺水肿。**A.** 两肺均质化渗出（B线）；**B.** 下腔静脉增宽且呼吸变异不明显

视频 15-6 均质化肺部渗出

视频 15-7 IVC

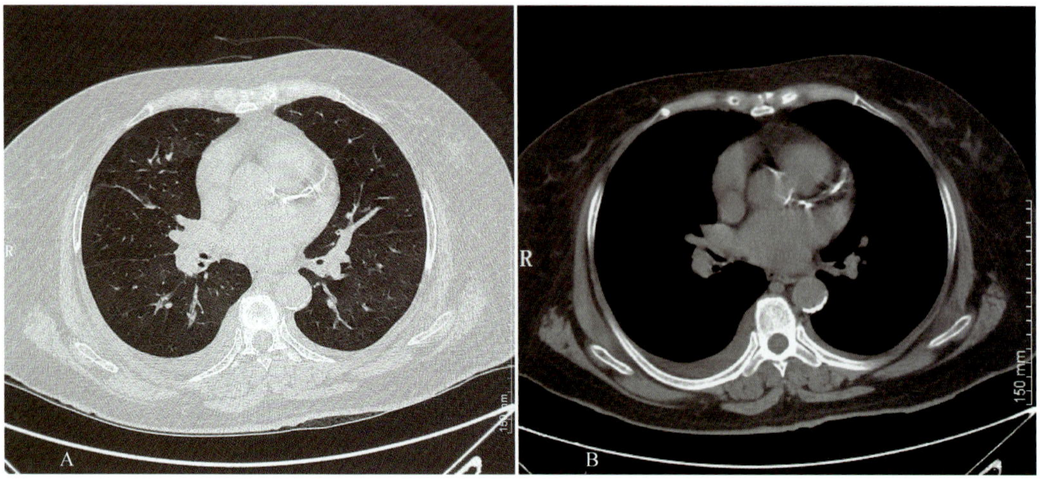

图 15-14 胸部CT（2018年7月13日，**A.** 肺窗；**B.** 纵隔窗）

（刘 娜 张 骅 谷艳梅）

病例 7

慢性阻塞性肺疾病急性加重期　冠心病　胸腔积液

【病史摘要】

患者，男，79 岁，退休。

主诉：反复咳嗽、咳痰 6 年，喘憋 1 年，加重 3 天。

现病史：患者 6 年来反复咳嗽、咳痰，近 1 年出现喘憋、活动耐量下降，多在冬春季节发作，多次住院治疗，确诊为“慢性阻塞性肺疾病”，予“思力华、舒利迭气雾剂”，但未规律使用。3 天前上诉症状再发加重，无畏寒、发热等，再次住院。

既往史：心房颤动病史多年。反复胸腔积液病史多年，间断口服呋塞米、螺内酯片。高血压病史多年，未服药；高脂血症、冠心病多年，2002 年因心肌梗死于安贞医院置入支架 1 枚。

体格检查：T 36.8℃，P 96 次/分，R 20 次/分，BP 140/90 mmHg，神清。桶状胸，双肺呼吸音低，双肺无啰音，可闻及少量爆裂音。心音低钝，心率 96 次/分，律不齐，心音低钝，P2＜A2，无杂音。腹软，无压痛，肝脾肋下未触及。双下肢无水肿。

【诊疗过程】

入院辅助检查：心脏彩超（2018 年 5 月 15 日）：左心房扩大，余心脏各房室腔内径正常，前后室间隔室壁变薄回声增强，左右心室壁厚度正常，运动不协调，前间隔及后间隔全部节段运动幅度明显减弱，余未探及节段性运动异常。各瓣膜形态、结构、启闭运动未见明显改变。CDFI：二尖瓣前向血流为单峰。二尖瓣口可探及少量反流，主动脉瓣口可探及少量反流。超声改变符合冠心病、陈旧性心肌梗死、节段性室壁运动异常（前间隔、后间隔）、左心功能减低、左心房扩大、二尖瓣反流（少量）、主动脉瓣反流（少量）、左心室舒张功能减低。2018 年 5 月 14 日肺部超声（图 15-15，视频 15-8 至视频 15-10）：左侧下肺不张伴中等量胸腔积液。肺部 CT（图 15-16）：双侧胸腔积液，双肺散在炎性病灶、机化灶，右肺轻度支气管扩张，左肺小结节（性质待定），轻度肺气肿，双侧胸膜增厚，纵隔内多个肿大淋巴结，心脏增大。总蛋白 66.5 g/L，白蛋白 38.7 g/L，肌酐 108 μmol/L，K^+ 3.4 mmol/L；血气分析：二氧化碳分压33 mmHg，氧分压 84 mmHg，pH 值 7.45；DIC 组合：D-二聚体 1.19 μg/ml，纤维蛋白原降解产物 1.4 μg/ml；肌钙蛋白 T＜50 ng/L；NT-proBNP 5240 pg/ml；血常规：白细胞 5.75×10^9/L，中性粒细胞百分比 74.8%，血红蛋白 135 g/L，血小板计数 129×10^9/L。

诊断：①慢性阻塞性肺疾病急性加重期；②冠心病　心律失常：心房颤动冠状动脉支架置入术后　心功能Ⅱ～Ⅲ级，胸腔积液；③高血压 2 级（很高危）。

入院后予止咳化痰（氨溴索注射液）、平喘（异丙托溴氨雾化液、多索茶碱注射液）、抗感染（美洛西林舒巴坦钠注射液）、抗炎（布地奈德雾化液）、改善心功能（呋塞米、螺内酯片、单硝酸异山梨醇酯注射液）、降压及对症支持治疗后好转出院。

【讨论】

急性肺水肿由于肺毛细血管内皮细胞和肺泡Ⅱ型细胞受损，可引起肺间质和肺泡水肿、充血及肺表面活性物质减少，导致小气道陷

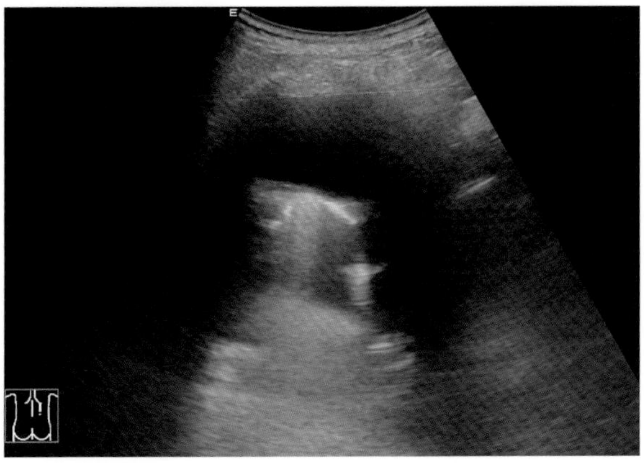

图 15-15　2018 年 5 月 14 日肺部超声影像：左下肺不张伴中等量胸腔积液

闭、肺泡萎陷不张、肺顺应性降低及功能残气量减少。肺内原有的生理状态发生改变可使肺组织内液体量明显增加。液体积聚在肺间质内会形成间质性肺水肿，液体积聚在肺终末气腔内会形成肺泡性肺水肿，水肿发生在体腔内可形成胸腔积液。当肺水肿是由充血性心力衰竭引起时，则表现为弥漫分布的实变阴影。严重的肺水肿常伴有少量胸腔积液。

弥漫性彗星尾征是急性肺水肿的超声特点之一。由于Kerley线很少出现于床旁胸片，因此Kerley线与弥漫性彗星尾征具有同等意义。另外，由于重力的影响，肺水肿的超声表现呈层状分布，即仰卧位时，前胸壁的声像图改变最轻，常为正常肺的声像图；侧壁次之，轻者可仅见弥漫性彗星尾征，重者可见实变区或胸腔积液；后胸部的声像图改变最重，常表现为彗星尾征、实变区或胸腔积液。两侧肺的超声表现常为非对称性，且ALI/ARDS导致的进行性肺水肿的超声表现早于胸部X线。

研究表明，肺水肿的程度、肺间质含水量以及肺复张后肺水的减少均和B线的数量呈线性相关。因此，基于B线数量而建立的超声再气化评分能够有效评估肺水肿程度及监测肺开放压（PEEP＋PC）对塌陷肺泡的开放作用。

本例患者肺部超声提示右肺肺不张、胸腔积液、右肺渗出、左肺均质性渗出，左下肺不张伴中等量胸腔积液，综合分析考虑患者胸腔积液的主要病因为心力衰竭。也存在肺炎旁胸腔积液的可能。

视频 15-8 右肺渗出

视频 15-9 右肺肺不张胸腔积液

视频 15-10 左肺均质性渗出

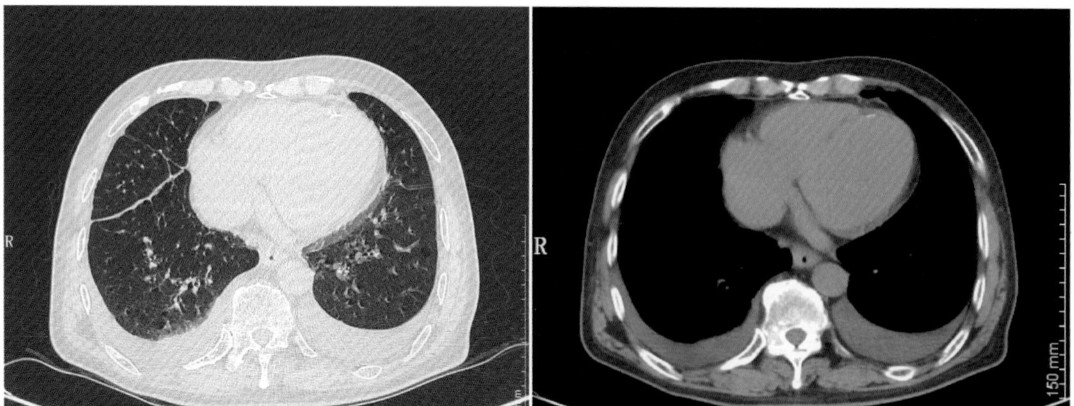

图 15-16 胸部CT（2018年5月14日，**A.** 肺窗；**B.** 纵隔窗）。双侧胸腔积液，两肺多发斑片状、条索状影，左肺小结节影，右肺部分支气管扩张。双肺散在小囊泡状透光灶。气管及双侧段以上支气管通畅。双侧胸膜增厚，纵隔内多个肿大淋巴结及钙化灶，心脏增大

（张 秋 张 骅 宋 建）

病例 8

慢性阻塞性肺疾病急性加重期

【病史摘要】

患者，男，81 岁，退休机关工作。

主诉：因“反复咳嗽、咳痰伴气喘 30 余年，再发加重 4 天”于 2018 年 5 月 20 日入院。

现病史：患者近 30 余年来反复咳嗽、咳痰伴气喘，多在感冒受凉、秋冬季节出现，多次住院治疗，确诊为“慢性阻塞性肺疾病、支气管哮喘”，予止咳化痰、平喘、抗感染治疗后可好转。间断吸入沙美特罗替卡松粉吸入剂（50 μg/500 μg）每日 2 次及家庭氧疗（<1 h/d）。4 天前无明显诱因上述症状加重，再次住院。

既往有“2 型糖尿病、糖尿病周围神经病变、高血压、冠心病、陈旧性下壁心肌梗死、稳定型心绞痛、心律失常-完全性右束支传导阻滞、骨质疏松症、多发腔隙性脑梗死、高脂血症、慢性结膜炎、干眼症、双眼闭角型青光眼、左眼黄斑前膜”病史。

体格检查：T 36.5℃，P 87 次/分，R 24 次/分，BP 142/92 mmHg，喘息状，语利，神清，桶状胸，双肺呼吸音粗，可闻及呼气末哮鸣音。心率 87 次/分，律齐，无杂音。腹软，无压痛、反跳痛，双下肢无水肿。

【诊疗过程】

入院辅助检查：胸部 CT（2018 年 5 月 23 日，图 15-17）：两肺散在炎症病变，双肺散在机化灶，双肺多发小结节，左下肺支气管轻度狭窄，右肺中叶部分支气管轻度扩张，右上肺肺大疱，双肺小气道病变，符合慢性支气管炎。双侧胸膜轻度增厚，纵隔内淋巴结肿大，左心室饱满。2018 年 5 月 24 日肺部超声影像见图 15-18。肺功能：FVC/预计值＝37%，FEV1/FVC＝61.1%，属于混合型通气障碍；吸药后 FEV1/FVC＝61.8%，FEV1/预计值＝30%，气道可逆试验阴性。血常规：白细胞 7.93×10^{9}/L，中性粒细胞百分比 71.4%，淋巴细胞百分比 17.2%；C 反应蛋白 11.2 mg/L；血气分析：二氧化碳分压 51 mmHg，氧分压 50 mmHg，乳酸 1 mmol/L，血氧饱和度 83%，pH 值 7.35；MP-IgG（＋）、血 MP-IgM（－）、结核抗体（－）。痰培养无特殊。

诊断：①慢性阻塞性肺疾病急性加重期；②冠心病　陈旧性下壁心肌梗死　稳定型心绞痛　心功能Ⅱ级；③高血压 3 级（很高危）；④2 型糖尿病　糖尿病周围神经病变。

入院后予止咳化痰（氨溴索注射液）、平喘（多索茶碱注射液）、抗感染（哌拉西林舒巴坦钠-左氧氟沙星注射液）抗炎（甲泼尼龙琥珀酸钠注射液、吸入用布地奈德混悬液）及对症支持治疗 10 天后患者症状好转出院。

【讨论】

慢性阻塞性肺疾病的病理学基础是慢性支气管炎和肺气肿，其超声仅表现为肺部 A 线、胸膜滑动征存在、无右心室高负荷表现。而 A 线实为胸膜线形成的伪像，A 线存在提示肺内气/水比例接近正常范围。A 线也是气体的标志，可以是生理性（见于慢性阻塞性肺疾病、哮喘、肺栓塞或后壁肺炎中具有肺表层的前胸壁）或病理性（见于气胸）。因此，仅存在肺部 A 线、胸膜滑动征对于慢性阻塞性肺疾病不具有任何诊断意义。如果合并肺部感染、肺心病时，其超声影像复杂多变。本例患者仅为慢性阻塞性肺疾病急性加重期，两肺均为正常的肺部超声图像，可以看出肺部超声对含气量高的疾病不具备良好的特异性及敏感性，这是超声的局限性所在。

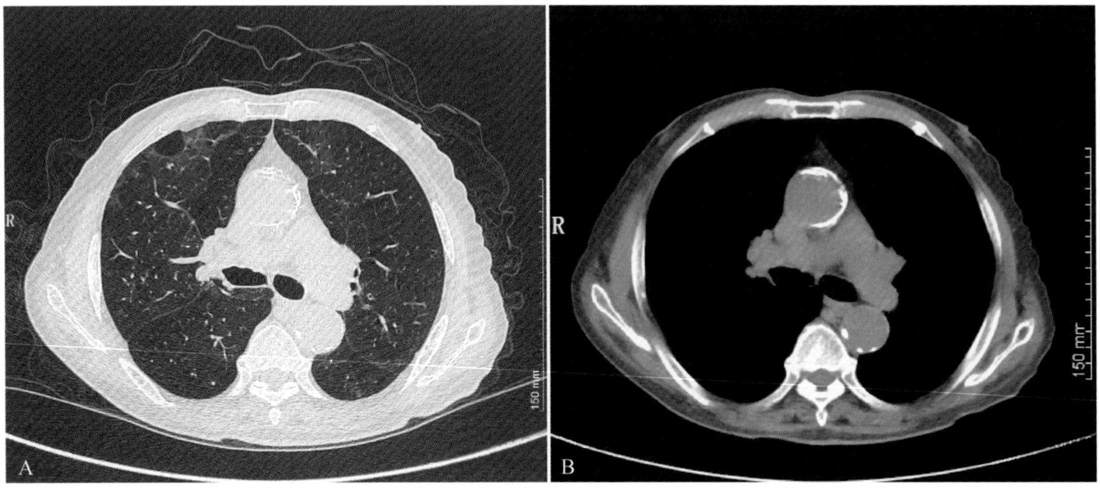

图 15-17 胸部 CT（2018 年 5 月 23 日，**A.** 肺窗；**B.** 纵隔窗）

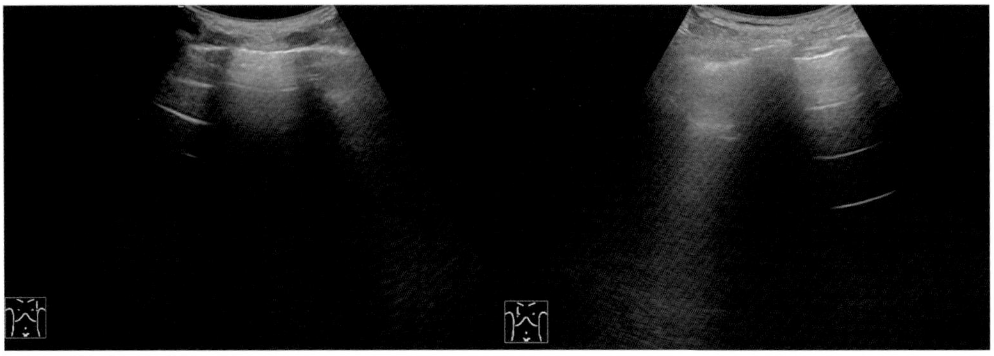

图 15-18 肺部超声影像图（2018 年 5 月 24 日）：两肺为正常肺部超声图像

（李　研　张　骅　盛　艳）

参考文献

[1] 葛均波，徐永健. 内科学. 第 8 版. 北京：人民卫生出版社，2013.

[2] Global strategy for the diagnosis，management，and prevention of chronic obstructive pulmonary disease ：2018 report.

[3] 俞森洋，蔡柏蔷. 呼吸内科主治医生 660 问. 第 2 版. 北京：中国协和医科大学出版社，2009.

[4] 蔡柏蔷，李龙芸. 协和呼吸病学. 第 2 版. 北京：中国协和医科大学出版社，2011.

[5] 钟南山，刘又宁. 呼吸病学. 第 2 版. 北京：人民卫生出版社，2012.

[6] 陈亚红. 2018 年 GOLD 慢性阻塞性肺疾病诊断、治疗及预防全球策略解读. 中国医学前沿杂志，2017，9（12）：15-22.

[7] Daniel A，Lichtenstein. Lung ultrasound in the critically Ill-the BLUE protocol. Springer International Publishing Switzerland，2016.

[8] Jambrik Z，Monti S，Coppola V，et al. Usefulness of ultrasound lung comets as a nonradiologic sign of extravascular lung water. Am J Cardiol，2004，93：1265-1270.

[9] Frassi F，Pingitore A，Cialoni D，et al. Chest sonography detectslung water accumulation in healthy elite apnea divers. J Am SocEchocardiogr，2008，21：1150-1155.

第十六章　支气管哮喘

第一节　概　　述

一、概念

支气管哮喘简称“哮喘”，是由多种细胞（包括嗜酸性粒细胞、中性粒细胞、肥大细胞、平滑肌细胞、T淋巴细胞、气道上皮细胞等）和细胞组分参与的以气道慢性炎症为特征的异质性疾病。这种慢性炎症与气道高反应性相关，通常会出现广泛且多变的可逆性呼气气流受限，导致反复发作的喘息、气短、胸闷和（或）咳嗽等症状，强度随时间变化，多在夜间和（或）清晨发作或加重，多数患者可自行缓解或经治疗缓解。支气管哮喘如诊治不及时，随病程的延长可产生一系列气道不可逆性缩窄和气道重塑。

二、流行病学

支气管哮喘严重威胁公众健康的主要慢性疾病之一。据估计，全球至少有3亿人患有哮喘，其中我国至少有3000万，哮喘可严重影响患者的生活、工作和学习，影响儿童和青少年的生长发育，对患者、家庭和社会造成沉重的精神、身心和经济负担。

目前，我国支气管哮喘患病人数众多、控制率低，且患病率、发病率正呈快速上升趋势，部分地区甚至呈“井喷式”增长。我国曾对8个省市进行支气管哮喘的流行病学调查，其中北京、上海、广东、辽宁在不到10年的时间里患病率分别增加了147.9％、190.2％、14.5％、20.7％。

据预测，在未来的20年中，哮喘的患病率还会继续大幅增加。在控制率方面，虽然经过多年不懈努力，城区的哮喘控制率有所改善，但相对于发达国家差距仍很大。此外，在我国广大基层及农村地区，多数患者未得到有效防治，也没有很好地掌握基本的防治知识，这个问题尤为突出，值得重视。

三、病因

支气管哮喘与多基因遗传有关，同时受遗传因素和环境因素的双重影响。40％的哮喘患者有家族史，患者个体变应性体质（过敏性体质）和环境因素的影响是发病的高危因素，其中周围环境因素在哮喘的发病过程中不仅发挥致病作用，也发挥激发作用。环境因素包括变应原性因素和非变应原性因素。

变应原性因素是最常见的致病因素和引起急性发作的主要“头目分子”，如室内变应原（尘螨、家养宠物、蟑螂等）、室外变应原（花粉、草粉等）、职业性变应原（油漆、饲料、活性染料等）、食物（鱼、虾、蛋类、牛奶、食物添加剂、坚果、花生等）、药物（阿司匹林、抗生素等）以及冷空气等。大气污染、吸烟、运动、肥胖、月经、妊娠、精神心理因素等属于非变应原性因素。

四、病理生理学机制

支气管哮喘的发病机制十分复杂，尚未完全阐明，主要包括气道免疫-炎症机制、神经调节机制及相互作用。

气道慢性炎症是支气管哮喘的基本特征，存在于所有的哮喘患者中。表现为气道内嗜酸性粒细胞、肥大细胞、中性粒细胞、巨噬细胞、淋巴细胞等浸润，以及气道黏膜下组织水肿、微血管通透性增加、支气管平滑肌痉挛、纤毛上皮细胞脱落、杯状细胞增生及气道分泌物增加等病理学改变。长期反复哮喘发作可导致支气管平滑肌肥大增生、气道上皮细胞黏液化生、上皮下胶原沉积和纤维化、血管增生及基底膜增厚等气道重构表现。

五、诊断

2016 版支气管哮喘诊断标准做出部分更新，不仅将其分成典型哮喘和不典型哮喘的诊断标准，且内容及满足的条件也发生改变。具体更新如下。

典型哮喘的诊断标准主要有五条：

1. 症状和诱发因素：反复发作喘息、气急，伴或不伴胸闷或咳嗽，夜间及晨间多发，多与接触变应原、冷空气、物理性和化学性刺激，以及病毒性上呼吸道感染、运动等有关。

2. 体征：发作时双肺可闻及散在或弥漫性哮鸣音，呼气相延长。

3. 缓解因素：上述症状和体征可经治疗缓解或自行缓解。

4. 排他性：排除其他疾病所引起的喘息、气急、胸闷和咳嗽。

5. 肺功能：可逆气流受限的客观检查。①支气管激发试验阳性；②支气管舒张试验阳性（吸入支气管舒张剂后，FEV1 增加＞12％，且 FEV1 增加绝对值＞200 ml；③呼气流量峰值（PEF）平均每日昼夜变异率（至少连续 7 天，每日 PEF 昼夜变异率之和除以 7）＞10％，或 PEF 周变异率［（2 周内最高 PEF-最低 PEF）/［（2 周内最高 PEF＋最低 PEF）×1/2］×100％］＞20％。

符合上述症状和体征，同时具备气流受限客观检查中的任意一条，并除外其他疾病所引起的喘息、气急、胸闷及咳嗽，可以诊断为哮喘。

同时需要注意的是，由中华医学会儿科学分会呼吸学组制定的“儿童支气管哮喘诊断与防治指南（2016 版）”的诊断标准也做出了一些更新，第一条增加“过度通气（如大笑和哭闹）”。第五条原（2008 年版）为“吸入支气管舒张剂和口服（或吸入）糖皮质激素治疗 1～2 周后，FEV1 增加≥12％”，现（2016 年版）已更新为“吸入糖皮质激素和（或）抗白三烯药物治疗 4～8 周后，FEV1 增加≥12％”。原版中呼气流量峰值（PEF）“连续监测 1～2 周”，现已更新为“连续监测 2 周”。此外，儿童哮喘指南（2016 版）仍保留原来的满足条件，即诊断不一定同时具备第五条（肺功能检查并非必须）。

不典型哮喘的诊断标准：

咳嗽变异型哮喘：是以咳嗽作为唯一或主要症状，无喘息、气急等典型哮喘的症状和体征，同时具备可逆气流受限客观检查中的任意一条，除外其他疾病引起的咳嗽（或胸闷），即可诊断。

胸闷变异型哮喘：是以胸闷作为唯一或主要症状，无喘息、气急等典型哮喘的症状和体征，同时具有可逆气流受限客观检查中的任意一条，除外其他疾病引起的胸闷，即可诊断。

隐匿性哮喘指无反复发作的喘息、气急、胸闷或咳嗽表现，但长期存在气道反应性增高。随访发现有 14％～58％的无症状气道反应性增高患者可发展为有症状的哮喘。

六、鉴别诊断

1. 左心衰竭　既往被称为心源性哮喘，其发作症状和支气管哮喘很相似，但其发病机制与病变本质和支气管哮喘截然不同。主要鉴别要点包括：左心衰竭多见于老年人，往往有高血压、冠状动脉硬化、风湿性心脏病或慢性肾炎等病史和体征，以夜间阵发性发作多见。临床症状除与支气管哮喘相似的症状和体征外，常咯大量稀薄水样或泡沫状痰或可能为粉红色泡沫痰，并有典型的肺底湿啰音，心脏向左扩大，心脏瓣膜杂音，心音可不规律甚至有奔马律。胸片可有肺水肿征象，血管阴影模糊。由于存在肺水肿，叶间隔变宽，叶间隔线可下移至基底肺叶，对鉴别有一定帮助。心脏超声可提示心脏扩大、心脏瓣膜异常、射血分数下降等改变。

2. 慢性阻塞性肺疾病　多见于中老年人，多数有长期吸烟或接触有害气体史和慢性咳嗽史，喘息常年存在，有加重期。体格检查可见肺气肿体征，两肺或可闻及湿啰音。但有时临床上严格区分 COPD 与哮喘十分困难，用支气管舒张剂、口服或吸入激素做治疗性诊断可能有所帮助，有时两者可同时存在。

3. 变态反应性肺浸润　常以反复哮喘样发作为特征，是包括单纯性嗜酸细胞性肺炎、迁延性嗜酸细胞肺炎、哮喘性嗜酸细胞肺炎、热带性肺嗜酸细胞增多症及肺坏死性血管炎等的一组疾病。该病可见于任何年龄，很多与下呼吸道感染有关。患者常有发热，胸部 X 线检查可见多发性淡薄斑片浸润阴影，可自行消失或反复再发。肺组织活检有助于鉴别。

4. 气管、主支气管肺癌　当肿瘤压迫或侵犯气管或主支气管时，可使上气道管腔狭窄或不完全性阻塞，临床上可出现类似哮喘的症状和体征，如咳嗽、喘息、哮鸣音。但此类患者通常无哮喘发作史，且可出现痰中带血或咯血，喘息症状多呈吸气性呼吸困难，哮鸣音的部位比较局限，平喘药物治疗无效。行胸部 X 线、胸部 CT、痰细胞学及支气管镜检查往往不难鉴别。

七、治疗

支气管哮喘长期治疗方案可分为五个阶梯级别（图 16-1）。

在初始治疗效果不佳时，切勿第一时间盲目升级。升级治疗前需要积极分析查找是否存在非病情本身的影响因素，如果存在，先予纠正。影响控制哮喘的常见因素包括：

1. 药物吸入方法不正确　正确掌握使用药物的用法用量，以及吸入装置的正确操作方法是取得疗效的关键。使用不当可导致药物不能到达目标气道，不能充分发挥作用，从而控制不佳。

2. 依从性差　很多患者因认为症状缓解后无需再用药、对激素的恐惧以及担心耐药等错误的顾虑，从而没有坚持遵医嘱使用，故影响疗效。哮喘患者的依从性与疾病的转归密切相关，依从性差是导致患者死亡率升高、急性发作次数增多、住院次数增加的主要原因。提高依从性可以明显改善哮喘的控制率。

3. 持续暴露于触发因素（如变应原、烟草、空气污染等）　脱离变应原等触发因素是成功治疗的前提，如存在职业环境性触发因素的患者应先脱离该环境。

4. 存在合并症所致呼吸道症状及影响生活质量　当哮喘合并其他疾病（如变应性鼻炎、鼻窦炎、胃食管反流病等）时，务必积极治疗，以免影响治疗效果。

5. 误诊为哮喘

升级治疗通常根据情况采用以下 3 种方式：

1. 持久升级治疗　适用于当前治疗级别不能控制的哮喘患者，且已排除上述影响哮喘控制的因素。推荐选择高一级治疗方案中的优先选择方案，2～3 个月后进行评估，如疗效不佳，可考虑其他推荐方案。

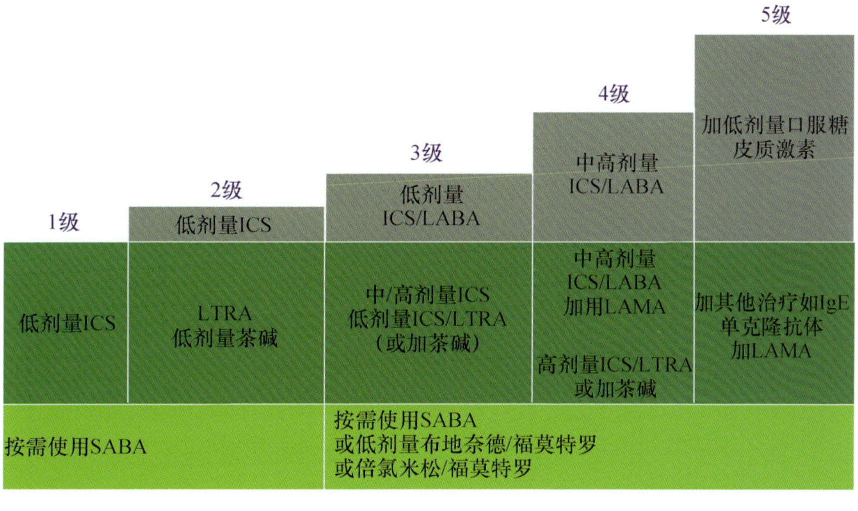

图 16-1　支气管哮喘长期治疗方案的五个阶梯级别。LABA，长效 β_2 受体激动剂；LAMA，长效抗胆碱药；LTRA，白三烯受体拮抗剂；ICS，吸入性糖皮质激素；SABA，短效 β_2 受体激动剂

2. 短程加强治疗　适用于部分哮喘患者出现短期症状加重，如发生病毒性上呼吸道感染或季节性变应原暴露时。可选用增加维持用药剂量1～2周的方法。

3. 日常调整治疗　用于使用布地奈德/福莫特罗或倍氯米松/福莫特罗同时作为维持治疗和缓解治疗的哮喘患者。可在布地奈德/福莫特罗或倍氯米松/福莫特罗每日维持用药的基础上，根据患者哮喘症状情况按需增加布地奈德/福莫特罗或倍氯米松/福莫特罗的用量作为缓解用药治疗。

降级治疗需要在哮喘症状得到控制并维持至少3个月，且肺功能恢复并维持平稳状态时才可考虑。但是，如果存在急性发作的危险因素，如SABA用量每个月>1支（200喷/支）、依从性或吸入技术差，FEV1<60%预计值、吸烟或暴露于变应原、痰或血中嗜酸性粒细胞增多、存在合并症（鼻窦炎、肥胖）或有重大心理或社会经济问题，或存在固定性气流受限等，一般不推荐降级治疗。确需降级也应在严密的监督和管理下进行。降级治疗应选择适当时机，需避开患者呼吸道感染、妊娠、旅行期等。每3个月减少ICS（吸入性糖皮质激素）剂量25%～50%通常是安全可行的。每次降级治疗都应视为一次试验，有可能失败，需密切观察症状控制情况，PEF变化、危险因素等，并按期随访，根据症状控制及急性发作频率进行评估，并告知患者一旦症状恶化，需恢复到原来的治疗方案。

药物减量不是盲目而行，推荐的药物减量方案通常是首先减少激素用量，再减少使用次数（如由每日2次减为每日1次），然后再减去与激素合用的控制药物，以最低剂量的ICS维持治疗直至最终停止治疗。

多数患者经治疗后，数天内症状可得到缓解，但完全控制往往需要3～4个月。起始治疗后建议每2～4周复诊1次，此后每1～3个月随访1次。如果出现急性发作，则1周内需要复诊。

八、预后

支气管哮喘患者的转归和预后因人而异，与是否坚持正确的治疗方案关系密切。通过积极而规范的治疗，儿童哮喘临床控制率可达95%，成人可达80%。轻症较易得到控制。病情重、气道反应性增高明显或伴有其他过敏性疾病者不易控制。若长期发作出现气道重塑而并发COPD、肺源性心脏病者，预后不良。

（王生成）

第二节　支气管哮喘超声诊断

支气管哮喘的超声影像表现包括：①肺部A线；②胸膜滑动征存在；③无右心室高负荷表现。这些改变与COPD相同。

有研究发现，以肺滑动征伴前胸壁A线而后胸壁、侧胸壁无异常征象或无肺滑动征和肺点诊断COPD或支气管哮喘的敏感性为89%，特异性为97%。支气管哮喘患者不存在B线，这一点与心源性哮喘不同。Prosen等联合氨苯末端脑钠肽前体及肺部超声来鉴别COPD或支气管哮喘与心力衰竭引起的急性呼吸困难，其敏感性和特异性均为100%。极重度哮喘时肺滑动很微弱，这是因为呼吸极度衰竭的患者呼吸减慢，肺滑动相应减慢。A征象，无深静脉血栓形成，PLAPS阴性称为裸征象，见于94%的支气管哮喘患者。单纯的严重支气管哮喘急性加重不会形成PLAPS。

尽管超声在支气管哮喘中的应用已进行大量研究，但在临床实践中，超声仍无法确诊支气管哮喘，因为单纯支气管哮喘肺部超声的影像表现与正常人的表现相同，并不具备特异性。如果支气管哮喘诊治不及时，随病程的延长产生一系列气道不可逆性缩窄和气道重塑时可有相关的超声影像表现。临床上支气管哮喘的诊断仍需依靠患者的症状和诱发因素、体征、缓解因素、排他性、肺功能的改变来明确。

（张　骅）

病例

支气管哮喘急性发作期　慢性阻塞性肺疾病

【病史摘要】

患者，女，60 岁，工人。

主诉：再发咳嗽、咳痰、气促 1 周。

现病史：患者 1 周前受凉后出现咳嗽、咳痰，痰黄白质黏、量少，喘促明显，尤其在活动后，喉中可闻及哮鸣音，夜间不能平卧，自服止咳化痰及使用"舒利迭吸入剂"无缓解。遂入院。

既往史：支气管哮喘病史 10 余年，慢性阻塞性肺疾病确诊 3 年，曾使用"信必可都保及舒利迭吸入剂"但未规律使用。左侧乳腺癌根治术后 10 余年。冠心病半年。

体格检查：T 36.5℃，P 82 次/分，R 20 次/分，BP 130/80 mmHg，神清。双肺散布哮鸣音。心率 82 次/分，律齐，无杂音。腹软，无压痛、反跳痛，肝脾肋下未触及。双下肢无水肿。

【诊疗过程】

入院辅助检查：2018 年 5 月 11 日胸部 CT（图 16-2）：左上肺炎症机化灶，两肺散在陈旧性病灶，双侧胸膜局限性增厚，左胸膜见小钙化灶。同日肺部超声影像仅有肺滑动减弱，余无明显异常。

诊断：①支气管哮喘急性发作期　慢性阻塞性肺疾病；②冠心病心功能Ⅱ级；③高血压 2 级（很高危）；④左乳腺癌术后。

入院后予止咳化痰（氨溴索注射液）、平喘（多索茶碱注射液）、抗炎（甲强龙注射液、布地奈德雾化液）及对症支持治疗好转出院。

【讨论】

本例患者肺部超声影像中胸膜滑动征存在，肺滑动较正常人有所减弱，伴前胸壁 A 线而后胸壁、侧胸壁无异常征象，未见 B 线，心脏超声无肺动脉高压及右心室高负荷表现，无肺滑动征和肺点。以上改变符合单纯性支气管哮喘的超声影像表现。肺滑动减弱考虑由患者肺功能、呼吸功能受损、呼吸动度减慢所致。长期支气管哮喘可以导致 COPD，易反复出现肺部感染，并发支气管扩张等病理改变，此时肺部超声表现复杂多变。对于支气管哮喘、COPD 等疾病，肺部超声敏感性、特异性并不高，这类疾病的诊断应符合典型哮喘症状、体征和诱发因素、缓解因素、肺功能，并除外其他疾病所引起的喘息、气急、胸闷及咳嗽。

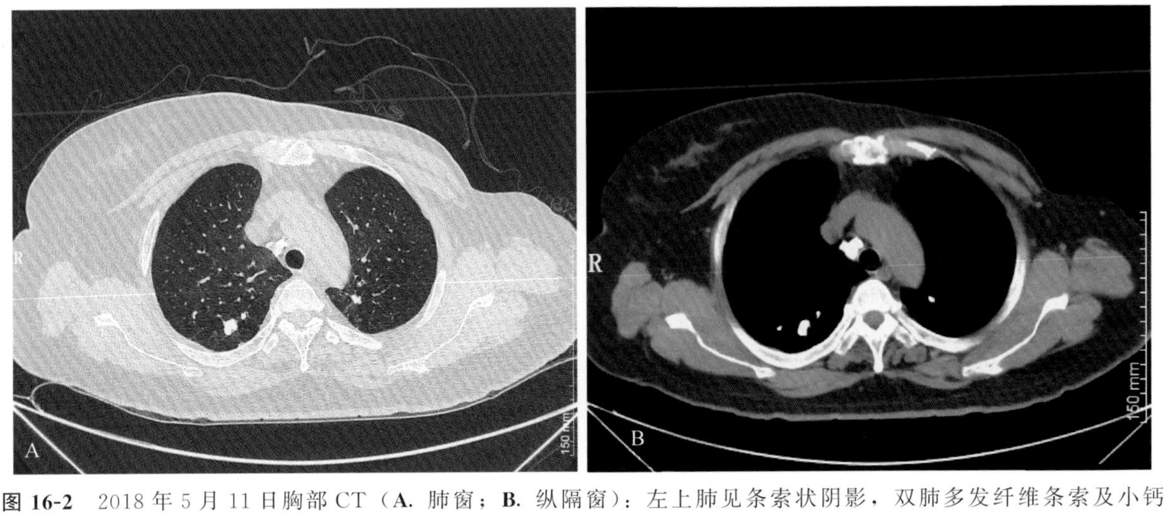

图 16-2　2018 年 5 月 11 日胸部 CT（**A.** 肺窗；**B.** 纵隔窗）：左上肺见条索状阴影，双肺多发纤维条索及小钙化、两肺门未见增大，主支气管及两侧段以上支气管通畅，双侧胸膜局限性增厚，左胸膜见小钙化灶，纵隔内未见肿大淋巴结，纵隔及右肺门可见钙化淋巴结。左侧乳腺缺如

（张　秋　高玉芝　张　骅）

参考文献

[1] 中华医学会呼吸病学分会哮喘学组，支气管哮喘防治指南（2016 版）. 中华结核和呼吸杂志，2016，39（9）：1-24.

[2] 中华医学会儿科学分会呼吸学组，儿童支气管哮喘诊断和防治指南（2016 版）. 中华儿科杂志，2016，54（3）：167-181.

[3] 中华医学会呼吸病学分会哮喘学组，中国哮喘联盟. 支气管哮喘急性发作评估及处理中国专家共识. 中华内科杂志，2018，57（1）：4-14.

[4] 中华医学会呼吸病学分会哮喘学组，支气管哮喘防治指南（2008 版）. 中华结核和呼吸杂志，2008，31（3）：177-185.

[5] 中华医学会呼吸病学分会哮喘学组. 支气管哮喘患者自我管理中国专家共识. 中华结核和呼吸杂志，2018，41（3）：171-178.

[6] 沈华浩，杜旭菲，应颂敏. 新版中国支气管哮喘防治指南与全球支气管哮喘防治创议的异同. 中华结核和呼吸杂志，2018，41（3）：166-168.

[7] GINA：Global Strategy for Asthma Management and Prevention（2018 update）@Global Initiative for Asthma. http：//ginasthma. org/2018.

[8] 沈华浩. 哮喘手册. 第 3 版. 人民卫生出版社，2016.

[9] 葛均波，徐永健，王辰. 内科学. 第 9 版. 人民卫生出版社，2018.

[10] 葛均波，徐永健. 内科学. 第 8 版. 人民卫生出版社，2013.

[11] 谢毅，胡品津. 内科学. 第 7 版. 人民卫生出版社，2008.

[12] 王辰，王建安. 内科学. 第 3 版. 人民卫生出版社，2015.

[13] 蔡柏蔷，李龙芸. 协和呼吸病学. 第 2 版. 中国协和医科大学出版社，2011.

[14] 钟南山，刘又宁. 呼吸病学. 第 2 版. 人民卫生出版社，2012.

[15] Daniel A，Lichtenstein. Lung Ultrasound in the Critically Ill- The BLUE Protocol. Springer International Publishing Switzerland，2016.

[16] Lichtenstein D. Should lung uhrasonography he more widelyused in the assessment of acuterespiratory disease? ExpertRev Respir Med，2010，4：533-538.

[17] Prosen G，Klemen P，Gtmad M，et al. Combination of lunguhrasound（a comet-tail sign）andN-terminal pro-brainnatriuretie peptide in differentiating acute heart failure fromchronic obstructive pulmonary disease and asthma as cause ofacute dyspnea inprehospital emergency setting. Crit Care，2011，15：R114.

第十七章 肺挫伤

第一节 概　　述

肺挫伤（puimonary contusion）多为强大外力致胸部钝性伤，发生率占胸部钝性伤的30%～70%，肺挫伤发生后病情复杂，死亡率高达10%～20%，若未能及时有效地处理则会发展成急性呼吸窘迫综合征（ARDS），后果严重。

一、发病机制

目前肺挫伤的发病机制尚未完全明确，国内外学者一致认为外在暴力直接作用于胸部以及炎症反应是挫伤的主要机制。其一，患者发生肺部挫伤时，外部暴力作用于胸部，使肺实质因胸腔容积的缩小而受到压迫，从而使肺实质受到损伤，出现出血、水肿等，而当外部暴力消失后，受压的胸腔回弹，引起已经受损的肺实质进一步损伤，导致患者出现呼吸困难，甚至发生呼吸窘迫综合征；其二，肺挫伤后引发的肺损伤会引起原发性或继发性炎症反应，不仅可进一步加剧肺损伤，还会促使并发症的发生，这也是肺挫伤后病情危重、隐匿性强、死亡率高的重要原因。

二、病理生理

肺挫伤的主要发病机制在于外在暴力，1924年Hooer研究发现，爆炸冲击效应所致的主要病理损害是肺部出血。随后研究进一步明确，肺挫伤主要是肺实质细胞的损伤，早期主要包括挫伤区肺泡出血、色暗，肺泡含气少、肺间质水肿、肺泡回缩不良等实质细胞破坏表现，这些改变在肺损伤早期或者轻微肺组织挫伤时是可逆的。若发生严重的肺挫伤甚至合并肺撕裂伤或肺挫伤早期处理不良时，肺损伤会在伤后12～24 h内呈进行性发展，不能有效控制病变，则会发生肺出血、假性囊肿、肺不张、血气胸等，甚至发生呼吸窘迫综合征危及生命。另有研究发现，肺挫伤后其损伤处会有大量病原微生物聚集，因而释放大量中性粒细胞，并且在这些中性粒细胞表面会分泌能与病原体相结合的Toll样受体，使髓样分化因子双信号转导通路活化，而且黏附因子等会诱导肿瘤坏死因子及白介素等与一氧化氮合酶发生基因转录，经过基因转录后的因子会再次发生与之前炎症因子相同的作用，从而导致患者的表达调控机制紊乱。此外，有研究认为肺挫伤后在细菌内外毒素的刺激作用下，肿瘤坏死因子及白介素等炎症介质分泌增多，还原型辅酶Ⅱ（NADPH）氧化酶活性增强，中性粒细胞（PMN）被活化并浸润肺泡腔，引起肺泡上皮细胞及肺毛细血管内皮的损伤，患者出现呼吸困难，严重时会导致急性呼吸窘迫综合征。

三、诊断

肺挫伤通常发生在着力点，表现为肺出血。外伤史是肺挫伤最重要的诊断依据，其影像学表现与其他肺气腔病变如肺炎或误吸很难鉴别。肺挫伤往往发生于最大冲力的位置，靠近肺野外带。通常无空气支气管征，因为血液不仅充盈肺气腔，而且充盈支气管。肺挫伤通常出现在创伤后6 h内，因为肺气腔内血液可被迅速吸收，所以病变常在72 h内消失。如果病变持续时间超过72 h，应警惕其他疾病。

（一）充分明确患者的损伤机制

患者因何种方式受伤、外力主要作用于哪

个部位等均有助于医生做出正确的诊断。一般认为高速低位移主要引起肺泡区肺挫伤，类似于冲击型肺损伤，冲击侧损伤大于对侧；而低速高位移主要引起肺门区损伤，类似于挤压型肺损伤，两侧损伤程度相似；高速高位移时，所有肺组织均受损伤。

（二）临床表现

根据损伤程度可分为单纯肺挫伤和严重肺挫伤。前者表现为胸壁压痛，咳嗽时加重，无明显气短，有合并伤者，除胸痛较前加重外，可出现不同程度的胸闷、气短、咳嗽、咯血、皮下气肿、呼吸浅快及口唇发绀。严重肺挫伤患者易发生 ARDS。

（三）肺部影像学

胸部 X 线是肺挫伤的主要诊断方法，其表现大多在受伤即刻或 1 h 内出现，部分表现在伤后 4～6 h 出现，也有小部分在创伤后 48 h 后出现。患者肺挫伤发生 4～6 h 后，胸部 X 线可见粟粒样或斑片样阴影，表明患者肺部有肺出血、水肿或肺不张等病理改变。但是胸部 X 线对肺挫伤发生小于 4 h 或肺损伤面积较小的患者也容易漏诊。

胸部 CT 检查对肺挫伤的评价与活检结果基本一致，多数学者认为 CT 诊断肺挫伤的准确性高于胸部 X 线。肺挫伤患者一般会有咳嗽、咳痰、胸痛，甚至咯血及呼吸困难等急性肺挫伤症状，且肺部听诊呼吸音减弱，并可闻及湿啰音，但肺挫伤早期肺部检查各项指标可正常，因此极易被漏诊。CT 检查敏感性较高，可诊断挫伤面积较小或症状较轻的肺挫伤，使漏诊率有效降低（图 17-1）。胸部 CT 下可见肺部轮廓模糊不清、肺纹理增多或增粗，呈现絮状阴影。另外，有学者认为胸部 CT 重建的三维影像图及放射性同位素检查能够更明确地诊断患者肺挫伤的部位及程度，但虽然其敏感性更高，但尚未在临床普及。目前 X 线及 CT 检查仍是胸部损伤的主要检查手段。临床肺挫伤的诊断应将患者的临床表现与影像学检查结果相结合，综合考虑，从而避免肺挫伤漏诊或误诊。

（四）血气分析

肺挫伤患者的动脉血气分析指标会出现不同程度的改变，故可用于区别单纯性肺挫伤和呼吸功能不全性肺损伤。一般认为单纯性肺挫伤氧分压可正常或轻度下降，经吸纯氧后好转；肺功能不全性肺损伤有明显的低氧血症，氧分压＜60 mmHg，吸纯氧时仍较低；当肺泡-动脉氧压差增大或氧合指数＜300 mmHg 时，应高度怀疑肺挫伤；当氧合指数＜200 mmHg 时，应高度怀疑 ARDS 的可能。另外，血气分析在连枷胸对呼吸功能影响的评价，以及决定是否实施胸壁固定术及呼吸机使用的指征中有重要的作用，且有助于随时了解治疗效果及判断预后。

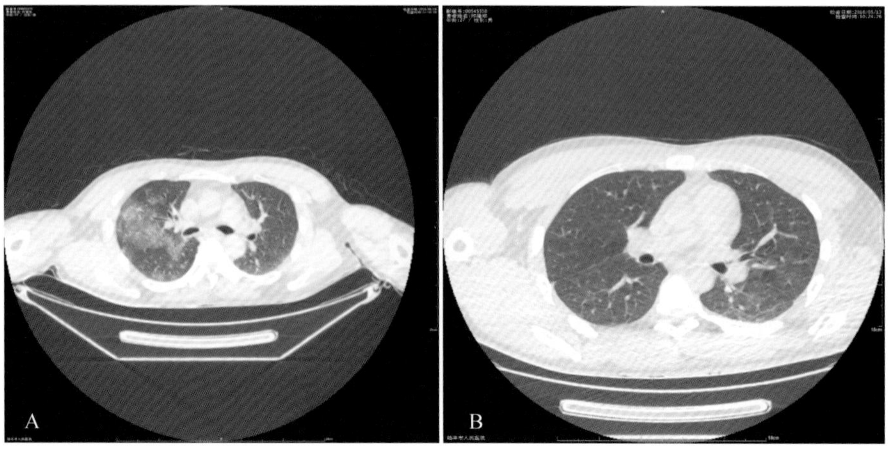

图 17-1 胸部 CT。**A.** 双肺肺挫伤；右侧第 5、6 前肋骨骨折；**B.** 左肺挫伤；左锁骨、左肩胛骨骨折（图片由广东陆丰市人民医院放射科陈华文提供）

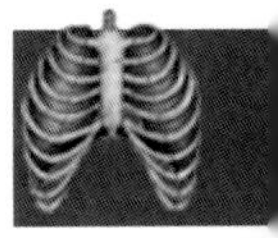

四、肺挫伤的治疗

（一）基础治疗

基础治疗包括止痛、酌情补液、利尿、广谱抗生素预防控制感染、短期大剂量激素冲击治疗、药物解除肺血管、支气管痉挛及预防应激性溃疡等。

（二）保持呼吸道通畅

肺挫伤均有一定程度的下呼吸道阻塞，特别应注意严重肺挫伤气管内存在血液、渗出液及分泌物等，且常合并连枷胸，排痰功能减弱，易发生严重低氧血症而致 ARDS，故保持呼吸道通畅十分重要。单纯肺挫伤患者可采用高频雾化吸入，加入氨溴索等药物效果更好，可采用镇静止痛药，并拍背协助排痰。若患者仍不能有效咳嗽排痰，可采用支气管镜冲洗排痰，对胸廓损伤严重或伴颅脑损伤者宜尽早行气管切开排痰。

（三）机械通气

严重肺挫伤应采用呼吸机治疗，以减少或防止肺出血、水肿，促进不张的肺膨胀，保证充分的换气、供氧，纠正低氧血症。肺挫伤伴呼吸功能不全者，应立即施行机械通气，其应用指征如下：呼吸频率＞40 次/分或＜10 次/分，氧分压＜60 mmHg（吸氧浓度＞50%）、二氧化碳分压＞50 mmHg。在使用呼吸机时，PEEP 是呼吸支持的标准治疗，在获得有效氧合的情况下应保持较低的 PEEP 值，过高的 PEEP 值会减少氧合，使肺挫伤区加大，产生气压损伤。同时，因胸腔内负压消失，可使回心血量减少，对循环稳定造成不良影响。过去认为在患者合并连枷胸时，使用 PEEP 能减轻反常呼吸对肺功能的损害，显著减少手术内固定的应用，但现在也主张连枷胸早期行手术固定。Johanniomn 等认为外源性一氧化氮可以明显提高肺挫伤患者的血氧饱和度，单侧肺挫伤患者常规治疗的同时，可采用有创机械通气的方式间歇性吸入一氧化氮。Johanniomn 认为，外源性一氧化氮可促进肺泡小血管扩张，提高肺泡氧气弥散功能，从而调整肺泡换气功能，由此表明，对肺挫伤呼吸困难的患者吸入少量一氧化氮在临床上具有一定的应用价值。

（四）药物治疗

药物治疗目前主要针对肺泡-毛细血管膜的损伤机制，包括抗氧化剂（如超氧化物歧化酶）、蛋白酶抑制剂、磷脂酶 A2 抑制剂（如米帕林）、肝素和右旋糖酐、C5a 及 TNF 的抗体、钙通道阻滞剂（如维拉帕米）、其他扩血管药（如腺苷）、PGE 和 PGI2、非特异性抗炎药物（如肾上腺皮质激素）、己酮可可碱（PTX）、吡咯烷二硫代氨基甲酸盐（PDTC）、山莨菪碱，利多卡因等。此外，体外膜氧合（extracorporeal membrane oxygenerator，ECMO）也可以有效治疗严重肺挫伤，Fortenberry 等通过对 13 例严重肺挫伤患者进行静脉-静脉 ECMO 时发现其死亡率明显下降，13 例病例中仅死亡 2 例。

（五）缓解疼痛

伤后疼痛是引起肺部感染的重要原因。患者因害怕疼痛，不敢深呼吸和用力咳嗽，使气体交换量减少，气管和支气管内分泌物潴留，故有效的镇痛有助于患者咳嗽排痰，且能缓解因疼痛引起的限制性呼吸困难，使患者早期下床活动，促进肠蠕动恢复，改善因术后伤口疼痛所致的凝血功能障碍，有利于术后康复。药物可根据具体情况选用非甾体抗炎药、阿片类镇痛药等；用药方式包括口服、肌内注射、皮下注射及静脉。目前国内外应用硬膜外自动镇痛泵进行术后镇痛日益增多，通过一次性自控镇痛泵硬膜外腔连续释放药物，镇痛疗效确切，平均用量小，不良反应少。

肺挫伤的诊疗日趋成熟，但肺挫伤后的肺损伤机制还未完全阐明，需进一步加深研究，指导临床诊疗。此外，肺挫伤治疗的基本原则已日趋成熟，但具体的操作方法仍亟待完善，药物治疗、机械通气、止痛等方法的进一步完善将会使肺挫伤的治疗更为有效可行。

（张　秋　张　骅）

第二节 肺挫伤的超声诊断

1995年，Rozycki等提出创伤重点超声评估法（focused assessment with sonography for trauma，FAST）的概念，此后逐步建立起FAST的诊治规范。FAST是对腹部重点部位周围（肝周、脾周、心包、盆腔周围）进行快速排查以明确是否存在游离液体（通常是积血），其敏感性和特异性分别为69%～90%和95%～100%，完成整个检查用时一般<2 min。但是FAST并没有涉及肺损伤的超声诊断，在实际情况中，创伤常为复合伤，故其应该扩展到肺挫伤、胸腔积液、气胸、肺不张等肺部创伤。

肺挫伤常为多处创伤的合并症，是因为强大外力作用于胸壁，使得胸腔容积缩小，增高的胸内压压迫肺，引起肺实质出血、水肿，外力消除后变形的胸廓回弹，在产生胸内负压的瞬间又导致原损伤区附加损伤。这种损伤常波及肺表面，肺部的多层面超声扫查可观察到不同深度肺组织的变化，而胸部X线检查仅是将整个肺组织的影像重叠在一起。

少有文献报道肺部超声在肺挫伤的诊断中的应用，且结果显示其表现各异。与胸部X线、CT相比，肺部超声可以准确诊断钝性创伤患者的肺挫伤，其征象之一为B线。外伤可导致肺泡水肿和出血，呈低回声的模糊病变，边界不清。高频探头能够提供肺组织周边区域的清晰影像，适合检查表浅的胸膜及胸膜下病变，特别是对“肺滑动征”的检查。低频超声探头更适用于体形肥胖者或深部肺组织检查，如对胸腔积液和肺实变的评价。

肺挫伤的探查部位为锁骨中线、腋前线、腋中线及脊柱旁线的每一肋间，上至肺尖，下至膈肌。应记录每一肋间的影像学表现，包括：正常肺内气体反射，是否有肺实变、肺间质水肿及病变部位、范围（肺段或肺叶）、内部回声（肺内血管大致分布和血流、支气管内气体反射、支气管气影、支气管液影），是否有胸膜下病变（胸膜下出现的三角形、多边形、圆形等低回声结节）、是否有胸膜改变（包括胸膜增厚>3 mm或呈锯齿状改变）、是否有肺出血、胸腔积液，并记录胸膜改变的肋间个数以及胸膜下病变的个数，以及是否有血气胸。

总之，床旁肺部超声检查具有快速、方便、无创、无辐射、便于反复进行的优点，对肺挫伤的早期快速评估具有重要意义。

典型病例 1

【病史摘要】

患者，男，因“车祸致全身多处疼痛1小时余”急诊入院。

体格检查：R 28次/分，P 110次/分，BP 92/61 mmHg，神清，储氧面罩15 L/min吸氧，指脉氧饱和度90%。双肺可闻及湿啰音。心脏及腹部（—）。

【诊疗过程】

胸部CT（图17-2）：双肺多发斑片影，创伤性湿肺考虑；两侧多发肋骨骨折；颈胸背部多发软组织积气。肺部超声检查见视频17-1和视频17-2。

诊断为多发伤：①头部外伤　右侧额部软组织挫裂伤；②胸部外伤　肺挫伤　创伤性湿肺　双侧多发肋骨骨折；③脊柱骨折　第7颈椎-胸棘突骨折。

【讨论】

肺挫伤的表现大多在受伤后即刻或1 h内出现，部分在伤后4～6 h出现，小部分可在创伤后48 h后出现。在4～6 h后，胸部CT可见肺部轮廓模糊不清、肺纹理增多或增粗，呈絮状阴影，严重者肺部可见粟粒样或斑片样阴影，这是肺出血、水肿或肺不张等的病理改变。肺挫伤往往发生于最大冲力的位置，靠近肺野外带。通常无空气支气管征，因为血液不仅充盈肺气腔，而且充盈支气管。肺挫伤通常出现于创伤后 6 h 内，肺气腔内血液可被迅速吸收，病变常在 72 h 内消失。

本例患者车祸致全身多处外伤，胸部 CT 提示双肺大面积斑片样阴影，此为肺出血的表现，超声下见大量 B 线，并可见胸腔积液。

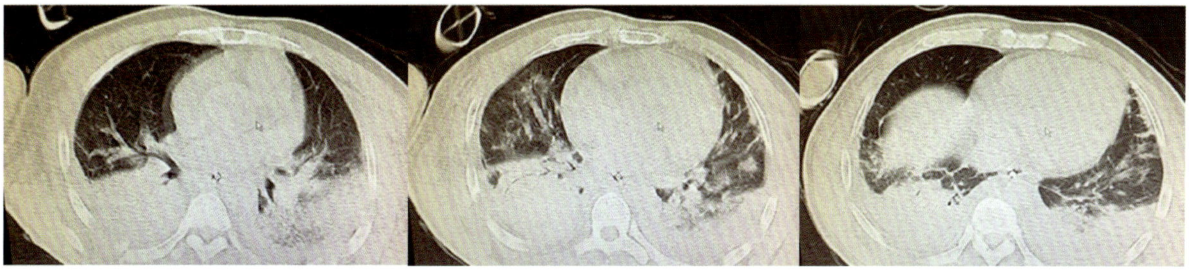

图 17-2 胸部 CT

视频 17-1 肺挫伤

视频 17-2 肺挫伤-胸腔积液

（高玉芝　张　骅）

病例 2

肺挫伤

【病史摘要】

患者，男性，50 岁。

主诉：车祸致全身多处伤 2 h。

现病史：患者约 2 h 前车祸致全身多处伤，短暂昏迷，醒后感头痛、头晕、恶心、呼吸困难、胸背部及左小腿疼痛，伴心慌、胸闷，无咳嗽、咳痰、咯血，无发热，无腹痛、腹胀等不适，急诊入院，行胸部 CT 示“液（血?）气胸合并左侧胸腹壁皮下软组织积气；双侧创伤性湿肺，左肺撕裂伤；左肩胛骨、锁骨、双侧多发肋骨骨折”。左胫腓骨正侧位片：左胫腓骨粉碎性骨折。急行左侧胸腔闭式引流术后，急诊科以“胸部损伤”收住入院。

既往有高血压病史 1 年，最高达 140/100 mmHg，自行口服药物（具体不详），效果欠佳。有重大外伤史，6 年前车祸伤致右侧多发肋骨骨折，保守治疗，恢复良好。

体格检查：T 36.5℃，P 123 次/分，R 22 次/分，BP 93/60 mmHg。气管右偏，左前胸壁可见反常呼吸运动，可及皮下气肿。左侧语音震颤减弱，未触及胸膜摩擦感，胸部压痛明显，右侧肺部叩诊呈清音，左侧肺部叩诊呈鼓音，听诊左肺呼吸音较弱，可闻及干、湿啰音。心音有力，心率稍快，节律规整。腹软，无压痛及反跳痛。左小腿畸形，压痛明显，活动受限，已行下肢支具外固定，左侧胸腔闭式引流通畅。

胸部 CT（图 17-3）：胸廓左右欠对称，气管及纵隔右偏；双肺纹理增多；左侧胸腔内见大片状气体密度影，其内缘见被压缩的肺组织，左侧前胸壁、侧胸壁及后背部皮下软组织内见气体密度影；双肺内见条片状密度增高影，边欠清，左肺并见低密度，并见气液平面。双肺门大小形态可，气管及段以上支气管尚通畅，纵隔右偏，内未见明显肿大淋巴结。心脏大小形态未见明显异常。左锁骨、肩胛骨、

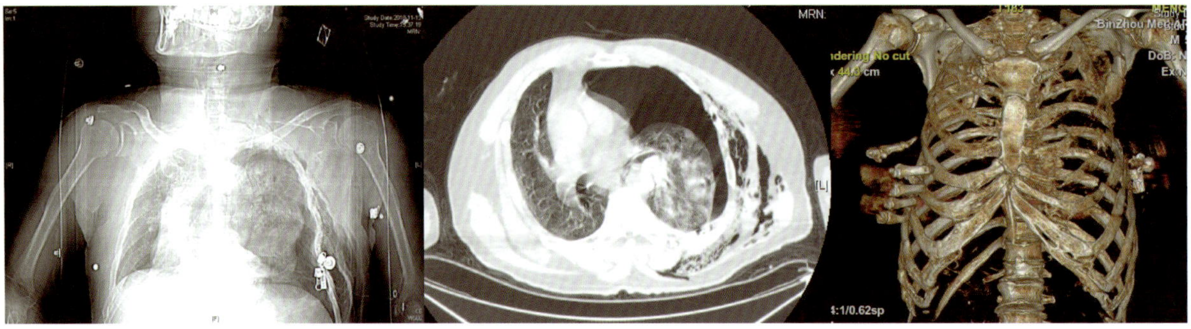

图 17-3 2018 年 11 月 13 日术前胸部 CT

左侧第 1～10 肋；右侧第 3、7 肋局部骨质断裂，见骨折线影。右侧第 4、5、8、9、10 肋局部骨质欠规整。胸骨柄右区见线样低密度。左侧胸腔内见窄带样液体密度影。L1 椎体变扁，部分椎体棘突及横突欠规整。

初步诊断：①胸部损伤 双侧多发肋骨骨折 肺挫伤 左侧连枷胸 左侧血气胸 左肺撕裂伤 膈肌裂伤？左侧胸腹壁皮下软组织积气；②左胫腓骨粉碎性骨折；③左侧肩胛骨骨折；④左侧锁骨骨折；⑤右侧颧弓骨折？⑥颅脑损伤脑震荡；⑦L1 椎体骨折；⑧全身多处软组织擦伤；⑨高血压。

【诊疗过程】

入院急诊在全身麻醉下行剖胸探查，左侧支气管裂伤修补术＋左肺上叶舌段及部分后段切除术＋左肺裂伤修补术＋左侧肋骨骨折切开复位内固定术。术中见左侧胸腔内有血性积液约 700 ml，左肺上叶舌段可见长约 10 cm 肺组织撕裂伤，左肺上叶后段可见长约 3 cm 肺组织撕裂伤，局部出血明显，左肺下叶可见多处肺组织挫裂伤，近斜裂处可见直径约 1 cm 的肺内血肿。Proline 线缝合左肺下叶挫裂处及肺内血肿，左肺上叶肺组织撕裂处无法缝合，亦无法行楔形切除，遂决定行舌段及部分后段切除术，游离左肺上叶舌段动脉，用结扎夹处理，游离左肺上叶舌段支气管，分离过程中见左肺上叶开口处膜部全层裂伤，麻醉师行纤维支气管镜未见气管裂伤，胸腔内上纵隔未见纵隔气肿，仔细分离左侧支气管与肺动脉间隙，见裂伤末端位于近隆突处，长约 3 cm，用 Proline 线缝合修补支气管裂伤处，廓清左肺上叶舌段支气管周围软组织，法兰克曼缝合器闭合舌段支气管，游离左肺上叶舌段静脉，用结扎夹处理，用安克切割缝合器切除左肺上叶舌段及裂伤所在的部分后段肺组织，移走标本。彻底止血，温生理盐水冲洗胸腔，水试见支气管裂伤修补处，舌段支气管残端及余肺无漏气。分离显露肋骨，探查见左侧第 2～7 肋骨骨折、第 4 肋骨为 3 处骨折，余肋骨为双骨折，骨折断端移位明显，第 2 肋骨位置高，骨折断端无法显露，未予固定，余肋骨骨折处用肋骨接骨板固定。

【讨论】

患者车祸致多发伤（双侧多发肋骨骨折、肺挫伤、左侧连枷胸、左侧血气胸、左肺撕裂伤、膈肌裂伤？左侧胸腹壁皮下软组织积气等），术后肺部超声（图 17-4、视频 17-3 和视频 17-4）提示双肺肺间质水肿，左肺为甚，与胸部 CT 改变一致，这说明肺部超声在协助诊断肺挫伤、观察病情变化方面与胸部 CT 具有良好的相关性。

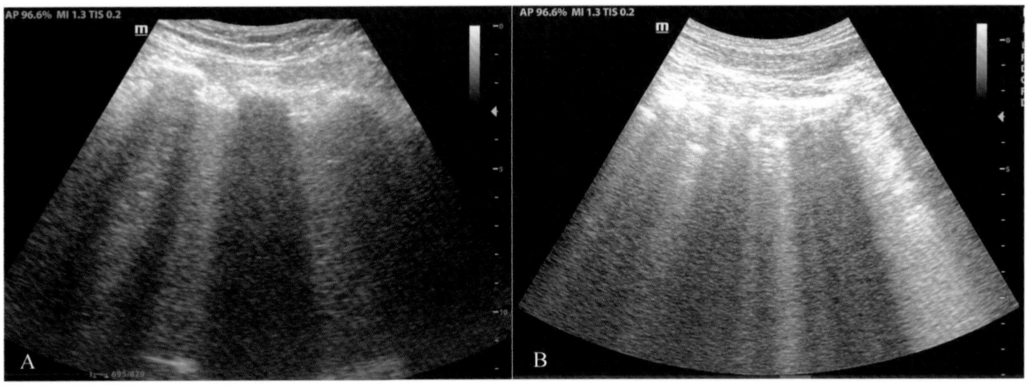

图 17-4 2018 年 11 月 14 术后肺部超声。**A.** 右肺可见散在 B 线；**B.** 左肺可见大量 B 线

视频 17-3 右肺术后超声

视频 17-4 左肺术后超声

（马士鹏 张 骅）

参考文献

［1］张正富，都定元，向小勇. 肺挫伤的诊治进展. 创伤外科杂志，2009，11（2）：181-183.

［2］徐志飞，刘军强. 肺挫伤研究现状及治疗. 创伤外科杂志，2005，7（02）：81-84.

［3］李景华. 老年人严重肺挫伤的治疗体会. 现代诊断与治疗，2012，23（5）：508-509.

［4］张正富，都定元，向小勇. 肺挫伤的诊治进展. 创伤外科杂志，2009，11（2）：181-183.

［5］Stephen M，Cohn MD. Pulmonary contusion. J Trauma，1997，42：973-979

［6］周文. 肺挫伤血管外肺水的重症检测和液体管理. 天津医科大学，2009，5：1.

［7］雷跃昌. 肺部撞击致急性肺损伤研究进展. 现代临床医学，2005，4：25-27.

［8］曹祥，严四军，邓波荣，等. 肺挫伤 475 例的临床诊断与治疗. 中国胸心血管外科临床杂志，2012，19（2）：216-217.

［9］权学良，邓永高，金锋，等. 创伤性肺挫伤的诊断与治疗探讨. 中华医学会急诊分会第五届全国危重病学术交流会论文汇编，2004：2.

［10］Johanniomn JA，Campbel RS，Dafis K，et al. Combined differentiallung ventilationand inhaled nitric oxide in the management ofunilateral pulmonary contusion. J Trauma，1997，42（1）：108-111.

［11］Fortenberry JD，Meier AH，Pettignano R，et al. Extmcorporeal lifeSupport for posttraumatic acute respiratory distress syndrome at children's medical center. J PediatrSurg，2003，38（8）：1221-1226.

第十八章　肺部超声造影的应用及其价值

第一节　超声造影在肺部肿瘤介入中的应用

一、超声造影在周围型肺部肿瘤穿刺活检中的应用

超声引导下经皮肺穿刺活检具有成功率高、创伤小、并发症少等优点，是对周围型肺部肿瘤定性的重要检查方法。然而，当病变较大（直径>5 cm）或靠近心包时，由于病变内部的缺血坏死、肿瘤乏血管及心脏搏动等因素，常规超声无法区分病灶内的坏死区域和活性区域，而彩色多普勒超声常不能反映出病变真实的血流情况，给穿刺操作带来一定的盲目性，导致穿刺阳性率降低。

超声造影（contrast-enhanced ultrasound，CEUS）可实时观察病变内微循环灌注的特点，准确判断病变的坏死、液化区。罗志艳等报道了CEUS在肺癌中的应用，研究结果显示CEUS为肺部周围型病灶的穿刺活检提供有价值的影像学信息，有利于提高阳性率。何文等和曹兵生等报道对肺部周围型肿瘤先行CEUS再行穿刺时，穿刺成功率分别为100.00%、98.10%。黄伟俊等的研究显示38个病灶中不均匀增强达76.3%（29/38），其中较大病灶达89.3%（25/28），说明CEUS更能体现病灶内不同组织的血供情况，实时超声造影引导可以显示肿瘤的活性区，避开穿刺路径上的大血管，并对肺部肿瘤活性区进行精准穿刺活检，明显提高穿刺的阳性率、准确率及安全性。

二、超声造影在超声引导下肺部肿瘤消融治疗中的应用

CEUS在肝、肾、甲状腺消融后的效果评估已经广泛应用于临床，尤其是在消融术后的即刻评估、肿瘤的残留及消融后病灶的原位复发等方面的价值已经得到认可。运用CEUS同样可见评估周围型肺癌的消融治疗效果，目前大量研究证实CEUS对发现消融术后残留或复发具有较高的敏感性、特异性和准确性，与增强CT/MRI诊断价值相似，已成为评价射频消融治疗疗效的有效方法。

三、超声造影在超声引导下中央型肺肿瘤伴肺不张中的应用

中央型肺部肿瘤合并阻塞性肺不张时可以在常规超声下显示，但常规超声检查往往难以区分其肿瘤部分及不张的肺组织，CEUS利用肺存在支气管动脉及肺动脉双重血供的特点，较易分辨中央型肺癌与不张的肺组织，为穿刺活检提供很好的指导。通过CEUS可以避开穿刺路径上的大血管，避开肿瘤内的坏死区，并可针对活性区进行穿刺，明显提高阳性率及穿刺的安全性。

（雷志锴）

第二节　超声造影在中央型肺癌伴阻塞性肺不张中的应用

病例 1

【病史摘要】

患者，男，69 岁。

主诉：咳嗽、咳痰、气促 40 余天，加重伴痰中带血 10 余天。

现病史：患者于 2016 年 7 月 16 日无明显诱因出现咳嗽、咳痰，初咳少量白色黏痰，后症状逐渐加重，伴胸闷气促，无畏寒、发热、头晕头痛、恶心、呕吐等，未予治疗。2018 年 8 月 28 日出现痰中带血丝，量少，为淡红色，无心前区疼痛及放射痛，门诊胸部 CT 平扫：左上肺实变影，左上肺不张，建议行进一步检查除外占位，左侧少量胸腔积液。当地予抗感染化痰治疗后症状稍有好转后入我院。

体格检查：神清，浅表淋巴结无肿大，气管居中。左肺呼吸音低，可闻及哮鸣音。心律绝对不齐，心音低，A2>P2，无杂音。

【诊疗过程】

辅助检查：胸部平扫及增强 CT（图 18-1）：

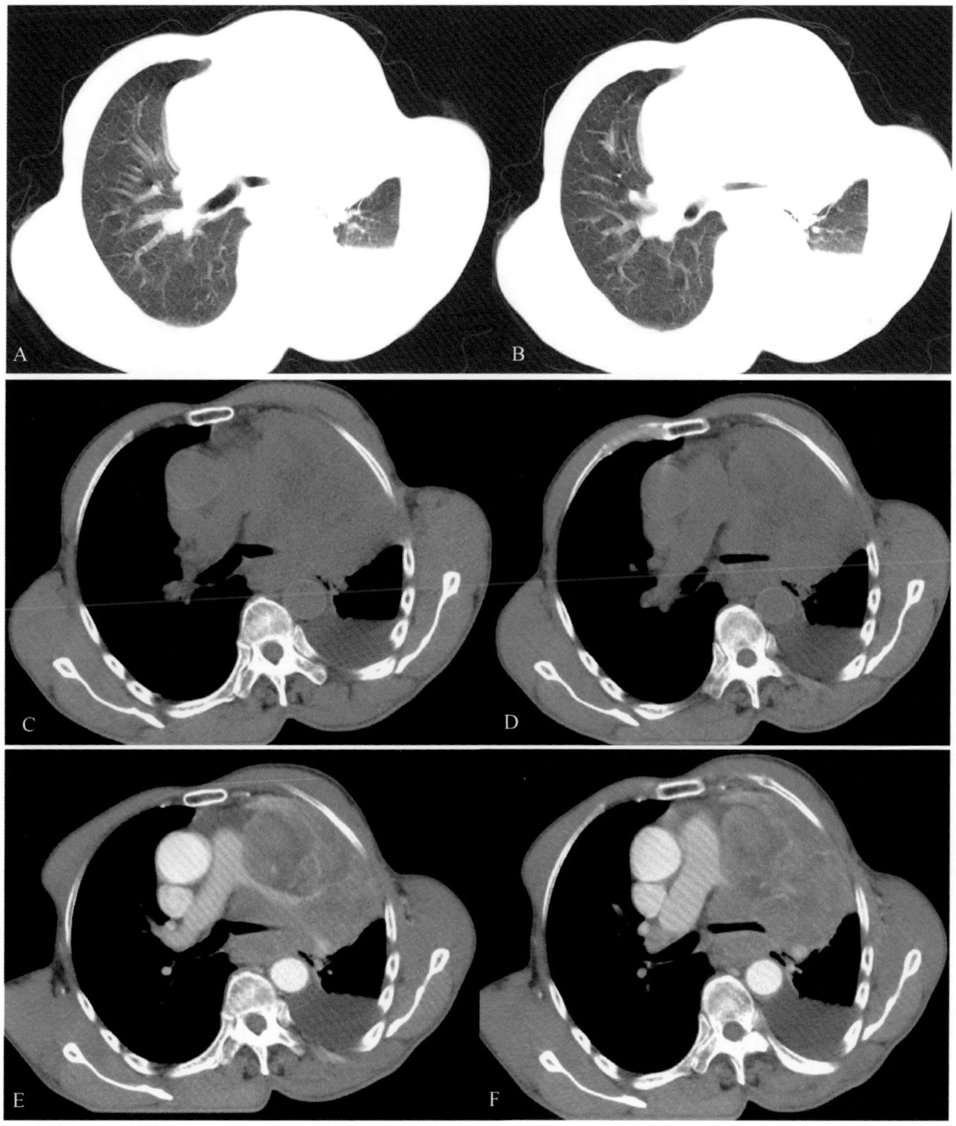

图 18-1　胸部平扫及增强 CT：①左上肺癌伴左上肺节段性肺不张，病灶累及肺门、纵隔，左肺动静脉、支气管受压变细。②心包少量积液，左侧胸腔少量积液

左上肺实变影，左上肺不张，建议行进一步检查除外占位，左侧少量胸腔积液。血常规、C反应蛋白正常。鳞状细胞癌抗原（SCC）0.30 ng/ml，糖类抗原125（CA125）214.10 ng/ml，痰培养（一）。

入院后对患者病情进行全面评估，排除禁忌证后，拟行肺肿瘤穿刺进一步明确诊断。该患者可选择的方法包括超声或CT引导下经皮肺肿瘤穿刺活检、经支气管镜针吸活检术（TBNA）。由于患者年龄大、气短，不能耐受支气管镜检查；胸部增强CT显示肿瘤与不张肺组织局部分界不清，不能很好区分肿瘤与不张肺组织，后经多学科讨论，最终选用实时超声（图18-2）引导下对左肺肿瘤进行穿刺活检，术前先行超声造影检查（图18-3）以区分不张的肺组织及中央型肺癌，最后在实时超声引导下对肿瘤进行穿刺活检。最终病理结果（图18-4）为左肺小细胞癌伴坏死。

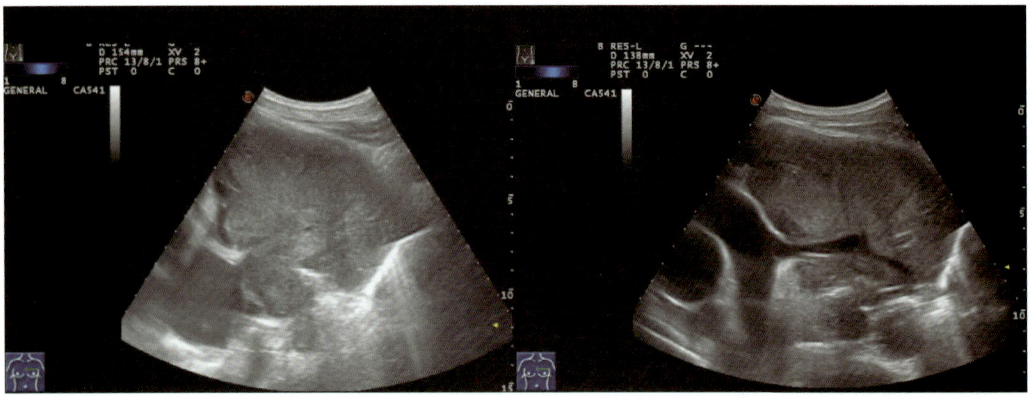

图 18-2 常规超声：左上肺可见一低回声团，肿瘤与不张肺组织分界不清

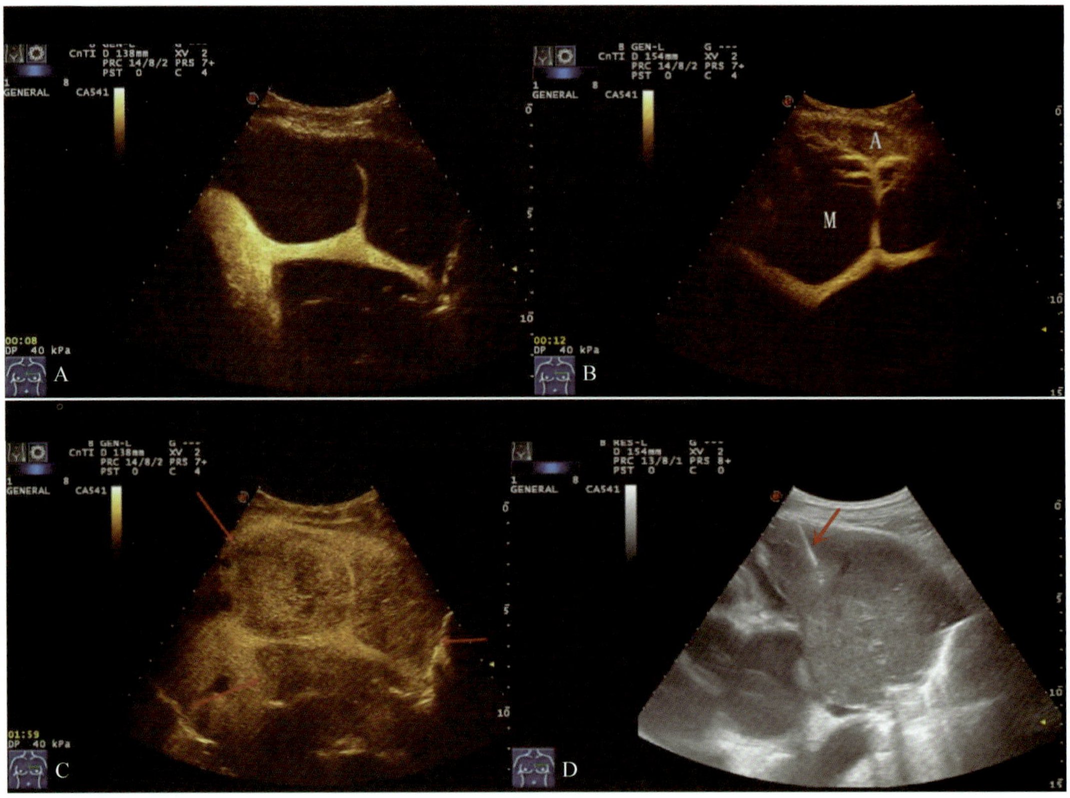

图 18-3 超声造影及超声引导下穿刺活检。**A.** 主肺动脉及左肺动脉增强；**B.** 不张肺组织（A）早于肿瘤（M）增强，不张肺组织呈典型的树枝样增强；**C.** 肿瘤增强强度低于周围不张肺组织，呈不均匀低增强；红色箭头为肿瘤；**D.** 实时超声引导下穿刺活检，红色箭头为穿刺针

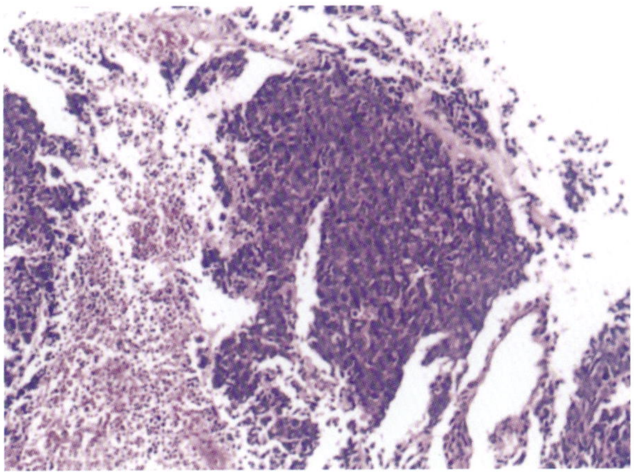

图 18-4 超声引导下穿刺组织病理学：镜下见小细胞密集排列，伴大量碎屑样坏死，结合免疫组化，考虑为左肺小细胞癌伴坏死

病例 2

【病史摘要】

患者，男，63 岁。

主诉：咳嗽伴痰中带血 1 个月余。

现病史：患者 1 个月余前出现咳嗽，痰中带少量血丝，无发热，至乐清市人民医院住院治疗，期间行胸部 CT 增强扫描：左肺门占位伴左肺上叶支气管变窄、左肺上叶实变，考虑肺癌可能大。纵隔、左肺门淋巴结肿大。左侧胸腔积液。少量心包积液，左侧肩胛骨骨密度改变，建议随访复查。行气管镜下病理活检，因取材较少，无法取得明确病理。心电图：心房颤动。

既往有高血压病史，自服“硝苯地平缓释片 1 片，1 次/日，卡托普利 1 片，2 次/日”，血压基本控制在 140/90 mmHg 左右。

查体：神清，浅表淋巴结未触及肿大。心率 80 次/分，律不齐，无杂音。左肺呼吸音低，无啰音，右肺呼吸音粗，无啰音。腹软，腹无压痛、反跳痛，肝脾肋下未触及，移动性浊音阴性，双下肢无水肿。

辅助检查：①外院胸部 CT 增强扫描：左肺门占位伴左肺上叶支气管变窄、左肺上叶实变，考虑肺癌可能性大。纵隔、左肺门淋巴结肿大。左侧胸腔积液。少量心包积液，左侧肩胛骨骨密度改变，建议随访复查。②外院心电图：心房颤动。痰培养阴性，痰抗酸杆菌涂片阴性。

【诊疗过程】

入院后血常规：高敏 C 反应蛋白 11.21 mg/L，白细胞 7.7×10^9/L，血红蛋白 134 g/L，中性粒细胞百分比 73.6%；生化：白蛋白 35.3 g/L，白/球蛋白比例 1.08，谷草转氨酶 34 U/L，乳酸脱氢酶 280 U/L，甘油三酯 2.48 mmol/L，载脂蛋白 E 69.5 mg/L，a-L-岩藻糖苷酶 9 U/L；全血黏度 1/200 S 3.28 mPa.S，血浆黏度 1.23 mPa.S；尿常规、红细胞沉降率、甲、丙、戊型肝类抗体均阴性。PET-CT（图 18-7）：①左肺门旁团块影，纵隔内淋巴结肿大，葡萄糖代谢异常旺盛，考虑左肺中央型肺癌，伴左肺上叶阻塞性肺炎，左肺门以及纵隔淋巴结转移（T3-4N2M?）；②左侧少量胸腔积液。胸部 CT 平扫及增强（图 18-5、图 18-6）：①左肺门区占位伴左肺上叶阻塞性肺不张，左肺中央型肺癌考虑；双上肺结节灶，左侧锁骨下、纵隔、左肺门多发肿大淋巴结；②左下肺少许炎症灶，请结合临床；③左侧胸腔积液，左侧胸膜增厚。患者在当地医院已行支气管镜检查，因取材较少，无法取得明确的病理，为明确诊断，予超声引导下肺肿瘤穿刺（图 18-8、图 18-9），术中顺利，无不良反应。病理结果（图 18-10）为（肺）低分化非小细胞癌，结合免疫组化考虑淋巴上皮样癌或低分化鳞状细胞癌。免疫组化：CK（+），EMA（+），P63 灶性（+），CK7（−），TTF-1（−），SYN（−），CGA（−），

CD31（－），CK5/6（－），CK14（－），HCK（－）；基因检查 *ALK* 基因、*KRAS* 基因、*EGFR* 基因均未突变。排除化疗禁忌证，予 TP 方案化疗，具体用药：紫杉醇 270 mg 第 1 天＋顺铂针 43 mg 第 1～3 天，常规胃复安、托烷司琼止吐，地塞米松、异丙嗪、西咪替丁等抗过敏，水化。

入院诊断：①肺内占位：肺癌首拟；②胸腔积液；③高血压 3 级（很高危）；④心房颤动。

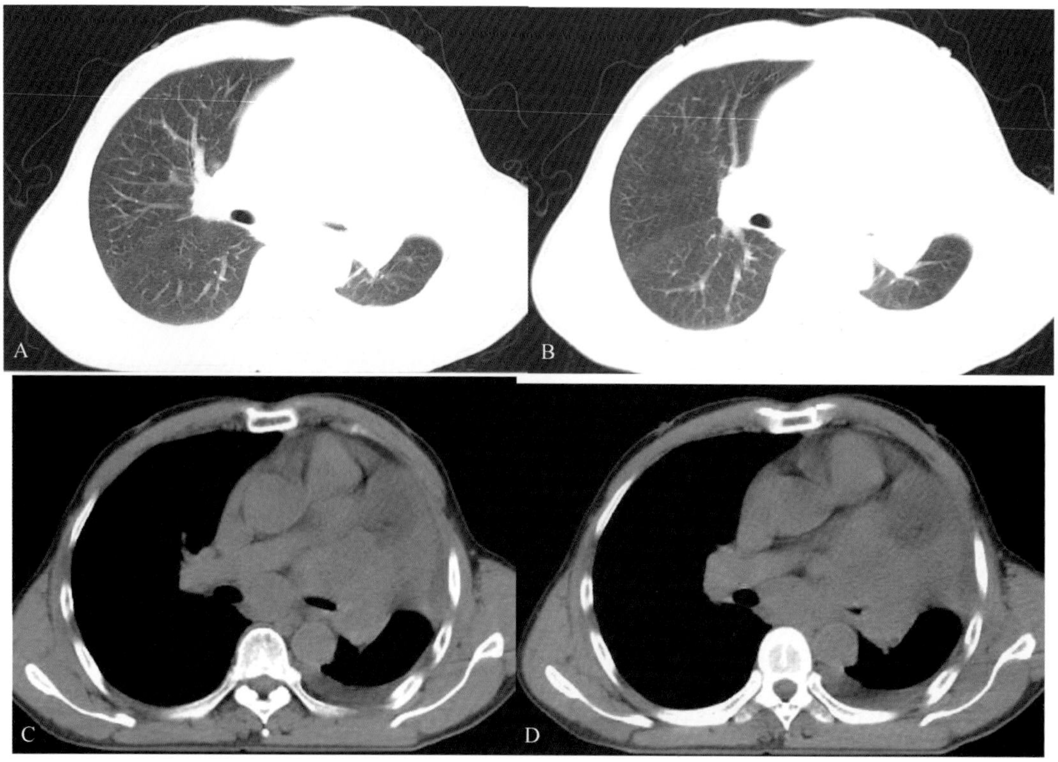

图 18-5 胸部 CT（**A**、**B.** 肺窗；**C**、**D.** 纵隔窗）。肺门部中央型肺癌伴肺不张，边界较模糊，肿瘤隐约可见

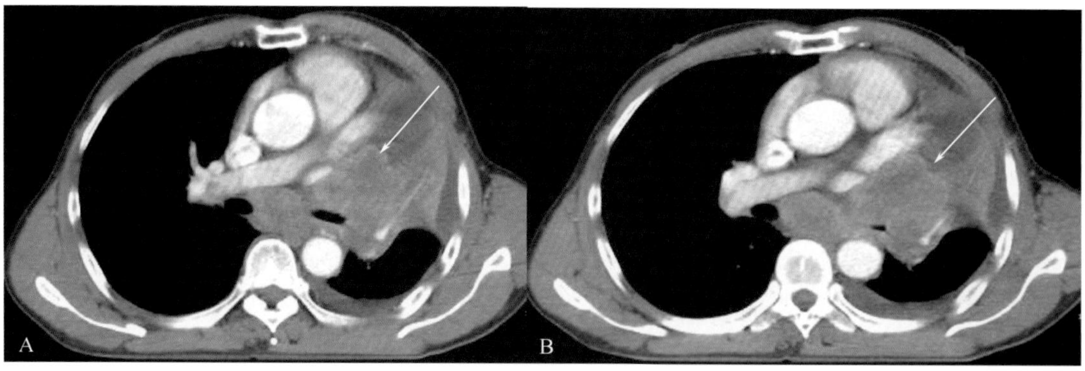

图 18-6 肺部 CT 增强扫描：肺门部中央型肺癌伴肺不张，边界相对较清

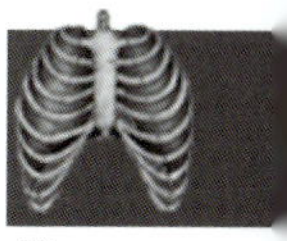

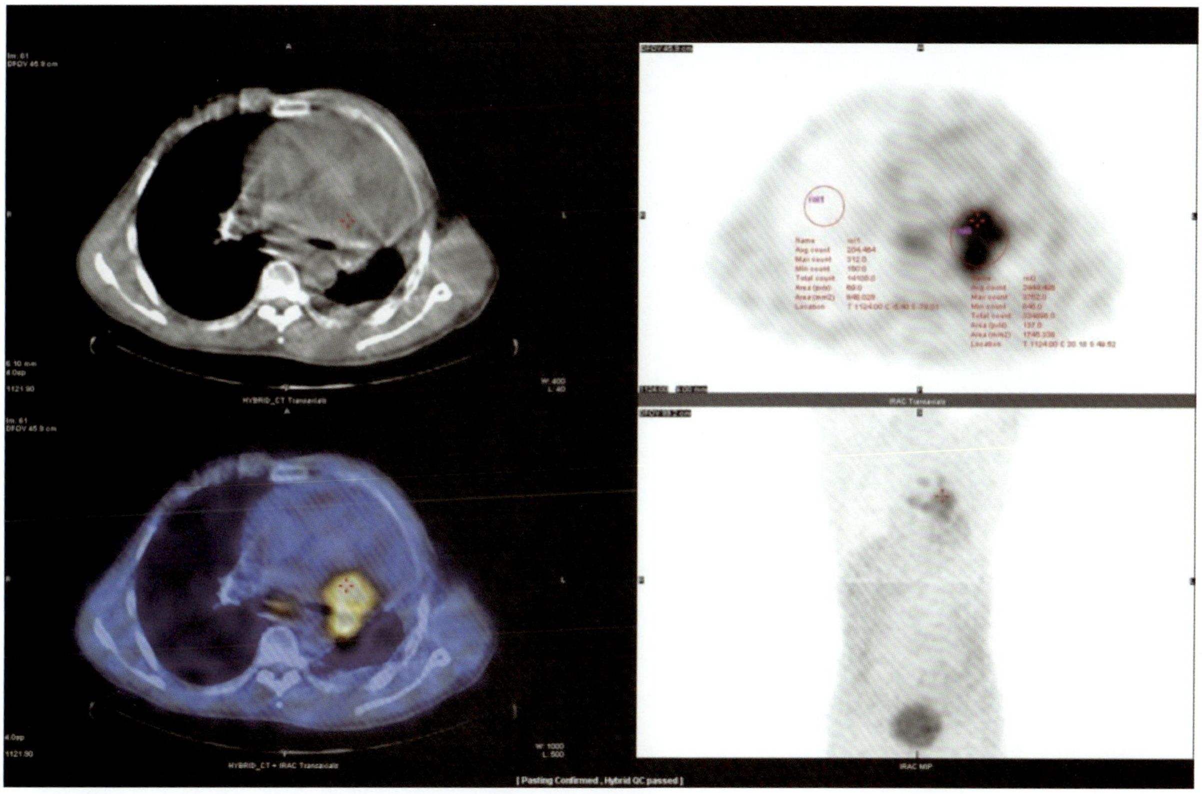

图 18-7 PET-CT：左肺门旁团块影，葡萄糖代谢异常旺盛，考虑左肺中央型肺癌伴左肺上叶阻塞性肺炎

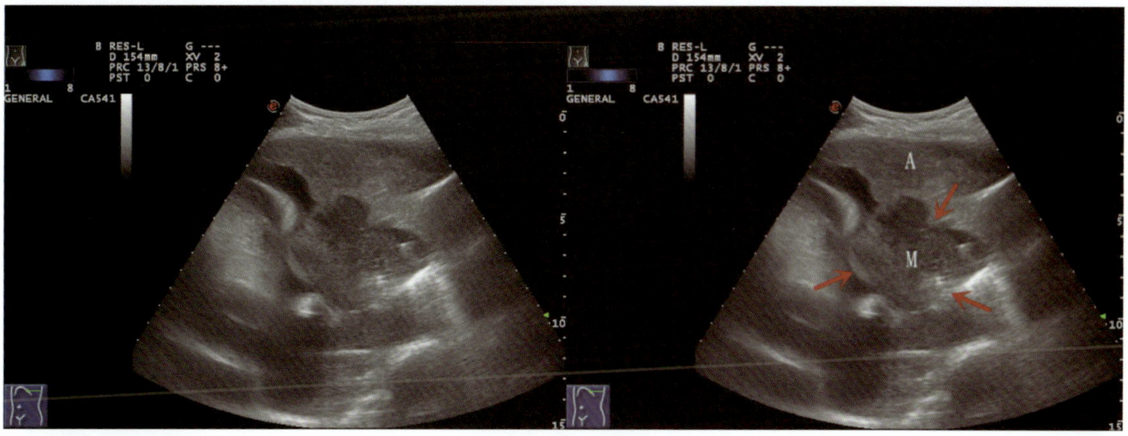

图 18-8 肺部超声：呈低回声的肺门部中央型肺癌（M）与肺不张（A），分界清（箭头所指处为肺门部中央型肺癌）

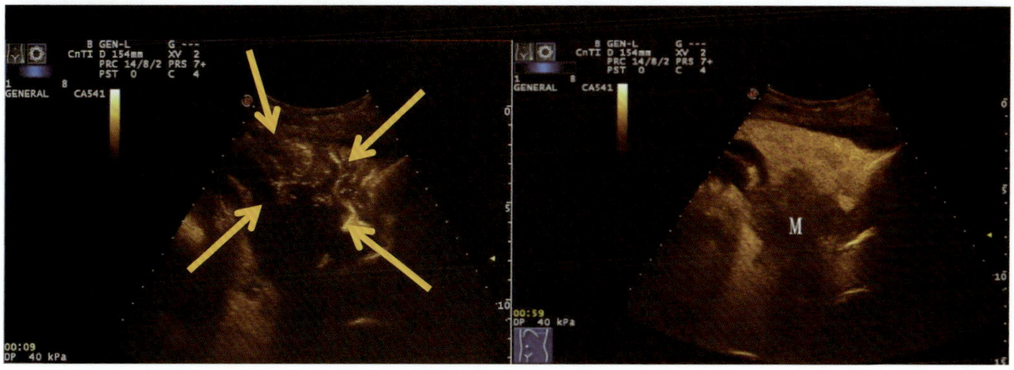

图 18-9 超声造影：在 9 s 内肺不张组织已整体呈明显增强，此时肿瘤仍未见增强（箭头所指为增强的肺不张组织）。在 19 s 时中央型肺癌增强达峰，肿瘤呈低增强，肺不张呈高增强（M 为形态不规则的肺门部中央型肺癌）

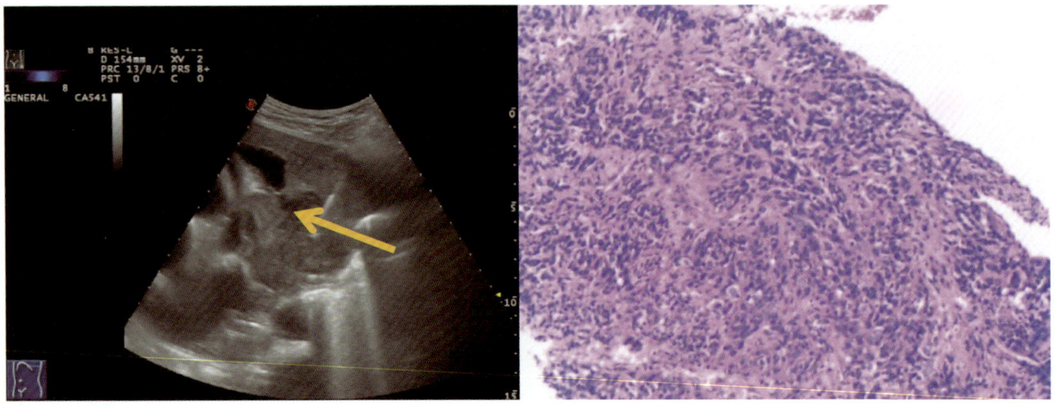

图 18-10 实时超声引导下穿刺活检，精准穿入肺门部肿瘤内（箭头所指处为穿刺针）。穿刺病理结果考虑为低分化非小细胞癌，结合免疫组化考虑淋巴上皮样癌或低分化鳞状细胞癌

病例 3

【病史摘要】

患者，男，60 岁。

主诉：咳嗽、咳痰 10 余天。

现病史：患者于 2014 年 6 月 11 日行右肺鳞癌根治术，术后恢复佳，未行放化疗。1 周前出现咳嗽、咳痰，咳少量白色黏痰，无胸闷、气急，无咯血等不适，当地胸部 CT 增强扫描示左肺片状影，予抗感染治疗 10 余天后复查胸部 CT（图 18-11）无好转。行 PET-CT 检查提示右肺癌术后改变；左肺中央型肺癌伴左上肺散在阻塞性炎症考虑；为进一步明确性质，患者行支气管镜检查，确诊为（左主支气管）中分化鳞状细胞癌，遂入院。

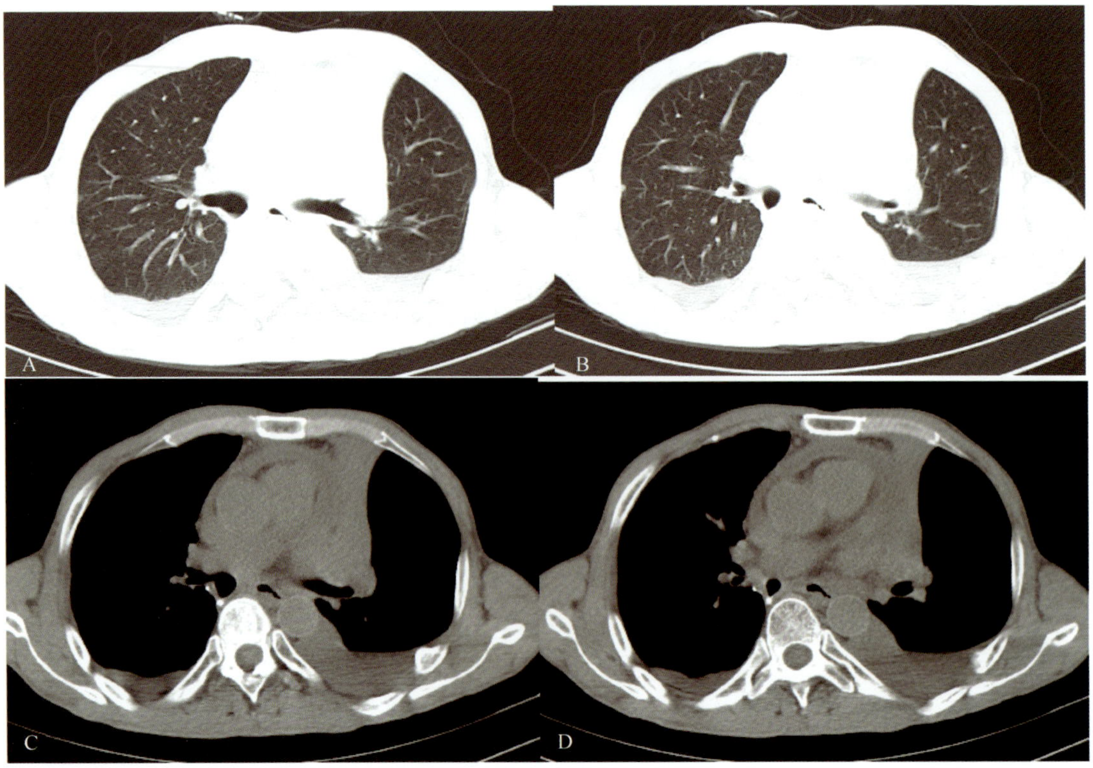

图 18-11 胸部 CT 平扫（**A、B.** 肺窗；**C、D.** 纵隔窗）：①右肺癌术后：右下肺门结构紊乱；②左上叶支气管闭塞伴团块灶及左肺上叶实变，左上肺中央型肺癌首拟；③两肺少许炎症灶；两侧胸腔及心包腔积液

体格检查：神清，浅表淋巴结未触及肿大，右胸背部可见一长约 15 cm 的手术瘢痕，愈合佳。两肺呼吸音粗，双肺无啰音。律齐，无杂音。腹软，无压痛、反跳痛。可见杵状指，双下肢无水肿。

辅助检查：肺部超声见图 18-12。外院 PET-CT：右肺癌术后改变；左肺中央型肺癌伴阻塞性炎症考虑。当地支气管镜检查活检病理：（左主支气管）中分化鳞状细胞癌。实验室检查：C 反应蛋白略升高 16.87 mg/L；其余正常，鳞状细胞癌抗原（SCC）4 ng/ml。术后病理：（右肺中、下叶）肺下叶低分化鳞癌伴退变、坏死，肿瘤大小 5.5 cm×5.5 cm×3.0 cm，肿瘤围绕支气管软骨组织，近脏层胸膜。

入院诊断：右肺鳞癌术后左肺转移Ⅳ期。

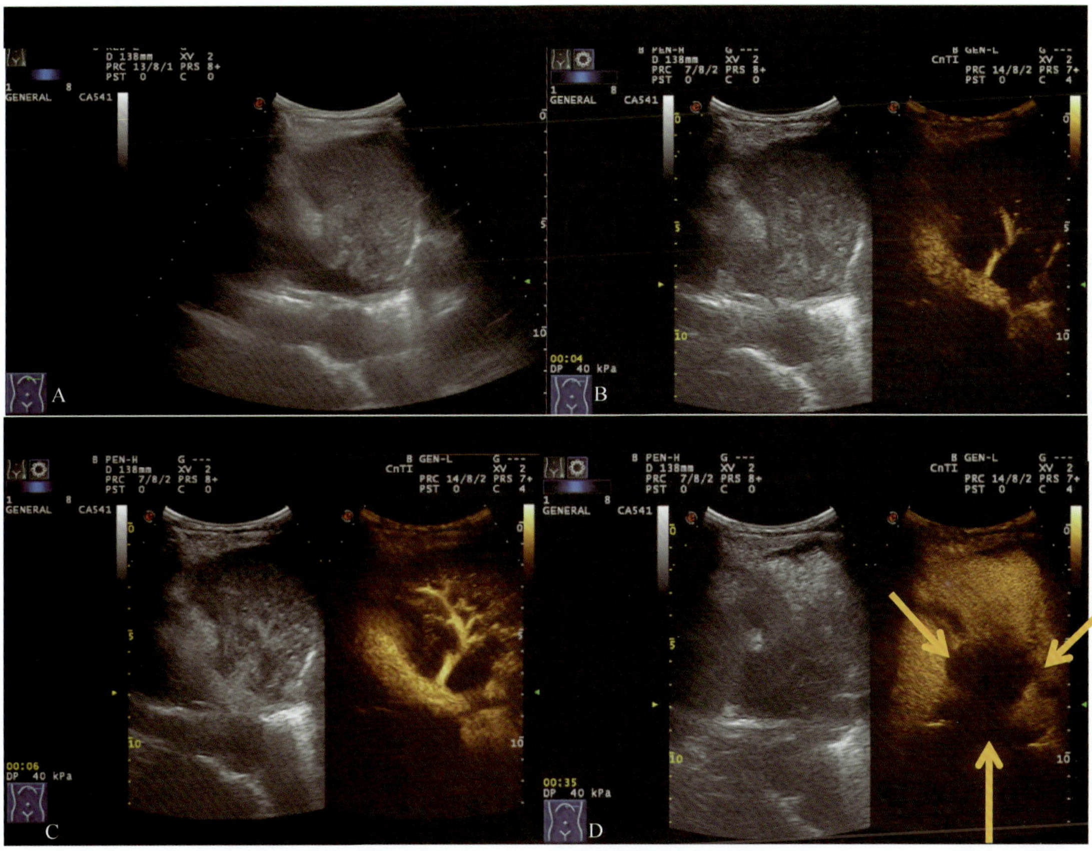

图 18-12 超声造影。**A.** 常规超声显示左肺肿瘤，肺门部肿瘤与肺不张均为等回声，肿瘤与肺不张无明显分界；**B.** 超声造影在 5 s 开始肺门血管增强，肺不张内开始少量增强；**C.** 超声造影显示在 9 s 肺门部肿瘤开始增强，肺不张呈树枝样增强；**D.** 超声造影显示肺门部肿瘤呈低增强（箭头所指为肺门部肿瘤）

病例 4

【病史摘要】

患者，女，63 岁。

主诉：咳嗽、咳痰半个月，发现肺内占位 3 天。

现病史：患者于半个月前出现咳嗽、咳痰伴痰中带血，无发热、畏寒，无恶心、呕吐，无胸闷、心慌等不适，期间未重视，后痰中带血症状较前加重，2013 年 1 月 13 日乐清市人民医院胸部 CT 提示左肺占位伴空洞及远端阻塞性炎症，纵隔淋巴结肿大。为进一步诊疗，遂入我院。

既往体健。

查体：神清，浅表淋巴结未及肿大。双肺呼吸音稍粗，无啰音。心率 78 次/分，律齐，无杂音。腹软，无压痛、反跳痛，肝脾肋下未触及。

【诊疗过程】

辅助检查：2013 年 1 月 13 日外院胸部 CT（图 18-13）：左肺占位伴空洞及远端阻塞性炎症，纵隔淋巴结肿大。高敏 C 反应蛋白 16.99 mg/L，结核抗体阴性，生化正常，鳞状细胞癌抗原（SCC）4.3 ng/ml，糖类抗原 72-4 10.67 U/ml。

入院诊断：①肺占位待查；②阻塞性肺炎

入院后对患者情况进行全面评估，根据影像学检查考虑为左肺肿瘤性病变伴远端阻塞性肺不张，由于患者年龄大，不能耐受支气管镜检查，且该患者需要进行基因检查，支气管镜检查可能出现组织不够不能满足基因检查的情况。经讨论决定，选择在超声引导下穿刺（图 18-14），术前行超声造影检查区分不张的肺组织及肺肿瘤位置，并显示肿瘤坏死区域，最后在实时超声引导下对肿瘤进行穿刺活检，术中顺利。病理提示为左肺低分化非小细胞癌（首先考虑低分化腺癌），基因检测：*EGFR* 基因 21 号外显子 L861Q 突变。由于患者肺部占位大伴淋巴结肿大，手术机会小，结合病理及基因结果，行靶向治疗。

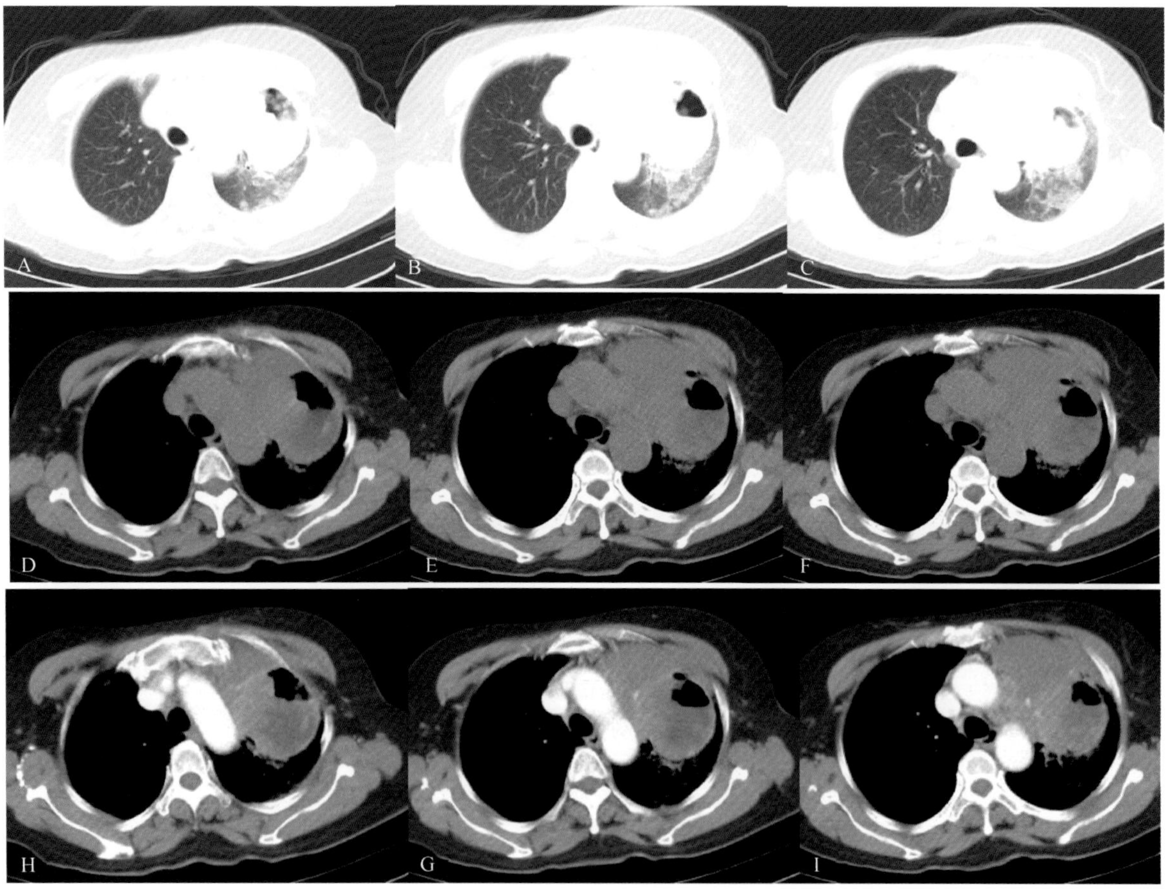

图 18-13 胸部 CT 平扫（**A～C.** 肺窗；**D～F.** 纵隔窗）：左中肺较大软组织密度影，肺不张与肺门部肿瘤分界不清。（**G～I.** 纵隔窗）：略强化的肺门部中央型肺癌，但与肺不张组织分界仍不清晰

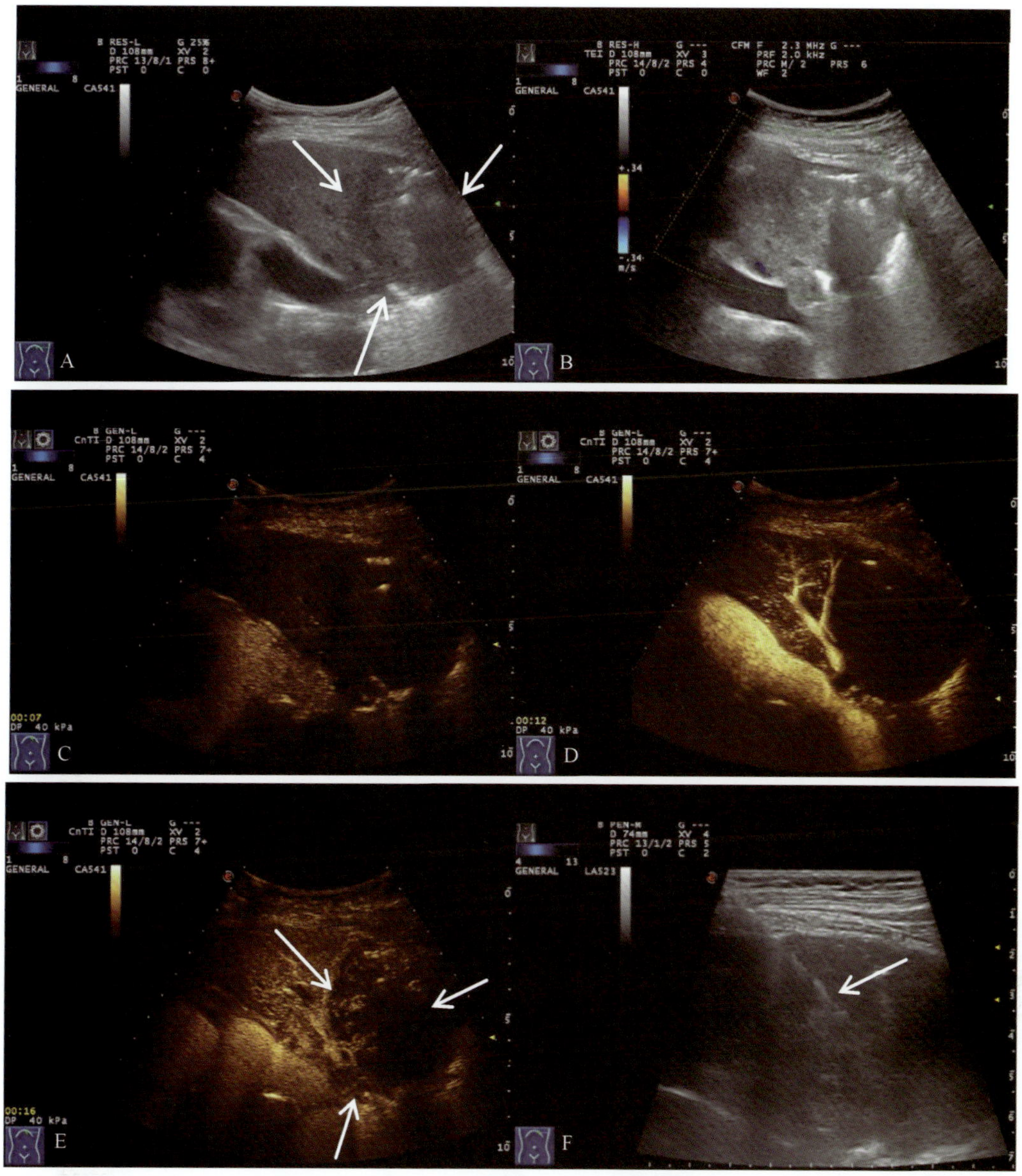

图 18-14　超声影像。**A、B.** 常规二维超声显示肺动脉分叉，并可见呈低回声为主的不均匀肿瘤及呈均匀中等回声的肺不张组织，分界较清（箭头所指为肿瘤）；**C.** 超声造影显示患者肺动脉在 6 s 已开始供应肺不张组织；**D.** 超声造影显示肺不张组织呈树枝状分布；**E.** 12 s 后肺门部肿瘤开始增强，增强后肺门部中央型肺癌呈不均匀增强，活性区增强强度与肺不张增强强度相一致，呈等增强（箭头所指为肿瘤）；**F.** 实时超声引导下穿刺活检（箭头所指为活检针）病理结果为（左肺）低分化非小细胞癌（首先考虑低分化腺癌）

病例 5

【病史摘要】

患者，男性，76 岁。

主诉：因“吞咽不适伴气促 3 个月，发现肺部占位 1 天”入院。

现病史：患者 3 个月余前无明显诱因出现吞咽不适，伴有胸闷、气促，无咳嗽、咳痰，无恶心、呕吐等不适，未就诊。1 天前上述症状加重，于当地医院就诊行胸部 CT：右肺中央型肺癌伴阻塞性肺炎可能大，伴两侧锁骨上区、右肺门及纵隔淋巴结肿大；右肺多发结节；双侧胸腔积液，心包少量积液。肿瘤标志物 CA125 79.97 U/ml，CA199 41.2 U/ml，NSE 55.68 ng/ml，细胞角蛋白 19 片段 4.25 mg/ml。现患者仍感咽部不适，为求进一步治疗来我院就诊，以“肺癌”收入院。

既往无特殊。

体格检查：T 36.7℃，P 88 次/分，R 20 次/分，BP 130/70 mmHg；ECOG PS 评分 1 分，神清，右锁骨上可及 2 cm 肿大淋巴结，质硬，气管居中，胸廓对称。双肺呼吸音粗，无啰音。律齐，心界无扩大，无杂音。腹软，无压痛、反跳痛，肝脾肋下未触及。

【诊疗过程】

患者入院后血常规：高敏 C 反应蛋白 5.91 mg/L，白细胞 4.52×10^{9}/L，血红蛋白 136 g/L，红细胞 4.20×10^{12}/L，血小板 131×10^{9}/L，中性粒细胞 3.39×10^{9}/L，淋巴细胞 1.1×10^{9}/L；生化：白蛋白 28.9 g/L，葡萄糖 6.31 mmol/L，K^{+} 3.38 mmol/L，Na^{+} 138.9 mmol/L，Cl^{-} 104.2 mmol/L，Ca^{2+} 1.90 mmol/L。胸部 CT（图 18-15）平扫及增强：右肺中央型肺癌伴阻塞性肺炎可能大，伴两侧锁骨上区、右肺门及纵隔淋巴结肿大；右肺多发结节；双侧胸腔积液，少量心包积液。PET-CT（图 18-16）：①右肺门-右肺上叶纵隔旁-右肺中叶区不规则软组织肿块，葡萄糖代谢旺盛，符合肺癌表现；右上肺前段及右肺中叶阻塞性肺不张、右肺上叶及下叶阻塞性炎症，其内合并肺内转移及癌性淋巴管炎考虑；②右锁骨上区、纵隔及两侧肺门、腹膜后多发肿大淋巴结伴葡萄糖代谢增高，考虑多发淋巴结转移；③两侧胸膜稍增厚伴散在结节、小片样葡萄糖代谢增高，考虑胸膜转移；两侧膈肌脚不规则增厚伴葡萄糖代谢增高，考虑转移；心包少量积液，两侧胸腔积液，右侧为著。因患者年龄大，不能耐受支气管镜检查，为进一步明确病理，予超声引导下肺肿瘤穿刺活检（图 18-17），术中顺利。病理结果为非小细胞肺癌，结合形态及免疫组化结果，首先考虑大细胞神经内分泌癌。CK（+），P40（—），P63（—），TTF-1（—），NapsinA（—），Ki-67（70%+），CGA（—），SYN（—），CD56（+）。

诊断：右肺非小细胞癌伴肺内、右锁骨上区、纵隔、两侧肺门、腹膜后多发淋巴结、膈肌脚、骨转移（T4N3M1c，IVB）。

入院后予化疗（顺铂、依托泊苷注射液）及对症支持治疗，过程顺利。

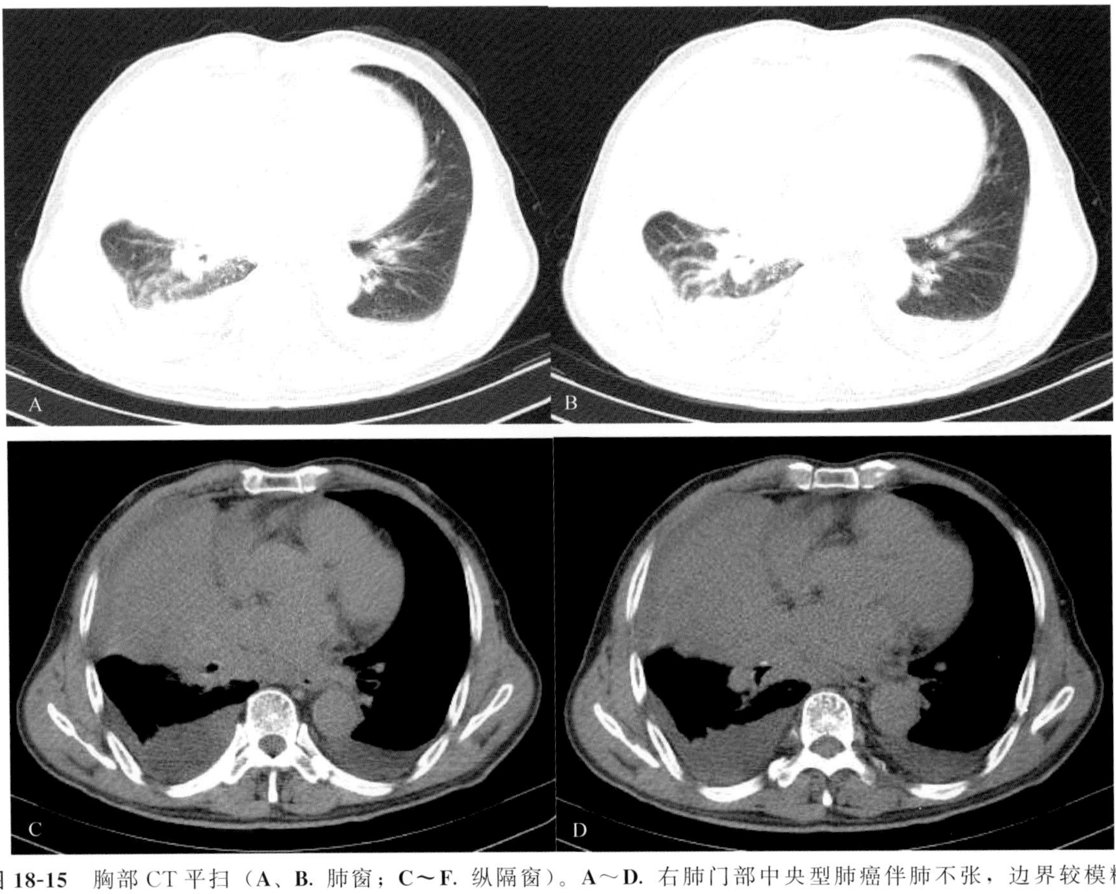

图 18-15 胸部 CT 平扫（**A**、**B.** 肺窗；**C～F.** 纵隔窗）。**A～D.** 右肺门部中央型肺癌伴肺不张，边界较模糊，肿块显示不清；**E～F.** CT 增强显示右肺门部中央型肺癌伴肺不张，边界欠清

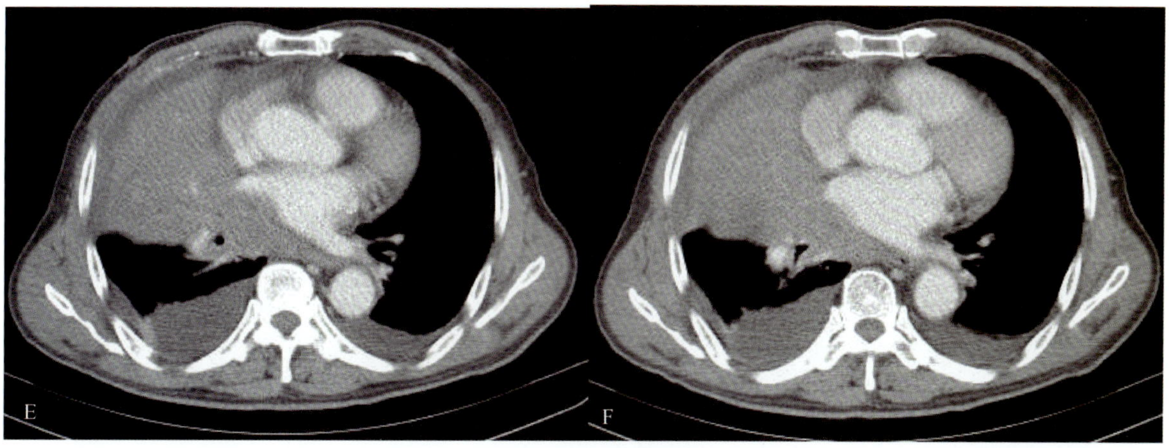

图 18-15（续）

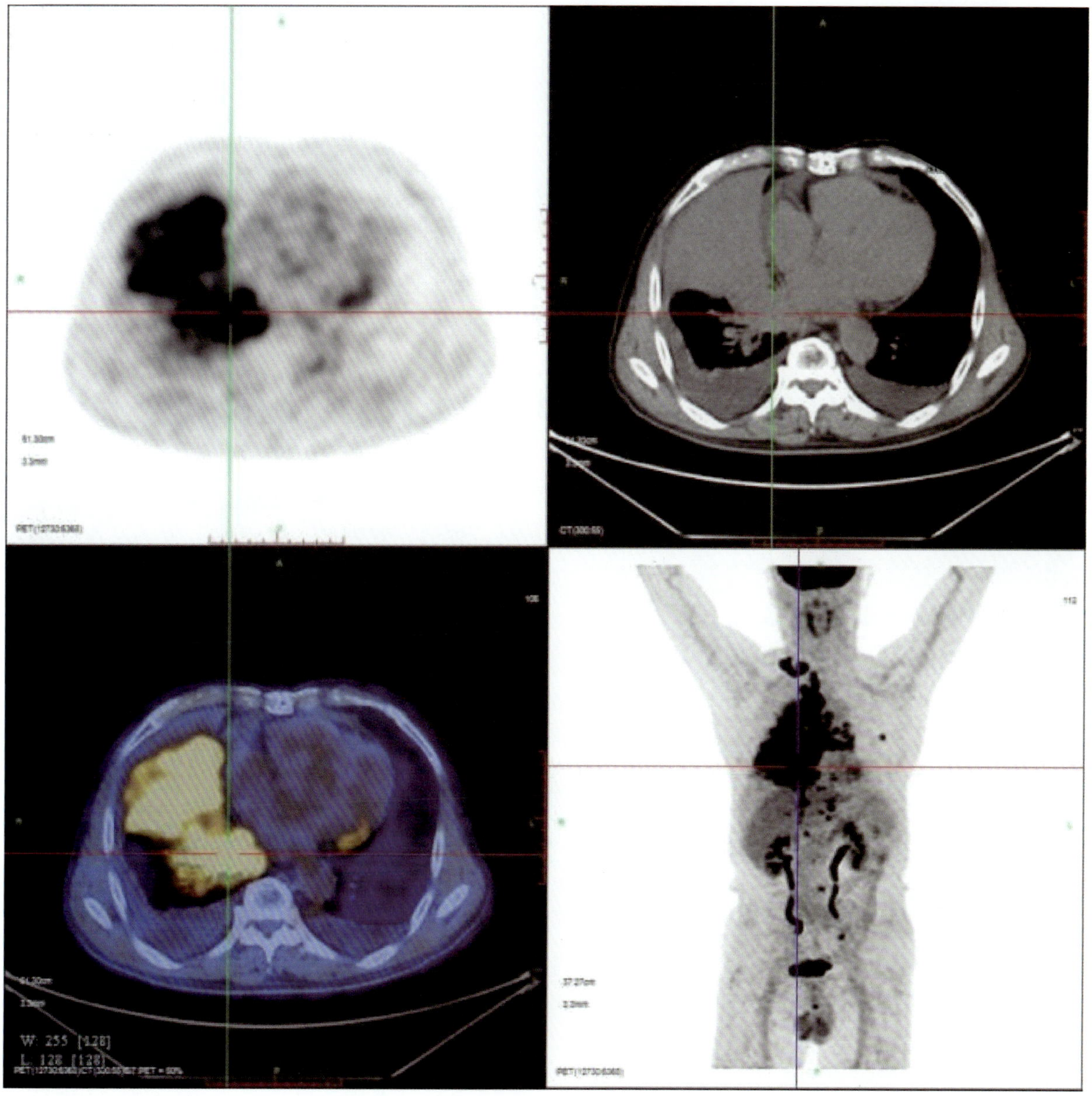

图 18-16 PET-CT：右肺门-右肺上叶纵隔旁-右肺中叶区不规则软组织肿块，葡萄糖代谢旺盛，SUVmax 为 12.11，符合肺癌表现；右上肺前段及右肺中叶阻塞性肺不张、右肺上叶及下叶阻塞性炎症

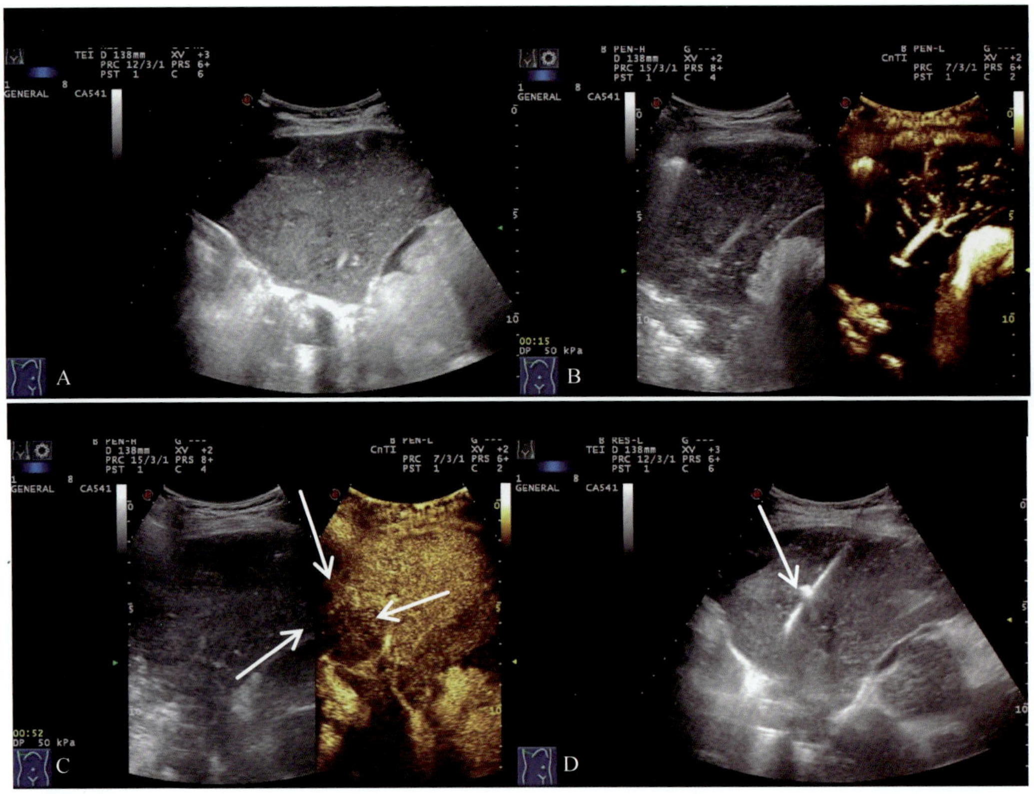

图 18-17 超声影像。患者从手背静脉团注造影剂。**A.** 常规超声显示右肺肿瘤，肺门部肿瘤与肺不张均为等回声，肿瘤与肺不张无明显分界；**B.** 超声造影在 15 s 肺不张呈树枝样增强；**C.** 超声造影显示肺门部肿瘤呈低增强（箭头所指为肺门部肿瘤）；**D.** 在实时超声引导下对肺门部肿瘤精准穿刺活检（箭头为活检针）

病例 6

【病史摘要】

患者，男性，74 岁。

主诉：因“反复胸闷、气急 20 余天”入院。

现病史：患者于 2018 年 3 月因“反复胸闷、气急 20 余天”至当地医院，当时胸闷、气急明显，活动后加重，伴咳嗽、咳白色黏痰，无明显胸痛，无发热、畏寒，胸部 CT 提示左肺门旁占位，恶性可能大，伴纵隔及左肺门淋巴结肿大融合，左肺动脉受累可能，建议进一步检查；右下肺斑片结节影，首先考虑炎症病变；慢性支气管炎、肺气肿、肺大疱，伴两下肺间质性肺炎伴感染，心包及左侧胸腔积液。患者目前咳嗽、咳粉红色黏痰，胸闷、气急，无畏寒、发热，无恶心、呕吐等不适，为进一步诊治来我院就诊，门诊以“左肺占位原因待查”收入院。

既往史：高血压 6 年余，血压最高 180 mmHg/80 mmHg，目前口服氨氯地平片降压治疗，自诉血压控制良好。

查体：生命体征稳定，ECOG PS 评分 3 分，神清，双颈部、锁骨区、腋下及腹股沟浅表淋巴结未触及肿大。左肺呼吸音低，右肺呼吸音粗，闻及少许湿啰音。律齐，无杂音。腹软，无压痛、反跳痛，肝脾肋下未触及，Murphy 征（—）。

辅助检查：当地医院胸部 CT：左肺门旁占位，恶性可能大，伴纵隔及左肺门淋巴结肿大融合，左肺动脉受累可能，建议进一步检查；右下肺斑片结节影，首先考虑炎症病变；慢性支气管炎、肺气肿、肺大疱，伴两下肺间质性肺炎伴感染，心包及左侧胸腔积液。

【诊疗过程】

入院辅助检查：血常规＋CRP：高敏 C 反应蛋白 25.77 mg/L，白细胞 5.73×10^{9}/L，血红蛋白 137 g/L，红细胞 4.36×10^{12}/L，血细胞比容 0.432，血小板 285×10^{9}/L，中性粒细胞 3.86×10^{9}/L，中性粒细胞百分比 67.4%；生

化：总蛋白 56.2 g/L，白蛋白 26.7 g/L，白/球蛋白比例 0.91，γ-谷氨酰酶 88 U/L，载脂蛋白 A1 0.73 g/L，a-L-岩藻糖苷酶 9 U/L，甘脯氨基二肽酶 40 U/L，前白蛋白 164 mg/L；肿瘤标志物：神经元特异性烯醇化酶（NSE）20.68 ng/ml，细胞角蛋白 19 片段 87.74 ng/ml，鳞状细胞癌抗原 7.80 ng/ml，铁蛋白 275.22 ng/ml，CA 125 163.10 U/ml。痰涂片抗酸杆菌＋常规药敏试验：抗酸杆菌涂片阴性；（痰涂片）找到极少量异型细胞。胸部 CT 平扫＋增强（图 18-18）：①左肺门旁巨大团块灶伴阻塞性改变，肺癌考虑；纵隔及左肺门淋巴结肿大，部分融合；②两肺肺气肿，肺大疱形成；两肺散在炎症灶，右肺下叶近背侧小斑片状密实影，炎症灶可能大；③左侧胸腔中等量积液引流中；右侧胸膜略增厚。患者由于左肺阻塞明显，且有胸腔积液，右肺感染，考虑患者肺功能较差，继续予止咳化痰、抗感染、抽取胸腔积液等对症支持治疗，胸腔积液涂片未找到恶性肿瘤细胞。由于患者肺功能极差，不能耐受支气管镜检查，为进一步明确病理及 *EGFR* 基因检测，予超声引导下左肺肿瘤穿刺活检（图 18-19），病理结果为鳞状细胞癌。

诊断：①肺鳞状细胞癌伴右肺、淋巴结转移（cT3N2M1，Ⅳ期）；②高血压 3 级（高危）。

予紫杉醇注射液 160 mg 第 1 天及重组人血管内皮抑制素注射液 30 mg，电子泵维持第 1～7 天靶向治疗，过程顺利。

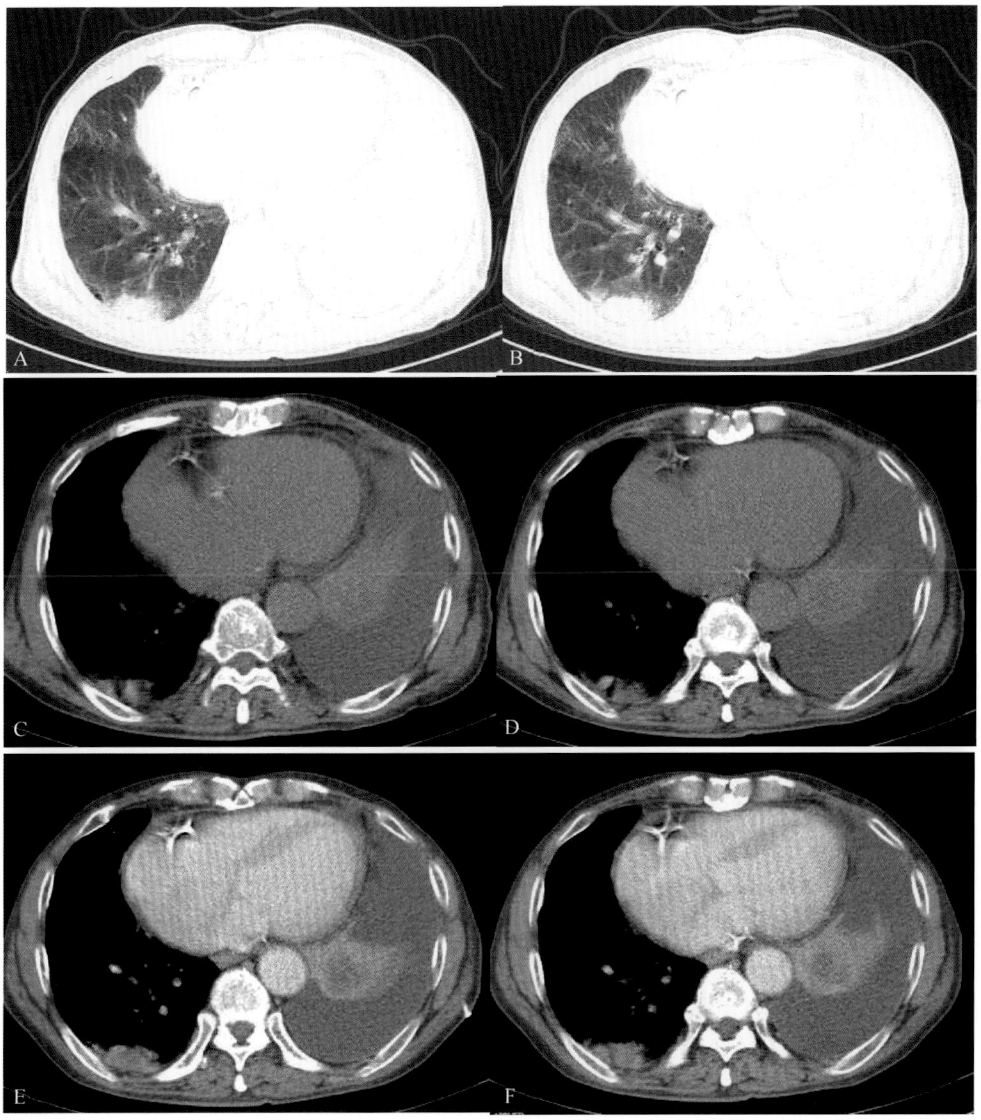

图 18-18 胸部 CT（**A**、**B.** 肺窗；**C～F.** 纵隔窗）。**A～D.** 胸部 CT 平扫左肺门部中央型肺癌伴肺不张，边界较模糊，肿瘤显示不清；**E～F.** CT 增强扫描显示肺门部中央型肺癌伴肺不张，边界较清

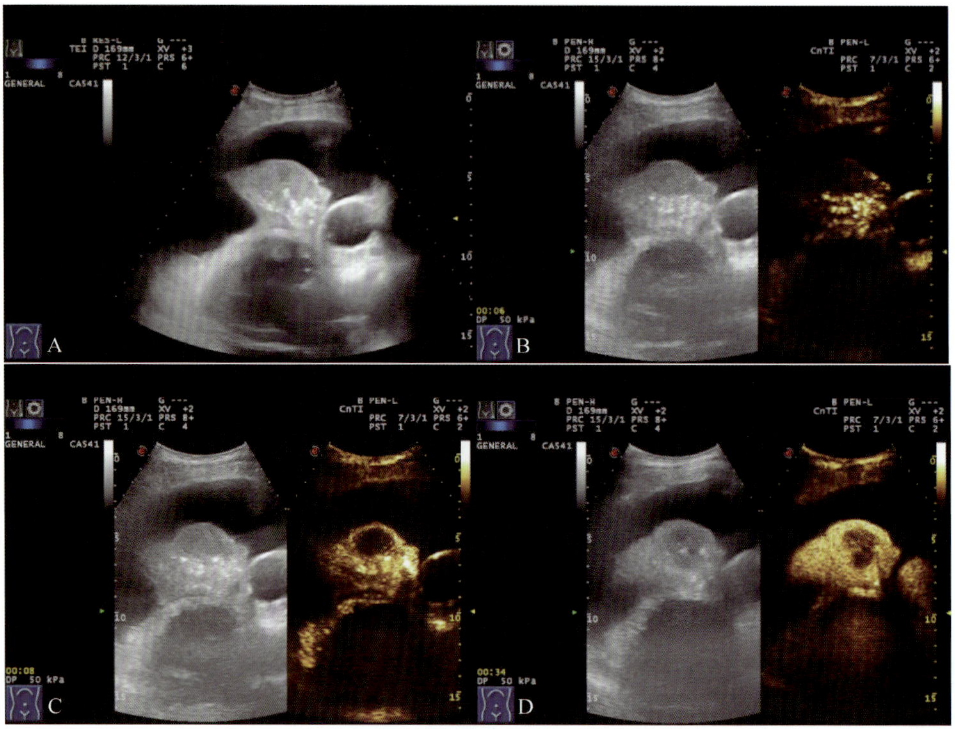

图 18-19 超声影像。**A.** 常规超声显示胸腔积液，左侧肺不张，内部回声不均匀，肿瘤与肺不张分界欠清，肿瘤呈等低回声；**B.** 超声造影显示 6 s 时肺不张已开始明显增强；**C.** 超声造影显示 9 s 时肺门部中央型肺癌开始增强；**D.** 中央型肺癌与肺不张相比呈低增强

病例 7

【病史摘要】

患者，女性，40 岁。

主诉：因“确诊肺癌 6 个月余，末次化疗后 22 天”入院。

现病史：患者 6 个月余前因“发现肺部结节半年”至当地医院就诊，感胸闷、气促，咳嗽、咳痰，为少量白色黏液，无畏寒、发热，无咯血、胸痛等不适。复查 CT 提示两肺结节较前进展，大量心包积液。PET-CT：①左肺下叶心包旁占位，葡萄糖代谢旺盛，考虑恶性肿瘤；②两肺多发小结节，部分葡萄糖代谢增高，考虑转移灶；③两侧肺门肿大伴葡萄糖代谢增高，右侧明显，支气管束走形区葡萄糖代谢增高，考虑癌性淋巴管炎；④两侧锁骨上、纵隔及两侧肺门多发肿大淋巴结，伴葡萄糖代谢旺盛，考虑淋巴结转移；⑤第 7 颈椎、第 1 胸椎椎体局部骨质破坏，葡萄糖代谢旺盛，考虑骨转移；⑥双侧少量胸腔积液，心包积液。2017 年 4 月 28 日行支气管镜检查，病理：“右肺中叶开口活检”免疫组化结果支持肺腺癌，免疫组化：CK7（＋），CK20（－），TTF1（＋），NapsinA（＋），PAX8（－），P53（－）。基因检测提示 19 位点突变。地中海贫血基因检测阳性。予行吉非替尼片（易瑞沙）0.25 g 口服，每日 1 次靶向治疗。出院后患者规律服药，胸闷、气促缓解。1 个月余前患者再次出现胸闷、气促，伴乏力，胃纳差，无咳嗽咳痰、胸痛、发热等不适，至当地医院住院，超声提示胸腔积液、心包积液，予心包、胸腔穿刺引流。2017 年 8 月 14 日病理：“心包积液细胞蜡块”查见癌细胞，免疫组化：Syn（＋），CD56（＋），CgA（＋），TTF1（＋），NapsinA（－），CK7 部分（＋），CK20（－）；结合免疫组化结果及病史，符合混合性腺-神经内分泌癌。心包积液肿瘤细胞主要为小细胞神经内分泌癌成分。考虑患者病情进展，予停吉非替尼片，行 PP 方案化疗：第 1 天培美曲塞二钠（普来乐）0.7 g，第 1～2 天顺铂（诺欣）50 mg，第 1 天贝伐珠单抗注射液（安维汀）400 mg，辅以地塞米松、托烷司琼、甲氧氯普胺等减轻副作用，以及榄香稀乳针抗肿瘤治疗。症状缓解，化疗期间无不适。2017 年 9 月 13 日再行支气管镜检查：左下叶各段黏膜充血水肿，左 B9 开口黏膜结节样隆起，病理："左 B9 肺活检"，结合免疫组化结果支持"小细胞癌"诊断，免疫组化：CK（＋），Vim（－），CgA（＋），Syn（＋），CD56 少量散在（＋），TTF1（＋），CD117 散在少许（＋），Ki-67 80%（＋），ALK（0）。后来我院继续治疗，予盐酸羟考酮缓释片 30 mg 每 12 小时 1 次止痛、胸腔置管引流等对症支持治疗。2017 年 9 月 28 日予 EP 方案化疗：依托泊苷 0.1 g（第 1～4 天）＋顺铂 25 mg（第 1～4 天），每 3 周 1 次，并予止吐、护胃、护肝等辅助治疗。2017 年 10 月 6 日、2017 年 10 月 13 日予人血管内皮抑制素针（恩度）6 支胸腔内注射治疗。现患者感胸闷，伴腰背部酸痛，无明显气促，无咳嗽、咳痰，无畏寒、发热，无咯血、胸痛，无头晕、头痛，无恶心、呕吐，无腹胀、腹痛。今为进一步诊疗，拟"左肺腺癌、左肺小细胞癌"收住入院。

既往史：既往乳房结节术后 2 年余。

体格检查：T 36.7℃，P 102 次/分，BP 102/64 mmHg，R 19 次/分，神清，浅表淋巴结未触及肿大，双侧颈静脉无怒张，气管右偏，左肺呼吸音低，右肺呼吸音粗，未闻及啰音，左下肺叩诊浊音。心率 102 次/分，律齐，无杂音。腹软，无压痛、反跳痛，肝脾肋下未触及。双下肢无水肿。

【诊疗过程】

入院辅助检查：血常规＋C 反应蛋白：高敏 C 反应蛋白 17.49 mg/L，白细胞 4.01×10^9/L，血红蛋白 94 g/L，血细胞比容 0.310，血小板 72×10^9/L，中性粒细胞百分比 80.1%；凝血功能：纤维蛋白原 4.39 g/L，D-二聚体 3.6 mg/L；生化：总蛋白 47.5 g/L，白蛋白 29.7 g/L，球蛋白 17.8 g/L，谷丙转氨酶 13 U/L，谷草转氨酶 51 U/L，乳酸脱氢酶 696 U/L，肌酸激酶同工酶 29 U/L，总胆固醇 5.78 mmol/L，低密度脂蛋白胆固醇 3.67 mmol/L，前白蛋白 115 mg/L，K^+ 3.90 mmol/L。胸部 CT 平扫（图 18-20）：①肺癌复查，两肺门增大，左肺下叶部分不张实变，较前似有增大，建议增强扫描；②两肺多枚小结节，转移考虑，较前增大；③左侧胸腔积液，较前增多。心包积液；④两肺炎症改变考虑，较前好转，建议随访。因患者碘过敏，无法行胸部增强 CT，予超声造影（图 18-21）评估肺门部肿瘤情况。

诊断：①左肺腺癌伴多发转移（T4N3M1c ⅣB 期）；②左肺小细胞癌伴多发转移（T4N3M1c ⅣB 期）；③恶性胸腔积液；④低蛋白血症；⑤血小板减少症；⑥白细胞减少症；⑦贫血；⑧恶病质。

治疗上加用阿帕替尼靶向治疗，行病情评估。

【讨论】

由于肺气的干扰，超声通常很难显示肺门部肿瘤，但当中央型肺癌压迫或阻塞支气管时，可引起远端肺组织实变，实变的肺组织可作为透声窗，使得肺门部肿瘤得以显示，但常规超声检查往往难以区分其肿瘤部分及不张的肺组织。肺是由肺动脉及支气管动脉供血的双重血供脏器，超声造影（CEUS）通过该特点可区分支气管动脉供血组织与肺动脉供血组织。Grg 认为注入造影剂后增强＜6 s 为"肺动脉期"，增强≥6 s 为"支气管动脉期"。根据病灶开始增强时间的不同，超声造影对肺部疾病的鉴别诊断具有重要意义。由于肺癌的血供主要来源于支气管动脉，偶有肺动脉参与供血，中央型肺癌伴肺不张的超声造影表现为肺组织主要在肺动脉期开始增强，而肿瘤在支气管动脉期出现增强，且增强强度明显低于不张的肺组织。

超声造影利用肺存在支气管动脉及肺动脉双重血供的特点可以很好地鉴别肺不张组织及肿瘤组织，因此对于部分高龄、全身状况差、无法耐受支气管镜活检或活检组织较少无法诊断的临床可疑中央型肺癌伴肺不张的患者或者因碘过敏无法进行增强 CT 检查的患者，可以利用超声造影很好地发现隐藏在肺不张组织中的肿瘤，为临床诊断提供影像学诊断信息，为临床进一步处理方案的制订提供客观可靠的影像学依据。

综上所述，通过超声造影可以区分肿瘤与肺不张组织，并发现隐藏在肺不张中的肿瘤，可对临床可疑的肿瘤病变进行诊断和鉴别诊断，具有很好的临床应用价值。

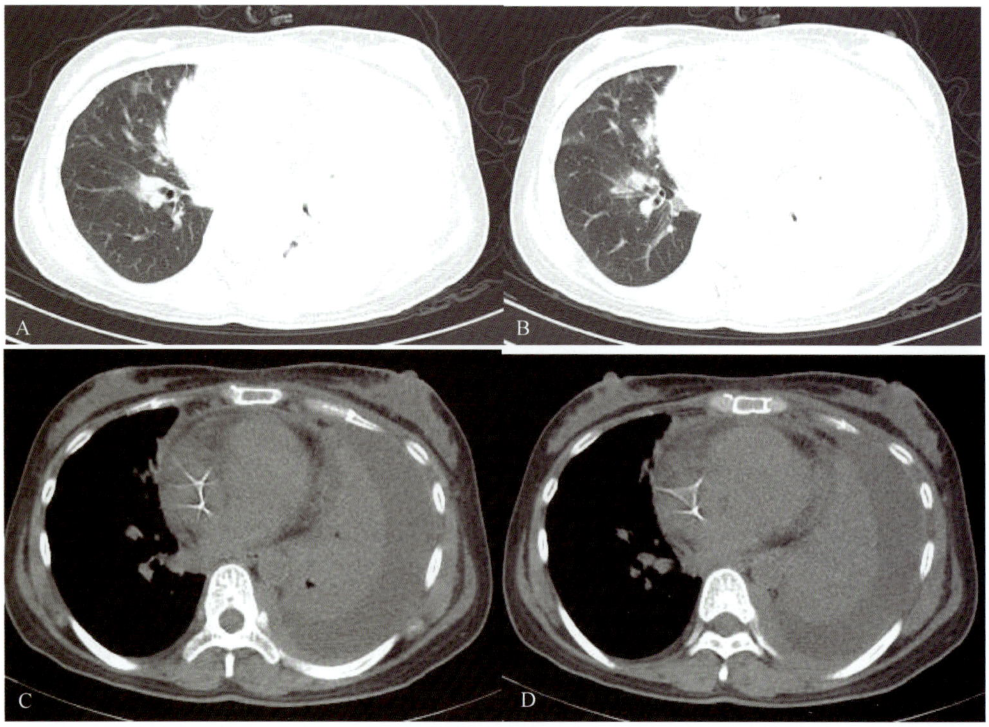

图 18-20　胸部 CT 平扫。(A、B. 肺窗；C、D. 纵隔窗)：左肺门部中央型肺癌伴肺不张，边界模糊，肿瘤显示不清

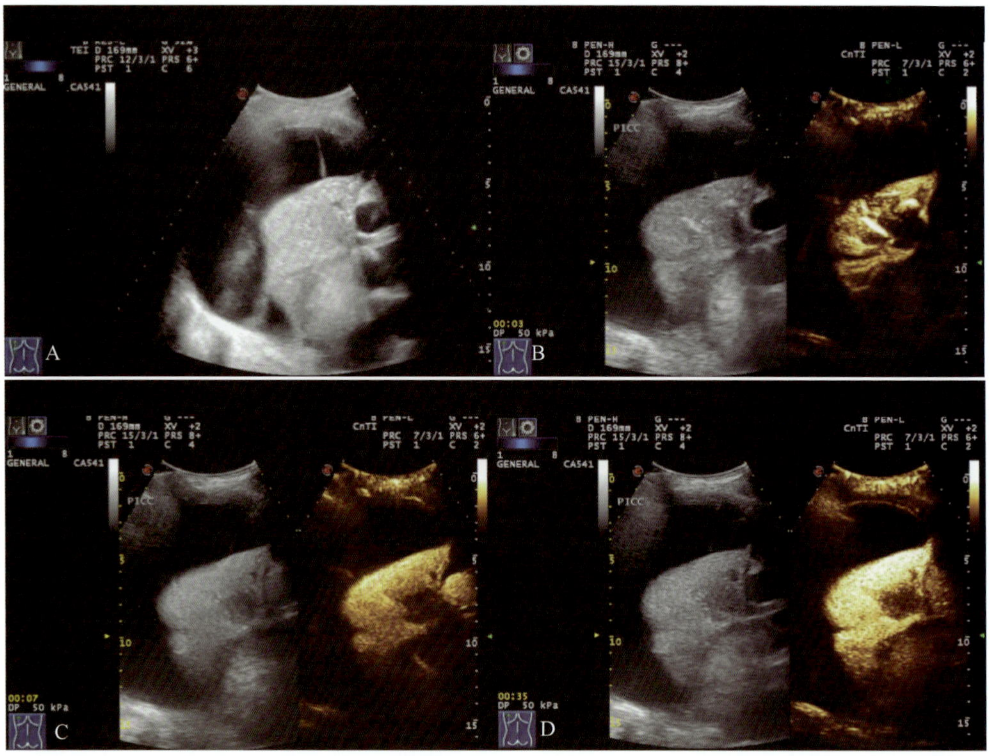

图 18-21　超声影像。患者由左上肢外周中心静脉导管团注造影剂。A. 常规超声显示胸腔积液，左侧肺不张，肿瘤与肺不张分界不清，肿瘤呈中等回声；B. 超声造影显示 3 s 时肺不张已开始明显增强；C. 7 s 时肺门部中央型肺癌开始增强；D. 肺门部中央型肺癌呈低增强

（雷志锴）

第三节　超声造影在肺肿瘤穿刺中的应用

病例 1

【病史摘要】

患者，男，76 岁。

主诉：因“反复咳嗽 5 个月，发现左下肺占位 4 个月余”入院。

现病史：2013 年 10 月无明显诱因出现咳痰，干咳为主，无胸闷、气急，无胸痛、咯血，无发热、畏寒，无恶心、呕吐等不适，至杭州某医院就诊，查胸部增强 CT 提示（2013 年 11 月 8 日）左肺上叶占位，周围型肺癌首先考虑。为进一步治疗来我院就诊，拟“肺癌”收住入院。

既往体健。

体格检查：生命体征平稳，神清，浅表淋巴结未触及肿大。双肺无啰音。律齐，无杂音。右背部压痛阳性。腹稍膨隆，腹无压痛、反跳痛，肝脾肋下未触及。双下肢无水肿。

辅助检查：胸部增强 CT 提示（2013 年 11 月 8 日，图 18-22）左肺上叶占位，周围型肺癌首先考虑。PET-CT：左上肺周围型肺癌考虑；双侧肾上腺转移瘤考虑，建议密切随访。本院 CT 提示肺癌复查：左肺上叶占位伴纵隔内稍大淋巴结影，请结合临床；右中叶少许纤维灶。实验室检查无特殊。肺部超声造影及实时超声造影引导下对肿瘤活性区穿刺病理见图 18-23、图 18-24。

入院诊断：左肺占位待查左肺癌？

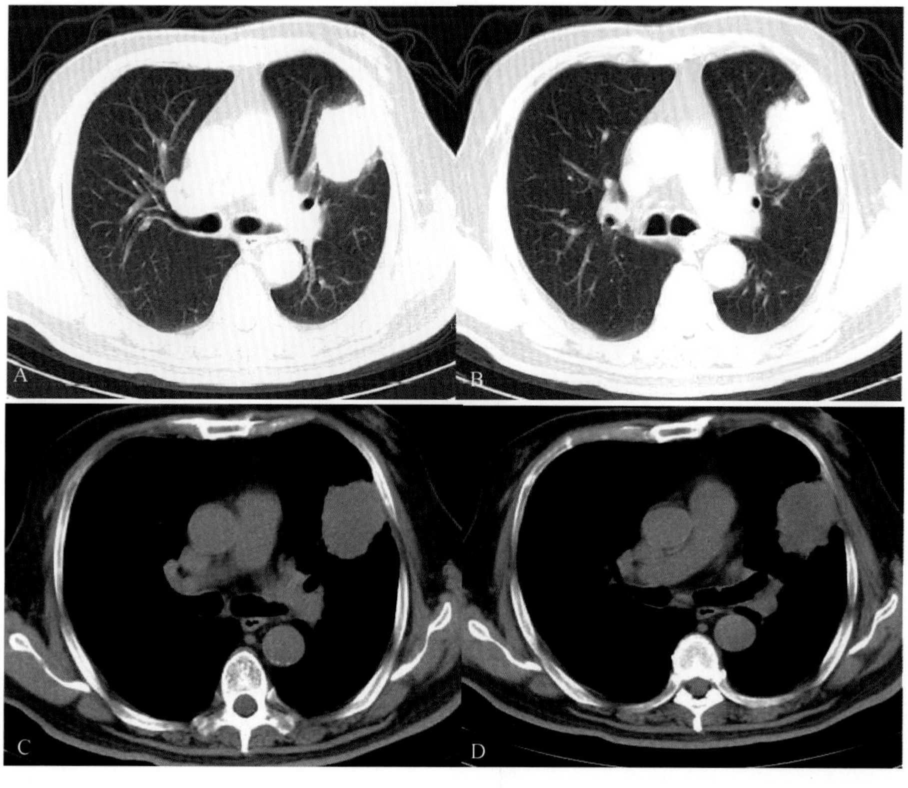

图 18-22　胸部增强 CT（**A**、**B**. 肺窗；**C**～**F**. 纵隔窗）：左肺上叶舌段紧贴前胸壁区见一最大径约 4.0 cm×5.7 cm 的团块状高密度影，边缘不规则见分叶毛刺状改变，内密度尚均匀，周边见轻度强化，相邻左上叶支气管部分狭窄闭塞，相邻胸膜稍厚

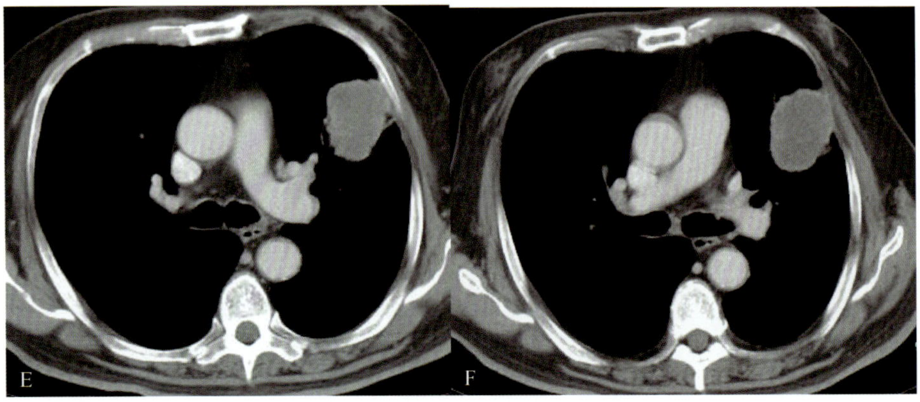

图 18-22（续）

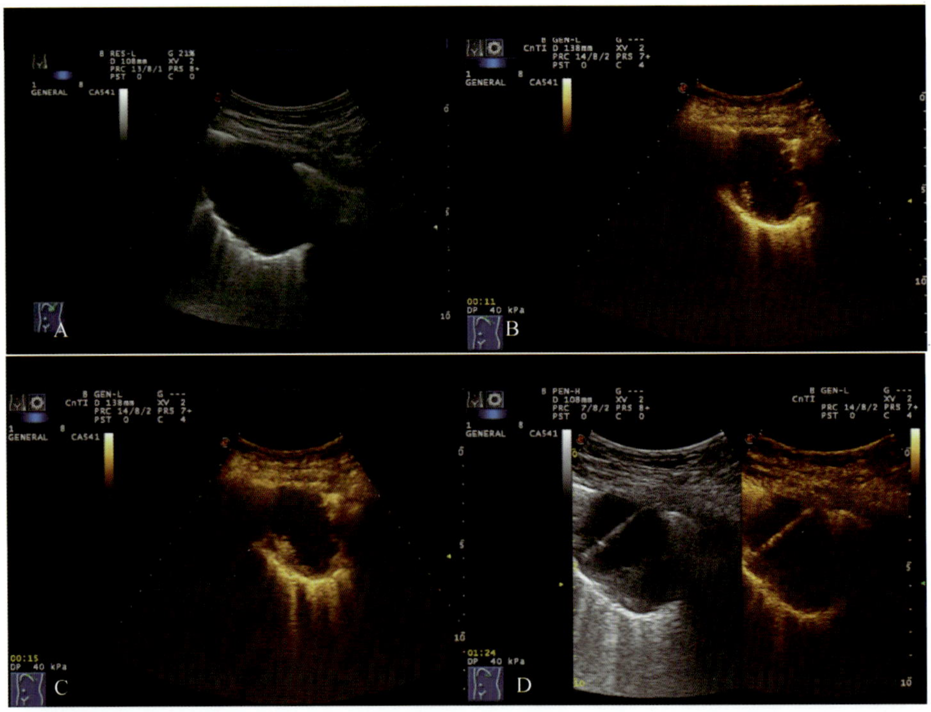

图 18-23 超声造影下左肺肿瘤内大部分未见造影剂灌注，肿瘤周边局部可见少许增强，在实时超声造影引导下对肿瘤活性区精准穿刺

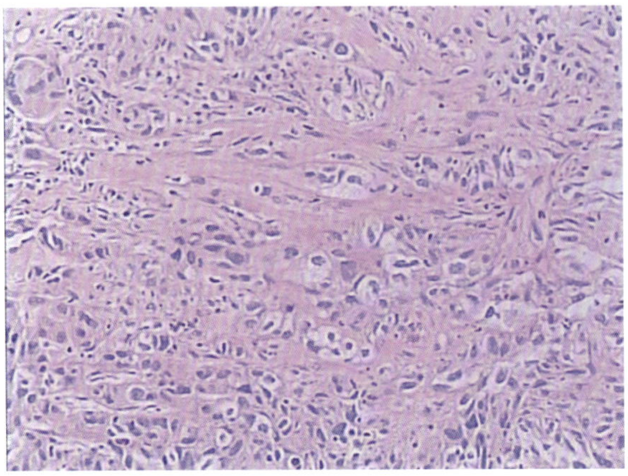

图 18-24 超声造影引导下肿瘤活性区精准穿刺病理：（左肺）低分化癌伴坏死，肿瘤细胞局部呈腺样排列，部分细胞呈梭形改变，考虑为多形性癌。免疫组化：CK（+），TTF-1（+），P63部分（+），CK7（+），CK5/6局灶（+），CEA（+），CR（−），Ki-67 10%（+）；基因检测：*EGFR* 及 *ALK* 基因突变均为阴性

病例 2

【病史摘要】

患者，男，57 岁。

主诉：反复咳嗽 7～8 个月，咯血 5～6 天。

现病史：患者 7～8 个月前无明显诱因出现咳嗽，近半个月来咳嗽情况加重，5～6 天前出现咯血和痰中带血，当地医院胸片示右下肺炎，建议 CT 复查。2014 年 8 月 28 日胸部 CT：右肺下叶巨大软组织团块伴下叶支气管狭窄、闭塞，考虑右侧中央型肺癌。为求进一步治疗来我院就诊，拟“肺癌”收住入院。

既往体健。

体格检查：神清，浅表淋巴结未触及肿大。两肺呼吸音清，无啰音。心率 64 次/分，律齐，无杂音。腹软，无压痛、反跳痛，肝脾肋下未触及。双下肢无水肿。

辅助检查：2014 年 8 月 28 日当地医院胸部 CT（图 18-25）：右肺下叶巨大软组织团块伴下叶支气管狭窄、闭塞，考虑右侧中央型肺癌。肺部超声影像见图 18-26。实验室检查：高敏 C 反应蛋白 51.44 mg/L，白细胞 13.2×10^9/L，结核抗体阴性，生化正常，肿瘤标志物鳞状细胞癌抗原 1.6 ng/ml。

入院诊断：①肺癌；②肺部感染。

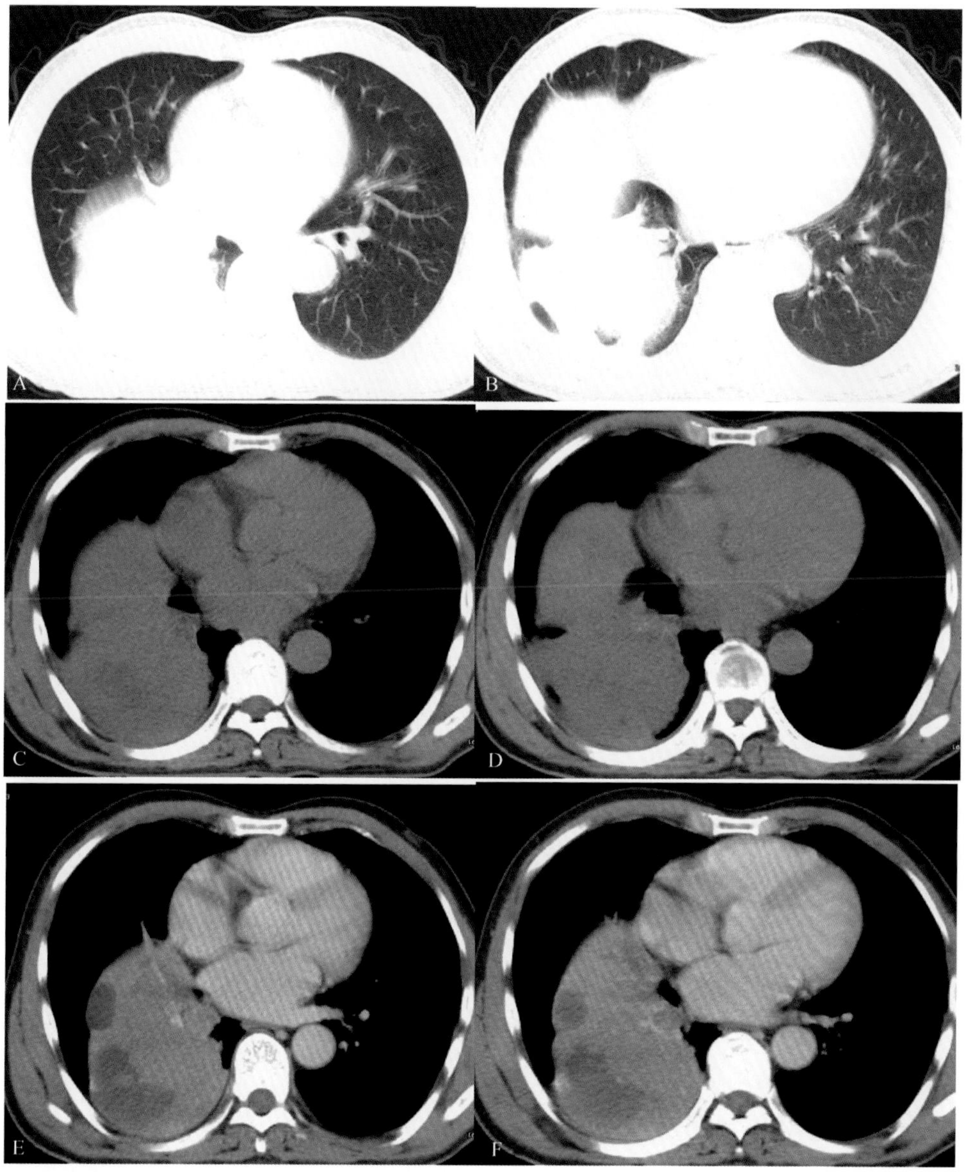

图 18-25 胸部增强 CT（**A**、**B.** 肺窗；**C～F.** 纵隔窗）：右下肺可见团块状软组织密度影，密度不均匀，边缘不规则，有分叶，增强扫描肿瘤不均匀强化，部分呈低密度液化区

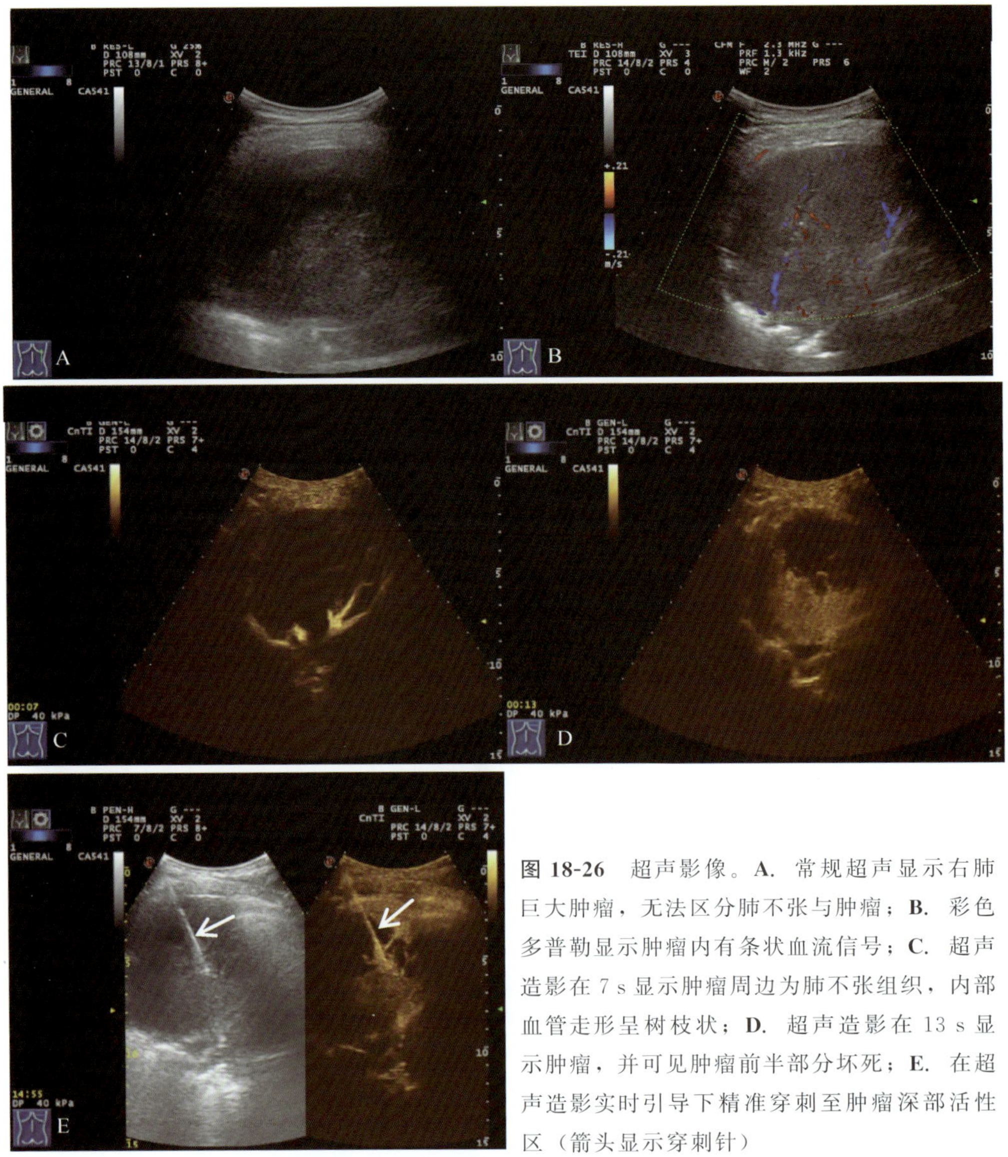

图 18-26 超声影像。**A.** 常规超声显示右肺巨大肿瘤，无法区分肺不张与肿瘤；**B.** 彩色多普勒显示肿瘤内有条状血流信号；**C.** 超声造影在 7 s 显示肿瘤周边为肺不张组织，内部血管走形呈树枝状；**D.** 超声造影在 13 s 显示肿瘤，并可见肿瘤前半部分坏死；**E.** 在超声造影实时引导下精准穿刺至肿瘤深部活性区（箭头显示穿刺针）

病例 3

【病史摘要】

患者，女，79 岁。

主诉：进行性吞咽困难 2 个月。

现病史：患者 2 个月前无明显诱因出现进食哽咽感，无饮水呛咳，无咳嗽、咳痰，无畏寒、发热等症状。当时未予重视，10 余天前又出现进食困难，遂于杭州市某医院就诊，2014 年 2 月 14 日胃镜检查提示食管黏膜狭窄，建议行超声内镜及纵隔 CT 检查，食管溃疡（活动期）符合性溃疡（活动期）。2014 年 2 月 15 日肺部 CT：左肺门区软组织团块影伴左侧主气管闭塞，左肺不张，相应区域食管结构不清伴扩张、积液，以左肺癌累及食管中段可能性大。左侧胸腔积液。右肺上叶及中叶少许纤维增殖灶考虑。为进一步治疗来我院就诊，拟“肺癌”收住入院。

既往体健。

体格检查：T 36.8℃，P 84 次/分，R 20 次/分，BP 132/78 mmhg，神清，浅表淋巴结未触及肿大。右肺呼吸音清，左肺呼吸音低，无啰音。心率 84 次/分，律齐，无杂音。腹软，无压痛、反跳痛，肝脾肋下未触及。双下肢无水肿。

辅助检查：2014 年 2 月 14 日杭州市某医院胃镜检查提示：食管黏膜狭窄，建议行超声内镜及纵隔 CT 检查，食管溃疡（活动期）符合性溃疡（活动期）。2014 年 2 月 15 日胸部 CT（图 18-27）：左肺门区软组织团块影伴左侧主气管闭塞，左肺不张，相应区域食管结构不清伴扩张、积液，以左肺癌累及食管中段可能性大。左侧胸腔积液。右肺上叶及中叶少许纤维增殖灶考虑。甲状腺弥漫性增大，桥本甲状腺炎可能，请结合专科检查。发射计算机断层显像（emission computed tomography，ECT）：腰椎骨质代谢活跃。2014 年 2 月 19 日脑 MRI：右侧额叶小片急性脑梗死。两侧脑室旁少许腔隙灶。实验室检查：糖类抗原 125 60.90 U/ml；其余未见异常。超声影像见图 18-28。

入院诊断：①肺部占位：肺癌可能；②高血压。

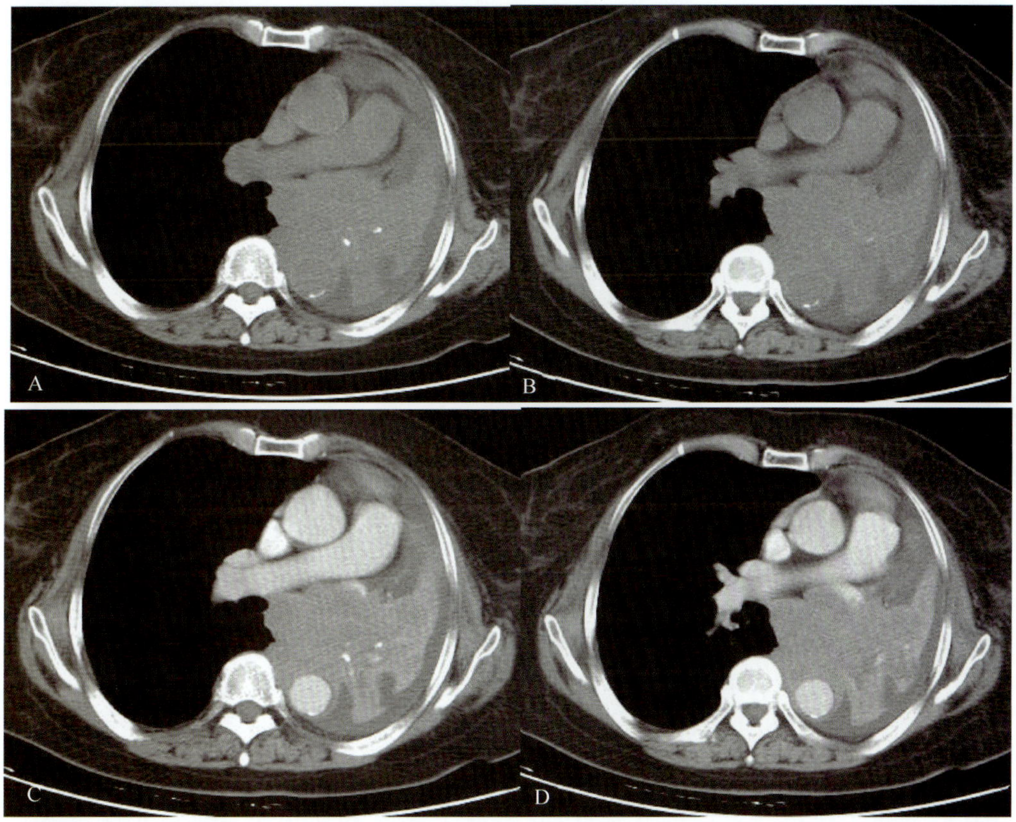

图 18-27 胸部增强 CT：左肺门区软组织团块影伴左侧主气管闭塞、左肺不张，相应区域食管结构不清伴其上食管扩张、积液，以左肺癌累及食管中段可能性大

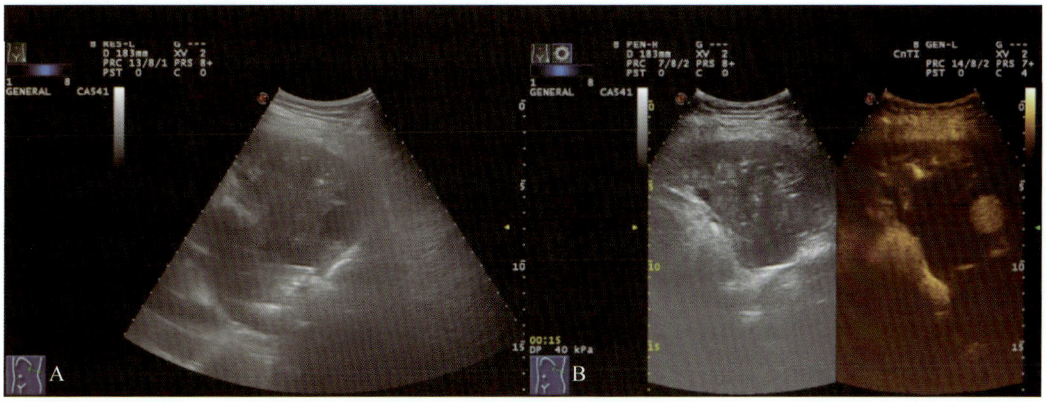

图 18-28 超声影像。**A.** 常规超声显示肺不张，其内部的肺门部肿瘤显示不清，无明显分界；**B.** 10 s 内外周近胸壁的肺不张组织呈明显增强，此时肺门部肿瘤未见增强；**C.** 超声造影显示近胸壁的肺不张组织较肺门部中央型肺癌增强强度更高；**D.** 另一切面上超声造影显示肺内异常大血管，为穿刺安全选择避开该切面，选择另一切面进针穿刺；**E.** 根据超声造影所显示的肺门部肿瘤位置，在超声引导下进行穿刺活检（白色箭头为穿刺针）；**F.** 穿刺活检组织病理学诊断为小细胞肺癌

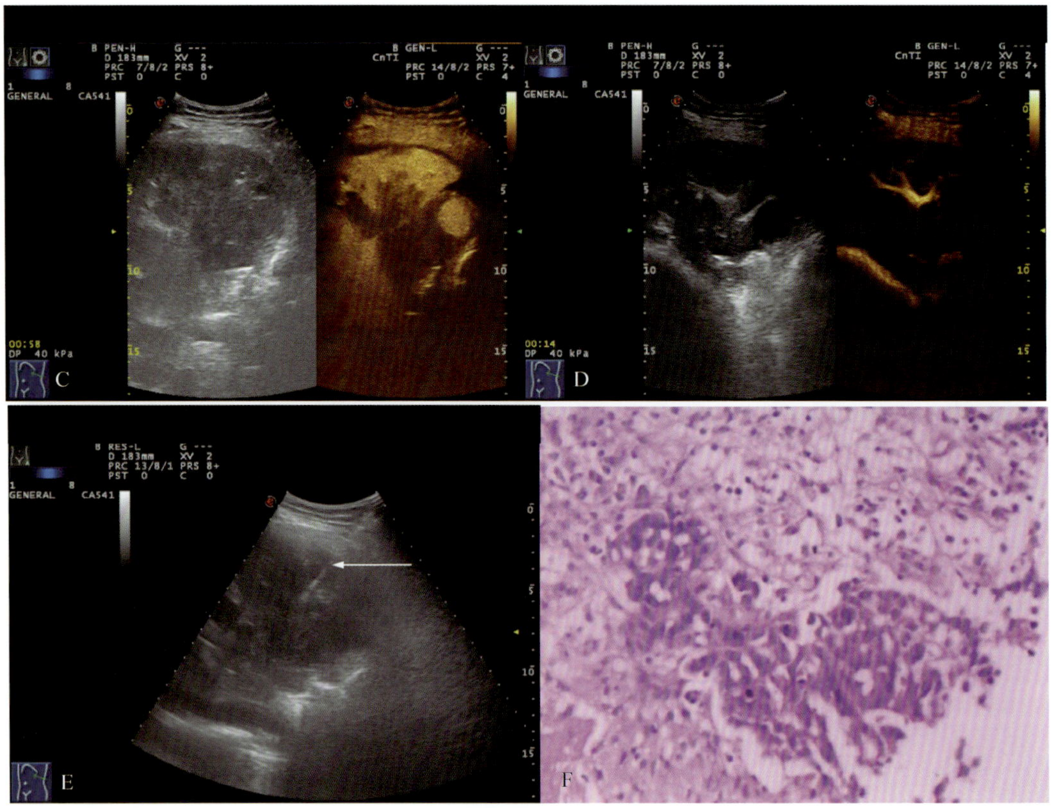

图 18-28（续）

【讨论】

目前，超声造影（CEUS）已应用于临床，从肝、肾等腹腔脏器到甲状腺、乳腺等浅表脏器均有广泛的临床应用，尤其在肝局灶性病灶的性质判断方面具有明显优势，这是因为肝具有双重供血特点，门静脉及肝动脉均参与供血，通过 CEUS 显示的造影模式的不同可以大致判断肝内局灶性病变的性质。肺同样具有双重血供的特征，支气管动脉和肺动脉均参与供血，但是肺部肿瘤的血供主要来源于体循环的支气管动脉。不张肺组织的血供主要来源于肺循环的肺动脉。肝 CEUS 通过正常肝组织与异常病灶之间的超声造影参数可大致判断病变的性质，但是目前报道较多的周围型肺部肿瘤的 CEUS 不像肝具有正常组织与异常组织之间的对照。

对于不同病理类型的肺癌，其治疗方案差异很大，因此对肺部肿瘤进行精准穿刺活检，获得病理学诊断尤为重要，超声引导下经皮肺穿刺活检术可对支气管镜难以到达或难以诊断的肺部胸膜相邻处病变进行取材，且操作全程均可实时动态观测，取材成功率高，已得到临床的广泛认可和应用。但当肺部病灶较大（直径＞5 cm），坏死、炎症、肺不张及肿瘤组织等多种病变组织并存时，二维超声无法区别病灶内坏死区域和活性区域，彩色多普勒超声不能反映出病变真实的血流信号情况，故易造成穿刺失败，而实时 CEUS 能实时显示病灶内的血流灌注信息，为肺周围型病变的穿刺活检提供重要信息。同时，能够很好区分不张的肺组织及中央型肺癌，为穿刺活检提供很好的指导，有助于避开穿刺路径上的大血管，避开肿瘤内的坏死区，针对活性区进行精准穿刺，可以明显提高穿刺的阳性率、准确率及安全性。

（雷志锴）

参考文献

[1] Sperandeo M，Dimitri L，Pirri C，et al. Advantages of thoracic ultrasound-guided fine-needle aspiration biopsy in lung cancer and mesothelioma.

Chest，2014，146（5）：e178-e179.

［2］杨志英，郑浩，张琦，等. 超声引导经皮肺穿刺在周围型肺部病变诊断中的价值. 临床肿瘤学杂志，2014，19（5 ）：449-451.

［3］张红霞，何文，成晔，等. 超声引导下肺外周占位病变穿刺活检技术方法探讨. 中国介入影像与治疗学，2012，9（3）：221-222.

［4］王继芳，徐学权. 肺孤立性结节病变的良恶性鉴别诊断. 中国医药指南，2008，6：39-41.

［5］唐建华，余巍巍. 彩色多普勒超声引导经皮肺组织穿刺活检在周围型肺占位性病变中的诊断价值. 广西医学，2012，34（2）：201-203.

［6］F Di Vece，Tombesi P，Ermili F，et al. Contrast-enhanced ultrasound（CEUS）and CEUS-guided biopsy in the diagnosis of lung abscess in a patient with achalasia：Case report. Interv Med ApplSci，2013，5：31-33.

［7］Wu W，Chen MH，Yin SS，et al. The role of contrast-enhanced sonography of focal liver lesions before percutaneous biopsy. Am J Roentgenol，2006，187：752-761.

［8］Cosgrove D et al. EFSUMB Guidelines and Recommendations on the Clinical Use of Ultrasound Elastography. Part 2：Clinical Applications. Ultraschall Med，2013 Jun，34（3）：238-53.

［9］罗志艳，刘学明，闻卿，等. 超声造影对肺癌增强类型的初步研究. 中华超声影像学杂志，2008，17（8）：690-693.

［10］何文，成晔，张红霞，等. 超声造影引导下周围型肺肿瘤经皮穿刺活检的临床应用. 中国医学超声杂志，2011，8（11）：2299-2306.

［11］曹兵生，黎晓林，邓娟，等. 超声造影对超声引导下经皮肺穿刺活检的价值. 中华超声影像学杂志，2011，20（8）：669-671.

［12］黄伟俊，邱懿德，黄婷，等. 超声造影在经皮肺穿刺活检肺周围型病变中的临床研究. 中华肺部疾病杂志：电子版，2014，7（1）：43-47.

［13］Inoue T，Kudo M，Hatanaka K，etal. Usefulness of contrast-enhanced ultrasonography to evaluate the post-treatment responses of radiofrequency ablationg for hepatocellularcarcinoma：comparison with dynamic CT. Oncology，2013，84：51-57.

［14］Qu P，Yu X，Liang P，et al. Contrast-enhanced ultrasound in the characterization of hepatocellular carcinomas treated by ablation：comparison with contrast-enhanced magnetic resonance imaging. Ultrasound Med Biol，2013，39：1571-1579.

［15］张红霞. 超声造影在肺占位病变诊断中的价值. 首都医科大学学报，2014，35（2）：151-155.

［16］Gorg C. Transcutaneous contrast-enhangced sonography of pleural-based pulmonary lesions. Eur J Radiol，2007，64（2）：213-221.

［17］Gorg C，Bert T，Kring R，et al. Contrast-enhanced sonography of the lung for differential diagnosis of atelectasis. Journal of ultrasound in medicine：official journal of the American Institute of Ultrasound in Medicine，2006，25（1）：35-39.

［18］Dasgupta A，Mehta AC. Transbronchial needle aspiration. An underused diagnostic technique. Clinics in chest medicine，1999，20（1）：39-51.

［19］Yang RM，Li L，Wei XH，et al. Differentiation of central lung cancer from atelectasis：comparison of diffusion-weighted MRI with PET/CT. PloS one，2013，8（4）：279-280.

［20］Koegelenberg CF，von Groote-Bidlingmaier F，Bolliger CT. Transthoracic ultrasonography for the respiratory physician. Respiration：international review of thoracic diseases，2012，84（4）：337-350.

［21］Stark DD，Moss AA，Goldberg HI，et al. Magnetic resonance and CT of the normal and diseased pancreas：a comparative study. Radiology，1984，150（1）：153-162.

［23］Gorg C，Kring R，Bert T. Transcutaneous contrast-enhanced sonography of peripheral lung lesions. AJR American journal of roentgenology，2006，187（4）：420-429.

［24］罗志艳，刘学明，闻卿，等. 超声造影对肺癌增强类型的初步研究. 中华超声影像学杂志，2008，17（8）：690-693.

［25］Sperandeo M，Dimitri L，Pirri C，et al. Advantages of thoracic ultrasound-guided fine-needle aspiration biopsy in lung cancer and mesothelioma. Chest，2014，146（5）：e178-e179.

第十九章　肺部介入性超声

第一节　超声监测/引导下置管引流的应用

一、超声监测/引导下置管引流治疗胸腔积液

病例 1

【病史摘要】

患者，男，56 岁，无业。

主诉：右侧胸痛 3 周。

现病史：患者于 3 周前在家里无明显劳累、受凉、外伤等诱因下突然出现右侧胸痛，呈牵拉痛，活动及改变体位后加重，静息后稍缓解，自觉发热，体温未测，偶有咳嗽，不剧，无咳痰，无咯血，伴胸闷、气促等不适，前往奉化区某医院住院，当时查胸部 CT 示“右肺支气管扩张伴感染，右侧中等量胸腔积液”，血常规示白细胞 18.1×10^{9}/L，CRP 136.2 mg/L，测体温 39℃，予“哌拉西林他唑巴坦注射液”，并于 7 月 29 日行胸腔闭式引流，患者胸痛稍有缓解，体温仍控制不佳，改为“美罗培南注射液”，体温高峰逐渐下降，最高 37.5℃，后再次改回“哌拉西林他唑巴坦注射液”，多次复查胸部超声仍有中等量积液，同时因引流不畅，于 8 月 14 日拔除引流管，1 天前复查胸部 CT 示“右肺支气管扩张伴感染，右侧中等量胸腔积液”，对比前次 CT 病灶稍增多，今为求进一步诊治，拟“①右侧肺炎；②右侧胸腔积液”收入院。

既往史：“支气管扩张症”病史 20 余年，换季时多发，1～2 次/年，平时在家中未用药。

体检：T 37.3℃，HR 82 次/分，R 18 次/分，BP 130/75 mmHg，神清，浅表淋巴结无肿大。右下肺野叩诊浊音，右下肺呼吸音减弱，无啰音。律齐，无杂音。腹软，无压痛及反跳痛。双下肢无水肿。

【诊疗过程】

入院后胸部超声（图 19-1）提示右侧胸腔积液，内见多房性分隔，遂行超声引导下经皮穿刺右侧胸液置管引流（图 19-2，视频 19-1 至视频 19-3）：患者取坐位，常规消毒，铺巾，2%利多卡因注射液局部麻醉，超声引导下，先用 18 G PTC 针对右侧胸壁穿刺，置入导丝，以扩张鞘扩张，再沿导丝置入 10 F 猪尾巴引流套管，抽出黄色液体 250 ml。术后复查胸部 CT 示右侧胸液减少，右侧胸腔内见猪尾巴引流管。

视频 19-1　病例 1 术前

视频 19-2　病例 1 导管置入后反复提插

视频 19-3　穿刺术后

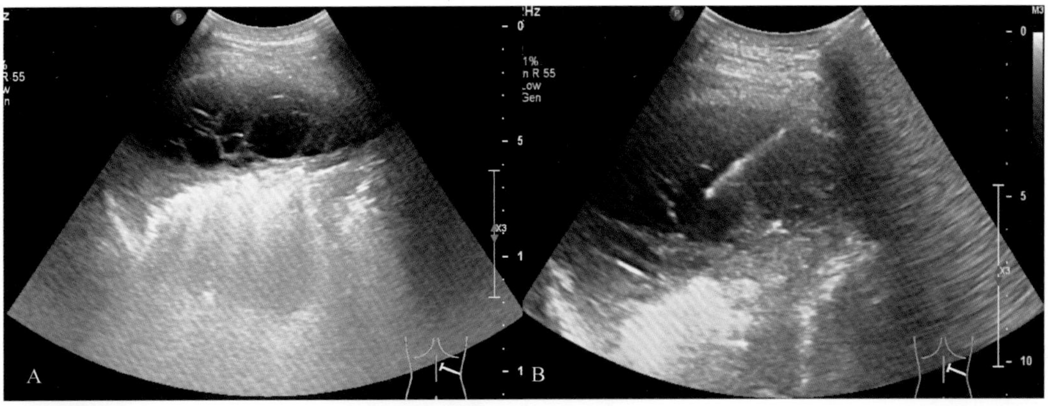

图 19-1 穿刺前常规超声（**A**）示右侧胸腔积液内见多发分隔；将 PTC 引导针成功置入多房性分隔内（**B**）

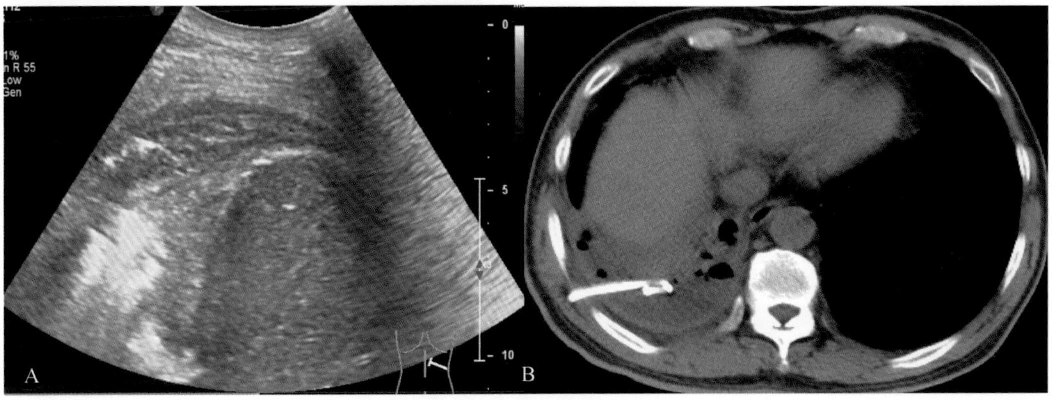

图 19-2 抽液后（**A**）分隔内积液基本完全被抽尽；复查胸部 CT 右侧胸腔可见猪尾巴导管（**B**）

病例 2

【病史摘要】

患者，男，61 岁，已退休。

主诉：咳嗽 2 月余。

现病史：患者 2 月余前无明显诱因出现间断性干咳，咳嗽剧烈时伴有气促，伴右胸部胀，与呼吸及体位无关，无发热、夜间盗汗、咯血、乏力、消瘦、胸痛等不适，未予重视未就诊，2 个月来上述症状一直存在，且右胸部胀较前明显，遂至我院门诊，胸部 CT（图 19-3）示①右侧胸腔积液；②两肺少许慢性炎性病变，局部胸膜增厚伴钙化。今为进一步诊治，门诊以“胸腔积液”收住入院。

体检：T 37.2℃，HR 80 次/分，R 18 次/分，BP 125/75 mmHg。神清，浅表淋巴结无肿大。右下肺野叩诊浊音，右下肺呼吸音减弱，无啰音。律齐，无杂音。腹软，无压痛及反跳痛，双下肢无水肿。

【诊疗过程】

入院后行超声引导下经皮穿刺右侧胸腔置管引流（图 19-4，图 19-5 及视频 19-4 至视频 19-8）：患者取坐位，常规消毒，铺巾，以 2% 利多卡因注射液局麻，超声引导下，先用 18 G PTC 针穿刺右侧胸腔，置入导丝，再用扩张鞘扩张，后沿导丝置入 10 F 猪尾巴引流套管，抽出 85 ml 黄色液体。引流管缝合固定。

视频 19-4 病例 2 穿刺之前

视频 19-5 置入导丝

视频 19-6 18 G PTC 穿刺针进入

视频 19-7 大部分抽完

视频 19-8 抽完之后

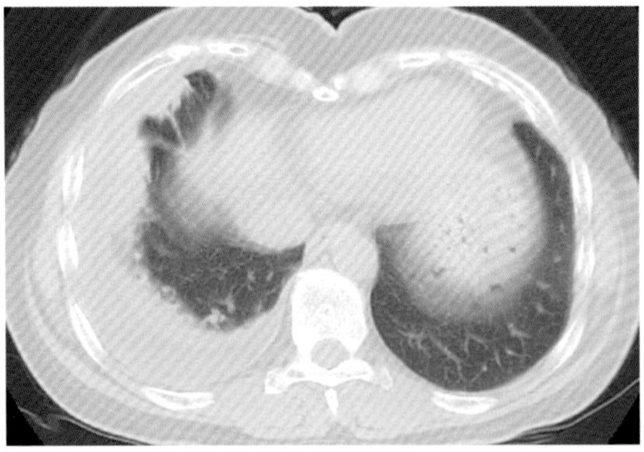

图 19-3 胸部 CT 示右侧胸腔积液

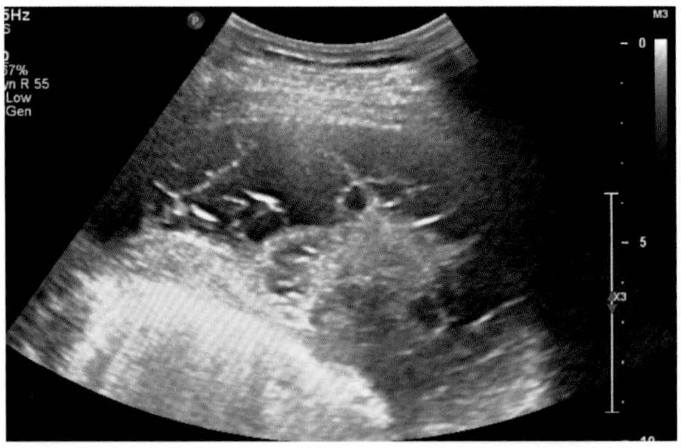

图 19-4 常规超声示右侧胸腔积液伴多房分隔

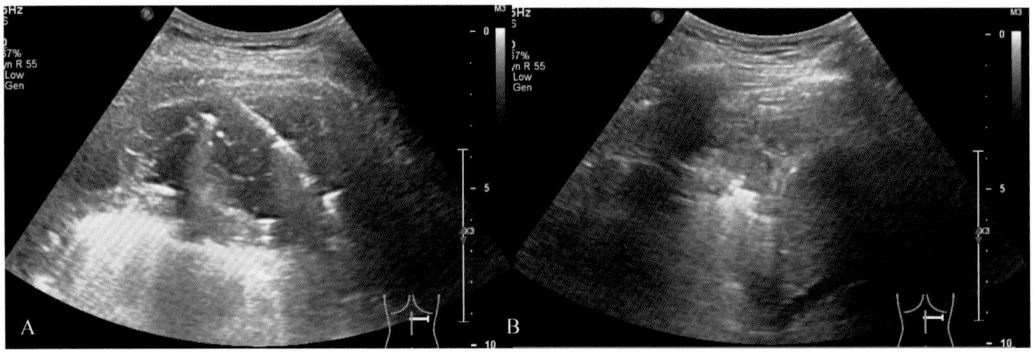

图 19-5 超声引导下经皮穿刺右侧胸腔置管引流

超声引导下成功置入猪尾巴导管（**A**）；抽液后（**B**）胸腔未见明显积液

病例 3

【病史摘要】

患者，女，77 岁，职员。

主诉：肌酐升高 5 年余伴乏力、气急半月余。

现病史：患者 5 年余前因肌酐升高来我院就诊，诊断为“肾功能不全”，予“开同片”护肾等对症支持治疗。患者病情好转。此后患者多次入住我科，期间曾因肺部感染、左侧胸腔大量积液行胸腔闭式引流术，当时诊断为尿毒症，患者未予透析治疗，半月余前患者在家无明显诱因下出现乏力伴胸闷、气急，夜间尚能平卧，感尿频、尿急，无尿痛，有泡沫尿，无肉眼血尿。体温未测，偶有咳嗽、咳痰，痰白，易咳出，无异味。6 天前至我院门诊就诊，拟“尿毒症”收入院。

体检：T 37.2℃，HR 86 次/分，R 20 次/分，BP 155/82 mmHg，神清，颜面部轻度水肿，浅表淋巴结无肿大。左下肺野叩诊呈轻浊音，左下肺呼吸音减弱，无啰音。律齐，无杂音。腹软，无压痛及反跳痛，双下肢水肿（++）。

【诊疗过程】

复查胸部 CT：①左侧液气胸。②两肺少许散在炎症性改变合并两下肺局部间质性改变。③两肺局部间质水肿，心脏稍大，心包少量积液。超声引导下经皮穿刺左侧胸腔置管引流：患者取坐位，常规消毒，铺巾，2%利多卡因局麻，超声引导下，先用 18 G PTC 针穿刺胸腔，置入导丝，再用扩张鞘扩张，后沿导丝置入 10 F 猪尾巴引流套管，抽出 350 ml 黄色液体。引流管缝合固定。患者无明显不适（图 19-6，图 19-7，视频 19-9 至视频 19-11）。

【讨论】

胸腔积液是临床上的常见病，全身各系统疾病均可导致胸腔积液的发生，按照胸腔积液的特点分类，可将其分为漏出液、渗出液（浆液性或血性）、脓胸、血胸、乳糜胸。由于积液中的纤维蛋白在胸膜表面大量沉积，同时使积液黏稠，在胸膜纤维化进程中，使脏层和壁层间形成网格状粘连，形成多房性胸腔积液。多房性胸腔积液治疗不当不仅致胸液吸收缓慢，且易致胸膜粘连、肥厚，甚至可引起脓胸、支气管胸膜瘘或食管胸膜瘘。有研究报道，快速有效地引流胸腔积液在很大程度上能

视频 19-9 病例 3 术前

视频 19-10 10F 猪尾巴引流管置入后抽液

视频 19-11 抽完之后

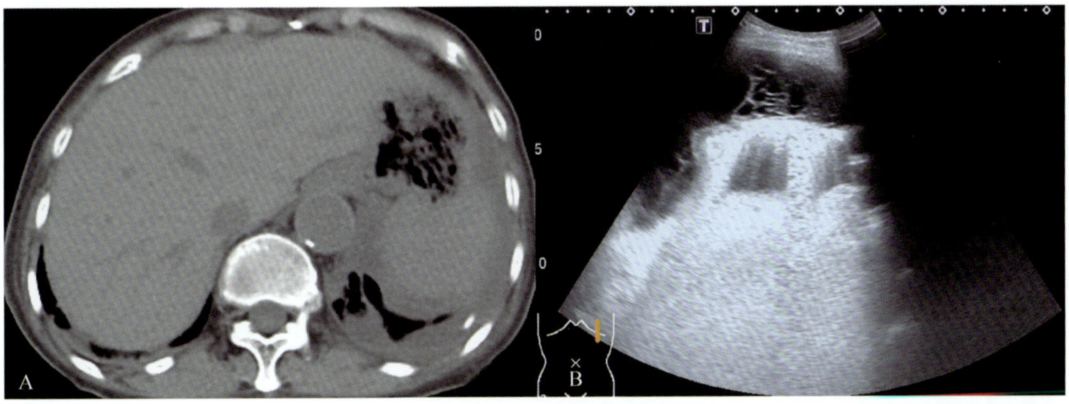

图 19-6 胸部 CT（**A**）示左侧液气胸；常规超声（**B**）示左侧胸腔积液伴多房分隔，并可见气体样强回声

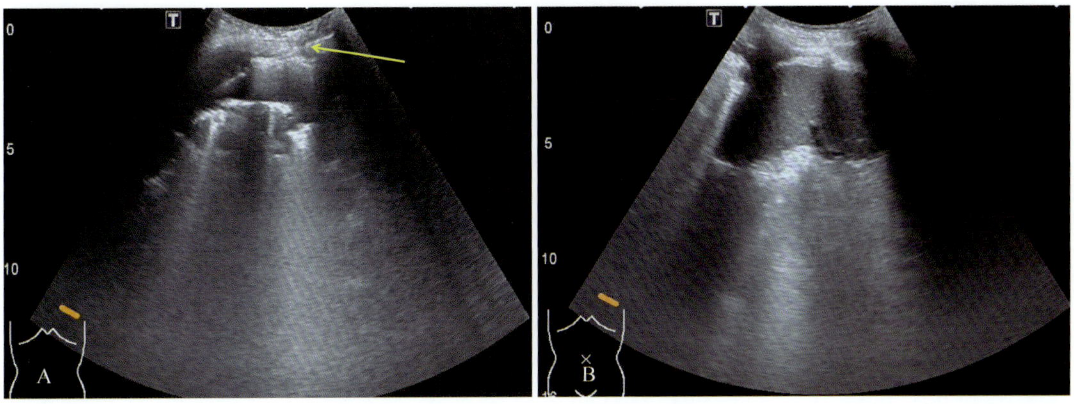

图 19-7 超声引导下经皮穿刺左侧胸腔置管引流

A. 超声引导下置入猪尾巴导管（黄色箭头所示）；**B.** 抽液后胸腔未见明显积液

够影响胸腔积液患者的临床治疗效果。在超声引导下穿刺抽取胸腔积液，可实时监视操作全过程，在抽液过程中可随时调整针尖位置，成功率近 100%。

临床常采用胸腔穿刺抽液术治疗胸腔积液，可减少胸腔积液含量，然而出现大量胸液分隔包裹后，常规胸腔穿刺常常难以抽取或只能每次抽到少量胸液，术后 X 线和超声检查证实仍然含有中到大量胸液，因此难以起到治疗作用。近年来，经皮胸腔穿刺置管术逐渐应用于临床，治疗由各种原因诱发的胸腔积液，具有穿刺次数少的特点，且能够控制每次引流量，降低术后并发症发生率。根据引流管的不同，可分为中心静脉管及猪尾巴导管。但是中心静脉导管存在一定的缺点，因为导管的管腔较细，质地较软、易弯曲，当液体中含有大量的纤维蛋白时，引流过程中会出现引流不畅的情况，甚至会导致导管出现堵塞；而猪尾巴导管因其尖端卷曲可有效地避免引流管开口端吸附在胸膜或肺组织上；并能防止导管脱落，而且与中心静脉导管相比能有效减少组织黏附，且引流侧孔位于尖端卷曲内侧，避免堵塞，所以是中心静脉导管理想的替代物，具有广泛的临床用途。

传统观念认为直径大的引流管引流效果好，但同时也给患者带来了疼痛和不适感，我们在临床工作中发现选择 10～12 F 猪尾巴导管引流治疗多房分隔性胸腔积液疗效确切，不易发生堵塞，穿刺即刻尽量抽吸积液，以解除胸腔中积聚的绝大部分分隔包裹的胸液，大多能一次性起到明显治疗效果，且出血及气胸风险未见增加，对于残存的分隔包裹的胸液，可以经导管向胸腔内注射尿激酶或链激酶，有一定辅助治疗作用，常可取得满意的疗效，值得临床推广。

（陈立斌　王云中）

病例 4

【病史摘要】

患者，男，68 岁。

主诉：胸闷 1 周，意识不清 3 h。

既往有心功能不全病史，入院前 3 周上呼吸道感染病史。

体检：RR 33 次/分，SpO_2 90%（FiO_2 33%），口唇发绀，气管居中，两肺可闻及散在湿啰音，两下肺呼吸音低。腹稍膨，移动性浊音阳性，双下肢可凹性水肿。

【诊疗过程】

入院后血气分析提示Ⅰ型呼吸衰竭。

胸片：双肺透亮度降低（图 19-8）。

入院后胸部 CT（图 19-9）及床边超声（图 19-10）：双侧胸腔积液，液深最大处 10 cm（平卧位）。

入院后考虑患者Ⅰ型呼吸衰竭，胸腔积液，予气管插管、机械辅助通气，并予超声引导下行胸腔穿刺引流，置入 7 F 单腔导管，首日双侧引流 1250 ml，次日引流 1000 ml，复查超声未见明显积液，复查胸片两肺透亮度明显改善，机械通气 72 h 后顺利脱机拔管，拔管后高流量氧疗 48 h 后停用，患者恢复良好出院。

【讨论】

胸腔积液在临床上较多见，住院患者 10%伴有胸腔积液，主要由外伤、炎症及心力衰竭等引起。正常情况下，胸膜腔内有少量的液体，在机体进行呼吸运动时起润滑作用，胸膜腔内的液体通过毛细血管重吸收和淋巴系统回收，进入血液循环系统，其产生与重吸收处于动态平衡状态。当机体出现局部或全身病变时，这种动态平衡状态受到破坏，导致液体生成加快，重吸收功能降低，从而产生胸腔积液。尽早对胸腔积液做出诊断，积极寻找引起胸腔积液的病因，对于挽救患者的生命，提高其生活质量具有重要的意义。

对于胸腔积液，首先要正确判断患者是否存在胸腔积液，积液量有多少，其次还要确定胸腔积液的性质，查找引发胸腔积液的病因。临床上，对胸腔积液的判定，主要手段为 B 超及 X 线等诊断。X 线检查需要组织密度差在 10%以上才可分辨，而超声检查需要满足的条件仅为声阻抗差在 0.1%即可。相关研究显示超声检查胸腔积液确诊率明显较 X 线检查高，这是由于少量积液（<300 ml）在X线下仅表现为肋膈角变钝，无法与胸膜增厚相鉴别，对于ICU内危重症患者而言，平卧位时的床边胸片对于胸腔积液更难鉴别，少量胸腔积液可以没有肺透亮度的变化，即便有显著的肺透亮度下降也难以与肺部感染、肺水肿等肺部病变相鉴别，而超声检查则能确定是否存在积液，积液是否浑浊，是否有分隔，有无纤维光带等；同时通过超声测定胸腔积液的最大深度可以了解胸腔积液量，并且对胸腔积液治疗的疗效进行判断；此外由于胸腔积液的性质不同，其对超声波的反射也不同，从而产生的超声图像也不同，通过超声检查可以对胸腔积液的性质做出初步的判断，一般情况下，如果透声性好，多为漏出液或者早期浆液性渗出液，如果透声差，则胸腔积液可能为浆液纤维蛋白渗出液或者血性、脓性胸腔积液（参见视频19-12至视频19-14）。

视频19-12　大量胸腔积液

视频19-13　中量胸腔积液

视频19-14　少量胸腔积液

虽然超声可简单判断胸腔积液的性质，但胸腔积液性质的最终确定依赖于胸腔积液的生化、常规、病理及培养等检测结果，因此穿刺抽液及置管引流是明确胸腔积液性质及治疗胸腔积液的重要手段。传统的穿刺依靠操作者的查体定位以及非床旁超声的临时定位，穿刺可能引起的意外损伤发生率较高，如造成气胸、血胸、膈肌损伤等，甚至误伤心、肝、脾及胃肠道。目前，超声辅助及引导下的胸腔穿刺因其定位、定量准确，创伤小，同时超声的实时成像功能使得操作者在穿刺过程中可以随时调整进针角度、深度，进而避免伤及周围器官等优点，在临床上已广泛开展。

由于危重症患者往往需要卧床，因此胸腔穿刺时可根据患者病情，选择坐位、半卧位、斜卧位或侧卧位，床旁超声对游离性胸腔积液先观察前、后、侧肋膈窦内有无液性暗区，对包裹性积液应观察积液的位置、数目、范围、积液内部回声及有无分隔等，选择液深最大或者积液最低点为穿刺点，穿刺点与探头方向垂直判断进针方向，避开内脏、血管、女性乳房。应用超声引导穿刺时超声探头可选择凸阵探头或微凸阵探头，探头用一次性无菌套袋包裹，穿刺过程与常规胸腔穿刺一致，值得注意的是超声引导下穿刺务必注意穿刺针与探头之间的角度，避免超声无法发现穿刺针引发盲目穿刺进而导致穿刺相关并发症，如果患者胸液的量比较多，可在超声引导下置管引流，并通过超声明确引流管位于液体最低水平位。一般超声引导下两步法置管是最为安全的，即按以下步骤完成操作：超声引导下将穿刺针刺入胸腔积液中，抽出少量积液，插入导丝，拔出针鞘，用扩张导管扩张针道，顺导丝插入引流管，接引流瓶或引流袋并计量，固定引流管。

胸腔积液患者在超声引导下进行穿刺抽液时应注意：①对于清醒患者要有和医生密切配合的思想准备，消除焦虑、惧怕和紧张的心理。②超声引导胸腔穿刺术应由有经验的操作者进行操作或密切指导，尤其是机械通气的患者，穿刺应细心，手法要熟练，严格消毒，避免引发新的感染、血胸、气胸或者误伤血管、肝、心和脾。③最好的定位穿刺位置为纵、横相交的无回声最深处，穿刺时应当注意身体的位置等以免对内脏造成伤害。④积液多数沉积在肺底和膈角处，所以穿刺点位置应在腋后线、肩胛线上的较低肋间隙。通过肋骨超声显像在一定程度上也可提高穿刺成功率。⑤穿刺时进针深度应大于胸壁本身及增厚胸膜的厚度 1～2 cm。正常膈肌的呼吸移动幅度是 1.0～2.5 cm，穿刺时应注意，避免误伤。⑥胸腔积液应与腹腔积液、膈下积液及膈胸膜增厚相鉴别。⑦胸腔穿刺结束以后应静卧 2 h 左右。⑧使用超声引导进行胸腔穿刺术的初学者应接受肺和胸膜超声检查的重点培训，以及穿刺技巧的实践训练。

本例患者，男性，68 岁，因“胸闷 1 周，意识不清 3 h”入院，入院前胸片仅仅提示两肺透亮度下降，入 ICU 后床边超声证实大量胸腔积液，考虑与心功能不全有关，入院后给予机械通气等支持治疗的同时，迅速于超声引导下进行双侧胸腔穿刺置管引流，获得良好效果。

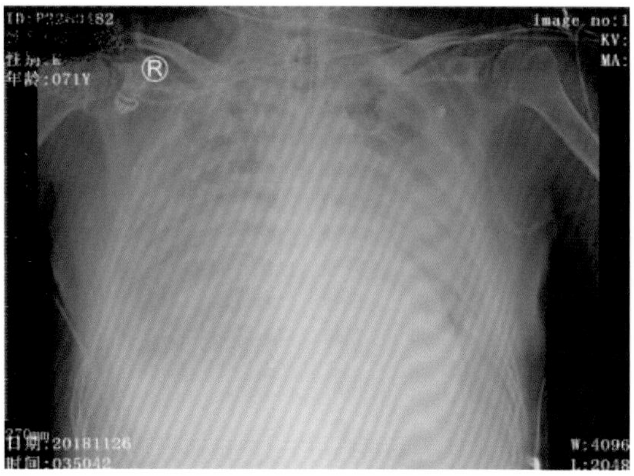

图 19-8 入院时胸片

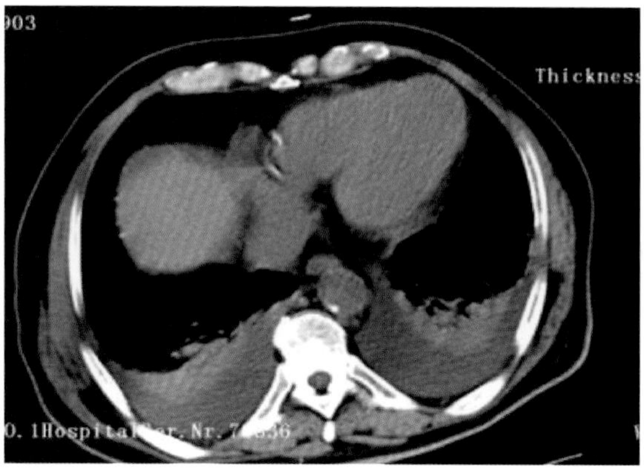

图 19-9 入院前 CT

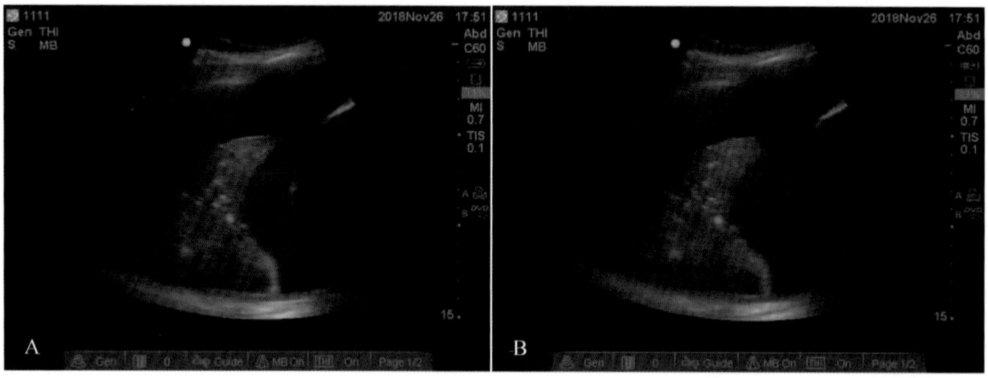

图 19-10 床边超声。**A.** 左侧胸腔；**B.** 右侧胸腔

（章文豪）

二、超声监测/引导下置管引流治疗肺脓肿

病例 1

肺脓肿

【病史摘要】

患者，男，60 岁，农民。

主诉：胸痛半月，咳嗽、咳痰伴发热 3 天。

现病史：患者入院前半月感左侧胸部疼痛，未引起重视。3 天前胸痛加重，深呼吸及咳嗽时尤剧，伴间断发热，体温最高达 39.5℃，予退热药效果差。无心慌、胸闷等不适。查胸部 CT：左侧胸腔积液，左肺下叶结节，肺脓肿可能性大。血常规：白细胞 18.82×10^9/L，中性粒细胞 1.99×10^9/L。遂入院治疗。

既往体健。

个人史：吸烟史 30 余年，每日约 30 余支。少量饮酒史。

体检：T 38.8℃，P 112 次/分，R 22 次/分，BP 140/86 mmHg。双肺呼吸音低，无啰音。心率 112 次/分，律齐，无杂音。腹软，剑突下压痛、反跳痛，无肌紧张，肝脾肋下未触及。双下肢可凹性水肿（+）。

【诊疗过程】

入院后辅助检查：胸部 CT 平扫+增强（图 19-11）：两肺局限性肺气肿，左肺下叶感染性病变，考虑肺脓肿，左侧胸膜增厚，左侧胸腔积液。甲胎蛋白 2.20 ng/ml，血清 CA125 25.23 U/ml，血清 CA199 6.30 U/ml，癌胚抗原 3.05 ng/ml，人绒毛膜促性腺激素 0.100 IU/L；痰培养未见细菌生长。

超声引导下行左侧肺脓肿穿刺置管引流及左侧胸腔积液穿刺引流（图 19-12），置管过程顺利。脓肿部位抽出脓性液体，积液部位抽出混浊淡红色液体；术毕，患者安返病房，予抗感染治疗。穿刺液送检示白细胞明显升高，引流物病理回报未见肿瘤细胞，可见大量中性粒细胞。

【讨论】

肺脓肿是一种临床常见的肺部感染性疾病，是由多种病原微生物所致的肺组织炎性病变，在病变早期表现为化脓性肺炎，继而坏死、液化形成肺脓肿。

肺脓肿的病理变化：由于早期支气管栓塞，肺组织发炎、化脓、坏死甚至脓肿形成，病变向四周扩展，液化的脓液积聚在脓腔，使腔内压力升高，最后破溃到支气管内，咳出大量的脓痰。若脓肿靠近胸膜，可发生局限性纤维蛋白性胸膜炎，引起胸膜粘连。若支气管引流不畅，坏死组织残留于脓腔，炎症持续存在，则转归成慢性肺脓肿。脓腔周围纤维组织增生，脓腔壁增厚，周围细支气管亦受累，致变形、扩张。

临床上以高热、咳嗽、咳大量脓臭痰为主要特征，80%以上的脓肿经过正确的内科治疗可以吸收或仅残存少量纤维瘢痕，但疗程相对较长，脓肿吸收一般 8～12 周，若治疗不彻底或支气管引流不畅，尤其是较大的与支气管不相通的脓肿，则导致大量坏死组织残留于脓腔，更有可能并发败血症或大咯血而危及生命，且有转换成慢性肺脓肿的可能，外科常采用肺叶切除的方法进行治疗，对患者而言，创伤大，且治疗费用高。

典型肺脓肿的超声表现：肺内的圆形、椭圆形或不规则的液性暗区，内见密集的光点，随呼吸漂浮，快速改变体位显示光点翻滚状，有的其内伴随气体反射，周边可见假包膜样回声，液性暗区的外缘紧贴胸膜或与胸膜间为肺组织。本例液性暗区的周边有实变的肺组织，酷似肝内的脓肿图像，另外还可见局部胸膜增厚及少量胸腔积液，超声（图 19-12，图 19-13）检查其内未见血流信号，而区别于实性肿瘤。

在进行超声引导下肺脓肿置管引流术前，尽可能先行增强 CT 扫描定位，在超声引导下找到安全路径，从而缩短操作时间。术前常规检查血常规、凝血功能、肝肾功能。根据病灶

部位和患者情况采取坐位或侧位、俯卧位。常规消毒、局麻，探头套无菌塑料保护套并附穿刺引导架后，需重复扫查以确保进针点及穿刺路径准确无误。在超声实时引导下使用 18 G 穿刺针穿刺脓肿，针尖到达脓腔后，拔出针芯，抽出脓液，送入导丝，拔出穿刺针，送入导管，连接引流袋，抽出脓液取样送常规检查和细菌培养，并做药物敏感试验。该方法有如下优点：①能够立即降低脓腔内的压力，在短时间内将脓液及渗出物排出，可快速减轻中毒症状，体温也可快速恢复正常；②抽出的脓液可直接送化验检查及病理检查，而且结果准确，有利于抗生素的选择；③反复冲洗脓腔可使坏死组织快速脱落，促进脓腔愈合；④超声引导下肺脓肿穿刺费用较低，同时避免了医生和患者放射损害的可能。

超声引导穿刺置管引流治疗肺脓肿过程中应该注意如下几点：①冲洗过程中应坚持注入量小于抽出量的原则，注入生理盐水或抗生素时压力不宜过大，否则容易造成脓腔破裂引起感染扩散；冲洗以每天 1 次为宜，冲洗过频，容易影响脓腔愈合。②肺脓肿多为混合感染，包括需氧菌和厌氧菌，使用抗生素时要考虑联合应用抗生素，强调在细菌培养和药敏试验的基础上选择有效的抗生素。约 90%肺脓肿合并有厌氧菌感染，甲硝唑对厌氧菌有强大的杀菌作用，其渗透性强，作用时间长，建议冲洗脓腔时用生理盐水和甲硝唑交替冲洗，冲洗后脓腔保留适量甲硝唑，同时注入敏感抗生素。③在炎症得到有效控制后，脓腔不断缩小甚至消失，肺组织逐渐复张，超声显示病灶较困难，拔管前不能依靠超声确定，必须复查胸片或胸部 CT，直至脓腔直径≤15 mm，方可拔管。

超声引导下肺脓肿穿刺引流术也有其局限性，肺脓肿穿刺引流仅是针对周围型肺脓肿，对于深部脓肿，由于浅表含气肺组织的干扰，不能完整显示脓腔的大小及形状，不能应用超声引导穿刺，故可考虑使用 CT 引导穿刺。

超声引导下肺脓肿穿刺引流术针对周围型脓肿来说，既可抽出脓液，冲洗残余液，又可局部注射抗生素，使高浓度药物直接作用于病变部位的细菌，提高了药物灭菌效果，此方法操作简单易行、微创、安全，疗效确切，无明显并发症，值得大力推广应用。

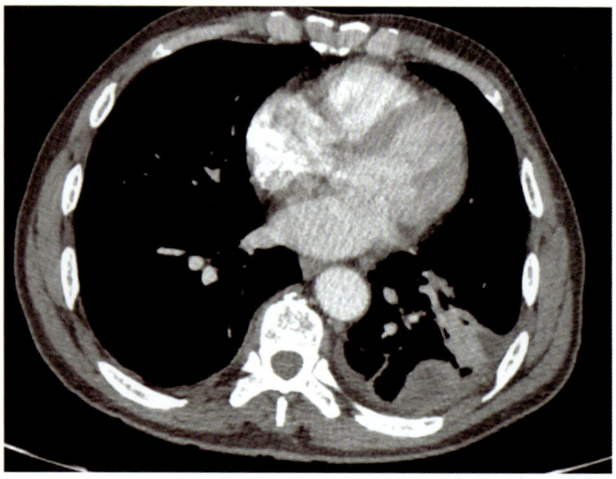

图 19-11 胸部 CT 平扫+增强图像

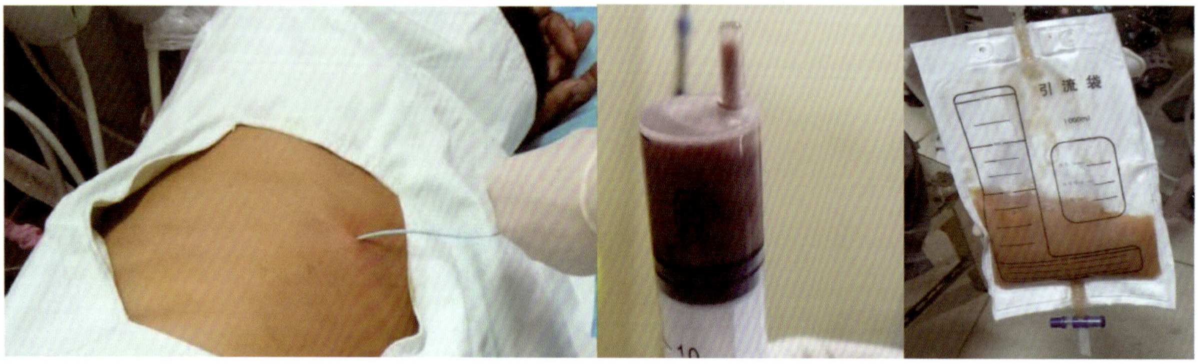

图 19-12 超声引导下肺脓肿穿刺置管引流术进行中，穿刺后抽出脓液

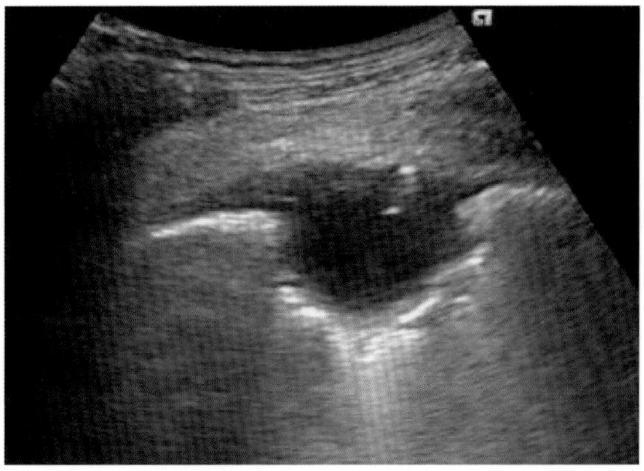

图 19-13 肺脓肿超声图像

（李文东）

病例 2

超声造影在肺脓肿诊疗中的应用

【病史摘要】

患者，男，62 岁。

主诉：咳嗽、咳痰 1 个月，加重伴发热 5 天。

现病史：患者 1 个月前无明显诱因出现阵发性咳嗽，咳少许白色黏液痰。5 天前症状加重，于当地医院抗感染治疗，症状无明显好转，今至我院进一步诊治。门诊 CT 提示左下肺炎，左侧胸腔积液。血常规：WBC8.12×10^9/L，中性粒细胞 75.3%，淋巴细胞 18.7%，hs-CRP 48.3 mg/L，以“左侧肺炎，左侧胸腔积液”收治入院。

既往史：无特殊。

体检：T 38.7℃，P 80 次/分，R 20 次/分，BP 132/88 mmHg。神清，精神可。双肺呼吸运动对称，无胸膜摩擦音，双肺下界肩胛线第 10 肋间呼吸音增粗，无啰音。

【诊疗过程】

入院后完善相关检查，欲行超声引导下胸腔积液穿刺，加实变部位肺组织活检术。

胸部 CT 见图 19-14。超声（图 19-15）：左侧胸腔少量积液，左侧肺下叶实变，实变肺内见圆形低回声结节，大小 37 cm×35 cm，边界清，CDFI：血流不明显。为鉴别实变肺内低回声结节性质，进一步行超声造影检查（图 19-16，视频 19-15），经左侧肘静脉注入声诺维

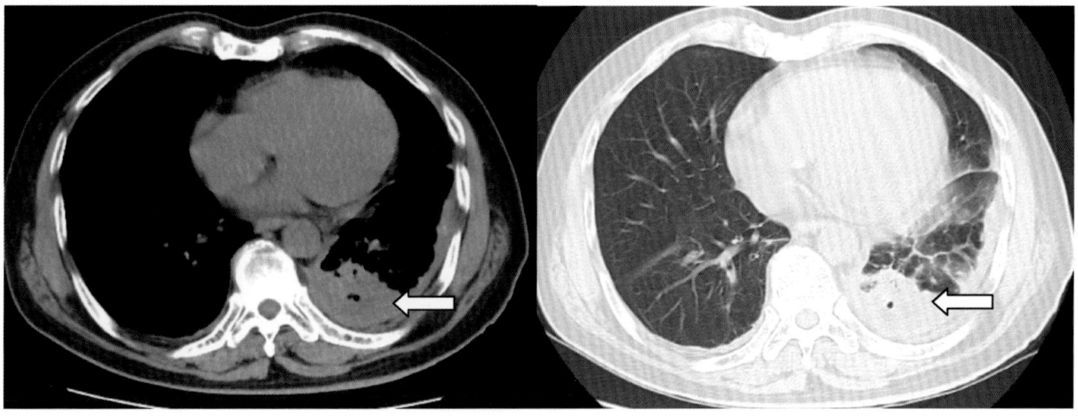

图 19-14 胸部 CT 提示左肺下叶肺实变伴少量胸腔积液（箭头），考虑炎性病变

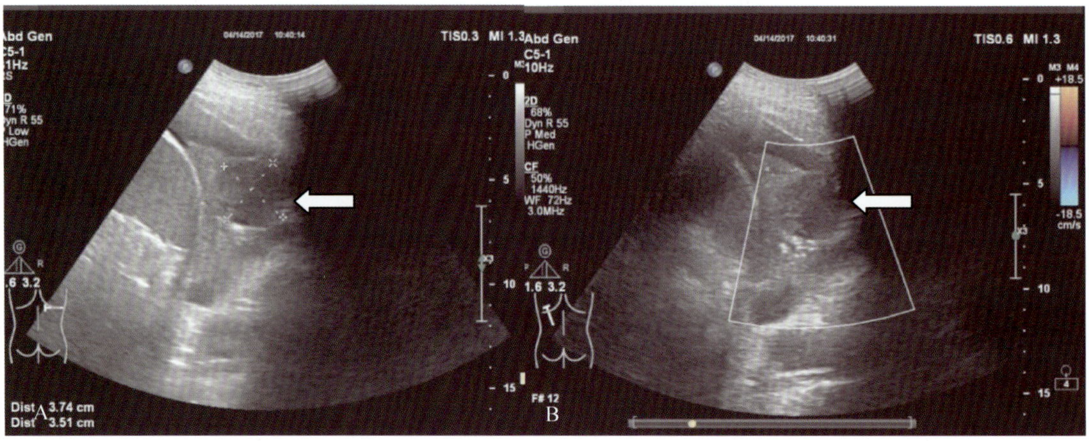

图 19-15 CT 扫描后第 2 天，行超声检查，二维超声显示左下肺实变区内低回声病灶，大小 37 mm×35 mm，边界清晰，伴少量胸腔积液（**A** 图），CDFI 病灶内未见明显血流（**B** 图）

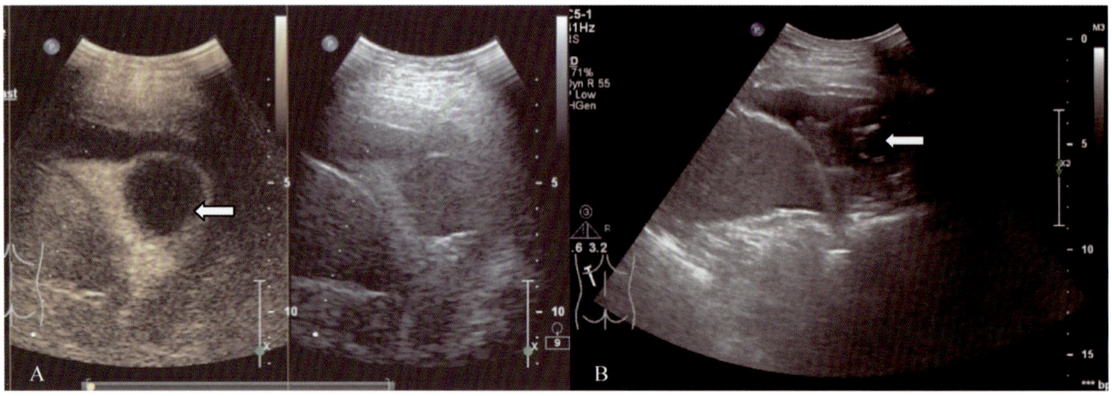

图 19-16 超声造影显示病灶内无增强，病灶周围实变肺组织明显增强（**A**），超声引导下经皮经胸腔于实变肺组织病灶内置入 7 F 猪尾巴引流管，抽出脓性液体（**B**）

造影剂 2.4 ml，结节周边实变肺组织迅速呈高增强，但结节内部始终未见明显增强。超声造影提示肺脓肿可能。因此肺组织活检穿刺策略改变，遂对左侧实变肺内病灶行超声引导下抽液治疗，超声引导下置入 7 F 猪尾巴引流导管，抽出脓性液体，同时左侧胸腔置入 8F 猪尾巴引流导管，引出淡黄色胸腔积液。

患者经对症、抗感染等治疗后痊愈出院。

视频 19-15 肺脓肿造影

【讨论】

肺脓肿按类型分为 3 种。①吸入性肺脓肿：感染物吸入，发病部位与体位及气管解剖有关，特点为单发多见，表现典型。②继发性肺脓肿：继发于肺部病变，特点为病灶旁可找到原发病变。③血源性肺脓肿：由肺外感染引起，特点为好发于双肺边缘，数量多，体积小，伴/不伴空洞。

肺脓肿 CT：病变早期为较大片状高密度影，多累及一个肺段或两个肺段的相邻部分，肺窗上病灶胸膜侧密度高而均匀，肺门侧密度常较淡且不均匀，病灶邻近叶间胸膜处边缘清楚锐利，其余边缘则模糊。纵隔窗内可见支气管充气征。病灶液化坏死部分密度低，有空洞者其内可见气-液或液-液平面。新生成的空洞内壁多不规则，而慢性肺脓肿洞壁增厚，内壁清楚，周围可有条索状纤维化。增强显示病灶内未坏死组织可有不同程度强化，脓肿壁可见明显的环状强化。

超声造影对肺病变的鉴别：肺恶性肿瘤主要由支气管动脉供血，所以常表现为支气管动脉相的延迟强化，并可见不规则坏死无增强区；肺炎、肺不张和肺实变因存在残留正常肺动脉血供，故造影上表现为肺动脉相的早期强化，肺炎造影后还可出现病灶范围大于二维图像的渗出征象；肺脓肿病灶中央为坏死区，故在延迟期表现为无增强且脓肿囊壁呈环状高增强。

本例肺脓肿位于实变肺叶内，由于密度变化不明显，加之没有做增强 CT，CT 未能及时诊断肺脓肿，而超声成像下，肺脓肿与实变肺组织声阻抗差较明显，所以实变肺组织内脓肿病灶得以清晰显示。为进一步鉴别肺内病灶是脓肿还是肿瘤，我们对其行超声造影检查，发现病灶内表现为无增强，而周边肺组织为高增强，更加确认了病灶为肺脓肿可能，后经超声引导下肺脓肿穿刺引流，由于超声可实时引导，准确显示针尖位置，最终快速准确地将猪尾巴引流管置入脓肿内，并抽出脓性液体。

总之，怀疑实变肺内部合并某些占位病变，常规超声及超声造影可提供更多重要有价值的信息，同时行超声引导经皮经胸腔穿刺可对病灶及可疑部位进行活检、置管引流等对症治疗。

（陈立斌　罗　阳）

第二节　超声监测/引导下胸腔穿刺治疗中-重度气胸

病例 1

张力性气胸

【病史摘要及诊疗过程】

患者，男性，73 岁；既往“帕金森病”病史 10 年；本次因“重症肺炎”入 ICU 行机械通气治疗；患者在入住 ICU 第 7 天吸痰后突发呼吸困难，氧饱和度下降至 85%，血压下降至 80/50 mmHg，听诊右肺呼吸音偏低，立即行床旁超声检查见右侧前胸部胸膜滑动征消失（视频 19-16），M 型超声见“平流征”（图 19-17），仔细探查在右侧第 4 肋间与腋前线交界处查见明显“肺点”征象（二维超声及 M 型超声均证实——图 19-18 及视频 19-17），立即在超声监测/引导下胸腔穿刺行右侧胸腔闭式引流术，置管后立即有气体引流出，患者呼吸困难迅速缓解，BP 上升至 110/60 mmHg，1 h 后复查超声，见右侧前胸部胸膜滑动征恢复（视频 19-18），M 型超声见“沙滩征”（图 19-19）。

【讨论】

根据以往的报道，肺点对于气胸诊断的特异性为 100%，已被作为诊断气胸的无可替

视频 19-16　气胸的二维超声——胸膜滑动消失

视频 19-17　肺点的二维超声

视频 19-18　气胸行胸腔穿刺引流术后——二维超声见胸膜滑动恢复

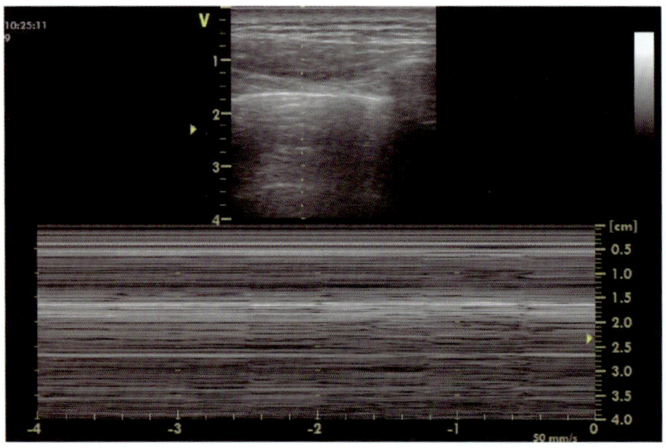

图 19-17 气胸的 M 型超声征象——平流征

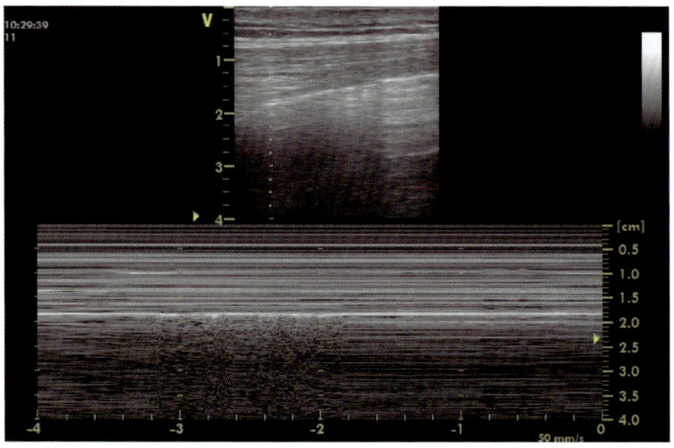

图 19-18 肺点的 M 型超声图像

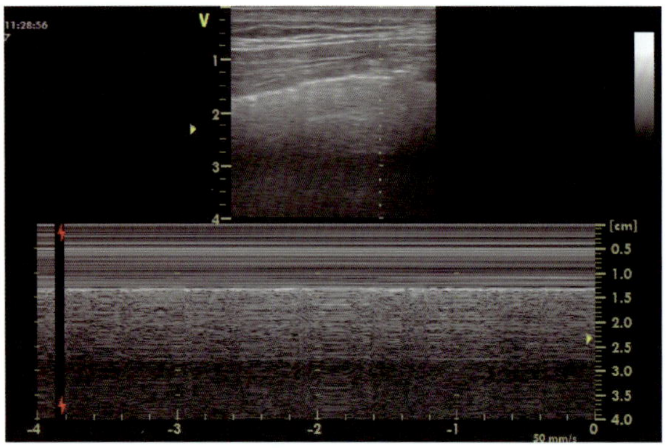

图 19-19 气胸行胸腔穿刺引流术后 M 型超声下见沙滩征

代的标志。但是，我们发现健康肺组织移动不受限制，而受累肺组织移动受限，都可以产生肺点，也就是说既往有关“肺点是气胸的特异性征象”的观点是不正确的。下面是一个存在肺点却并非气胸的特殊病例，患者为 75 岁男性，行冠状动脉旁路移植术后右胸前第 3 肋间扫描可见肺滑动征消失，A 线和平流征表明为 A′征象，因此积极寻找并发现了肺点。但在出现肺点的同一视图中存在 B 线，术后胸部 X 线片和 CT 扫描均提示患者既往存在石棉相关的胸膜疾病，故排除了气胸（图 19-20）。

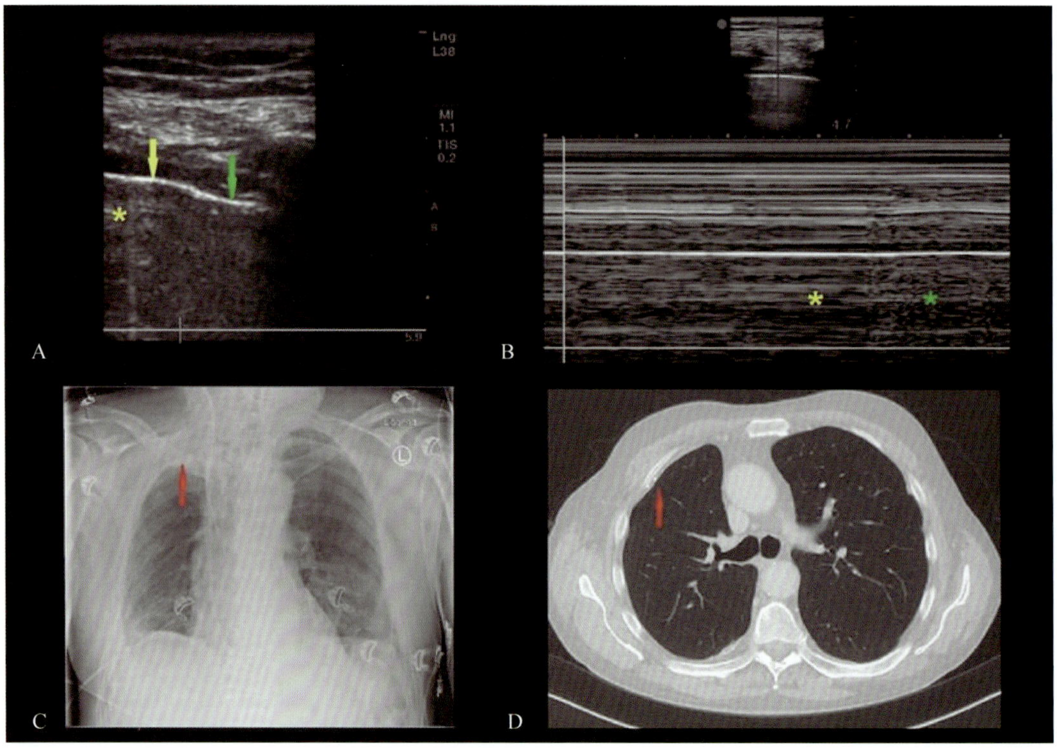

图 19-20 **A.** 肺点。黄色箭头所指为肺滑动征消失。肺滑动征消失同时伴有孤立 B 线，由黄色星号表示。绿色箭头所指为存在肺滑动征。**B.** M 型超声中的肺点，固定的受累肺组织和运动的健康肺组织交替，在 M 型超声中分别可见平流征（黄色星号所示）和沙滩征相间（绿色星号所示）。**C.** 术后胸部 X 线片可见胸膜增厚。**D.** 胸部 CT 扫描可见既往存在石棉相关的胸膜疾病。CT 和 X 线片上的红色箭头提示胸膜增厚及钙化

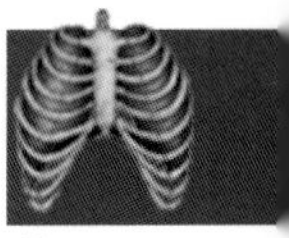

在此例突发张力性气胸的患者诊断中，搬运患者行 CT 检查十分危险，呼叫床边 X 线胸片常常不能迅速到达，通过临床体检、超声的“肺点”的检出结合胸膜滑动征消失迅速明确了张力性气胸诊断，进而积极处理患者转危为安，充分体现了肺超声在 ICU 危重患者中的应用价值。图 19-21 为中国重症超声研究组、重症血流动力学治疗协作组制定的气胸诊治超声检查流程图。

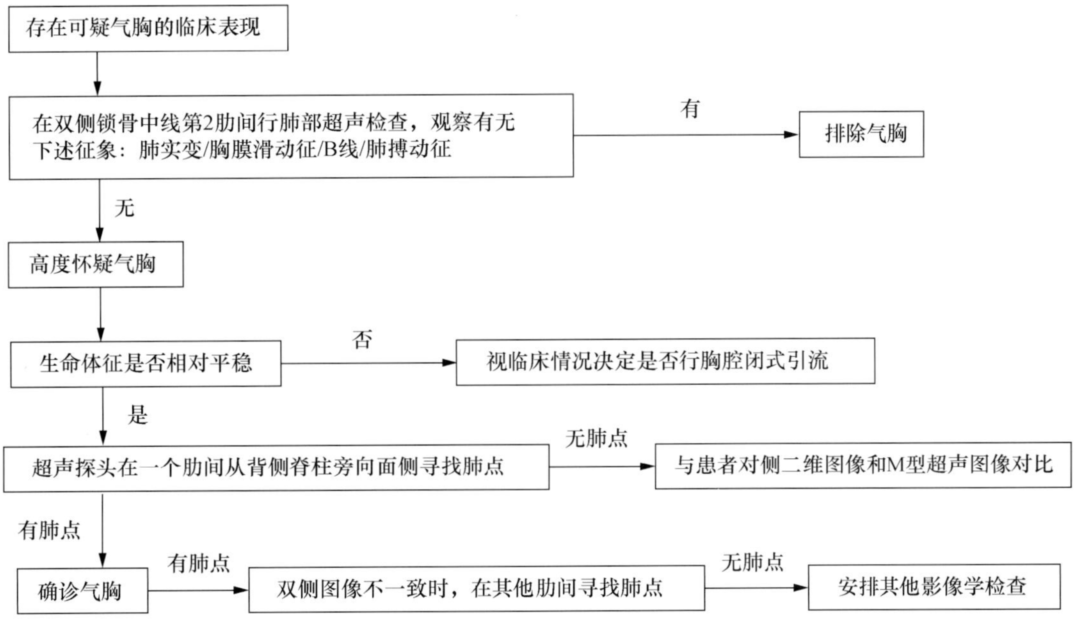

图 19-21 气胸诊治超声检查流程图

（吴　彬　张　骅）

病例 2

超声引导下气胸置管

【病史摘要】

患者，男，62 岁。

主诉：因“胸闷、气急，咳嗽、咳痰 1 周余”于 2016 年 2 月 22 日入院。

现病史：患者于 2015 年 9 月因“发热伴白细胞减少 2 月余，发现后腹膜淋巴结肿大 2 天”来我院诊治，当时浙江省某医院检查 PET/CT 示（2015 年 9 月 8 日）：①盆腔内小肠管壁见条状大致均匀性明显增厚，管腔未见明显狭窄，同时腹膜后、肠系膜间多个淋巴结 FDG 代谢异常活跃，考虑恶性病变，淋巴瘤可能性大，建议进一步诊治。②全身骨 FDG 代谢呈大致均匀性升高，考虑骨髓反应性改变，肿瘤浸润不除外。入院后立即行超声引导下后腹膜淋巴结穿刺，病理：后腹膜恶性淋巴瘤，免疫组化支持 B 细胞来源，CK（—），EMA（—），CD3（—），CD43（＋），CD5（—），CD20（＋），CD79a（＋），CD21（＋），CD10（—），bcl-2（＋），CyclinD1（—），CD15（—），CD30（—），Ki-67（10%＋）。2015 年 9 月 21 日复查血常规：白细胞 2.2×10^9/L，血红蛋白 117 g/L，血小板 16×10^9/L，中性粒细胞数 0.4×10^9/L，血型 O 型，RH 阴性，血小板难配型，给予白介素-11 升血小板治疗，重组人白细胞刺激因子注射液升白细胞治疗，考虑患者病情进展迅速，骨髓侵犯，为控制病情于 2015 年 9 月 22 日开始给予泼尼松片 50 mg 每日 2 次 D1-5 天口服化疗，后2015年9月28日复查血常规：白细胞 $13.2\times10^9/L$，血红蛋白105 g/L，血小板 $18\times10^9/L$，中性粒细胞数 $10.5\times10^9/L$；生化检查：白蛋白22.8 g/L，谷丙转氨酶119 U/L，谷草转氨酶57 U/L，患者血小板低，再次与患者及家属沟通后，2015年9月29日、2015年10月28日予美罗华600 mg靶向治疗，后血小板上升，于2015年10月7日、2015年10月29日、2015年12月2日给予CHOP方案化疗，具体为：环磷酰胺（安道生）1 gD1＋长春地辛（西艾克）4 mgD1＋多柔比星脂质体（里葆多）34 mgD1＋泼尼松片100 mg D1～5，过程顺利。化疗后Ⅳ度骨髓抑制、肺部感染，对症治疗后好转。患者于2015年12月18日、2016年1月7日两次发生自发性气胸，予胸腔闭式引流后好转，2016年1月4日复查胸部平扫：①左侧少量气胸，肺组织被压缩5%左右，右侧胸腔引流管留置，头端位于纵隔内食管旁，请结合临床；双侧胸膜增厚。②两肺尖支气管扩张伴慢性炎性灶；两肺肺气肿、肺大疱，散在炎性灶，对比前片进展。③两肺散在结节灶。④部分胸椎椎体骨质改变，较前片大致相仿，请随访。⑤左胸壁皮下积气。患者胸闷、气急逐渐缓解。同时患者肺部感染，予抗感染治疗。因患者PS评分较差，不能耐受化疗，暂停化疗。患者目前活动后仍感胸闷、气急、咳嗽、咳痰，体温正常。为求进一步诊治来我院，门诊拟“后腹膜非霍奇金淋巴瘤”收入院。

查体：生命体征稳定，ECOG PS＝3分，神清，浅表淋巴结未及肿大。两肺呼吸音粗，两肺底可及少许湿啰音。律齐，无杂音。腹软，无压痛、反跳痛，肝脾肋下未及。双下肢不肿。

入院诊断：后腹膜非霍奇金淋巴瘤（B细胞来源）；间质性肺炎；肺部感染；支气管扩张；肺气肿；肺大疱；自发性气胸。

【诊疗过程】

患者入院后（2016年2月22日，图19-22A）胸部CT：①左侧气胸，肺压缩约50%。②两肺尖支气管扩张伴慢性炎性灶；两肺肺气肿、肺大疱，散在炎性灶。血常规：白细胞 $2.2\times10^9/L$，血红蛋白117 g/L，血小板 $16\times10^9/L$，中性粒细胞 $0.4\times10^9/L$，其余未见异常。入院当日外科行胸腔闭式引流，外接闭式引流装置，过程顺利，患者未诉不适，胸闷、气急缓解；余继续靶向治疗及对症支持治疗。2016年3月1日患者胸闷、气急突然加重，听诊左肺呼吸音偏低。再次复查胸部CT（图19-22B）：①左侧气胸，肺压缩约50%。左侧皮下积气，胸腔引流管头端位于不张肺组织与胸膜之间。②两肺尖支气管扩张伴慢性炎性灶；两肺肺气肿、肺大疱，散在炎性灶，同前片（2016年2月22日）大致相似，请结合临床。③两肺散在小类结节灶。根据CT检查结果，考虑左侧胸腔引流管位置不佳，引流不畅，患者胸闷气急明显，在超声引导下置管引流（图19-23，视频19-19至19-21），穿刺过程顺利，术毕观察无明显活动性出血征象，后予接水封瓶闭式引流，患者胸闷、气急缓解。

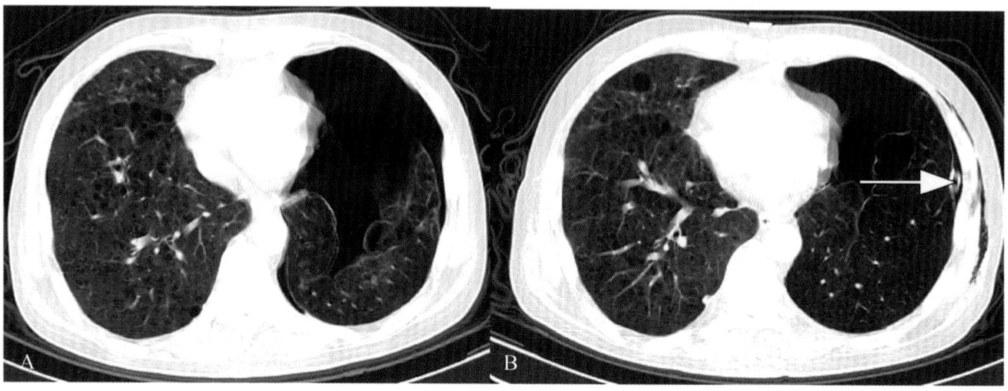

图19-22 胸部CT影像

A. 2016年2月22日胸部CT：左侧气胸，肺组织压缩约50%。**B.** 2016年3月1日胸部CT：①左侧气胸，肺组织压缩约50%；②左侧皮下积气；③引流管位置不佳，头端位于不张肺组织与胸膜之间（箭头所示）

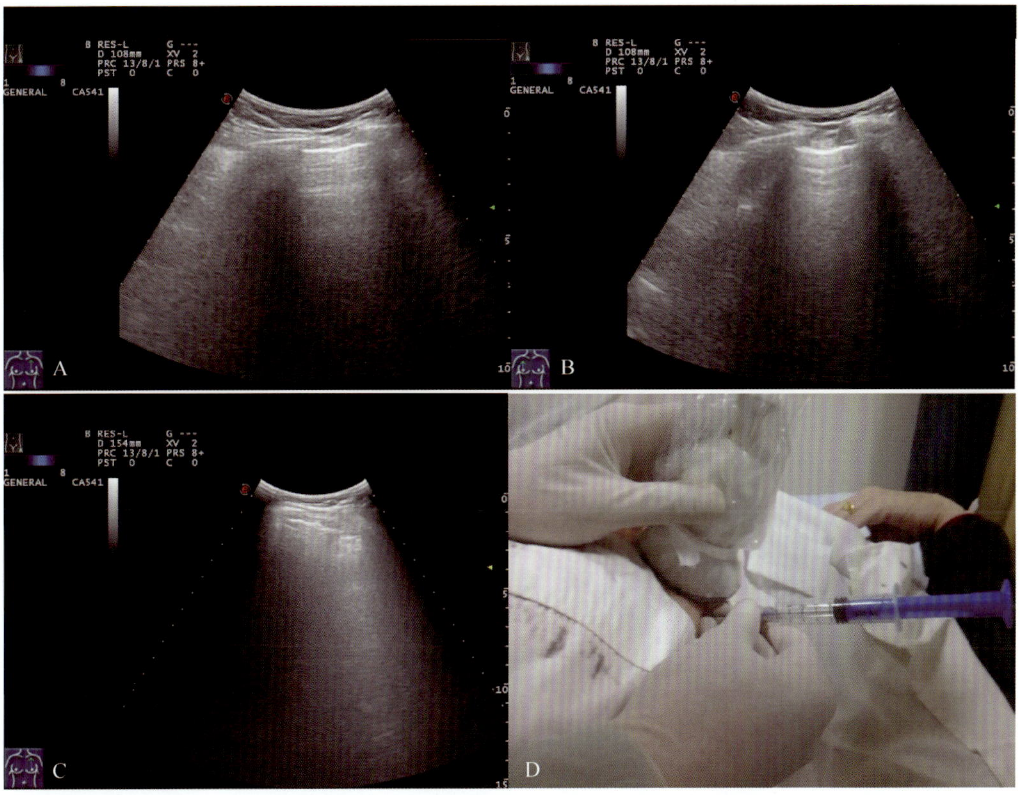

图 19-23 2016 年 3 月 3 日超声引导下气胸置管

A. 左侧气胸，“滑动征”消失；**B.** 右侧正常肺，呈“滑动征”；**C.** 超声引导下气胸置管；**D.** 穿刺针突破胸膜，可回抽到气体

视频 19-19 图 19-23A 动态图

视频 19-20 图 19-23B 动态图

视频 19-21 图 19-23C 动态图

【讨论】

正常胸膜腔是由脏、壁两部分胸膜在肺根处相互移行共同围成的潜在性密闭腔隙，腔内为负压，含少量起润滑作用的浆液，两层胸膜随呼吸相对互为反向运动。超声波遇到肺时产生气体强反射，声像图表现：脏、壁两层胸膜表现为两条高回声的亮线，动态观察两条亮线随呼吸运动呈相对的往复运动，称肺“滑动征”；气胸时，气体进入胸腔，改变了胸膜腔内的负压状态，壁、脏两层胸膜从而分离，由潜在性闭合变成充盈气体状态。声像图在实时状态下肺“滑动征”消失，而呈现呼吸时不运动的气体强烈反射。meta 分析显示，超声用于诊断气胸的特异度与胸部 X 线相似，但敏感度明显高于后者。

胸腔闭式引流是临床治疗气胸的常用方法，传统的外科胸腔闭式引流需切开胸壁至胸腔，组织损伤大，对患者的疼痛刺激较大，术后易留瘢痕；如操作不当，易出现皮下气肿、切口出血、感染等并发症。超声引导下实时胸腔穿刺技术，可清楚显示胸膜回声，穿刺针进入胸腔有明显落空感，由超声实时监视，安全、可靠，创伤及并发症明显减少，选择锁骨中线第 2 肋间穿刺，可使引流管位置位于胸腔顶部，引流效果好。

（楼　军　雷志锴）

病例 3

【病史摘要】

患者，男，50 岁。

主诉：外伤致胸痛伴呼吸困难 1 h。

既往体健。

体检：RR 32 次/分，SpO_2 94%（FiO_2 21%），口唇发绀，左肺呼吸音低，右肺呼吸音粗，无啰音。腹部查体阴性。

【诊疗过程】

入院后床边胸片：左肺透亮度显著降低，左侧胸腔积液（见图 19-24A）。入院后床旁超声提示左侧胸腔可见 A 线（见图 19-25A），未见 B 线，胸膜滑动征消失，可见部分肺滑动征，M 型超声可见肺点（见图 19-25D），左侧肋膈角可见积液，考虑患者左侧液气胸，超声引导下行胸腔闭式引流，当日复查 CT 进一步证实气胸，肺膨胀不全（见图 19-24B），胸腔闭式引流 1 周，复查床边超声提示肺点及平流层征消失，复查 CT 肺复张完全（见图 19-24C），予拔除胸腔闭式引流管，患者恢复良好后出院。

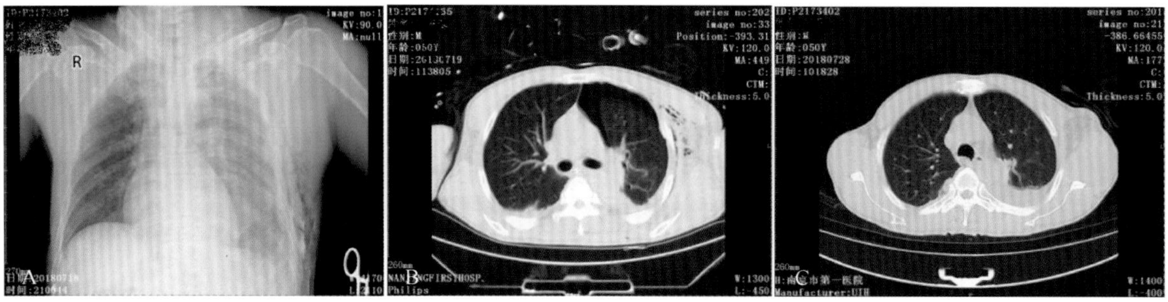

图 19-24　胸部影像学改变

A. 入院时胸片；B. 入院后胸部 CT；C. 治疗后胸部 CT

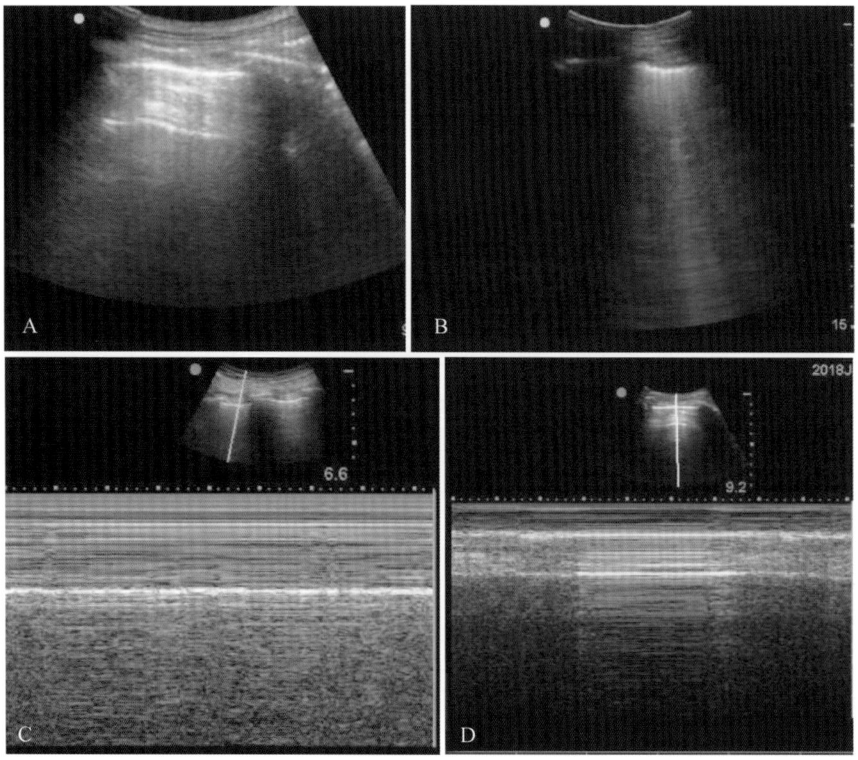

图 19-25　肺部超声改变

A. A 线；B. B 线（彗尾征）；C. 海岸征；D. 平流层征与肺点

【讨论】

气胸是临床常见急症，传统的气胸诊断依赖于X线或CT，而文献报道超声在气胸的诊断方面优于X线片。超声波能穿透除骨骼外的胸壁组织，遇到肺时产生气体强反射，声像图表现为：脏、壁两层胸膜为两条高回声的亮线，动态观察两条亮线随呼吸运动呈相对的往复运动，称“胸膜滑动”征（视频19-22）；从胸膜线开始可以观察到与胸膜线平行、等距、重复的多条高回声线，为超声垂直投射遇到肺内气体产生的混响伪像，其回声强度随深度的增加而逐渐减低，称之为A线（图19-25A、视频19-23）；自胸膜线垂直发出的窄条、激光束样的高回声条，直达屏幕边缘，数目常不超过3个，称之为B线，也称“彗星尾”征（图19-25B、视频19-24）。气胸时，气体进入胸腔，改变了胸膜腔内的负压状态，壁、脏两层胸膜从而分离，由潜在性闭合变成充盈气体状态，M型超声下肺部影像由海岸征（图19-25C）变为平流层征（图19-25D）。声像图在实时状态下“胸膜滑行”征消失，而呈现呼吸时不运动的气体强烈反射，同时彗星尾征消失，同时由于气胸的形成，脏层胸膜与壁层胸膜部分分离，超声图像中胸膜分离的边界可形成部分“肺滑动征”（视频19-25），M型超声下可出现“肺点”，提示该处为气胸的边缘（图19-25D）。

视频 19-22 胸膜滑动征

视频 19-23 A线

视频 19-24 B线

视频 19-25 肺滑动征

对于急性气胸的治疗首先尽可能在短时间内排出胸腔内积气，使压缩的肺尽早复张，缓解或消除胸闷等症状，促进已破裂胸膜修复，恢复脏器功能，防止感染，临床通常采用胸腔闭式引流法进行治疗。传统的外科胸腔闭式引流需切开胸壁至胸腔，组织损伤大；引流管一般采用粗硅胶管，对患者的疼痛刺激较大，术后易留瘢痕；如操作不当，易出现皮下气肿、切口出血、感染等并发症。在老年人、危重患者及小儿等患者中依从性差，单腔（多腔）静脉导管/猪尾巴导管穿刺置管因导管细、创伤小、易固定、便于活动等优点，在临床上已有广泛应用。而超声引导下实时穿刺技术，可清楚显示胸膜回声，穿刺针进入胸腔有明显落空感，超声实时监视，安全、可靠，创伤及并发症明显减少，选择锁骨中线第2肋间穿刺，可使引流管位置位于胸腔顶部，引流效果更好。同时通过置管引流后超声图像的变化，可以快速判断排气效果，避免了反复X线检查判断气胸吸收情况。

超声引导胸腔穿刺治疗气胸其基本操作与超声引导下穿刺置管引流胸腔积液类似，探头可选择线阵探头以清晰显示胸膜线，导管宜选用内径较粗的猪尾巴导管，不同点在于由于气胸形成，胸腔积气导致超声无法显示胸腔内结构，压缩肺组织与胸壁的距离并不明确，因此，穿刺时超声图像中穿刺针穿透胸膜线后即可向胸腔内送入导管，随后接引流瓶或引流袋、固定引流管。

超声引导下穿刺置管引流法治疗气胸，其主要特点为：①定位准确：进针路径在超声直视引导下进行，进入胸腔后及时退出穿刺针的同时前送导管，可有效防止刺伤肺部。②导管上标有刻度，前部带侧孔，可在进针前根据设计好的进针路径以及导管侧孔段的长度预先做好置管长度标志，做到心中有数，将合适长度的导管置于胸腔内，确保侧孔段导管全部进入胸腔，防止皮下气肿发生的同时又能避免因导管放入过长对肺的刺激。③猪尾巴导管柔韧性好，管壁有一定张力，不宜压扁，导管前部呈猪尾巴状，固定线收紧后可有效防止导管脱出胸腔，多个侧孔不宜发生套管阻塞，排气效果确切。④采用一步法直接穿刺置管，损伤小，出血少，过程简单快速，易于患者接受，尤其适用于年老体弱、小儿及危重患者，同时壁层胸膜破坏小，套管与组织连接紧密，皮下气肿发生较少，能尽早恢复胸腔内器官功能。

总之，超声引导下穿刺置管引流治疗气胸定位准确、创伤小、并发症少、导管不易滑脱，引流效果确切，患者易于接受，同时扩大了超声介入技术在肺部疾患的应用，值得在临床推广应用。

本病例中，患者，男，50 岁，因“外伤致胸痛伴呼吸困难 1 h”入院，入院时床旁胸片未提示气胸，床旁超声检查发现患者存在气胸，且与 CT 检查结果一致，提示对于部分隐匿性气胸及压缩比例不大的气胸，床旁胸片无法给予临床医师直接的证据，而床旁超声可以较为准确地诊断气胸，该病例通过超声明确诊断气胸并行胸腔闭式引流，CT 提示超声结果无误，通过床旁超声及 CT 动态评估提示肺复张良好，获得良好治疗效果。

（章文豪）

第三节　超声引导下经皮胸膜病变及边缘性肺肿块穿刺活检

病例 1

【病史摘要】

患者，男，53 岁。

主诉：体检发现左侧胸膜肿块 2 年。

现病史：患者 2 年前胸部 CT 发现左侧胸膜肿块（具体不详），偶有胸痛，剧烈咳嗽时加重，当时未予重视。4 月余前因“左侧胸痛加重”来我院就诊，胸部 CT：左侧胸膜局限性结节样增厚，建议进一步检查。患者选择继续观察。4 个月来患者感左侧胸痛加重。为进一步治疗，门诊拟“左侧胸膜占位”收入院。

查体：神清，ECOG 0 分，NRS 3 分，浅表淋巴结未及肿大。两肺呼吸音清，无啰音。律齐，无杂音。

辅助检查：胸部 CT 示左侧胸膜局限性结节样增厚。血常规、CRP 正常，血清肿瘤指标均正常。

诊断：左侧胸膜占位原因待查。

【诊疗过程】

患者 2 年前体检胸部 CT 发现左侧胸膜肿块（具体不详），偶有胸痛，剧烈咳嗽时加重，当时未予重视。4 月余前因“左侧胸痛加重”来我院就诊，胸部 CT（图 19-26）：左侧胸膜局限性结节样增厚，建议进一步检查。但患者选择继续观察，未进行进一步诊疗。4 个月来患者感左侧胸痛加重，未服药。今为进一步治疗住院。超声及高频超声引导下肿块穿刺活检见图 19-27。

【讨论】

以往胸膜活检操作多由呼吸科医师非超声引导下完成或是由放射科医师在 CT 引导下完成，靠盲目穿刺勾取胸膜，其准确性受多种因素影响，胸膜活检取材阳性率不高且有一定的并发症发生率。但 CT 引导下穿刺活检存在一些不足，例如需要在穿刺过程中多次重复 CT 扫描定位，患者及医生都有遭受电离辐射的风险，多次的扫描及穿刺非常费时等。当胸膜明显增厚或呈瘤样改变时，二维超声可以清晰显示胸膜病变，但对于病变的良恶性，原发或转

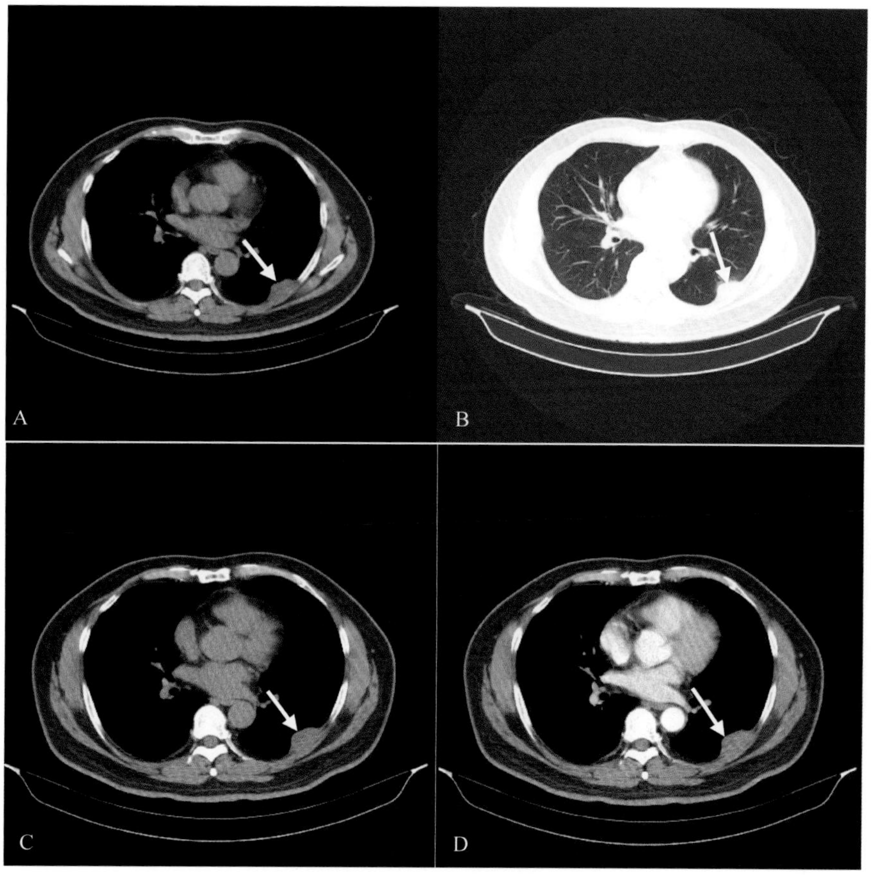

图 19-26 胸部 CT 影像

A、B. CT 示左侧胸膜局限性结节样增厚（白色箭头）；**C.** 平扫示左侧胸膜局限性结节样增厚（较 2017 年 11 月有所增大），白色箭头所指为病灶；**D.** 增强期可见左侧胸膜结节有轻微强化（白色箭头）

移均不能定性，而超声引导下胸膜穿刺活检可以取得较好的效果。超声引导下活检时可以实时监控穿刺路径，避开肋间动脉、减少出血风险，避开含气肺组织、减少气胸或血胸风险，保证进针安全性，减少各类并发症的发生。

神经鞘瘤起源于神经鞘膜的施万细胞，好发于四肢、躯干、头颈及后腹膜等处，胸部神经鞘瘤则好发于后纵隔，发生于胸壁少见。它是起源于软组织内外周神经鞘的神经源性肿瘤，多为良性，恶变少见。发病年龄 20～50 岁，男女发病无明显差异。生长缓慢，常表现为无痛性肿块，仅在肿块体积增大至一定程度、对周围神经产生压迫时才会出现相应临床症状，如起源于肋间神经的神经鞘瘤会引起胸痛、咳嗽甚至血胸。

胸壁神经鞘瘤需与以下疾病进行鉴别：①胸膜转移瘤，多表现为胸膜孤立性或多发性肿块，胸膜不规则增厚，常伴胸腔积液、邻近肋骨破坏及肺内转移灶，增强扫描肿块强化。有原发病史，更有助于鉴别诊断。②恶性胸膜间皮瘤，多为单侧发病，常表现为广泛的胸膜不规则增厚，患侧胸廓体积缩小，亦可伴胸腔积液，肋骨破坏较少见。患者常有石棉接触史及石棉肺改变。③神经节细胞瘤，多位于脊柱旁，沿交感神经链分布，故常表现为长圆形肿块，有包膜，肿块密度亦低于骨骼肌密度。增强扫描动脉期强化不明显甚至无强化，静脉期则进一步强化，呈延迟强化。肿块内可见散在、边缘清晰的点状钙化。

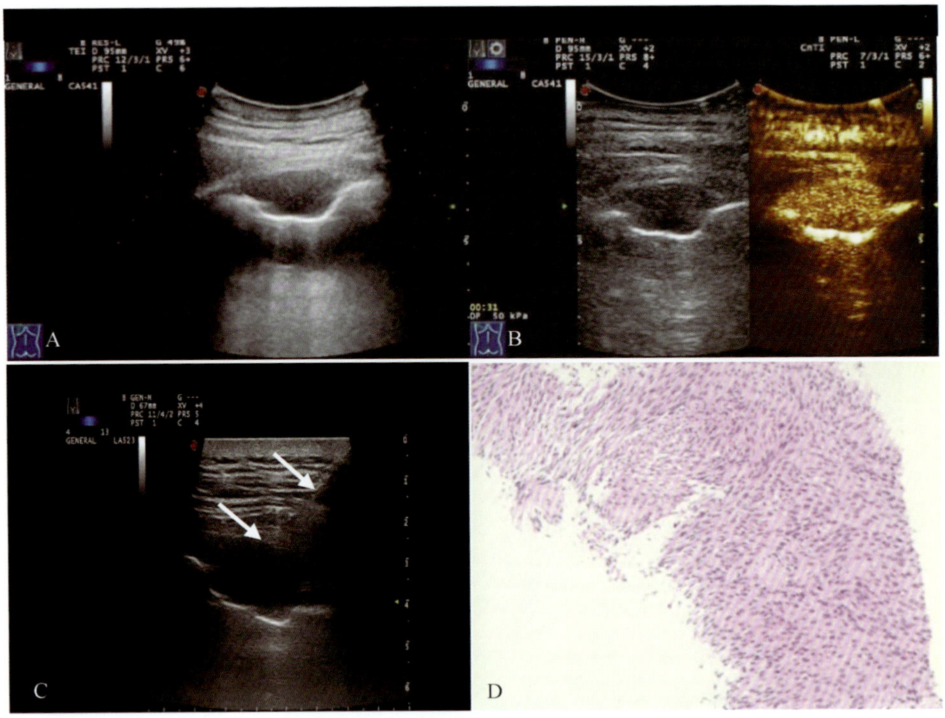

图 19-27 超声影像

A. 超声示左侧胸壁低回声团块，肿块平行于胸壁生长；**B.** 超声造影示肿块呈慢进不均匀高增强；**C.** 高频超声引导下肿块穿刺活检（白色箭头所指为穿刺针）；**D.** 病理："胸膜肿块穿刺"梭形细胞肿瘤，肿瘤细胞呈梭形，排列较致密，核分裂罕见（0～1 个/10 HPF），结合免疫组化符合神经鞘瘤，局部生长活跃；免疫组化：CK（－），EMA（－），CK5/6（－），CD34（－），CD99（＋），S-100（＋），SMA（－），Ki-67（15%＋）

病例 2

【病史摘要】

患者，女性，48 岁。

主诉：右乳腺癌术后 5 年余，发现右肺小结节 1 月余。

现病史：患者 5 年余前因体检发现右乳肿块，遂行右侧乳腺切除术，术后病理为浸润性导管癌。术后行化疗及右锁骨上区、胸壁区放疗。1 月前复查胸部 CT 提示胸壁小结节灶，未予处理。今再次复查胸部 CT 示右肺上叶紧贴胸壁类小结节灶，为进一步检查入院。

查体：生命体征平稳，PS 评分 0 分，精神可，皮肤巩膜无黄染，浅表淋巴结未及肿大，右侧乳腺缺如，手术切口愈合可。双肺呼吸音粗，无啰音。律齐，无杂音。

辅助检查：2009 年外院术后病理提示浸润性导管癌，基底切缘净，乳头下大导管未累及，腋窝淋巴结转移 2/38，免疫组化示 ER（－），PR（＋），P53（＋），EGFR（－），CerbB2（3＋）。本院胸部 CT（图 19-28）示右肺上叶紧贴胸壁类小结节灶。ECT（图19-29）：右上胸膜结节灶，葡萄糖代谢未见增高，考虑慢性炎症性病变可能性大。

实验室检查：血常规、CRP 正常，血肿瘤指标未见明显异常。

入院诊断：右乳腺切除术后肺转移？

【诊疗过程】

患者 5 年余前因体检发现右乳肿块于外院行右侧乳腺切除术，术后病理示浸润性导管癌，基底切缘净，乳头下大导管未累及，腋窝淋巴结转移 2/38，免疫组化示 ER（－），PR（＋），P53（＋），EGFR（－），CerbB2（3＋），术后予以 CEF 方案 3 周期，T 方案 3 周期化疗，过程顺利。化疗后 2009 年 10 月 23 日

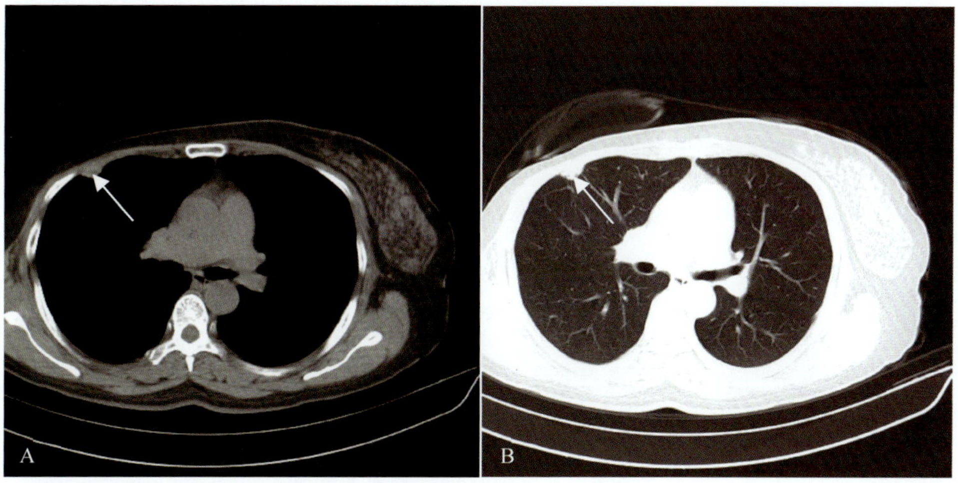

图 19-28 胸部CT示右肺上叶紧贴胸壁一类小结节灶（白色箭头），边缘毛糙，相邻胸膜增厚

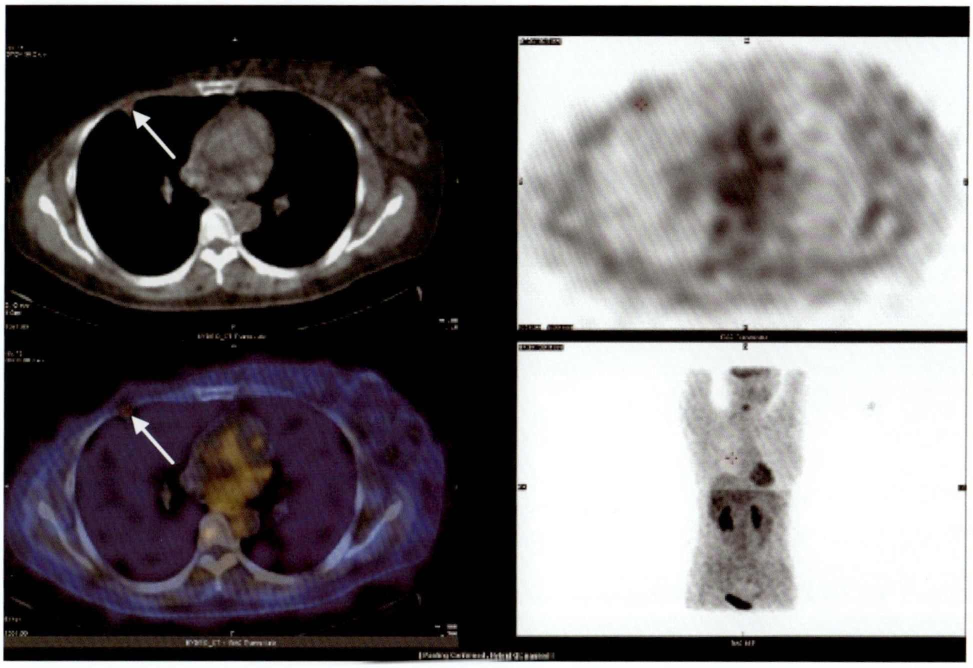

图 19-29 ECT示右上胸膜上宽基底结节灶（白色箭头），未见明显放射性浓聚

行右锁骨上区DT 2600 cGy/13 F，右胸壁区DT 2600 cGy/13 F放疗，放疗过程顺利，同时开始服用来曲唑内分泌治疗。2010年6月9日ECT示右侧第3肋骨代谢性活跃。患者定期复查，1月前于我院复查胸部CT提示胸壁小结节灶，未予处理，今再次复查胸部CT示右肺上叶紧贴胸壁类小结节灶。今为进一步治疗入院。入院后行超声引导下胸膜结节穿刺活检（图19-30），病理结果（肺）少量纤维组织及分化成熟鳞状上皮组织。目前暂不考虑肺转移，该胸膜结节为慢性炎症性病变可能性大，可继续观察。

【讨论】

对于胸膜病变穿刺，应选择浅表高频探头，能更清晰显示胸壁的各层组织结构。穿刺时，活检针尽量与胸膜呈平行状态，尽量取最大斜切面，来增加标本量，减少进针次数，减少出血的风险，在射程上，对这类靠近胸膜的小结节（直径估计不超过10 mm）应选择10 mm的射程以避免损伤肺组织。

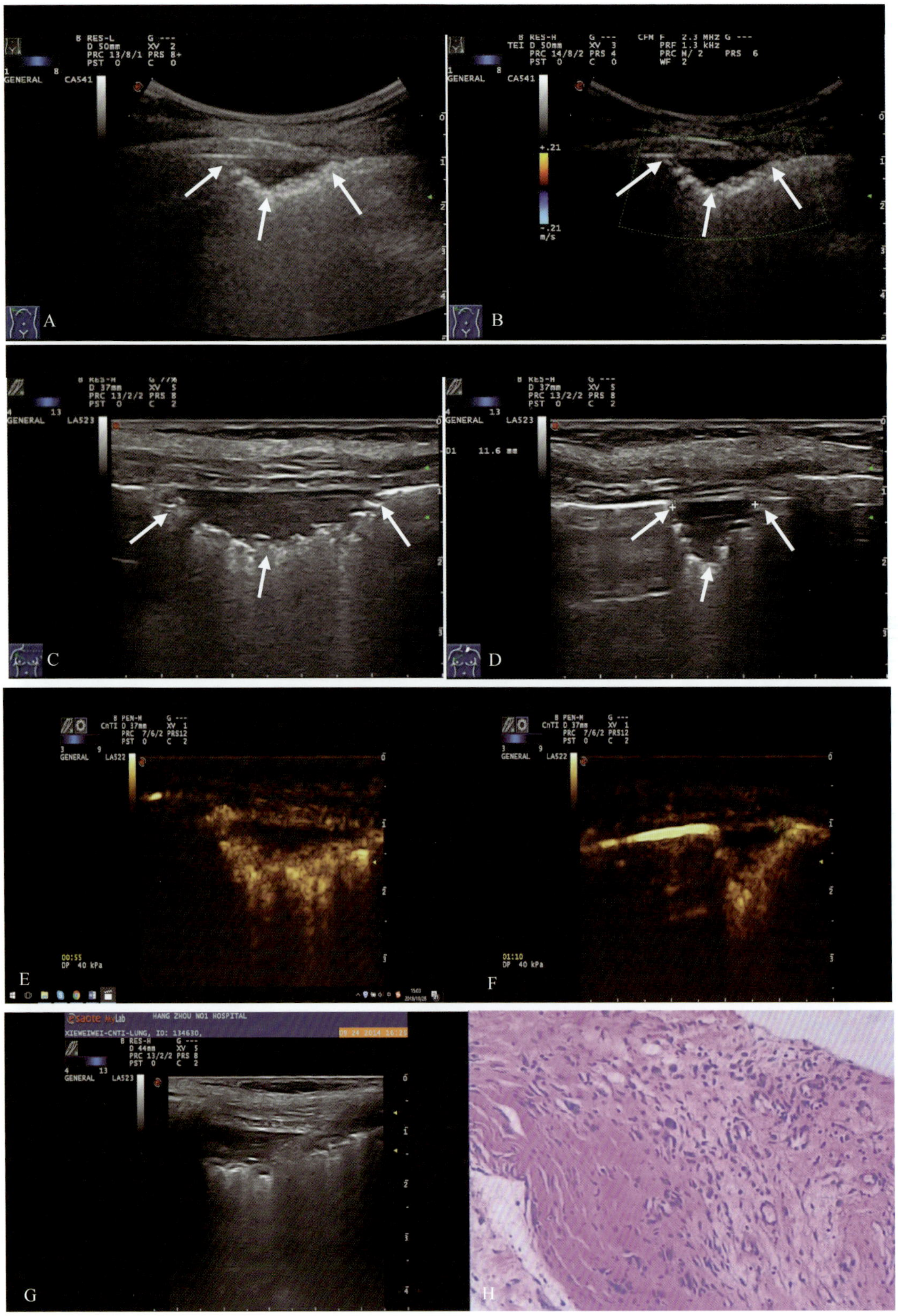

图 19-30 超声影像

A、B. 低频超声显示右肺上叶紧贴胸膜低回声结节（白色箭头），界清，边缘毛糙，CDFI 示结节内部未见明显血流信号；C、D. 高频超声探头不同切面观察胸膜结节（白色箭头）；E、F. 超声造影示肿块内部见少量造影剂灌注进入，呈低增强；G. 超声引导下穿刺活检（白色箭头所指为穿刺针道）；H. 病理：（肺）少量纤维组织及分化成熟鳞状上皮组织；免疫组化：CK（—），TTF-1（—），P63（—）

病例 3

【病史摘要】

患者，男性，75 岁。

主诉：咳嗽咳痰、胸闷气促、发热乏力 10 余天。

现病史：患者 10 余天前着凉后出现咳嗽咳痰，为少量白色黏痰，伴畏寒、发热、胸闷气促、恶心、乏力，至当地医院就诊，胸部 CT 提示右中下肺炎症，右侧胸腔中等量积液。予胸腔穿刺引流术，并予“头孢他啶＋左氧氟沙星注射液”及止咳化痰治疗，上述症状好转。现患者为进一步治疗来我院，门诊拟“胸腔积液”收入院。

查体：神清，浅表淋巴结未及肿大。左肺及右上肺叩诊清音，右中下肺叩诊浊音，左肺及右上肺呼吸音粗，右中下肺呼吸音减弱，右下肺可闻及少许湿啰音，右胸腔引流管在位。律齐，无杂音。

辅助检查：外院胸部 CT 右中下肺炎症，建议抗感染治疗后复查。右侧胸腔中等量积液。本院 PET-CT①右肺中下叶胸膜下及叶间裂内多发斑片状、团片状高密度影，葡萄糖代谢增高；②右侧胸腔积液，右侧胸膜及心包膜弥漫不均匀性增厚，葡萄糖代谢增高；③纵隔及两侧肺门、右侧心膈角散在稍大淋巴结，葡萄糖代谢增高。以上一元论考虑恶性病变多组织脏器累及可能，但目前尚难除外感染性病变可能，请结合临床及病理学检查综合评估。另外，两肺散在条索、斑片影，葡萄糖代谢未见增高，考虑炎症及纤维灶。

实验室检查：外院胸液常规示颜色黄色；透明度微浑；镜检红细胞＋＋；李凡他试验弱阳性；白细胞计数 1. 4×10^9/L。2018 年 9 月 12 日外院胸液生化：总蛋白 46.6 g/L；葡萄糖 8.64 mmol/L；LDH 543 U/L；碱性磷酸酶 41 U/L。胸液 CEA 0.86 μg/L，腺苷脱氨酶 37.5 U/L，胸液涂片找抗酸杆菌：未检出。血清肿瘤标志物：铁蛋白 686 μg/L。本院胸腹水肿瘤四项：铁蛋白 292.17 ng/ml，甲胎蛋白 0.45 ng/ml，癌胚抗原 1.30 ng/ml，糖类抗原 199 6.57 U/ml。

入院诊断：①右侧胸腔积液原因待查；②肺部感染。

【诊疗过程】

入院后 PET-CT（图 19-31）示胸部情况为右肺中下叶胸膜下及叶间裂内多发斑片状、团片状高密度影，葡萄糖代谢增高。经多学科协作（MDI）讨论，结合患者 PET-CT 结果，目前诊断应首先考虑肺癌，拟行 B 超引导下右胸膜穿刺活检术（图 19-32）及右胸腔积液穿刺引流术。穿刺病理为（右胸壁）肉芽肿性炎伴坏死及多核巨细胞反应，建议除外结核。细胞学：（右侧胸液涂片）未找到恶性肿瘤细胞。综合分析诊断考虑为结核性胸膜炎，转专科医院治疗。

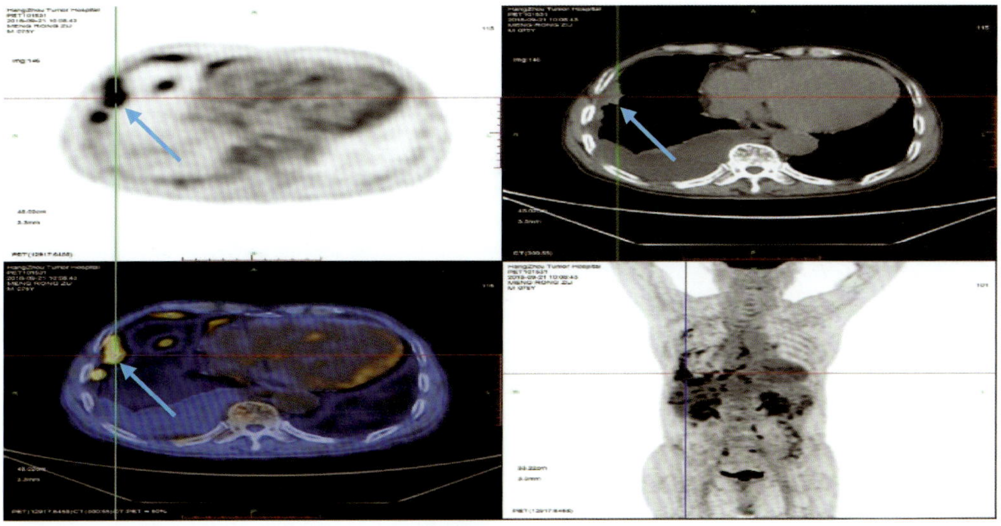

图 19-31 PET-CT 示右肺中下叶胸膜下团片状高密度影，可见放射性分布异常浓聚（蓝色箭头所指为病灶）

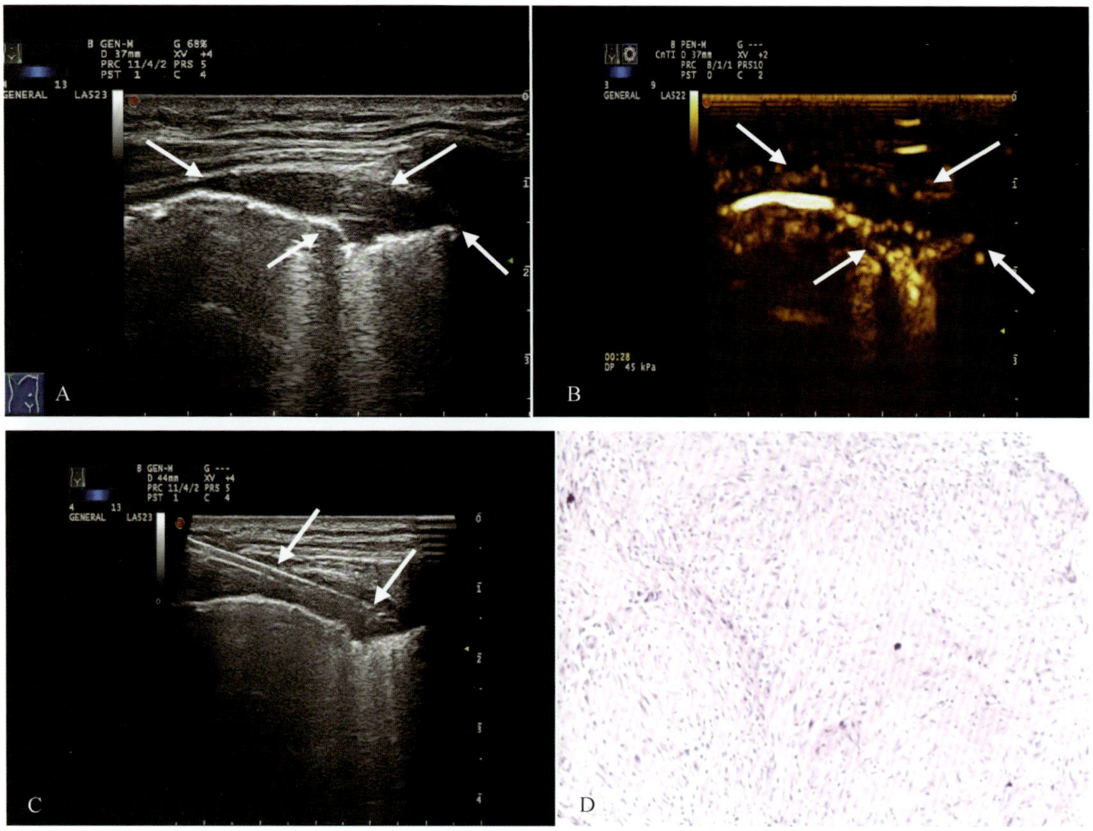

图 19-32　超声影像

A. 高频超声可见右侧胸膜低回声团块（白色箭头），边界清楚，内部回声不均，CDFI 示病灶周边可见少许血流信号；B. 超声造影：肿块内（白色箭头）可见少许造影剂灌注，呈慢进不均匀低增强；C. 超声引导下胸膜病变穿刺活检（白色箭头所指为穿刺针道）；D. 病理：（右胸壁）肉芽肿性炎伴坏死及多核巨细胞反应，建议除外结核可能；免疫组化：CK（－），TTF-1（－），NapsinA（－），P63（－），P40（－），CD68（＋），HBME-1（－），Ki-67（20%＋），抗酸染色（－）

【讨论】

超声引导下经皮胸膜病变穿刺活检取材简单、安全，损伤小，是目前临床应用最广泛的取材办法。但在胸膜穿刺活检时，活检枪也容易穿过胸膜损伤肺而引起气胸。故在探头选择上应谨慎，对小病灶，胸壁不厚，非肥胖患者，浅表高频超声探头优于腹部低频探头，其具有高分辨力。对于活检枪的选择也应谨慎，对于小病灶，缺少安全距离时，可以选用半自动活检枪，因为半自动活检枪是先进针蕊到达穿刺最远端后再击发取材，取材时针尖实际已到达穿刺最远端，相对于全自动活检枪快速进入预设距离内取材，更加安全可控，避免气胸等并发症的发生。胸膜病变穿刺操作时应嘱患者屏气配合，以减少病变处受肺气干扰导致针尖对肺部的损伤。

病例 4

【病史摘要】

患者，女性，51 岁。

主诉：腰背疼痛 10 余天，发现双肺结节 1 天。

现病史：患者 10 余天前无明显诱因出现腰背疼痛，后疼痛渐加重，就诊于外院给予止痛治疗，疼痛稍好转，半月后外院胸部 CT 平扫提示双肺转移癌，颈部、纵隔及肺门淋巴结肿大。为求进一步诊治，来我院就诊，拟“双肺结节待查：肺转移肿瘤？”收入院。

查体：神清，浅表淋巴结未及肿大。两肺呼吸音清，无啰音。律齐，未闻及病理性杂音。

辅助检查：胃镜示慢性浅表性胃炎伴黏膜脱垂，病理：胃窦黏膜慢性轻-中度浅表性炎伴间质少量泡沫细胞聚集，幽门螺杆菌（－）。胸部 CT：双肺转移癌，颈部、纵隔及肺门淋巴结肿大。

实验室检查：血常规、CRP 正常，尿常规：白细胞 1203/μl，红细胞 75/μl，上皮细胞 118/μl；糖类抗原 50 135.57 IU/ml；糖类抗原 242 63.96 IU/ml；糖类抗原 199 743.92 U/ml。

【诊疗过程】

入院后胸部 CT（图 19-33）：两肺叶内可见散在分布、大小不一结节状高密度灶，最大径约 2.0 cm 左右。由于结节体积较小，经皮 CT 引导下穿刺活检不能显示出其优越性，经 MDT 多学科讨论，决定行超声引导下肺结节穿刺活检（图 19-34）。穿刺病理结果为右肺支气管肺泡癌（黏液性亚型）。目前结合胸部 CT 检查及穿刺病理，诊断为肺癌伴肺内转移，可考虑行 EGFR 基因检测后行 TKI 药物靶向治疗或先行全身化疗控制病情，患者表示待家属商量后再行进一步治疗，密切观察。

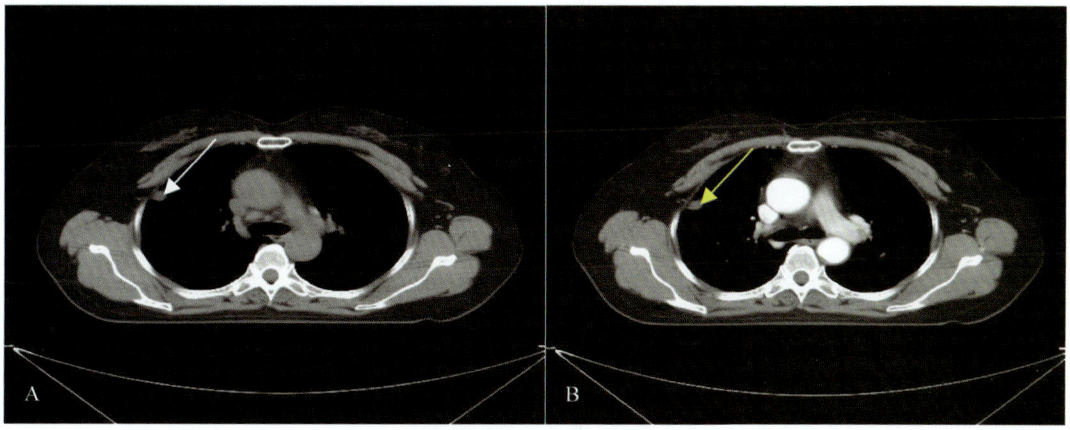

图 19-33 胸部 CT

A. CT 平扫示右上肺类圆形小结节灶（白色箭头所指为穿刺病灶）；**B.** 增强期可见病灶有轻微不均匀强化（黄色箭头所指为穿刺病灶）

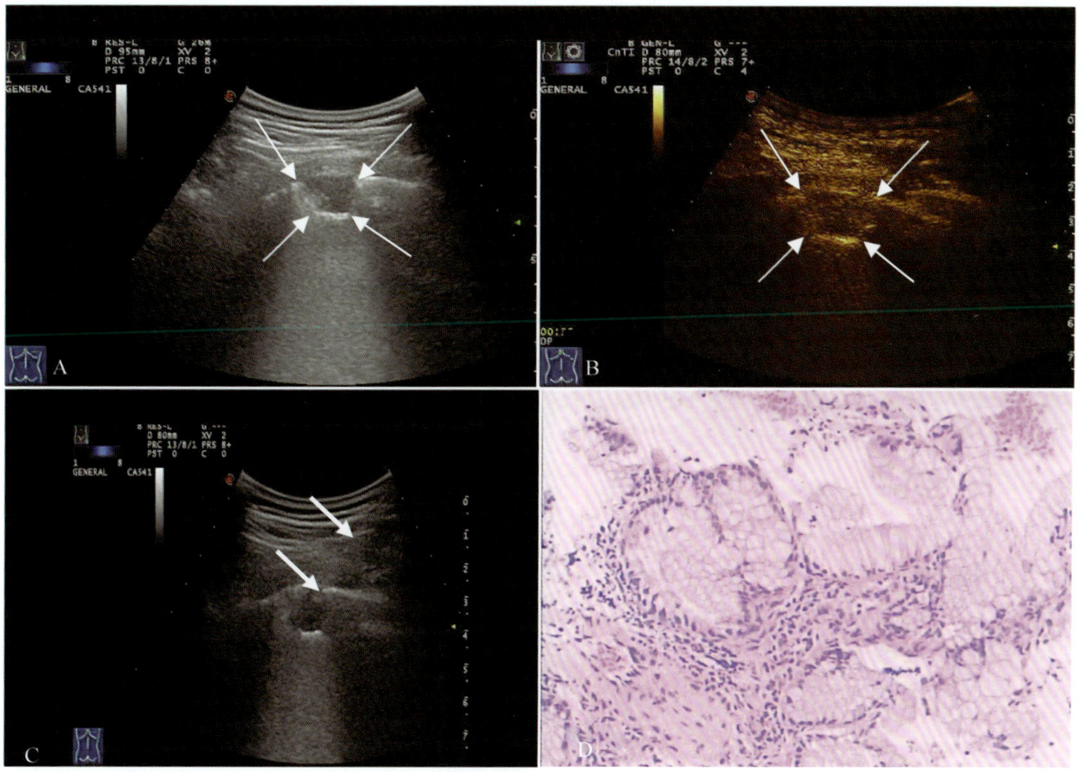

图 19-34 超声影像

A. 凸阵型探头显示右上肺紧贴胸膜低回声结节（白色箭头所示为病灶）；**B.** 超声造影显示肿块内部可见造影剂灌注，呈低增强（白色箭头所示为病灶）；**C.** 超声引导下肿块穿刺活检（白色箭头所指为穿刺针道）；**D.** 病理：（右肺）支气管肺泡癌（黏液性亚型）；免疫组化：CK（+），TTF-1 个别（+），CK7 部分（+），CEA（+），CK20（−），NapsinA（−）

【讨论】

本例胸部CT显示两肺叶内散在分布、大小不一结节状高密度灶，最大径约2.0 cm左右。由于结节体积较小，经皮CT引导下穿刺活检不能显示出其优越性，其阳性率不高，而且患者及操作者均暴露于射线中。对于这类边缘性小病灶，支气管镜往往难以获取标本。在此类转移性多发性肺结节病例中，对超声可显示的边缘性肺小结节，即可行经皮肺结节穿刺。此病例中小病灶与胸膜之间可见少许强回声肺组织，病灶隐约可见，此类病灶在穿刺过程中易发生气胸而使病灶显示不清。因此，第一次穿刺取材成功显得尤为重要。若出现少量气胸导致结节显示不清，可尝试改变患者体位，结节显示清楚则可继续穿刺。穿刺过程中避免穿刺到含气肺组织，是防止气胸产生的重要先决条件。对于这类位于周边的直径<1 cm的实性占位病变，应选择安全的穿刺路径，测量好穿刺深度，调整好切割长度，避免穿透病变组织，嘱患者屏气，在针尖、穿刺病变清晰显示时发射活检枪按钮，一次取材成功。实时超声引导下边缘性肺小结节穿刺活检显示出其优越性，具有定位准确、取材阳性率高、并发症少的优势。

病例 5

【病史摘要】

患者，女性，51岁。

主诉：左乳腺癌术后3年，综合治疗后1年余。

现病史：患者于2013年因左侧乳腺癌行左侧乳腺癌根治术，术后病理示（左乳）乳腺浸润性导管癌（Ⅱ级）。2个月后胸部CT：左乳术后改变，左腋窝肿块，转移可能。予以化疗并行左胸壁＋左锁骨上淋巴结引流区放疗。3年后复查胸部CT发现肺部结节。患者拒绝任何进一步治疗，此后一直中草药治疗1年余，今门诊拟“左乳腺癌术后放化疗后”收入院。

查体：神清，PS 1分，左锁骨上可及一约黄豆大小淋巴结，位置固定，分界不清，无压痛。两肺呼吸音清，无啰音。心律齐，无杂音。

辅助检查：2013年2月左乳腺癌根治术后病理：（左乳）乳腺浸润性导管癌（Ⅱ级，肿块直径3.5 cm），（左腋下）淋巴结（3＋/21）。2015年8月胸部CT：对比前片（2015年4月）两肺多枚新发结节，结合病史首先考虑转移瘤，右中肺新发炎症。左上肺淡薄密度小结节、左肺底斑点灶；右中肺少许纤维灶；两侧胸膜改变等较前大致相仿。2016年4月胸部CT：两肺多发结节灶，转移瘤考虑。

实验室检查：血常规、CRP正常，血清肿瘤指标糖类抗原72-4 19.41 U/ml；细胞角蛋白19片段4.34 ng/ml。

入院诊断：左乳腺癌根治术后肺转移（T2N1M1，Ⅳ期）。

【诊疗过程】

胸部CT（图19-35）显示两肺内多发结节灶，首先考虑转移瘤。CT引导下经皮肺肿块穿刺活检，病理为慢性肺炎。经MDT多学科会诊，高频超声下清晰显示右上肺近腋下结节，遂行超声引导下经皮肺肿块穿刺活检。术前超声造影显示结节内少量造影剂灌注，呈低增强模式。穿刺过程顺利，术后病理结果为右上肺结节转移性腺癌，结合免疫组化符合乳腺癌转移（图19-36）。

【讨论】

本例为肺小结节，而经CT引导下穿刺活检阳性率不高，且患者及操作者均暴露于射线中。在转移性多发性肺结节病例中，术前超声经医师严格阅片，观察超声是否可显示病灶，只要为超声下能显示的边缘性肺小结节，即是超声引导下经皮肺结节穿刺的适应证。对于这类边缘性小病灶，支气管镜往往难以获取标本。此病例中小病灶紧贴胸膜，在特定的呼吸期于肋间显示，因此术前应严格训练患者呼吸配合，把握患者呼吸节律进行精准穿刺。穿刺过程中避免穿刺到含气的肺组织，是防止气胸产生的重要先决条件。对于这类位于周边的直径<1 cm的实性占位病变，选择安全的穿刺路径，测量好穿刺深度，调整好切割长度，避免穿透病变组织，嘱患者屏气，在针尖、穿刺病变清晰显示时发射活检枪按钮，一次取材成功。

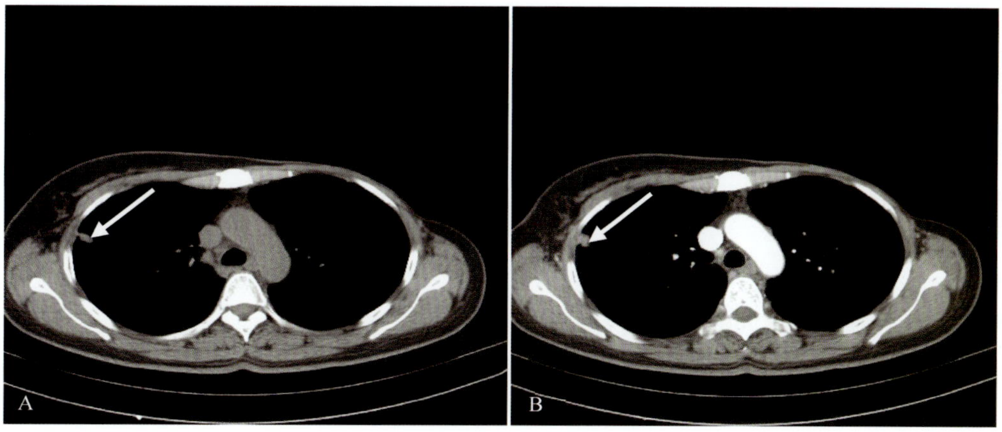

图 19-35 胸部 CT 影像

A. CT 平扫示右上肺低密度灶（白色箭头）；B. 增强期可见该病灶有明显强化（白色箭头）

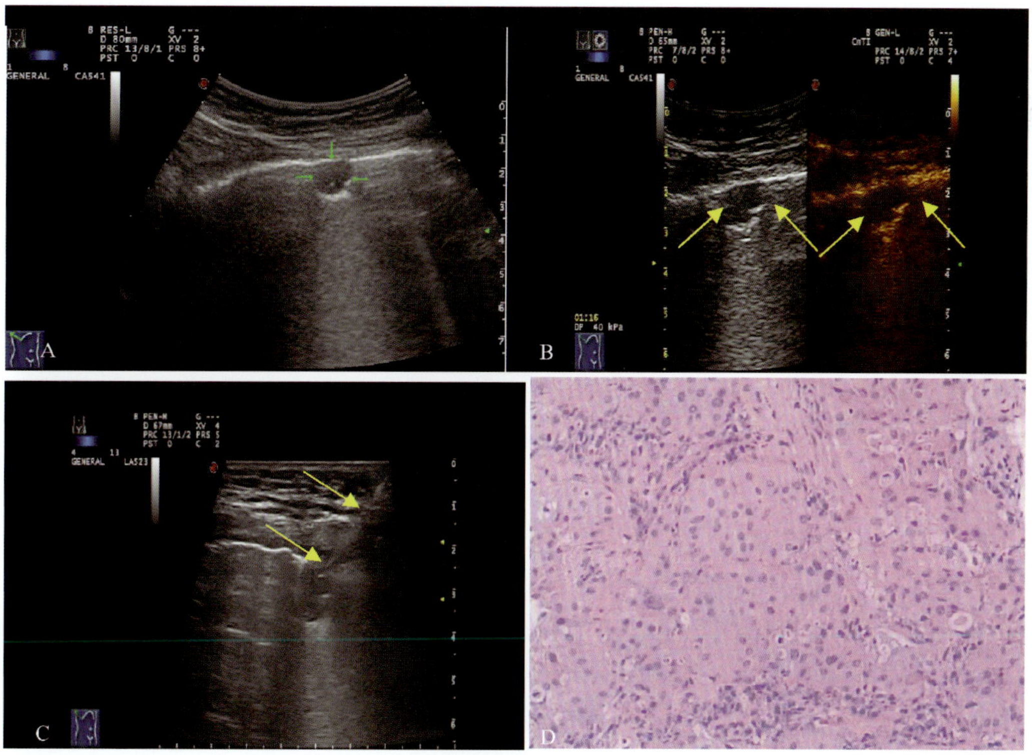

图 19-36 超声影像

A. 低频探头超声可见低回声结节，结节表面见弧形细带状胸膜回声（绿色箭头所指为穿刺病灶）；B. 造影显示结节内可见少量造影剂灌注，呈低增强（黄色箭头所指）；C. 高频超声引导下肿块穿刺活检（黄色箭头所标为穿刺针道）；D. 病理：（右上肺）转移性腺癌，结合免疫组化符合乳腺癌转移；免疫组化：CK（+），TTF-1（−），P63（−），GCDFP-15（+），Mammaglobin 个别细胞（+），ER（−），PR（−），CerbB-2（3+）

病例 6

【病史摘要】

患者，女性，41 岁。

主诉：左肺癌术后 8 年余，多发转移，综合治疗 6 年余。

现病史：患者 2007 年 12 月因“咳嗽伴发热 1 周”于当地医院就诊，2008 年 1 月行全麻下左下肺癌根治术，术后病理提示左肺周围型中分化腺癌，部分细支气管肺泡癌（肿瘤大小 2 cm×1 cm×0.5 cm），支气管切缘阴性，淋巴结未见转移（0/8）。术后行辅助化疗。2 年后（2010 年 1 月）无诱因出现左髋关节疼痛，进行性加重，髋关节 MRI 检查提示左侧髋臼、坐骨异常信号，考虑骨转移瘤。临床考虑肺癌术后骨转移，予以姑息化疗并左髋及坐骨放疗。2016 年患者无诱因又出现右侧胸背部疼痛，胸部 CT 提示两肺多发转移瘤，再次入院治疗。

查体：神清，浅表淋巴结无肿大。双肺呼吸音粗，右下肺呼吸音稍低，两肺无啰音。心律齐，心界无扩大，无杂音。

辅助检查：髋关节增强 MRI：左侧髋臼、坐骨异常信号，考虑骨转移瘤。2016 年 1 月于外院胸部 CT（图 19-37）：肺癌术后改变，两肺多发转移瘤。

实验室检查：血常规、CRP 正常，糖类抗原 72-4 8.22 U/ml，细胞角蛋白 19 片段 4.07 ng/ml，癌胚抗原 416.89 ng/ml，糖类抗原 125 96.50 U/ml，糖类抗原 153 44.00 U/ml，鳞状细胞癌抗原 1.60 ng/ml。

入院诊断：左肺腺癌术后骨、两肺多发转移（Ⅳ期）。

【诊疗过程】

患者有明确的病理及详细的病史资料，诊断明确，经 MDT 多学科讨论，认为患者可能符合 ASTRIS 研究（ASTRIS 研究是开放性、多国家、多中心的研究，目的是评估 AZD9291 单药治疗此类患者的有效性和安全性，同时给重大未满足医疗需求的患者提供 AZD9291）的要求。患者同意参加此项研究并同意提供存档肿瘤样本，随即进入研究筛选流程，完善相关检查后行超声引导下肺穿刺活检。穿刺病理结果为右肺中分化腺癌（图 19-38）。

【讨论】

本例超声仅能在肋间隙探测到肺部病灶，穿刺通道较小；肿块表面周边可见少许肺气遮挡；由于患者穿刺前自感气急，使得呼吸配合度较差；患者肋间隙较窄。上述原因在一定程度上给本次穿刺带来较大的难度。根据患者呼吸节律进行精准快速穿刺活检是此类结节穿刺的重点，快速穿刺可减少气胸等并发症发生。若第一次穿刺过程中发生少量气胸，影响了超声显像，可更换体位，更换角度进行下一次穿刺。

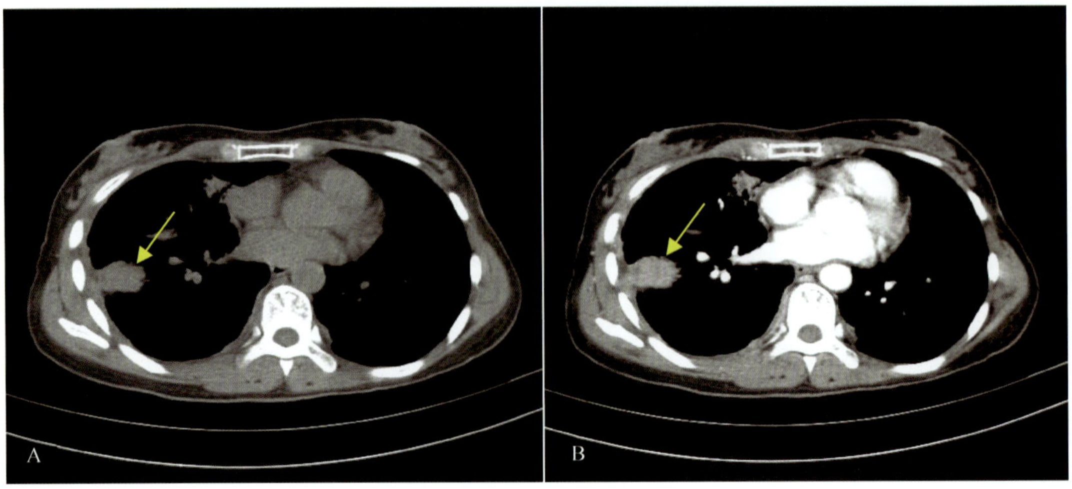

图 19-37 胸部 CT 影像

A. CT 示右肺中部团块状软组织密度影，密度不均匀（黄色箭头所指为病灶）；**B.** 增强后呈不均匀强化，团块边缘强化较明显（黄色箭头所指为病灶）

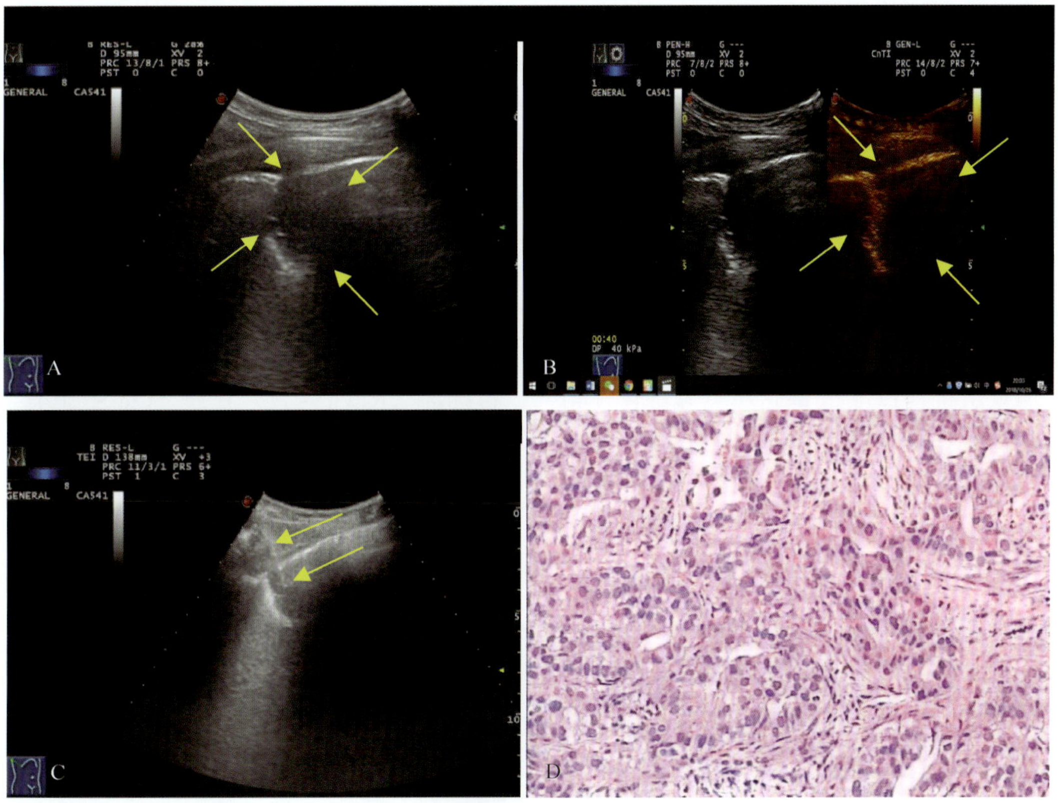

图 19-38　超声影像

A. 超声可见右肺低回声团块（黄色箭头所指），内部回声不均匀，肿块垂直于胸壁生长。B. 超声造影可见肿块内造影剂灌注，呈慢进不均匀低增强。C. 超声引导下经皮肺肿块穿刺活检（黄色箭头所指为穿刺针）。D. 病理：右肺中分化腺癌。免疫组化：CK（+），TTF1（+），NapsinA（+），ALK（−），CK7（+），CK20（−），P40（−），CEA（+）

病例 7

【病史摘要】

患者，男性，63 岁。

主诉：右腺癌 1 年余，末次靶向治疗 3 周。

现病史：患者 1 年余前无明显诱因出现咳嗽（2017 年 7 日），咳少量白痰，活动后气促，胸部 CT 发现右肺上叶前段团块状阴影，考虑肿瘤性病变可能性大，伴肺门、纵隔淋巴结肿大。2017 年 7 月 6 日行肺肿块穿刺活检，病理提示肺腺癌。后一直行靶向治疗。现为进一步治疗入院。

查体：WHO ECOG PS 1 分（气急、咳嗽症状较轻，但无需卧床休息，可从事轻体力劳动如洗衣服），四肢及躯干部散在陈旧性皮疹，神清，浅表淋巴结未触及肿大。两肺呼吸音稍粗，无啰音。心律齐，无杂音。

辅助检查：2017 年 7 月 6 日外院肺部穿刺活检（肺组织）活检组织中查见肺癌，呈腺样分化。2017 年 7 月 14 日外院肿瘤驱动基因检测（EAR17116）：ALK、ROS1、EGFR 基因联合检测结果均为阴性。2018 年 6 月 20 日本院胸部 CT：①右肺癌复查：右肺上叶占位并两肺转移、两肺门、纵隔淋巴结转移；对比前（2018 年 5 月 9 日）右肺上叶肿块略增大。②两肺少许炎性灶；右侧胸膜略增厚。③T4 椎体致密结节，转移考虑。

实验室检查：血常规正常，高敏 CRP 143.07 mg/L，神经元烯醇化酶 26.85 ng/ml，细胞角蛋白 19 片段 7.64 ng/ml，鳞状细胞癌抗原 3.0 ng/ml，癌胚抗原 CEA 13.55 ng/ml。

入院诊断：右肺腺癌（T4N2M1b，Ⅳ期，AJCC 7th）淋巴结转移，骨转移，双侧胸腔积液。

【诊疗过程】

患者 1 年余前无明显诱因出现咳嗽，咳少量白痰，活动后气促，胸部 CT（图 19-39）发现右肺上叶前段团块状阴影，考虑肿瘤性病变可能性大，伴肺门、纵隔淋巴结肿大。2017年7月6日行肺肿块穿刺活检，病理提示肺腺癌。后一直行靶向治疗。入院后签署IBI305研究知情同意［在晚期或复发性非鳞状细胞非小细胞肺癌初治受试者中比较IBI305联合紫杉醇/卡铂与贝伐珠单抗联合紫杉醇/卡铂治疗有效性和安全性的随机、双盲、多中心Ⅲ期研究。IBI305是由信达生物制药（苏州）有限公司研发的重组抗VEGF人源化单克隆抗体注射液，是一种能特异性结合人VEGF的单克隆抗体。分子量约为149 KDa，能够特异性结合VEGF-A，并抑制VEGF-A与VEGF-R1和VEGF-R2的结合，阻断PI3 K-Akt/PKB和Ras-Raf-MEK-ERK等信号通路的传导，抑制血管内皮细胞的生长、增殖和迁移以及血管新生，降低血管渗透性，阻断肿瘤组织的血液供应，抑制肿瘤细胞的增殖和转移，诱导肿瘤细胞凋亡，产生抗肿瘤作用。在已完成的各项药学和临床前研究中，IBI305均显示出了与贝伐珠单抗的高度相似性］。行4周期联合一线治疗：IBI305/贝伐珠单抗＋紫杉醇＋卡铂。影像评估靶病灶有所增大，但未超过20%，根据实体瘤疗效评价标准（RECIST11）评价SD。考虑存在假性进展可能，为进一步行组织基因检测，行超声引导下肺肿块穿刺活检辅助诊断。穿刺病理结果为（右肺肿块穿刺活检）原发性低分化肺腺癌（图19-40）。

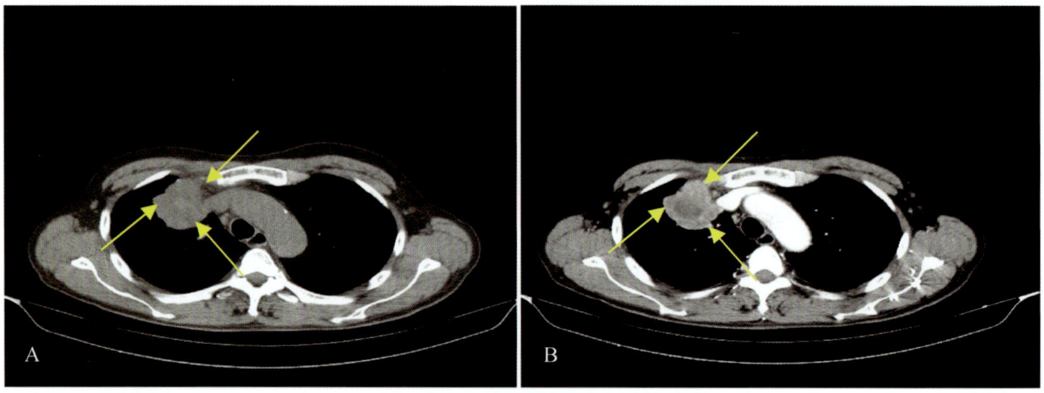

图 19-39 胸部CT

A. CT平扫右肺上叶见团块状软组织密度影（黄色箭头所指），形态不规则，可见浅分叶，密度不均匀；**B.** 增强期扫描可见肿块边缘强化较明显（黄色箭头所指为病灶）

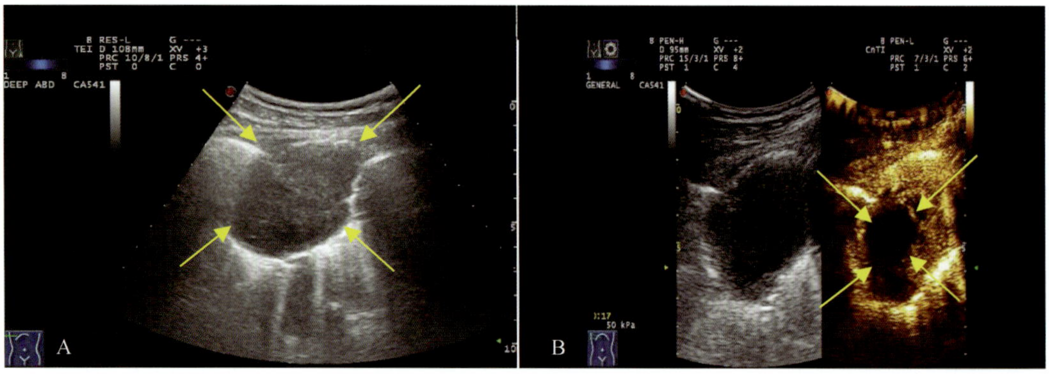

图 19-40 超声影像

A. 低频超声可见右肺上叶低回声团块（黄色箭头所指），边界清楚，内部回声不均。**B.** 超声造影：肿块内大部分可见造影剂灌注，中央局部坏死（黄色箭头所标范围为中央坏死区域）。**C.** 超声引导下肺部肿块穿刺活检（黄色箭头所指为穿刺针）。**D.** 病理：（右肺）原发性低分化肺腺癌。免疫组化：CK（＋），TTF-1（＋），NapsinA（＋），CK7（＋），P40（－），P63（－），CEA（＋），Ki-67（30%＋）

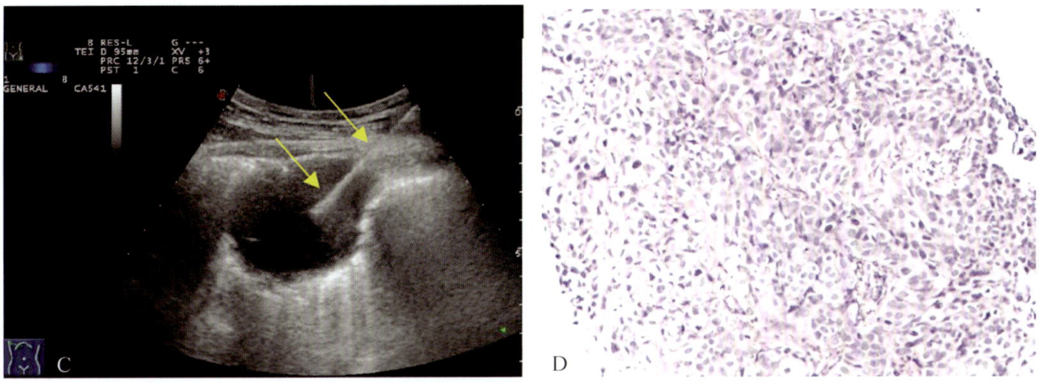

图 19-40（续）

【讨论】

对于这类较大周围型肺部肿瘤，穿刺前最好亦先用线阵探头进行扫查，确定穿刺通道中无大血管穿过，尽可能避免出血风险。然后再用凸阵探头作多方位扫查，根据病变部位选取适宜的体位，确定穿刺点、穿刺最短路径、进针深度，穿刺过程中应避开大血管和正常肺组织，减少气胸和血胸等并发症的发生。穿刺前应常规行超声造影检查，以免穿刺至坏死区影响诊断阳性率。

病例 8

【病史摘要】

患者，男性，67 岁。

主诉：发现左肺结节 1 周入院。

现病史：患者 1 周前体检胸部 CT 示左肺癌可能并左肺前壁、纵隔转移；左侧少量胸腔积液。遂拟“左肺占位：肺癌?”收入院。

查体：神清，浅表淋巴结未及肿大。双侧呼吸运动对称，无啰音。心律齐，无杂音。

辅助检查：2017 年 5 月外院胸部 CT：左肺癌可能并左肺前壁、纵隔转移；左侧少量胸腔积液。建议进一步行 CT 增强或 MRI 检查。前列腺彩超（外院）：多考虑前列腺结节性增生并钙化。本院 PET-CT：①前列腺增大、轮廓不整，葡萄糖代谢异常旺盛，结合临床病史资料，恶性肿瘤考虑，并侵犯膀胱及精囊腺（右侧为著）；②盆腔两侧髂血管区多枚肿大淋巴结，葡萄糖代谢旺盛，淋巴结转移考虑，另两侧腹股沟散在小淋巴结，葡萄糖代谢未见明显增高，请结合临床；③扫描区域内全身多处骨骼骨质破坏伴软组织肿物形成，以右顶骨、两侧部分肋骨、胸骨、脊柱部分椎体及附件、骨盆组成骨、右肱骨近端及两侧股骨近端为著，葡萄糖代谢异常旺盛，考虑多发骨转移；④两肺多发结节灶，葡萄糖代谢普遍性异常增高，考虑多发肺转移。前列腺超声：前列腺占位性病变考虑伴膀胱后壁局部增厚。

实验室检查：血常规、尿常规正常。男性肿瘤标志物示：①（外院）游离前列腺特异性抗原（F-PSA）15.97 ng/ml，前列腺特异性抗原（T-PSA）400。②（本院）游离前列腺特异性抗原＞30.000 ng/ml，前列腺特异性抗原＞1000.000 ng/ml。

入院诊断：①肺部占位：肺癌？②前列腺癌？

【诊疗过程】

入院后行 PET-CT 检查（图 19-41）示前列腺恶性肿瘤，并侵犯膀胱及精囊腺（右侧为著）；两肺多发结节灶，考虑多发肺转移。经 MDT 多学科讨论决定同时行实时超声引导下左肺占位穿刺活检及前列腺穿刺活检。穿刺过程顺利，病理：①（左侧）前列腺腺癌（Gleason 分级 4＋3＝7）。②（右侧）前列腺腺癌（Gleason 分级 4＋3＝7）。左肺肿块穿刺活检为转移性前列腺腺癌（图 19-42）。病理明确后行多西他赛化疗。

【讨论】

本病例肿块体积较大，部分位于软组织内，不受肺部气体干扰等影响，而低频超声探头探测深度较深，探测范围较广，故选用了低频超声下引导，体现了低频探头在较大肺部肿块实时穿刺中的优越性，更有利于把握穿刺针深度、穿刺方向，减少穿刺次数，减少并发症的发生。术前行CEUS检查，通过造影剂的动态灌注，能很好地显示肿块的内部血供，明确有造影剂灌注的活性组织，从而进行靶向穿刺活检，并且避开无造影剂灌注区，提高穿刺的阳性率。

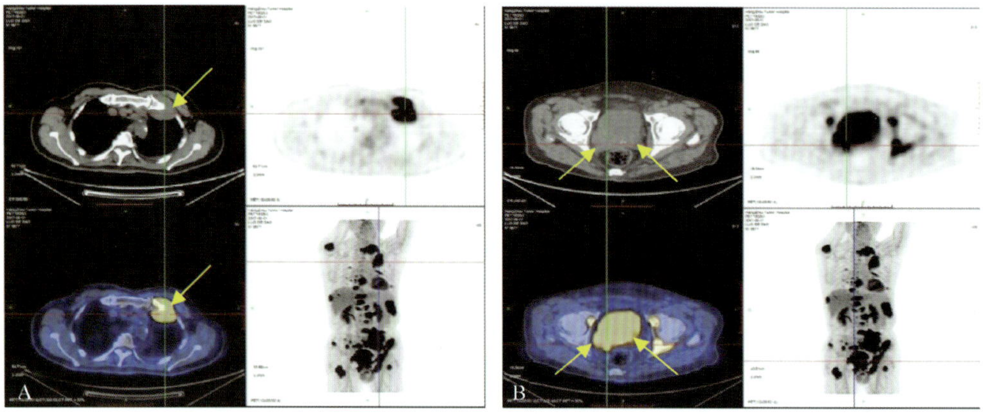

图 19-41 PET-CT

A. PET-CT显示胸骨骨质破坏伴软组织肿块形成（黄色箭头所指为穿刺病灶），向左肺内侵入，该区放射性分布异常浓聚。**B.** PET-CT显示前列腺体积明显增大，轮廓不规则，放射性分布异常浓聚（黄色箭头所标病灶为前列腺肿块）

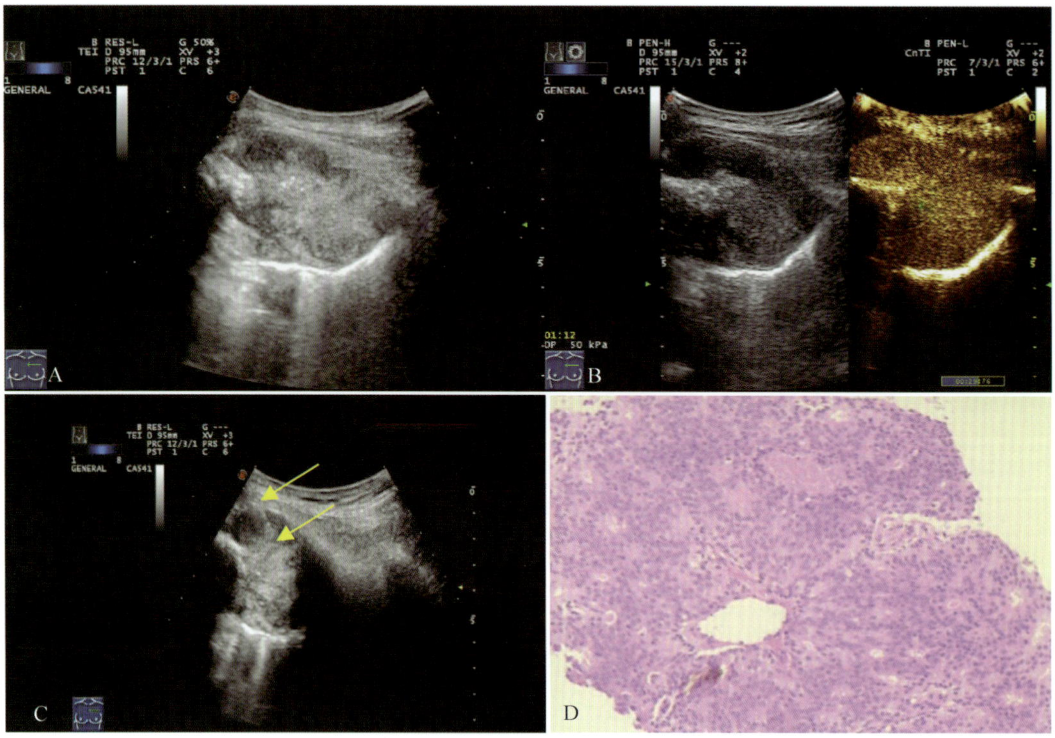

图 19-42 超声影像

A. 超声可见左上肺低回声团块，界不清，形态不规则，侵犯胸骨，胸骨骨质破坏，内部回声不均。**B.** 超声造影显示肿块内可见造影剂灌注，呈高增强。**C.** 超声引导下肺部肿块穿刺活检（黄色箭头所指为穿刺针）。**D.** 病理：（左肺肿块）转移性前列腺腺癌。免疫组化：CK（＋），CK7（－），NapsinA（－），TTF-1（－），PSA（＋），PSAP（＋），CEA（－），Ki-67（5%～10%＋）

病例 9

【病史摘要】

患者，女性，71 岁。

主诉：体检发现肺占位 1 个月。

现病史：患者 1 月前体检时胸片发现肺结节，2018 年 6 月 23 日于当地医院胸部 CT 提示左肺下叶占位性病变，肿瘤不除外。现为进一步诊疗入院。

查体：神清，浅表未及肿大淋巴结。两肺呼吸音清，无啰音。律齐，无杂音。

辅助检查：2018 年 6 月 23 日胸部 CT（外院）：左肺下叶占位性病变，肿瘤不除外。

实验室检查：血常规正常。糖类抗原 242 2.37 IU/ml，鳞状细胞癌抗原 0.50 ng/ml，糖类抗原 199<2.00 U/ml。

入院诊断：左肺结节，肺癌？

【诊疗过程】

胸部 CT 见（图 19-43）左下肺占位性病变，行超声引导下肺肿块穿刺活检（图 19-44），病理结果为肺孤立性纤维性瘤（SMT）。后行胸腔镜下左下肺肿物切除术。术后病理：（左下肺肿块）孤立性纤维性肿瘤（总体积：11 cm×10 cm×3 cm），局部细胞生长较活跃。

【讨论】

超声对肺部病变的显示及定性诊断仍有较大的局限性，但本病例肿块体积较大并紧贴胸膜，为超声扫查提供了有利条件，实时超声引导下肺肿瘤穿刺活检更彰显其优越性。术前超声造影可以对肺部肿块定性做出大致判断，判断肿块的增强时期是肺动脉期还是支气管动脉期。本病例中肺部肿块 6 s 左右即开始增强，呈快进模式，提示肿块为良性病变。本病例中超声造影显示出肿块内大量的“扭曲血管影”，对肺孤立性纤维瘤疾病具有较高的诊断特异性。

孤立性纤维瘤（SFT）是一种临床较少见的肿瘤，发病年龄无特异性，男女差别亦不大，部分患者有临床症状，或临床症状不明显。SFT 通常表现为缓慢生长的肿块，多数患者在常规体检时发现。临床上 SFT 多为良性，恶性孤立性肺肿瘤约占 20%。SFT 在 CT 表现上具有良性肿瘤的基本特征：孤立性肿块，边缘清晰，光滑，包膜完整；部分病例可呈现出浅分叶状表现，一般无毛刺及卫星病灶。增强扫描时可出现部分强化，肿瘤边缘也可较明显地均匀强化。

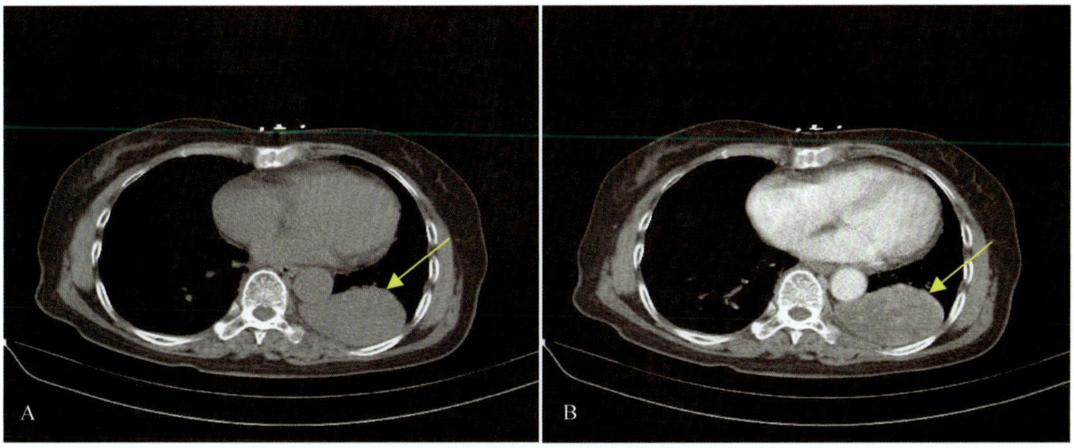

图 19-43　胸部 CT 影像图示

A. CT 平扫示左下肺紧贴后胸壁区见团块状软组织样密度影（黄色箭头所指为团块灶），境界尚清，形态尚规则，边缘光整，未见毛刺，密度尚均匀。**B.** 增强期团块内可见轻度不均匀强化（黄色箭头所指为团块灶）

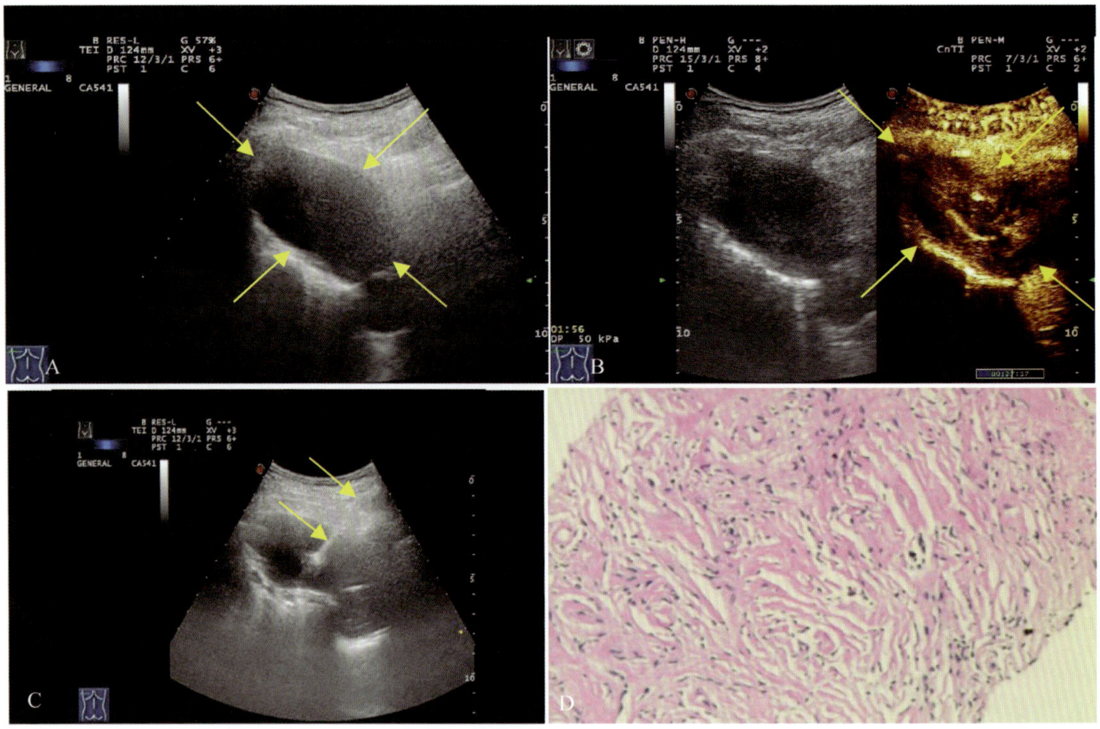

图 19-44 超声影像图示

A. 超声示左下肺低回声团块（黄色箭头所指为团块灶），边界清楚，边缘光滑，内部回声不均匀。**B.** 超声造影显示肺部肿块呈快进不均匀增强，内部可见粗大扭曲的血管影（黄色箭头所指为团块灶）。**C.** 超声引导下肺部肿块穿刺活检（黄色箭头所指为穿刺针）。**D.** （左肺肿块）符合孤立性纤维性肿瘤；免疫组化：CK（－），EMA（－），CD34（＋），SMA（－），Des（－），Bcl-2（＋），β-catinin（＋），CD117（－），S-100（－），Ki-67（1%～3%＋）

病例 10

【病史摘要】

患者，男性，64 岁。

主诉：前列腺癌放疗后 1 年余，多发转移 1 月余。

现病史：患者 1 年余前因出现进行性排尿困难，尿频、尿急，尿线细，尿滴沥，排尿费力症状，遂于当地医院就诊，当地医院于 2017 年 7 月 28 日行经尿道前列腺等离子切除术，术后病理：前列腺转移性高级别浸润性尿路上皮癌伴腺化。后至外院行盆腔 MRI 提示前列腺增大伴广泛性信号异常：考虑前列腺癌并累及左侧精囊腺可能性大，病理会诊："前列腺癌，形态结合免疫组化染色符合高级别浸润性尿路上皮癌"，患者为进一步诊疗来我院就诊，予根治性放疗，靶区包括前列腺、部分膀胱、盆腔淋巴结区域。1 月余前复查胸部 CT 结果示两肺多发转移性肿瘤，肺门及纵隔多发淋巴结肿大，考虑转移。门诊以"前列腺癌多发转移"收入院。

查体：神清，恶液质，浅表淋巴结未及肿大。两肺呼吸音粗，无啰音。心律齐，无杂音。

辅助检查：2017 年 7 月外院术后病理：前列腺低分化癌可能。2017 年 8 月 3 日外院免疫组化：前列腺转移性高级别浸润性尿路上皮癌伴腺化；Vimentin（－），CK（＋），GATA-3（＋），PSA（－），CD34 血管（＋），CD56（－），Syn（－）。2017 年 8 月外院盆腔 MRI：前列腺增大伴广泛性信号异常，考虑前列腺癌并累及左侧精囊腺可能性大。

2017 年 9 月本院骨 ECT：全身骨显像未见明显异常。2018 年 7 月本院胸部 CT 平扫：两肺多发转移性肿瘤，肺门及纵隔多发淋巴结肿大，转移考虑。

实验室检查：高敏 C 反应蛋白 157.59 mg/L；白细胞 .40.25×10^9/L；肿瘤标志物：神经元烯醇化酶 31.90 ng/ml，鳞状细胞癌抗原 49.89 ng/ml，糖类抗原 199 233.88 U/ml，PSA 0.000 ng/ml；游离 PSA 0.000 ng/ml。

入院诊断：前列腺癌Ⅳ期（肺、纵隔多发

转移）内分泌治疗后。

【诊疗过程】

经MDT多学科讨论认为：患者前列腺原发病灶因病理免疫组化PSA（－）、PSAP（－）及肿瘤标志物PSA 0，不考虑前列腺原发肿瘤，考虑前列腺转移性高级别浸润性尿路上皮癌，骨转移风险较低，有肺部转移高风险。患者目前胸部CT平扫（图19-45）示两肺多发转移性肿瘤，肺门及纵隔多发淋巴结肿大，转移考虑。为进一步明确肺部病灶病理性质，明确为肺部原发灶或前列腺尿路上皮癌转移病灶，予超声引导下经皮肺穿刺活检，穿刺病理结果为转移性低分化癌，结合临床及免疫组化考虑尿路上皮癌转移（图19-46）。

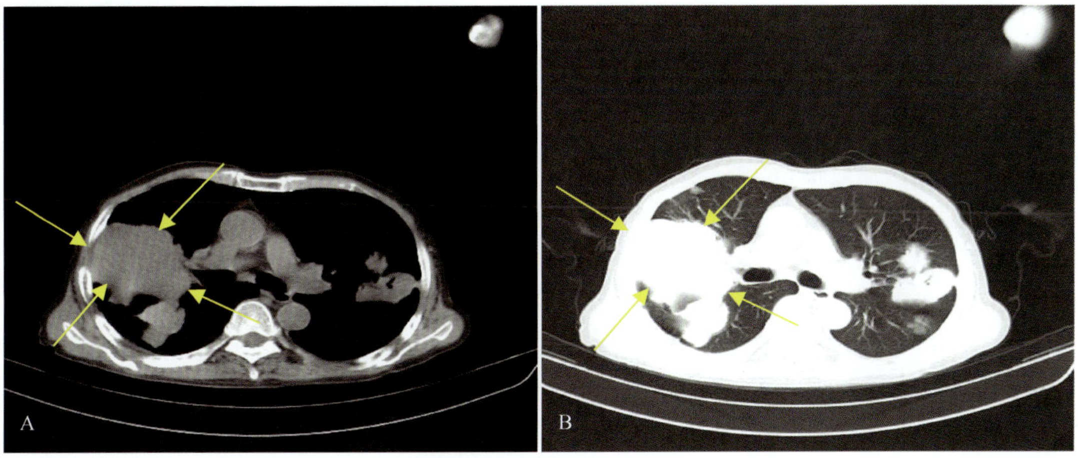

图19-45 胸部CT影像

CT平扫示两肺内多发散在分布、大小不一的结节灶及团块灶（黄色箭头所标病灶为超声引导下穿刺肿块，该病灶紧贴胸壁）

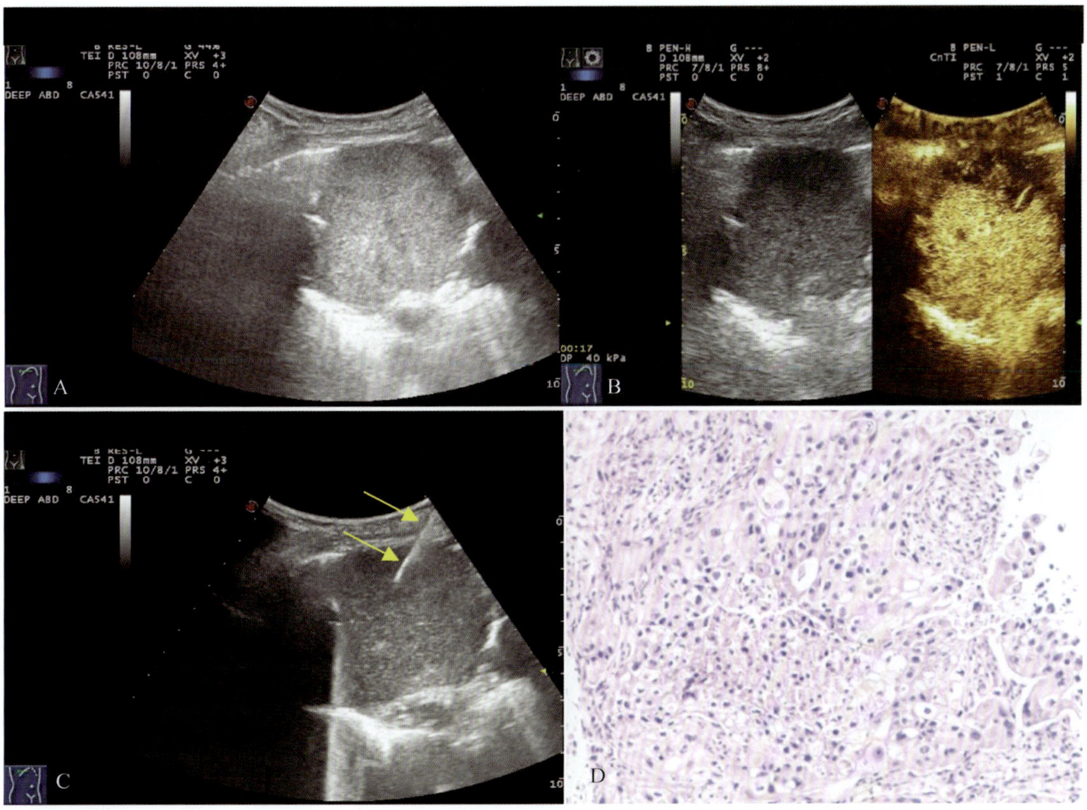

图19-46 超声影像

A. 超声示右肺内低回声团块，垂直于胸膜生长，内部回声不均。**B.** 超声造影见肿块内大部分见造影剂灌注，呈高增强。**C.** 超声引导下肺部肿块穿刺活检（黄色箭头所指为穿刺针）。**D.**（右肺）转移性低分化癌结合临床及免疫组化考虑尿路上皮癌转移。免疫组化：CK（＋），TTF-1（－），CK7（＋），CK20（＋），PSA（－），PSAP（－），P40（部分＋），Ki-67（40%＋），GATA-3（＋），P63（部分＋）

【讨论】

本病例肿块体积较大，表面未受正常肺组织遮挡，不受气体干扰等影响，选用低频探头超声下引导，更有利于把握穿刺针深度、穿刺方向、减少穿刺次数，减少了并发症的发生。术前行超声造影检查，通过造影剂的动态灌注，更能明确有造影剂灌注的活性组织，避开坏死区，提高穿刺的阳性率。

病例 11

【病史摘要】

患者，男性，66 岁。

主诉：确诊肺癌 3 月余。

现病史：确诊肺癌 3 月余，复查胸部 CT 提示左上肺叶占位病灶较前增大，考虑病情进展。患者目前稍有咳嗽，无其他特殊不适，为求进一步治疗来我院住院。

查体：神清，浅表淋巴结未触及肿大。胸部触诊语颤正常，叩诊清音，双肺呼吸音清晰，无啰音。心率 95 次/分，心律齐，无杂音。

辅助检查：外院左上肺穿刺活检：（左上肺）低分化癌，免疫组化支持低分化鳞状细胞癌；免疫组化：TTF-1（1），P63（＋＋），CK5/6（＋），NapsinA（－），CK-7（＋＋），Ki67（＋70％），CD56（－）。外院胸部增强 CT：左上肺叶占位病灶较前增大，考虑肺癌，内有不规则坏死，伴左肺门及纵隔淋巴结肿大，右肺中叶小结节灶，左侧胸腔积液，对照前片积液量明显减少。

实验室检查：本院血常规示血红蛋白 115 g/L，肿瘤相关物质综合指标 129.5 KU/L，糖类抗原相关物质 133.7 KU/L，酶类肿瘤相关物质 147.8 KU/L。

入院诊断：左上肺鳞状细胞癌伴胸膜、心包转移（T3N2M1a，Ⅳ期）。

【诊疗过程】

患者于 3 月余前无明显诱因出现胸闷气急，当时咳嗽，咳白色黏痰，伴有左侧胸痛，至外院就诊，查胸部 CT：左上肺占位，考虑周围型肺癌伴左肺门及纵隔淋巴结转移，两侧胸腔积液，大量心包积液；于外院行肺穿刺活检：（左上肺）低分化癌，免疫组化支持低分化鳞状细胞癌。诊断为左上肺鳞状细胞癌伴胸腔、心包转移（T3N2M1a，Ⅳ期，ajcc 7th）。行顺铂 20 mg 心包腔化疗并行静脉化疗：吉西他滨 1.6 g d1、8＋顺铂 100 mg d1，化疗后出现 2 度中性粒细胞减少及血小板减少，对症处理后好转。现复查胸部 CT（图 19-47）提示左上肺叶占位病灶较前增大，考虑疾病进展，再次住院治疗。入院后患者同意参与一项在既往经过治疗的非小细胞肺癌受试者中评价 Pembrolizumab（默沙东生产的 PD-1 药物 Pembrolizumab，美国上市商品名 Keytruda，中文名称帕博利珠单抗注射液）与多西他赛的多国家、多中心、Ⅲ期、随机、开放性临床研究（方案版本 MK-3475-033-02），研究需要组织基因检测，需行超声引导下肺部肿块穿刺活检（图 19-48）。

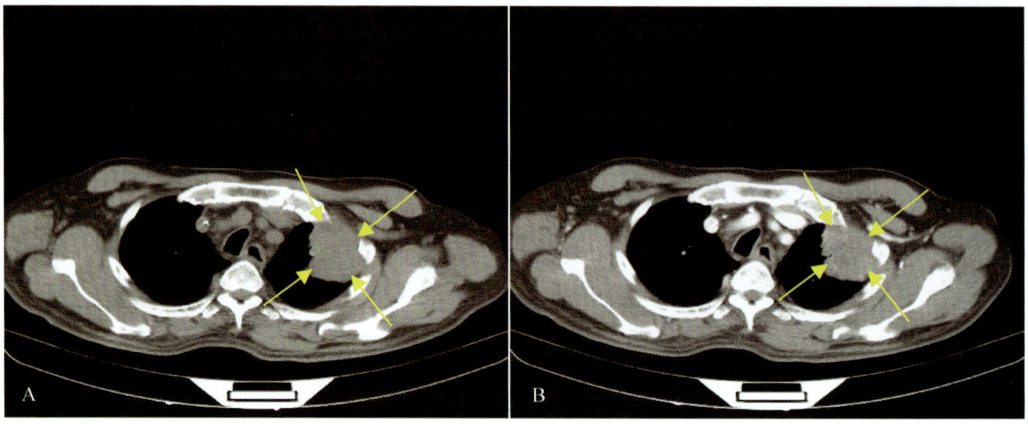

图 19-47 胸部 CT 影像

A. CT 示左上肺见不规则浅分叶软组织肿块影（黄色箭头所指为团块灶），内部密度尚均匀；**B.** 增强期团块呈不均匀明显强化（黄色箭头所指为团块灶）

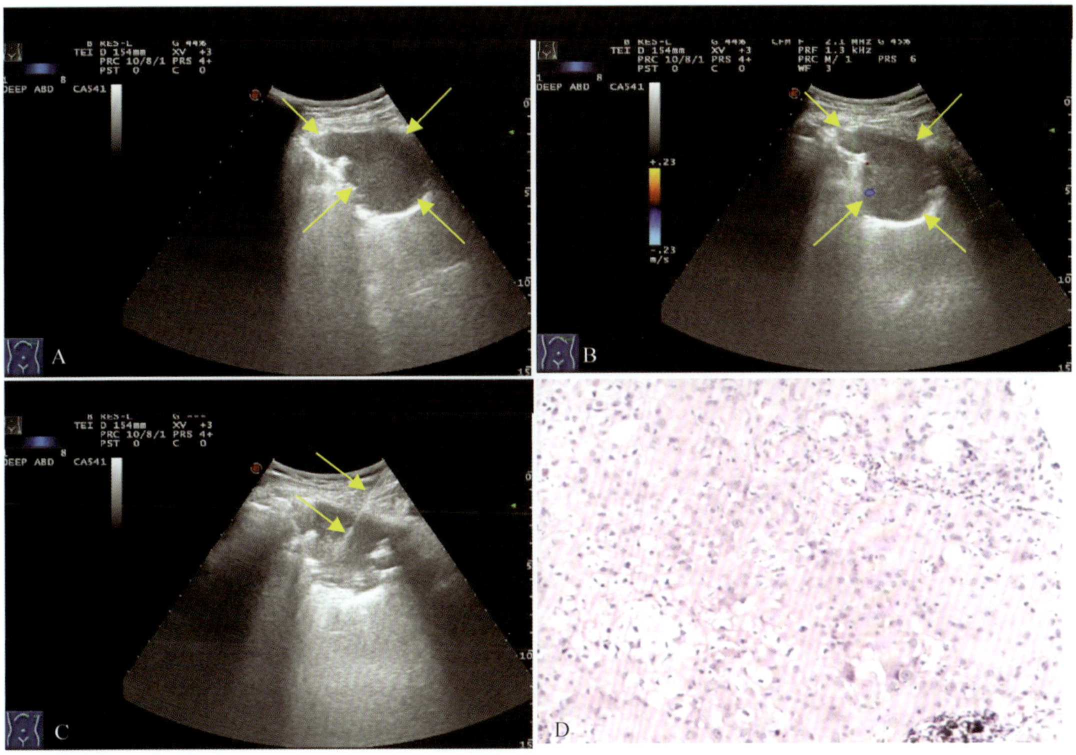

图 19-48 超声影像图示

A. 超声可见左上肺低回声团块（黄色箭头所指为团块），形态不规则，边界清楚；B. CDFI 示团块内部可见少许血流信号（黄色箭头所指为团块）；C. 超声引导下肺部肿块穿刺活检（黄色箭头所指为穿刺针）；D. （左上肺）低分化癌，结合免疫组化考虑低分化鳞状细胞癌；免疫组化：CK（+），P40（部分+），P63（+），TTF-1（局灶+），NapsinA（－），CK7（+），Ki-67（50%+）

【讨论】

此病例患者诊断已明确，为取得组织基因检测需再次进行肿块活检穿刺，相比经皮 CT 引导下穿刺活检，超声引导下经皮周围型肺部肿瘤穿刺活检更显其优越性。首先操作者与患者均无需接受 X 射线辐射，其次价格便宜，重复性强，最重要的优势在于其实时性，可实时观察，实时调整穿刺针道，避开穿刺途径上的大血管及主要属支，大大降低出血并发症发生率。超声引导下肺肿块穿刺活检能准确为临床提供周围型肺癌的病理学诊断。

（雷志锴）

第四节　超声引导下边缘性肺肿瘤消融治疗

热消融技术利用高温原位灭活肿瘤，目前临床上常用的热消融技术包括射频、微波、激光三种。虽然肺气、肋骨、肩胛骨等对超声显示肺部肿瘤造成一定的影响，限制了该项技术在该领域的应用，但是胸膜下边缘性肺部肿瘤大部分可以在超声下显示，这为超声引导下进行热消融技术提供了应用的条件。研究发现在热消融过程中肺肿瘤周围含气的肺部组织可以起到隔热的效果，有利于射频、微波、消融等技术产生的热能聚集在肿块周围，为肺肿瘤的热消融治疗提供保障。

一、适应证

1. 患者不能耐受或不愿行手术治疗或其他局部治疗后复发的病灶，且无其他部位的转移。

2. 转移的边缘性胸膜下病灶，可以根据患者的情况及结节的大小进行结节的完全消融或减瘤消融。

以上情况均是针对超声下能够得到很好显示的病灶，对于超声不能很好显示的病灶不适用超声引导下消融，可采用CT引导下消融治疗。

二、禁忌证

1. 超声不能很好显示的病灶。

2. CT显示病灶周围感染性及放射性炎症没有得到很好的控制。

3. 严重的出血倾向及凝血功能障碍。

4. 多脏器功能不全、严重营养代谢障碍、全身感染或高热者。

5. 晚期肿瘤患者预期生存期小于6个月。

6. 精神病患者或不能配合者。

三、操作步骤及方法

1. 术前定位　先对患者的CT片进行审阅，确定需要消融的结节及结节周围肺组织的情况，然后在超声下找到与CT显示的结节相对应的结节，并在体表进行定位。

2. 制订消融治疗计划　根据结节的大小、位置，确定进针方向，并制订消融计划。

3. 选择合适的消融器具，预定消融功率和消融时间。

4. 麻醉　可以采用全麻或局部麻醉，对于局部麻醉可以在进针点用2%利多卡因10 ml或其稀释液对皮肤及皮下组织直至胸膜进行充分麻醉，对于皮下软组织较薄者可于皮下软组织注射生理盐水增加皮下软组织的厚度以保护皮肤。

5. 实施消融　然后布消融针，使消融针到达预定的位置，开启电源进行消融，消融完毕后进行针道消融，然后关闭电源，拔出消融针，敷贴包扎。

四、术后并发症

虽然消融术是微创治疗，并发症相对较少，安全性较高，但是对于不同的病灶或患者的自身情况的不同，可能会出现一些并发症，包括：烫伤、肺部感染、气胸、疼痛、出血、胸腔积液等。这些并发症发生的原因主要是：

1. 由于胸膜下周围性肺肿瘤位置较表浅，消融时容易发生烫伤，术中进针处间断滴冰水可有效降低烫伤的发生，目前临床上冷循环电极的广泛应用已使烫伤的发生明显减少，但是仍有个别由于技术操作不到位导致局部皮肤烫伤的病例报道。

2. 由于热消融治疗时的热传导效应，肿瘤周围的肺组织同样会受到一定热损伤，术后可出现肺组织炎性渗出、肺部感染等肺部非特异炎性反应。

3. 由于目前国内部分医院是在局麻下进行热消融治疗，热消融过程中会引起疼痛等症状，尤其是进针及消融相对应的位置，超声引导下胸壁及胸膜的充分局部浸润麻醉可有效缓解疼痛的症状。

4. 由于有些胸膜下结节较小，穿刺时技术不熟练时可能会造成气胸，部分患者存在肺大疱或放射性肺炎等均可增加气胸的发生率。

五、超声引导下肺肿瘤消融技术的优势与局限性

超声引导下肺肿瘤消融技术对操作者的要求相对不高，具有实时、穿刺精准的优势，尤其是下肺的小病灶。在消融过程中实时监测，及时评估，如有残留可再次进行残留病灶消融，使病灶消融完全。较大肿块可以多点消融，使肿块完全消融，对于残余复发病灶可在超声造影引导下精准消融。因此，可以认为超声引导下肺肿瘤消融技术作为一种微创手术，安全性高，疗效可靠，是肺部肿瘤治疗的有效手段，尤其是对于肺小结节，甚至可以达到同外科手术一样的根治性效果，值得临床推广。

对于该项技术在超声引导下同样有它的局限性：①无法实时了解肿块周围的消融情况，由于部分患者受肋骨及肩胛骨的影响，缺乏安全的进针通道，这种情况下应改用其他方法治疗；②当针尖位于肺组织内时，无法显示针尖，使消融过程中的安全性难以保证；③肿块部分位于肋骨后方时超声无法完全显示肿块，无法实时了解肋骨后方肿块消融的情况；④穿刺后如果产生气胸，会影响超声下对肿块的显示，对继续进行消融产生一定影响。

病例 1 （图 19-49）

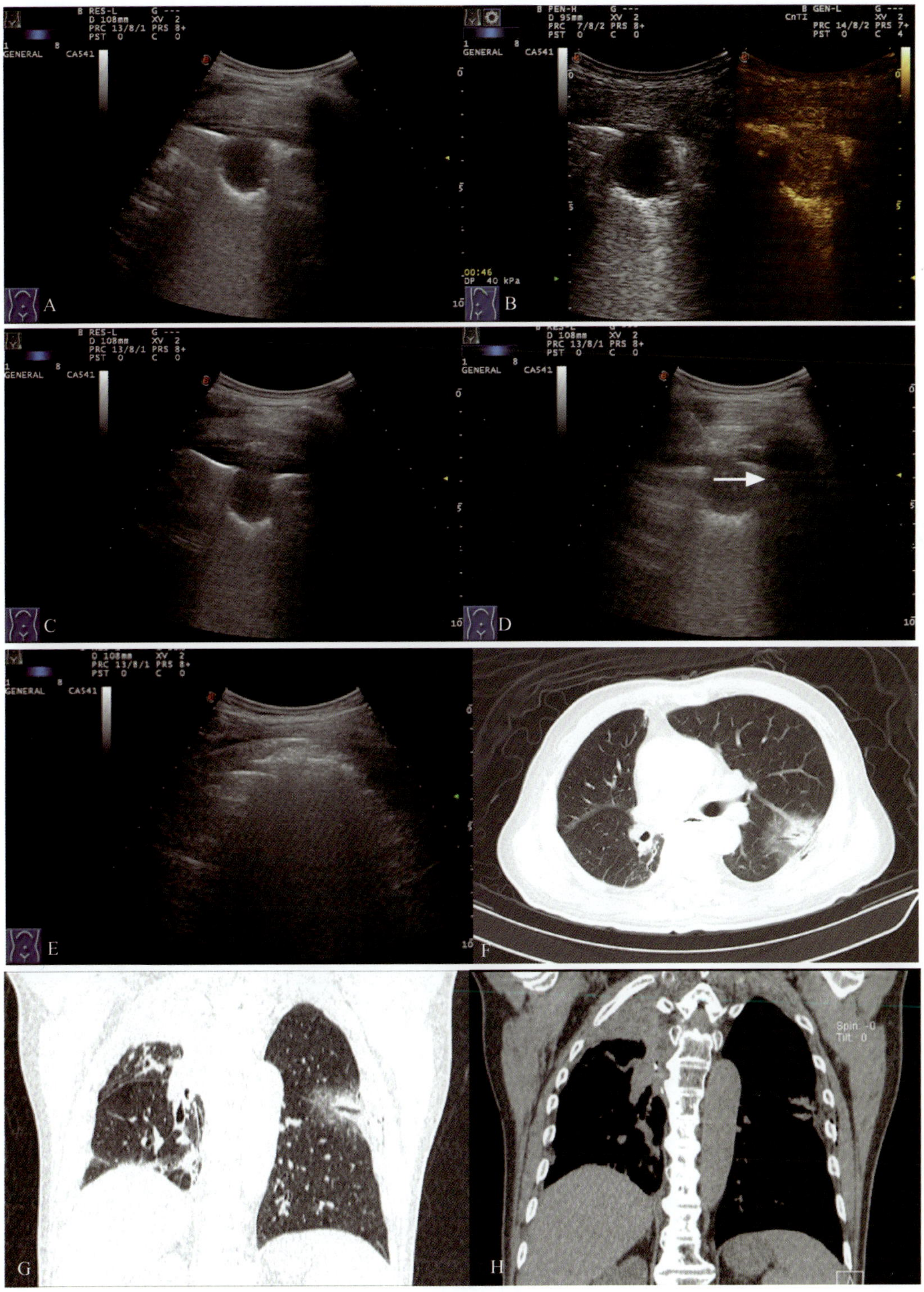

图 19-49　病例 1 影像图

A. 胸膜下低回声结节；**B.** 超声造影显示胸膜下结节呈低增强；**C.** 在结节与胸膜间注射稀释的利多卡因；**D.** 消融针精准地布在预定位置（白色箭头）；**E.** 消融后高回声覆盖结节；**F.** 消融后即刻 CT 平扫；**G.** CT 冠状面图显示消融针道（肺窗）；**H.** CT 冠状面显示消融针道（纵隔窗）

病例 2 （图 19-50）

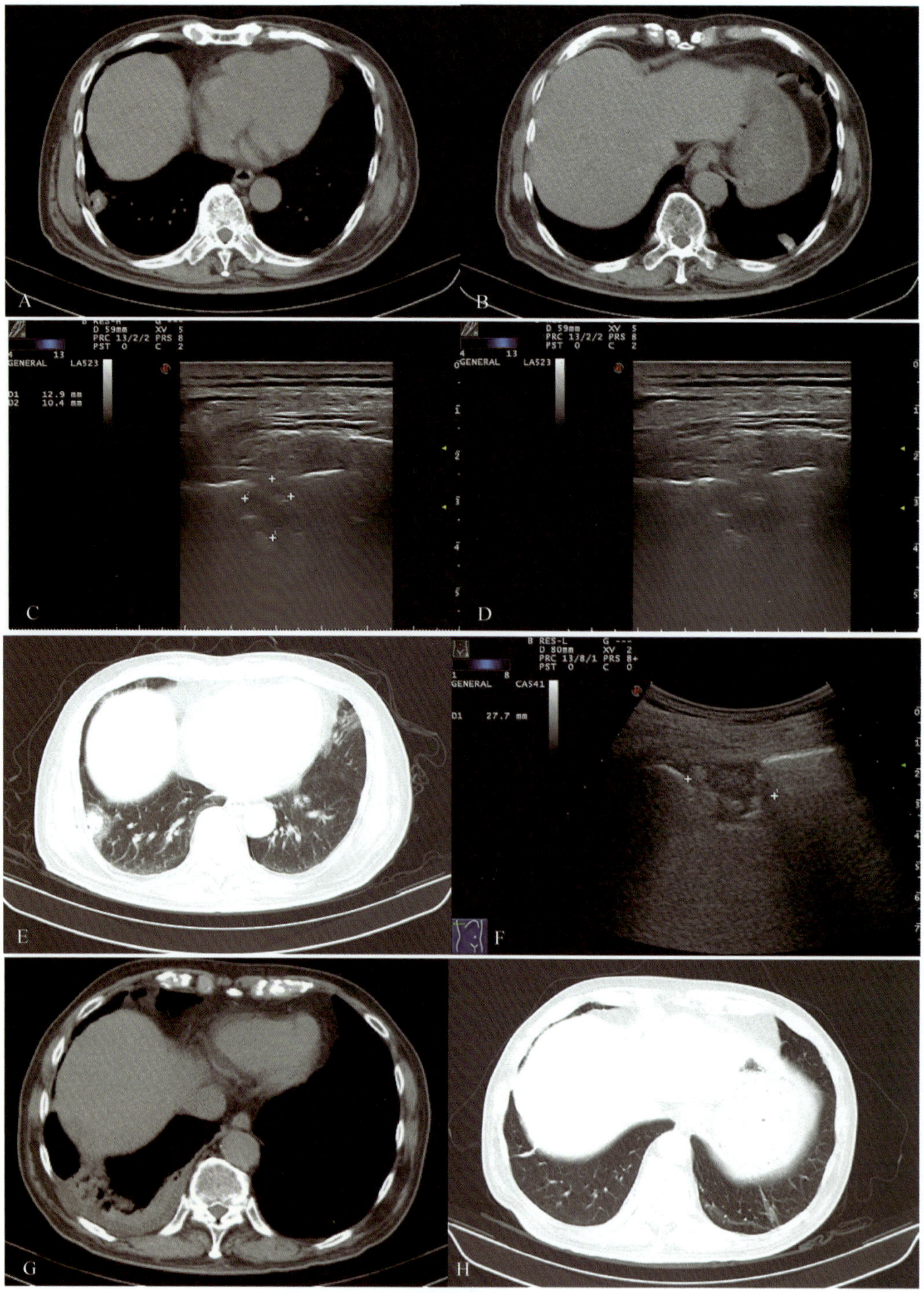

图 19-50 病例 2 影像图

A. 右下肺转移性肺结节；B. 左下肺转移性肺结节；C. 超声下显示右下肺结节；D. 超声下显示左下肺结节；E. 右下肺结节消融术后肺窗 CT 改变；F. 右下肺结节消融后超声；G. 右下肺结节消融术后纵隔窗 CT 改变；H. 右下肺消融后 1 年复查 CT 显示已经吸收

病例 3 （图 19-51）

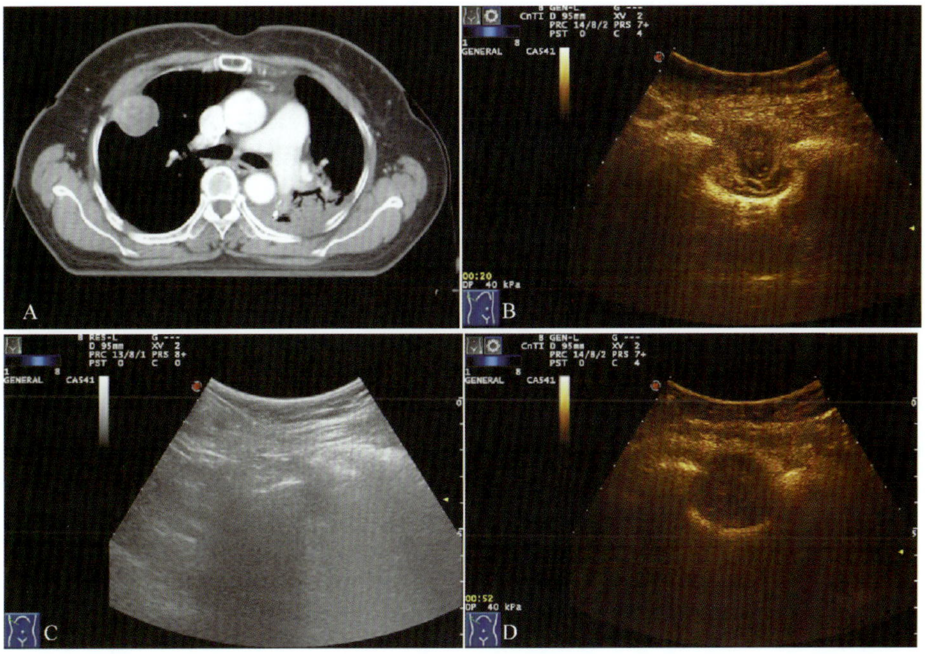

图 19-51 病例 3 影像图

A. 右上肺转移性肺癌；B. 超声造影显示肿块内不均匀灌注；C. 消融后高回声覆盖肿块；D. 消融后即刻超声显示肿块未见增强

病例 4 （图 19-52）

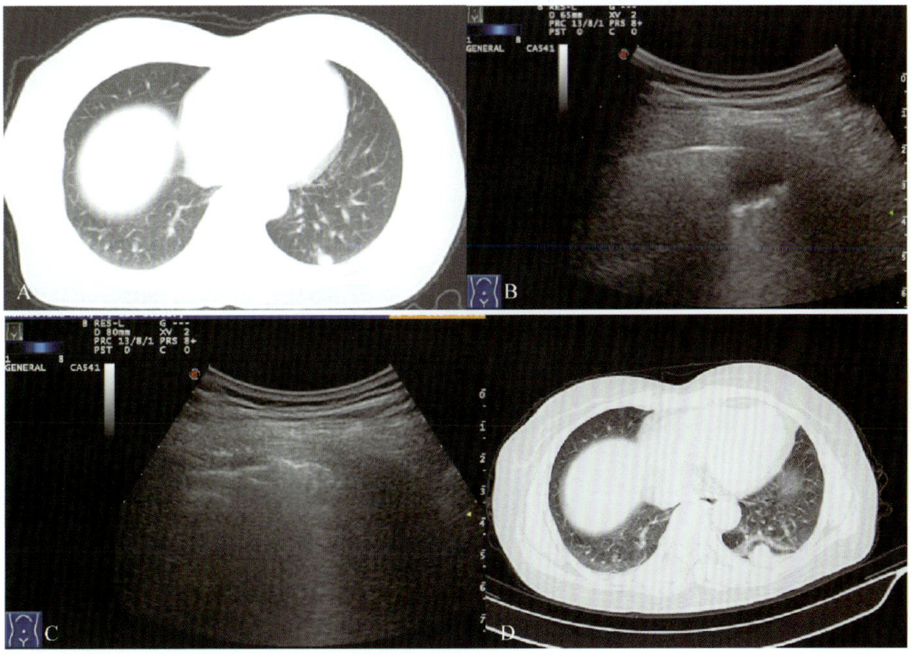

图 19-52 病例 4 影像图

A. CT 左下肺结节（穿刺病理：腺癌）；B. 常规超声显示左下肺结节；C. 消融后高回声覆盖结节；D. 消融后即刻 CT 显示消融周边炎性反应带

肺部病灶的热消融治疗是一种局部治疗手段，不能代替根治性手术和放化疗等治疗方法，对于已经有肺门、纵隔淋巴结转移的肺癌患者，要根据患者自身的情况，进行多学科的综合治疗，例如联合放、化疗可以有效提高患者肿瘤治疗效果。在肿瘤热消融治疗前要详尽了解肿瘤大小、部位等，制订详细的治疗计划，根据患者肺部所处的运动状态，必要时屏气或平静呼吸，选择最佳穿刺点和进针路线。总之，对于位于胸膜下的边缘性肺癌，超声引导下的热消融治疗是一种安全有效的治疗手段，可以在临床进行推广，造福广大患者。

（雷志锴）

第五节 超声引导下周围型肺肿瘤粒子植入术

病例 1

【病史摘要】

患者，男，81岁。

主诉：胸闷气急1月余，确诊肺癌4天。

现病史：患者1月前无明显诱因出现胸闷气急，活动后明显，进行性加重，偶有干咳。无发热等不适。就诊于当地医院查胸部CT提示左肺上叶舌段不规则肿块（43 mm × 33 mm），纵隔多枚肿大淋巴结，左肺少量气胸，两侧肺气肿伴多发肺大疱形成。于2017年4月26日行CT引导下肺穿刺活检，术后病理：左肺鳞状细胞癌，EGFR基因无突变（Q-PCR法），EML4-ALK无融合突变（荧光PCR法）。现偶有干咳，活动后略气急，为进一步治疗来我院治疗。

既往史：高血压病史30年，最高160/100 mmHg，目前口服非洛地平5 mg每日1次控制血压。10年前因外伤行左髋关节置换手术。青霉素皮试阳性史。

查体：T 36.7℃，HR 120次/分，R 21 rpm，BP 131/72 mmHg，ECOG PS 1分，神清，双侧颈部、锁骨上未触及肿大淋巴结，气管居中，左肺呼吸音稍低，双肺呼吸音粗，无啰音。律齐，心界无扩大，无杂音。腹平软，无压痛、反跳痛，肝脾肋下未及，移动性浊音阴性，双下肢无水肿。无杵状指（趾）。

辅助检查：2017年4月24日当地医院胸部增强CT：左肺上叶舌段不规则肿块（43 mm× 33 mm），纵隔多枚肿大淋巴结，左肺少量气胸，两侧肺气肿伴多发肺大疱形成。左侧少量胸腔积液。

入院诊断：①左肺鳞癌（cT2N2Mx）；②左侧自发性气胸；③高血压2级（很高危组）。

【诊疗过程】

入院后辅助检查：血常规示白细胞 5.38×10^9/L，血红蛋白101 g/L，血小板 307×10^9/L；肿瘤指标：鳞状细胞癌抗原5.70 ng/ml，癌胚抗原11.97 ng/ml，前列腺特异性抗原43.489 ng/ml，游离前列腺特异性抗原3.962 ng/ml；生化：总胆红素6.6 μmol/L，总蛋白64.8 g/L，白蛋白32.6 g/L，谷丙转氨酶20 U/L，谷草转氨酶19 U/L，葡萄糖5.04 mmol/L，肌酐69.0 μmol/L，钾3.74 mmol/L，钠141.5 mmol/L。超声检查：①左肝占位性病变；②前列腺右侧周缘区低回声，提示：前列腺癌可能，建议穿刺活检；前列腺增生伴结石。全腹增强CT：①肝S3段结节灶，转移瘤首先考虑；②乙状结肠壁不规则增厚，结肠癌考虑；病灶周围结节灶，肿大淋巴结首先考虑。患者肺部病灶组织学类型明确，但入院影像学检查提示肝内占位性病灶，不排除肿瘤转移可能，同时前列腺右侧周缘区低回声，PSA异常升高，拟行肝肿块及前列腺穿刺活检以明确诊断，穿刺病理：①（左侧）前列腺微小癌、（右侧）前列腺腺癌（Gleason分级3＋3＝6），②肝穿刺活检病理：腺癌浸润或转移，结合免疫组化符合消化道（结直肠）腺癌转移。综上结合患者活检病理及影像学检查，目前诊断：①结肠癌伴肝转移（TxN1M1，Ⅳ期）；②左肺鳞癌伴淋巴结转移（T2N3M0，Ⅲc期）；③前列腺癌；④左侧自发性气胸；⑤高血压2级（很高危组）。患者多部位原发肿瘤诊断明确，无法手术根治治疗，考虑患者高龄合并肺气肿，疾病晚期，预后差，无法耐受静脉化疗，给予“卡培他滨”口服化疗 1.5 g 每日 2 次 d1-14，每 21 日一疗程。同时予以超声引导下左肝肿块热消融及左肺肿块粒子植入术（图 19-53），局部治疗控制疾病进展，过程顺利。

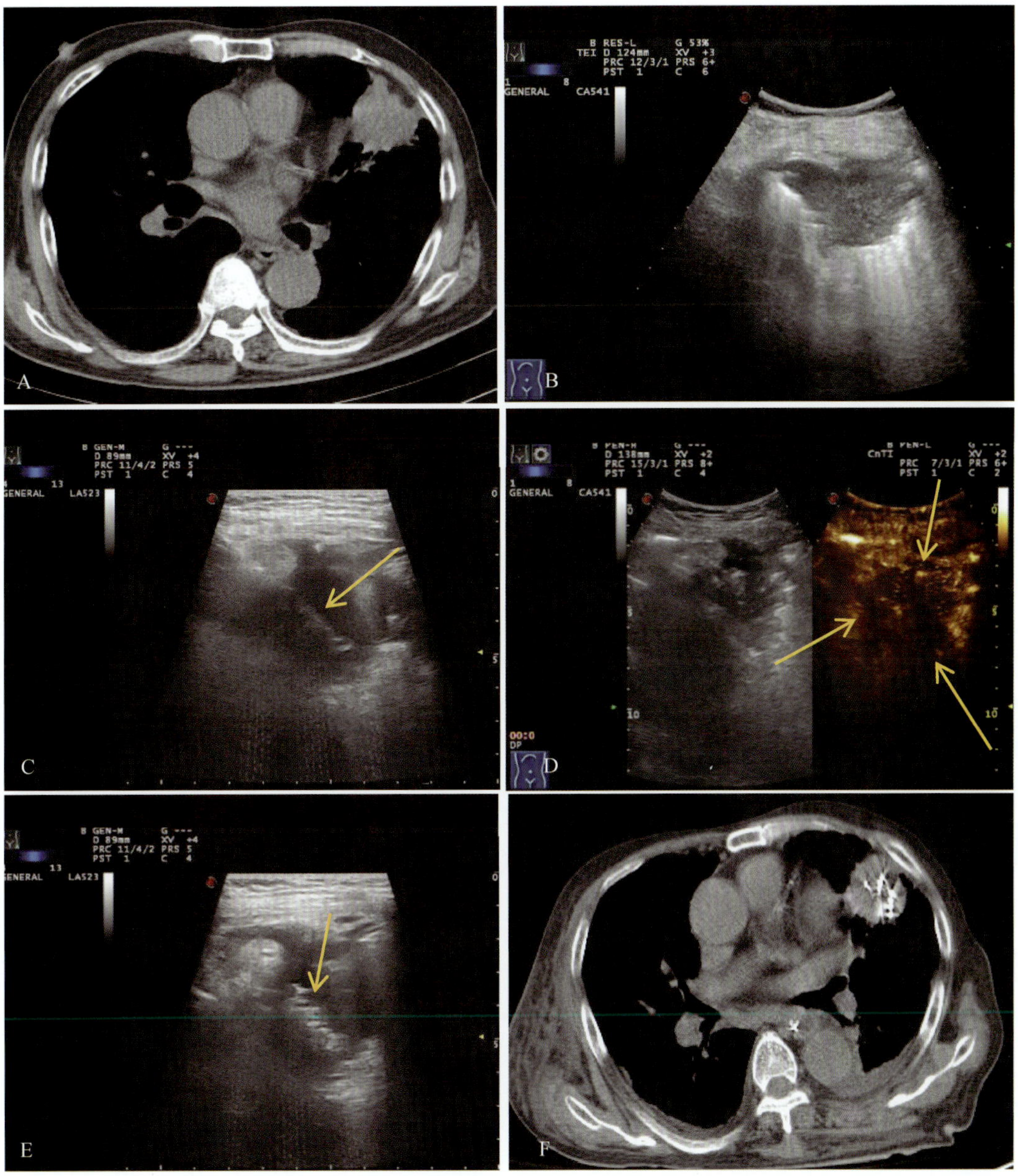

图 19-53　病例 1 影像图

A. CT 平扫示左肺上叶舌段软组织肿块影，边缘胸膜牵拉、增厚；**B.** 常规超声显示左肺胸膜下不规则团块；**C.** 实时超声引导下粒子植入术（箭头所指处为穿刺针）；**D.** 术后即刻超声造影观察肿块呈不均匀低增强，肿块周围未见活动性出血；**E.** 术后常规超声见肿块内粒子分布较好（箭头所指处为粒子）；**F.** CT 平扫示肿块内粒子分布较好

（雷志锴）

第六节 支气管内超声

一、概述

支气管内超声是20世纪90年代以来介入呼吸病学领域逐渐广泛应用的一项经支气管镜诊断技术，主要包括最早于1992年报道的环扫探头气道内超声（RP-EBUS）和2004年报道的凸面探头气道内超声（CP-EBUS）。RP-EBUS可用于研究气道壁结构、评价肿瘤对支气管壁的浸润程度、引导纵隔病变透支气管壁活检、诊断肺外周病变并引导活检等；CP-EBUS主要用于纵隔病变和中央气道周围肿物或淋巴结活检，最常用于恶性肿瘤的诊断和肺癌分期。

RP-EBUS的超声探头能通过可弯曲支气管镜的工作通道送入气道和肺外周部，通过其探头前端的旋转传感器可对周围组织进行360°扫描，其探头扫描的频率为20～30 mHz，20 mHz探头扫描的穿透深度最大可达5 cm。目前临床可用的超声小探头有1.4 mm、1.7 mm和2.0 mm三种外径，与其配套的一次性小探头引导鞘套装外径有2.0和2.6 mm两种。由于声波在遇到空气时会形成反射，在探查较大气道时，一般需在探头上加装一个充水的球囊，以便于将探头和气道壁贴紧，避免空气干扰，获得清晰的超声图像。在对肺野外周病变进行探查和活检时，可先将探头置入引导鞘，使用超声探头探查并确定病变位置后，固定引导鞘的位置后将超声探头抽出，再沿引导鞘将活检器械（专用活检钳、毛刷等）引导至超声确定的病灶部位进行活检或刷检。

RP-EBUS最早用于描述中心气道壁结构，在质量良好的超声图像上可清晰显示支气管壁的5～7层结构。通过比较正常支气管组织标本、侵犯气道肺癌标本的病理和EBUS表现，证明正常支气管壁结构的组织学和EBUS特征相关性良好，肿瘤诊断的相关性可达93%～95%。

EBUS可以准确地显示气道周围病变和支气管壁结构，分析和判断这些病灶的大小和形状、其生长方式和气道壁的浸润深度。对于常规支气管镜检查阴性的小病灶，联合CP-EBUS和自荧光支气管镜可将对恶性肿瘤的诊断特异度从50%提高至90%。

EBUS可详细地检查病灶在黏膜下、黏膜内和管腔外的扩展程度，病灶与隆突的距离，有助于手术切缘的确定，进行更为准确的术前分期，减少手术切除不全导致肿瘤术后复发的情况。EBUS有助于诊断肿瘤是否浸润纵隔内组织，如：大血管（主动脉、腔静脉、肺动脉和较大的肺动脉分支等）和食管壁受累情况等，这些用常规影像学方法往往是不可能完成的。

2007年，美国胸科医师学会（ACCP）就推荐将EBUS应用于肺外周病变的诊断，RP-EBUS可送至5级以下支气管分支以检测外周型肺部结节，通过RP-EBUS检查可清晰地发现肺外周低回声团块和强回声边界，通过气道内超声引导的经支气管肺活检术（EBUS-TBLB）可有效获取组织标本。环形扫描超声小探头达到病灶处后可以显示特征性的超声影像，从而确定是否准确达到病灶位置，并对这些病灶做精准的活检。对肺癌病灶而言，超声影像经常显示为均匀的低回声区，对CT混杂密度的病灶也可以显示为不均质回声区，对毛玻璃结节可以显示为“暴风雪征”，在这些超声显示病灶特征的部位行活检，能得到较高的诊断率。据报道，如果超声探头引导在病灶中央，活检阳性率可以达到87%，如果在病灶边缘部位，活检阳性率达42%，所以径向超声探头应该尽量引导到病灶中央做活检。研究表明，肺外周病变直径与EBUS-TBLB的诊断准确率有相关性，肺外周病变直径<2 cm时诊断准确率为56.3%，直径>2 cm时诊断准确率为77.7%。对于早期肺癌活检而言，径向超声对1～2 cm大小的病灶较传统TBLB有更大的优势。径向超声联合引导鞘及虚拟导航技术，具有更便利、阳性率更高等优势。另外，应用引导鞘可以避免重复寻找病灶位置，缩短操作时间；减少对支气管壁的损伤、减少出血；还可以减少X线暴露。

CP-EBUS又称线性EBUS或超声支气管镜，它是在可弯曲支气管镜前端安装了一枚凸面超声探头，频率为5～12 MHz，可作与支气管镜走行方向60°～75°的超声扫描，单个扫描平面上可观察到35°的扇形区域，其轴向分辨率较差，组织穿透度为 5 cm。目前尚不能清晰确认气道壁分层，但它的优点在于可以在超声实时引导下对气道管腔外邻近病灶进行穿刺活检［需使用专用 21 G 或 22 G 穿刺针实施气道内超声引导的经支气管针吸活检术（EBUS-TBNA)］，并可在多普勒模式下观察病灶的血供和周围血流情况，在弹性成像模式下评估组织相对硬度，图像固定后可测量病灶的二维径线，同时能获得支气管镜影像，主要用于协助诊断气管/主支气管旁肿块性质、肺门/纵隔淋巴结肿大和肺血管病变。

肺癌的 TNM 分期决定肺癌患者的治疗和预后，无论是术前分期还是治疗后再分期都取决于准确的纵隔淋巴结分期。EBUS 作为一项无创检查，已成为检查肺门/纵隔淋巴结的重要手段，可探查到 2～3 mm 大小的淋巴结，能分辨出淋巴滤泡和淋巴窦的细微结构，甚至能分辨肺门的小淋巴管，在淋巴结良恶性病变的鉴别诊断方面也有较高特异度。Yasufuku 等于 2004 年首次报道了 CP-EBUS 技术的临床应用，显示了 EBUS-TBNA 用于鉴别纵隔淋巴结良恶性病变的特异度、敏感度和准确率分别为 100%、95.7% 和 97.1%。Herth 等报道，EBUS-TBNA 在纵隔淋巴结穿刺活检诊断中的特异度为 100%、敏感度为 94%、阳性预测值为 100%，无严重并发症。因此，2007 年版的 ACCP 肺癌实践指南就已指出，临床医生应根据纵隔/肺门淋巴结的大小和位置，技术的可行性及当地设备条件，“以最容易获得组织标本的方法”对肺癌患者进行纵隔/肺门淋巴结检查。目前已经公认 EBUS-TBNA 是一项安全、有效的介入呼吸检查技术。EBUS-TBNA 结合其他方法如经食管超声引导针吸活检术（EUS-FNA）能进一步提高纵隔淋巴结肿大的诊断准确率。EBUS-TBNA 所取得的组织标本可以用于细胞病理、常规病理、免疫组织化学检测及分子生物学检测，为肺癌的规范化和个体化治疗提供依据。

在诊断纵隔占位性病变中应用 EBUS 能使穿刺部位更精准，诊断准确率和安全性更高。与纵隔镜手术相比，EBUS-TBNA 在肺癌的淋巴结分期诊断中效率相当或更优，由于 EBUS-TBNA 的效费比更高，所以现已将其作为肺癌患者纵隔淋巴结有创检查的首选。EBUS 凭借其超声图像特点可判断气管旁血管的部位和病灶的血流情况，可在行 TBNA 时规避血管和血流丰富的病变部位，这些有助于减少因 TBNA 所致大出血风险，表明 EBUS 对分析纵隔病变较 CT 和 PET 具有更高的临床价值和安全性。

基于生物组织的弹性（或硬度）改变与病灶的生物学特性紧密相关的原理，近年发展起来了一项新的超声诊断技术即超声弹性成像技术，其利用生物组织的弹性或硬度在外力（超声波）的作用下发生不同程度的改变，再采用特殊的方法计算出组织的形变程度，并对形变的组织进行彩色编码成像，以提供肿块的弹性特征及其参数。不同的组织有不同的弹性值，同一组织生理状态和病理状态弹性值也有差别。弹性成像技术可以通过对组织硬度的评估从而区分病变的良恶性，在 EBUS-TBNA 过程中能协助判断纵隔、肺门淋巴结发生转移的可能性并实时指导穿刺，特别是对于伴有坏死的淋巴结可以在弹性成像指导下穿刺非坏死组织。另外，当存在多个淋巴结肿大时，可通过超声弹性成像技术初步评估淋巴结良恶性，重点穿刺可能为恶性的淋巴结，从而提高诊断的阳性率。

由于血管在超声影像上表现为低回声、有搏动和多普勒效应的特点，中央气道周围的大血管容易被 EBUS 探及，近年来血管畸形合并气道狭窄的检出率较前明显增多。Dieulafoy 病以支气管黏膜下畸形的动脉破裂出血为病理特征，多在成人起病，其主要临床表现为不明原因的反复咯血，此类患者如在行支气管镜检查时发现管腔内存在黏膜结节样或蚯蚓状隆起，病灶的表面光滑，要高度警惕此病，可使用关闭的活检钳轻轻触碰病灶看是否会被挤扁，或行 EBUS 或窄带成像（narrow-band imaging，NBI）鉴别病灶的性质，避免盲目活检导致致死性大出血。

支气管超声简介见图 19-54。

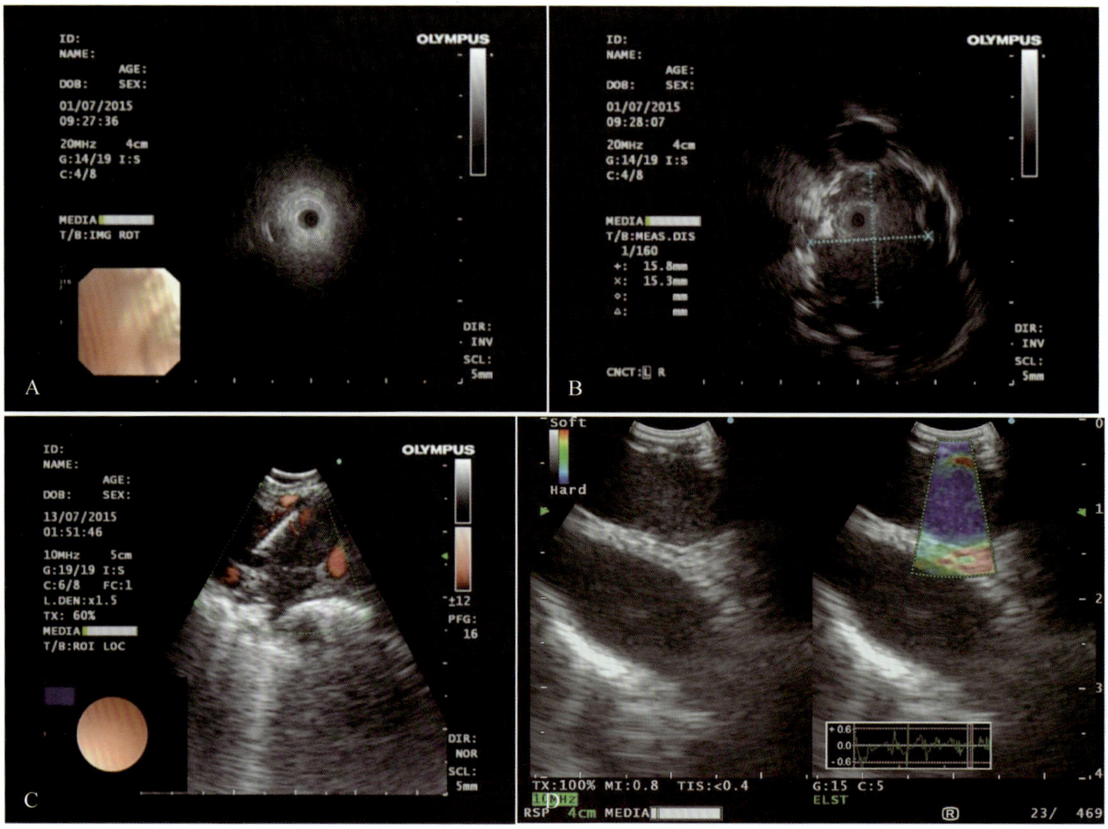

图 19-54　支气管腔内超声图谱简介

A. 正常肺组织在 RP-EBUS 上呈雪花状回声；**B.** 恶性肿瘤在 RP-EBUS 上呈较均匀的低回声；**C.** EBUS-TBNA 时通过超声多普勒观察淋巴结内及淋巴结旁血流情况；**D.** EBUS 弹性成像图像上显示淋巴结主要呈蓝色，提示其为恶性，与术后病理一致

（肖　奎）

二、支气管超声导向鞘引导下的经支气管肺活检术（EBUS-GS-TBLB）

病例 1

腺　癌

【病史摘要】

患者，男，79 岁。

主诉：查体发现左上叶毛玻璃病变 10 个月。

现病史：10 个月前健康查体时发现左上叶毛玻璃病变，无咳嗽、咳痰，无胸闷、气促，无胸痛、咯血。

既往体健。

查体：生命体征稳定，浅表淋巴结未及肿大，呼吸平稳，双肺呼吸音清，无啰音。心腹查体无异常。

【诊疗过程】

入院后血分析、生化、尿便分析无异常，血清肿瘤标志物未见异常。胸部 CT、超声影像见图 19-55。

普通白光支气管镜下管腔通畅，黏膜光滑，未见新生物及狭窄。

诊断明确后，术前评估无远处转移且无手术禁忌证，患者转胸外科行手术治疗。

【讨论】

患者左上肺病变诊断方法可选择 CT 引导下经肺穿刺，亦可选择经支气管镜肺活检术。

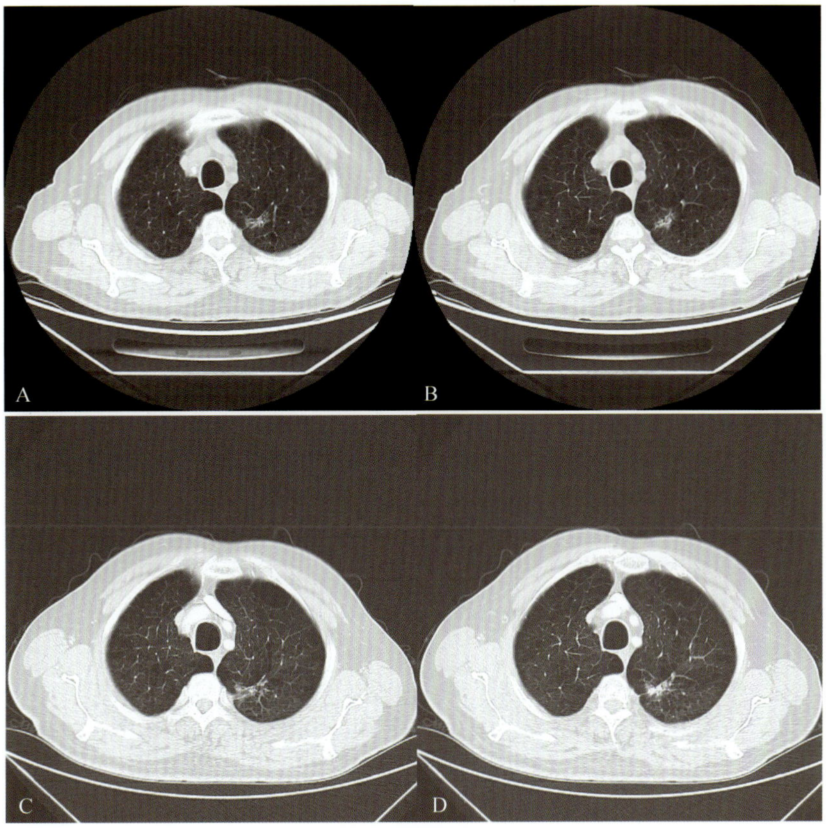

图 19-55　胸部 CT 影像

A、**B**. 2017 年 5 月胸部 CT 示左上叶不规则毛玻璃结节影，可见空泡征，不除外腺癌。**C**、**D**. 2018 年 3 月 CT 示左上叶毛玻璃病变较前密度增高、范围扩大

视频 19-26　EBUS 1

因肺部存在肺气肿、肺大疱，且病变位于左上叶近后胸壁处，经皮穿刺入过深而发生气胸风险较高，故选用了气道内超声引导下的肺活检（EBUS-GS-TBLB），参见图 19-56，视频 19-26。经气管镜诊断方法为经自然腔道进行活检，发生气胸和出血的风险明显较经皮肺穿刺少，安全性高。

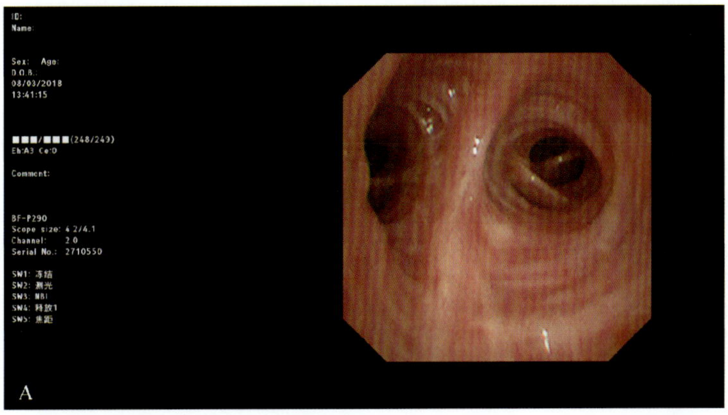

图 19-56　EBUS-GS-TBLB

A. 左固有上叶。EBUS 探及病变，经导向鞘（GS）引导，于此刷检（活检前后）、活检；**B**. 超声小探头探及病变，病变边界清楚，探头位于病灶边缘，与病变呈邻近关系，超声下形态与 CT 横断面形态一致；**C**. Diff-Quik 染色高倍镜。现场快速评价：成团异型细胞，细胞大小不一，胞质丰富，胞核深染，提示腺癌可能；**D**. HE 染色：低倍，最终病理诊断：腺癌

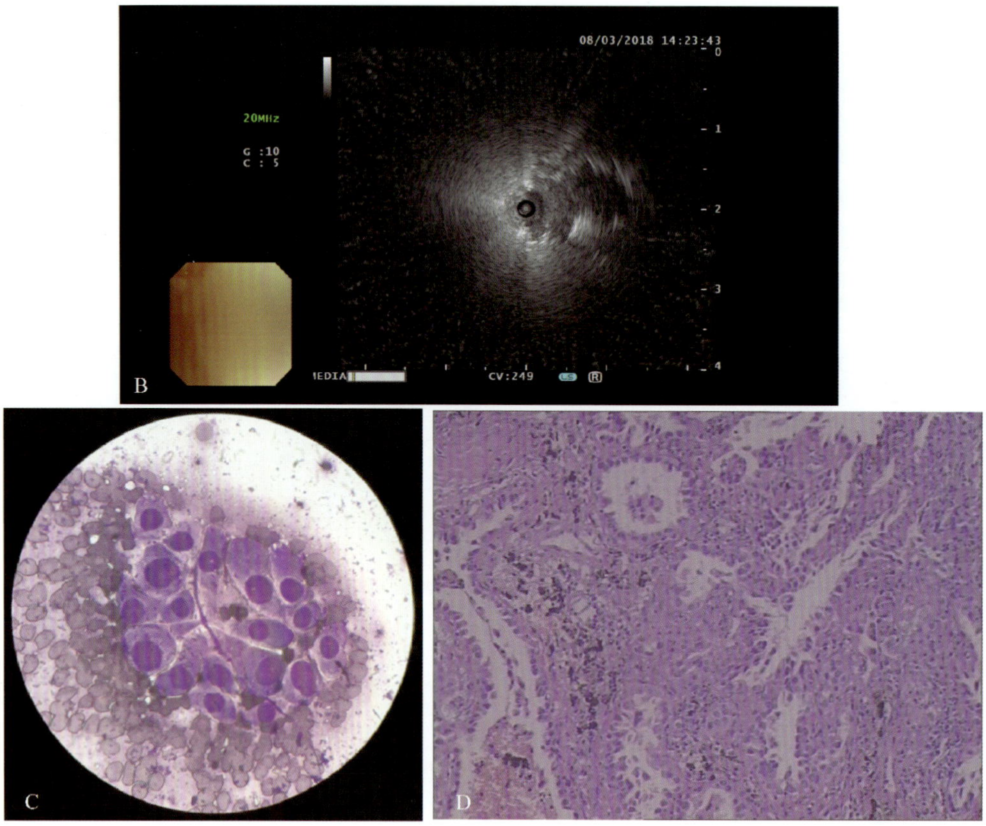

图 19-56（续）

（于鹏飞）

病例 2

肺腺癌

【病史摘要】

患者，男，63 岁。

主诉：咳嗽 2 个月。

现病史：患者 2 月前无明显诱因出现咳嗽，为阵发性咳嗽，咳少许白痰，有时伴有喘息，无胸痛、咯血。

既往史：有慢性阻塞性肺疾病史。

查体：呼吸平稳，桶状胸，双肺呼吸音低，可闻及少许干啰音，心腹查体无异常。

辅助检查：血清肿瘤标志物无异常。胸部 CT（图 19-57）：左上叶团块影，呈膨胀性生长，边缘可见短毛刺，增强扫描可见病灶不均匀强化，中心坏死，与胸膜关系密切，考虑恶性可能。

【诊疗过程】

为明确诊断，行 EBUS-GS-TBLB 检查。行支气管镜检查前，予虚拟导航（奥林巴斯，Direct Path）。白光支气管镜下见左 B1＋2a 支管腔内色素沉着，黏膜水肿。超声小探头于左 B1＋2ai 支探及肿物，于此刷检活检，刷片见可疑肿瘤细胞，活检病理提示肺腺癌（图 19-58 及视频 19-27）。患者诊断明确，转外科进一步手术治疗。

【讨论】

本例患者基础病为慢性阻塞性肺疾病，并发肺癌。其病变位于左上叶，近后胸壁处，胸部 CT 显示肺气肿及肺大疱明显。如行经皮肺穿刺进行诊断，则需要从前胸壁处进针，进针较深，发生出血及气胸等并发症可能性大，权衡利弊，最终选择了 EBUS-GS-TBLB 方法。本例在行支气管镜检查时，应用虚拟导航软件提前进行了路径导航规划（即 VBN-EBUS-GS-TBLB），缩短了超声探查病灶的时间，提高了活检效率。

视频 **19-27** 虚拟导航

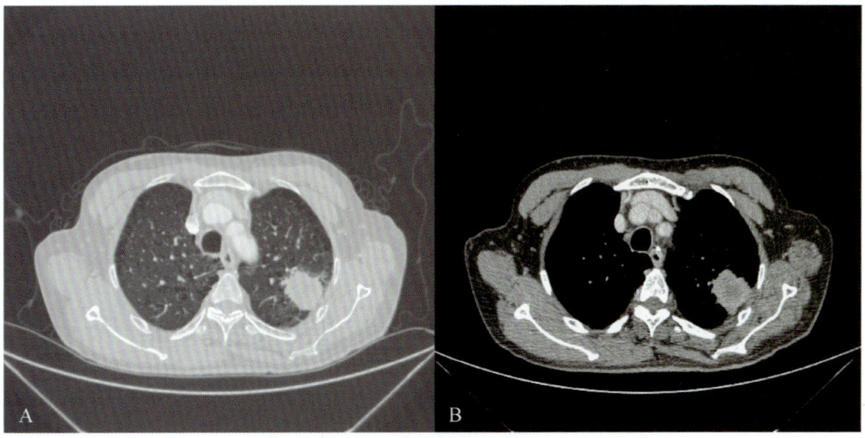

图 19-57 胸部 CT 影像

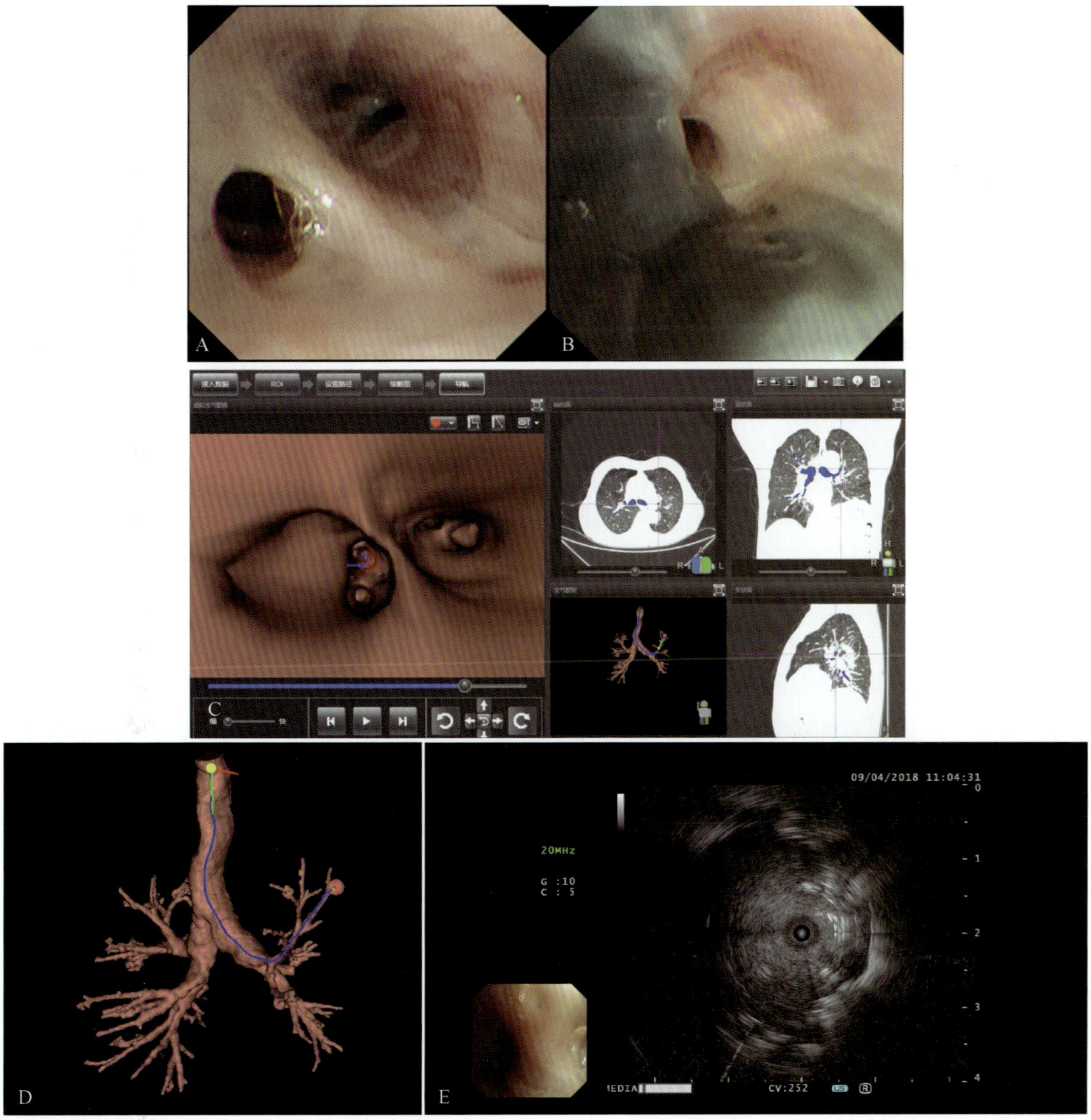

图 19-58 VBN-EBUS-GS-TBLB

A. 支气管镜下左 B1+2 支气管腔；**B.** 支气管镜下左 B1+2a 支气管腔；**C.** 虚拟导航；**D.** 虚拟导航图；**E.** 左上叶病变超声图像，探头位于病灶内，病变边界呈清晰高回声；**F.** 活检病理：腺癌

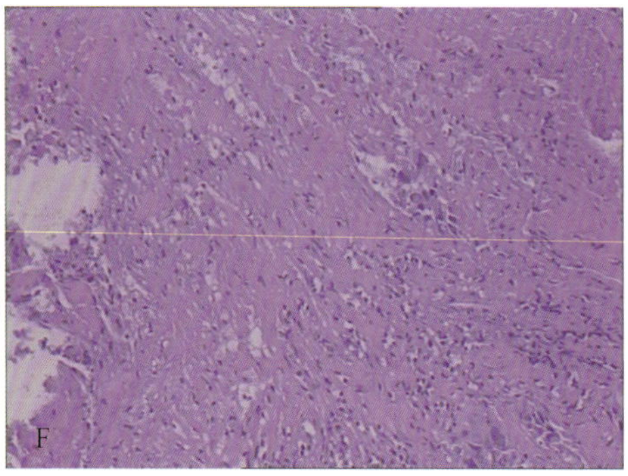

图 19-58（续）

（于鹏飞）

病例 3

肺腺癌

【病史摘要】

患者，女，60 岁。

主诉：咳嗽 3 个月。

现病史：患者 3 个月前无诱因出现咳嗽，为阵发性刺激性干咳，无胸闷、气短，无胸痛、咯血，无畏寒、发热。自服“头孢类抗生素、甘草片”等药物治疗，效果不佳，咳嗽症状加重。

既往体健。

查体：呼吸平稳，浅表淋巴结未及肿大，呼吸音粗，无啰音。律齐，无杂音。腹软，腹无压痛及反跳痛。

辅助检查：血清肿瘤标志物未见异常。胸部 CT（图 19-59）：右上肺病变，边界清晰不规则，可见分叶及毛刺，有胸膜牵拉征，内部密度不均，见空泡征，考虑肺腺癌可能性大。

【诊疗过程】

入院后为明确诊断行超声支气管镜检查。普通白光支气管见双肺各叶段支气管管腔通畅，黏膜正常，未见狭窄及新生物。

【讨论】

本例患者老年女性，不明原因咳嗽 3 个月，胸部 CT 见边界清晰的结节影，边缘不规则，可见分叶及毛刺，内部见密集含气征象，高度提示肺腺癌。要明确诊断可选择 CT 引导下经皮肺穿刺检查及经支气管镜检查两种方法。本病例病变密度不均匀，且内部可见血管穿行，穿刺阳性率可能会偏低，且出血概率较高，选择 EBUS-GS-TBLB 技术（图 19-60，视频 19-28），因病灶内部含气较多，病变内部密度不均匀，实性密度区域较分散，虽然病变累及肺组织范围并不小，但实际活检位置较难确定。本例操作中，应用超声探头反复确认活检部位，最终确定一个内部回声异质性明显的区域，与患者胸部 CT 表现相吻合。

视频 19-28 EBUS-GS-TBLB

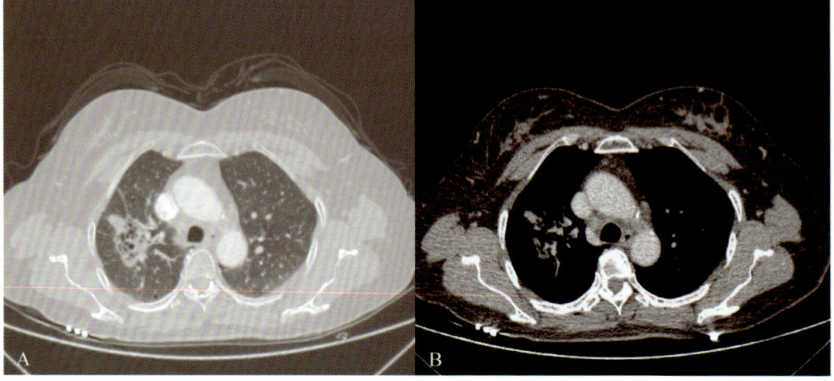

图 19-59 胸部 CT 影像

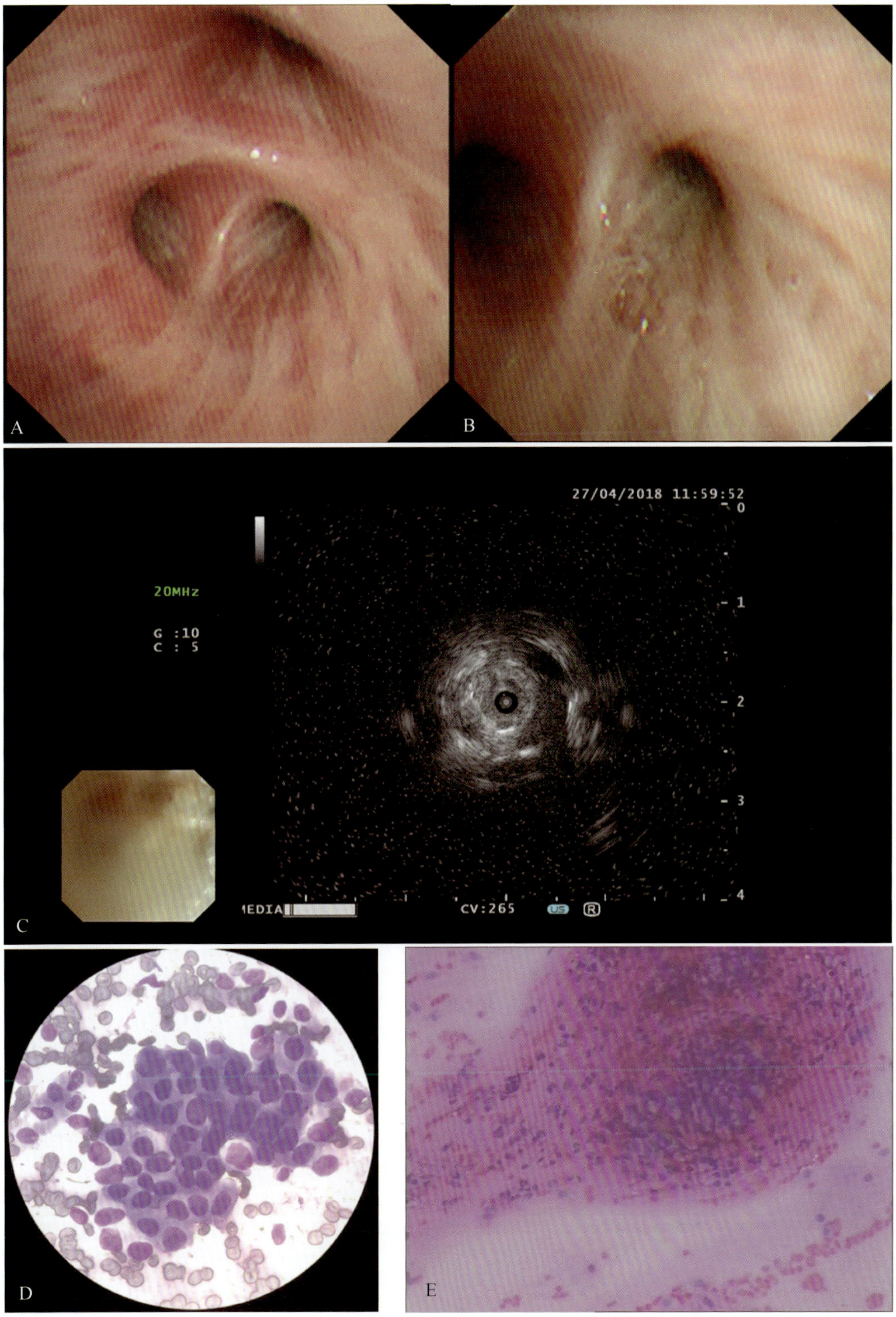

图 19-60 EBUS-GS-TBLB

A. 右上叶；**B.** 右上叶尖段；**C.** 超声小探头于右 B1bi 探及病变，超声见边界不完整，内部回声呈明显异质性，可见多发短线样高回声线和点状高回声（含气组织），右上角可见无回声区（血管）；**D.** 快速现场评价（ROSE）见大小不等成团样分布异型细胞，细胞核及核质比增大，核大深染，胞质相对丰富，考虑腺癌可能；**E.** 支气管刷片病理查到腺癌细胞

（于鹏飞）

病例 4

微浸润肺腺癌

【病史摘要】

患者，女，42 岁。

主诉：查体发现右上肺结节影 1 周。

现病史：患者 1 周前查体行胸部 CT 检查示右上肺毛玻璃结节影，无发热、畏寒，无咳嗽、咳痰，无胸闷、气促，无胸痛、咯血，无乏力、盗汗等不适，为明确病变性质入院。

查体：浅表淋巴结未及肿大，呼吸平稳，双肺呼吸音清，无啰音，心腹无异常。

既往有子宫肌瘤病史。

实验室检查：血常规 WBC9.82×10^9/L，NE 72%，CRP 23 mg/L，血清肿瘤标志物正常，结核感染 T 细胞检测正常。

胸部 CT（图 19-61）：右上叶前段纯毛玻璃结节影，边界清晰。

入院诊断：右上叶结节性质待查，早期腺癌？

【诊疗过程】

患者查体发现右上叶纯毛玻璃结节，边界清晰，诊断考虑原位腺癌或微浸润腺癌可能性大，需要与局灶性纤维化和机化性肺炎鉴别。下一步诊疗方案，可以先抗感染治疗后短期复查，也可以进行活检明确诊断。经与患者沟通后，患者要求尽早行活检明确诊断。活检方法可选择经皮肺穿刺或 EBUS-GS-TBLB，经过考虑患者选择创伤较小的 EBUS-GS-TBLB 技术（图 19-62，视频 19-29）。首先用外径 4.2 cm 的细支气管镜进行右上叶观察，右上叶前段各亚段管腔通畅，黏膜正常，沿引导鞘管插入超声小探头，于 RB3aiβ 探及病变，病变呈暴风雪样改变，于此行刷检、活检，病理回报示部分肺泡内见贴壁生长的异型细胞，免疫组

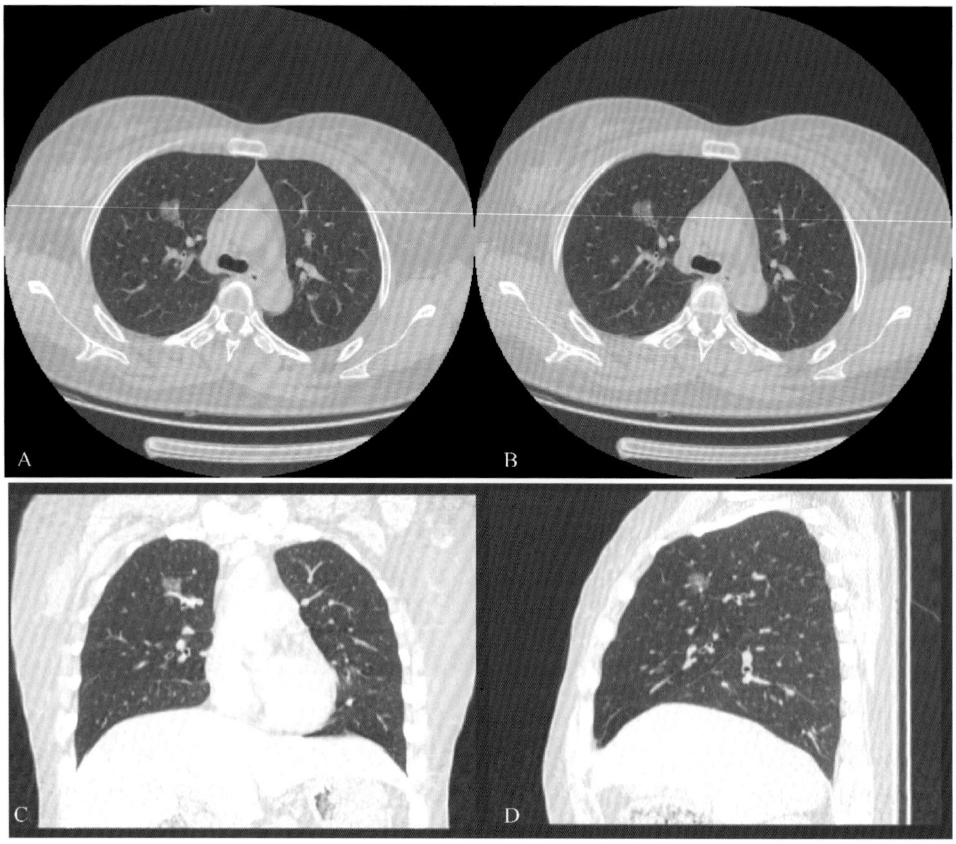

图 19-61 胸部 CT 影像

化 TTF-1、Napsin-A 阳性，p63 阴性，不除外原位腺癌可能。患者进一步行外科手术治疗，术后大体病理回报示微浸润肺腺癌。

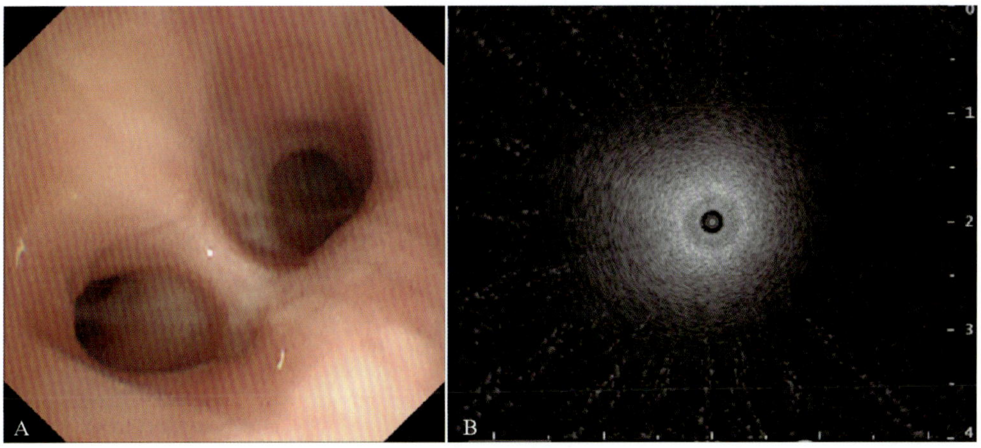

图 19-62 EBUS-GS-TBLB

A. 普通白光气管镜下见右上叶前段各亚段开口通畅，黏膜光滑，未见新生物及狭窄；**B.** EBUS 于 RB3aiβ 探及病变，呈暴风雪样改变，直径约 2 cm

视频 19-29 GGO 病灶

【讨论】

本例病变为纯毛玻璃密度（pGGO），其边界清晰，直径约 2 cm，内部可见细支气管和微血管通入征象，首先应考虑早期腺癌（原位腺癌或微浸润腺癌）可能。主要鉴别诊断包括局灶性肺间质纤维化和局灶性机化性肺炎。局灶性肺间质纤维化影像可表现为持续存在的毛玻璃结节（ground-glass nodule，GGN），病理学基础是成纤维细胞增殖引起肺泡间隔增厚的纤维化并伴有纤维母细胞增生，周围正常肺组织受牵拉，边缘凹陷形成多角形或多边形。局灶性机化性肺炎可表现为 GGN，但很少表现为纯 GGN（pure ground-glass nodule，pGGN），一般可行短期随访比较其形态、大小的变化。本例患者可选择随访、诊断性活检及外科手术进行处理。外科手术相对有创且费用较高，一般不作为首选。针对此类 pGGO，除外科手术外的各种活检方式的阳性率均不理想。正常肺组织在 RP-EBUS 下的图像（图 19-63）

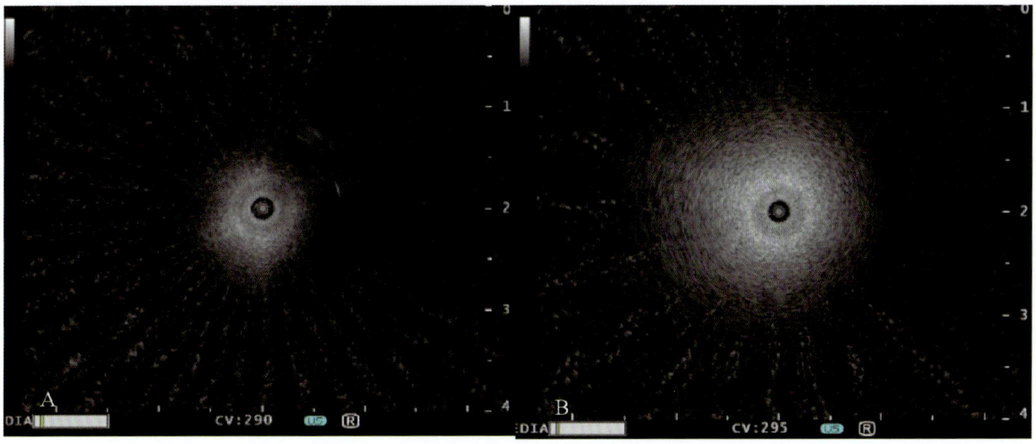

图 19-63 正常肺组织在 RP-EBUS 下的图像

A：正常肺组织；**B**：暴风雪征

表现为暴风雪样（snowstorm）改变，而当超声探头进一步向远端推进进入 GGO 病灶内部时，可观察到暴风雪样图像的回声强度和范围均有增强，此类征象称之为暴风雪征（blizzard sign）。其可能为声波在传导过程中与周围完整的肺泡结构中残留的气体发生衍射而产生。当肿瘤细胞贴壁生长时主要产生 blizzard sign，而当其出现浸润性生长时在 CT 上表现为混合密度或半实性结节时，其超声图像相应地转变为 mixed-blizzard sign，即在回声异质性暴风样图像中出现点线状的高回声信号。

（于鹏飞）

病例 5

肺结核

【病史摘要】

患者，男性，52 岁。

主诉：胸痛 2 年余。

既往史：10 余年前患“左侧结核性胸膜炎、左肺结核”，曾行正规治疗（具体不详）。

体检：T 36.8℃，P 61 次/分，R 20 次/分，BP 137/89 mmHg，神清，营养中等，浅表淋巴结未触及。口唇无发绀，咽部充血，双扁桃体无肿大，颈软，气管居中，右侧胸廓正常，左侧胸廓稍塌陷，右侧呼吸动度、语颤正常，左侧呼吸动度、触觉语颤均减弱，右肺叩诊稍呈过清音，左肺叩诊呈浊音，左肺呼吸音明显减低，双肺未闻及干湿啰音及胸膜摩擦音。心率 61 次/分，律齐，无杂音。腹平软，无压痛、反跳痛，肝脾肋下未触及。双下肢无水肿。

【诊疗过程】

入院后彩超：肝、胆、脾、胰、双肾、双侧肾上腺区未见异常声像；双侧胸腔未见积液。心电图：正常。胸部 CT（图 19-64）：①考虑左肺下叶及右肺尖肺结核；②左侧结核性胸膜炎；③右侧胸膜局部增厚，局部钙化；④双肺多发条索影及钙化灶。支气管镜检查白光下：隆突锐利，各级支气管黏膜无充血、水肿，管腔通畅，未见新生物。荧光下：各级支气管黏膜呈正常浅绿色荧光改变，未见棕红色兴趣区。超声支气管镜：超声小探头下（图 19-65）左下叶后基底段亚亚段可见点、线状、部分连续的强回声，边缘不清楚，在 5 点钟方向有无回声区显示，于此亚亚段刷检送检结核菌、脱落细胞检查。支气管刷检物未找到瘤细胞；支气管刷检涂片找到抗酸杆菌。患者转结核病区抗结核治疗。

实验室检查：血常规：WBC 3.9×10^9/L；N% 45.4%；降钙素原（PCT）0.05 ng/ml；C-反应蛋白 0.93 mg/L；红细胞沉降率 3 mm/h；结核感染 T 细胞斑点试验：抗原 B（CFP-10）孔 24 个↑；抗原 A（ESAT-6）孔 33 个↑；ANA 正常，肿瘤标志物正常。

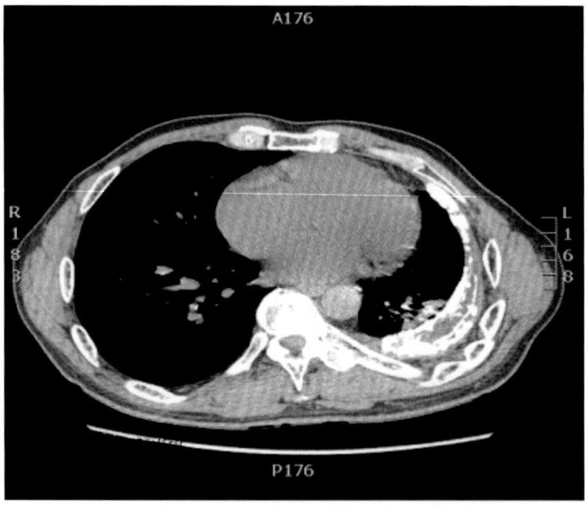

图 19-64 胸部 CT 影像

【讨论】

支气管镜检查评估孤立性结节（SPN）和肺外周病变的历史已有 30 余年，对于这些肺结节，诊断手段主要为 X 线引导下经支气管活检（TBB）。该操作的并发症发生率虽然总体来说较低，但是主要缺点是患者和医护人员必须处于放射线暴露中，且该操作需要昂贵的 X 线

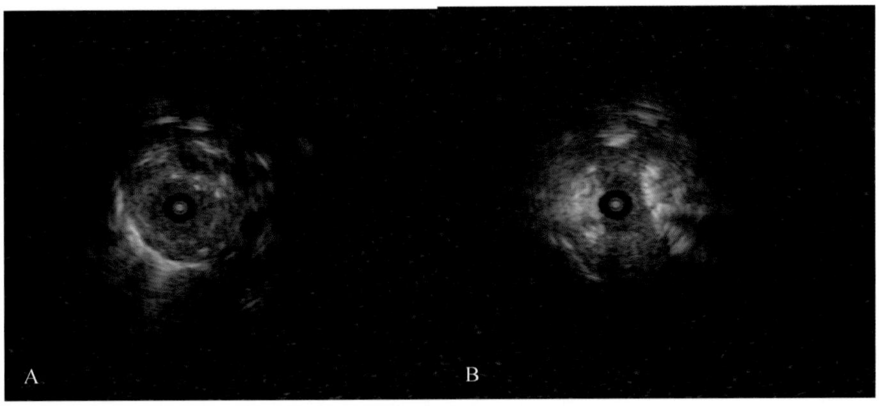

图 19-65 超声小探头下超声影像改变

设备或需要放射科协助。近年来，几项有创性检查在一定程度上提高了肺部微小病变的诊断率，如CT引导下针吸活检术（CT-FNA）、电视辅助胸腔镜手术（VATS）和开胸术等，但这些技术使治疗费用和并发症发生率均有明显增加。

径向探头支气管内超声是一种利用小超声探头进入支气管腔内而获得支气管周围组织超声图像的技术。这种技术可深入周围型肺部病灶。据报道对<3 cm的周围型肺部病灶，诊断率为74%。对于周围型肺部病变的超声成像，病灶的分类基于内部回声模式、血管通畅度和强回声区的形态学。Ⅰ型病变为均质型，其中92%为恶性；Ⅱ型病变为强回声点和弧线模式，其中99%是良性的；Ⅲ型病变为多形性模式，其中99%为良性。该例患者病灶超声下改变为点状、线状、部分连续性强回声，边缘不清楚，提示为良性病变，慢性炎症改变。

总之，基于各种研究结果，超声小探头目前应用领域如下：测定肿瘤浸润气管/支气管壁的深度，分析气道疾病（如气管支气管软化症）支气管壁的结构，在支气管镜检查时确定周围型肺部疾病的位置，径向探头EBUS比荧光镜更能准确地确定病变与支气管的关系，因此，它缩短了确定活检部位和荧光气管镜检查的时间，以正确鉴别周围型肺结节的良恶性。

（卢　晔　黄文侨）

病例 6

右肺下叶外基底段鳞癌

【病史摘要】

患者，男，72岁。

主诉：咳嗽、咳痰1月余，右侧胸痛20天。

现病史：患者1个月余前无诱因出现阵发性刺激性咳嗽，痰少，色白，未见痰血，无声嘶，无呼吸困难，无畏寒、发热，无咯血、盗汗等。20天前无诱因又出现右侧胸痛，程度中等，无放射性痛，不能自行缓解。

既往有高血压病史。个人史：吸烟史30余年，日约20支，已戒10年。

体检：T 36.9℃，P 69次/分，R 20次/分，BP 138/82 mmHg，神清，呼吸平稳，浅表淋巴结无肿大。口唇无发绀，气管居中，胸廓对称，双肺呼吸音粗，无啰音。心率：69次/分，律齐，无杂音。腹平软，无压痛、反跳痛，肝脾肋下未触及，肝颈静脉回流征阴性，无杵状指趾，双下肢无水肿。

【诊疗过程】

入院后胸部CT平扫+增强（图19-66）：右肺下叶占位，考虑肺癌可能性大，肺气肿，双肺多发肺大疱，双肺多发条索影，纵隔内及右侧肺门多发肿大淋巴结，双侧胸膜局部增厚、粘连。振荡肺功能：气道阻力正常，响应频率增高，提示气道阻力增高，肺顺应性下降，气体陷闭。肺通气功能：FEV1 占预计值 44%，FEV1/FVC：47.7%。超声支气管镜：小超声探头下右下叶内基底段、后基底段呈正常暴风雪样改变。右下叶外基底段可见边界清晰的灰暗色回声区，其中 5 点钟方向见无回声区（图 19-67）。于右下叶外基底段行超细（直径≤1.1 mm）细胞刷盲刷，脱落细胞回报提示低分化鳞癌。

实验室检查：肿瘤标志物：细胞角蛋白 19 片段测定 10.3 ng/ml↑；CA125 449.3 U/ml，CA199 41.9 U/ml，CEA 28.59 ng/ml。

【讨论】

众所周知，超声成像与 X 线成像过程不同。组织之间对超声波的阻抗不同，并且较为复杂，仅部分取决于其水含量。由于软组织间阻抗不同，才使得超声得以应用于临床诊断。环形超声（小探头）可提供气道某具体病灶的 360°影像，使活检更为直接、精确，诊断率得以提高。

本例是经超声小探头精确定位后获取标本从而明确诊断右肺下叶外基底段肺癌的病例。文献报告典型肿瘤性疾病 EBUS 检查有以下特征①有连续清晰的边缘回声；②粗糙的内部回声；③无代表含气的支气管强回声斑，或者即使存在也没有连续性。术前尽可能先做好 HRCT 定位，从而缩短操作时间。观察病灶内有无支气管存在，也即病灶与支气管的位置关系影响诊断阳性率。笔者体会是尽可能将超声小探头向支气管前端推进，至遇到阻力为止，后开启超声观察，边观察边缓慢向后退，否则易损坏探头。超声小探头为气管镜下诊断肺周边病变提供了一个新方法，正确识别病变超声图像是关键点和难点，正确地选择活检、刷检或 TBNA 术应视病灶的血管分布和病灶与支气管关系而定。

有研究显示使用环形超声（小探头）的缺点是活检前需从支气管镜操作孔通道移除超声小探头以插入其他活检工具，因此，活检或刷检时，操作者不能同时看见支气管镜和超声图像，这使得该操作失败率增加，而标本量减少。Kurimoto 研究首创将支气管镜腔内超声与一个引导鞘管共同使用，也即在直视下将支气管镜送达目标支气管，然后通过支气管镜的操作孔导入一根内含 EBUS 小探头的引导鞘管。此时的引导鞘管可作为操作孔道的延长管，以便活检钳、毛刷、刮匙等通过而实施活检取样。从而进一步提高诊断阳性率。另据 Yoshikawa 的研究发现 123 例肺外周病灶中，经引导鞘管检查，其中 76 例（61.8%）得到了确诊。

Steinfort 研究报道，1090 例接受了 EBUS 引导下的支气管镜检查的肺外周病变患者的结果，其总体诊断敏感度为 73%，特异度为 100%。因此认为，支气管镜腔内超声小探头检测是安全和相对准确的检测肺外周病灶的方法，本例就是一个成功的病例，CT 显示为后基底段病灶，而在实时超声影像下即显示为右下叶外基底段病灶，最终获得了阳性结果。

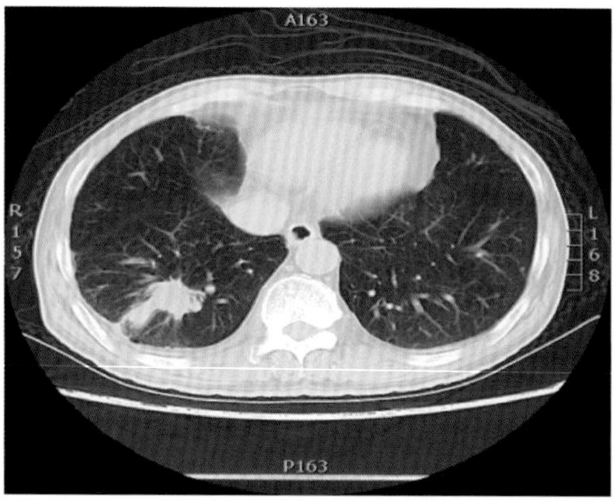

图 19-66 胸部 CT 影像

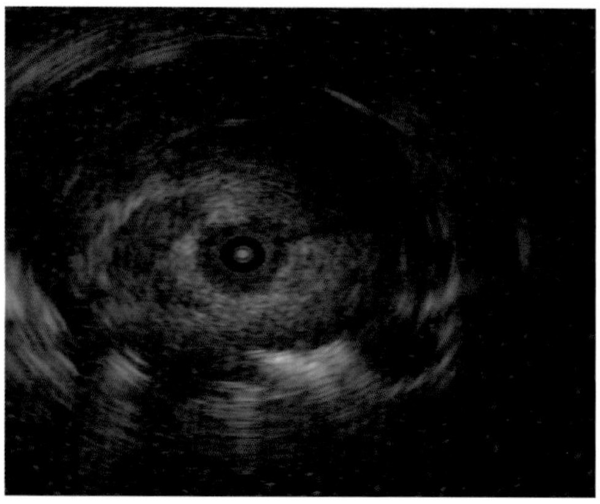

图 19-67 超声影像

（卢　晔　陈旭君　黄溢华）

三、超声支气管镜引导下的经支气管针吸活检技术

病例 1

隆突下巨大淋巴结

【病史摘要】

患者，男，64 岁。

主诉：反复咳嗽、咳痰 5 年，再发伴胸痛 1 周，加重半天。

现病史：患者 1 周前受凉后咳嗽、咳痰加重伴胸痛不适，程度尚可忍受，半天前胸痛加剧，呈阵发性，偶有缓解。未诉其他特殊不适。

既往史："慢性阻塞性肺疾病" 5 年。多年前有"胃穿孔"手术史。2 年前因"左膝前交叉韧带、内侧副韧带断裂"住院治疗，治疗过程中发现"左下肢股深静脉血栓形成"，予溶栓、抗凝治疗，出院后自行停用华法林。

体检：T 36℃，P 58 次/分，R 22 次/分，BP 104/70 mmHg，神清，轻度贫血、脱水外观，浅表淋巴结无肿大，气管居中，胸廓对称，双肺呼吸音粗，可闻及干湿啰音。心率 58 次/分，律齐，无杂音。腹平软，无压痛、反跳痛，肝脾肋下未触及。双下肢无水肿。

【诊疗过程】

入院后辅助检查：胸部增强 CT（图 19-68）示气管隆突下类圆形软组织肿块（42 mm×30 mm），纵隔内多发小淋巴结，巨淋巴结增生症可能性大。心电图：窦性心律，大致正常心电图。彩超：心内结构及血流未见明显异常，左心室收缩功能正常、舒张功能减退，双侧下肢深静脉未见异常声像；肝、胆、脾、胰、双肾及肾上腺未见异常声像。强迫振荡肺功能：响应频率增高，提示气道阻塞，肺顺应性下降；肺通气功能：FVC 占预计值 84%、FEV1 占预计值 60%，FEV1/FVC%：55.4%。头颅及双侧肾上腺 CT：正常。白光支气管镜下：左右主支气管内大量痰栓形成，清除痰栓后见各支气管黏膜光滑、未见新生物生长（图 19-69A、B）。超声支气管镜下见声门闭合好，隆突锐利，超声支气管镜 TBNA（7 组），穿刺后可见细长组织 3 条，送检病理、涂片找脱落细胞 7 张（图 19-69C 至 F）。EBUS-TBNA 穿刺涂片：见大量成团退变的淋巴细胞，极少量中度核异质细胞。穿刺物病理组织学结果：免疫组化最终结果报告为符合神经内分泌癌（倾向小细胞肺癌）。

实验室检查：血常规示白细胞 $11.9\times10^9/L$↑；中性粒细胞百分比 84.3%↑；血红蛋白 92 g/L↓；血小板 $320\times10^9/L$。血气分析：血酸碱度 7.416；二氧化碳分压 38.2 mmHg；氧分压 109 mmHg↑；氧饱和度 98.2%。C-反应蛋白 2.5 mg/L；红细胞沉降率（ESR）23 mm/h；PCT 0.05 ng/ml；肌钙蛋白定性阴性；凝血功能、D-二聚体正常；总 IgE 406.1 IU/ml↑；肿瘤指标：细胞角蛋白 19 片段测定 9.34 ng/ml↑；神经元特异性烯醇化酶 22.84 ng/ml↑；RF＋ASO、ANA、ANCA：正常；肝功能：ALB 39.43 g/L，GLB 25.2 g/L；蛋白电泳：正常。

【讨论】

临床上导致淋巴结肿大的病因很多，感染、肿瘤、反应性增生、组织细胞增生及代谢异常等，上述病因都可以导致胸内淋巴结肿大。作为疾病的一种临床表现，需要临床医生结合患者的症状、体征、相关检查来鉴别判断病因。多数纵隔肿块无症状，部分患者有症状，与肿瘤侵犯或压迫周围纵隔结构有关，包括咳嗽、喘鸣、咯血、呼吸困难等呼吸道相关症状及侵犯胸壁、纵隔胸膜或膈肌引起的疼痛等。

本例为隆突下巨大淋巴结病例，文献报道两项含有 120 例和 60 例患者的研究中，EBUS-TBNA 诊断纵隔疾病（包括淋巴结样增生、肉芽性淋巴结炎）的敏感度、特异度和准确度分别为 95%、100%、98%。EBUS-TBNA 诊断淋巴瘤的敏感度、特异度分别为

90.9%、100%。EBUS-TBNA 在结节病诊断方面的敏感度为 85%，而传统的经支气管镜活检（TBB）和盲取样的敏感度仅为 35%。在诊断纵隔淋巴结结核方面，EBUS-TBNA 的敏感度为 94%，培养结核菌确诊率为 47%。对于隆突下肿大淋巴结的病变，临床需要进行的鉴别诊断如下：巨大淋巴结增生症、淋巴瘤、嗜酸性粒细胞增生性淋巴肉芽肿、淋巴结结核、结节病、慢性阻塞性肺疾病、纵隔型肺癌等。

关于 EBUS-TBNA 用于病因不明的纵隔肿块诊断的一项研究显示，其总诊断率为 93.6%，其中恶性疾病为 87.5%，而良性疾病则为 96%。由于 EBUS-TBNA 可以直接对纵隔或肺门淋巴结进行活检，因此它可用于结节病的诊断，包括对淋巴瘤及转移性肺癌的检测。

有观点认为 EBUS-TBNA 术后出现纵隔气肿、气胸、纵隔瘘、纵隔出血以及菌血症等并发症仍然偶有报道，与传统 TBNA 一样，其并发症的发生率很低。

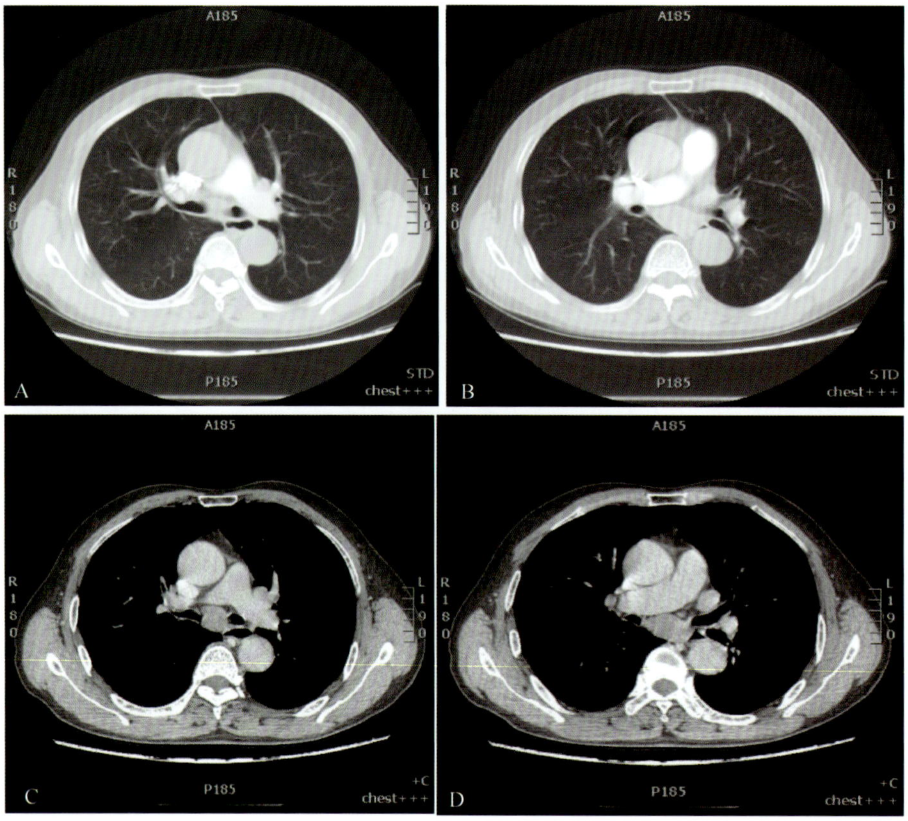

图 19-68 胸部 CT 影像

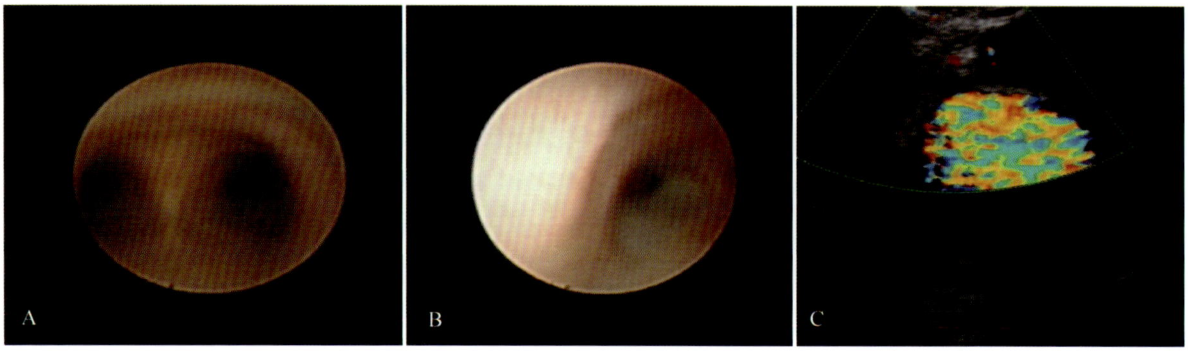

图 19-69 EBUS-TBNA 影像

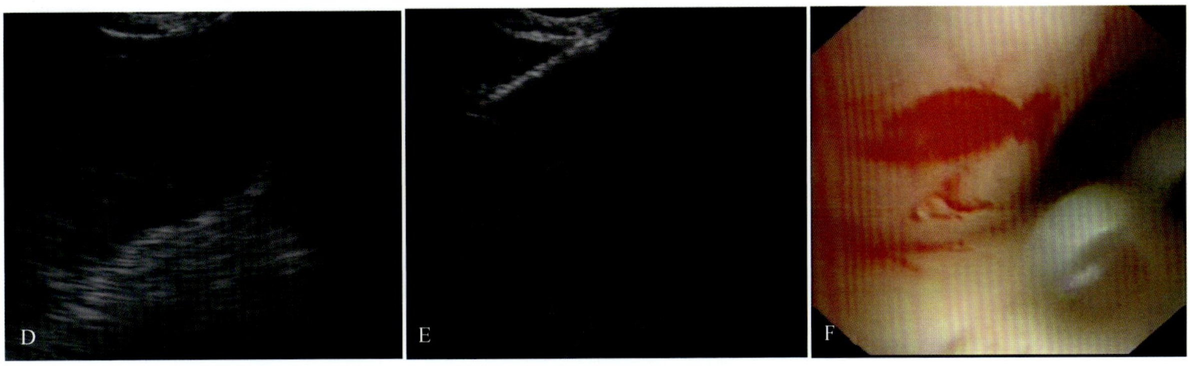

图 19-69（续）

（卢 晔 吴奕群）

病例 2

中分化腺癌 EBUS-GS-TBLB/EBUS-TBNA

【病史概要】

患者，男，54 岁，农民。

主诉：因“咳嗽、活动后气促半月”入院。

现病史：患者半月前受凉感冒后自感咳嗽、活动后气促。起病以来无发热、咳脓痰、咯血等不适。吸烟 20 余年，每日约 20 支，已戒烟 2 年余。

既往体健。

体检：T 36.6℃，P 87 次/分，R 20 次/分，BP 116/64 mmHg，神清，浅表淋巴结无肿大。双肺呼吸音稍低，无啰音。心率 87 次/分，律齐，无杂音。腹软，无压痛、反跳痛，肝脾未及肿大。

【诊疗过程】

入院后肺部增强 CT：左上肺尖后段不规则占位性病变（19 mm×14 mm），左肺门、纵隔、隆突下、右肺门多发淋巴结肿大，部分融合，考虑左上肺周围型肺癌并纵隔肺门淋巴结转移（图 19-70）。心电图：窦性心律，大致正常。血常规、凝血功能、肝肾功能、电解质未见异常。肿瘤标志物：CEA 17.5 ng/ml。肺功能：轻度阻塞性通气功能障碍，舒张试验（—）。支气管镜：白光镜下见左主支气管管腔狭窄，黏膜充血肿胀，血管丰富，未见新生物及活动性出血。于左上叶尖后段亚分支远端行EBUS 小探头探查，见 15.8 mm×15.3 mm 不规则肿块（图 19-71），行 EBUS-GS-TBLB 5 处（视频 19-30），活检后局部少量出血，标本取材满意。更换超声支气管镜后经鼻进镜，到达气管内改用 EBUS 超声模式观察见多个淋巴结肿大，淋巴结内可见均质超声声像及分隔带形成。彩色多普勒超声检查可见淋巴结旁纵行及横行血管声像，并可见淋巴结内面向探头及背向探头方向血流声像。超声下测量各组淋巴结大小为（图 19-71B 至 E）：4 R 组 17.1 mm×16.9 mm，4 L 组 11.2 mm×15.1 mm，10 L 组 31.9 mm×22.2 mm，7 组 12.8 mm×17.7 mm。于超声引导下穿刺 4 R、10 L 组淋巴结 5 处，获得组织 3 条，送检组织病理及液基细胞学等检查（图 19-71F、G）。

视频 19-30 病例录像（EBOS-GS-TBLB）

病理：EBUS-GS-TBLB 标本示中分化腺癌，附刷片两张，少数高度可疑恶性肿瘤细胞。EBUS-TBNA 标本示 10 L 标本见极个别核大深染异形细胞，倾向中分化腺癌；4 R 标本见少数可疑癌细胞。

【讨论】

本例患者中老年男性，吸烟指数>400 年支，因“咳嗽、活动后气促半月”入院，入院后完善 CT 检查发现左上肺占位性病变并双侧纵隔肺门淋巴结肿大，肿瘤标志物中 CEA 明显升高，初诊考虑肺癌。从肺癌的治疗原则来说，应首先明确其病理类型，再根据其 TNM 分期及是否存在 EGFR 等敏感基因突变为其制订后续治疗方案。本例患者通过 EBUS-GS-TBLB 即可明确其病理诊断，为何还要加做 EBUS-TBNA 检查呢，这主要是考虑到要对其纵隔淋巴结进行分期，淋巴结分期为 N2 还是 N3，其治疗原则完全不同。据报道，EBUS-TBNA 用于纵隔肺门淋巴结转移时的敏感度、特异度、阳性预测值、阴性预测值均较高，是较纵隔镜创伤小费用少、较 PET-CT 费用少准确性相当的高效、准确纵隔肺门淋巴结分期工具。

与以往开展的 TBLB 盲检相比，经超声小探头引导的 TBLB 能准确发现外周型病灶的精确位置，并对病灶大小、形态、周围血管等进行细致的观察与测量；退出探头后，活检钳等工具可通过引导鞘管到达病灶部位进行活检、刷检、刮检等检查，大大提高了周围型病灶活检的阳性率。且多家中心的实践表明，如果活检后病灶出血，嵌塞在病灶近端的鞘管可以起到一定的局部压迫作用，有助于减少 TBLB 导致的出血。

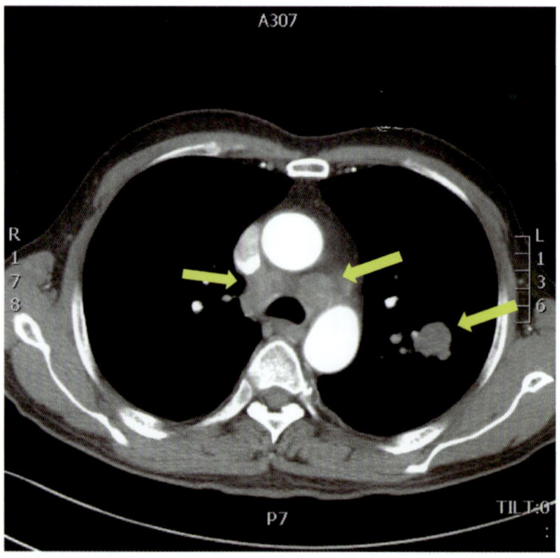

图 19-70 左上肺占位约 18 mm×19 mm，并可见 4 L、4 R 组淋巴结肿大

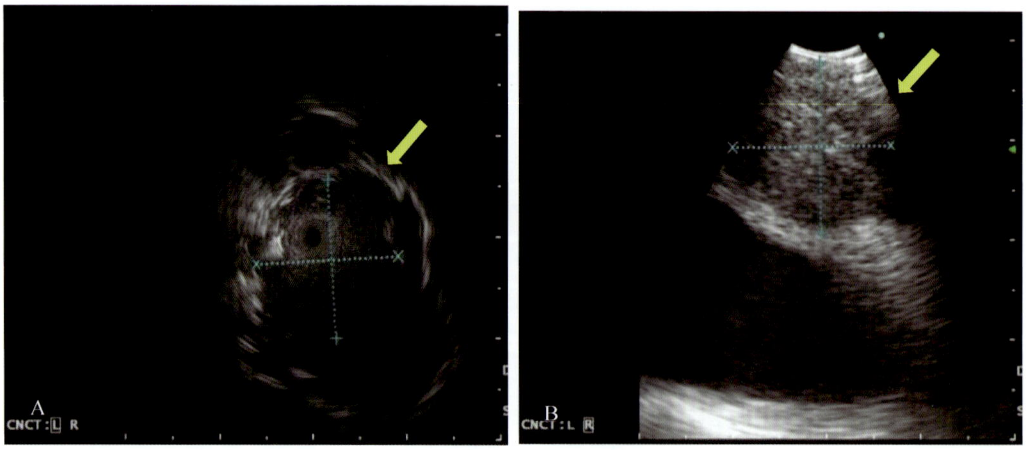

图 19-71 EBUS-GS-TBLB/EBUS-TBNA 影像

A. EBUS 超声小探头探查见左上叶约 15.8 mm×15.3 mm 大小实质性回声病灶；**B.** EBUS 超声凸面探头探查见 4 R 组淋巴结肿大，约 17.1 mm×16.9 mm；**C.** EBUS 超声凸面探头探查见 4 L 组淋巴结肿大，约 11.2 mm×15.1 mm；**D.** EBUS 超声凸面探头探查见 10 L 组多个淋巴结肿大融合，约 31.9 mm×22.2 mm；**E.** EBUS 超声凸面探头探查见 7 组淋巴结肿大，约 12.8 mm×17.7 mm；**F.** EBUS-TBNA 穿刺 4 R 组淋巴结，白色线状高回声为金属穿刺针；**G.** EBUS-TBNA 穿刺 10 L 组淋巴结，白色线状高回声为金属穿刺针

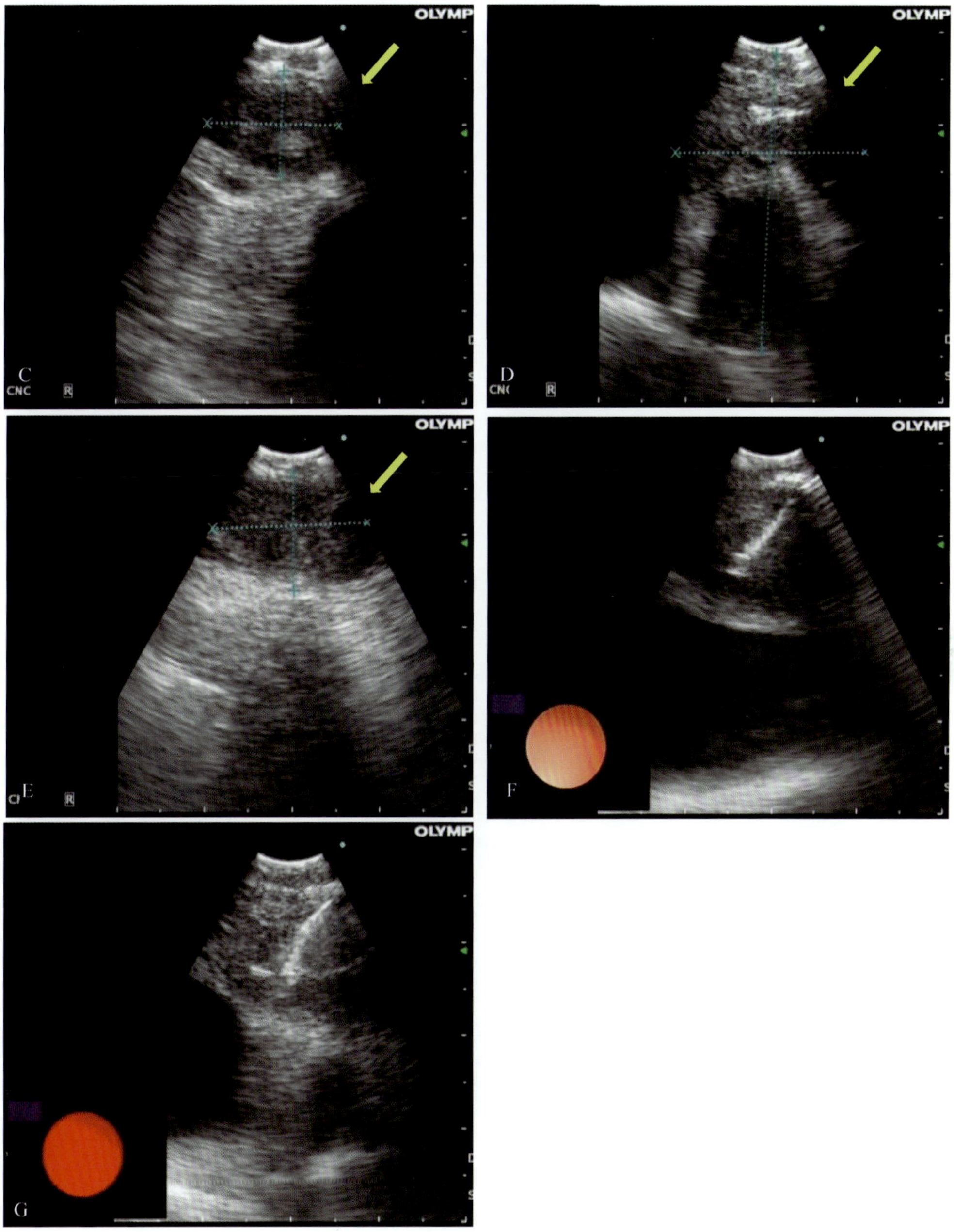

图 19-71（续）

（肖　奎）

病例 3

EBUS-GS、TBNA

【病史摘要】

患者，男，63 岁。

主诉：气急伴咳嗽、咳痰 3 个月。

现病史：患者 3 个月前无明显诱因出现气急，伴轻度咳嗽、咳痰，于当地医院行胸部 CT 检查发现“肺部结节”，建议行支气管镜检查，今为进一步检查转入我院行支气管镜检查。

辅助检查：血常规示 WBC 8.26×10^9/L，N% 78.2%，PLT 154×10^9/L。心电图正常。胸部 CT 平扫+增强：右上肺结节，考虑肺癌伴两肺转移待排；双侧肺气肿；右下肺少许纤维陈旧灶。

【诊疗过程】

入院支气管镜：镜下见气道黏膜充血明显，左侧支气管有脓性分泌物溢出，以左舌叶明显，吸出后管腔通常，伸入带鞘管的超声小探头，分别探查右上叶前后段各亚段分支，均未见实性占位影，予右上叶近前段开口的左侧壁至右侧小隆突区域探及最长径约 16.5 mm 的实性病灶，此处行 TBNA 送检脱落细胞及病理（图 19-72），刷检送抗酸杆菌和脱落细胞。左舌叶支气管灌洗送检细菌、真菌、抗酸杆菌和脱落细胞检查。病理：右上叶近前段开口小细胞肺癌。后续治疗：放化疗等对症支持治疗。

诊断及建议：支气管镜下改变符合 AE-COPD。超声小探头（EBUS-GS）探及右上叶近前段开口管外实性病灶，行 TBNA、刷检及灌洗术。

【讨论】

对于支气管腔内肉眼无法可见的病灶，EBUS-GS 可以探及支气管远端的病灶活检，可以明显提高支气管镜检查的阳性率。

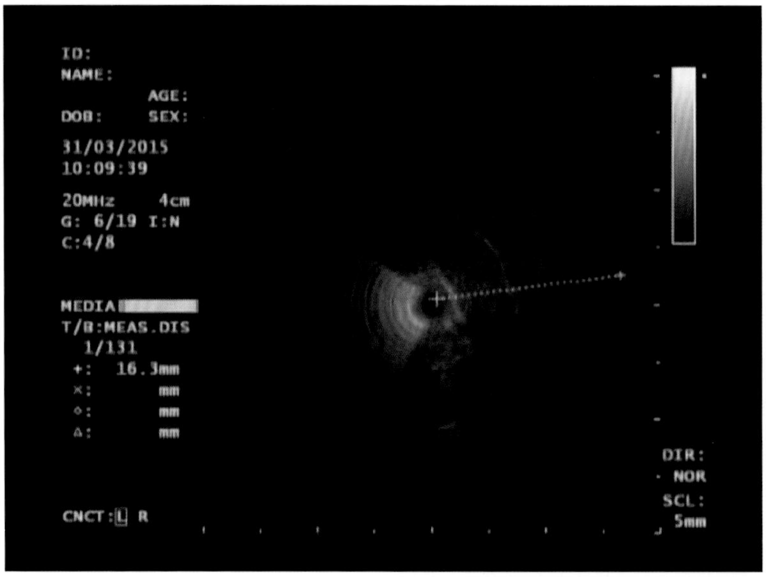

图 19-72 EBUS-GS、TBNA

（秦　浩）

四、支气管腔内弹性超声概述

气道内超声引导的经支气管针吸活检术（EBUS-TBNA）是一种超声引导下的微创诊断技术，其可在不使用 X 线透视的情况下进行淋巴结取材，敏感度高达 88%～93%，目前可广泛应用于临床。2001 年乳腺检查领域引入了一项新型的超声成像技术，可以用于测量乳腺组织的可压缩性，研究发现，肿瘤恶变等组织病理学改变使组织变得僵硬，可变形性降低，在超声图像中可变形性降低的区域显示为蓝色，而变形性高的区域显示为绿色、黄色及红色，这项技术称为超声的弹性成像，在乳腺、EUS 等方面的几项研究提示，弹性成像在恶性病变检出方面具有较高的敏感度和特异度。

这项技术在 2013 年被引入支气管腔内超声领域，用于测量淋巴结的可压缩性，弹性成像下可见淋巴结较硬的区域显示为蓝色，较软的区域显示为绿色、黄色及红色。Izumo 教授在 2014 年的研究中将支气管腔内弹性超声下的淋巴结进行分型（图 19-73），将 1 型定义为良性，3 型定义为恶性，结果发现其诊断的敏感度及特异度均较高。

国内学者的研究表明，支气管腔内弹性超声可以对恶性肿瘤的EBUS-TBNA操作起到一定的指导性作用，但对于结核及结节病导致的淋巴结肿大，还需要进一步的研究来明确其有效性。

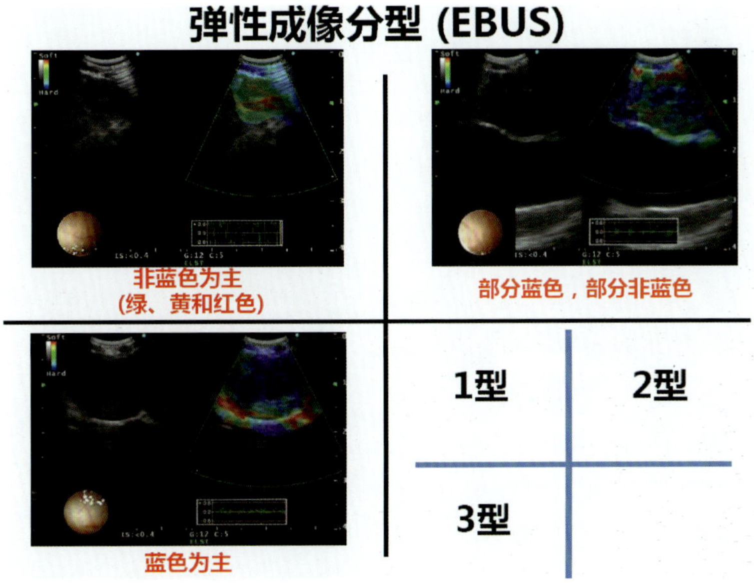

图 19-73　支气管腔内弹性超声下的淋巴结分型

（秦　浩）

病例 1

弹性超声

【病史摘要】

患者，女，47岁。

主诉：咳嗽1个月。

现病史：患者于1月前无明显诱因出现刺激性咳嗽，经对症处理后无明显好转，于当地医院查胸部CT提示前纵隔占位，为进一步诊治来我院就诊。

既往有高血压病史，自服药物控制良好。

辅助检查：胸部CT提示前纵隔占位。

【诊疗过程】

入院后支气管镜：气管镜下见气管中上段黏膜轻度肥厚，走行迂曲，管腔轻度狭窄，更换超声界面后，可见平主动脉弓层面略高气管右下壁近膜部可探及气管管外肿块，测量最大直径为2.93 cm，弹性成像呈2型模式，在超声引导下行EBUS-TBNA检查，进针深度2.0 cm，共穿刺3针，获取组织结果满意，送检病理及脱落细胞。

诊断及建议：气管中上段黏膜轻度肥厚，走行迂曲，超声支气管镜探查见气管外肿块，EBUS-TBNA检查见图19-74。

病理：（纵隔）胸骨后甲状腺结节性甲状腺肿伴腺瘤样增生。

后续治疗：转入外科行前纵隔肿物手术切除手术，术后病理同支气管镜检查病理相同。

【讨论】

支气管腔内弹性超声可以区分纵隔淋巴结的软硬程度，对于判断淋巴结的良性或恶性有指导意义。

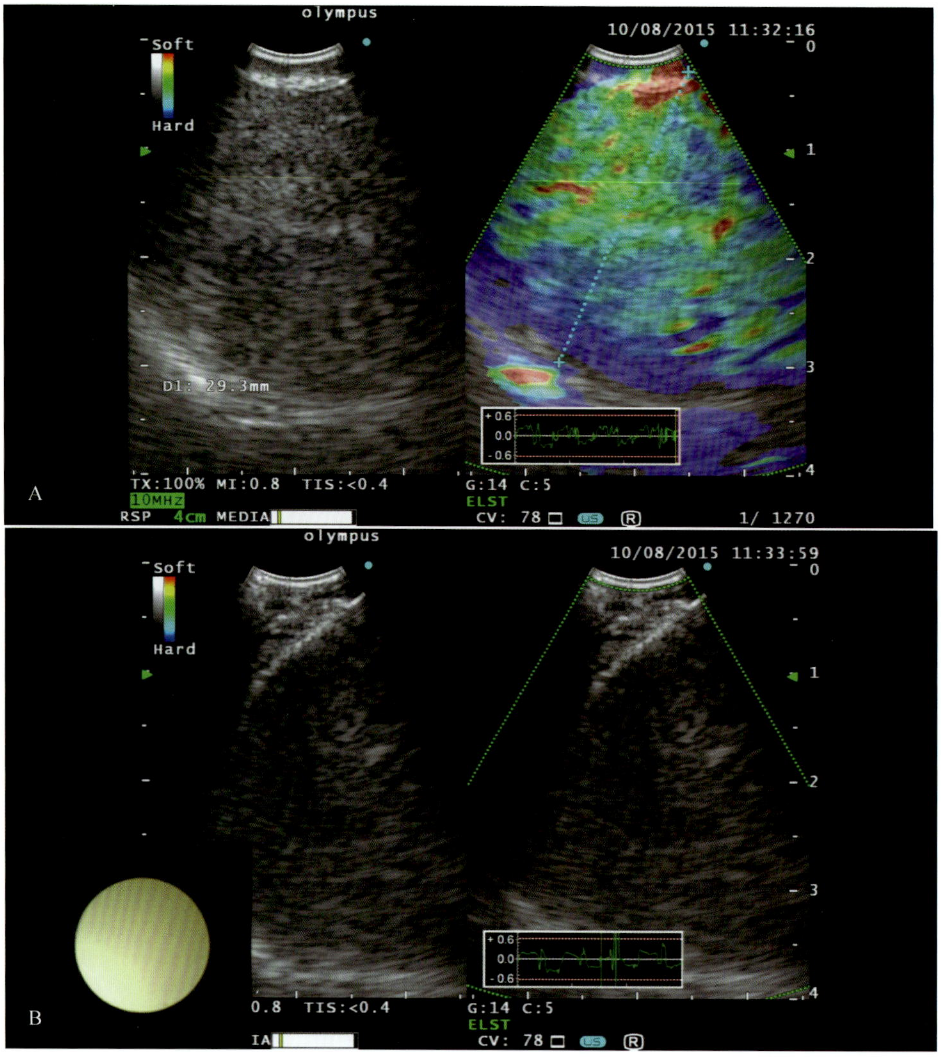

图 19-74 EBUS-TBNA 影像

（秦　浩）

病例 2

弹性超声

【病史摘要】

患者，男，55 岁。

主诉：发现左胸壁肿物 1 周。

现病史：患者 1 周前发现左胸壁肿物，于我院整形外科行左胸壁肿物切除术，术后病理：左胸壁中分化腺癌。胸部 CT 检查提示双侧肺门淋巴结肿大，门诊超声支气管镜下见 11 R 及 12 R 组淋巴结肿大，淋巴结最长直径分别为 25.1 mm、19 mm，淋巴结包膜完整，12 R 组淋巴结弹性超声显示为混合色，蓝色为主，11 R 弹性超声未显示，行 EBUS-TBNA 检查（图 19-75）。

病理：12 R 组淋巴结提示找到癌细胞，非小细胞型，11 R 组可见少量恶性细胞。

【讨论】

弹性超声显像对淋巴结的良恶性区分有指导意义。

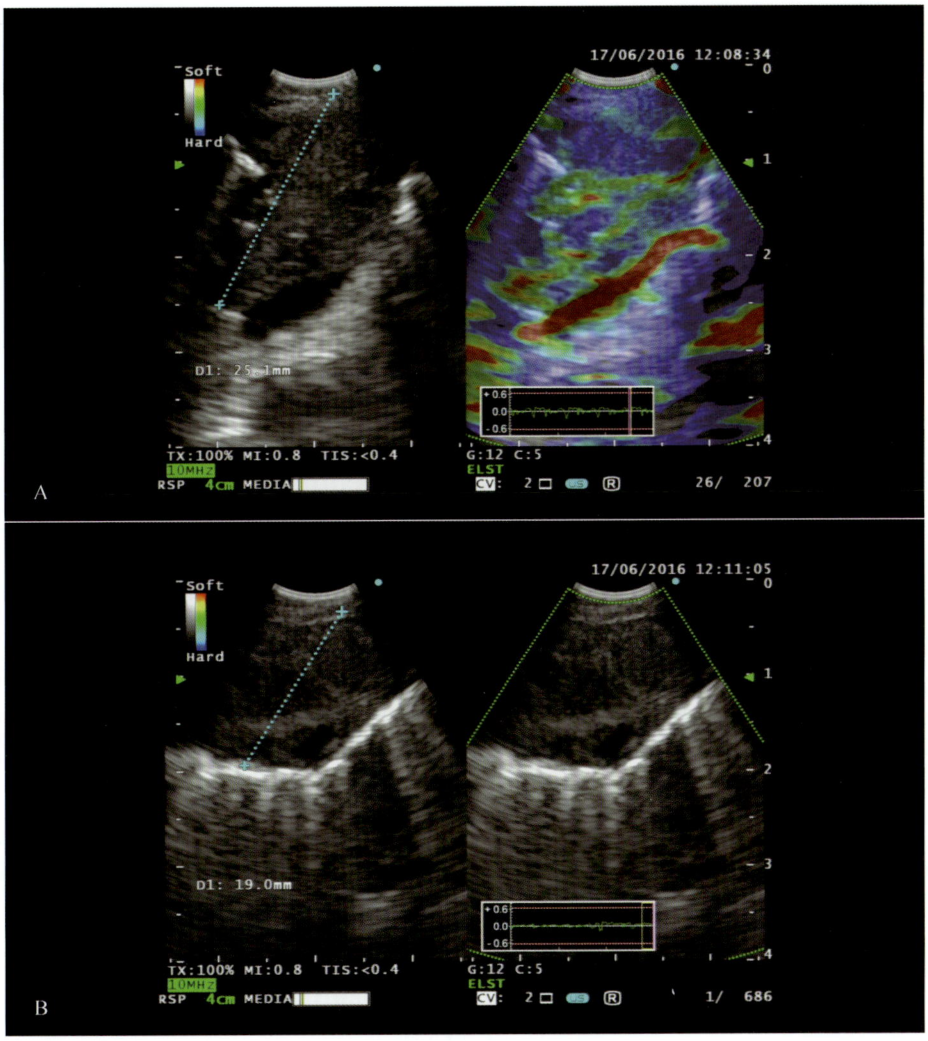

图 19-75 EBUS-TBNA 影像

（秦　浩）

病例 3

弹性超声

【病史摘要】

患者，男，85 岁。

主诉：体检发现腹主动脉瘤 3 天。

现病史：3 天前体检发现腹主动脉瘤，入院后于血管外科行手术治疗。

既往史：1 个月前因声音嘶哑就诊于我院，胸部 CT：上纵隔占位，食管癌？

辅助检查：胸部 CT 示食管上段癌伴气管受侵，双肺气肿。

【诊疗过程】

入院后支气管镜：气管上段膜部外压性狭窄，局部黏膜凹凸不平，外压狭窄段长约 5 cm，狭窄上端距声门约 4.5 cm，最窄处直径约 11 mm，气管中下段管腔通畅，隆突锐，活动可，气管及左右两侧叶段支气管管腔通畅。更换超声支气管镜经鼻插入顺利，更换弹性超声界面后，在气管上段膜部外压狭窄处探及管壁外病灶，病灶最长径约 3 cm，边界清晰，弹性超声观察内部密度欠均匀，呈混合性，选取弹性超声显像显示蓝色主导区域，在超声引导下行 EBUS-TBNA 检查（图 19-76），共穿刺 5 针，获取组织结果满意，分别送检病理、脱落细胞及细菌。

病理：气管膜部鳞状细胞癌，结合病史考虑食管癌累及。

【讨论】

弹性超声指导下行 EBUS-TBNA 检查，可以提高穿刺阳性率。

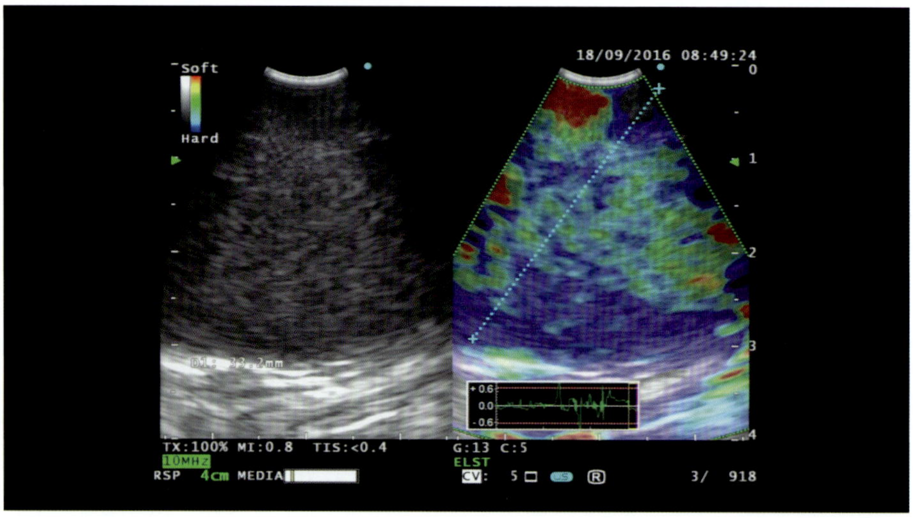

图 19-76 EBUS-TBNA 影像

（秦 浩）

病例 4

结节病

【病史摘要】

患者，女，55 岁。

主诉：查体发现肺门及纵隔淋巴结肿大 2 周。

现病史：患者 2 周前查体发现肺门及纵隔淋巴结肿大，无咳嗽、咳痰，无胸闷、胸痛，无畏寒、发热，无盗汗、消瘦等。

既往体健。

查体：呼吸平稳，浅表淋巴结未触及。双肺呼吸音清，未闻及干湿啰音。心腹无异常。

实验室检查：血常规未见异常，ESR 35 mm/h，CRP 正常。腹部及心脏彩超正常。

【诊疗过程】

入院后胸部 CT（图 19-77）：血管旁、腔静脉后、气管前区、隆突下及双侧肺门淋巴结肿大，呈轻度均匀强化，未见融合及坏死。

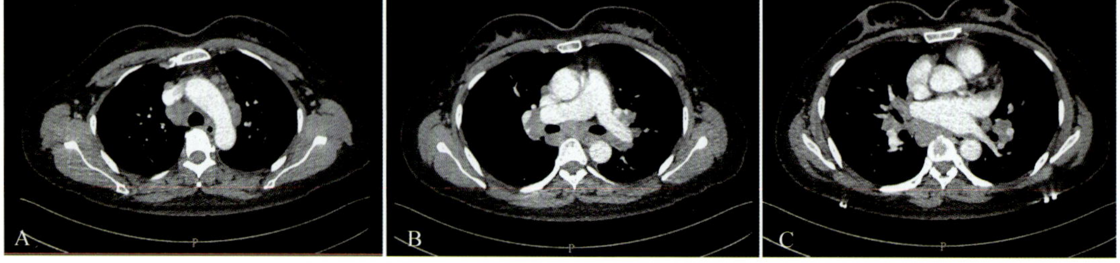

图 19-77 胸部 CT 影像

气道超声表现如下（图 19-78，视频 19-31）。

【讨论】

本例患者中年女性，查体发现纵隔淋巴结肿大。胸部 CT 见血管旁、腔静脉后、气管前区、隆突下及双侧肺门淋巴结肿大，呈轻度均匀强化，未见融合及坏死，为典型结节病样改变。需行淋巴结穿刺进一步与淋巴瘤、转移性淋巴结肿大、矽肺等鉴别诊断。纵隔淋巴结肿大可选择传统经支气管针吸活检术（c-TBNA）进行诊断，其诊断率根据操作者经验水平有所差异，而气道内超声引导下的经支气管针吸活检术（EBUS-TBNA）在

视频 19-31 结节病

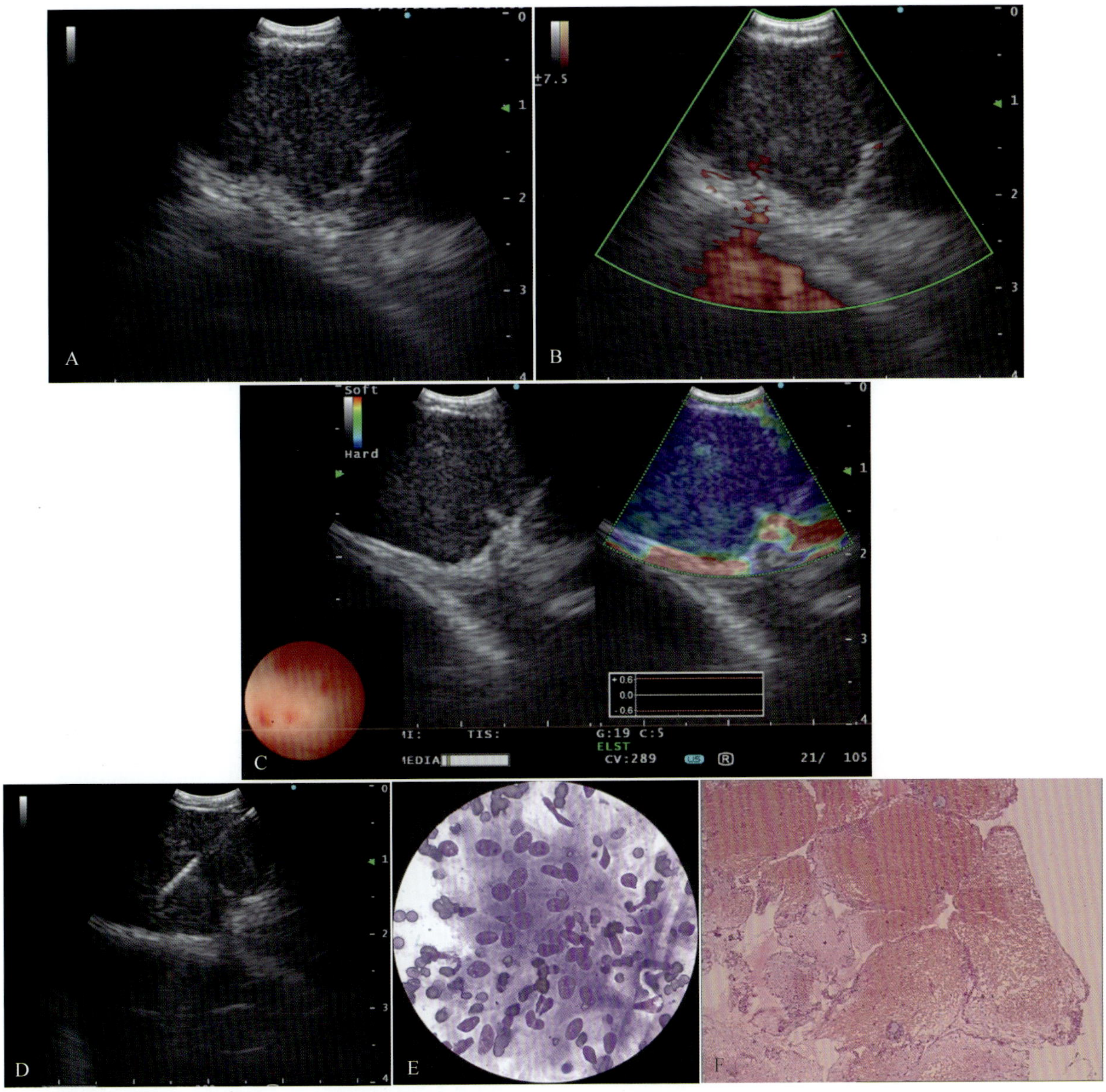

图 19-78 EBUS-TBNA 影像

A. B 型模式下见 7 区淋巴结多发肿大，淋巴结边界清晰，相邻淋巴结无融合，内部回声均匀，未见坏死区域；**B.** 7 组淋巴结多普勒模式下表现，淋巴结内部血运不丰富；**C.** 7 区弹性模式，见淋巴结呈蓝绿硬区域均质表现，与周围软组织红色区域形成明显对比；**D.** 7 区淋巴结超声实时引导下穿刺；**E.** ROSE 见大量淋巴细胞、类上皮细胞、多核巨细胞及散在肉芽肿样结构，未见明显坏死，结合病史考虑结节病；**F.** 穿刺组织病理见局灶性肉芽肿炎症，不除外结节病

超声实时引导下进行穿刺，可对病灶进行精准穿刺，避开血管及重要脏器，最大程度地提高了穿刺的安全性。同时还可以应用不同的超声模式在穿刺前对病变进行多角度评估，有助于鉴别病变的良恶性及指导穿刺部位以提高穿刺的阳性率。

（于鹏飞）

病例 5

肺腺癌

【病史摘要】

患者，女，54 岁。

主诉：咳嗽、胸闷 1 周，发现肺占位 1 天。

现病史：患者 1 周前无诱因出现咳嗽，为阵发性刺激性咳嗽，咳少量白痰，伴有活动后胸闷气短，无胸痛、咯血，无发热、畏寒。1 天前在我院门诊行胸部增强 CT 示左心房左后方肿物，纵隔、左肺门淋巴结肿大，左侧胸腔积液，心包积液，左肺类结节影。

既往体健。

查体：浅表淋巴结无肿大。呼吸平稳，左下肺呼吸音略低，未及干湿啰音。心音低钝，未闻及心脏杂音。

实验室检查：血常规、CRP、ESR 正常，血清肿瘤标志物 CEA 7.92 ng/ml，结核感染 T 细胞检测正常。

胸部 CT 见图 19-79。

【诊疗过程】

入院后评估手术耐受能力，拟行进一步检查明确诊断。针对该患者，可选择的方法有经皮肺穿刺、心包或胸腔积液穿刺引流以及 TBNA。患者病变位于左心房后方，穿刺风险较大，不作为首选。患者心包及胸腔积液量较少，行穿刺引流难度较大，亦未采取。本例病变为非常规穿刺部位，c-TBNA 对操作者的经验和穿刺精准度要求极高，且损伤心脏大血管引起大出血风险较大，也未采取。最终选用 EBUS-TBNA 技术（图 19-80，视频 19-32）对左心房后方肿物进行穿刺活检。普通白光支气管镜下，左主支气管黏膜弥漫水肿充血，于此处先对异常黏膜进行了钳夹活检，然后应用超声支气管镜应用不同模式超声对病变进行全面的观察评估，最后在超声引导下进行针吸活检。

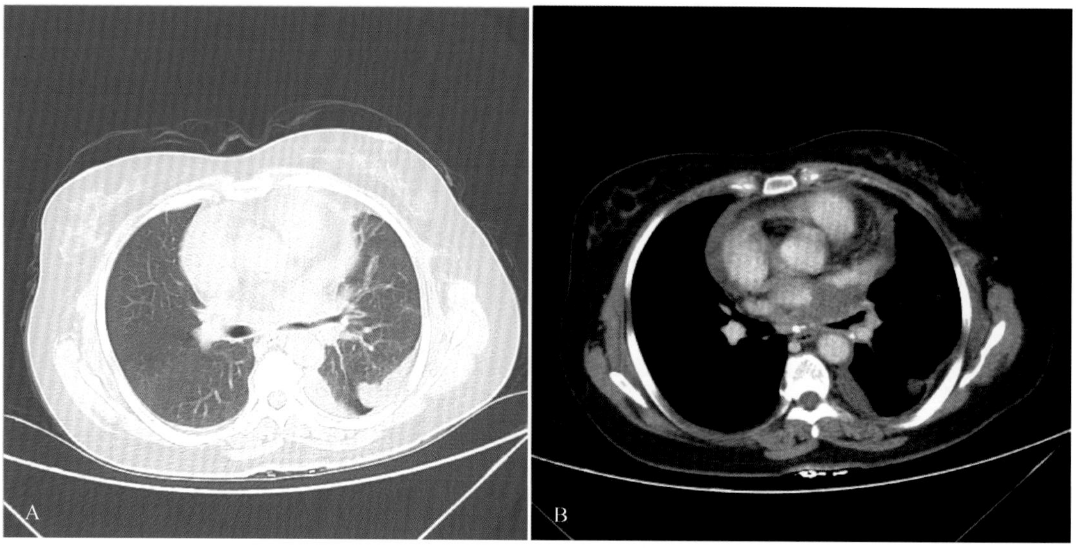

图 19-79 胸部 CT：左心房后方肿物，左侧胸腔积液，心包积液

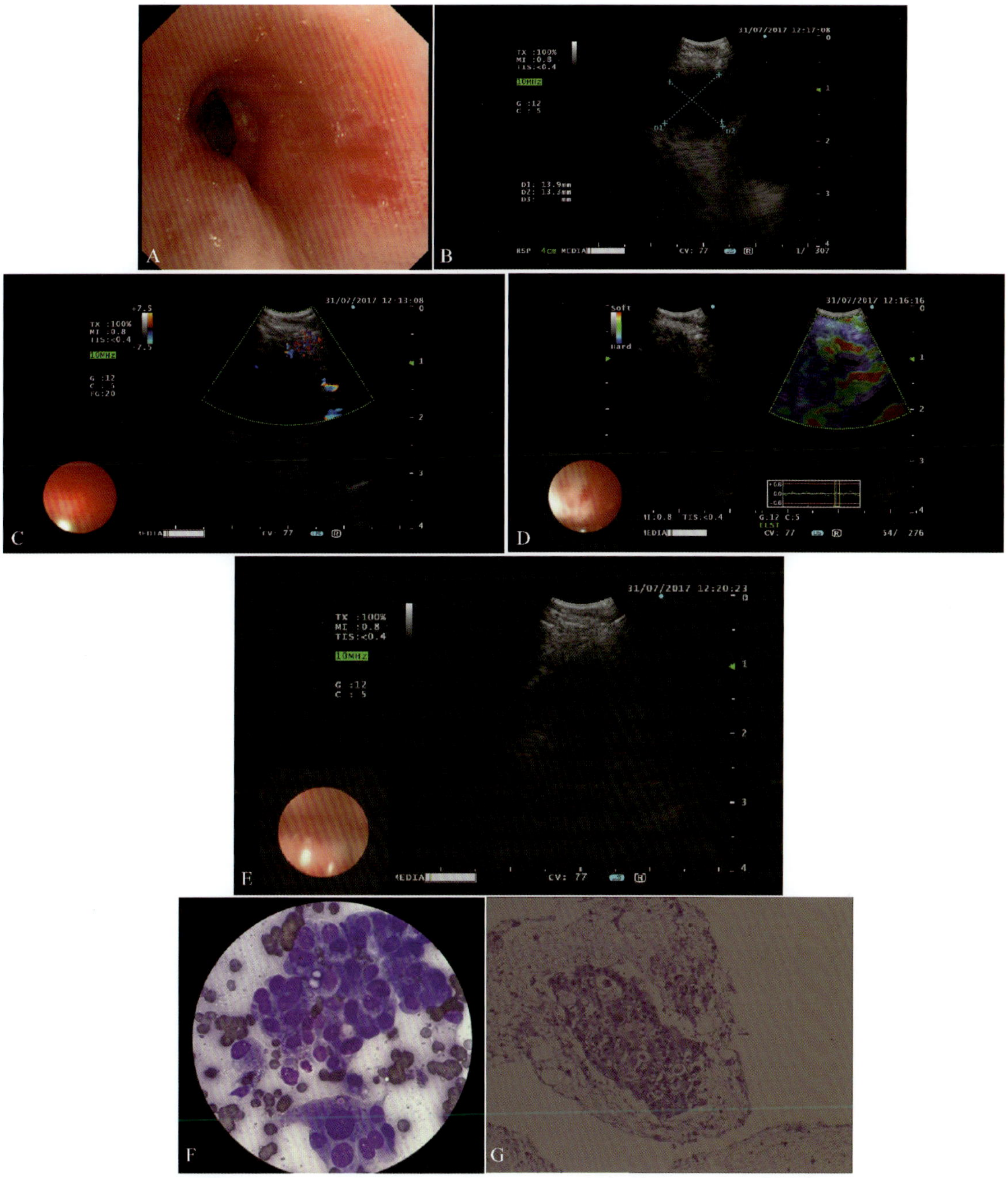

图 19-80　EBUS-TBNA 影像

A. 普通白光支气管镜下见左主支气管黏膜充血、水肿，管腔狭窄；B. B 型超声模式下见病变大小 1. 39 mm×1. 33 mm，与左心房紧邻；C. 彩色多普勒模式下，病变内见散在细小毛细血管；D. 弹性模式下，病变呈蓝绿相间的硬区域混杂表现，提示恶性可能；E. 超声实时引导穿刺；F. ROSE 示片状分布的核大异型细胞，核大深染，部分可见粗大的核仁，胞质丰富，初步印象腺癌；G. TBNA 穿刺组织中见异型细胞巢，免疫组化示 TTF-1（弱＋），NapsinA（＋），p40（－），CK5/6（－），考虑肺腺癌

视频 19-32　肺腺癌 EBUS-TBNA

最终病理结果回报，左主支气管黏膜活检为慢性炎症，肿块活检病理示肺腺癌。

【讨论】

本例患者病变位于左心房后，形态不规则，与心脏及大血管关系密切，应用常规超声和 CT 引导下的经胸穿刺均难以安全进行诊断操作。应用 EBUS 技术，通过实时引导，高效、安全地获得了组织标本，充分体现了EBUS在中心型肺部病变的诊断价值。应用弹性成像模式有助于预判病变的良恶性以及选择更理想的穿刺位点。在穿刺中应用ROSE技术可有效指导穿刺操作，保证取材质量。

（于鹏飞）

五、气道内超声引导下的经食管针吸活检术（EBUS-TENA）

病例 1

小细胞肺癌 EBUS-TENA

【病史摘要】

患者，女性，55岁。

主诉：查体发现纵隔占位1周入院。

现病史：患者1周前查体时行胸部CT检查发现主动脉弓旁肿块，伴有轻微咳嗽，无咳痰，无胸闷、气短，无胸痛、咯血，为明确诊断入院。近2月体重下降约6 kg。

既往体健。

查体：浅表淋巴结未及肿大，呼吸平稳，双肺呼吸音清，无啰音。心腹查体（—）。

实验室检查：肺肿瘤标志物NSE 69 ng/ml，CEA 8.9 ng/ml；血常规、生化未见异常。

胸部CT（图19-81）：主动脉弓旁及弓下区域肿块，可见多发结节伴有明显融合，增强扫描中等强化。

初步诊断：纵隔淋巴结肿大待查　小细胞肺癌？纵隔淋巴瘤？

【诊疗过程】

本例患者为查体发现纵隔占位病变，为明确诊断可选择经皮肺穿刺或经支气管针吸活检术，但病变紧靠主动脉，与气管不邻近，常规应首选经皮穿刺方法。与患者协商后，患者表示先行支气管镜检查，如无法诊断再考虑经皮肺穿刺。普通白光支气管镜下见气管支气管管腔通畅，黏膜正常，未见狭窄及新生物。超声镜插入气管内，超声探头紧贴气管下段左侧壁

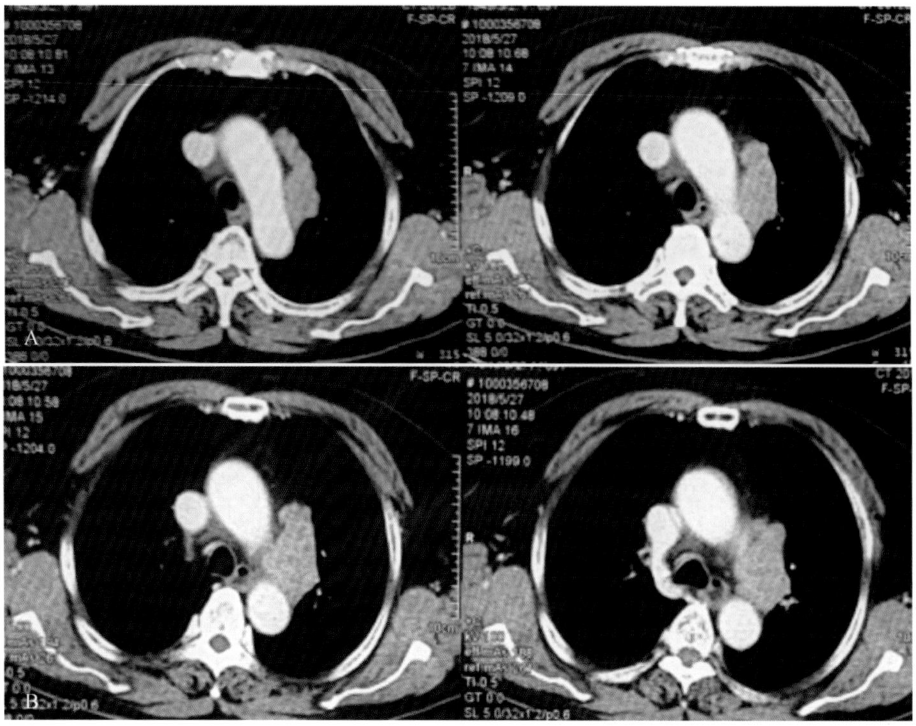

图 19-81　胸部CT影像

反复探查，见肿物被主动脉和右肺动脉阻挡，无有效穿刺路径（图 19-82）。因病变与食管位置邻近，尝试从位于气管左后方的食管插入超声气管镜，在食管左侧壁探及肿大淋巴结，并进行了穿刺。穿刺病理示肺小细胞癌。

【讨论】

患者纵隔占位病变，多发结节样改变并有融合，增强扫描呈中等程度强化。从影像来说其主要是纵隔型肺癌、纵隔淋巴瘤、转移性淋巴结等的鉴别。纵隔淋巴瘤主体多位于前纵隔，可累及大血管间隙，淋巴结可多发融合并向上向下生长；本例无前纵隔淋巴结肿大，颈部、腋窝、心包旁等未见淋巴结肿大，而为单纯的中纵隔及弓旁淋巴结肿大，暂不考虑淋巴瘤。患者肺内及其他系统未发现原发肿瘤表现，暂不考虑转移性淋巴结肿大。纵隔型肺癌一般以小细胞癌多见，其次为鳞状细胞癌，结合本例患者 NSE 升高明显，考虑小细胞癌可能性大。本例患者病变位于主动弓旁及弓下区域，属于 EBUS-TBNA 的穿刺盲区。但我们转换思路，通过将超声气管镜插入食管进行经食管的针吸活检，顺利穿刺到了病变并建立了诊断。在 EBUS-TBNA 无法穿刺而邻近食管的区域，可以尝试应用超声镜经食管探查和评估病变，即 EBUS-TENA（图 19-83）。因经食管穿刺缺乏软骨的阻挡，实际穿刺过程更为简单，但应注意避免反复同一位点多次穿刺而导致感染、出血等严重并发症。

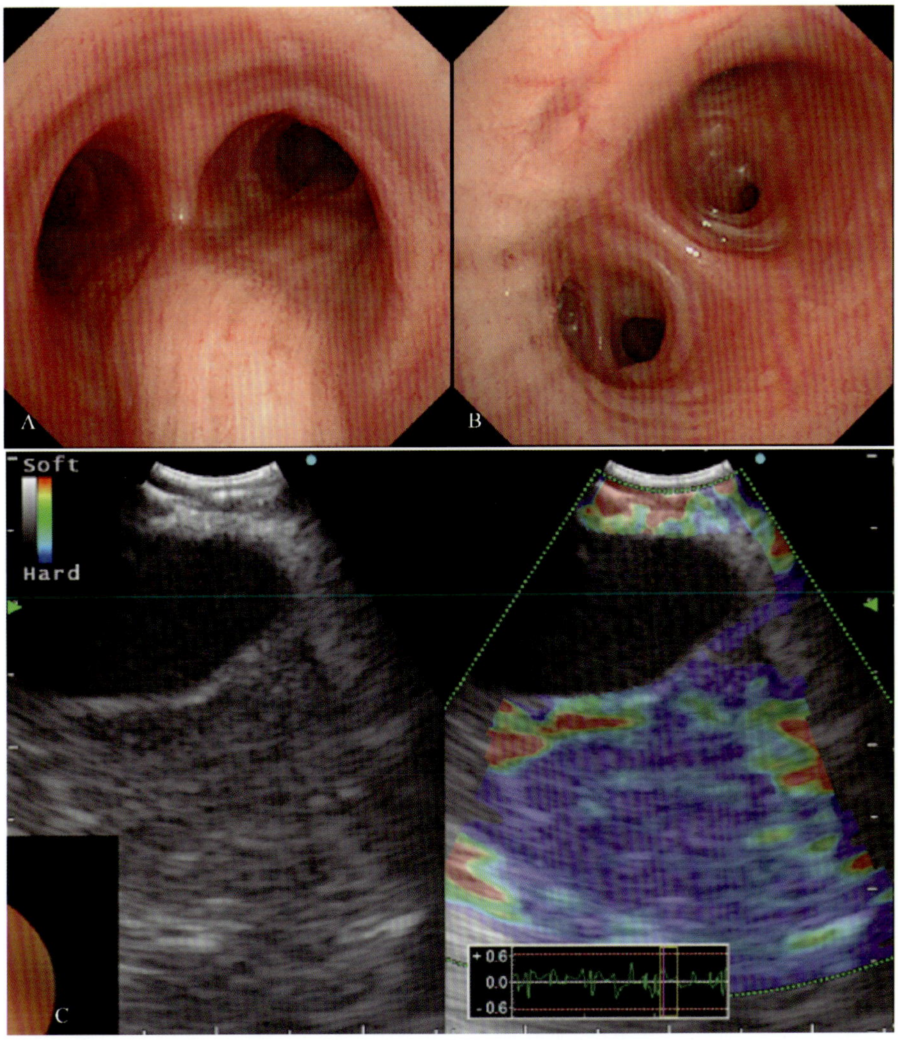

图 19-82 常规支气管镜及超声内镜影像

A. 隆突；B. 左主支气管；C. 气管下段左侧壁探及肿物，弹性成像显示几乎完全为蓝色区域，提示恶性病变，但其近端被大动脉阻挡，无法进针穿刺活检

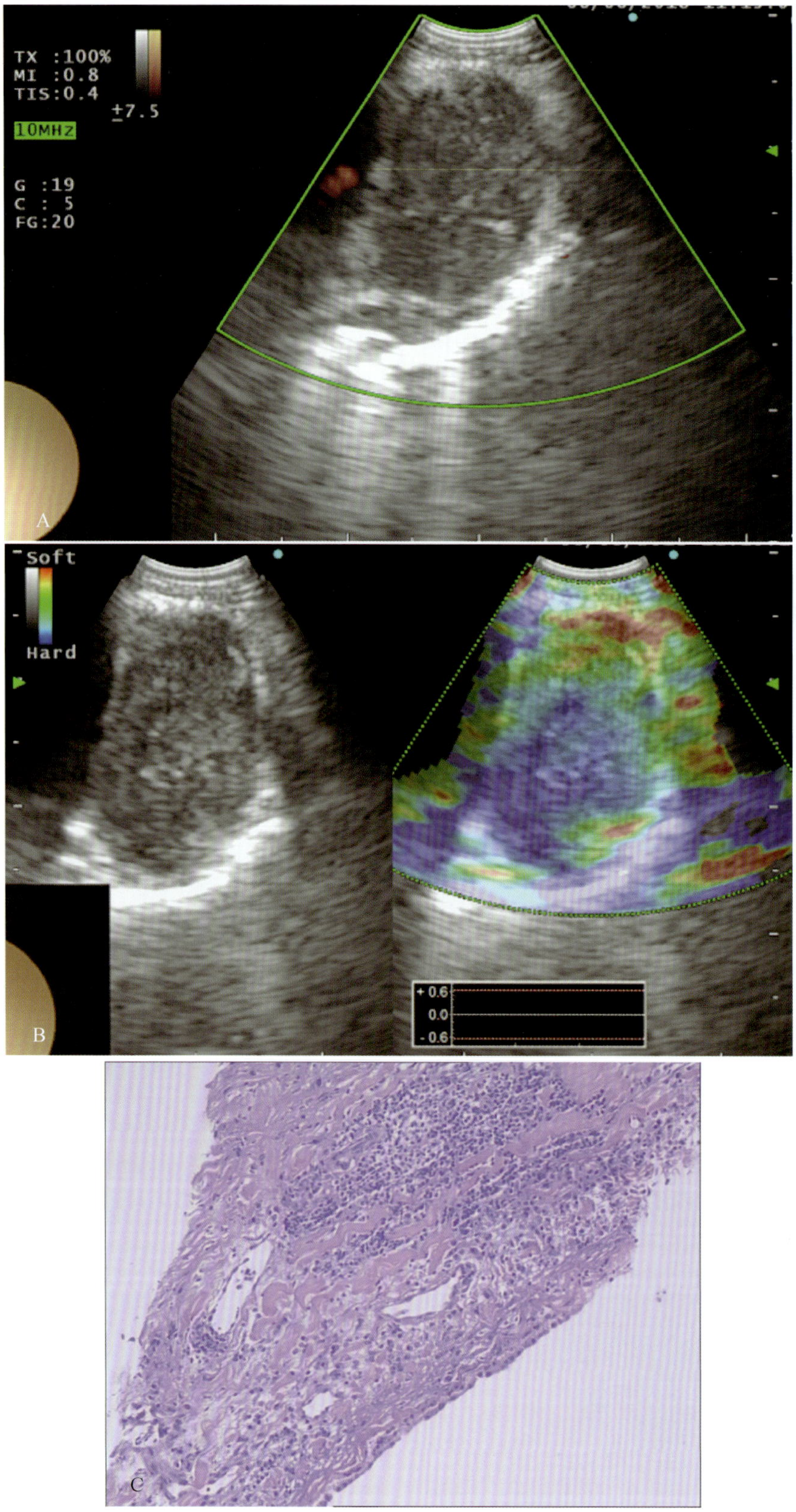

图 19-83 EBUS-TENA 影像

A. 超声于食管左侧壁探及肿大淋巴结，多普勒模式见淋巴结远端的动脉，淋巴结内部乏血供；**B.** 超声于食管左侧壁探及肿大淋巴结，弹性模式见淋巴结内部呈蓝色均质，提示恶性度较高；**C.** 穿刺组织病理示小细胞癌，CK（+），TTF-1（+），Syn（+），CgA（+）

（于鹏飞）

病例 2

肺腺癌 EBUS-TENA

【病史摘要】

患者，男，70 岁。

主诉：吞咽困难 3 个月。

现病史：患者 3 个月前无诱因出现吞咽困难，伴轻咳，无咳痰，无胸闷、喘息，无恶心、呕吐，进行性加重。曾于外院行胃镜检查示食管呈外压性狭窄，腔内黏膜正常。行胸部 CT 检查示右下肺结节，右肺门及纵隔淋巴结肿大。为进一步诊断来我院。

既往有“慢性阻塞性肺疾病”史。

查体：浅表淋巴结未及肿大，呼吸平稳，双肺呼吸音清，未闻及啰音。心腹查体（—）。

实验室检查：血常规、生化正常，肿瘤标志物 CEA 13.6 ng/ml。

胸部 CT（图 19-84）：右下肺结节，右肺门及纵隔淋巴结肿大，右侧胸腔积液。

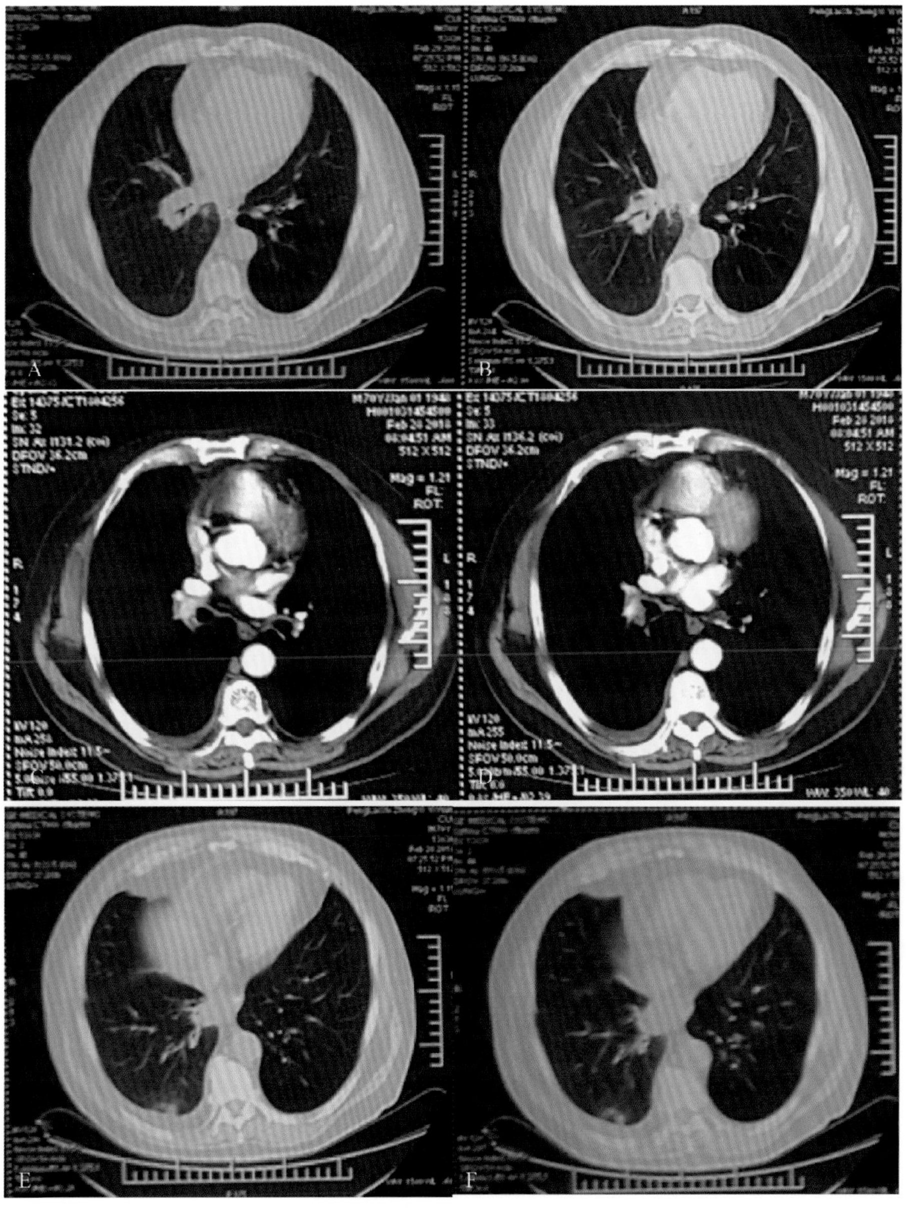

图 19-84　胸部 CT 影像

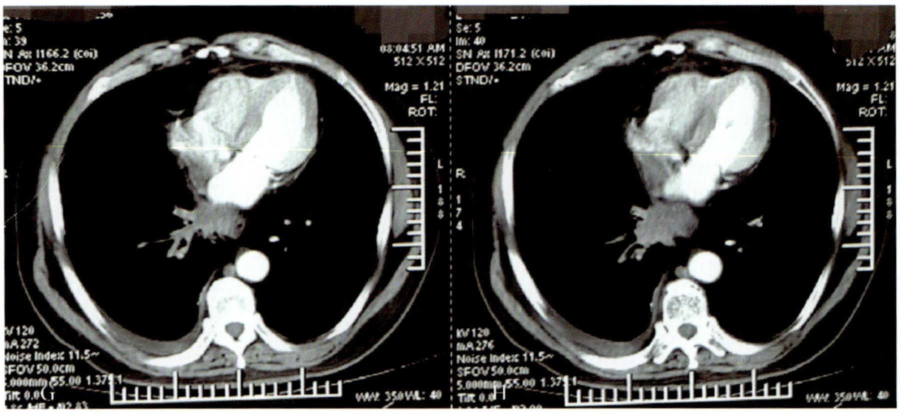

图 19-84（续）

初步诊断：右肺癌并肺门、纵隔淋巴结转移，胸膜转移。

【诊疗过程】

患者考虑右肺恶性肿瘤并肺门、纵隔淋巴结转移，吞咽困难原因与 8 组淋巴结肿大压迫食管有关。因右下肺原发灶较小，故选择支气管镜检查，拟行 EBUS-TENA 穿刺转移性淋巴结。白光支气管镜下见右下叶黏膜弥漫水肿，管腔扭曲狭窄，于黏膜异常处先行普通活检。然后超声探查右肺门及纵隔淋巴结，右肺门淋巴结较小，且血管密集，无法定位穿刺。再将探头转向内基底段内侧壁探查 8 组肿大淋巴结，发现淋巴结近端血管密集，进行穿刺出血风险较高。最终选择 EBUS-TENA（图 19-85），超声支气管镜在食管中段右侧壁探及肿大淋巴结。穿刺病理示肺腺癌。

【讨论】

凸面气道内超声（CP-EBUS）用于邻近气管的肿块和淋巴结的诊断，1、2、3p、4、7、10、11 和部分 12 组区域的淋巴结可通过此项

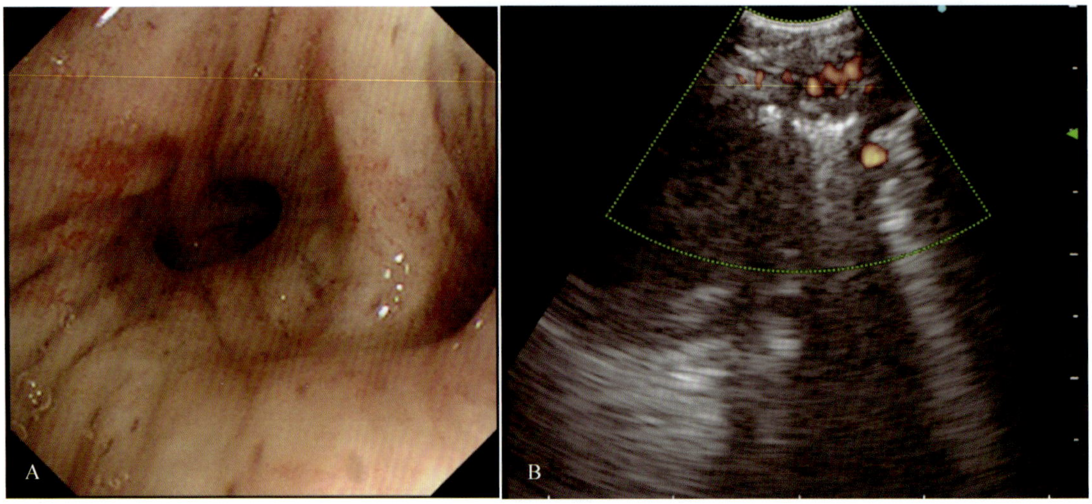

图 19-85　EBUS-TENA 影像

A. 白光气管镜下右下叶支气管。B. 8 组淋巴结（多普勒模式）近端见密集血管分布，无合适进针路径。C. 超声气管镜在食管中段右侧壁探及肿大淋巴结。多普勒模式下内部缺乏血运。D. 超声气管镜在食管中段右侧壁探及肿大淋巴结。弹性模式下病变为蓝绿混杂表现，提示恶性

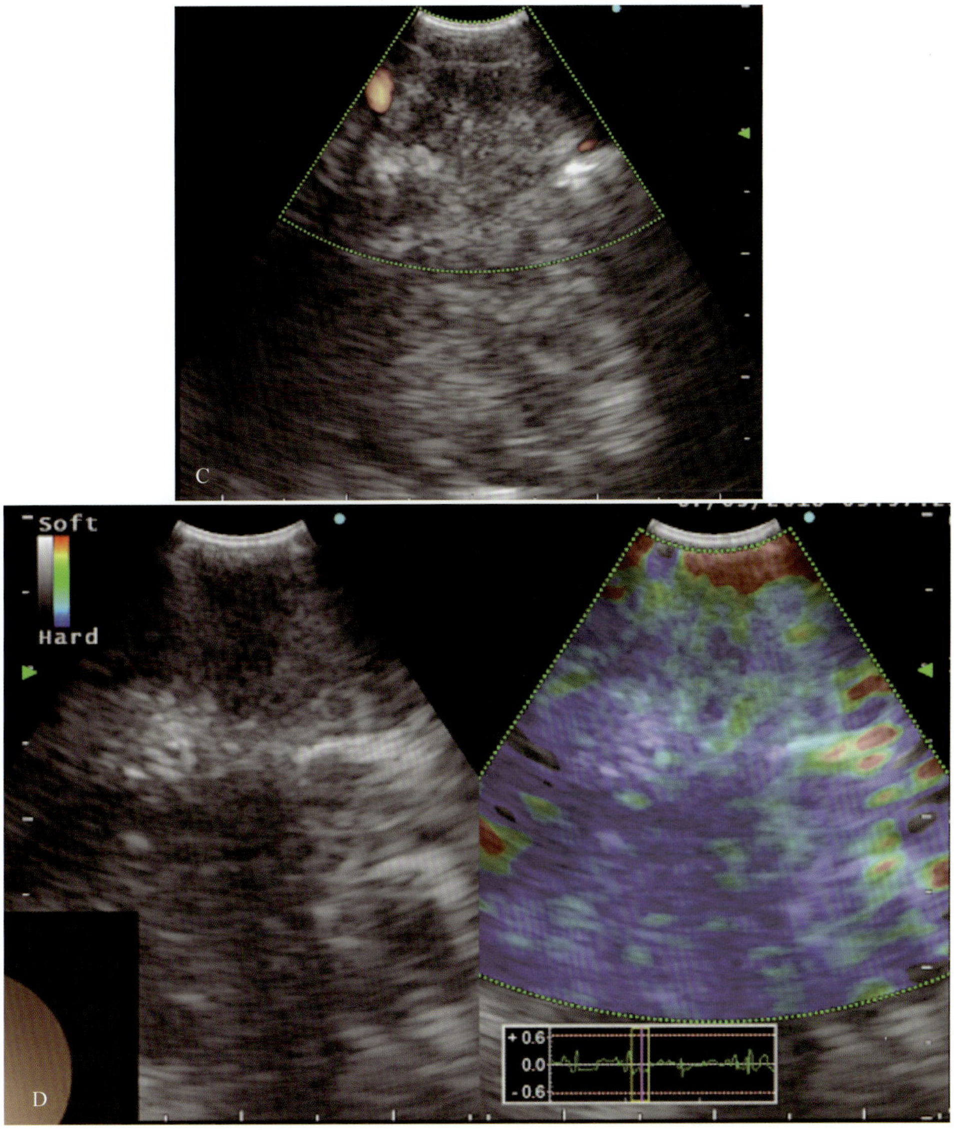

图 19-85（续）

技术进行高效诊断，而 3a、5、6、8、9 等区域 EBUS 不能到达。为了弥补这个不足，联合应用 EBUS-TBNA（图 19-86）、超声内镜引导下细针穿刺抽吸活检（EUS-FNA）（图 19-87）技术，基本覆盖全部纵隔淋巴结区域（除外 6 区和部分 5 区），可替代纵隔镜进行纵隔淋巴结分期和诊断。在本病例中，常规 EBUS-TBNA 下因病变近端血管密集无法进行安全穿刺，而如需行 EUS-FNA 则需要到消化内镜中心行二次检查，将延误诊断时间且增加患者经济负担；因此我们应用超声气管镜代替超声食管镜进行了引导针吸活检（EBUS-TENA），操作更为简便安全，穿刺过程患者耐受性好。

其他类似病例见图 19-88：

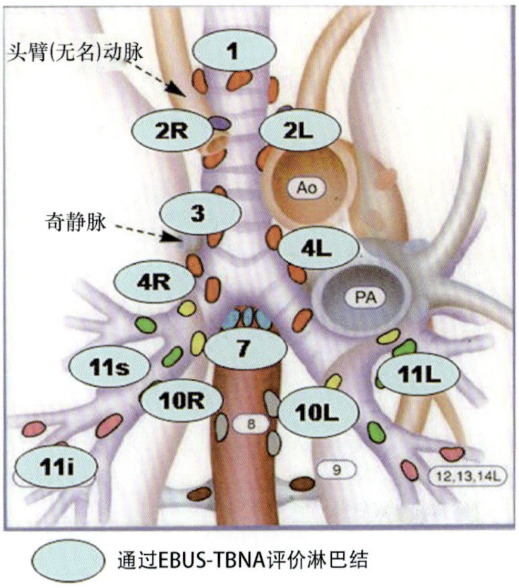

图 19-86 通过 EBUS-TBNA 评价淋巴结

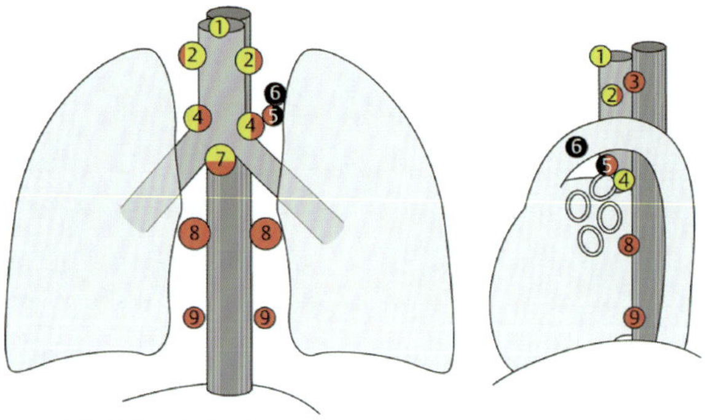

图 19-87 针对肺部淋巴结的纵隔镜检查、EBUS-TBNA、超声内镜引导下细针穿刺抽吸活检（EUS-FNA）、胸骨旁纵隔切开术图示

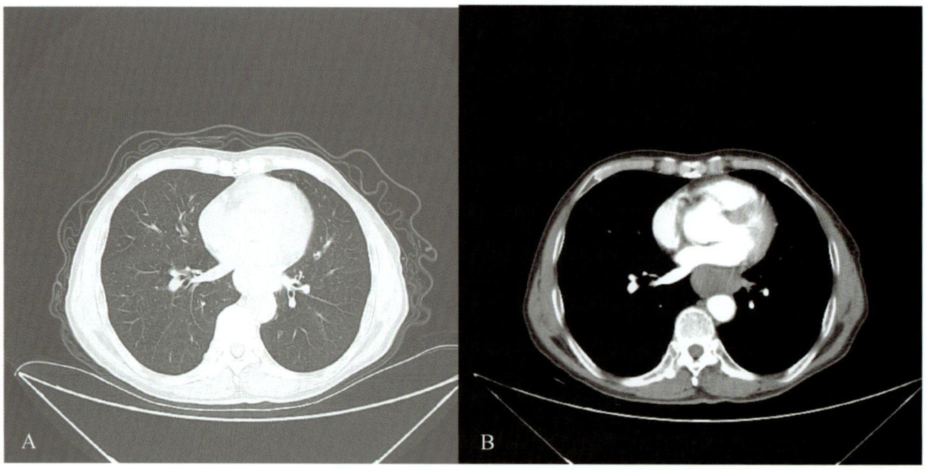

图 19-88 EBUS-TENA 病例胸部 CT 图像

8 区淋巴结肿大，经 EBUS-TENA 穿刺病理示小细胞肺癌

（于鹏飞）

第七节 人工胸液在复杂肝射频消融中的应用

病例 1

【病史摘要】

患者，男，90 岁。

主诉：结肠癌术后 10 月余，复查。

现病史：患者 10 月余前因“发现贫血 1 年，大便隐血试验阳性 3 月余”入院，肠镜提示“乙状结肠占位”，行腹腔镜乙状结肠癌切除术＋腹腔转移结节切除术＋降结肠造瘘术＋右肝肿瘤射频消融术。病理：符合黏液腺癌并多处转移。今为进一步治疗，以“结肠癌术后肝转移”入院。

既往史：“高血压”病史 10 余年，“2 型糖尿病”病史 20 余年，“慢性支气管炎”病史 5 年余。

【诊疗过程】

入院后 CT（图 19-89）：肝右后叶不规则稍低密度影，射频术后改变，射频灶旁低密度影，增强 CT 动脉期轻度强化，门脉期及延迟期消退为低增强，结合上次 CT 图像提示新发转移病灶。常规超声检查提示肝右后叶近膈顶低回声病灶，边界模糊，显示欠清晰，提示射频术后改变，而对照CT图像新发转移灶难以显示。因转移灶邻近肝膈顶部位，病灶难以清晰显示，不宜直接消融，遂先行“右侧胸腔人工胸液”，使近膈顶病灶得以清晰显示，再行“右肝肿瘤射频消融术”。

手术经过：术前行常规二维超声检查，肝右后叶高回声因肺气影响显示欠清，射频入路欠佳。行“右侧胸腔人工胸液（图19-90）”：患者左侧卧位，常规消毒，铺巾，2%利多卡因局麻，超声引导下，用21GPTC针对右侧胸腔穿刺，穿刺前于PTC针内充满生理盐水，防止气体干扰，临近胸膜且略有“突破感”时通过穿刺针注射生理盐水，超声下可见胸膜腔内液性暗区形成并且穿刺针未触及肺，后放置7F猪尾巴引流管，继续注入生理盐水300 ml，病灶显示清晰，引流管缝合固定。制造人工胸液时，进针可选择邻近膈肌部位，超声下可全程显示针尖在胸壁内走行，当无法准确判断针尖是否真正突破壁层胸膜时，可以在针尖进入胸膜腔之前缓慢进针同时打生理盐水，当针尖位于胸壁内时胸壁会肿胀，而当针尖进入胸膜腔时，会有轻微落空感，此时持续注射生理盐水，胸壁未见肿胀，胸膜腔可见无回声，轻微推移肺组织，此时持续大量注入生理盐水。制造人工胸液后行“右肝肿瘤射频消融术（图19-91）”：用两根射频针对肝右叶低回声占位进行射频消融。射频后行超声造影。术中、术毕患者无明显不适。

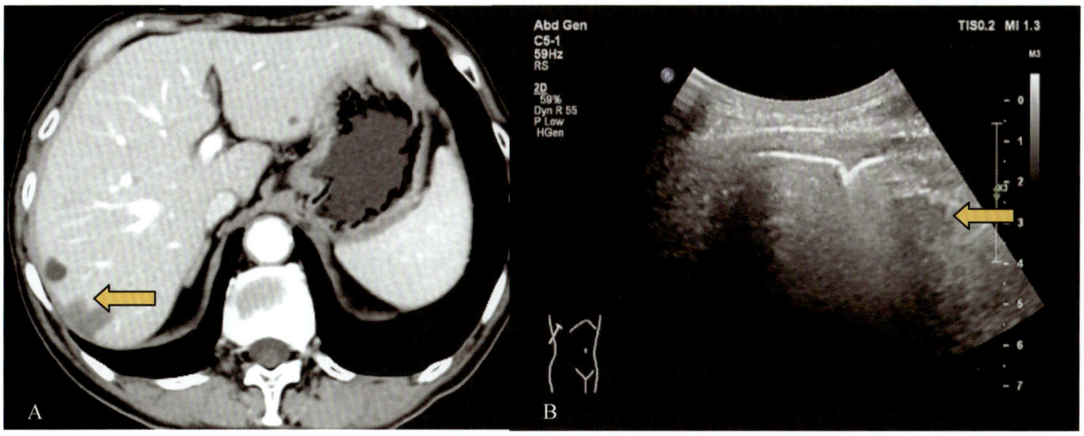

图 19-89 术前增强CT（**A**）示射频消融病灶前方可见新发病灶（箭头）；常规超声检查（**B**）发现膈下病灶（箭头），但边界显示不清，病灶整体显示不完整，无法明确新发病灶还是原射频消融位置

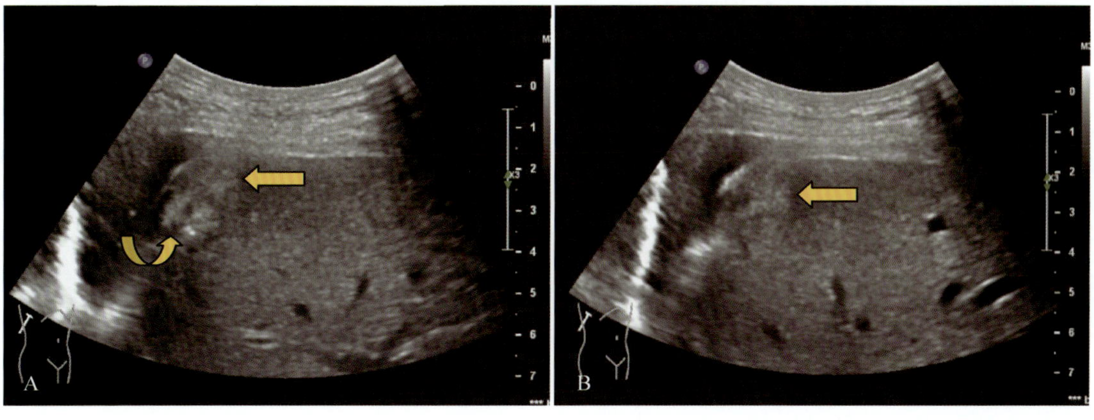

图 19-90 制造人工胸液后（A）原射频消融区（弧形箭头）前方可见片状高回声病灶，病灶轮廓可整体显示（箭头），病灶与膈肌关系清晰可见（图B箭头），容易消融

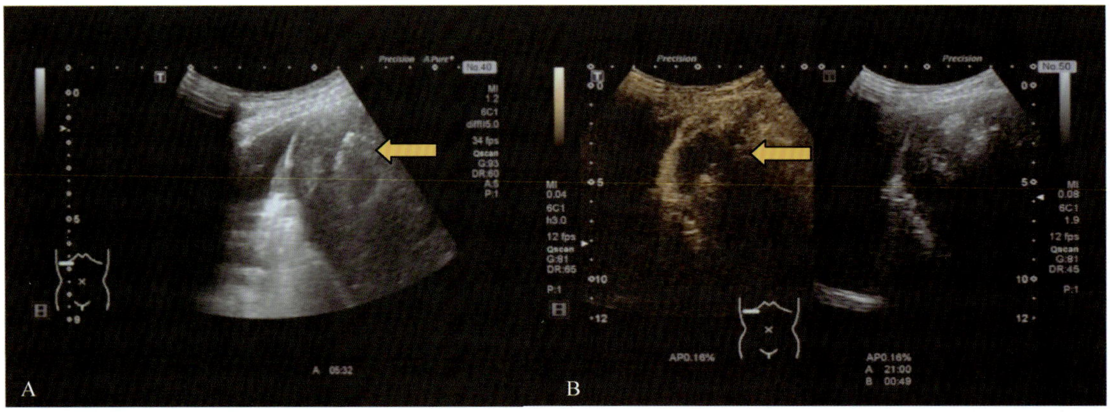

图 19-91 射频消融术中人工胸液使消融入路清晰（A），术中造影显示消融效果良好（B）

【讨论】

人工胸液（artificial pleural effusion）、人工腹水（artificial ascites）即向腹腔、胸膜腔灌注生理盐水。高效的射频消融需要显示清晰的肿瘤影像及明确的消融路径。但当病灶位于特殊的位置，如肝顶膈下时，常因肺气遮挡使病灶显示欠佳；而病灶位于肝脏面时，消融路径可被胃肠道遮挡；病灶位于肝包膜下或突出包膜时，消融可导致周围组织和脏器的热损伤。虽然开腹和腹腔镜可辅助这些复杂位置病灶的消融，但操作复杂、创伤大、费用高昂且易引起相关并发症。

而利用人工胸腹水技术可以简便、安全地为消融创造更好的条件。制造人工胸液时，应选腋中线第 6～7 肋间进针，在超声引导下行胸腔穿刺，应注意不能过分进针而导致肺损伤、出血、气胸等并发症。而后注入生理盐水，直到能清晰显示病灶，推开消融入路中肺组织。人工胸液可使肺组织压缩，避免了肺的穿刺损伤，还能创造出更好的消融路径；排出肺气干扰并形成良好的声窗，使肝顶部病灶显示清晰；形成隔热带并减少热损伤等并发症。从而使得肝顶部病灶得到有效消融。研究表明，人工胸液技术辅助治疗肝膈顶肿瘤时，肝Ⅶ段、肝Ⅷ段的病灶效果最佳。

建立人工胸、腹水可使一些常规难以消融的病灶完整且清晰地显示，并可提供更理想的消融路径，减少周围组织损伤的发生；以此技术辅助射频消融，不仅安全、微创，并发症少，还可减少复发，提高完全消融率。

（陈立斌　罗　阳）

参考文献

[1] Nam H S. Malignant Pleural Effusion: Medical Approaches for Diagnosis and Management. Tuberculosis & Respiratory Diseases, 2014, 76 (5): 211-217.

[2] 单诗山，马小舟，张颖，等. 超声引导穿刺抽液并注入尿激酶治疗良性复杂性胸腔积液. 中国超声医学杂志，2004，20 (7)：518-520.

[3] 何文. 实用介入性超声学. 北京：人民卫生出版社，2012.

[4] 金日南. 胸腔内注射尿激酶治疗结核性胸膜炎的疗效观察. 中国防痨杂志，2007，9 (1)：120-121.

[5] 穆春华. 猪尾巴导管闭式引流治疗结核性胸膜炎临床效果观察. 淮海医药，2014 (2)：154-155.

[6] Dancel R , Schnobrich D , Puri N . Recommendations on the Use of Ultrasound Guidance for Adult Thoracentesis A Position Statement of the Society of Hospital Medicine. Journal of Hospital Medicine, 2018, 13 (2): 126-135.

[7] Brogi E , Gargani L , Bignami E , et al. Thoracic ultrasound for pleural effusion in the intensive care unit: a narrative review from diagnosis to treatment. Critical Care, 2017, 21 (1): 325.

[8] Wrightson JM , Fysh E , Maskell NA , et al. Risk reduction in pleural procedures: sonography, simulation and supervision. Current opinion in pulmonary medicine, 2010, 16 (4): 340-350.

[9] Lichtenstein DA . Lung ultrasound in the critically ill. Annals of Intensive Care, 2014, 17 (3): 125-142.

[10] Lichtenstein D . Novel approaches to ultrasonography of the lung and pleural space: where are we now?. Breathe, 2017, 13 (2): 100-111.

[11] Maslove DM , Chen BT , Wang H , et al. The diagnosis and management of pleural effusions in the ICU. Journal of Intensive Care Medicine, 2011, 28 (1): 24.

[12] 床旁超声在急危重症临床应用专家共识组. 床旁超声在急危重症临床应用的专家共识. 中华急诊医学杂志, 2016, 25 (1): 10-21.

[13] 中国重症超声专家共识组. 中国重症超声专家共识. 临床荟萃, 2017, 32 (5): 369-383.

[14] 刘文波. 50 例肺脓肿的临床诊治体会. 中国医药指南, 2012, 8 (10): 234-235.

[15] 董晓梅. 超声诊断肺脓肿 1 例. 宁夏医学杂志, 2004, 7 (15): 392.

[16] 张明巍, 崔毅, 田洪英. 超声引导经皮穿刺引流术在肺脓肿治疗中的应用. 现代中西医结合杂志, 2012, 3 (10): 853-854.

[17] 汤人溱, 代建全, 聂云雷. 肺脓肿的超声诊断. 中国超声诊断杂志, 2003, 2 (6): 109-110.

[18] 王树松, 周雷升, 韩红梅. 超声引导下穿刺置管治疗周围型肺脓肿 30 例. 中国微创外科杂志, 2009, 5 (20): 439-440.

[19] 白人驹, 张雪林. 医学影像诊断学. 第 3 版. 北京: 人民卫生出版社, 2001.

[20] 刘丹, 周爱云, 张诚, 等. 超声造影实时判断周围型肺病变初始强化时间点的价值. 中国医学影像学杂志, 2017, 25 (04): 274-277.

[21] 苏美丽, 李素和. 超声导向穿刺置管引流治疗肺脓肿 28 例. 中国临床研究, 2012, 25 (12): 1184.

[22] 王树松, 周雷升, 韩红梅. 超声引导下穿刺置管治疗周围型肺脓肿 30 例. 中国微创外科杂志, 2009, 9 (5): 439-440.

[23] Steenvoorden TS, Hilderink B, PwgE, et al. Lung point in the absence of pneumothorax. Intensive Care Medicine, 2018 : 1-2.

[24] 尹万红, 王小亭, 刘大为, 等. 重症超声临床应用技术规范. 中华内科杂志, 2018. 57 (6): 397-417.

[25] Alrajhi K, Woo MY, Vaillancourt C. Test characteristics of ultrasonography for the detection of pneumothorax: a systematic review and meta-analysis. Ches, 2012, 141 (3): 703-708.

[26] 刘新, 王蕾, 谷青等. 超声引导气胸穿刺引流 6 例. 实用医药杂志, 2014, 4 (31): 326.

[27] Lichtenstein DA . Lung ultrasound in the critically ill. Annals of Intensive Care, 2014, 17 (3): 125-142.

[28] Lichtenstein D A , Mezière G, Lascols N , et al. Ultrasound diagnosis of occult pneumothorax. Critical Care Medicine, 2005, 33 (6): 1231-1238.

[29] Lichtenstein DA. Novel approaches to ultrasonography of the lung and pleural space: where are we now?. Breathe, 2017, 13 (2): 100-111.

[30] Via G , Storti E , Gulati G , et al. Lung ultrasound in the ICU: from diagnostic instrument to respiratory monitoring tool. Minerva Anestesiologica, 2012, 78 (11): 1282-1296.

[31] Ding W, Shen Y , Yang J , et al. Diagnosis of Pneumothorax by Radiography and Ultrasonography: A Meta-analysis. Journal of Emergency Medicine, 2012, 42 (3): 366-367.

[32] Alrajhi K , Woo M Y , Vaillancourt C . Test characteristics of ultrasonography for the detection of pneumothorax: a systematic review and meta-analysis. Chest, 2012, 141 (3): 703-708.

[33] Rocco M , Carbone I , Morelli A , et al. Diagnostic accuracy of bedside ultrasonography in the ICU: feasibility of detecting pulmonary effusion and lung contusion in patients on respiratory support after severe blunt thoracic trauma. Acta Anaesthesiologica Scandinavica, 2010, 52 (6): 776-784.

[34] Wilkerson R G , Stone M B . Sensitivity of Bedside Ultrasound and Supine Anteroposterior Chest Radiographs for the Identification of Pneumothorax After Blunt Trauma. Academic Emergency Medicine, 2010, 17 (1): 7.

[35] Hürter T , Hanrath P . Endobronchial sonography: feasibility and preliminary results . Thorax, 1992, 47 (7): 565-567 .

[36] Yasufuku K, Chhajed PN, Sekine Y, et al. Endobronchial ultrasound using a new convex probe: a preliminary study on surgically resected specimens. Oncol Rep, 2004, 11 (2): 293-296.

[37] Yasufuku K, Chiyo M, Sekine Y, et al. Realtime endobronchial ultrasound-guided transbronchial needle aspiration of mediastinal and hilar lymph nodes. Chest, 2004, 126 (1): 122-128.

[38] Li J, Chen PP, Huang Y, et al. Radial probe en-

dobronchial ultrasound scanning assessing invasive depth of central lesions in tracheobronchial wall. Chin Med J (Engl), 2012, 125 (17): 3008-3014.

[39] Ali MS, Trick W, Mba BI, et al. Radial endobronchial ultrasound for the diagnosis of peripheral pulmonary lesions: A systematic review and meta-analysis. Respirology, 2017 Apr, 22 (3): 443-453.

[40] Nakajima T, Yasufuku K, Yoshino I. Current status and perspective of EBUS-TBNA. Gen Thorac Cardiovasc Surg, 2013, 61 (7): 390-396.

[41] Miyazu Y, Miyazawa T, Iwamoto Y, et al. The Role of Endoscopic Techniques, Laser-Induced Fluorescence Endoscopy, and Endobronchial Ultrasonography in Choice of Appropriate Therapy for Bronchial Cancer. J Bronchology Interv Pulmonol, 2001, 8 (1): 10-16.

[42] Rivera MP, Mehta AC, Wahidi MM. Establishing the diagnosis of lung cancer: Diagnosis and management of lung cancer, 3rd ed: American College of Chest Physicians evidence-based clinical practice guidelines. Chest, 2013, 143 (5 Suppl): e142S-e165S.

[43] Tamiya M, Okamoto N, Sasada S, et al. Diagnostic yield of combined bronchoscopy and endobronchial ultrasonography, under LungPoint guidance for small peripheral pulmonary lesions. Respirology, 2013, 18 (5): 834-839.

[44] Takeuchi N, Sasaki Y, Naito Y, et al. Combination of virtual bronchoscopic navigation, endobronchial ultrasound, and rapid on-site evaluation for diagnosing small peripheral pulmonary lesions: a prospective phase II study. J Thorac Dis, 2017, 9 (7): 1930-1936.

[45] Sampsonas F, Kakoullis L, Lykouras D, et al. EBUS: Faster, cheaper and most effective in lung cancer staging. Int J Clin Pract, 2018, 72 (2): 2-10.

[46] Herth FJ, Eberhardt R, Vilmann P, et al. Real-time endobronchial ultrasound guided transbronchial needle aspiration for sampling mediastinal lymph nodes. Thorax, 2006, 61 (9): 795-798.

[47] Detterbeck FC, Jantz MA, Wallace M, et al. Invasive mediastinal staging of lung cancer: ACCP evidence-based clinical practice guidelines (2nd edition). Chest, 2007, 132 (3 Suppl): 202S-220S.

[48] Bonta PI, Crombag L, Annema JT. Linear endobronchial and endoesophageal ultrasound: a practice change in thoracic medicine. Curr Opin Pulm Med, 2016, 22 (3): 281-288.

[49] van der Heijden EH, Casal RF, Trisolini R, et al. Guideline for the acquisition and preparation of conventional and endobronchial ultrasound-guided transbronchial needle aspiration specimens for the diagnosis and molecular testing of patients with known or suspected lung cancer. Respiration, 2014, 88 (6): 500-517.

[50] Righi L, Franzi F, Montarolo F, et al. Endobronchial ultrasound-guided transbronchial needle aspiration (EBUS-TBNA) -from morphology to molecular testing. J Thorac Dis, 2017, 9 (Suppl 5): S395-S404.

[51] Lilo MT, Allison DB, Younes BK, et al. The critical role of EBUS-TBNA cytology in the staging of mediastinal lymph nodes in lung cancer patients: A correlation study with positron emission tomography findings. Cancer Cytopathol, 2017, 125 (9): 717-725.

[52] Czarnecka-Kujawa K, Yasufuku K. The role of endobronchial ultrasound versus mediastinoscopy for non-small cell lung cancer. J Thorac Dis, 2017, 9 (Suppl 2): S83-S97.

[53] Ozturk A, Gullu YT. Excellence in non-small cell lung cancer staging by endobronchial-TBNA: Comparison with PET-CT and surgery. Minim Invasive Ther Allied Technol, 2018 Sep 27: 1-7. doi: 10. 1080/13645706. 2018. 1513944. [Epub ahead of print]

[54] Krouskop TA, Wheeler TM, Kallel F, et al. Elastic moduli of breast and prostate tissues under compression. Ultrason Imaging, 1998, 20 (4): 260-274.

[55] Okasha H H, Mansour M, Attia K A, et al. Role of high resolution ultrasound/ endosonography and elastography in predicting lymph node malignancy. Endosc Ultrasound, 2014, 3 (1): 58-62.

[56] Jiang JH, Turner JF Jr, Huang JA. Endobronchial ultrasound elastography: a new method in endobronchial ultrasound-guided transbronchial needle aspiration. J Thorac Dis, 2015, 7 (Suppl

4)：S272-278.
[57] Huang H，Huang Z，Wang Q，et al. Effectiveness of the Benign and Malignant Diagnosis of Mediastinal and Hilar Lymph Nodes by Endobronchial Ultrasound Elastography. J Cancer，2017，8（10）：1843-1848.
[58] Sun J，Zheng X，Mao X，et al. Endobronchial Ultrasound Elastography for Evaluation of Intrathoracic Lymph Nodes：A Pilot Study. Respiration，2017，93（5）：327-338.
[59] Kuo CH，Wang CH，Kuo HP. Pulmonary arteriovenous malformation of Osler-Weber-Rendu syndrome diagnosed by endobronchial ultrasound. Respirology，2007 Mar，12（2）：295-298.
[60] Maeda K. Pediatric airway surgery. Pediatr Surg Int，2017，33（4）：435-443.
[61] L? schorn C，Nierhoff N，Mayer R，et al. Dieulafoy' s disease of the lung：a potential disaster for the bronchoscopist. Respiration，2006，73（4）：562-565.
[62] Gurioli C，Casoni GL，Gurioli C，et al. Endobronchial ultrasound in Dieulafoy's disease of the bronchus：an additional application of EBUS. Monaldi Arch Chest Dis，2010，73（4）：166-168.
[63] Ganganah O，Guo S，Chiniah M，et al. Endobronchial ultrasound and bronchial artery embolization for Dieulafoy's disease of the bronchus in a teenager：A case report. Respir Med Case Rep，2015，16：20-23.
[64] Kurimoto N，Miyazawa T，Okimasa S，et al. Endobronchial ultrasonography using a guide sheath increases the ability to diagnose peripheral pulmonary lesions endoscopically. Cest，2004，126：959-965.
[65] Kurimoto N，Murayama M，Yoshioka S，Nishisaka T. Analysis of the internal structure of peripheral pulmonary lesions using endobronchial ultrasonography. Chest，2002，122：1887-1894.
[66] Hosokawa S，Matsuo K，Watanabe Y，et al. Two cases of nodular lesions in the peritheral lung field，successfully diagnosed by endobronchial ultrasonography（EBUS）. Kokyuu，2004，23：57-60.
[67] 汪浩，张哲民，主译. 介入支气管镜临床指南. 上海：科学技术出版社，2017.
[68] 李强主译. 介入呼吸病学理论与实践. 天津：天津科技翻译出版有限公司，2017.
[69] Kurimoto N，Miyazawa T，Okimasas S，et al. Endobronchial ultra-sonography using a guided sheath increases the ability to diagnose perpheral pulmonary lesions endoscopically. Chest，2004，126：959-965.
[70] Yoshikawa M，Sukoh N，Yamazaki K，et al. Diagnostic value of endobronchial ultrasonography with a guide sheath for peripheral pulmonary lesions without X-ray fluoroscopy. Chest，2007，131：1788-1793.
[71] Steinfort DP，Khor YH，Manser RL，Irving LB. Radial probe endobronchial ultrasound for the diagnosis of peripheral lung cancer：systematic review and meta-analysis. Eur Respir J，2010，31（4）：902-910.
[72] 韩宝惠，孙加源. 超声支气管镜技术. 北京：人民卫生出版社，2012.
[73] Cohen AJ，Thompson L，Edwards FH，et al. Primary cysts and tumors of the mediastinum. Ann Thorac Surg，1991，51：378-384.
[74] Harris GJ，Harman PK，Trinkle JK，et al. Standard biplane roentgenography is highly sensitive in documenting mediastinal masses. Ann Thorac Surg，1987，44：238-241.
[75] Moonim MT，Breen R，Gill-Barman B，et al. Diagnosis and subclassification of thymoma by minimally invasive fine needle aspiration directed by endobronchial ultrasound：a review and discussion of four cases. Cytopathology，2012，23（4）：220-228.
[76] Ko HM，da Cunha Santos G，Darling G，et. al. Diagnosis and subclassification of lymphomas and non-neoplastic lesions involving mediastinal lymph nodes using endobronchial ultrasound guided transbronchial needle aspiration. Diagn Cytopathol，2013，41（12）：1023-1030.
[77] Huang CT，Chen C Y，Ho CC，et al. A rare constellation of empyema，lung abscess，and mediastinal abscess as a complication of endobronchial ultrasound-guided transbronchial needle aspiration. Eur J Cardiothorac Surg，2011，40：264-265.
[78] Moffatt-Bruce SD，Ross Jr P. Mediastinal abscess after endobronchial ultrasound with transbronchial needle aspiration：a case report. J Cardiothorac Surg，2010，5：33.

[79] Steinfort DP, Johnson DF, Irving LB. Incidence of bacteraemia following endobronchial ultrasound guided transbronchial needle aspiration. Eur Respir J, 2010, 36: 28-32.

[80] 杨会珍，滕家俊，钟润波，等. 气管内超声引导下经支气管针吸活检对肺内病变的诊断价值. 中华结核和呼吸杂志，2013，36 (1) : 17-21.

[81] Zhu T, Zhang X, Xu J, et al. Endobronchial ultrasound guided-transbronchial needle aspiration vs. conventional transbronchial needle aspiration in the diagnosis of mediastinal masses: A meta-analysis. Mol Clin Oncol, 2014, 2 (1): 151-155.

[82] 毛晓伟，杨俊勇，郑筱轩，等. 两种支气管内超声弹性成像定量方法评估胸内良恶性淋巴结的比较. 中华结核和呼吸杂志，2017，40 (6) : 431-434.

[83] El-Osta H, Jani P, Mansour A, et al. Endobronchial ultrasound for nodal staging of patients with non-small-cell lung cancer with radiologically normal mediastinum. A meta-analysis. Ann Am Thorac Soc, 2018, 15 (7): 864-874.

[84] 丁建民，经翔，王彦冬，等. 人工胸腹水对肝癌经皮微波消融治疗的影响. 中国超声医学杂志，2013，29 (12): 1086-1090.

[85] 韩玥，于雷，郝玉芝，等. 人工胸水技术在经皮射频消融治疗肝脏膈顶肿瘤中的应用. 中华肿瘤杂志，2012，34 (11): 846-849.

[86] 唐田，古善智，李国文，等. 超声引导联合人工胸水微波消融膈顶部肝肿瘤. 中南大学学报 (医学版)，2017，42 (2): 184-188.

[87] 郭光辉，许尔蛟，郑荣琴，等. 单肺通气联合人工胸水辅助经皮热消融治疗肝膈顶部肝癌. 中华超声影像学杂志，2015，24 (11): 959-962.

第二十章 肺部超声在急重症患者中的应用

第一节 肺部超声在急重症患者中应用的基本要点

一、肺部超声基本检查方法

肺部超声可以使肺部病变快速可视化，因为操作简单，容易掌握，且对仪器要求不高，适用于床旁检查，可以进行动态监测，有助于减少患者接受放射线的剂量，已经越来越广泛地应用于急重症患者。

（一）探头的选择

肺部超声一般需要使用两把探头，对于探头的类型没有特殊要求。对探头的频率有一定要求。一把高频探头适用于检查胸膜及胸膜下病变，常用的是浅表（线阵）探头。一把低频探头适用于对肥胖患者或肺深部结构进行检查。常用的是腹部（凸阵）探头或心脏（相控阵）探头。

（二）患者的体位

急重症患者的体位不定，最常使用的是平卧位和侧卧位，也可以是半卧位或坐位，极少数患者为俯卧位。无论哪种体位，均需考虑到重力的因素。比如胸腔积液往往在最低的位置。

（三）检查部位

肺部超声原则上要求在双侧胸壁前、中、后侧扫查，以腋前线、腋后线为界线，每个区域分成上下两部分。单侧胸腔需检查 6 个区域，双侧胸腔需检查 12 个区域。

二、肺部超声的基本征象（图 20-1）

（一）胸膜线及胸膜滑动征

将超声探头与体表垂直，在 B 型模式下肋骨下方线状高回声为胸膜线。壁层胸膜和脏层胸膜的相对运动形成了随呼吸的往复运动，这说明肺随呼吸相对于胸壁在滑动。在实时超声模式下发现肺滑动征是一个很强的除外气胸的证据。

（二）蝙蝠征

如果超声探头和肋骨相垂直，上下两根相邻的肋骨、肋骨的声影、胸膜线共同构成了一个特征性超声表现：蝙蝠征。

（三）海岸征和沙滩征

正常肺在 M 型超声模式下形成海岸征。在肺随呼吸运动的情况下，在 M 型超声模式下，胸膜线下方，由于肺是有滑动的，形成均匀的颗粒状，与沙滩类似，称之为“沙滩征”，而胸壁组织因为没有任何运动，形成平行线；上方平行线相当于大海，下方“沙滩”相当于海岸，因此，胸壁和肺的 M 型超声形成“海岸征”。

（四）A 线

在 B 型超声模式下，胸膜线以下形成一系列与胸膜线等间距、平行的高回声线即为 A 线。其实质是超声伪像（混响效应）。如果发现 A 线并可见肺滑动征则提示相应区域的肺组织正常。

（五）B 线或彗尾征

B 线或称彗尾征，是边界清晰，与肺滑动同步移动的垂直伪影。B 线数量取决于肺的气液比例，B 线间距在 7 mm 左右的提示肺小叶间隔增厚（称 B7 线），B 线间距在 3 mm 左右的称 B3 线，与 CT 显示的肺组织毛玻璃样改变相关。一个超声视野中出现数条 B 线也称为“火箭征”。如果肺野内布满大量 B 线，提示肺

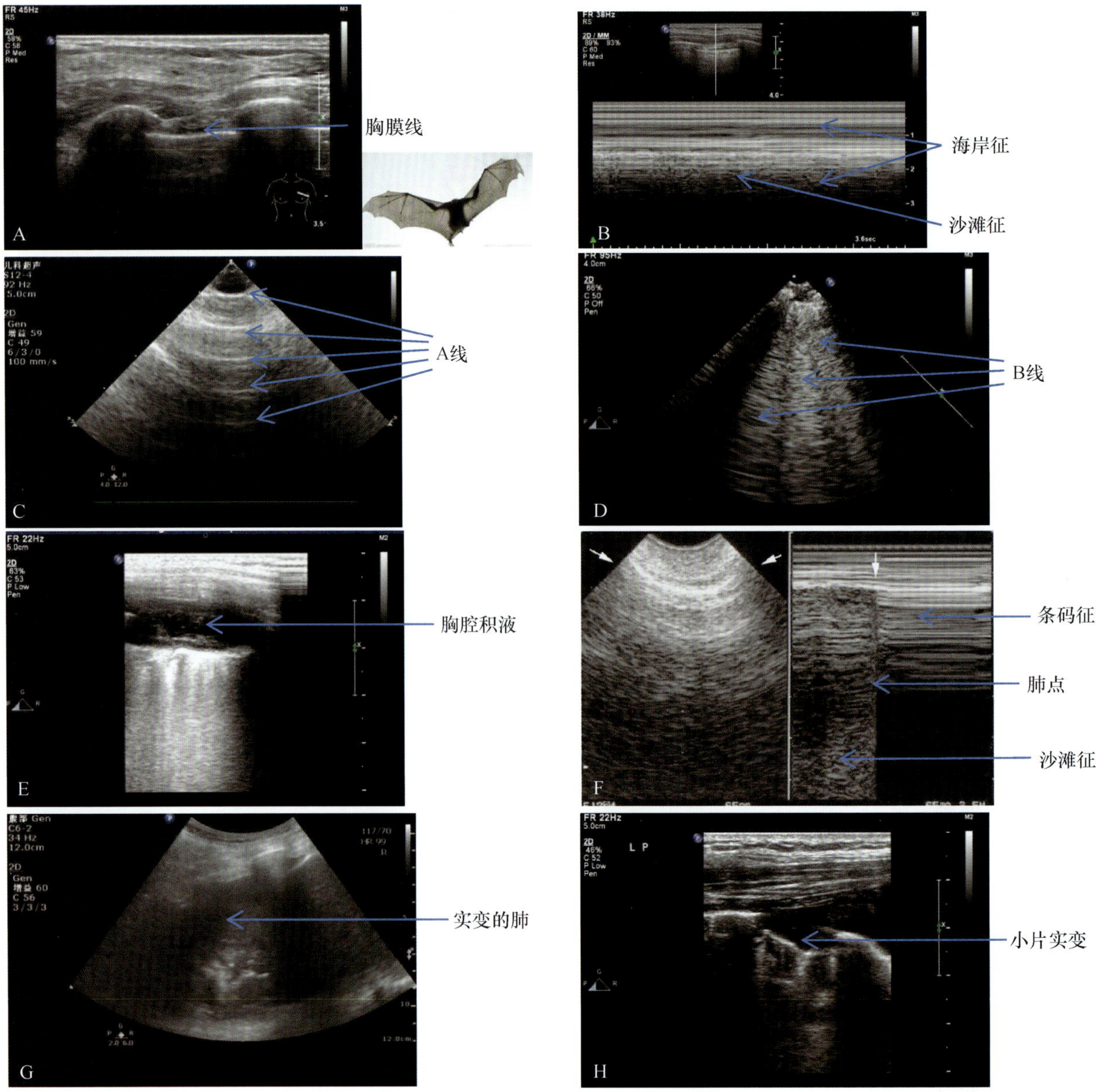

图 20-1　肺部超声的基本征象

A：胸膜线及蝙蝠征；B：沙滩征和海岸征；C：A 线；D：B 线及火箭征；E：胸膜腔积液；F：肺点（沙滩征和条码征交界）；G：肺实变；H：肺实变

血管外肺水增多。前胸及侧胸发现弥漫性 B 线称为“肺泡间质综合征”。

（六）肺实变和肺不张

病变内部结构，肺组织回声超声表现类似于肝或脾。

（七）支气管充气征

在不均匀的组织样实变（类似肝回声）内，常可以发现支气管管样的线状高回声，说明在实变或不张的肺内残留空气。这类超声表现称为“超声空气支气管征”。

（八）肺点

肺点是诊断局灶性气胸的特殊超声征象。动态观察下，呼气阶段的胸部征象图突然替代吸气阶段正常肺超声图，两者的临界点称为肺点。

（九）胸腔积液

胸腔内出现积液时，脏层胸膜与壁层胸膜之间间隙被液体所填充，从而形成低回声的征象。根据积液的回声特征可判断不同性质的胸腔积液。

（十）窗帘征

含气的肺随着呼吸运动上下移动位置，遮挡了腹部的脏器，称为窗帘征。

三、肺部超声中的 A、B、C

（一）A 特征

前胸壁存在肺滑动征并以 A 线为主要征象（A 模式，结合了肺滑动征与 A 线）。A 特征代表前胸壁的肺表面正常。如果同时出现深静脉血栓形成（deep vein thrombosis，DVT），则可能与肺栓塞相关。

（二）A′特征

以 A 线为主要征象但没有存在肺滑动征，提示气胸。

（三）B 特征

两肋间隙之间出现 3 条或以上 B 线，称为肺火箭征，存在肺滑动征并伴有肺火箭征，常意味着患者出现了血流动力学肺水肿。

（四）B′特征

前胸壁肺火箭征存在，但肺滑动征消失称为 B′特征。在炎症间质综合征（肺炎）时，胸膜下小叶间隔可分泌黏性纤维素物质，从而导致肺滑动征消失。这种特征具有 100%特异性。

（五）A/B 特征

单侧的肺火箭征称为 A/B 特征或称 A/B 模式（单侧肺间质综合征），这种不对称的间质征象也主要出现于肺炎。A/B 特征是两个肺间的区分，在同一肺叶中，某些区域是肺火箭征，某些区域为 A 线。这种特征具有 100%特异性。

（六）C 特征

前胸壁的肺实变，不管数量和大小（甚至是单纯的增厚的、不规则的胸膜线），称作 C 特征或称为 C 模式（肺前部实变）。在快速床旁肺超声的 BLUE 方案流程中，C 特征对应于肺炎。弥漫的 C 线通常见于弥漫性肺炎。C 征象大部分情况下具有特异性，但个别情况下可见于肺栓塞。

裸图像特征：即无阳性发现，提示慢性阻塞性肺疾病（COPD）/哮喘的可能。

第二节　呼吸困难的床旁肺部超声评估流程——BLUE 方案

2008 年，Daniel A. Lichtenstein 等提出了快速诊断急性呼吸衰竭的 BLUE 方案（bedside lung ultrasound in emergency，BLUE）。BLUE 方案（图 20-2）是完全基于病理生理学的流程，能够早期判断患者呼吸困难的病因，指导治疗。

BLUE 方案主要通过几个相对固定的点进行定位，使超声探查变得标准化。包括：上蓝点、下蓝点、膈肌点、PLAPS 点。它是一种快速诊断流程（少于 3min），结合了超声征象与探查位置，包含静脉血管分析（在肺前部表面正常的情况下完成）。这种静脉血管分析与传统方法无关，特别强调腓肠肌部位，使用非血管探头，并挤压腓肠肌观察。最常见的疾病是血流动力学性肺水肿、肺栓塞、肺炎、慢性阻塞性肺疾病、哮喘和气胸，每一种疾病均会产生特定的超声征象，与肺间质综合征具有根本的相关性。

双手（与患者的双手差不多大小）在患者一侧前胸放置：上面手的小指放在锁骨下面，指尖位于中线，下面手在上面手的下方（不包括拇指）。上蓝点位于上面手的中央，下蓝点位于下面手的中央，下面手小拇指的下缘位置即为膈肌线的位置。膈肌线的延长线与腋中线的交点即为膈肌点，下蓝点的水平延长线与腋后线的交叉点为 PLAPS 点。有学者提出的改良 BLUE 方案，增加了后蓝点（肩胛下线和脊柱间的区域），以及改良床旁肺部超声评估（M-BLUE）方案，将膈肌点的位置由超声定位方法确定，上蓝点位置不变，M 点为上蓝点及膈肌点的中点，PLAPS 点为 M 点垂直向后与同侧腋后线的交点（图 20-3）。

典型病例 1（见图 20-4）。

典型病例 2（见图 20-5）。

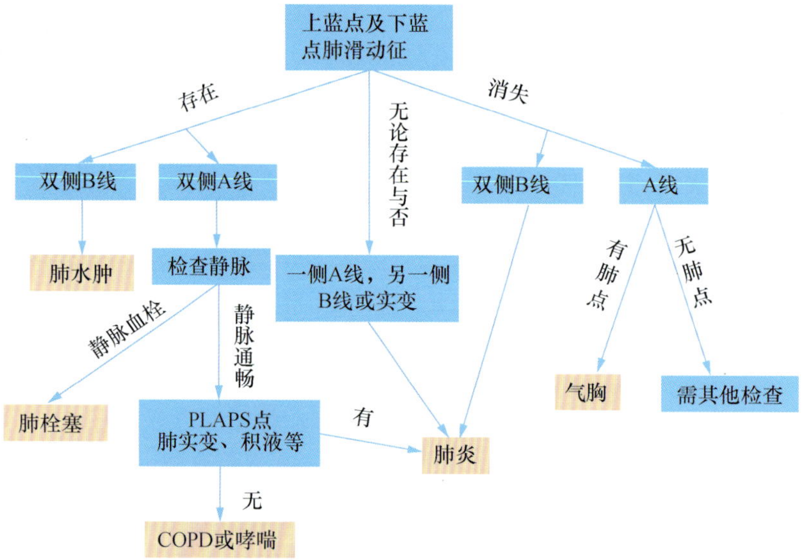

图 20-2　BLUE 方案流程图

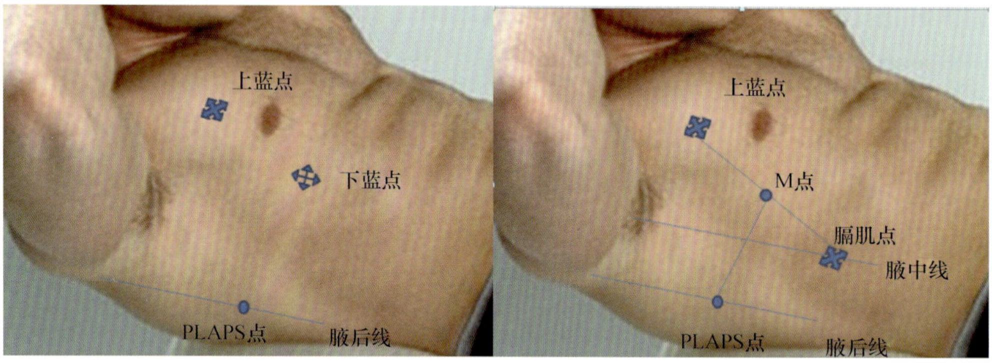

BLUE 方案定位　　改良 BLUE 方案定位

图 20-3　BLUE 方案定位

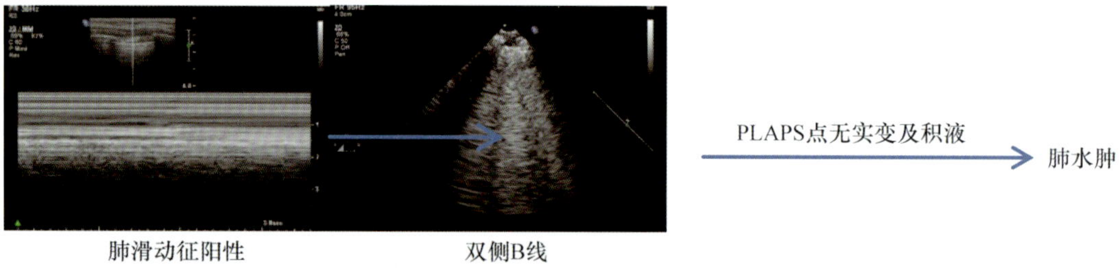

图 20-4　典型病例 1

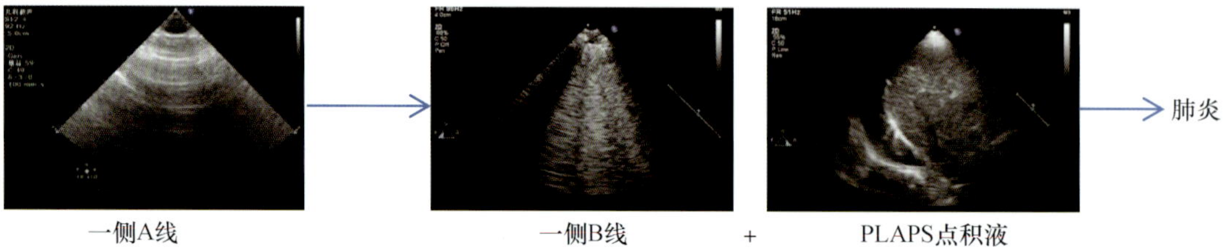

图 20-5　典型病例 2

第三节　肺部超声指导的休克原因评估——FALLS 流程

肺水肿造成胸膜下小叶间隔增厚，并可以被肺部超声检测；当肺动脉楔压超过 18 mmHg 时，重症患者前胸壁肺超声影像由 A 线转变为 B 线；并且在 A 线与 B 线之间并没有其他伪影出现，这种情况提示 B 线的出现是突然的，应用这些肺部超声伪影可以直接评估肺液，这种特征可用于观察及指导液体的复苏。

FALLS 流程（fluid administration limited by lung sonography，肺超声指导下的液体管理流程）参考休克的 Weil 分类方法，使用的是最简单有效的心脏超声以及 BLUE 方案。FALLS 流程（图 20-6，图 20-7）建立在临床实践的基础之上，即肺部超声的 A 线、B 线与肺动脉楔压（PAOP）之间有很好的相关性。

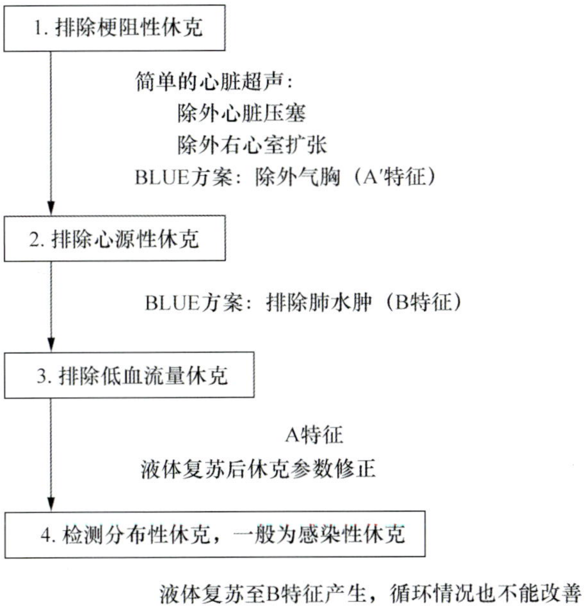

图 20-6　FALLS 方案

一、排除梗阻性休克

1. 寻找心脏压塞超声依据（心包积液、右心室游离壁舒张期塌陷）。

2. 寻找肺栓塞证据（右心室扩大）。

3. 寻找张力性气胸诊断依据（无胸膜滑动征及肺点）。

排除以上几点，梗阻性休克可以被合理地排除。

二、根据超声在肺胸膜界面的征象来评估血容量情况

（一）B 线征合并胸膜滑动

这种征象提示心源性休克，下腔静脉扩张合并塌陷率减低及胸腔积液进一步支持诊断。提示可以进行补液和使用升压治疗。

（二）A 特征或 A/B 特征

这种特征要考虑低血容量休克和分布性休克，这时需要液体复苏。A 特征代表患者可以继续给予液体复苏，在液体复苏下，患者循环衰竭的表现有所改善，而 A 特征未发生变化，说明患者为低血容量休克。

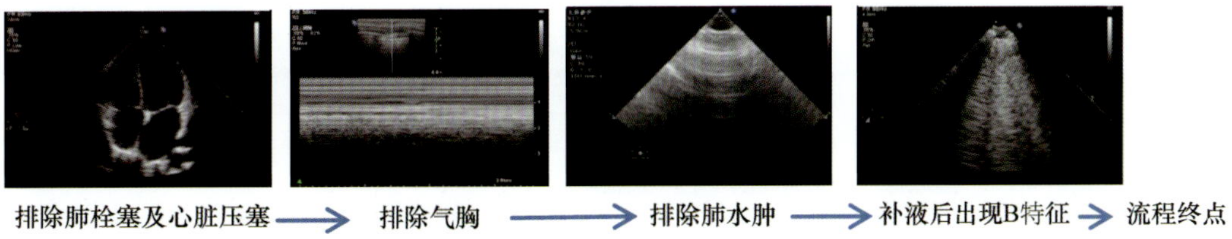

图 20-7　PALLS 方案

如果临床情况没有改善，继续液体复苏。当前胸壁或偏侧方 B 线出现时说明因液体复苏导致的医源性间质综合征。间质肺水肿是肺水肿的早期阶段，它是 FALLS 流程的终点（停止液体复苏的时间，即补液后 B 线代替 A 线即可）。液体复苏使左心位于 Frank-Starling 曲线的折点处。

在 FALLS 方案（FALLS-protocol）的最后部分，B 特征通常意味着血流动力学肺水肿（循环衰竭时，常被称为心源性休克），偶尔是肺炎/急性呼吸窘迫综合征（循环衰竭时，常被称为肺脓毒症），极偶尔为慢性间质性肺病（循环衰竭时，则可能同时合并休克）。在情况复杂时，必须区分心源性肺水肿和肺脓毒症。心源性休克无需补液，感染性休克则需要补液。

另外，要识别是否为真正的 B 特征。ARDS、肺脓毒症、大面积肺炎仅有 14% 表现为真正的 B 特征。其他 86% 情况下，看到的是 B′ 特征、C 特征、A/B 特征或 A-no-V-PLAPS［无深静脉血栓，但是伴有后外侧肺泡和（或）胸膜渗出的 A 特征，常代表肺炎］特征。

FALLS 方案在费用、无创性、技术难度、易监测、反映肺间质含水量、高度敏感性等方面具有明显的优势。基本优势在于：快速（数分钟）、简单、敏感性高、准确监测补液、提供了一个独立的容量及血容量指标、监测肺液、测量间质肺液、真实反映毛细血管压，可以避免长时间未发现的低血流量引起的迟发性隐匿并发症，是一种简单、成本低、效益好的新型诊断低血容量的工具。

第四节　心肺联合超声——以心肺为核心的检查方案

目前越来越多的研究证明整合的心肺联合超声在重症疾病的病因判断中的作用较单一器官超声敏感性更高，因而具有更精确的评估作用。比较具有代表性的是北京协和医院重症医学科采用的重症超声急会诊流程（CCUE）方案。

导致呼吸困难或血流动力学不稳定的主要病因有急性呼吸窘迫综合征、急性肺水肿、肺炎肺实变、急性肺栓塞、分布性休克、心源性休克等。单纯的肺部超声 BLUE 方案在评估急性呼吸衰竭的病因上有一定的局限性，Benoit Bataille 等的研究发现整合的心肺超声比单独的肺部超声对于心源性肺水肿和肺炎的诊断的正确率、敏感度、特异度均增高。

心肺联合超声检查方案，其主要评估重点包括：

（1）除外明显病理状态。

（2）定性评估容量状态和液体反应性可能（观察下腔与变异度）。

（3）右心的评估（大小、室间隔、三尖瓣环运动幅度）。

（4）左心的评估［室壁厚度及向心运动、舒张功能、节段性运动、心功能射血分数（EF）、左心室流出道速度时间积分（VTI）、心输出量（CO）］。

（5）观测双侧胸腔及肺，了解各部位有无气胸，胸腔积液，B 线（B3/B7），肺实变与不张（参照 BLUE 方案）。

（6）把超声信息与临床相联系。

检查主要包括心脏评估及肺评估（参照 BLUE 方案），心脏超声检查主要采用 5 个切面（图 20-8）。整个检查以定性评估为主，目的是评估心肺病理生理急性改变，用六步法分析后，结合临床资料判断导致急性呼吸循环事件的病因。

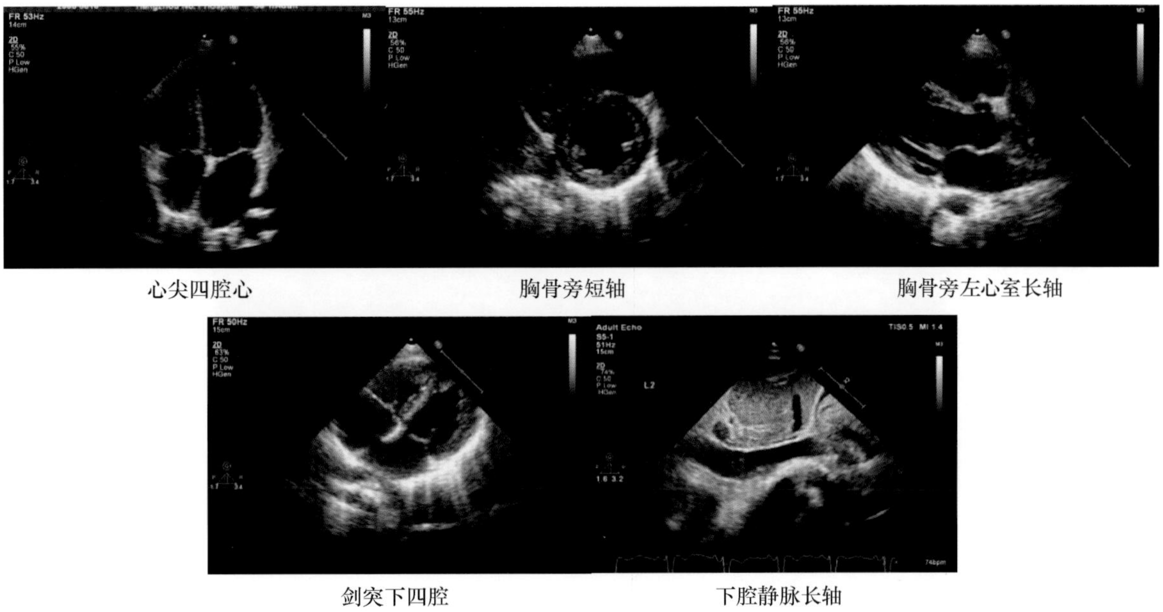

图 20-8 常用心脏超声切面

病例 1

【病史摘要】

患者，男，61 岁。

主诉：因“胸闷、胸痛 1 周，加重伴口角歪斜 1 天”入院。

现病史：1 周前患者无明显诱因出现胸闷、胸痛不适，持续时间不详，疼痛放射至肩背部，休息后稍缓解，外院就诊，行腰椎 X 线片检查，考虑退行性变。1 天前患者再次出现胸闷、胸痛不适，持续时间不详，伴口角歪斜，右侧肢体无力，口齿不清，无晕厥，无恶心呕吐，无大小便失禁，遂就诊于我院。

既往史：高血压 27 余年，最高血压 190/100 mmHg，未治疗；糖尿病病史 1 年，最高血糖 23 mmol/L，未治疗；曾于 2013 年、2016 年有脑梗死病史，当时表现为头晕手麻，无后遗症；于外院行胆囊切除术后 10 余年。否认食物药物过敏史。

体检：T 37.2℃，P 116 次/分，BP 94/68 mmHg，R 20 次/分。神清，精神差，口角歪斜，伸舌右偏，口唇无发绀，巩膜无黄染，颈静脉无怒张，双肺呼吸音粗，可闻及湿啰音，心率 116 次/分，律齐，心界无扩大，心前区闻及Ⅱ级收缩期杂音。腹平软，无压痛及反跳痛，墨菲征阴性，肝脾肋下未及，肠鸣音 3 次/分，双下肢无水肿。右侧上下肢肌力 4 级，肌张力正常。

【诊疗过程】

辅助检查：血常规＋CRP 白细胞 11.4 $\times 10^{9}$/L，中性粒细胞 84.8%，血红蛋白 165 g/L，红细胞 5.07 $\times 10^{12}$/L，血小板 197 $\times 10^{9}$/L，超敏 C-反应蛋白 104 mg/L；心肌酶＋TNI＋急诊生化 11＋PCT：门冬氨酸氨基转移酶 44 U/L，总胆红素 24.6 μmol/L，尿素氮 10.27 mmol/L，肌酐 162 μmol/L，葡萄糖 35.70 mmol/L，肌酸激酶 216 U/L，乳酸脱氢酶 315 U/L，钠 132 mmol/L，氯 96 mmol/L，降钙素原 0.10 ng/ml；急诊凝血功能 4 项＋急诊 D-二聚体凝血酶原时间 12.7 s，国际标准化比值 1.12，部分凝血活酶时间 29.2 s，纤维蛋白原 5.00 g/L，D-二聚体 930.0 μg/L。心电图：Ⅰ、aVL 导联 ST 段抬高，考虑急性高侧壁心肌梗死。

床旁心肺联合超声检查（图 20-9）：

M 型、二维超声：主动脉内径不宽，主动脉弓显示不清。主动脉瓣清晰，启闭无特殊；肺动脉瓣启闭无特殊。左心房扩大（前后径

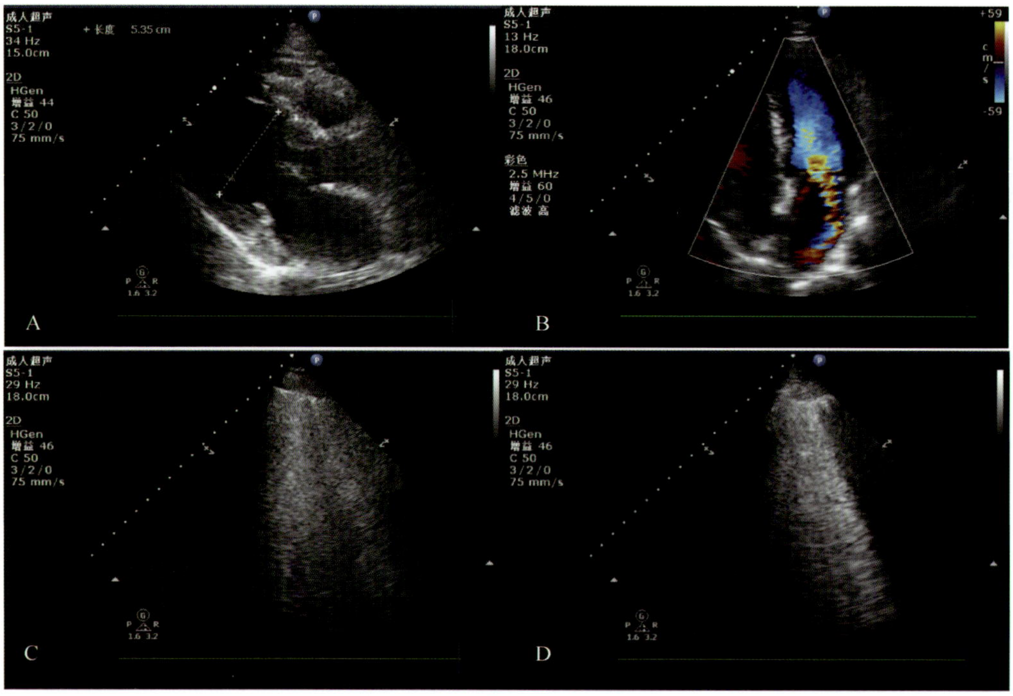

图 20-9 心肺联合超声检查图示

A. 左心室大小处于正常上限；**B.** 二尖瓣前叶脱垂伴大量反流；**C.** 左肺 B 线增多；**D.** 右肺 B 线增多

4.2 cm)，左心室临界大（前后径 5.4 cm)，右心大小正常范围；二尖瓣纤细，前叶双峰，后叶与前叶逆向运动，收缩期二尖瓣前叶局部脱向左心房侧。左心室壁厚度临界，室间隔与左心室后壁逆向运动。房室间隔连续性完整。静息状态下左心室侧壁收缩运动及增厚率减低。EF 60%。下腔静脉内径 1.5 cm，下腔静脉塌陷率>50%。

多普勒：收缩期二尖瓣口左心房侧可见大量反流血流，沿二尖瓣后叶偏心走行，余各组心瓣膜口未见明显异常血流信号。

双肺弥漫分布 B 线，提示：肺液增多（考虑心源性肺水肿）。

超声诊断：

二尖瓣前叶脱垂并二尖瓣大量反流；

左心室壁节段性运动异常（侧壁）；

左心房扩大，左心室临界大；

左心功能不全（EF 60%，合并二尖瓣大量反流，EF 高估心功能)；

双侧肺液增多（考虑心源性肺水肿）。

【讨论】

心脏超声：患者可见侧壁运动减弱，与心电图检查结果一致，考虑存在急性心肌梗死。另外发现的二尖瓣脱垂合并大量反流诊断明确。

肺部超声：双侧肺滑动征存在，两肺 B 线。根据 BLUE 方案，考虑心源性肺水肿。

需要进一步明确的是脱垂是急性的还是原有的。

患者二尖瓣存在大量反流，但左心室没有明显扩大，故需要考虑这是急性出现的病变。

患者出现心源性肺水肿，心力衰竭急性加重，进一步说明了二尖瓣脱垂是急性出现的，结合心肌梗死诊断，从一元论考虑这是急性心肌梗死导致的机械性并发症，为二尖瓣后内乳头肌缺血所致的二尖瓣前叶脱垂。

急诊冠状动脉造影术：左主干未见显著性狭窄，前降支近段 20%狭窄，中段长病变，最重处 80%狭窄，D1 开口及近段 90%狭窄，D2 开口 95%狭窄。回旋支近段 80%偏心性狭窄，局部显影较淡，远段 100%闭塞；右冠状动脉近段、中段 20%~30%狭窄，远段 30%~40%狭窄。

综上所述，心肺联合超声检查在急危重症患者的诊断治疗中有重要作用。

（赵　敏）

第五节　肺部超声在体外生命支持技术中的应用

一、体外生命支持简介

体外生命支持（ECLS）通常被用来描述是长时间但仍属临时性（小于 30 天）应用机械性的辅助装置，来支持心脏或肺脏功能。当在手术室内应用心肺机，采用静脉引流人体血液经储血槽、动力泵、人工膜肺后再送回动脉系统，为心脏手术提供完全的心肺支持时，这种开放式系统的技术通常被称为体外循环（CPB）。体外膜肺氧合（ECMO）支持方式类似 CPB，插管方式雷同，最大不同是少了储血槽，所以 ECMO 管路和人体形成一个密闭式系统。另外，由 ECMO 支持模式所衍生出的应用模式还有胸腔外插管进行急诊心肺支持（CPS）或体外心肺复苏（ECPR）、体外肺支持（ECLA）、体外二氧化碳排出（$ECCO_2R$）等。血液泵可以单独应用在左心室辅助装置（LVAD）、右心室辅助装置（RVAD）或双心室辅助装置（BiVAD）。

ECMO 可以为新生儿、婴儿、儿童或成人心或肺功能衰竭的患者提供机械辅助支持。根据应用途径不同，ECMO 可分为静脉-动脉模式（V-A ECMO）、静脉-静脉模式（V-V ECMO）或动脉-静脉模式（A-V ECMO）。ECMO 的适应证是急性、严重的可逆性心或肺功能衰竭，其原发病采用最佳传统治疗方法死亡率为 50%～100%，在采用 ECMO 支持后可以提高生存率。长期生活质量研究发现大部分存活患者效果满意。

国际体外生命支持组织（ELSO）自 1989 年成立，至 2017 年 1 月已超过近 80 000 名患者被登录在数据库内，统计资料显示危重症患者使用 ECMO 病例数持续稳定上升，ECMO 的重要性也体现在越来越多的研究文章发表（2005 年 231 篇至 2016 年 1062 篇），这一领域的研究从没有间断（目前临床试验中的 128 项）。然而，尽管许多研究数据指出呼吸或心力衰竭的危重患者在采用常规治疗失败而使用 ECMO 支持，患者存活率有所提升，但目前还没有足够的科学证据建立一个清晰的 ECMO 使用适应证。其关键在于随着使用ECMO 支持的病例数增加、时间延长其并发症发病率升高，尽管有相对良好的生存率。这些结果提醒我们在处理严重的呼吸或心力衰竭患者时谁需要 ECMO？植入设备的最佳时机是何时？设备的适合病情和管理的目标是什么？这些总体规划相当重要。使用 ECMO 考验一个地区或国家对危重患者的管理水平，其植入的复杂性和巨大的物质资源和人力资源投入需要多学科合作才能确保严重心肺功能衰竭患者的医护质量。

二、ECMO 装备

ECMO 的装备大部分来自于体外循环的观念，其组成包括替代循环系统动力部分之驱动装置（血液泵），替代呼吸系统功能之气体交换装置（一般被称为氧合器），替代循环系统回路之动静脉导管及管路，气体与氧合器混合调节器，加热器，各种血液参数监测器，各种安全监测器与其他附加装置。

（一）驱动泵（血液泵）

目前应用于 ECMO 的血液泵可分为滚轴泵（roller pump）与离心泵（radial pump）两大类。

体外循环之滚轴泵在临床多年的使用中不断地改进和完善，从最简单的单向平流型血液泵发展为当今现代化的由计算机控制，亦可双向驱动以及产生搏动血流的装置，使得灌注更趋于安全、有效和生理。但应用在 ECMO 上，除了传统的滚轴泵组件，包括泵头、泵控制面板、电气传动装置外，还需要回馈调节血液泵装置等组成部分。

（二）氧合器

1. 气体交换装置分类

一般目前 ECLS 所使用的气体交换装置，通常被称为氧合器。其功能与氧合器类似，有排除二氧化碳、氧气交换与血液温度调节功能。根据其制造材质可分为两大类：硅胶膜与中空纤维。

2. 气体交换装置的病理生理学

肺的功能容易受到水肿、栓塞和不张的影响。这些状况同样会影响气体交换装置，会改变膜一侧的血液与另一侧的气体之间的匹配性，引起通气灌注比例失调。实际上，气体交换装置与人的肺一样，交换二氧化碳比交换氧气更有效率。

膜的气体一侧发生的变化包括气腔陷闭（不张）或水冷凝（水肿）；这可在气体流速过慢时发生。在这种情况下，首先在氧合器后的血液中二氧化碳分压或浓度逐渐升高，直到交换面积明显减少，氧气的交换才会下降。

膜的血液一侧发生的变化主要由栓塞引起。这导致通气灌注比例升高，首先膜后的血液氧分压下降。如果交换面积减少很多，二氧化碳的交换才会受影响。有明显栓塞的另一征象是膜前后的压差升高。

（三）插管和管道

1. ECMO 的管路

ECMO 的管路由 PVC 管组成。管路的尺寸从新生儿用的内径 1/4 英寸到儿童和成人用的 3/8 英寸或 1/2 英寸。每个 ECMO 中心会设计一种最符合本单位需求的 ECMO 管路。监测探头和注射孔可以放置在不同的位置。ECMO 管路设计应符合几条基本原则。

首先，管路越短越好，管路中的阻力与长度成正比。而且，ECMO 管路越长，增加血液与异物接触的表面积、增加预充液体总量和增加热量损失。管路应刚好足够从泵到患者，能保证患者安全运送。其次，接头越少越好。管路中每一个接头增加了湍流的可能。这些湍流的部位就是血栓形成的部位，会使得红细胞被破坏。另外，制造商应尽可能完善每一个接头。厂商制造的接头用化学方法密封，减少高压状态下接头脱落的可能性。

2. ECMO 插管

ECLS 体外循环生命支持的建立，必须由病患年龄、体重、临床上依情况先决定 V-V ECMO 或 V-A ECMO，再决定插管的位置，以便顺利进行 ECLS。

（四）变温水箱

1. 热交换器

因为血液在管路中流动时接触的表面积很大，很多热量在体外循环过程中丢失。虽然手术室中常规使用低温，但一般 ECMO 的目标是常温。所有的 ECMO 系统有一个热交换器，置于氧合器后或整合于氧合器中。ECMO 的热交换器是不锈钢管外包裹一个透明、中空的聚碳酸酯壳。血液在不锈钢管内流动，管外流动的 37～40℃ 水为血液加温。

2. 变温水箱

虽然有诸多因素影响到热交换器的变温效能，但影响降、复温速度较为重要的是通过热交换器达到最大效率的水流量。因此，为了能迅速达到满意的温度，不仅要有一个效能良好的变温器，而且还要有一个能提供足够水流量的变温水箱。一般热交换器达到最大效率的满意水流量为 15～20 L/min。

（五）空氧混合调节器

目前有机械式或电子式空氧混合调节器（图 20-10）。提供设定流速与氧气百分比的气体给气体交换装置。气体流速大小会影响病患血液二氧化碳排出的程度，氧气百分比大小决定 ECMO 气体交换装置供氧的大小。

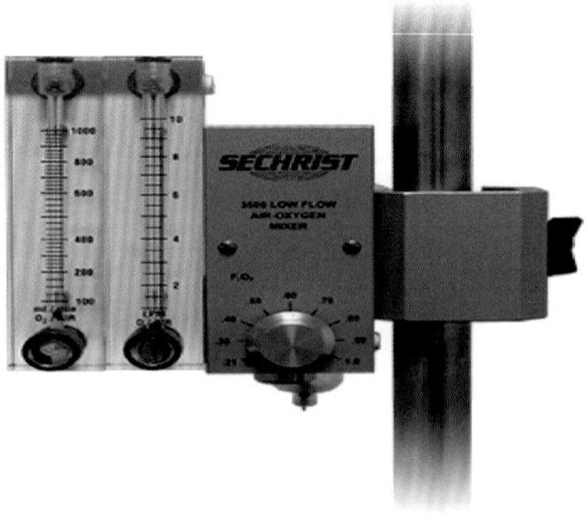

图 20-10 SECHIRIST 空氧混合调节器

（六）监测系统

ECMO 的附加设备包括监测器和安全装置。ECMO 的任一组件失灵都会导致患者生命的危险。所以 ECMO 监测系统，不单是监测功能是否恰当，还要监测是否有失灵的征象。最重要的监测者是 ECMO 专业人员。只有注意细节、持续监测 ECMO 系统和患者情况，才能降低设备失灵的风险，或在失灵时快速反应。

（七）其他附加装置

1. 压力监测器

（1）负压监测器：可以监测静脉引流是否足够，负压＞30 mmHg 容易造成患者血液溶血，因此可以监测患者血量是否足够，帮助判断静脉插管位置是否正确，以及监测患者心脏功能。

（2）正压监测器：进、出气体交换装置的压力与压力差这 3 种正压监测，可了解患者血量及血压高低、动脉插管是否受阻、氧合器中是否有血块、循环管路内是否有血块。

2. 血液温度监测器

可以监测进入患者体内前的血液温度而得知变温器效能。

3. 血液逆流监测器

是一种安全装置，当 ECMO 动力因机械故障而无法转动时会使得患者动静脉导管形成一个大的分流，进一步危害患者，而血液逆流监测器可以在此时阻止逆流。

4. 游离血红素监测器

长期使用 ECMO 会对患者血液产生破坏，其中最严重的为溶血，持续使用游离血红素监测器可以得知目前患者使用 ECMO 过程中的溶血程度，可作为更换氧合器指标。

5. 血栓弹力图（TEG）监测器

可以进一步评估 ECMO 患者凝血机制和病理变化，包括纤维酶原形成、血块形成、血块稳定、血小板功能及溶解血块功能。

（周岳廷）

三、肺部超声在体外膜肺氧合中的作用

体外膜肺氧合（extracorporeal membrane oxygenation，ECMO）是体外生命支持中最常用的一种方式。其原理是将静脉血引流至体外，经过氧合器（膜肺）氧合后注入静脉（V-V ECMO）或者动脉（V-A ECMO），起到部分心肺替代作用，为急性呼吸衰竭和（或）心力衰竭患者的心肺功能恢复赢得时间，维持人体脏器组织氧合血供。ECMO 的基本结构：血管内插管、连接管、动力泵（人工心脏）、氧合器（人工肺）、供氧管、监测系统。

在 ECMO 治疗的任何阶段（患者的选择、引导穿刺和置管、监测运行过程、发现并发症、评价患者心肺功能的恢复和决定 ECMO 支持的撤离），心肺联合超声均可以提供极有价值的信息。

（一）ECMO 辅助前及 ECMO 插管和支持初期的肺部超声评估、肺部超声对 ECMO 治疗反应的监测

在 ECMO 支持建立后，由于 ECMO 管路类型和置管位置的不同，患者的血流动力学也发生了很多变化。使用床旁超声引导 ECMO 的经皮穿刺置管使其更简单，且超声引导 ECMO 在避免异位置管的并发症方面可与透视引导相媲美。

2016 年 Mongodi 提出评估肺通气功能的肺部超声检查（lung ultrasound，LUS）评分。通过 LUS 评分可以对进行性肺通气减少进行分级（正常通气、中度肺通气减少、重度肺通气减少和肺实变）。LUS 评分可对正在进行 ECMO 支持治疗的重症 ARDS 患者的病情进行监测：不仅可以评估肺通气功能障碍的严重程度，而且可以监测疾病的发展和转归。若 LUS 评分持续处于高值，表明患者通气功能无法改善，预后较差。

LUS 评分细则：①正常通气区（N）：肺滑动征伴 A 线，或＜2 个单独的 B 线，计 0 分；②中度肺通气减少区（B1 线）：多发、典型 B 线，计 1 分；③重度肺通气减少区（B2 线）：多发融合的 B 线，计 2 分；④肺实变区（C）：组织影像伴典型的支气管充气征，计 3 分。LUS 评分为 12 个肺区得分总和，总分值范围为 0～36 分，每个区域以最严重的表现计分。LUS＜13 分提示脱机成功可能性大，LUS＞17 分提示脱机失败可能性大。

（二）肺部超声对 ECMO 并发症的发现

ECMO 支持的患者病情极其危重，由于潜在的疾病进展过程、长期卧床、应用心肺体外支持装置本身以及抗凝剂的应用，并发症发生率会明显增加。用于 ECMO 置管的管路非常

粗，因此可能使其成为产生并发症的原因，尤其是血栓或者动静脉的堵塞。静脉管路内血栓形成会减低 ECMO 的流量，也会引起肺栓塞从而使临床情况更为复杂。床旁肺部超声对肺栓塞的及时检出具有一定作用。

（三）肺部超声指导 ECMO 期间机械通气的应用

ECMO 需要正常的动脉血气指标和乳酸水平，这就需要呼吸机的参数适当调整，确保足够的气体交换及氧供。ECMO 期间的肺保护策略包括小潮气量、适当 PEEP 肺复张和俯卧位通气等。

可通过调节呼气末正压通气（positive end expiratory pressure，PEEP）的水平经超声观察肺实变区域的变化。PEEP 为机械通气的一种形式，于呼气末期保持气道内正压，阻碍肺回缩，提高肺的功能残气量，可防止肺泡萎陷，或使已萎陷的肺泡复张。AIL/ARDS 患者采用机械通气给予呼吸支持治疗，可提高氧合，纠正缺氧，稳定生命体征，为病因治疗和肺损伤的修复赢得时间。由于超声可以观察到肺的实变区，当提高 PEEP 的设量时，在声像图上可见到气体沿气道进入实变区的过程；同时也可观察到随着实变区的缩小，实变区的液体被挤出肺外，肺周围的液体逐渐增多的过程。因此，在超声监视下可根据实变区的变化提示 PEEP 的设置是否适当。

肺部超声对于指导呼吸机的应用（上机与撤离）发挥着越来越重要的作用。由于心肺相互关系，ECMO 撤离时机械通气的脱机过程会对血流动力学产生显著影响，往往引起脱机相关的心力衰竭，从而导致脱机困难。脱机时，胸腔内压下降，静脉回流增加，使得右心增大，由于左右心室共用一个室间隔，左心室充盈也会受到影响。传统的脱机筛查指标并不能准确全面地预测脱机成功的可能性。超声可通过对肺或肺外的导致应用呼吸机的原发病变进行动态评估，掌握最佳的脱机时机，同时对可能导致脱机失败的原因进行评估，包括在脱机前对气道通畅程度的评价、肺部是否存在大面积实变、血管外肺液的半定量评分、患者容量状态和左心室充盈压的评估、双侧膈肌的运动及收缩情况等来评价患者是否具备脱机条件，及时调整治疗方案，尤其是脱机失败时采用超声第一时间寻找原因，并制订相应的治疗措施。

肺部超声辅助撤离呼吸机流程（CCUAW）：机械通气患者从最初开始机械通气→脱机→最终拔管需经历 5 个阶段。①治疗呼吸衰竭；②临床认为有脱机的可能性时进行脱机准备；③自主呼吸试验；④若自主呼吸试验成功，停用呼吸机，评估气道通畅度及痰液清除能力；⑤如果符合拔管指征，拔除气管插管。CCUAW 主要用于脱机准备阶段，见图 20-11。

常见的脱机失败原因包括心源性因素、肺源性因素及其他因素如膈肌功能不全等，超声检查可在脱机试验过程中发现脱机困难的心脏原因（左心房压力改变；新发的或原有的节段室壁运动异常；左心室整体功能下降；新出现或恶化的二尖瓣反流），从而发现心源性脱机困难。超声对肺源性因素（如肺水肿加重、肺部感染加重、COPD 急性加重、气胸及肺栓塞、大量胸腔积液等）均可准确、迅速地在床旁做出诊断并可预测脱机试验后呼吸困难的发生。同时，超声监测膈肌功能较 X 线透视法和膈神经传导法更有优势，利用超声技术评价膈肌功能障碍，可更准确地预测脱机是否困难。

清醒 ECMO 一般应用于神志清醒、无人工气道、无正压通气的情况。清醒 ECMO 较普通 ECMO 有更明显的预后改善。这时肺部超声仍然可以起到实时观察肺部情况，以利于清醒 ECMO 状态下的患者迅速恢复。

ECMO 代表一个医院，甚至一个地区、一个国家的危重症急救水平。体外循环灌注学的发展史是不断探索、不断挑战的历史，同时又是取得辉煌成就的历史。肺部超声作为一种无创、直观、可重复性高的肺部情况监测方法，已成为促进 ECMO 技术进步的因素之一。它在应用 ECMO 治疗中，可实时监测、评价肺功能恢复情况，给予客观指导，并能发现肺部的异常以及相关并发症，以使患者得到及时处理。

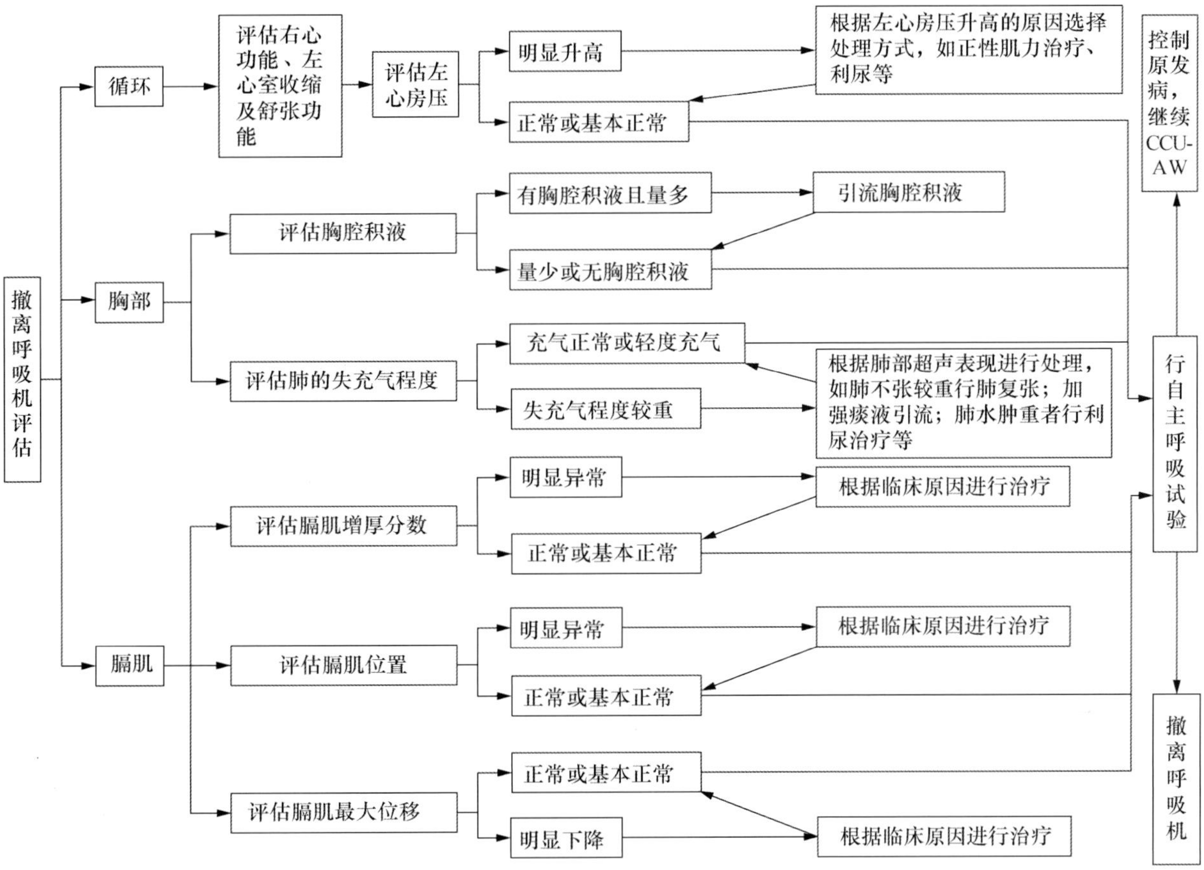

图 20-11 肺部超声辅助撤离呼吸机流程（CCUAW）

（张 骅 宋 建）

四、典型病例

病例 1

禽流感重症肺炎

【病史摘要】

患者，男，38 岁；主诉：因“发热、咳嗽、咳痰 9 天，加重伴呼吸困难 3 天”入院。

现病史：患者于 2017 年 1 月 2 日无明显诱因开始出现发热，体温最高 38.5℃，并咳嗽、咳白色黏痰，发热为持续性，无规律，感倦怠无力；无咯血、痰中带血，无胸痛、呼吸困难及意识障碍，未诊治。1 月 8 日上述症状明显加重，出现大汗，并腹痛、腹胀，头痛、眩晕，当日于外院门诊查胸部 X 线片，以“左下肺支气管感染”给予抗感染、对症等治疗（阿莫西林、依诺沙星等）3 天，病情仍无好转。1 月 10 日 22:00 出现反应迟钝，轻度意识模糊，并气促、气喘、呼吸困难、胸闷、心悸，予以住院抗感染、对症等治疗（具体不详），病情无好转，胸闷、心慌、气喘、呼吸困难持续加重，手指血氧饱和度降至 75%～85%，遂于 1 月 11 日 21：00 转入武汉某医院 ICU 进一步诊治。

既往史：既往无肝炎、结核等急慢性传染病等特殊病史。吸烟史 20 年，平均每日 20～30 支，未戒。饮酒史 20 年，平均每日 3～5 两，已戒 1 年。无毒品接触史。在菜市场从事管理工作，有活禽接触史。

体检：T 36.2℃，HR 114 次/分，R 25 次/分，BP 120/57 mmHg，平车推入病房，血氧饱和度 75%～85%，肥胖（身高 178 cm、体重 100 kg，BMI 31.5 kg/m^2），第二性征发育不全，急性病容，神志清楚，反应迟钝，气促，言语费力，不能说完整句子，大汗，皮肤黏膜湿润，全身无水肿，浅表淋巴结无肿大，结膜无充血，巩膜无黄染，双侧瞳孔等大等圆，直径 3 mm，瞳孔对光反射正常，咽部、扁桃体充血，颈静脉充盈，肝颈静脉回流征阳性，双肺呼吸音低，呼吸音粗糙，无啰音。律齐，无杂音。腹部膨隆，无腹肌紧张、压痛及反跳痛，四肢、关节无异常，生理反射存在，病理反射未引出。

门诊辅助检查：2017 年 1 月 9 日外院门诊胸部 X 线片：左下肺支气管感染。1 月 11 日外院胸部 CT（图 20-12）：双肺纹理增粗的间质性改变、大片状渗出、毛玻璃影、实变，以双下肺为重。外院血生化：ALT、AST、LDH、CK、肌钙蛋白均显著高于正常。

【诊疗过程】

入院后 21:30 改用高流量湿化给氧（氧浓度 60%，氧流量 50 L/min）、抗病毒、化痰、营养心肌、改善肝功能等对症治疗，病情无好转，频繁咳嗽、咳白色黏痰，反应迟钝，胸闷、心慌、气喘、呼吸困难逐渐加重，呼吸急促，25～35 次/分，咽拭甲型流感病毒 H7N9 RNA 检测阳性。血气分析：pH 7.41，二氧化碳分压 30.4 mmHg，氧分压 52.9 mmHg，氧饱和度 87.3%，碳酸氢根 20.4 mmol/L，计算氧合指数（PaO_2/FiO_2）＝88。此后发展为痰中带血丝、泡沫痰、血水样痰，痰量增多，从口鼻涌出，血氧饱和度进行性降低至 80%、70%、60%，于 1 月 12 日 0:00 经口气管插管接呼吸机辅助通气，后于当日 15:00 行体外循环膜肺氧合（V-V ECMO）呼吸支持及机械通气维持供氧并减轻肺损伤，根据血气分析结果调整呼吸机及 ECMO 运行参数，据患者临床情况调整 CRRT 调节脱水量；定期监测凝血功能、各项感染指标；监测多脏器功能变化；积极防治相关并发症；维持血流动力学、内环境及微循环稳定；继续抗感染及抗病毒治疗（舒普森、奥司他韦）；同时予营养心肌、护肝、促进胃肠动力药物，稳定血糖，抗休克，改善微循环，营养支持及白蛋白、球蛋白、血浆、浓缩红细胞、维生素等对症支持治疗；定期进行彩超、X 线（不同时间的表现参见图 20-13）、纤维支气管镜检查及吸痰了解肺部渗出、肺水肿变化及其他并发症。患者病情逐步稳定，于 1 月 19 日 14:20 停止 ECMO 治疗，继续呼吸机辅助通气，并逐渐下撤呼吸机参数，1 月 22 日 10:20 拔除气管插管，停用呼吸机，继续高流量湿化给氧并逐步下调流量和氧浓度，1 月 25 日、26 日两日咽拭子甲型流感病毒 H7N9 RNA 检测阴性，解除隔离并经鼻导管给氧、继续对症支持治疗，患者恢复良好。

【讨论】

人感染 H7N9 禽流感发病初期多表现为流感样症状，包括发热、咳嗽，可伴有头痛、肌肉酸痛和全身不适，也可出现流涕、鼻塞、咽痛等。部分患者肺部病变较重或病情发展迅速时，出现胸闷和呼吸困难等症状。在疾病初期即有胸闷及呼吸困难，常提示肺内病变进展迅速，将会迅速发展为严重缺氧状态和呼吸衰竭。重症患者病情发展迅速，多在 5～7 天出现重症肺炎，体温大多持续在 39℃ 以上，呼吸困难，可伴有咳血痰；可快速进展为急性呼吸窘迫综合征、脓毒血症、感染性休克，部分患者可出现纵隔气肿、胸腔积液等。有相当比例的重症患者同时合并其他多个系统或器官的损伤或衰竭，如心肌损伤导致心力衰竭，个别患者也表现有消化道出血和应激性溃疡等消化系统症状，也有的重症患者发生昏迷和意识障碍。根据流行病学接触史、临床表现、辅助检查和实验室检测结果，特别是从患者呼吸道分泌物标本中分离出禽流感病毒，或禽流感病毒核酸检测阳性，或动态检测双份血清禽流感病毒特异性抗体阳转或呈 4 倍或以上升高，可做出人感染禽流感的诊断。

本病例为人感染 H7N9 禽流感（危重型），重症肺炎，急性呼吸窘迫综合征，呼吸衰竭，脓毒血症，合并多脏器（心、肝、肾等）功能损害。经过 ICU 26 天的综合治疗患者预后良好，其中在病情进展迅速、肺功能严重受损时 ECMO 承担了气体交换任务、保证了组织的供氧，并使肺处于休息状态，为患者的康复赢得了宝贵的时间。

床旁超声不论是在 ECMO 术前、术中还是术后均有较广泛的应用。

术前床旁心脏超声对心功能和血流动力学的评估可帮助判断 ECMO 的流转途径（正常：V-V 流转，单纯呼吸辅助；异常：V-A 流转，呼吸＋循环辅助），本病例心功能和血流动力学均处于正常范围，故选择 V-V 流转；外周血管超声可以判断拟插血管有无畸形、血栓（图 20-14A、视频 20-1），以及通过其充盈状态判断术前患者血容量并选择合适的导管型号。

ECMO 术中，肝素化状态下超声引导下的穿刺保障了血管置管的一次性成功，减少出血风险、缩短手术时间，并实时监测置管过程、结合呼吸机及 ECMO 运行参数将导管置于最佳位置（图 20-14B 至 E，视频 20-2，视频 20-3）。

ECMO 术后患者不宜移动等特点让床旁超声方便、快捷、实时、无创的优点得到更为广泛的展现。首先床旁肺部超声能有效监测、动态评估肺组织气/液比的变化（图 20-15）；其次下腔静脉内径及变异度（图 20-16）结合心脏、肝脏及其他部位的超声结果（图 20-17）能综合评估患者容量状态，指导液体管理；另外，超声能即时诊断出血（图 20-18）、血栓、气胸（视频 20-4）等术后并发症，并在不改变患者体位（一般为平卧位）的状态下引导抽气、抽液（视频 20-5）或置管引流。

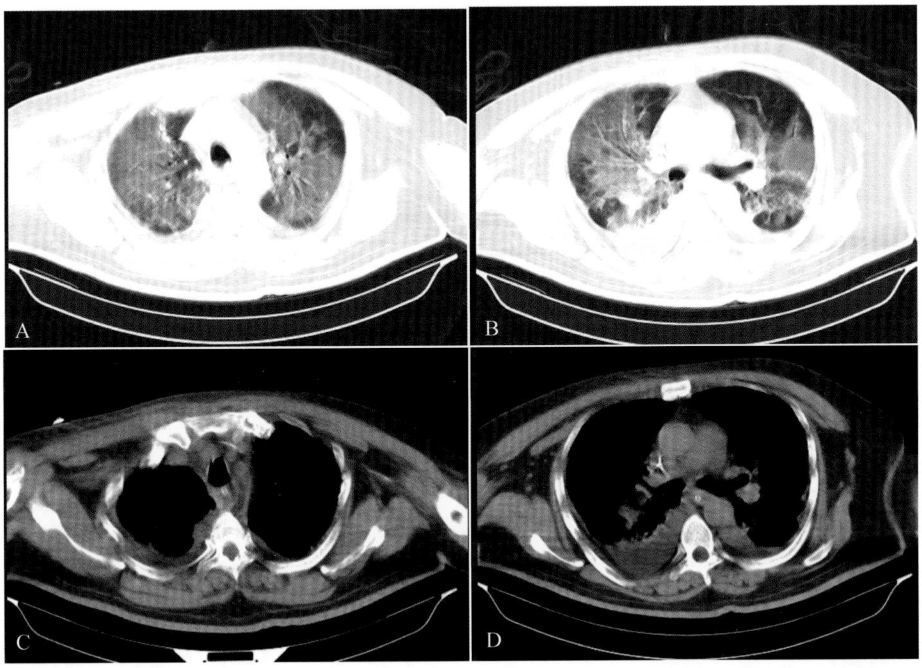

图 20-12　1 月 11 日外院胸部 CT：双肺各叶可见片状、斑点片、条索状阴影，呈中低密度，边缘模糊，未见透光区，气管及叶段支气管通畅。纵隔淋巴结未见明显肿大。双侧胸壁内缘可见弧形水样或软组织密度阴影，心影大小正常。影像学诊断：双肺感染性病变；双侧胸膜炎；肺水肿

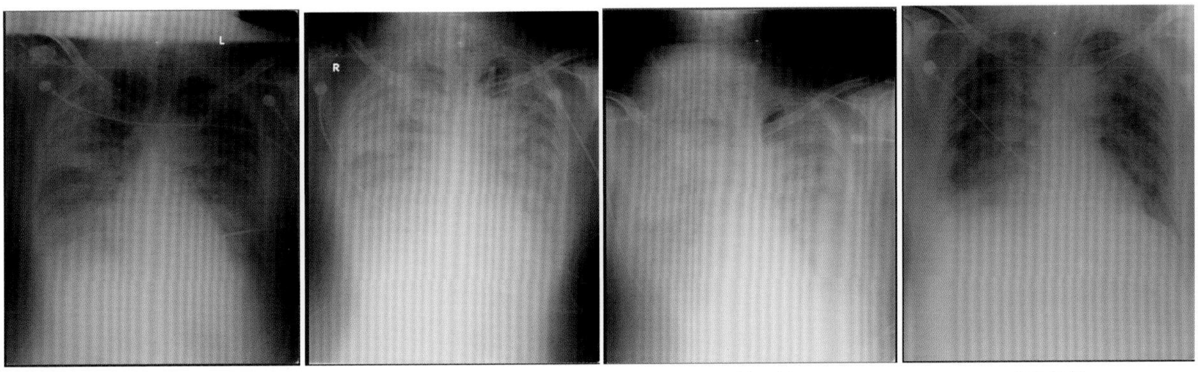

1月12日　　1月13日　　1月14日　　1月18日

图 20-13　1 月 12 日 0:00 经口气管插管接呼吸机辅助通气，后于当日 15:00 行体外膜肺氧合（V-V ECMO）呼吸支持及机械通气；1 月 19 日 14:20 停止 ECMO 治疗，继续呼吸机辅助通气，并逐渐下撤呼吸机参数

以下图片（图 20-14 至图 20-17）及视频（视频 20-1 至视频 20-5）均为 ICU 床旁快速采集：

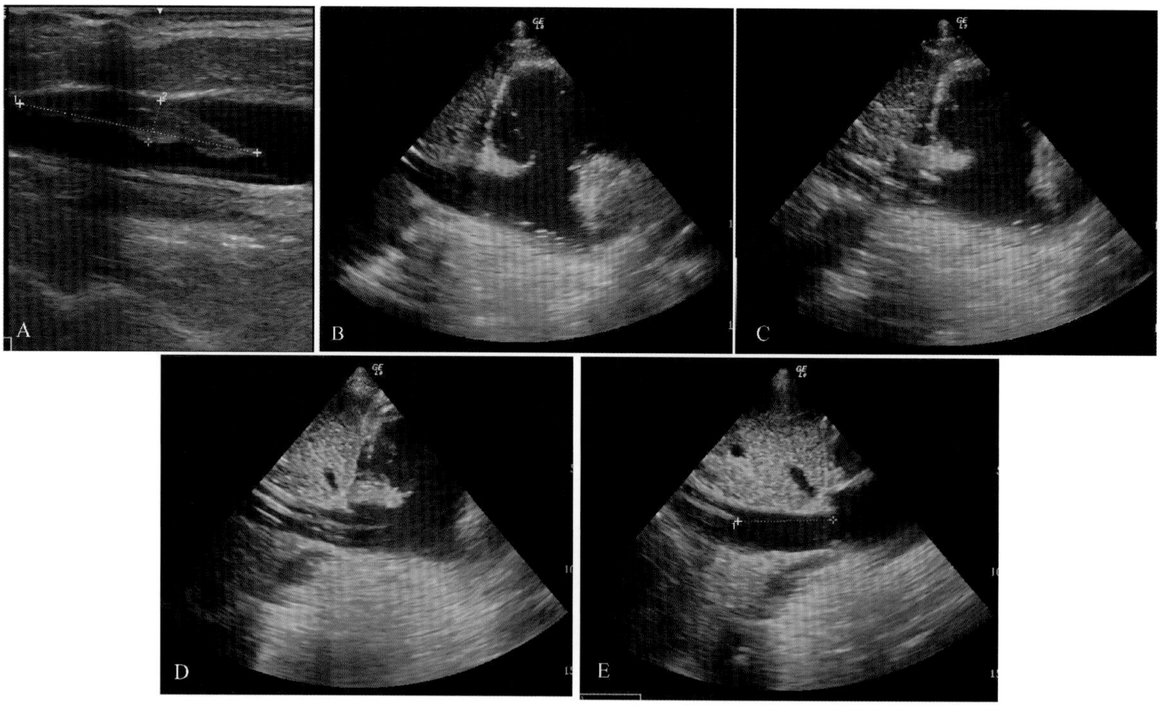

图 20-14 A. 禽流感重症肺炎患者 ECMO 术前外周血管评估示拟插右侧颈内静脉血栓形成；**B.** ECMO 术中监测上腔静脉置管示上腔静脉置管位置过深，几达下腔静脉入口处；**C.** ECMO 术中监测上腔静脉置管示将过深的上腔静脉管退至上腔静脉入口处；**D.** ECMO 术中监测下腔静脉置管示下腔静脉置管位置过深，进入右心房内；**E.** ECMO 术中监测下腔静脉置管示将过深的下腔静脉管退至下腔静脉肝段

视频 20-1 ECMO 术前外周血管评估示拟插右侧颈内静脉血栓形成

视频 20-2 ECMO 术中监测上腔静脉置管示上腔静脉管道入右心房过深，几达下腔静脉入口处

视频 20-3 ECMO 术中监测下腔静脉置管位置

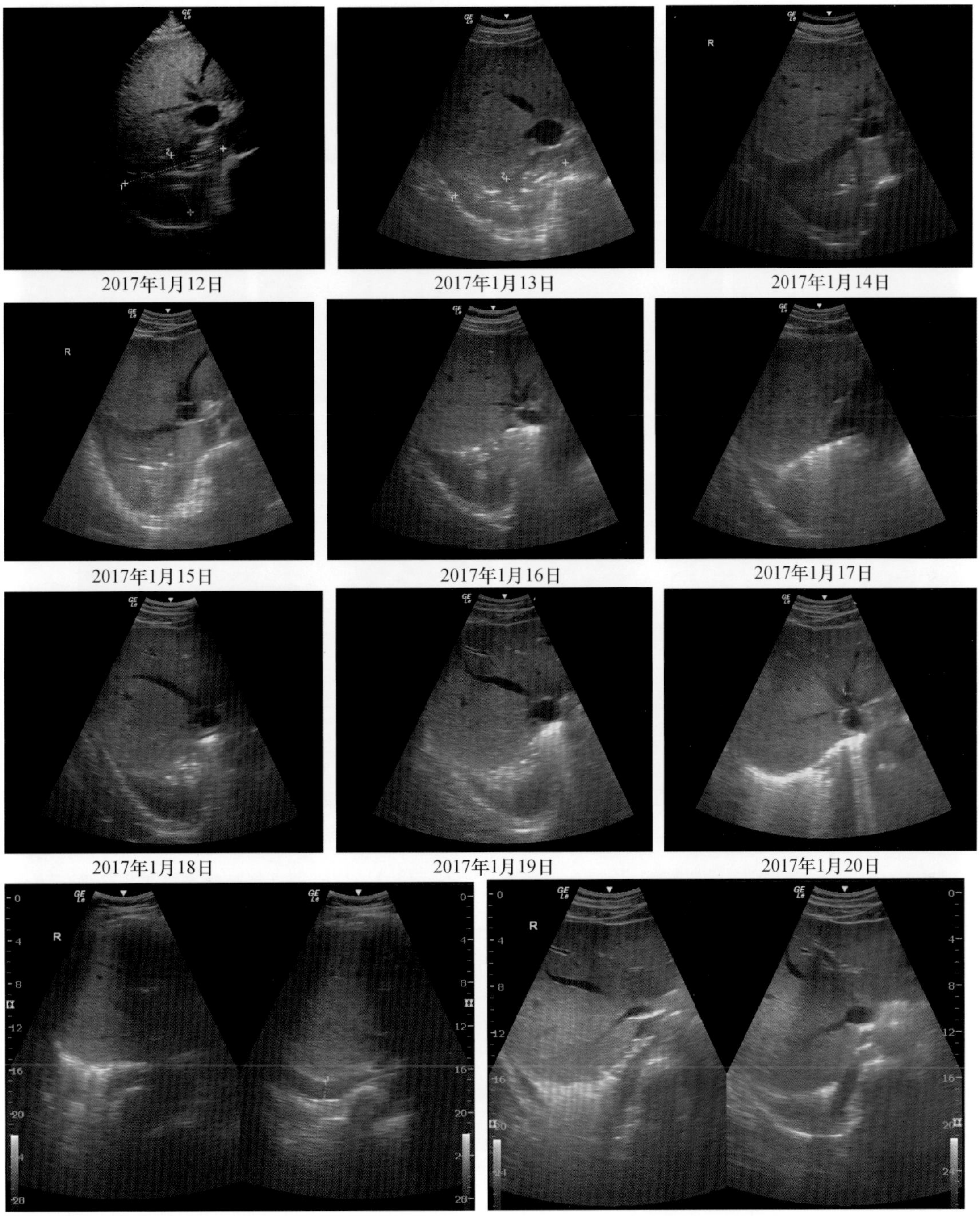

图 20-15 多图（2017 年 1 月 12 日～2017 年 1 月 22 日）：经同一切面显示右肺含水量及胸腔积液的变化

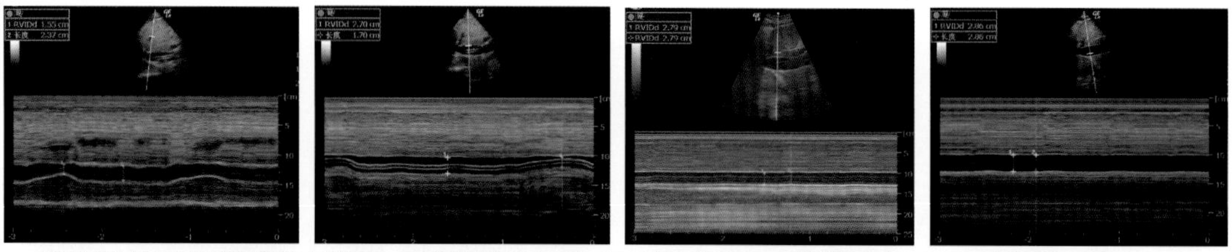

2017年1月12日 下腔静脉内径2.4cm，变异度59% ⟹ 2017年1月13日 下腔静脉内径2.7cm，变异度59%
2017年1月14日 下腔静脉内径2.8cm，变异度几乎为0 ⟹ 2017年1月15日 下腔静脉内径2.9cm，变异度几乎为0

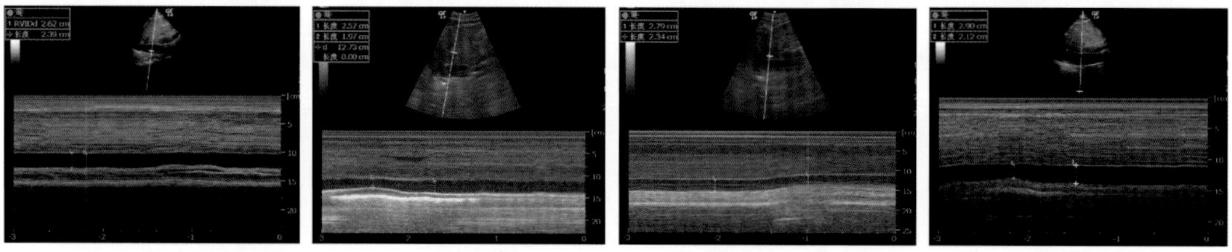

2017年1月16日 下腔静脉内径2.6cm，变异度小于10% ⟹ 2017年1月17日 下腔静脉内径2.6cm，变异度30%
2017年1月18日 下腔静脉内径2.8cm，变异度22% ⟹ 2017年1月19日 下腔静脉内径2.9cm，变异度38%

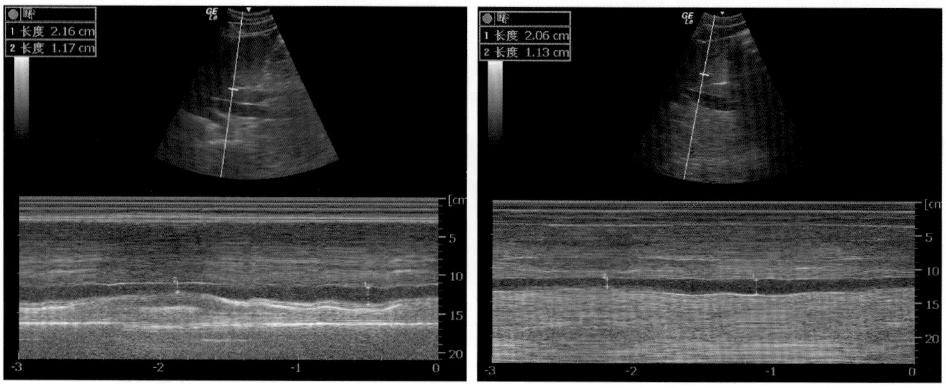

2017年1月21日 下腔静脉内径2.2cm，变异度83% ⟹ 2017年1月22日 下腔静脉内径2.1cm，变异度90%

图 20-16 通过下腔静脉内径及变异度评估患者容量状态、指导液体管理（与肺含水量变化几乎一致）

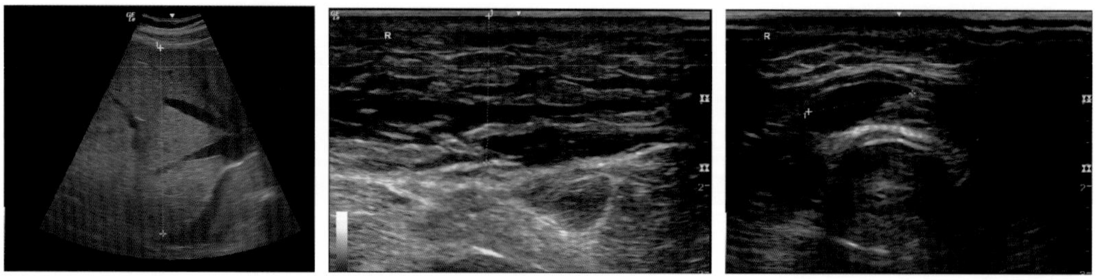

肝增大，肝右叶最大斜径16.9cm　　皮下水肿　　桡骨周围肌间隙局限性积液

图 20-17 2017 年 1 月 14 日除肺含水量、胸腔积液增多、下腔静脉增宽及变异度减低之外其他容量负荷过重的超声表现

视频 20-4 同期另一禽流感重症肺炎患者 ECMO 术后并发气胸（示肺点）

视频 20-5 同期另一禽流感重症肺炎患者 ECMO 术后胸腔积液，平卧位超声引导下穿刺（图为胸腔积液近抽吸完全时穿刺针与实变肺组织的关系）

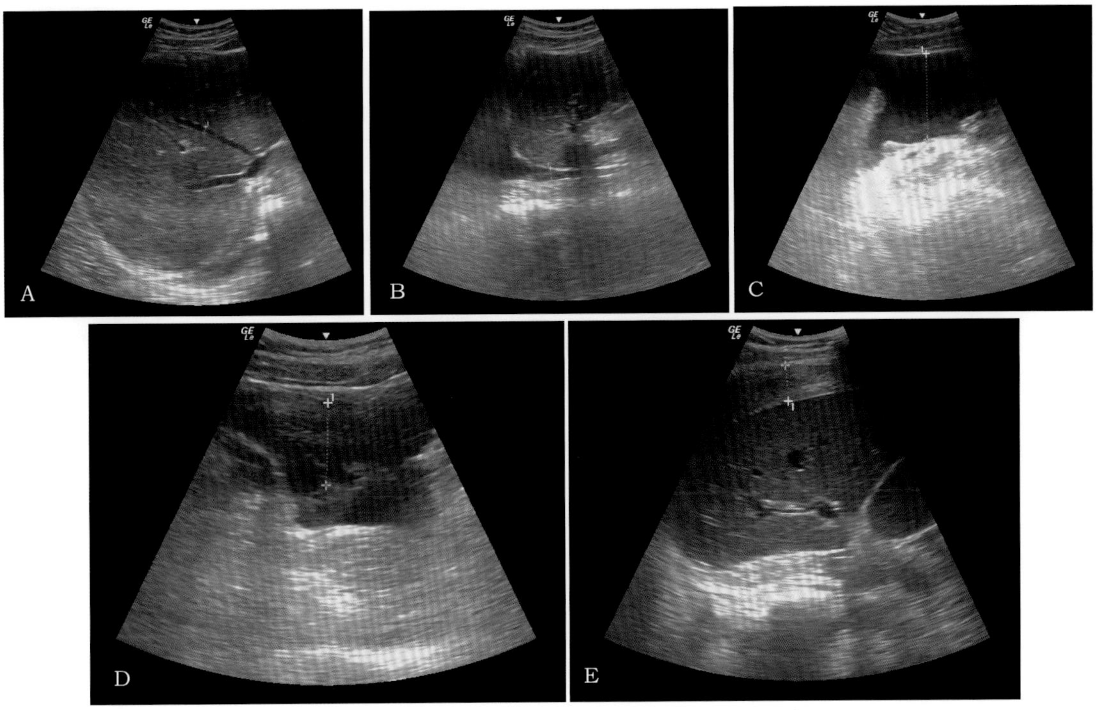

图 20-18 同期另一禽流感重症肺炎患者 ECMO 术后腹腔出血、血容量不足（下腔静脉塌陷）

A. 2017 年 2 月 28 日腹腔出血，血容量不足，肝静脉变细；**B.** 2017 年 2 月 28 日腹腔出血，血容量不足，下腔静脉塌陷，内径 0.9 cm；**C.** 2017 年 2 月 28 日腹腔积液（血）；**D.** 2017 年 3 月 3 日腹腔积液暗区内出现絮状高回声（考虑为血凝块）；**E.** 2017 年 3 月 3 日示肝前间隙高回声（考虑为血凝块）

（屈亚莉）

病例 2

抢救失败案例分析

【病史摘要】

患者，男，77 岁。

主诉：上腹不适伴呕吐 1 个月。

既往曾有“腔隙性梗死病史”，吸烟 50 余年，1 包/天。

查体：神清，气平，对答切题。皮肤、巩膜无黄染，消瘦貌。两肺呼吸音清，无啰音。心脏听诊无杂音，心界不大。腹软，无压痛、反跳痛。

辅助检查：胸片未见异常；超声心动图：各心腔未见明显扩大，左、右心室壁各节段收缩活动未见异常，左心室射血分数为 65%；胃镜：胃大弯侧可见菜花样病变组织，病理提示低分化腺癌。生化常规：Hb 98 g/L，WBC 10.98×10^9/L，TB 18 U/L，CB 8 U/L，ALT 36 U/L，AST 24 U/L，SCr 65 mmol/L，cTnT 0.012 ng/ml，BNP 109 pg/ml。

【诊疗过程】

患者诊断为胃癌，为手术收入病房。为进一步完善检查，患者于入院当日下午行腹部增强 CT 检查。注射造影剂后，患者出现皮肤瘙痒，并有胸闷。因 CT 室无心电监护装置，无法具体测得患者生命体征。但据当事医师回忆，以触诊测量桡动脉搏动，有明显心率减慢表现。考虑患者对造影剂过敏，且患者意识出现淡漠，遂予胸外按压 1 min，并静脉注射地塞米松 10 mg 及肾上腺素 0.5 mg。患者苏醒，自诉症状略有缓解，未能完成 CT 检查，返转病房。

回到病房后，患者仍有不适，神情烦躁。

心电监护提示 BP 88/46 mmHg，心率一度慢至 28 次/分。再次静脉注射地塞米松 5 mg 及肾上腺素 0.1mg，并予以 1500 ml 液体扩容治疗。

次日，患者主诉症状改善，生命体征平稳（HR 95 次/分，BP 105/60 mmHg）。随访生化常规：cTnT 1.37 ng/ml，CK-MB 263.2 ng/ml，肌红蛋白 930.6 ng/ml，BNP 557.1 pg/ml。决定于第二日行手术，遂予以肠道准备，并补液 1000 ml。

手术当日行远端胃大部切除术，予全麻复合硬膜外麻醉，晨 8:30 开始麻醉诱导，10:30 手术结束，拔管。术中给予 1000 ml 晶体液，1000 ml 胶体液，并予以小剂量去甲肾上腺素维持血压，生命体征尚平稳。10:35 至 11:55 患者在麻醉复苏室观察，血压仍偏低，间断推注麻黄碱 24 mg，并给予乳酸林格液 500 ml。患者血压好转后转回病房，但心电监护示指尖 SpO_2 始终波动于 90%～94%。曾予翻身拍背，鼓励咳嗽、咳痰，效果不明显。后血压再次下降，病房给予 1000 ml 晶体液+500 ml 胶体液扩容，并关闭硬膜外止痛泵。过程中，患者无胸闷、气促、心慌等不适。至晚间，SpO_2 继续下降，合并低血压，测中心静脉压（CVP）9 cmH_2O。给予去甲肾上腺素每小时 8 μg/kg 体重微泵维持，继续予以 500 ml 晶体液+500 ml 胶体液扩容。血气分析：pH 7.39，PaO_2 46 mmHg，$PaCO_2$ 39 mmHg，SaO_2 81%。

考虑到患者生命体征不稳定，在手术当日夜间转入 ICU 加强治疗。当时患者神清，气平，无胸闷、胸痛、气促等主诉，心电监护：HR 80 次/分左右，去甲肾上腺素维持的情况下 BP 105/60 mmHg 左右；鼻塞+面罩双路吸氧，SpO_2 89%。查体：呼吸平稳，双下肺似有少量细小啰音；未见明显颈外静脉怒张。

当值医师考虑到患者以低氧血症为主要表现，遂予以床旁肺部超声检查。发现两侧有较多量胸腔积液，同时伴有双下肺不张（图 20-19）；前胸及侧胸壁 BLUE 点可见 B 线（图 20-20）。剑突下观察下腔静脉饱满，随呼吸塌陷不明显（图 20-21）。当值医师考虑两侧胸腔积液及双下肺不张导致的通气/血流比失调可以解释患者的低氧血症，遂予以胸腔穿刺置管，两侧均放出澄清透明的淡黄色胸液约 1000 ml。后患者 SpO_2 波动于 90%～95%，余无不适主诉，未作进一步处理。

至手术次日凌晨 4:00，患者突发剧烈咳嗽，SpO_2 降至 67%，到达床旁时，可闻及患者喉间有明显的痰鸣音，听诊两肺散在高调呼气相干啰音，合并有吸气相湿啰音。此时 HR 120 次/分，BP 150/100 mmHg。患者氧合难以维持，行经口气管插管，调整吸入氧浓度至纯氧，患者 SpO_2 由 45%缓慢爬升至 70%。行经口插管气管镜检查，见气道内大量淡红色泡沫样分泌物，吸之不尽。患者出现多源性室性早搏，随即转为心室颤动，血压测不出。迅速启动 CPR，胸外按压并间断推注肾上腺素，但患者自主心律始终未恢复，宣告临床死亡。

【讨论】

综合病史及相关生化、辅助检查，考虑患者最终的直接死因为急性心力衰竭，导致循环崩溃。

患者在行增强 CT 检查时，由于对造影剂过敏，导致出现心率减慢，并曾行胸外按压，推测亦合并有低血压的过程。此时心肌已受到损伤，且由于患者血压较低，又予以 1500 ml 的液体扩容治疗，加重了心脏前负荷。经注射肾上腺素及地塞米松处理后，患者自觉症状有缓解，而未引起重视。次日做术前准备，又再次在肠道准备的同时给予了 1000 ml 液体。此时患者相关指标已经提示有异常（cTnT、BNP、肌红蛋白等明显升高），但仍未引起足够警惕。严重过敏后的第二日即行手术治疗。术中及术后复苏的过程中，由于患者血压偏低，给予 2500 ml 液体并使用小剂量的去甲肾上腺素维持循环。患者转回病房后即出现低氧血症，但由于无明显的胸闷、气促、心慌等主诉，未考虑到心源性病变，而仅以术后常见的肺不张予以拍背、咳痰等处理。手术当晚在病房继续给予患者 2500 ml 液体扩容，直至患者 SpO_2 难以维持转入监护室。

监护室医师虽行超声检查，但超声检查不全面，仅发现患者存在胸腔积液及肺部B线，未能及时获知患者近日来的病情发展过程，未对循环功能障碍的原因进行探查，遗漏了心脏超声检查，仅以胸腔积液合并肺不张引起低氧血症进行了简单的处理，未能及时发现心脏过负荷导致心力衰竭，最终错过针对性干预时间窗，导致患者死亡。

在整个病程中，患者没有胸闷、气促、咳粉红色痰等典型心力衰竭表现，手术当日也仅以低氧血症为主，因此以常规症状体征难以及时快速做出正确诊断。但如果在床旁利用超声技术进行系统筛查，就可发觉明显的异常表现：

（1）大量的胸腔积液：对称的双侧胸腔积液往往是淋巴液回流障碍，导致液体向第三间隙转移的表现；而淋巴回流障碍的最常见原因就是心功能不全导致的回流末端静水压升高。胸腔积液通过床旁超声可以很容易地觉察，进而结合患者病史做出判断。

（2）下腔静脉饱满：下腔静脉扩张，随呼吸动作无明显塌陷，亦提示心脏前负荷过重，压力向前传导至回流的腔静脉。

（3）肺部出现B线：正常肺组织在超声上应以A线为主，出现B线则提示肺间质有多余水分。在此例患者身上是因为心功能不全导致左心房压力增高，向前传导至肺循环，引起肺静脉静水压增高，液体渗入肺间质所致。依据FALLS原则，一旦肺部出现B线，则应该严格限制补液，避免进一步加重肺间质水肿。

（4）心脏收缩功能不佳：床旁超声可动态观察心脏收缩时心室整体运动情况、心室壁肌肉厚度的变化，以及二尖瓣叶打开的程度，可以直观对心脏泵功能进行判断。再结合病史，可以帮助做出心功能不全的正确诊断。

综上，如果在患者的诊治过程中利用床旁超声进行早期、系统的诊断筛查，应当可以发现真正的病因，进而停止加重心力衰竭的手术和操作，或可避免死亡。

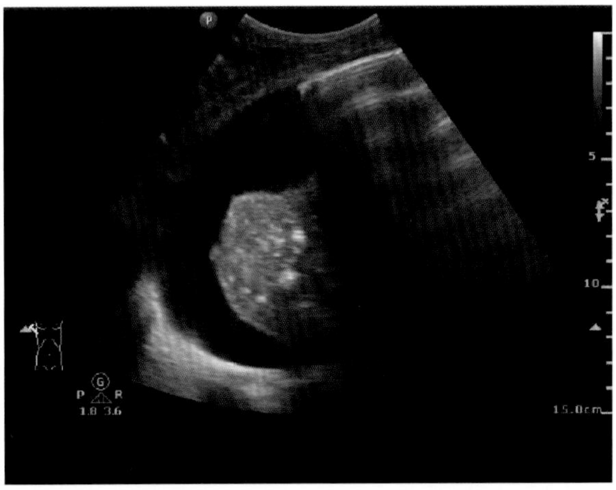

图 20-19 胸腔积液及下肺不张

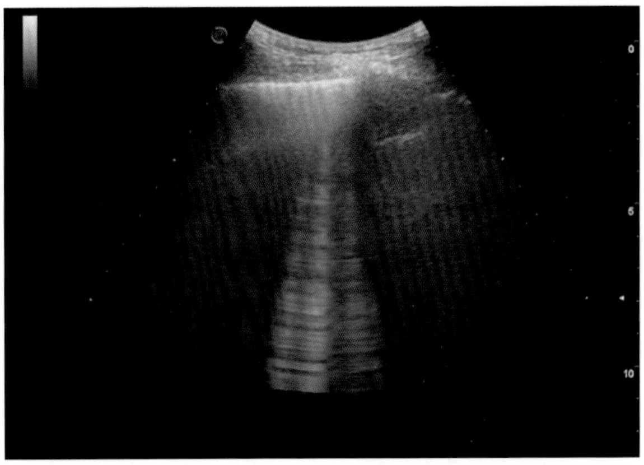

图 20-20 肺部B线

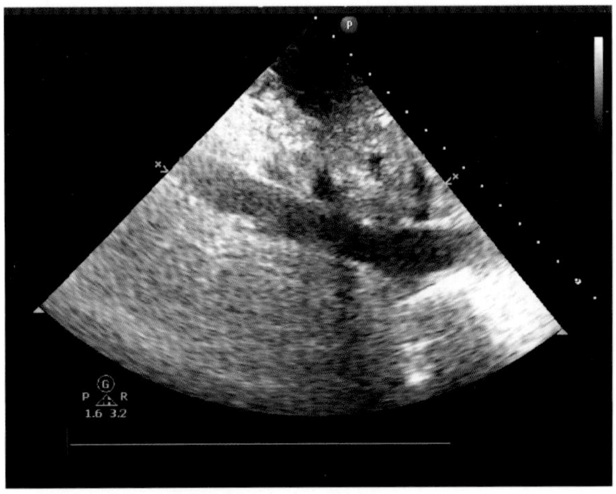

图 20-21 下腔静脉饱满

（钟　鸣）

病例 3

ECMO 治疗重症肺炎时肺部超声的应用

【病史摘要】

患者，女，62 岁。

主诉：咳嗽 1 月余。

现病史：患者 1 月前无明显诱因出现阵发性干咳，无发热等不适，外院予以抗感染治疗效果不佳，2018 年 2 月 18 日入院。

【诊疗过程】

入院后血气分析：pH 7.51，氧分压 61 mmHg，二氧化碳分压 33 mmHg。予止咳化痰、抗感染、平喘等治疗，2 月 21 日出现胸闷、呼吸困难，血气分析提示呼吸衰竭，行气管插管后转入 ICU，予以加强抗感染、免疫调节、营养支持等治疗。2 月 23 日患者机械通气难以维持氧合，行 V-V ECMO 治疗（视频 20-6 至视频 20-8）。不同时期胸片、肺部超声的变化参见图 20-22 至图 20-24。

【讨论】

肺部超声是一种无创、直观、可重复性高的肺部情况监测方法，在应用 ECMO 治疗时，可实时监测评价肺功能的变化，并能发现肺部的异常改变，辅助给予客观指导。本例患者行 ECMO 治疗前超声提示右肺 B 线明显增多，部分融合成片。经 ECMO 治疗后，病情好转，右肺 B 线减少，说明肺水肿减轻，肺通气功能好转，由此也说明 B 线的变化反映的是肺水/气含量的变化。肺含气增加时肺部超声的标准：正常肺含气（N）超声表现为 A 线或低于两条 B 线，中度含气减少（B1）超声表现为多条规则性 B 线，重度含气减少（B2）超声表现为多条不规则 B 线，肺实变（C）超声表现为肺实变。

ECMO 的肺保护和实施是非常重要的，急性呼吸窘迫综合征（ARDS）中肺保护与预后的相关性较高。本例为 ARDS，ECMO 中的肺复张是 ARDS 重要的治疗策略之一，其目的在于开放闭陷的肺泡，防止呼气末肺泡塌陷，从而通过改变通气/血流比例来改善动脉氧合。且肺通气不良区域的再开放可以使潮气量与 PEEP 的分布更为均一，避免肺泡出现周期性的开放与塌陷，从而减少肺损伤。

肺部超声显示肺组织失气化大多分布在重力依赖区，肺再通气主要表现为胸壁腹侧 B 线消失，而存在于肺背段的实变在应用 PEEP 后被边缘化修饰。弥漫的肺组织失气化 ARDS 患者，前胸壁腹侧、背侧、侧面区域可发现弥散性 B 线或实变，在应用 PEEP 后全肺通气均有所改善，而不仅仅局限于背部下段肺区域，同时伴随氧合显著增加。局灶的肺组织失气化患者在腹侧肺上方区域出现正常的肺滑行征和水平的 A 线，而在肺背侧下方区域出现实变或弥漫 B 线；应用 PEEP 后，肺前侧下方及背侧下方区域通气均得到改善。所以说床旁肺部超声检查不仅对判断 ARDS 患者病情严重程度有帮助，而且对患者预后亦有很好的提示作用，因此肺部超声有望成为 ARDS 分级的标准。

对于容量复苏后的重症患者，B 线达峰时间越晚，B 线最高值越高，需要的脱水量越多，需要脱水治疗时间越长。提示对于容量负荷越重的患者，需要更长时间与更多的脱水，才能缓慢清除机体逐渐从第三间隙回流的过多水分。在早期充分容量复苏后，应开始逐步限制液体入量，随之进入后期脱水。在心功能不全的患者更注意容量的超负荷，严密监测实施后期容量管理。肺部 B 线越多，需要的脱水量越多，脱水所需的时间越长。肺部超声 B 线监测能敏感且准确反映重症患者的容量状态。

一般而言，ARDS 患者都是先停 ECMO、再停止呼吸机辅助呼吸的工作模式，而肺部超声在促进 ECMO 使用者血流动力学、器官组织灌注及呼吸功能迅速好转方面起到了不可替代的作用。我们可以采用先拔除患者气管插管脱离呼吸机辅助通气、后撤离 ECMO 这种新的模式，这种模式的应用可有效减少肺部并发症的发生，以利于胃肠功能恢复，更好地促进肺功能恢复，减少应用呼吸机时间及患者的住院时间。

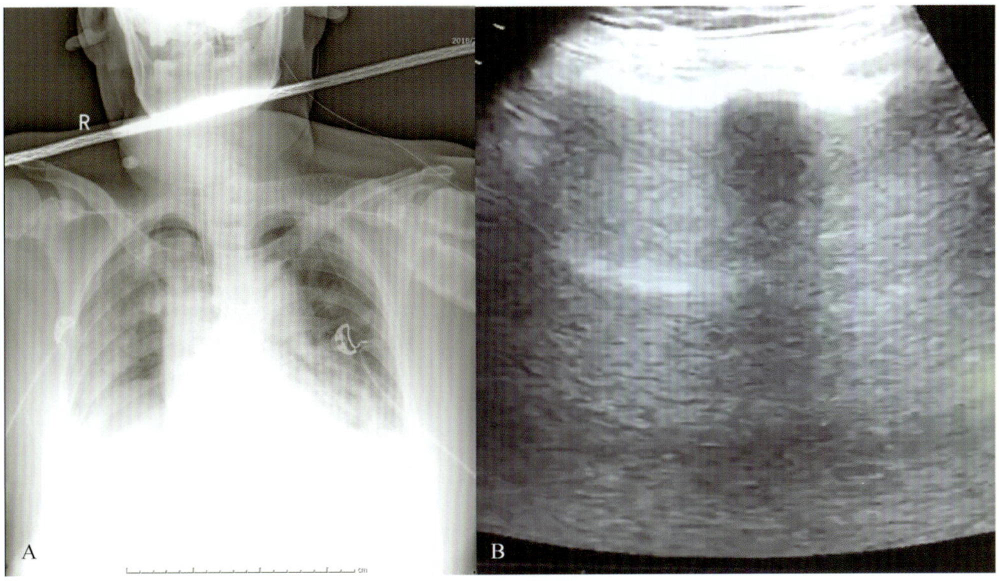

图 20-22 （2018 年 2 月 21 日）**A.** 胸片；**B.** 超声：右侧上蓝点（大致位于肺上叶）可见 A 线，局部孤立 B 线

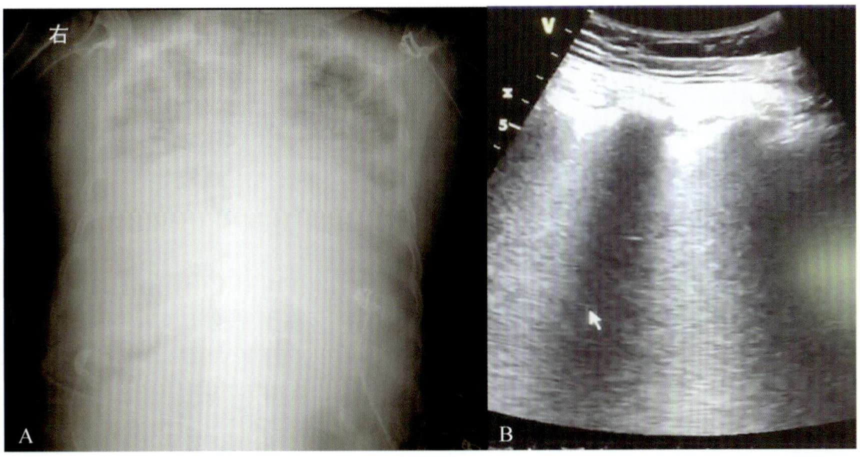

图 20-23 （2018 年 2 月 25 日）**A.** 胸片；患者病情持续加重，行 ECMO 治疗。**B.** 超声：右侧上蓝点 B 线较前明显增多，部分融合成片

视频 20-6 2 月 21 日入室评估　**视频 20-7** 2 月 25 日 ECMO 治疗前　**视频 20-8** 3 月 5 日 ECMO 治疗后

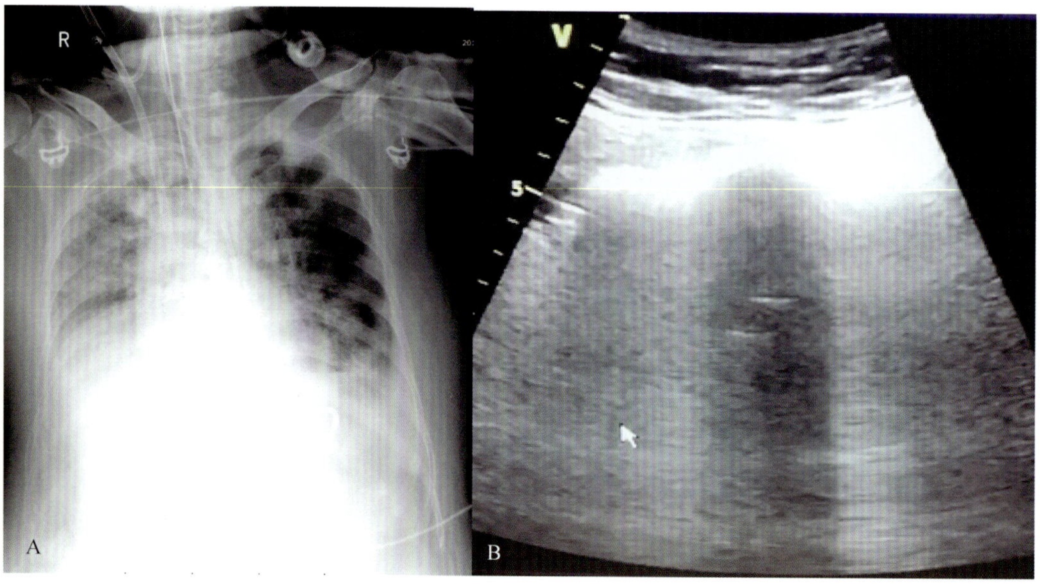

图 20-24 （2018 年 3 月 5 日）**A.** 胸片：经 ECMO 治疗，病情一度好转，胸片提示肺部渗出减轻，**B.** 肺部超声：右侧上蓝点见 B 线减少

（王 研 张 骅 孙思庆 杜 成）

病例 4

溺水吸入性肺炎 ARDS MODS

【病史摘要】

患者，女，47 岁。

主诉：因“溺水后呼吸窘迫 7 天”于 2018 年 10 月 19 日入院。

现病史：患者 7 天前（2018 年 10 月 12 日）因“溺水后气急 1 h”入海宁市某中心医院，入院当时患者意识清楚，但呼吸窘迫，氧饱和度 80%左右，2018 年 10 月 12 日胸部 CT：吸入性肺炎，急性肺水肿。遂急诊行气管插管呼吸机辅助通气并收入 ICU，予呼吸机辅助通气、升压、补液、镇静镇痛、减轻肺水肿、抗感染等治疗。5 天前（2018 年 10 月 14 日）复查胸部 CT：吸入性肺炎，较前（2018 年 10 月 12 日）进展。当晚夜间患者发热，氧合逐渐恶化，考虑吸入性肺炎并发 ARDS、感染性休克，予调整呼吸机参数、支气管镜吸痰＋支气管肺泡灌洗，俯卧位通气，改“泰能＋稳可信＋科赛斯＋博沙康唑”治疗，因氧合仍无法改善行“VV-ECMO＋CRRT”治疗。后患者氧合改善，指端氧合维持在 92%左右，循环逐渐改善，升压药减量撤除，复查胸片示两肺渗出严重。多次痰培养提示“肺炎克雷伯菌肺炎亚种及嗜水气单菌/豚鼠气单菌”，血清新型隐球菌加膜多糖定量：6.0 μg/L，肺泡灌洗液半乳甘露聚糖抗原试验 2.92 μg/L，真菌-β-D 葡聚糖定量检测 451 pg/ml。因病情危重复杂，以“溺水、呼吸衰竭”转入我院 ICU。

既往史：患“胆囊炎”10 年，间断少量自服利胆片治疗，疗效良好。

体检：药物镇痛、镇静状态（咪达唑仑＋吗啡），双侧瞳孔等大等圆，直径约 2.0 cm，对光反射灵敏，颈软无抵抗，气管插管机械通气（PC 模式，PEEP 10 cmH_2O，FiO_2 0.55，PC 12 cmH_2O），颈内、股静脉置管 ECMO 治疗，局部渗血少。双肺呼吸音粗，散在湿啰音。心率 122 次/分，血压 122/75 mmHg（去甲肾上腺素维持），律齐，无杂音。腹软，肝脾肋下未及，肌力检查不合作，双侧巴宾斯基征阴性。

辅助检查：2018 年 10 月 12 日外院胸部 CT：吸入性肺炎，急性肺水肿。2018 年 10 月

14 日外院胸部 CT：吸入性肺炎，较前（2018 年 10 月 12 日）进展。当地医院基因测序提示铜绿假单胞菌。

【诊疗过程】

入院后 9 次行床旁胸片检查和多次肺部超声检查，详见图 20-25、视频 20-9、图 20-26、视频 20-10、图 20-27 及图 20-28。

（2018 年 10 月 26 日 15:26）床边胸部、肺水评估（超声）：腹腔积液，下腹见最深约 41 mm，肝周见宽约 6 mm 暗区，右侧腹见宽约 27 mm 暗区；双侧弥漫性肺实变，肝样变，支气管内气体呈活动征。

（2018 年 10 月 26 日 15:18）心脏超声［心脏、心包（心脏超声）］：三尖瓣轻-中度反流，肺动脉高压，估测肺动脉收缩压 45 mmHg，心包腔内未见明显液性暗区。估测 LVEF 60%。

（2018 年 10 月 26 日 15:18）腹部超声［胸腔（腹部超声）］：双侧胸腔积液，双侧肺弥漫性实变，肺内多发低回声区，不排除脓肿形成，患者仰卧位，双侧胸腔内可探及液性暗区，左右径 10 mm（左），10 mm（右），暗区内透声好。

实验室检查：2018 年 10 月 12 日血气分析：pH 7.35，二氧化碳分压 37 mmHg，氧分压 55 mmHg，2018 年 10 月 12 日血常规＋CRP：白细胞计数 13.8×10^9/L，中性粒细胞 62.7%，C-反应蛋白 1 mg/L。（2018 年 10 月 20 日 01:40）血常规＋超敏 CRP（全血）：白细胞计数 14.68×10^9/L、中性粒细胞 92.2%、血红蛋白 79 g/L、血小板计数 51×10^9/L、超敏 C-反应蛋白 272.4 mg/L；（2018 年 10 月 20 日 01:50）急诊凝血功能（血浆）：凝血酶原时间 15.8 s、部分凝血活酶时间 85.0 s、纤维蛋白原 4.86 g/L。2018 年 10 月 22 日血厌氧菌培养：革兰氏阴性杆菌培养阳性。2018 年 10 月 29 日 09:55 血气分析（动脉血）：钾 4.90 mmol/L、钠 158.0 mmol/L、氯 130.0 mmol/L、酸碱度 7.289、血氧分压 59 mmHg、二氧化碳分压 49.6 mmHg、乳酸 8.60 mmol/L、葡萄糖 7.90 mmol/L。2018 年 10 月 29 日 09:22 血常规＋超敏 C-反应蛋白（全血）：白细胞计数 7.15×10^9/L、中性粒细胞计数 5.9×10^9/L、血红蛋白 94 g/L、血小板计数 42×10^9/L、超敏 C-反应蛋白 251.5 mg/L；2018 年 10 月 29 日 10:28 凝血功能（血浆）：凝血酶原时间 15.3 s、部分凝血活酶时间 49.1 s、凝血酶时间 38.8 s、D-二聚体定量 10 680.0 μg/L。

诊断：溺水吸入性肺炎，肺水肿，急性呼吸窘迫综合征（ARDS），脓毒症，脓毒症休克，多器官功能障碍综合征（MODS）。

入院后予 ECMO 支持＋呼吸机支持治疗、抗感染（注射用盐酸万古霉素、泊沙康唑口服混悬液、醋酸卡泊芬净、注射用亚胺培南西司他丁钠、乳酸环丙沙星氯化钠注射液）、VA-MOOSE（高流量及纯氧）、支气管镜吸痰＋支气管肺泡灌洗、止咳化痰、输血、肠内营养、维持内环境稳定等综合治疗。2018 年 10 月 29 日体检：药物镇痛镇静状态（吗啡＋咪达唑仑），双侧瞳孔等大等圆，直径约 2.0 cm，对光反射略迟钝，颈软无抵抗，气管插管机械通气，颈内、股静脉置管 ECMO 持续替代治疗，局部无明显渗血。双肺呼吸音弱，散在少量湿啰音。律齐，未闻及杂音。腹软，肝脾肋下未触及，肌力检查不合作，双侧巴宾斯基征阴性。气管插管机械通气，ECMO 支持下氧饱和度 87%，血压 112/54 mmHg（去甲肾上腺素＋多巴酚丁胺＋米力农维持），心率 87 次/分，CVP 5～6 cmH_2O。床旁胸片提示两肺广泛密度增高，肺实变。鉴于患者病情危重，患者家属放弃抢救自动出院。

【讨论】

本例患者因溺水造成吸入性肺炎，继之因急性肺损伤导致肺容积减少、肺顺应性降低、通气/血流比例失调等一系列全身炎症反应综合征的瀑布反应，其病理生理特征为弥漫性肺间质及肺泡水肿，导致了急性低氧性呼吸功能不全。急性肺损伤（AIL）及急性呼吸窘迫综合征（acute respiratory distress syndrome，ARDS）在病理上分为急性反应期、增殖期、纤维化（修复）期。肺部超声的每一个征象均源于肺部的生理与病理生理学本质。肺内气液比例对于肺部超声征象的影响都是基于对伪影的分析，这就使得肺部超声作为重症超声的一个重要组成部分，在评估肺部感染（吸入性肺炎）、急性肺水肿、ARDS、多器官功能障碍综合征（multiple organ dysfunction syndrome，MODS）、ECMO 支持＋呼吸机支持治疗、液体复苏、液体管理等方面具有独特的重要作用。

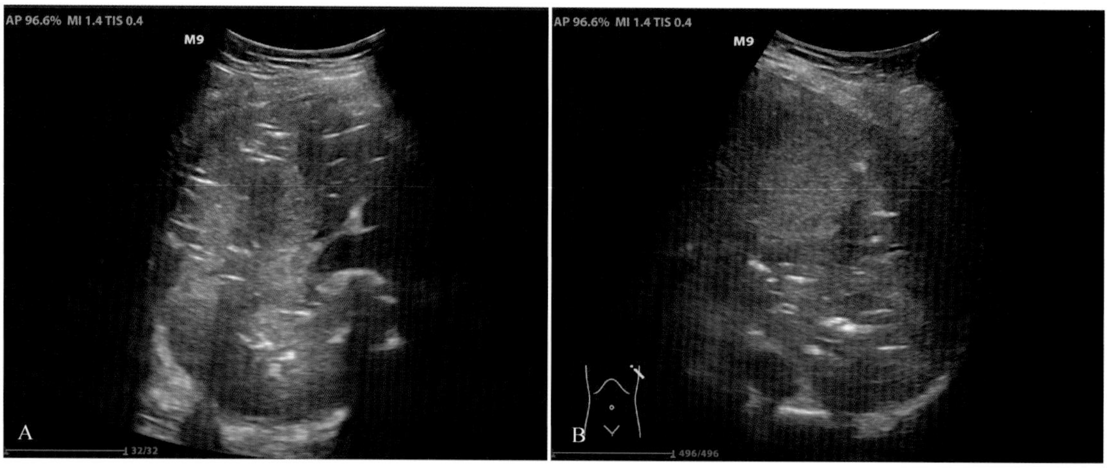

图 20-25 10 月 22 日肺部超声

A. 右肺肺水肿；**B.** 左肺肺水肿

视频 20-9 肺水肿动态

视频 20-10 肺实变，内可见动态支气管征

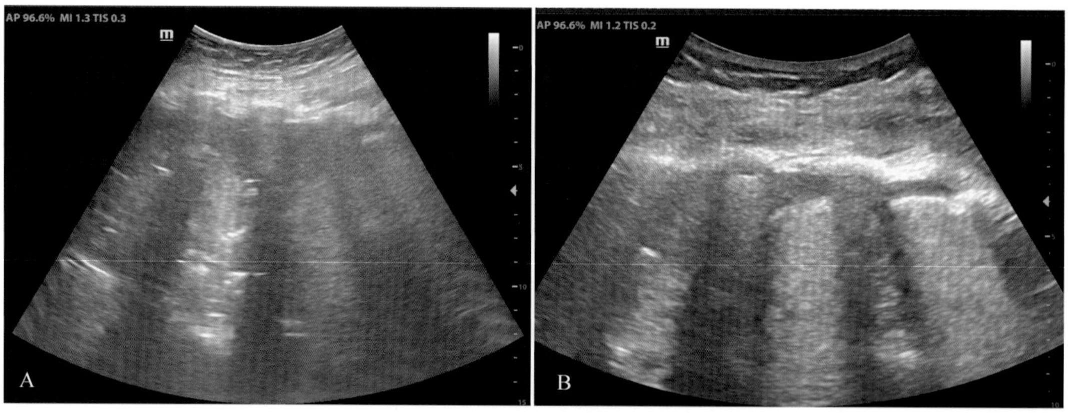

图 20-26 10 月 25 日肺部超声：肺实变内可见支气管充气征

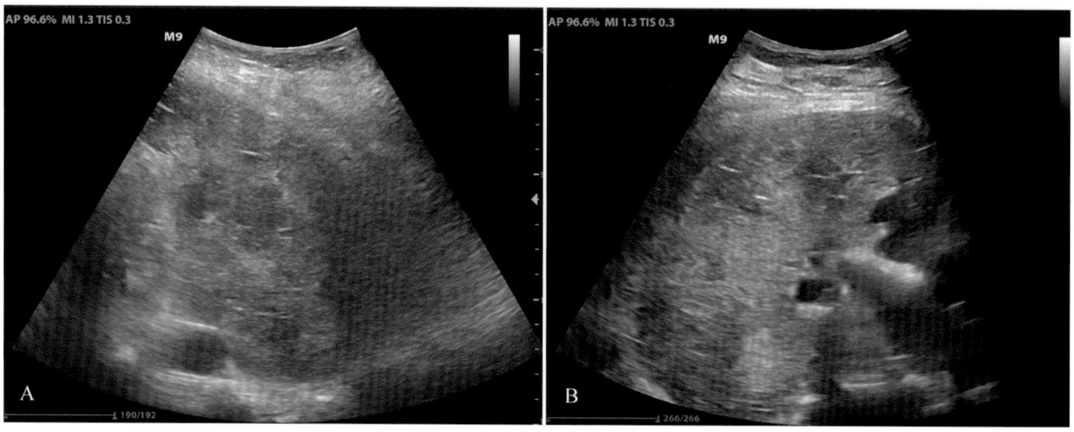

图 20-27 10 月 26 日肺部超声

A. 实变肺内可见多发不均质低回声区，边界模糊不清；**B.** 实变肺内可见多发不均质低回声区

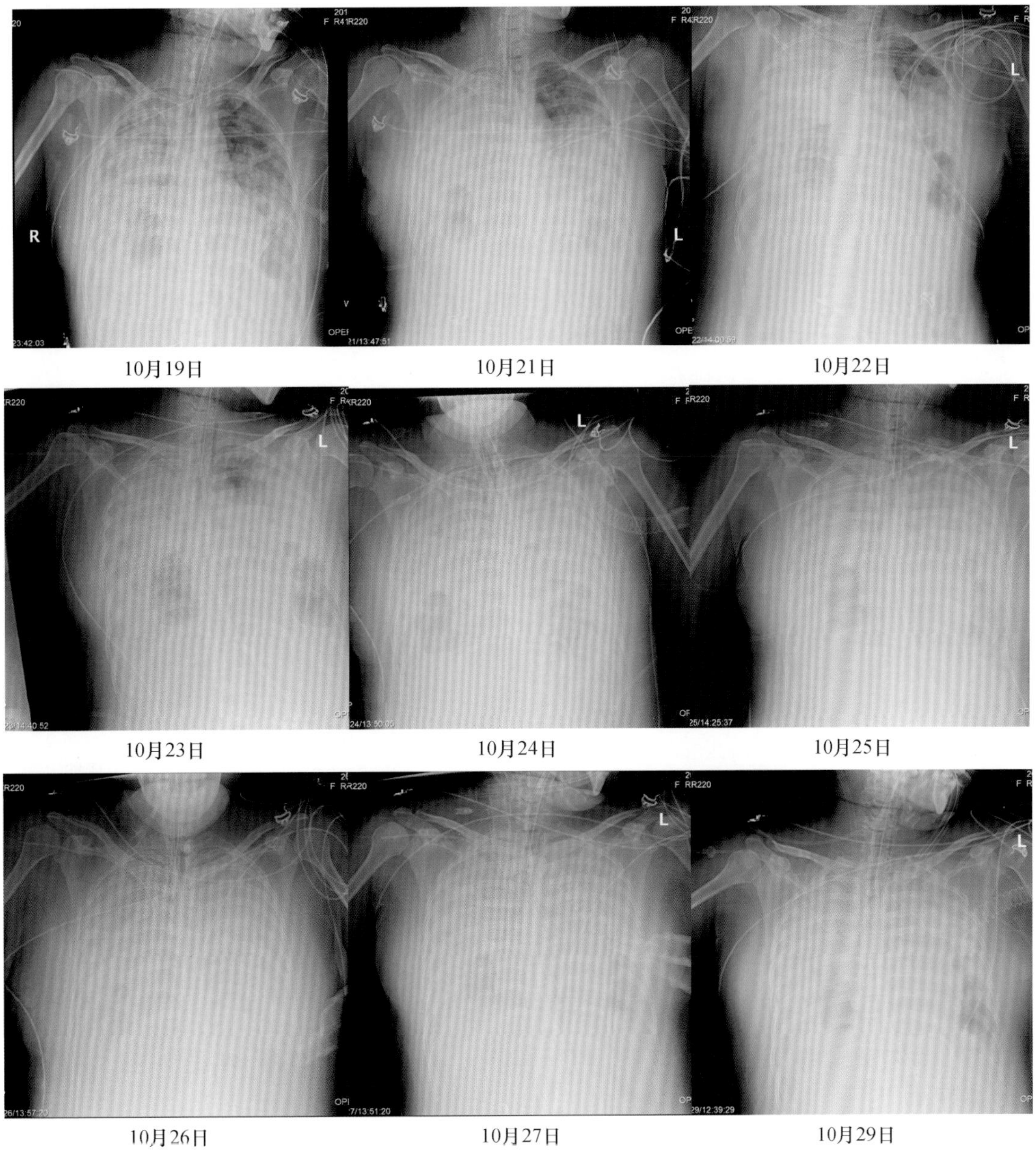

图 20-28 不同时间胸片变化

(2018 年 10 月 21 日) 床旁胸片：两肺多发炎症，较 2018 年 10 月 20 日范围增加。两肺多发片状高密度影，大部分肺组织呈实变，边界模糊。两侧肺门及心影显示不清，两侧膈面显示不清。

(2018 年 10 月 22 日) 床旁胸片：两肺多发炎症，与 2018 年 10 月 21 日范围大致相仿。两肺多发片状高密度影，大部分肺组织呈实变，边界模糊。两侧肺门及心影显示不清，两侧膈面显示不清。

(2018 年 10 月 23 日) 床旁胸片：两肺多发炎症，较 2018 年 10 月 22 日范围稍减少。两肺多发片状高密度影，大部分肺组织呈实变，边界模糊。两侧肺门及心影显示不清，两侧膈面显示不清。

(2018 年 10 月 24 日) 床旁胸片：两肺多发病变，符合“溺水肺”伴膨胀不全。两肺多发片状高密度影，大部分肺组织呈实变，边界模糊。两侧肺门及心影显示不清，两侧膈面显示不清。

(2018 年 10 月 26 日) 床旁胸片：两肺广泛密度增高，符合吸入性肺炎表现。两侧肺门及心影显示不清，两侧膈面显示不清。

(2018 年 10 月 27 日) 床旁胸片：两肺广泛密度增高，较 2018 年 10 月 26 日胸片肺内有少许含气影。

(2018 年 10 月 29 日) 床旁胸片：两肺广泛密度增高，肺实变

(刘景全　王文元　张　骅)

参考文献

[1] Lichtenstein DA, Meziere GA. Relevance of lung ultrasound in the diagnosis of acute respiratory failure: the BLUE protocol. Chest, 2008, 134 (1): 117-125.

[2] 王小亭，刘大为，张宏民，等. 改良床旁肺部超声评估方案对重症患者肺实变和肺不张的诊断价值. 中华内科杂志，2012，51（12）：948-951.

[3] 丁欣，王小亭，陈焕，等. 不同床旁肺部超声评估方案评估膈肌点位置与征象的研究. 中华内科学杂志，2015，54（9）：778-782.

[4] Daniel A. Lichtenstein. Lung Ultrasound in the Critically Ill- The BLUE Protocol. Switzerland: Springer International Publishing, 2016.

[5] 胡才宝，Daniel A. Lichtenstein. 重症肺部超声的过去、现在与未来. 中华诊断学电子杂志，2018，6（2）：77-79.

[6] 王书鹏，段军. 重症肺部超声临床应用管理流程. 中华诊断学电子杂志，2018，6（2）：98-100.

[7] Lawson DS, Lawson AF, Walczak R, et al. North American neonatal extracorporeal membrane oxygenation (ECMO) devices and team roles: 2008 survey results of Extracorporeal Life Support Organization (ELSO) centers. J Extra Corpor Technol, 2008, 40 (3): 166-174.

[8] Choi H, Paik SH, Lee KH, et al. Durability improvement of polymer chamber of pulsatile extracorporeal life support system in terms of mechanical change. Med Biol Eng Comput, 2007, 45 (11): 1127-1135.

[9] Yokoyama N, Suzuki M, Hoshi H, et al. Feasibility of a TinyPump system for pediatric CPB, ECMO, and circulatory assistance: hydrodynamic performances of the modified pump housing for implantable TinyPump. ASAIO J, 2007, 53 (6): 742-746.

[10] Skinner SC, Hirschl RB, Bartlett RH. Extracorporeal life support. Semin Pediatr Surg, 2006, 15 (4): 242-250.

[11] Schmid C, Tjan T, Etz C, et al. The excor device - revival of an old system with excellent results. Thorac Cardiovasc Surg, 2006, 54 (6): 393-399.

[12] Choi SW, Nam KW, Chung J, et al. Development of a new pulsatile extracorporeal life support device incorporating a dual pulsatile blood pump. Int J Artif Organs, 2006, 29 (6): 583-590.

[13] Nardo B, Tsivian M, Neri F, et al. Extracorporeal portal vein oxygenation improves outcome of acute liver failure in swine. Transplant Proc, 2008, 40 (6): 2046-2048.

[14] Casas F, Reeves A, Dudzinski D, et al. Performance and reliability of the CPB/ECMO Initiative Forward Lines Casualty Management System. ASAIO J, 2005, 51 (6): 681-685.

[15] Fayad G, Modine T, Naja G, et al. Second generation of minimal invasive extracorporeal circuit: pilot study resting heart system. J Extra Corpor Technol, 2005, 37 (4): 387-389.

[16] Groom RC. Pediatric cardiopulmonary bypass devices: trends in device use for cardiopulmonary bypass and postcardiotomy support. ASAIO J, 2005, 51 (5): 525-529.

[17] Lawson DS, Walczak R, Lawson AF, et al. North American neonatal extracorporeal membrane oxygenation (ECMO) devices: 2002 survey results. J Extra Corpor Technol, 2004, 36 (1): 16-21.

[18] Pearson DT. Gas exchange: bubble and membrane oxygenators. Semin Thorac Cardiovasc Surg, 1990, 2: 313.

[19] Ahn HJ, Lee JW, Joo KH, et al. Point-of-Care Ultrasound-Guided Percutaneous Cannulation of Extracorporeal Membrane Oxygenation: Make it Simple. J Emerg Med, 2018, 54 (4): 507-513.

[20] S Mongodi, M Pozzi, A Orlando , et al. Lung ultrasound for daily monitoring of ARDS patients on extracorporeal membrane oxygenation: preliminary experience. Intensive Care Medicine, 2017, 44 (Suppl 1): 1-2.

[21] 王滨，崔永超，侯晓彤. 肺部超声在体外膜肺氧合中的应用. 中华诊断学电子杂志，2017，5（3）：168-170.

[22] 王小亭，刘大为，于凯江，等. 中国肺部超声专家共识. 中华内科杂志，2017，55（11）：905-907.

[23] Mayo P, Volpieelli G, Lerolle N, et al. Ultrasonography evaluation during the weaning process: the heart, the diaphragm, the pleura and the lung. Intensive Care Med, 2016, 42 (7): 1107-1117.

[24] Kim WY, Sun HJ, Hong SB, et al. Diaphragm dysfunction assessed by ultrasonography: influence on weaning from mechanical ventilation. Crit Care Med, 2011, 39: 2627-2630.
[25] 隆云，刘大为，丁欣. 急性呼吸窘迫综合征肺复张潜能评估. 中国实用内科杂志，2013，33（11）：851-854.
[26] 刘铸，晁彦公，高倩，等. 急性呼吸窘迫综合征患者肺超声影像学表现与柏林定义相关性分析. 中华老年医学杂志，2014，33（3）：297.
[27] 黄鹤，崔云亮，田昭，等. 急性呼吸窘迫综合征的肺部超声诊断价值. 中华危重病急救医学，2014，26（8）：606-608.
[28] 王陆豪，管向东，陈敏英. 重症患者容量复苏后期肺部超声容量评估. 中华医学杂志，2016，96（17）：1359-1363.

第二十一章　肺部疾病与膈肌功能超声

第一节　膈肌超声概述

膈肌（diaphragm）是位于胸腔与腹腔之间的肌肉-纤维结构。其周围为肌腹，中央为腱膜，又被称为横膈，是机体重要的呼吸肌，占所有呼吸肌功能的60%～80%。

肌腱部分：中心腱，薄而有力，分为三个小叶。肌肉部分：位于周边，由条带状密集的肌束组成，分为胸骨部、肋部、腰部。膈肌根据功能不同，分为肋膈肌和脚膈肌。吸气时，肋膈肌收缩，呼气时，脚膈肌收缩（图21-1，图21-2）。

膈肌是主要的呼吸肌，受意志控制。收缩时膈顶下降，协助吸气作用；舒张时膈顶恢复原位，协助呼气作用。当膈肌与腹肌同时收缩时产生腹压，有助于排便排尿、分娩及呕吐等动作。

膈肌疲劳时，膈肌单位面积内毛细血管的数目、每根毛细血管供应的肌纤维横截面积也有一定程度的变化，说明膈肌的疲劳耐力，至少一部分是与毛细血管的密度和氧含量有关的。同时，膈肌的功能还被认为是依赖于膈肌血流与代谢需要的平衡。如果血流不足，肌肉疲劳将继之发生。

目前膈肌的相关研究不多。在呼吸疾病重症监护病房（respiratory intensive care unit，RICU）中，与急性呼吸窘迫综合征相关的低氧血症、严重感染及机械通气本身导致的膈肌功能障碍最为常见。研究发现：29%脱机患者有膈肌运动障碍，单侧膈肌运动障碍较双侧膈肌运动障碍更常见。

目前常用的膈肌研究方法是胸片、CT、

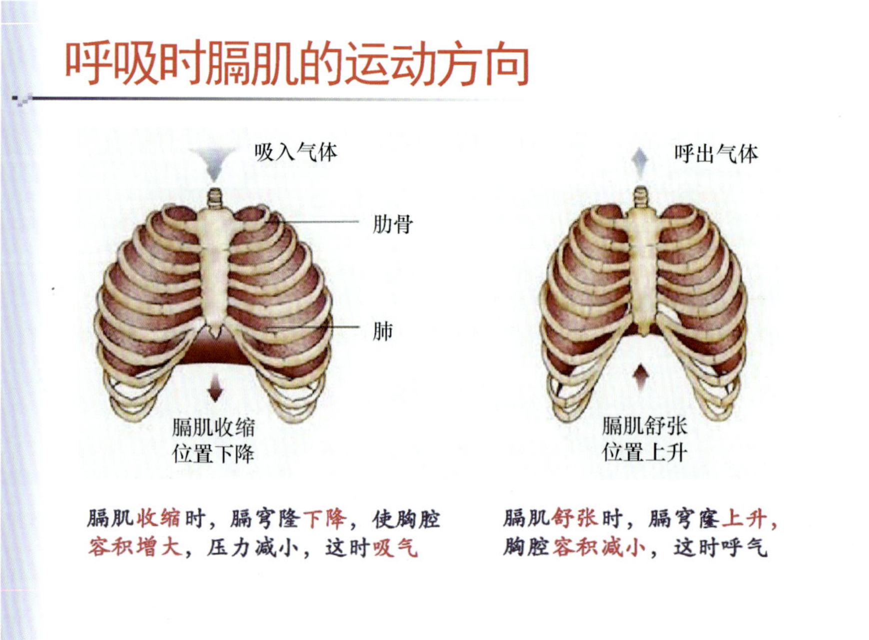

图 21-1　呼吸时膈的运动方向

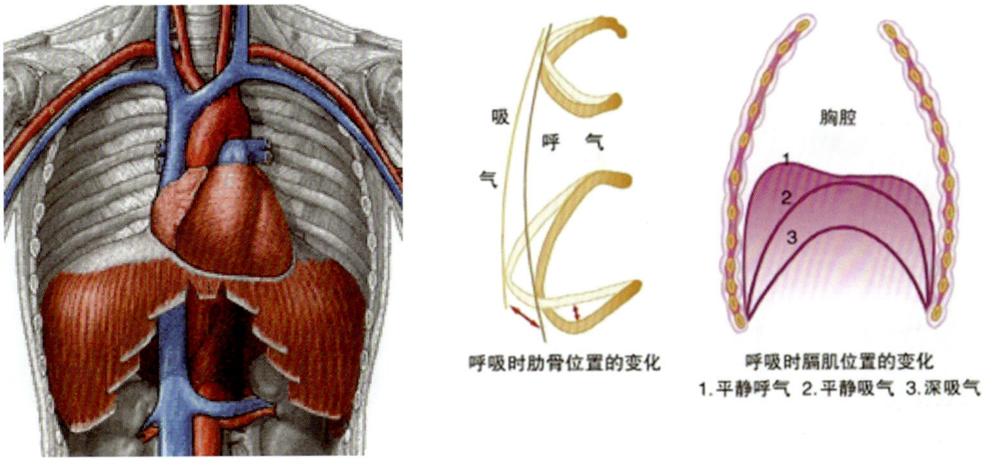

图 21-2 呼吸时肋骨和膈肌位置的变化示意图

MRI 等。超声以其快速、便捷、不需要移动患者、可重复操作、无射线的优势发挥着不可替代的作用。但超声也有一定的局限性：视野局限，观察范围有限；取样时有角度误差；测量时由于呼吸运动，无法固定某一点，测量有误差；无法估算容量变化。下面我们详述超声在膈肌方面的部分应用。

常用的超声切面：剑突下切面、肋下切面及肋间切面。

1. 肋间切面（视频 21-1 至视频 21-8）

厚度及增厚率观察（图 21-3）。

膈肌周边结构观察（图 21-4）。

膈肌厚度观察（图 21-5）。

右侧膈肌——以肝作为声窗观察（图 21-6）。

膈肌移动时间指数（E-T 指数）：膈肌活动度与吸气时间的乘积。

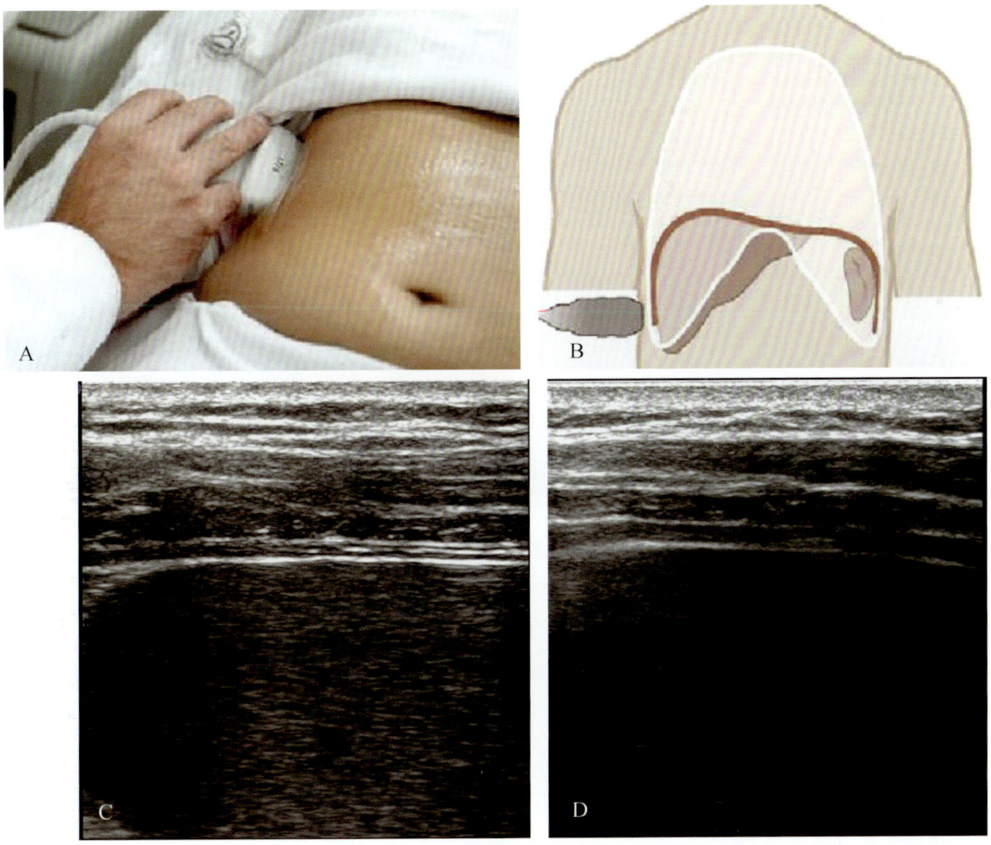

图 21-3 肋间切面——厚度及增厚率

视频 21-1

视频 21-2

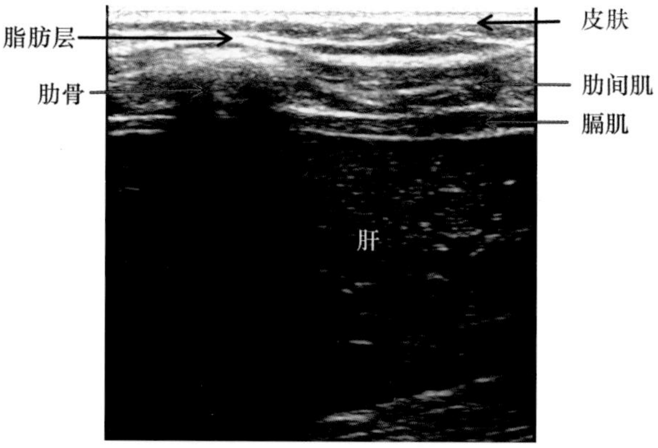

图 21-4 膈肌周边结构

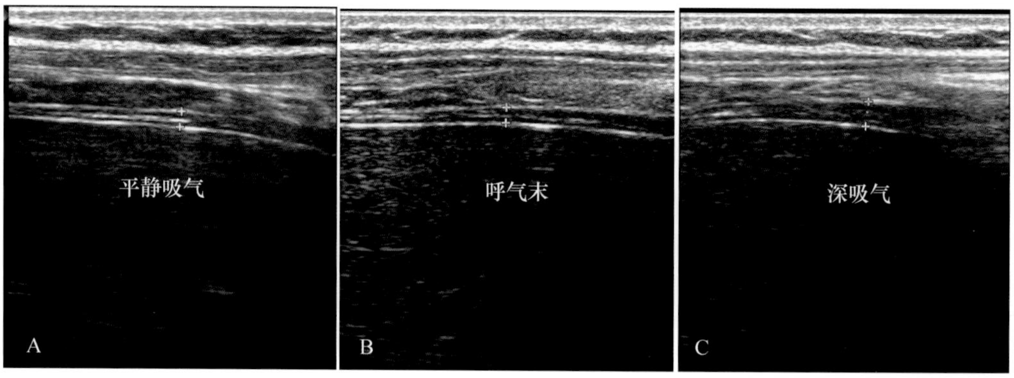

图 21-5 呼吸时膈肌厚度

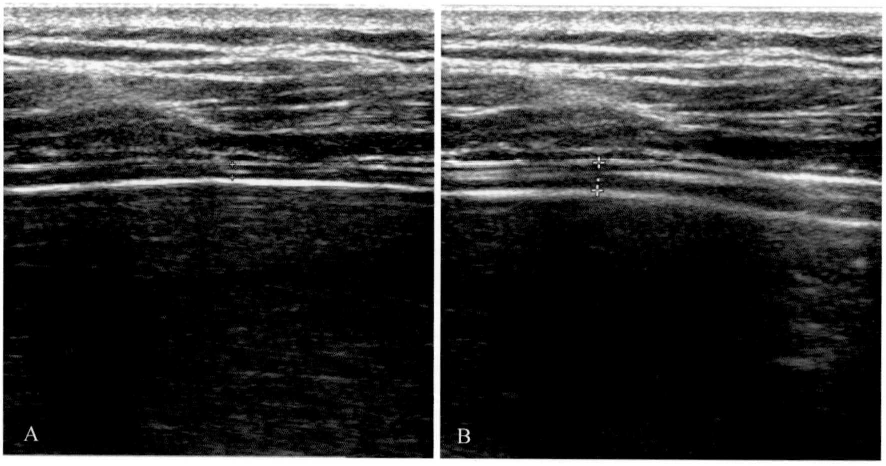

图 21-6 右侧膈肌-以肝作为声窗

视频 21-3

有研究发现：在机械通气过程中，通过超声测量右半膈肌活动度、吸气时间（TI）和（E-T）指数。自主呼吸试验（SBT）期间测量膈肌 E-T 指数有助于预测拔管的结局。辅助控制模式（A/C）到 SBT 时膈肌 E-T 指数不变或增加提示拔管成功的可能性大。E-T 指数是一个很好但不完美的预测因子，可能是因为决定拔管结果的因素非常复杂。

左侧膈肌——以脾作为声窗（图 21-7）。

有胸液时更易观察膈肌，见图 21-8 及视频 21-4。

膈肌厚度（图 21-9）：大部分呼气末膈肌厚度为 0.08～0.20 cm。男性运动员，左右膈肌厚度 0.11 cm。

举例：膈肌过厚（图 21-10）。男性，65 岁，重度肺动脉高压（肺栓塞?）

增厚率：平静呼吸时大部分在 20%～40% 之间（参见视频 21-6）。

2. 剑突下切面

活动度观察（图 21-11，视频 21-9）。

3. 肋下切面

活动度观察（图 21-12，视频 21-10，视频 21-11）。

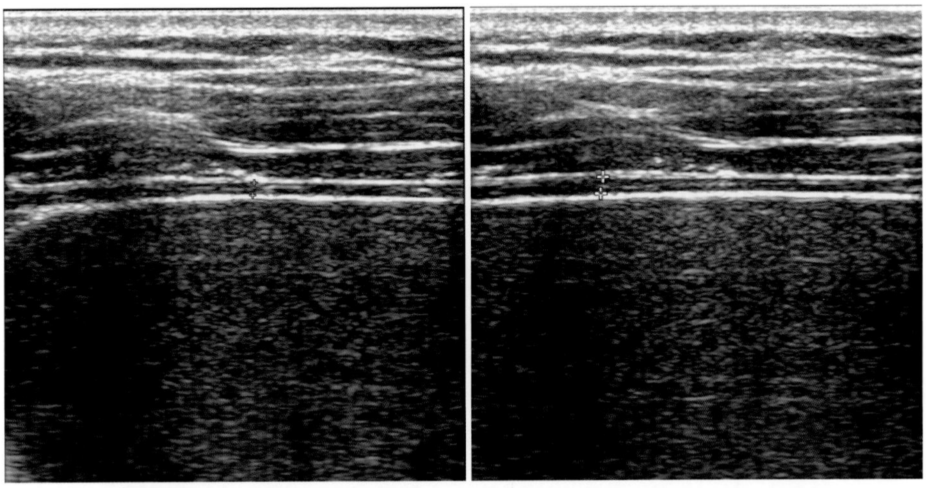

图 21-7 左侧膈肌——以脾作为声窗

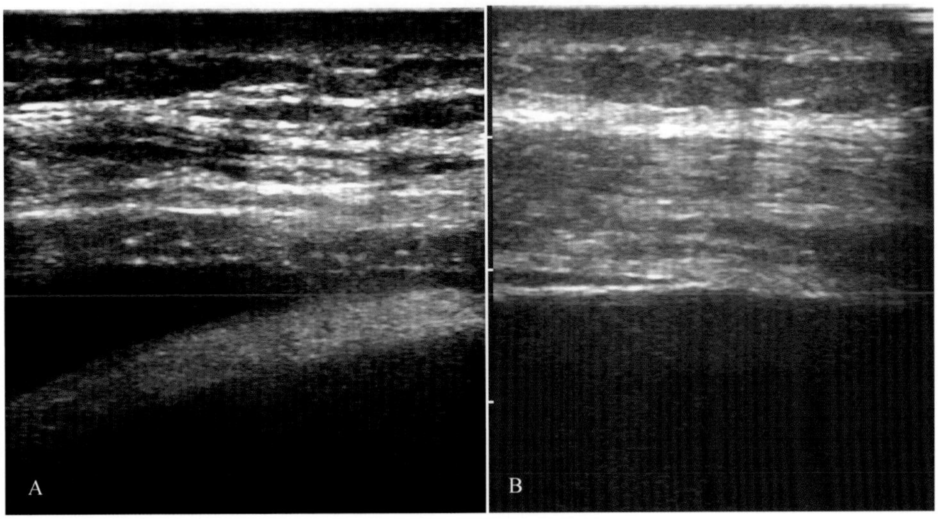

图 21-8 胸液存在时更易观察膈肌

视频 21-4

视频 21-5

视频 21-6

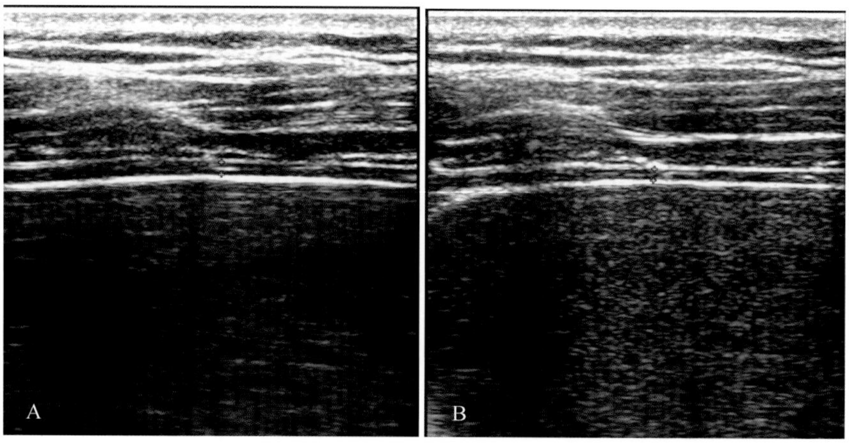

图 21-9　呼气末膈肌厚度

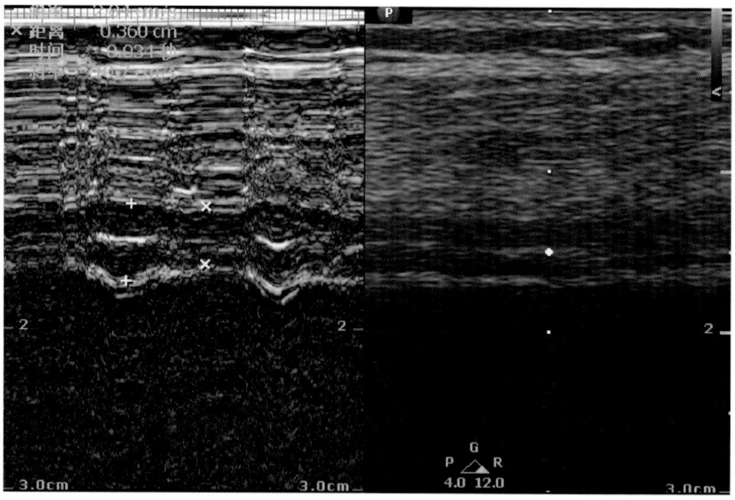

图 21-10　膈肌过厚

视频 21-7

视频 21-8

视频 21-9

视频 21-10

视频 21-11

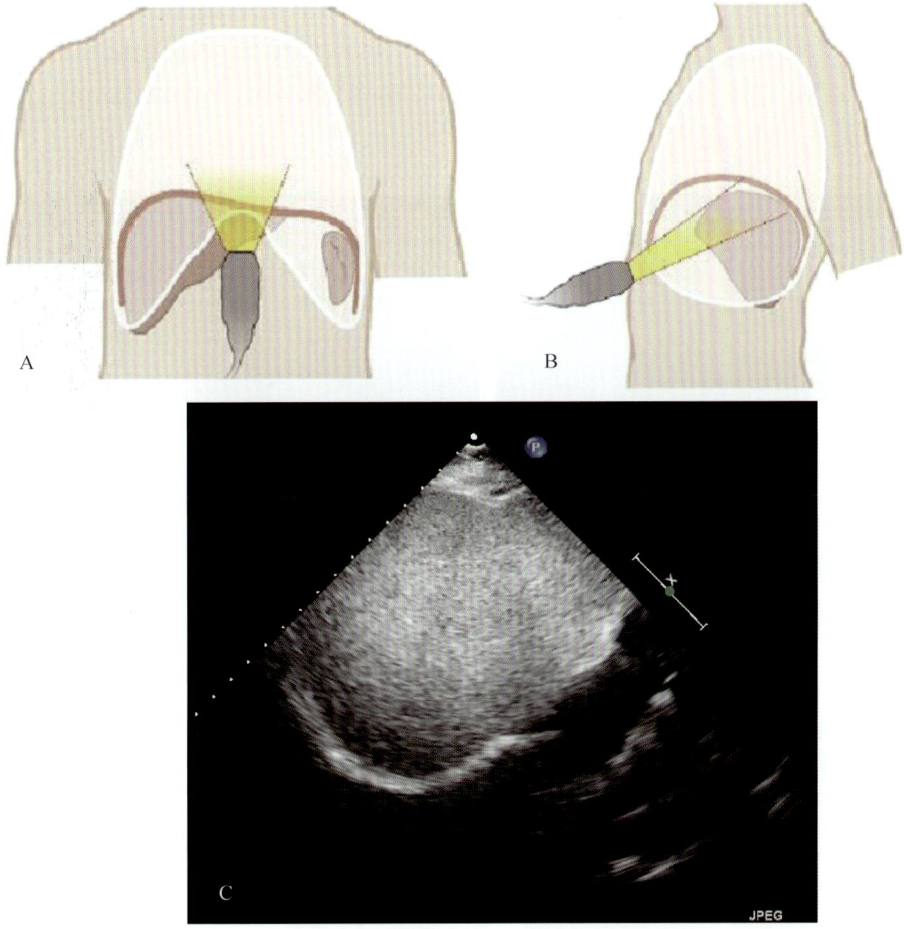

图 21-11 膈肌剑突下切面活动度观察

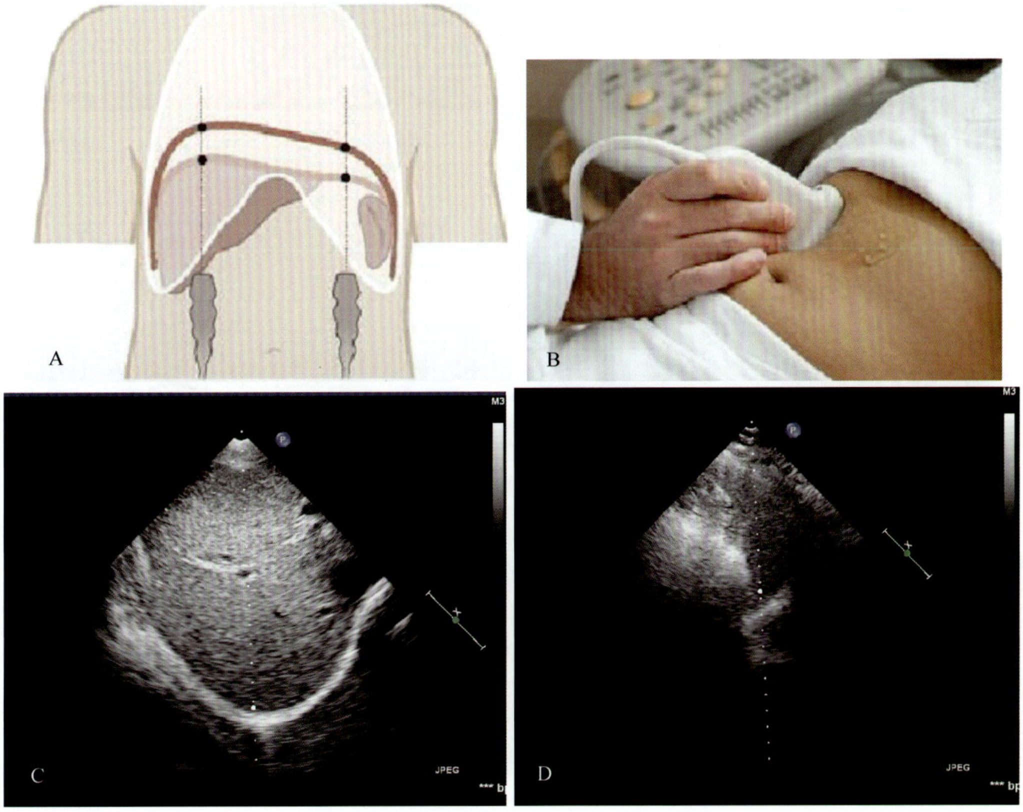

图 21-12 膈肌肋下切面活动度观察

膈肌活动度测量（视频 21-12 至 21-19）：

膈肌活动度观察——二维超声（图 21-13，视频 21-12，视频 21-13）。

膈肌活动度观察——M 型超声（图 21-14）。

不同切面测量值比较：左侧膈肌（见图 21-15 和图 21-16）；右侧膈肌（见图 21-17）。

典型膈肌病例（图 21-18）：

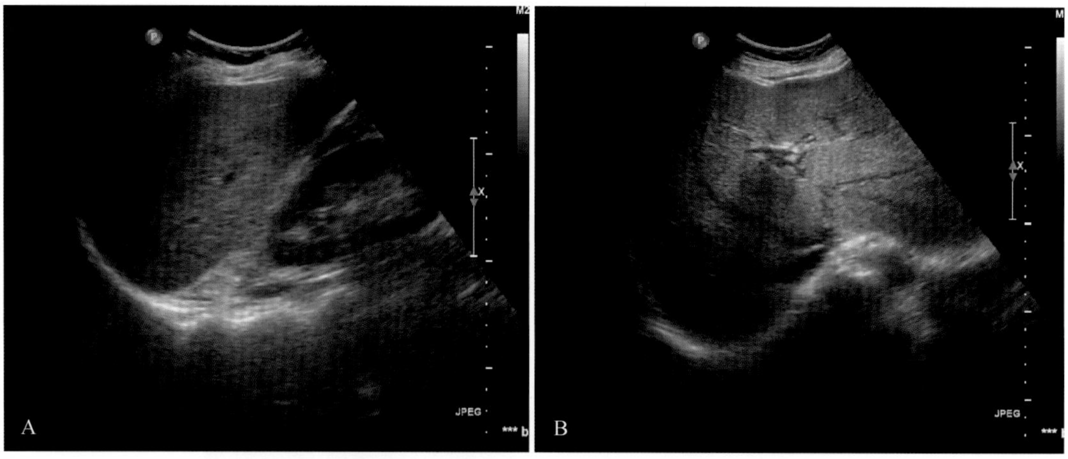

图 21-13 膈肌活动度二维超声观察

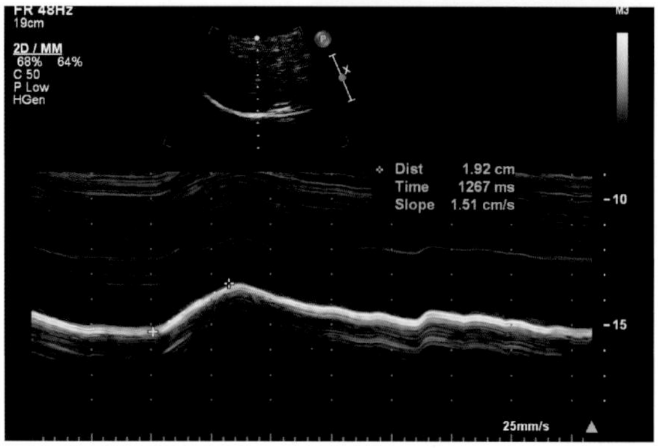

图 21-14 膈肌活动度 M 型超声观察

视频 21-12

视频 21-13

视频 21-14

视频 21-15

视频 21-16

视频 21-17

视频 21-18

视频 21-19

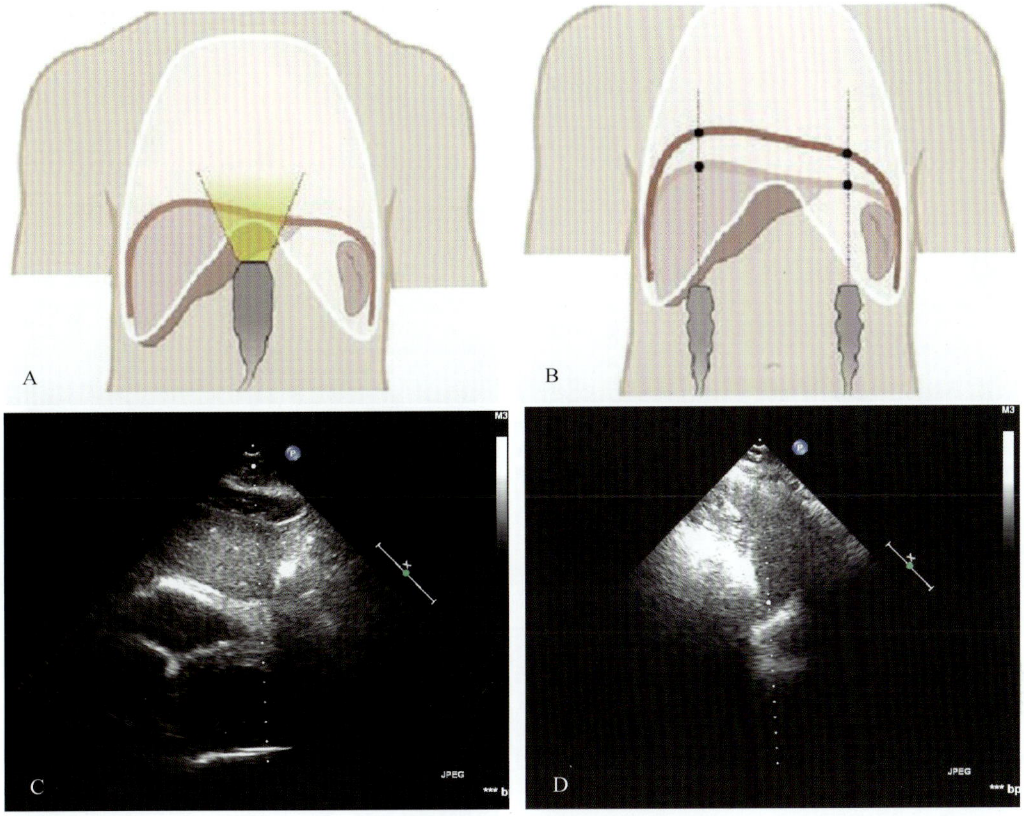

图 21-15 左侧膈肌不同切面测量值比较

A、C：以左肝作为声窗；B、D：以脾作为声窗

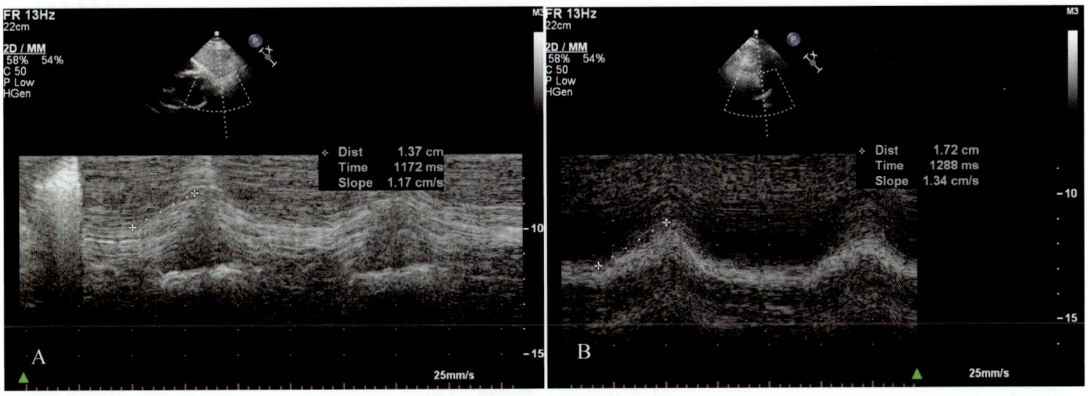

图 21-16 左侧膈肌不同切面测量值比较

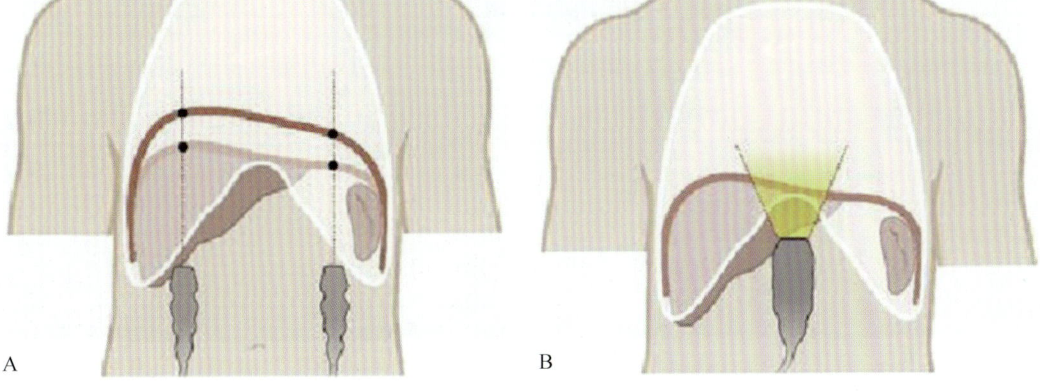

图 21-17 右侧膈肌不同切面测量值比较

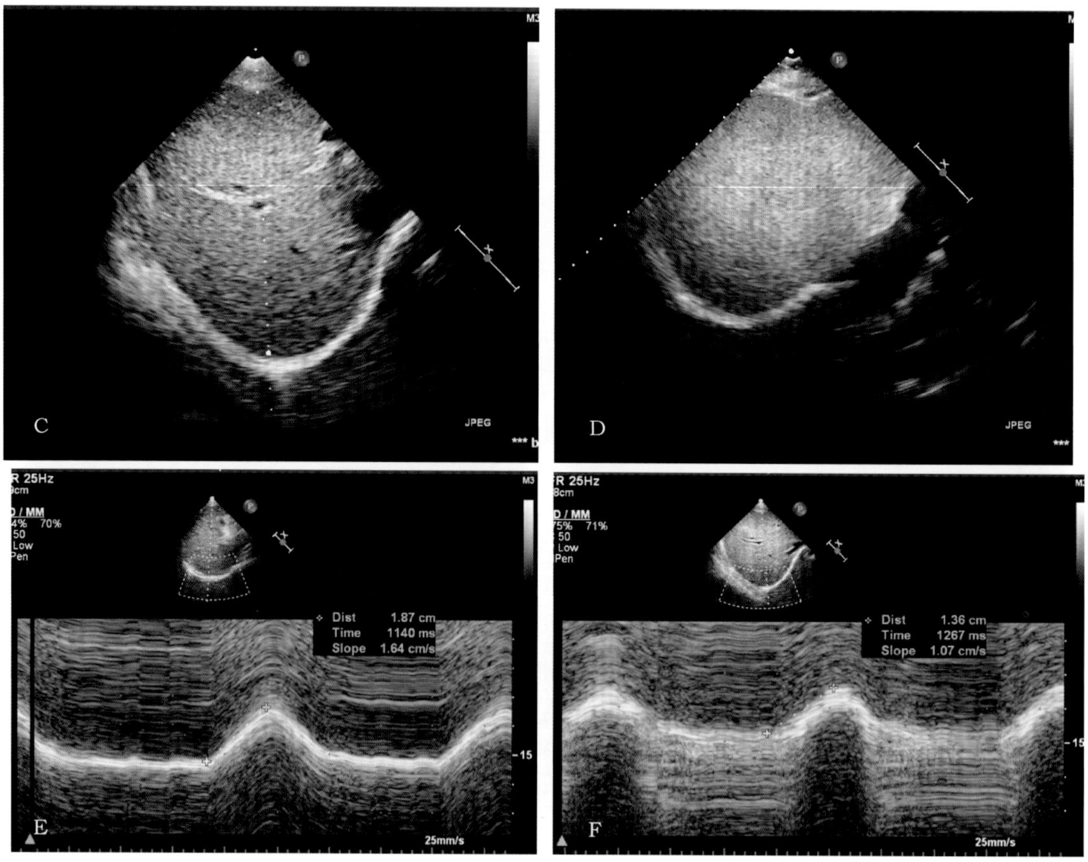

图 21-17（续）

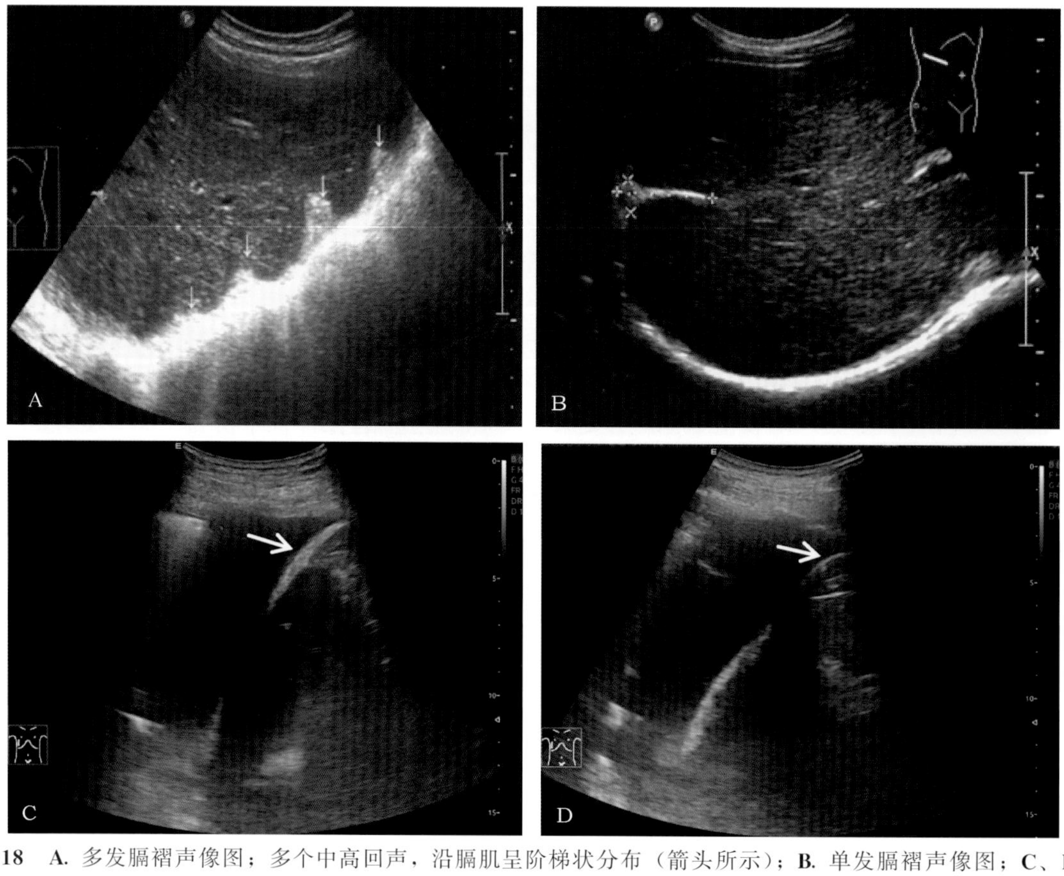

图 21-18 A. 多发膈褶声像图；多个中高回声，沿膈肌呈阶梯状分布（箭头所示）；B. 单发膈褶声像图；C、D. 胸腔积液时膈声像图，膈顶区膈（白色箭头）随呼吸变化；E. 膈微小转移灶（箭头）：膈肌表面不规则，随后演变为转移结节，合并恶性胸腔积液；F. 膈脂肪瘤，肿瘤（黑色箭头）外形光滑与 CT 表现一致

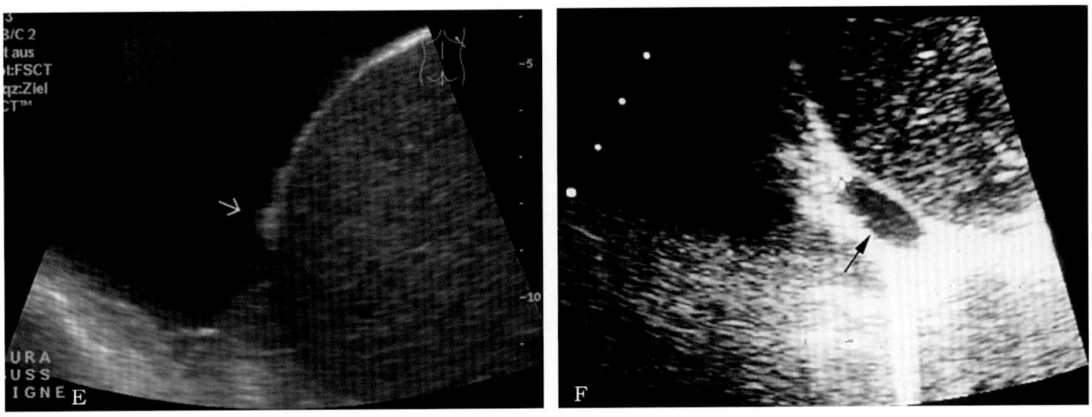

图 21-18（续）

（赵　敏）

第二节　膈肌功能超声评估

膈肌是最主要的呼吸肌，占所有呼吸肌功能的 60%～80%。当平静呼吸时，膈肌运动 1～2 cm 即可提供 75%静息肺通气；努力呼吸时膈肌运动幅度可达 7～11 cm。重症患者尤其是机械通气（mechanical ventilation，MV）患者往往伴随膈肌功能障碍。对于 MV 患者，即使是短期的 MV，也可发生膈肌失用性萎缩，这与快肌纤维和慢肌纤维均萎缩相关。成人膈肌下降 1 cm 平均可使肺泡容积增加约 250 ml。脓毒症、营养不良和代谢异常（如低磷血症、低镁血症、低钾血症、低钙血症）以及甲状腺功能异常，均可导致膈肌功能障碍及呼吸机使用时间延长。呼吸系统负荷与能力不均衡是脱机失败的主要原因。如果膈肌无力与增加呼吸作功的各种疾病同时发生，即使是膈肌轻度无力，也可导致脱机困难。

膈肌功能评估包括结构和功能学两方面。功能的评估包括压力指标、电生理指标以及形态学指标等，包括最大吸气压（MIP）、最大呼气压（MEP）和跨膈压（Pdi），但这些指标的测量依赖于受检者的配合，且操作方法有创，临床应用受限。膈肌结构的静态和动态成像方法包括荧光透视、X 线胸片、CT 和磁共振成像（MRI）。这些方法不是有创就是有放射性，而且价格昂贵、复杂费时，不适合床旁动态检测。早在 1975 年 Haber 等就将超声应用于检测膈肌运动，证实腹腔内疾病可致膈肌运动不良。目前超声测定膈肌功能包括膈肌运动幅度及收缩幅度两方面。

一、超声评估膈肌功能在临床上的应用

1. ICU 获得性衰弱（intensive careunit-acquired weak，ICUAW）的早期发现。

2. 评价早期康复治疗（如膈肌功能康复）效果。

3. 预测 MV 患者的撤机能力，评价脱机失败的原因。

二、超声评估膈肌内容

（一）膈肌运动幅度

1. 患者体位：平卧位。

2. 使用设备：便携式彩超（图 21-19）。

3. 探头选择：凸阵探头（图 21-20）。

4. 探头位置及膈肌的测量（图 21-21）：放置于腋前线或锁骨中线与肋缘交界处（双侧），探头标志朝向外下方即探头方向指向头部，以肝右叶为标志，调整探头方向寻找膈肌最大运动幅度位置，且膈肌运动方向与超声探头垂直，可见肝、下腔静脉和高回声的膈肌线在同一切面。再改用 M 型超声记录随呼吸活动的膈肌运动幅度，选取测量线，M 型超声可显示沿着测量线的膈肌运动轨迹，吸气时，膈

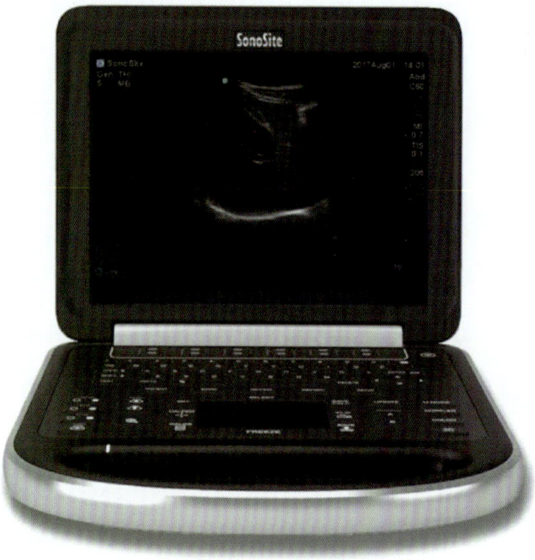

图 21-19 便携式彩超

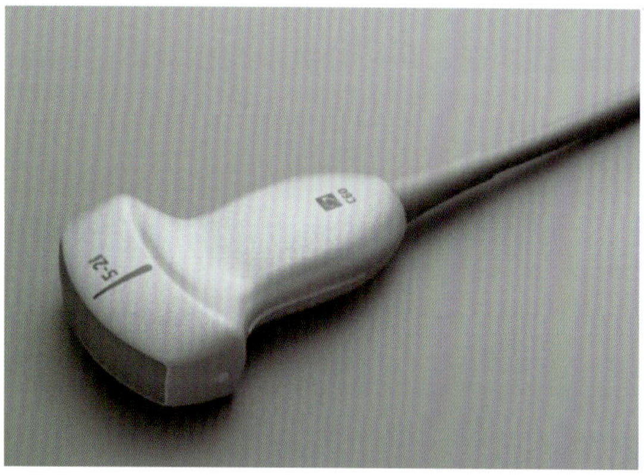

图 21-20 凸阵探头

肌下移靠近探头，M 型超声显示向上的轨迹，而呼气时则相反。膈肌移动度为基线至曲线最高点的垂直距离。

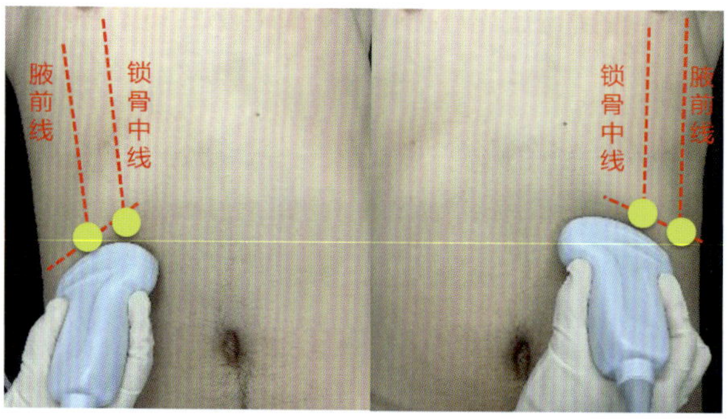

图 21-21 探头位置及膈肌的测量

由于以脾作为声学窗测量左半膈肌运动相对困难，目前超声评估膈肌运动时常用肝作为声学窗测量右半膈肌移动度。但在病理状态下，由于膈肌的运动幅度较小，故左侧和右侧膈肌的运动均能被精确测量。Goligher 等报道，用超声测量 MV 患者右半膈肌厚度比测量左半膈肌厚度有更高的可重复性；Boussuges 等研究表明，相对于左侧膈肌移动度，超声能更直观地测量右侧膈肌移动度；但是，也有研究显示，左侧和右侧膈肌的厚度及厚度变化无明显差异。

右侧膈肌的测量，探头放于右锁骨中线与肋缘交界处，胆囊位于图像的中间，下腔静脉位于图像的右侧，膈肌显示为高回声，M 型曲线与图像的纵轴呈约 30°角（见图 21-22A）。左侧膈肌的测量，探头放于肋下，腋前线与腋中线之间，脾门最大间距位于图像的中间，膈肌显示为高回声，M 型曲线与图像的纵轴呈约 30°角（见图 21-22B）。

由于膈肌不同部位运动幅度不一样，因此

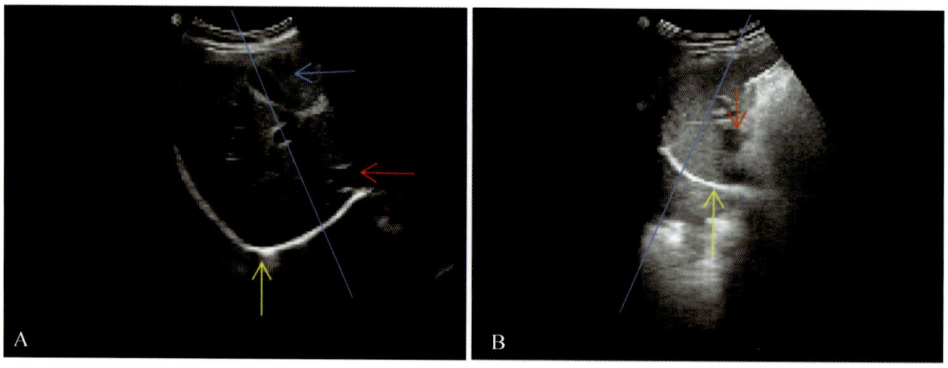

图 21-22 膈肌测量方法图解

A. 右侧膈肌测量方法图解：蓝色箭头为胆囊；黄色箭头为膈肌；红色箭头为下腔静脉。**B.** 左侧膈肌测量方法图解：黄色箭头为膈肌；红色箭头为脾门检测时要尽量先用 B 型超声选择运动幅度最大的膈肌后部再转为 M 型超声测量。M 型超声测量 2 个以上呼吸周期的膈肌厚度可提高测量的可重复性。

第一步：二维模式下找到需要测量的膈肌（图 21-23）。

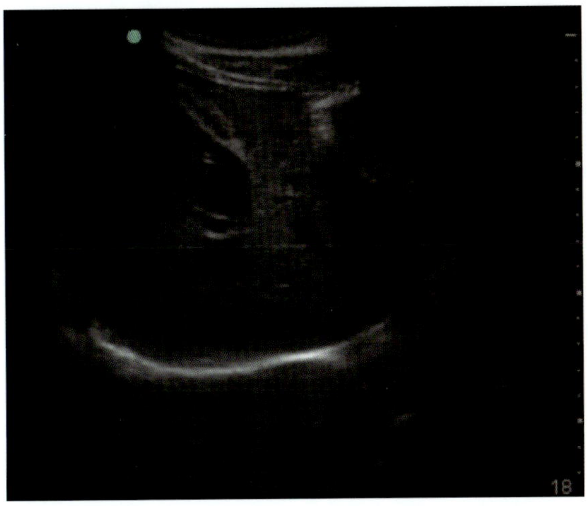

图 21-23　二维模式下找到寻要测量的膈肌

第二步：选择 M 模式，将采样线垂直于膈肌，测量膈肌运动幅度，即波谷至波峰间的垂直距离（图 21-24）。

膈肌移动度为基线至曲线最高点的垂直距离（参见视频 21-20）。研究显示，健康志愿者的膈肌移动度男性大约在 1.0 cm，女性大约在 0.9 cm，男性膈肌移动度略大于女性，这可能与不同性别体型差异相关。双侧膈肌移动度差异一般＜50%，但也有研究显示双侧膈肌运动幅度差异超过 2 倍以上才算异常。

膈肌图像分为 3 层结构，低回声的膈肌纤维组织位于高回声的胸膜与腹膜之间。

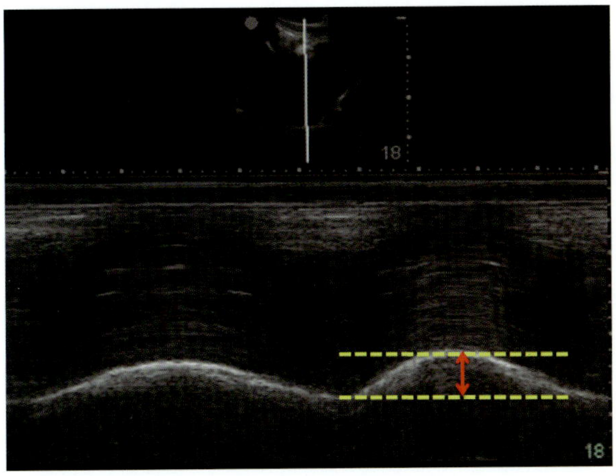

图 21-24　M 模式下测量膈肌运动幅度

视频 21-20　膈肌移动度

5. 膈肌运动幅度的正常值（表 21-1）

表 21-1　成人膈肌运动幅度的正常值（cm）

膈肌移动度	平静呼吸	吸气实验-“嗅”	最大深呼吸
男	1.8±0.3	2.9±0.6	7.0±0.6
女	1.6±0.3	2.6±0.5	5.7±1.0

膈肌运动幅度（diaphragm excursion，DE）测量：患者取仰卧位，床头抬高 30°～40°，将宽频线阵探头置于锁骨中线或腋前线与肋弓下缘交界处，以肝或脾作为膈肌透声窗，探头指向头侧及背侧，以 M 型（time-motion mode）超声显示膈肌移动度并在以下 3 种状态下分别进行测量，平静呼吸（患者处于安静状态时平静而顺利的呼吸动作）、用鼻子用力深快呼吸（患者用鼻子做较快频率的用力呼吸动作）及深呼吸（患者平静呼气末用鼻子做最大吸气后再做最大呼气动作）。为了保证测量结果的可靠性，3 种呼吸状态测量 3 次取平均值（每次为 5 个呼吸周期取最大值），分别测量吸气末膈肌厚度（diaphragmatic thickness at the end of inspiration，DTei）和呼气末膈肌厚度（diaphragmatic thickness at the end of expiration，DTee），计算膈肌厚度变化率（diaphragmatic thickness fraction，DTF）=（DTei－DTee）/DTee×100%（DTF 被认为是更可靠的预测膈肌功能的方法）。整个超声检查由两位经过专业超声培训的医师完成，过程持续大约 5 min，使用墨水标记皮肤定位膈肌可提高测量的可重复性（图 21-25）。

膈肌移动度受呼吸深度、功能残气量、腹

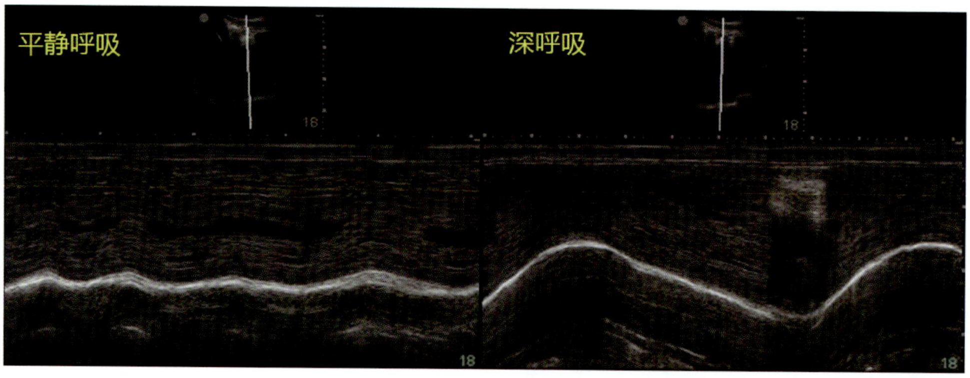

图 21-25 平静呼吸、深呼吸时膈肌的变化

腔内压力等因素影响大，其指标与吸气努力的相关性不如膈肌厚度指标。静态的膈肌厚度DTei、DTee不能真实反映膈肌功能，而且正常膈肌厚度绝对值差异较大，健康人休息时处于0.12～1.18 cm之间。

膈肌功能障碍患者膈肌厚度变薄、DTF减小，膈肌瘫痪患者在吸气时膈肌不增厚，与膈肌纤维萎缩有关。以DTee≤2 mm且DTF＜20%定义为膈肌萎缩伴功能障碍。

一般平静呼吸时膈肌移动度＜10 mm被认为膈肌功能不全。撤机失败患者膈肌移动度减弱。Kim等认为当右侧DE大于14 mm或左侧DE大于12 mm较双侧DE均大于10 mm在预测脱机方面更为准确。Jiang等首次将膈肌移动度用于撤机评估，通过超声测量肝、脾随呼吸运动的位移代表膈肌移动度，发现预测撤机成功的临界值为11 mm时，预测脱机成功的敏感度为82.6%，特异度为84.4%。然而在平静呼吸下DTF仍有较大的变异率，其中有约29%的人群DTF小于10%。再者重症患者难以配合指令作相应的呼吸动作，使得临床上获得最大DTF存在一定难度而产生偏倚，如何准确地确定一个较小的DTF判断危重症患者脱机结果是一个值得研究的课题。

Spadaro等研究发现，将膈肌移动度与浅快呼吸指数（RSBI）结合得到一个新的指标，即膈肌浅快呼吸指数（呼吸频率/膈肌活动度），其值≥1.3次/分时预测脱机失败的敏感度为94.1%，特异度为64.7%，诊断准确性优于其他撤机指标，包括最大吸气压、RSBI、膈肌活动度。

（二）膈肌厚度及变化率

1. 探头选择：选取线阵探头或3.5～5.0 MHz的相控阵探头（图21-26）做膈肌超声检查。

2. 探头位置（图21-27）。

位置1：腋前线第7/8肋间、8/9肋间，探头沿肋间隙放置。

位置2：腋中线7/8肋间，探头标志朝向患者头侧。

3. 超声评估膈肌厚度的方法（图21-28）。

二维模式下找到需要测量的膈肌；膈肌是夹在胸膜和腹膜的肌肉组织，测量胸膜和腹膜之间的距离。经局部放大后，在声像上显示为两条高回声的平行线筋膜和中间为中等回声的肌层。通过测量胸膜层与腹膜层之间的距离即可得到膈肌的厚度，膈肌厚度不仅可以用二维B型超声测量，也可以通过M型超声测量。在二维超声定位膈肌后，将M型超声取样线垂直经过膈肌，可显示经过取样线位置的膈肌厚度随着呼吸周期变化而变化。

4. 超声评估膈肌厚度变化率的方法（图

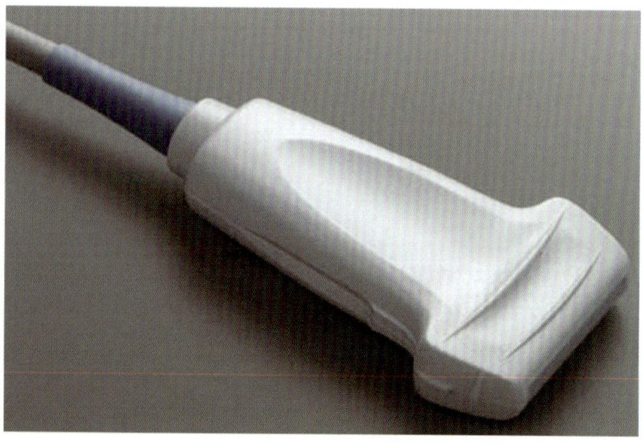

图 21-26 探头选择

21-29）。

第一步：选择 M 模式，将采样线垂直于膈肌，分别测量吸气时增厚的膈肌和呼气时变薄的膈肌。

第二步：计算（变化率＝吸气末膈肌－呼气末膈肌/吸气末膈肌）

5. 膈肌厚度及变化率的正常值（表 21-2，视频 21-21）。

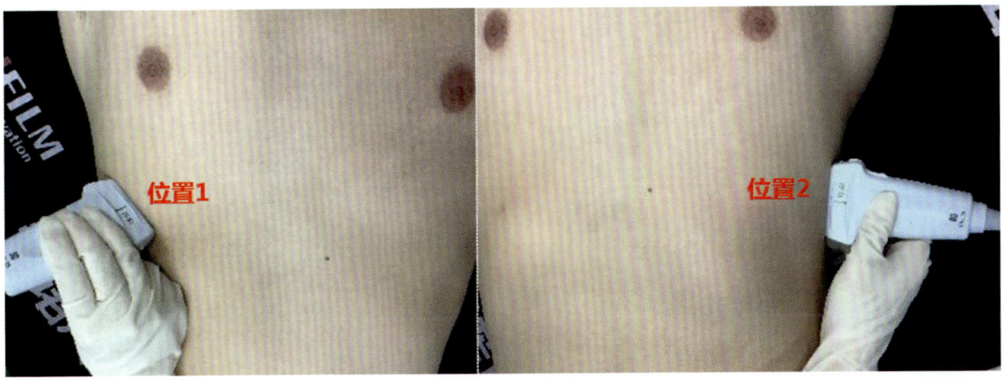

图 21-27 探头位置

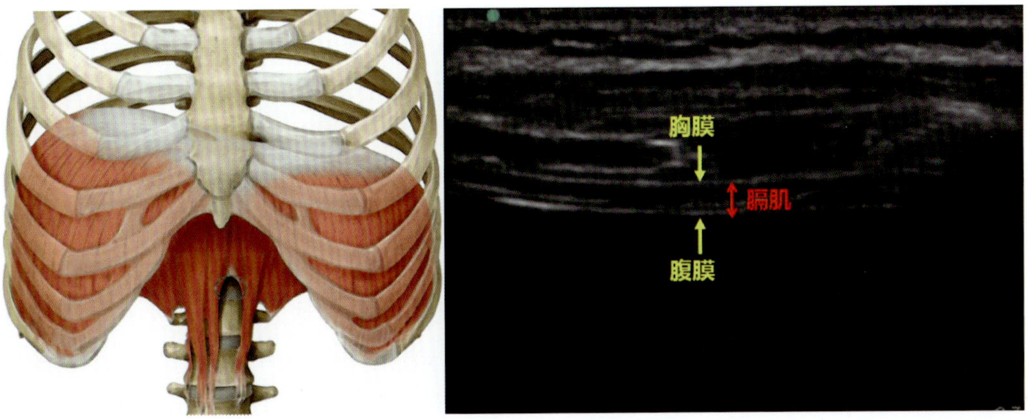

图 21-28 超声如何评估膈肌厚度

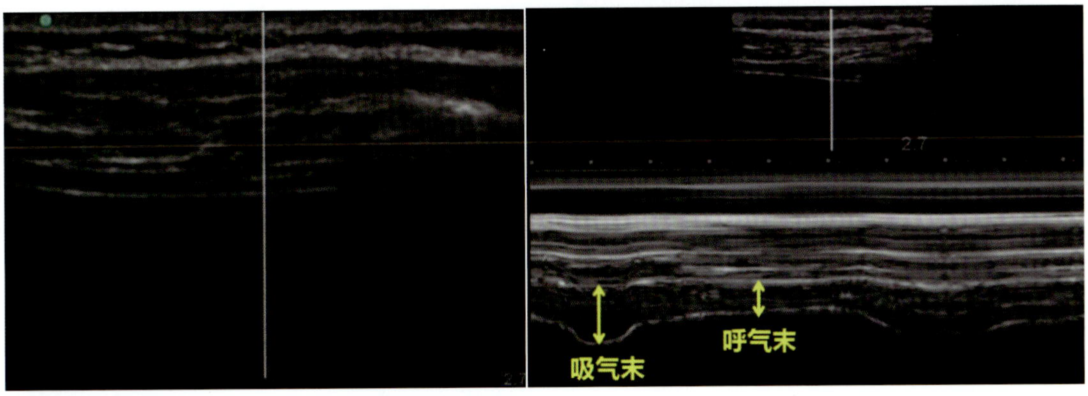

图 21-29 超声评估膈肌厚度变化率

表 21-2 成人膈肌的厚度及变化率（cm）

	膈肌厚度	膈肌变化率
正常	0.22～0.28	42%～78%
膈肌萎缩	<0.2	<20%

视频 21-21 膈肌厚度变异

有资料显示：健康成年人功能残气位的膈肌厚度男性明显高于女性，膈肌厚度变化范围为28%～96%。

年龄、体重、基础疾病（如COPD、腹腔内高压、慢性心功能不全）等病理或生理状态均会影响膈肌的位置。同时，由于长期卧床，重症患者双肺下叶、基底段等重力依赖区常易出现肺实变、肺不张等病变。膈肌点位置变化导致的误差可能会对肺部病变的诊断产生影响。因以上原因，建议膈肌点的位置采用改良床旁肺部超声评估（M-BLUE）方案（图21-30）。即沿腋中线位置能看到膈肌（膈肌可见时）的位点或肺与肝/脾的交接处（膈肌不可见时）即为膈肌点；上蓝点：左手第三、四掌指关节处；M点：上蓝点与膈肌点间的中点；PLAPS点：M点垂直向后与同侧腋后线间的交点。与BLUE方案比，M-BLUE方案是操作者在确定上蓝点之后，不再需要用患者手的大小与胸廓进行比对来明确下蓝点、膈肌线及膈肌点、PLAPS点的位置，简化了肺部超声的检查流程，能更准确地确定膈肌点位置，提高肺部病变诊断的准确性，更适用于重症患者。

从解剖上看，右侧膈肌的下方是肝，肝是实质性脏器不容易发生变形，所以在人体呼吸过程中，肝阻挡的作用会影响到膈肌的运动幅度。而左侧的膈肌下方是胃，是空腔脏器，容易变形，所以在呼吸时对于膈肌的阻挡效果小，左侧膈肌的运动幅度也因此较大。左侧膈肌受胃内容物，肠内、肺内气体的干扰，而且脾窗口较肝小，左侧膈肌显影没有右侧清楚，

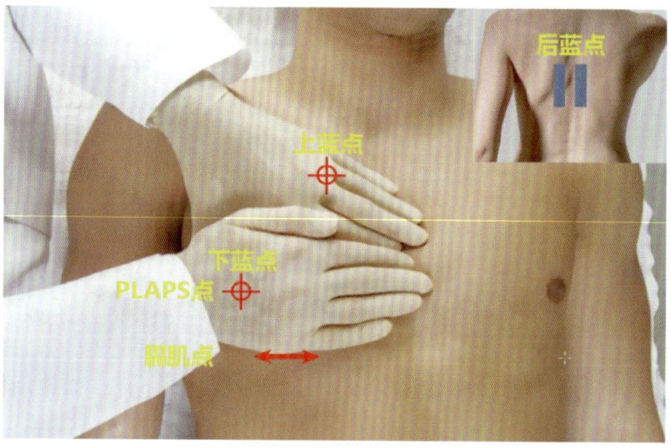

图21-30 改良床旁肺部超声评估（M-BLUE）方案

限制了左侧膈肌的测量。从膈肌检测技术层面上讲，超声探头放置在肋缘下右锁骨中线与右腋前线中点处测量最准确，此时超声束最容易垂直扫描膈肌，测量右侧膈肌运动时存在较高的可操作性及可重复性，所以以右锁骨中线肋缘下M型超声实时动态非侵入性观察记录随呼吸活动的膈肌活动幅度的可重复性更好。所以，超声膈肌评估方面常用的指标为右侧膈肌位移和膈肌收缩速度。在实际操作中，膈肌显影与肺含气量，患者肥胖、水肿程度等有关。

重症患者由于疾病的原因，可能存在干扰检测准确性的因素。哪种方法更适于重症患者目前尚无相关研究。

综上所述，床旁超声技术（bedside lung ultrasound，BLU）具有便携、准确、可重复、易学等优点，特别是病情严重的患者在紧急情况下无法转运至放射科，可快速准确地评估膈肌功能。

（冯　寅　张　骅）

第三节　膈肌超声在肺部疾病中的主要临床应用

一、判断慢性阻塞性肺疾病的严重程度

（一）概述

慢性阻塞性肺疾病（chronic obstructive pulmonary diseases，COPD）是困扰人们健康的慢性疾病之一，病情会随着时间的推移而逐渐加重。大多数COPD患者缓解期的呼吸作功明显高于健康人，且随着疾病的进展，患者会通过动员呼吸增效肌保证正常通气，因此更容易出现呼吸费力的症状，并增加呼吸衰竭发生的风险。在大鼠COPD模型的相关研究中，发现COPD组大鼠跨膈压明显低于正常对照组，而跨膈压反映的是膈肌的收缩功能，说明COPD可引起显著的膈肌功能下降。在临床实际工作中，通过完善膈肌超声检查及随访，能够精确反映COPD患者的膈肌功能，为早期实

施干预措施，阻止其功能进一步下降提供理论依据和参考。

（二）超声表现

1. 膈肌移动度

先使用 B 型超声检测最大膈肌运动幅度再转为 M 型超声测量。

COPD 患者的膈肌移动度在平静呼吸时随病情严重程度而逐渐增加；用力呼吸时膈肌移动度随病情严重程度而变小；膈肌在平静呼吸与用力呼吸的差值随病情严重程度而变小。COPD 患者存在系统性的炎症反应，炎症因子可引起体重减轻和骨骼肌萎缩，营养不良引起各型肌纤维萎缩及其组成发生变异，同时 COPD 的肺过度充气可引起胸廓和膈肌的几何形态学异常，这些因素都可能会引起吸气肌肉功能障碍，比如呼吸变浅，频率增快，辅助呼吸肌参加呼吸运动，重症可见胸腹矛盾运动。膈肌移动度在实际工作中的测定并不容易，因为中、重度及极重度 COPD 患者难以配合检查。

研究显示，平静呼吸时，COPD 患者两侧膈肌的运动幅度均大于正常人群；深呼吸时，因为 COPD 患者长期慢性、进展性、持续性气流受限，肺闭合容积增大，动态肺顺应性降低致肺泡扩大、回缩障碍及肺组织弹性降低，从而导致 COPD 人群两侧膈肌的运动幅度均小于正常人群，根据以上理论，M 型超声通过膈肌运动幅度的客观量化判断膈肌疲劳、膈肌运动情况以快捷评估膈肌功能，达到辅助诊断 COPD 是完全可行的。

超声膈肌评估可针对 COPD 患者在撤机过程中出现膈肌疲劳以及呼吸负荷过重的情况，通过膈肌收缩功能与呼吸负荷相关指标的监测来为 COPD 患者撤机时机的选择提供较好的评估依据。其中超声膈肌评估指标中右侧膈肌位移（DE）、膈肌收缩速度的测定在临床上取得较好的应用效果，可以对患者的膈肌功能做出相对正确的判断，帮助选择适当的撤机时间。

研究发现使用 M 型超声测量膈肌移动度的一致性及重复性优于 B 超直接法（在显示右肾最长径切面上实时观察测量膈肌的移动度）与间接法（过肝门脉左支矢状段的纵向移位间接测得），这可能由于 M 型超声法是在声束垂直于膈肌获得的，并且是直接记录着膈肌的移动轨迹，获得的数据更加客观、准确，具有可行，重复性及高度的一致性，在测量 COPD 患者膈肌移动度、对合角度，挖掘其相应的规律，从而初步判定 COPD 严重度方面具有潜在的临床应用价值。

2. 膈肌厚度

在平静吸气末、平静呼气末、用力吸气末、用力呼气末各时相内，膈肌厚度随病情加重而逐渐增厚；平静呼气末、吸气末时膈肌厚度与用力呼气末、用力吸气末时膈肌厚度差值随病情严重程度而逐渐变小；轻度 COPD 患者则不明显。需要指出的是膈肌厚度并没有一个完全可以量化的指标，受患者年龄、性别、体重、基础疾病、营养状况、操作医师经验、脏器如肝、胃、脾、鼓肠等影响。

3. 膈肌弹性值

传统声脉冲辐射力成像（ARFI）技术包含声触诊组织成像（virtualtouch imaging，VTI）和声触诊组织量化（VTQ），声脉冲辐射力使组织产生纵向压缩及横向振动，以纵向位移为基础进行弹性成像称为 VTI，可直观反映组织弹性，以黑、白表示组织相对硬度；横向振动利用剪切波相邻波峰时间差及波长计算剪切波速度（shear wave velocity，SWV）称为 VTQ，可定量反映组织弹性，在 COPD 患者中 SWV 越高反映膈肌组织硬度越硬，收缩力越差。新近在上述基础上发展起来了新的声触诊组织成像定量（virtual touch tissue imaging quantification，VTIQ）剪切波弹性成像技术，可对组织同时进行定性和定量分析。可直观显示病灶内部不同硬度的区域，同时 VTIQ 剪切波弹性成像技术测量范围更宽（0.5～10.0 m/s），并在同一帧 VTIQ 速度图上可以同时测量多组 SWV 数据，更能准确反映病变内的硬度情况。

COPD 患者膈肌 SWV 值与正常人比较表现如下：随病情加重而逐渐变大；平静吸气末、用力吸气末膈肌 SWV 差值随病情的加重并无明显差异。

4. 膈肌与胸壁对合角度

应用高频线阵探头测量膈肌与胸壁对合形

成的角度，患者体位为仰卧位，在腋前线附近区域，找好膈肌与胸壁对合处显像，在患者平静及用力呼气末时冻结图像，取数个平稳呼吸周期，在其对合角处顺着胸壁取一直线，再沿着覆盖膈肌的胸筋膜取线，两线形成的角度即是相应的膈肌与胸壁所形成的角度。

COPD 患者平静呼气末、用力呼气末膈肌与胸壁对合角度的差值与正常人比较表现如下：随病情加重，平静呼气末、用力呼气末膈肌与胸壁对合角度的差值逐渐变小。

5. 膈肌灰阶值

灰阶超声技术，即以回声不同的振幅等级，在声像图中应用相对应的黑白层次来反映灰度分层的等级程度。如果回声的振幅大，即回波的强度高，称为强回声，反之，称为弱回声。因此，此类超声显像技术称为灰阶超声。针对右侧膈肌位置取样并手动描述所感兴趣的区域，通过超声仪器自带测量内置软件获得平均灰阶值。

COPD 患者平静呼气末与用力呼气末膈肌直方图灰阶值变化与正常人比较表现如下：随病情加重，平静呼气末、用力呼气末膈肌直方图灰阶值逐渐变小。

（三）应用价值

1. 评估肺功能情况

Celli 等研究设计的 BODE 指数是根据体质指数（B）、气流阻塞程度（O）、呼吸困难（D）和运动能力（E）等四方面对 COPD 患者疾病状态进行综合性评价。总分 0～10 分，将其分为 4 级，级别越高，COPD 患者病情越差，预后越差。

研究表明：膈肌结构及 COPD 患者膈肌结构变化与疾病严重程度 BODE 指数是存在一定关系的，COPD 患者膈肌移动度的下降影响肺功能和 BODE 指数。

2. 诊断 COPD 及评估其严重程度

通过膈肌超声相关指标的测定，可以快速诊断 COPD 并判断其严重程度。膈肌病变严重性与 COPD 症状呈明显相关性。Antenora 等研究发现，在 COPD 急性发作患者中，约 1/4 患者存在膈肌增厚率小于 20%，且这些患者无创正压通气失败率高，机械通气时间以及 ICU 住院时间延长，ICU 死亡率也明显增高。国内也有研究者发现，COPD 患者平静呼吸时膈肌移动度随疾病严重程度的增加而增大；而用力呼吸时则相反，膈肌移动度随疾病严重程度的增加而减小。

3. 减少其他不必要的检查

COPD 严重患者往往无法进行肺功能检查，肺部 CT、X 线胸片也不可能实时对患者进行检查，膈肌超声具有实时性、无创性、可视化的特点，可以减少其他不必要的检查。

二、在 MV 患者中的应用

MV 是一把双刃剑。长时间的 MV 或不适当的通气模式将导致膈肌萎缩和收缩功能障碍，成为患者脱机困难的主要原因之一，MV 介导的膈肌功能障碍（ventilator-induced diaphragmatic dysfunction，VIDD）是通过自噬等机制导致膈肌萎缩和收缩功能障碍。Grosu 首次发现了 MV 和膈肌萎缩之间的关系，研究发现控制通气模式及高压力支持通气模式下，膈肌萎缩最明显。有研究表明仅仅 18～24 h 的 MV 便可导致膈肌功能障碍、失用性萎缩，VIDD 与撤机失败息息相关。膈肌功能障碍患者病死率升高，存活率下降，需要更长的 MV 时间及撤机时间。

同步监测机械通气患者膈肌 M 型超声和气道压力波形，可以反映患者吸气努力是否在合适的时机触发了呼吸机支持，也就是人机同步性是否匹配。膈肌收缩起始和结束与呼吸机触发的呼吸周期的同步，被定义为人机同步性好。另一方面，呼吸作功可以通过膈肌厚度的变化来反映，而膈肌增厚率随机械通气压力支持水平的增加而降低，也能反映呼吸作功的大小。因此，可以通过膈肌超声监测以上指标，了解呼吸作功以及人机同步性的数据，从而指导临床医生调整呼吸机参数以达到最佳的人机同步，使呼吸作功最小化，从而减少呼吸肌疲劳。

通过床旁超声测量膈肌指标，比较不同 MV 时间患者的膈肌厚度及功能变化，对 MV 患者膈肌功能障碍具有一定的临床应用价值。

研究发现，全身麻醉恢复期应用超声评估

右侧膈肌厚度变化率具有可行性，对于判断气管拔管时机有一定的临床应用价值。

肺部超声可评估膈肌的收缩幅度和运动幅度，有助于呼吸功能不全的病因诊断，协助评价肺功能并指导临床治疗及撤机。对于对称性膈肌功能改变者可行单侧（右侧）膈肌功能评估来反映整体膈肌功能；对非对称性膈肌功能改变者，双侧膈肌功能评估是必要的。鉴于正压通气对膈肌运动的影响，对 MV 患者采用收缩幅度来评价膈肌功能可能更为合理。同时近年来 ICU 获得性肌无力越来越受到重视，可导致患者 MV 时间延长，住院时间延长，患者病死率增加等，但临床诊断相对困难。ICU 患者中多种因素会导致膈肌乏力，比如脓毒症、电解质紊乱、多发性神经病或肌病等，甚至有些患者在入住 ICU 时因为疾病的严重程度已经存在膈肌乏力，这类患者往往预示不良预后。肺超声在评估 ICU 获得性肌无力方面的作用越来越明显，有研究证实，超声评估膈肌和骨骼肌的数量和质量与肌力和功能相关，是早期发现并评价治疗效果的有效手段。

临床观察表明 MV＞18 h 的患者，其体内的泛素-蛋白酶系统被激活，导致膈肌纤维长度缩短、发生严重的萎缩和断裂、对合区面积减少，从而影响膈肌的功能；MV＞12 h 患者吸气时产生的跨膈压较正常值明显下降，这提示这部分患者膈肌功能下降，称为呼吸机相关膈肌功能障碍。由此可见，MV 时间延长是导致重度 COPD 患者膈肌形态学变化和收缩力下降的原因之一。膈肌功能障碍是 MV 患者常见的问题，且随着 MV 时间延长而加重，并呈时间依赖性。

床边超声评估膈肌活动度因其简单易操作的特点，对预测合并重度 COPD 的 MV 患者撤机结果具有一定的临床价值。其中临界条件为右侧膈肌位移大于 1.14 mm，膈肌收缩速度不超过 1.46 cm/s，预测价值较高，可结合其他指标联合应用。有研究显示，在老年患者中，右侧膈肌移动度大于 1.1 cm，收缩速度大于 2.1 cm/s，可以很好地预测脱机成功率。

临床上高度怀疑 ICU 获得性衰弱的患者，可以通过肺部超声评估膈肌功能，帮助早期诊断，进行膈肌康复锻炼后，再使用超声评估康复治疗的效果；如果遇到呼吸机依赖及脱机困难的患者，也可以行膈肌检查，来预测撤机能力并评价脱机困难的原因。

尸体解剖学测量膈肌厚度受膈肌没有血流供应的影响，而临床影像学检测膈肌厚度又受呼吸运动的影响，两者均较难精确地测量到膈肌的厚度。膈肌肌层过厚或过薄可能是发育的个体差异，也可能是慢性肺部疾病的膈肌代偿性改变。临床观察发现在膈肌厚度与呼吸动力学之间存在一定关系，膈肌动力泵的状况可以在一定程度上反映呼吸功能的代偿能力。研究表明肺超声辅助诊断膈肌厚度检测可作为临床对呼吸代偿功能的预测指标。对于膈肌厚度≤3 mm 和≥6 mm 的病例应高度警惕呼吸功能有代偿潜力不足的风险。

研究发现 MV 下低水平压力支持模式的自主呼吸试验（SBT），SBT 60 min 时超声测量膈肌增厚率（DTF）是预测重症肌无力危象 MV 患者撤机成功的有效指标。

研究显示，膈肌厚度有助于预测撤机是否成功，且膈肌移动度与浅快呼吸指数具有相似的预测撤机结果的价值。DiNino 等报道，膈肌增厚率＞30％预测撤机成功的敏感度和特异度分别为 88％和 71％。Ferrari 研究表明，膈肌增厚率＞36％作为自主呼吸试验成功的敏感度为 82％，特异度为 88％。

在临床工作中，特别是在 ICU 中，超声监测到膈肌运动位移减少或矛盾运动、膈肌变薄均有助于指导 MV 的各种管理，指导有效的治疗方案。因此，需根据患者病情选择合适的 MV 模式，利用超声评估不同 MV 模式下患者膈肌功能的变化，避免患者膈肌的萎缩，为患者成功脱机创造条件。每一位行 MV 的患者没有固定的通气模式，适合患者自己的通气模式是最好的选择，无论是 MV 模式的选择还是肺部超声都是医学艺术的一种体现。

三、辅助诊断其他肺部疾病

膈肌疾病指膈肌的缺损、感染或肿瘤。膈肌为主要的呼吸肌，膈肌与腹肌同时收缩可增加腹压，协助排便、分娩、呕吐等动作的完成。膈肌疾病包括膈肌先天性发育不全、膈神经受损、先天性或获得性膈肌缺损、寄生虫感染、原发性或转移性肿瘤等。疾病类型不同，其临床表现及治疗方式各异。肺炎、胸膜炎、肺癌等肺部病变可以导致膈肌麻痹等病理改变，因此超声对膈肌病变、辅助诊断肺部疾病是有一定意义的。

膈肌运动消失是重症肺炎的共同特征，发生率为 27%。超声发现这些患者的肺滑动消失。重症肺炎的膈肌运动消失通常是由于胸腔粘连而非膈肌麻痹。

研究表明：糖尿病病情的加重可导致膈肌运动幅度减低、肺功能下降。研究表明 M 型超声在评价膈肌运动方面具有直接、便捷、非侵入性等优点，可以为糖尿病合并膈肌运动异常患者提供客观的诊断依据。

有报道彩色多普勒超声可以诊断膈肌妊娠、膈肌发育不良致膈疝、创伤性膈肌破裂。

若膈肌厚度改变即（吸气末厚度－呼气末厚度）/呼气末厚度小于 20%，或平静呼吸、深呼吸、鼻吸气时无膈肌运动或鼻吸气时出现矛盾运动，则提示膈肌麻痹，深吸气时运动幅度低于正常人群提示膈肌无力。膈肌功能障碍的定义为 DE 小于 10 mm 及任意一侧的膈肌矛盾运动。膈肌矛盾运动表现为主动吸气时产生胸腔内负压使膈肌向胸腔内移动（远离探头）。

由于膈肌厚度的个体差异较大，部分健康人群膈肌厚度可低至 1.5 mm 以下，所以不建议使用膈肌的绝对厚度来指导撤机，使用 DTF 是更加可靠的预测指标。

综上所述，超声在临床中有广阔的应用前景。比如：膈肌的结构和功能可通过超声直接或间接测量。精确评估膈肌功能有助于临床疾病的管理，超声提供了测量膈肌本身结构和功能的方法，同时无创、精确、安全且便于对 MV 患者进行评估，超声还可用于引导膈肌肌电图电极置入、结合 MR、光电运动分析系统，根据膈肌的运动及结构标记进行三维重建，未来超声可能会实现动态检测与 3D 静态显像的结合。

（张　骅　冯　寅）

参考文献

[1] Kim WY，Suh HJ，Hong SB，et al. Diaphragm dysfunction assessed by ultrasonography：influence on weaning from mechanical ventilation. Critical Care Medicine，2011，39（12）：2627-2630.

[2] 李福军，董露，袁静义. 膈褶的超声表现及其临床意义. 中国超声医学杂志，2015，31（10）：952-954.

[3] Palkar A，NarasimhanM，Greenberg H，et al. Diaphragm Excursion-Time Index：A new parameter using ultrasonography to predict extubation outcome. Chest，2018，153（5）：1213-1220.

[4] 崔立刚，柳曦，译. 胸部超声学. 第 3 版. 北京：北京大学医学出版社，2016.

[5] Levine S，Nguyen T，Taylor N，et al. Rapid disuse atrophy of diaphragm fibers in mechanically ventilated humans. N Engl J Med，2008，358（13）：1327-1335.

[6] 秦英智. 关注困难脱机的研究现状. 中国危重病急救医学，2012，24（2）：65-67.

[7] 李信胜，周树生. 呼吸机相关膈肌功能障碍研究进展. 中国临床研究，2014，27（1）：110-112.

[8] Haber K，Asher M，Freimanis AK. Echographic evaluation of diaphragmatic motion in intra-abdominal diseases. Radiology，1975，114（1）：141-144.

[9] Boon AJ，Harper CJ，Ghahfarokhi LS，et al. Two-dimensional ultrasound imaging of the diaphragm：quantitative values in normal subjects. Muscle Nerve，2013，47（6）：884-889.

[10] Matamis D，Soilemezi E，Tsagourias M，et al. Sonographic evaluation of the diaphragm in critically ill patients. Technique and clinical applications. Intensive Care Med，2013，39（5）：801-810.

[11] Gerscovich EO，Cronan，McGahan JP，et al. Ultrasonographic evaluation of diaphragmatic motion. J Ultrasound Med，2001，20（6）：597-604.

[12] Goligher Ec，Laghi F，Detsky ME，et al. Measuring diaphragm thickness with ultrasound in mechanically ventilated patients：Feasibility，reproducibility and validity. Intensive Care Med，2015，41（4）：734.

[13] Boussuges A，Gole Y，Blanc P. Diaphragmtic motion studied By M-mode ultrasonography：methods，reproducibility，and normal values. Chest，2009，135（2）：391-400.

[14] 邓丹，张宇虹，刘晖，等. M 型超声评价 2 型糖尿病患者膈肌运动异常. 中国现代医学杂志，2016，26（2）：98-99.

[15] Boussuges A，Gole Y，Blanc P. Diaphragmatic motion studied by m-mode ultrasonography: methods，reproducibility，and normal values. Chest，2009，135（2）：391-400.

[16] Cardenas LZ，Santana PV，Caruso P. Diaphragmatic Ultrasound Correlates with Inspiratory Muscle Strength and Pulmonary Function in Healthy Subjects. Ultrasound in Medicine & Biology，2018，44（4）：786-793.

[17] Ferrari G，De Filippi G，Elia F，et al. Diaphragm ultrasound as a new index of discontinuation from mechanical ventilation. Crit Ultrasound J，2014，6（1）：8.

[18] Schepens T，Verbrugghe W，Dams K，et al. The course of diaphragm atrophy in ventilated patients assessed with ultrasound：a longitudinal cohort study. Crit Care，2015，19：422.

[19] Gottesman E，McCool FD. Ultrasound evaluation of the paralyzed diaphragm. Am J Respir Crit Care Med，1997，155（5）：1570-1574.

[20] Kim W Y，Suh H J，Hong S B，et al. Diaphragm dysfunction assessed by ultrasonography: influence on weaning from mechanical ventilation. Crit Care Med，2011，39（12）：2627-2630.

[21] Jiang J R，Tsai T H，Jerng J S，et al. Ultrasonographic evaluation of liver/ spleen movements and extubation outcome. Chest，2004，126（1）：179-185.

[22] Harper C J，Shahgholi L，Cieslak K，et al. Variability in diaphragm motion during normal breathing，assessed with B-mode ultrasound. J Orthop Sports Phys Ther，2013，43（12）：927-931.

[23] Spadaro S，Grasso S，Mauri T，et al. Can diaphragmatic ultrasonography performed during the T-tube trial predict weaning failure? The role of diaphragmatic rapid shallow breathing index. Crit Care，2016，20（1）：305.

[24] Boon AJ，Caitlin BA，Ghahfarokhi LS，et al. Two - dimensional ultrasound imaging of the diaphragm：Quantitative values in normal subjects. Muscle & Nerve，2013，47（6）：884-889.

[25] Gottesman E，Mccool FD. Ultrasound evaluation of the paralyzed diaphragm. American Journal of Respiratory & Critical Care Med. 1997，155（5）：1570-1574.

[26] 丁欣，王小亭，陈焕，等. 不同床旁肺部超声评估方案评估膈肌点位置与征象的研究. 中华内科杂志，2015，54（9）：778-782.

[27] 龚菊，詹英，张碧波. 自主呼吸试验时超声测量膈肌移动度变化预测机械通气患者撤机成功的价值. 中华麻醉学杂志，2016，36（12）：1489-1492.

[28] 何伟，许媛. 3 种超声方法测量膈肌运动的比较研究. 中华危重病急救医学，2014，26（12）：914-915.

[29] Jeong DK，Choi H. Correlation between diaphragm thickness and respiratory synergist muscle activity according to severity of chronic obstructive pulmonary disease. Journal of Physical Therapy Science，2018，30（1）：150-153.

[30] 丁立君，阎锡新，宋贝贝，等. 慢性阻塞性肺疾病模型大鼠膈肌功能的实验研究. 国际呼吸杂志，2009，29（15）：905-908.

[31] 宋洁琼，钟鸣. 膈肌超声在危重症中的临床应用. 中华诊断学电子杂志，2018，6（2）：95-97.

[32] Voelkel NF，Gomez-Arroyo J，Mizuno S. COPD/emphysema：The vascular story. Pulm Circ，2011，1（3）：320-326.

[33] Chen Y，Hanaoka M，Droma Y，et al. Endothelin-1 receptor antagonists prevent the development of pulmonary emphysema in rats. Eur Respir J，2010，35（4）：904-912.

[34] 马瑛，叶熊弘，胡利华，等. 超声测量膈肌运动诊断慢性阻塞性肺疾病. 中国医学影像技术，2018，34（1）：64-67.

[35] 陈重泽，连细华，杨如容，等. 超声研究膈肌移动度与对合角度对 COPD 病情初步判定. 中国超声医学杂志，2016，32（1）：34-36.

[36] 唐力，徐辉雄，李建卫，等. 新型声触诊组织成像定量剪切波弹性成像技术鉴别甲状腺结节良恶性的价值. 中华医学超声杂志：电子版，2015，12（3）：241-246.

[37] Celli BR，Cote CG，Marin JM，et al. The body-mass index，airflow obstruction，dyspnea，and exercise capacity index in chronic obstructive pulmonary disease. N Engl J Med，2004，350（10）：1005-1012.

[38] Rahman MS. Prognostic Evaluation of COPD Patients Using BODE Index. Chest，2014，146（4）：30A.

[39] 张黎娟，朱晓萍. 超声评估慢阻肺患者膈肌移动度与肺功能和 BODE 指数的关系. 宁夏医科大

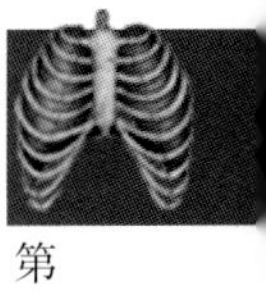

学学报，39（5）：534-536.

[40] Antenora F，Fantini R，Iattoni A，et al. Prevalence and outcomes of diaphragmatic dysfunction assessed by ultrasound technology during acute exacerbation of COPD：A pilot study. Respirology，2016，22（2）：338-344.

[41] 陈重泽，连细华，杨如容，等. 超声研究膈肌移动度与对合角度对 COPD 病情初步判定. 中国超声医学杂志，2016，32（1）：34-36.

[42] Grosu HB，Lee YI，Lee J，et al. Diaphragm muscle thinning in patients who are mechanically ventilated. Chest，2012，142（6）：1455-1460.

[43] 陆建红，谢波，姬晓伟，等. 床旁超声在不同 MV 模式和膈肌萎缩中的应用. 浙江临床医学，2017，19（8）：1431-1432.

[44] Powers SK，Wiggs MP，Sollanek KJ，et al. Ventilator-Induced diaphragm dysfunction：cause and effect. Am J Physiol Regul Integr Comp Physiol，2013，305（5）：R464-R477.

[45] Azuelos I，Jung B，Picard M，et al. Relationship between autophagy and Ventilator-Induced diaphragmatic dysfunction. Anesthesiology，2015，122（6）：1349-1361.

[46] Vivier E，Dessap AM，Vargas F，et al. Diaphragm ultrasonography to estimate the work of breathing during non-invasive ventilation. Intensive Care Medicine，2012，38（5）：796-803.

[47] 陆志华，葛慧青，许立龙. 床旁超声评估长期 MV 患者膈肌功能障碍的临床研究. 中华结核和呼吸杂志，2016，39（9）：739-740.

[48] 廖燕凌，林莹，郭艳华. 超声评估全麻手术患者气管拔管时右侧膈肌厚度变化率. 国际医药卫生导报，2017，23（23）：3657-3660.

[49] Levine S，Nguyen T，Taylor N，el al. Rapid disuse atrophy of diaphragm fibers in mechanically ventilated humans. NEJMA，2008，358（13）：1327-1335.

[50] Powers SK，Shanely RA，Coombes JS，et al. Mechanical ventilation results in progressive contractile dysfunction in the diaphragm. J Appl Physiol，2002，92（5）：1851-1858.

[51] 徐杉，步 涨，潘纯，等. B 超下膈肌活动度监测对重度慢性阻塞性肺疾病患者困难撤机的预测价值. 中国急救医学，2017，37（1）：49-51.

[52] 张声，张卫星，林影芯. 超声膈肌功能评估在指导重症 COPD MV 患者撤机中的应用. 临床医学工程，2017，24（8）：1051-1052.

[53] Huang D，Ma H，Zhong W，et al. Using M-mode ultrasonography to assess diaphragm dysfunction and predict the success of mechanical ventilation weaning in elderly patients. Journal of Thoracic Disease，2017，9（9）：3177-3186.

[54] 王硕华，郭峰，余闽. 彩色超声测量肺叶切除患者膈肌厚度及其与呼吸功能的关系. 疑难病杂志，2014，13（5）：482-484.

[55] 孙强，山峰，董海，等. 超声膈肌增厚率对重症肌无力危象 MV 患者撤机成功的预测价值. 中华危重病急救医学，2017，29（7）：619-623.

[56] Kim WY，Suh HJ，Hong SB，et al. Diaphragm dysfunction assessed by ultrasonography：influence on weaning from mechanical ventilation. Critical Care Medicine，2011，39（12）：2627-2630.

[57] Dinino E，Gartman EJ，Sethi JM，et al. Diaphragm ultrasound as a predictor of successful extubation from mechanical ventilation. Thorax，2014，69（5）：423-427.

[58] Ferrari G，De FG，Elia F，et al. Diaphragm ultrasound as a new index of discontinuation from mechanical ventilation. Critical Ultrasound Journal，2014，6（1）：8.

[59] 邓丹，张宇虹，刘晖，等. M 型超声评价 2 型糖尿病患者膈肌运动异常. 中国现代医学杂志，2016，26（2）：99-101.

[60] 王莹莹，张露华，李桂兰. 彩色多普勒超声诊断膈肌妊娠合并黄体破裂 1 例. 临床超声医学杂志，2017，19（2）：128.

[61] 刘颖，武连芬，王淑文. 产前超声诊断胎儿左侧膈肌发育不良致膈疝 1 例. 中华超声影像杂志，2010，19（3）：222.

[62] Hudson MB，Smuder AJ，Nelson WB，et al. Both high level pressure support ventilation and controlled mechanical ventilation induce diaphragm dysfunction and atrophy. Crit Care Med，2012，40（4）：1254-1260.

[63] McCool FD，Benditt JO，Conomos P，et al. Variability of diaphragm structure among healthy individuals. Am J Respir Crit Care Med，1997，155（4）：1323-1328.

[64] Goligher EC，Fan E，Herridge MS，et al. Evolution of Diaphragm Thickness during Mechanical Ventilation. Impact of Inspiratory Effort. Am J Respir Crit Care Med，2015，192（9）：1080-1088.

第二十二章　肺部超声的其他临床应用

第一节　肺部超声监测下全肺大容量灌洗术治疗尘肺

病例 1

肺部超声监测下（右）全肺大容量灌洗术治疗尘肺

【病史摘要】

患者，男，46 岁，陶瓷加工工人。

主诉：因“反复咳嗽、胸闷 15 余年”入院。

现病史：患者 15 余年前开始反复出现发作的咳嗽、咳痰、胸闷症状，咳嗽呈阵发性，伴有双侧胸闷、活动后气喘。季节变化或者受凉后易发作，前几年发作时予以抗感染、解痉治疗后症状可改善，但症状仍反复发作，尤以近五年明显，且发作后普通抗感染、解痉治疗效果欠佳。2018 年 6 月 21 日肺部 CT 见图 22-1。

既往史：从事陶瓷加工作业 20 年，防护差，工作中接触大量生产性粉尘。确诊为尘肺。2014 年 6 月曾行左/右全肺大容量灌洗术，术后患者症状明显减轻且发作减少。

【诊疗过程】

入院后于 2018 年 6 月 27 日在全麻下行（右）全肺大容量灌洗术。术中分次向右肺灌入 37℃无菌生理盐水 6000 ml，辅以过程中加压吸引，共计引流出灌洗液约 5000 ml，残留 1000 ml。术前、术中、术后行床边肺部超声观察，见图 22-2、图 22-3。

【讨论】

尘肺病目前尚没有彻底根治的方法，全麻下全肺大容量灌洗技术（whole lung lavage，WLL）是一种能够有效缓解和控制疾病进展的治疗措施。它是指患者在静脉复合全身麻醉下，通过患者口腔置入双腔气管导管行双侧肺分隔，向一侧肺内灌入大量温生理盐水→胸部振荡拍打→吸出灌洗液，并多次重复此过程，同时对侧肺进行呼吸机辅助单肺通气，维持代谢所需的肺泡通气。使用温盐水对肺进行全肺灌洗的方法，可以直接清除长期滞留于尘肺患者的细支气管和肺泡腔内的粉尘与已吞噬粉尘并能分泌多种成纤维细胞生长因子的巨噬细胞，以减轻和延缓肺纤维化的进展，使肺小气道通畅，改善呼吸功能。

全肺大容量灌洗成功的关键技术问题是如何正确判断灌洗后的肺水吸收的情况。这涉及到何时能开始换对侧肺进行灌洗以及何时能让患者安全转出手术室，若处理不当，必将造成患者在灌洗过程中反复缺氧甚至治疗失败、危及生命。因此，采用肺部超声全程监测灌洗过程虽不像 CT/MRI 那样直观反映肺部解剖形态，但它能在胸膜界面上通过各种伪像的变化来判断患者肺内的气、水变化情况，并具有价廉、无创、实时的优点。这种可预测的超声下的独特动态变化过程，为正确判断何时可以更换灌洗肺、转出手术室和安全拔管提供了有力的指导依据。推而广之，肺部超声监测下支气管肺段灌洗术治疗肺部感染也是可行的。

本例患者（右）全肺灌洗开始后，超声声像呈现出典型的“肺间质综合征→肺水肿→肺实变”的动态变化。在灌洗结束后通过重复吸引、肺复张和容量管理负平衡的方式促进肺水吸收，并观察到与上述病理过相反的逆向动态变化。Gabriele Via 等也报道了类似的全肺灌洗中肺超声变化过程。在治疗后，患者氧合指数显著上升，术后症状显著改善。这说明肺部超声为监测灌洗后的肺水吸收情况和准确把握治疗开始与结束的时机提供了可靠的依据，保证了肺灌洗术的安全和顺利。

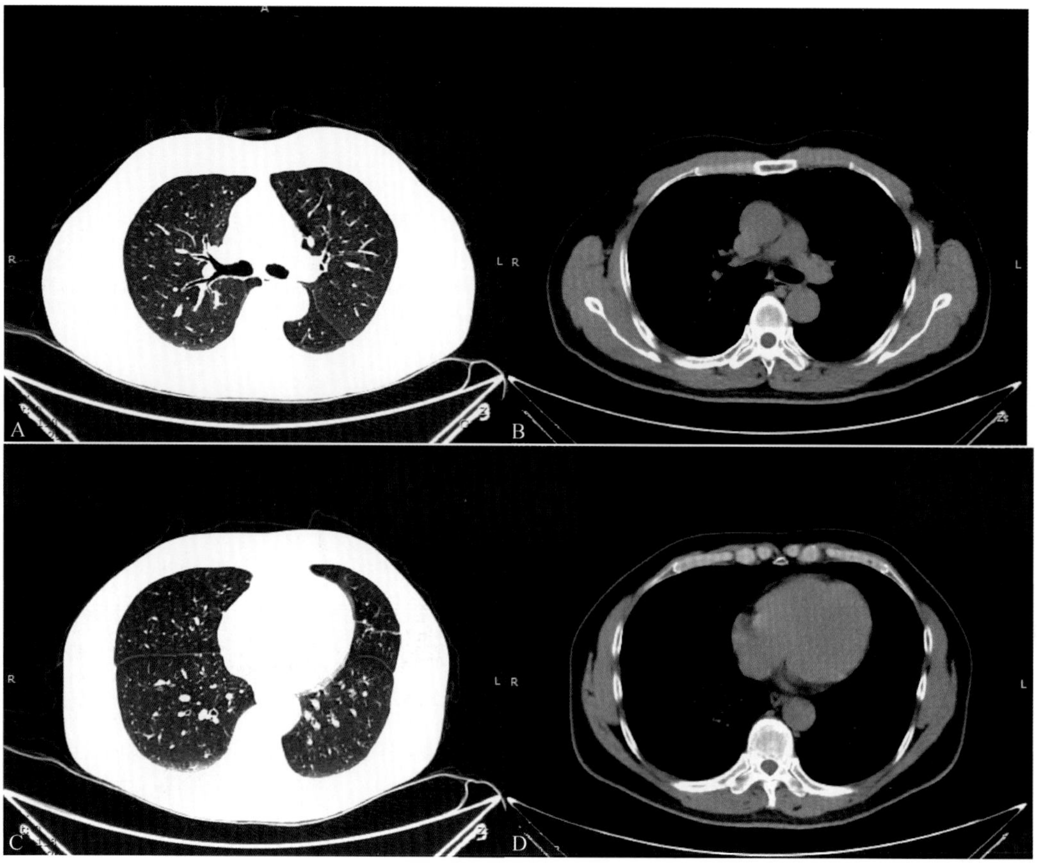

图 22-1 2018 年 6 月 21 日（全肺灌洗前）胸部 CT

A、**C.** 肺窗；**B**、**D.** 纵隔窗

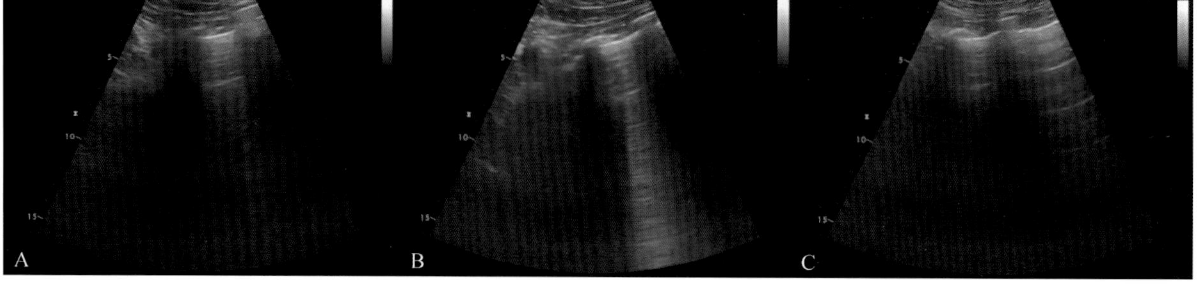

图 22-2 **A**、**B**、**C** 分别为患者右肺上蓝点（大致位于肺上叶）术前、术中、术后肺部超声影像

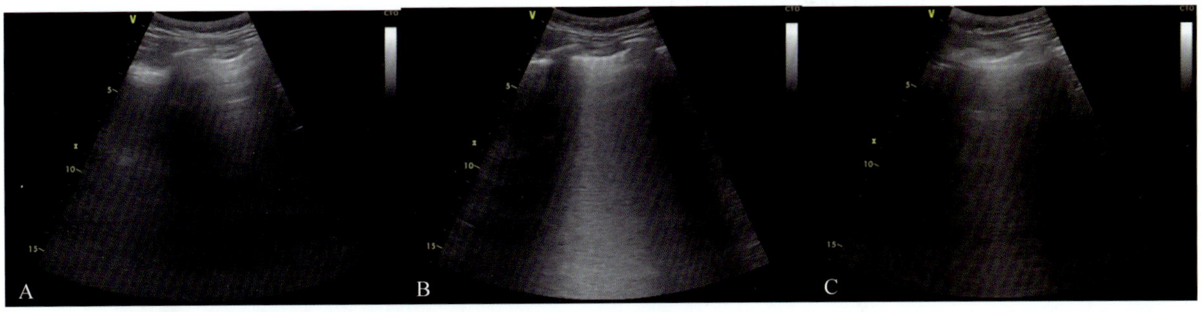

图 22-3　A、B、C 分别为患者右肺下蓝点（大致位于肺中叶）术前、术中、术后肺部超声影像

超声表现：**A.** 灌洗前，双肺野均可见正常肺滑动和较少的 A 线征，左侧单肺通气后右肺肺滑动征消失。大部分肺野可见 B 线征和小彗星尾征，提示肺间质综合征，与肺部 CT“双肺弥漫渗出病变”的诊断相符合。**B.** 肺灌洗开始后，数分钟内可见右肺肺野 B 线征增多，在胸背部振荡和拍背后迅速转变为类似于“肺实变”的声像，胸膜线上原有的 B 线消失，胸膜线以下出现较多条索状高回声影。此变化提示灌洗的生理盐水进入肺泡的动态过程，当肺泡内充满灌洗液，超声即可穿过肺组织，因此能观察到支气管和支气管周围的小血管等。**C.** 肺灌洗结束十余分钟后，“肺实变”声像转变为大量 B 线的“毛玻璃”样变，然后 B 线逐渐减少，右肺完全复张后，右肺肺滑动征逐渐恢复正常，超声扫描右侧肺野的“肺实变”消失，B 线征比术前明显减少，A 线征较术前明显，上蓝点 A 线出现比下蓝点早且多。右肺上蓝点术后肺部超声影像比右肺下蓝点术后肺部超声影像恢复要好，这与尘肺中下肺野病变较重和上肺病变较轻、通气较好有关

（王　研　孙思庆　杜　成）

第二节　如何快速测量肺动脉压

肺动脉压的测量不仅可以用来评估肺栓塞及肺动脉高压的严重程度，其在成人呼吸窘迫综合征（ARDS）相关急性肺心病（acute cor pulmonale，ACP）诊疗中的作用也越来越受到重视。

用于评估肺动脉高压心脏改变的二维超声切面（图 22-4）包括胸骨旁左心室长轴切面、右心室流出道切面、大动脉短轴切面、左心室短轴切面、心尖四腔心切面及剑突下四腔心切面。

按照改良的伯努利公式［$SPAP=4Vmax^2+RAP$，即：肺动脉压 $=4V^2+$ 右心房压力，V 是指三尖瓣最大反流速度（米/秒）］可以通过床旁超声快速估测肺动脉压（图 22-5，图 22-6 及表 22-1），本法适用于无右心室流出道梗阻和肺动脉狭窄患者。

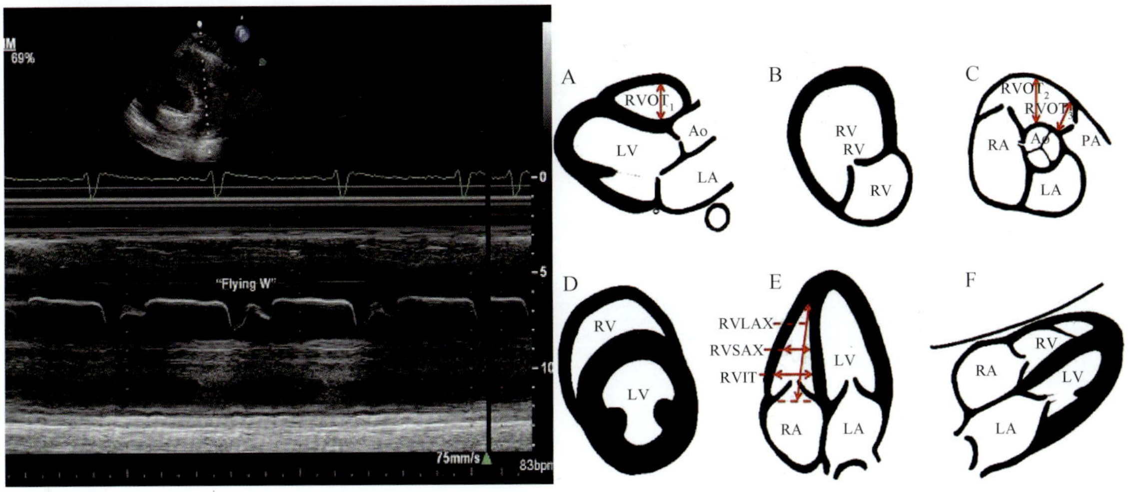

图 22-4　评估肺动脉高压心脏改变的二维超声切面

（图片来源：四川大学华西医院心内科孔令秋，致谢）

以下通过六步法概述肺动脉的快速测量（视频 22-1）。

使用设备（图 22-7）：便携式超声诊断系统，相控阵探头。

第一步：获得心尖四腔心切面（图 22-8）

探头位置：探头置于心尖搏动处（左侧第 5 肋间锁骨中线内侧 1～2 cm），稍向上倾斜，方向标志指向患者左肩。

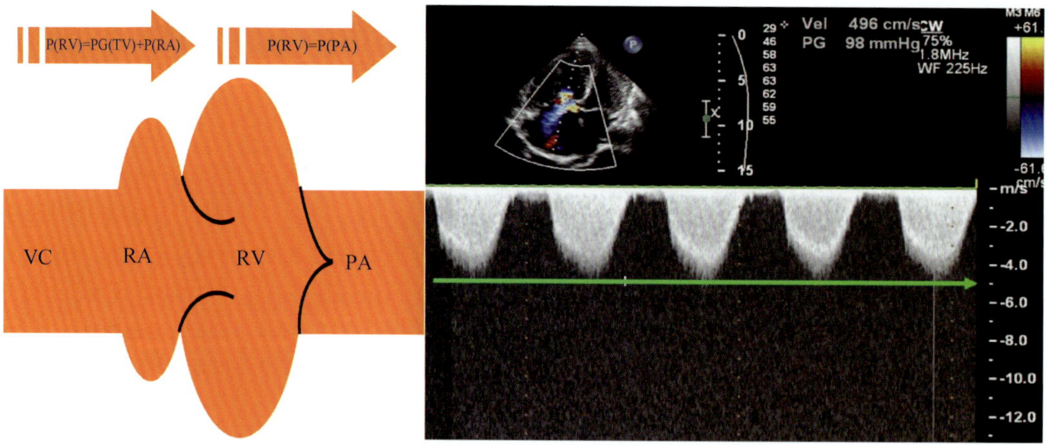

图 22-5 评估肺动脉压力：SPAP＝4Vmax^2＋RAP

RAP 代表右心房压力。右心房大小正常，轻度三尖瓣反流时，RAP 约 5 mmHg；右心房轻度增大，中度三尖瓣反流时，RAP 约 10 mmHg；右心房明显增大，重度三尖瓣反流时 RAP 约 15 mmHg。RAP 还可以通过下腔静脉内径及其随呼吸变化率进行评估。（图片及图示来源：四川大学华西医院心内科孔令秋，致谢）

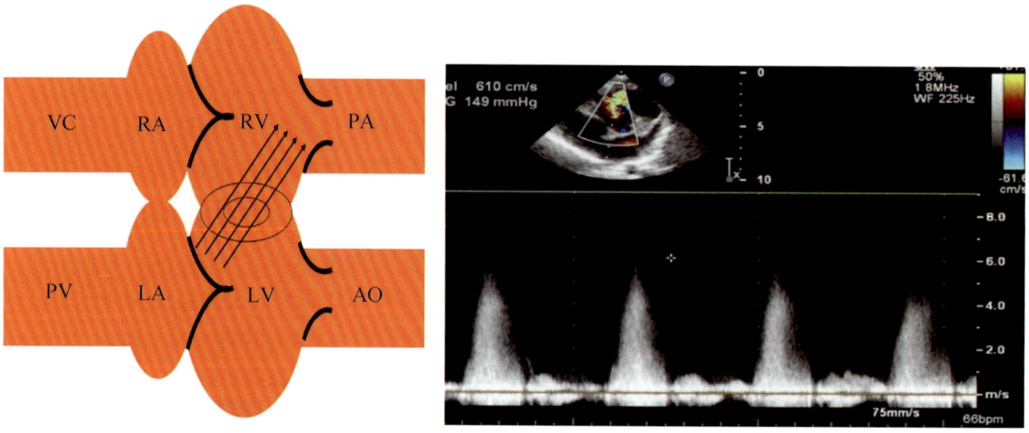

图 22-6 评估肺动脉压力水平：SPAP＝SBP－△PVSD；△PVSD＝SLVP－SRVP

在没有左右心室流出道梗阻时，收缩期左、右心室内压力与主动脉、肺动脉内压力大致相等。故肺动脉收缩压（SPAP）可通过肱动脉收缩压（SBP）与室间隔缺损分流压差（△PVSD）获得。（图片及图示来源：四川大学华西医院心内科孔令秋，致谢）

表 22-1　肺动脉高压严重程度的超声分级

肺动脉压力	收缩压（mmHg）	舒张压（mmHg）	平均压力（mmHg）
正常	＜30	＜15	＜20
轻度	30～50	15～30	20～35
中度	50～70	30～50	35～65
重度	＞70	＞70	＞65

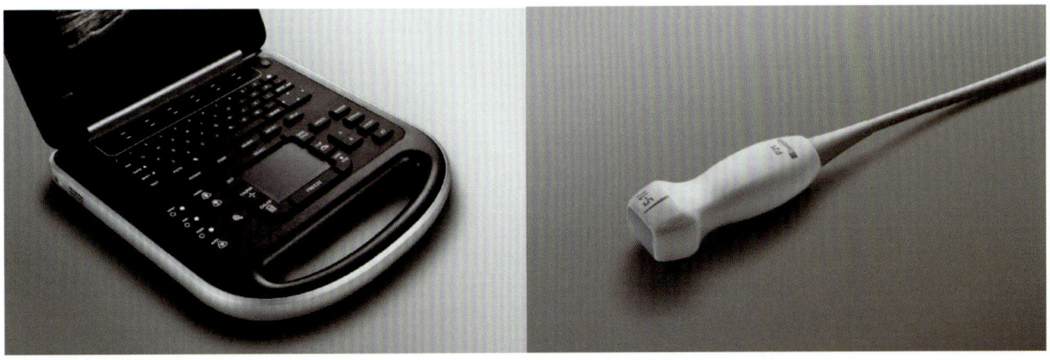

图 22-7 肺动脉快速测量六步法使用设备

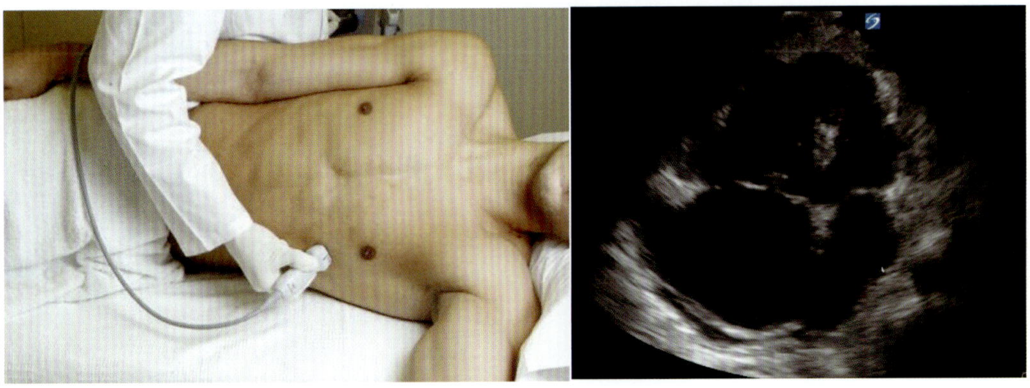

图 22-8 第一步：获得心尖四腔心切面

第二步：彩色多普勒模式观察三尖瓣有无反流（图 22-9）。

第三步：将 CW 多普勒采样线放在三尖瓣口（图 22-10）。

第四步：测量三尖瓣最大反流速度（图 22-11）。

第五步：获得剑突下 IVC 切面，通过 IVC 直径和呼吸变异度估测右心房压，见图 22-12 和表 22-2。

视频 22-1 肺动脉压测量视频

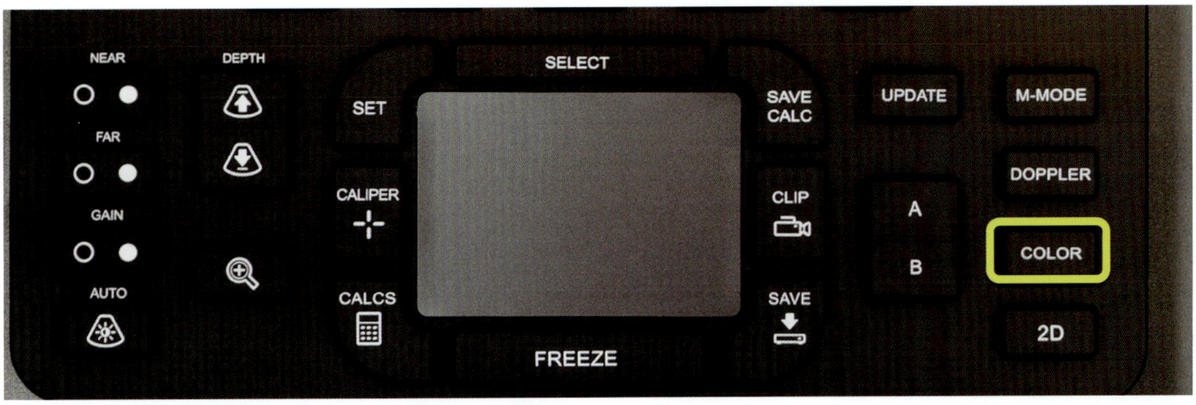

图 22-9 第二步

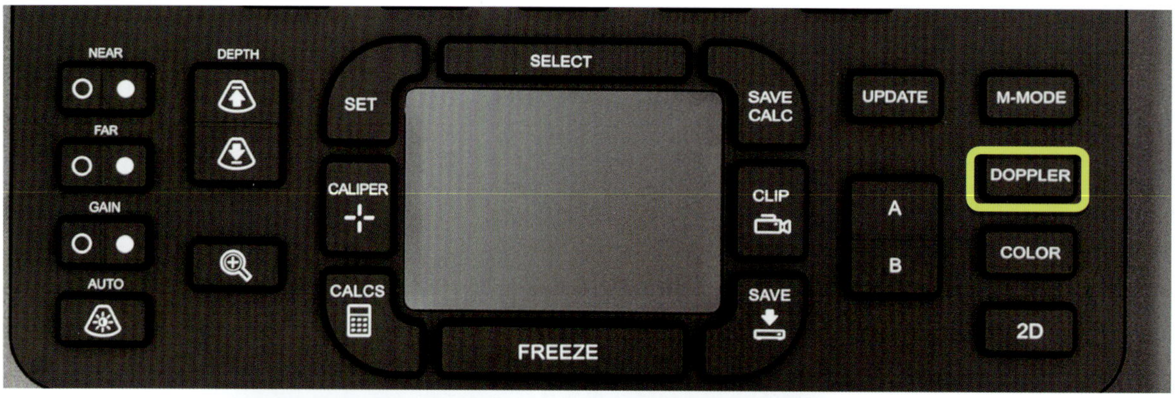

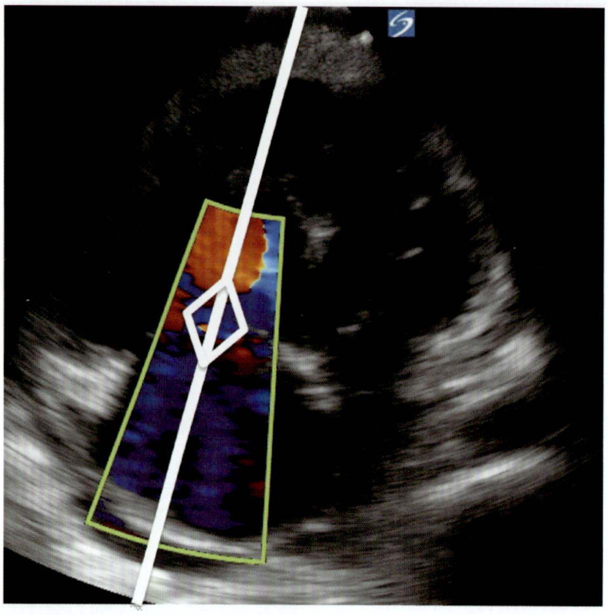

图 22-10 第三步

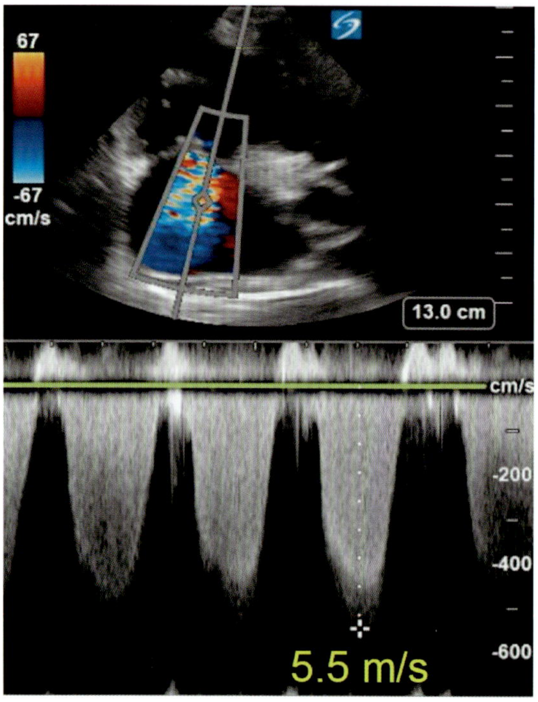

图 22-11 第四步

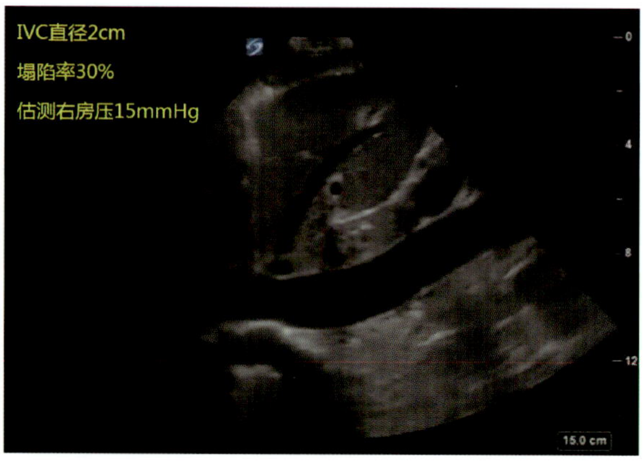

图 22-12 剑突下 IVC 切面

表 22-2 IVC 直径估测右心房压

IVC 直径（cm）	呼吸变异度	平均右房压（mmHg）
<1.5	存在塌陷	0～5
1.5～2.5	塌陷率>50%	5～10
1.5～2.5	塌陷率<50%	10～15
>2.5	塌陷率<50%	15～20
>2.5	无塌陷	>20

第六步：根据公式［肺动脉压＝$4V^2$＋右房压］计算。

（冯 寅 张 骅）

第三节 肺部超声在内科胸腔镜中的应用

一、内科胸腔镜的定义

根据胸腔镜的临床应用，胸腔镜手术分为外科电视辅助的胸腔镜（图 22-12）手术（video assisted thoracic surgery，VATS）及内科胸腔镜术（medical thoracoscopy）。与 VATS 相比，内科胸腔镜术（图 22-13）具有操作简单、安全性高、花费较少等优势。内科胸腔镜主要用于胸膜疾病的诊断，特别是常规胸穿细胞学检查和闭式胸膜活检不能确诊时，更显示其优越性。其在病因诊断上具有敏感性高、特异性强、准确的优点，为呼吸科医生打开了通往胸腔之门。

二、内科胸腔镜的适应证、禁忌证及操作方法

适应证：①各种不明原因胸腔积液的诊断；②弥漫性或周围型局限性肺部病变的诊

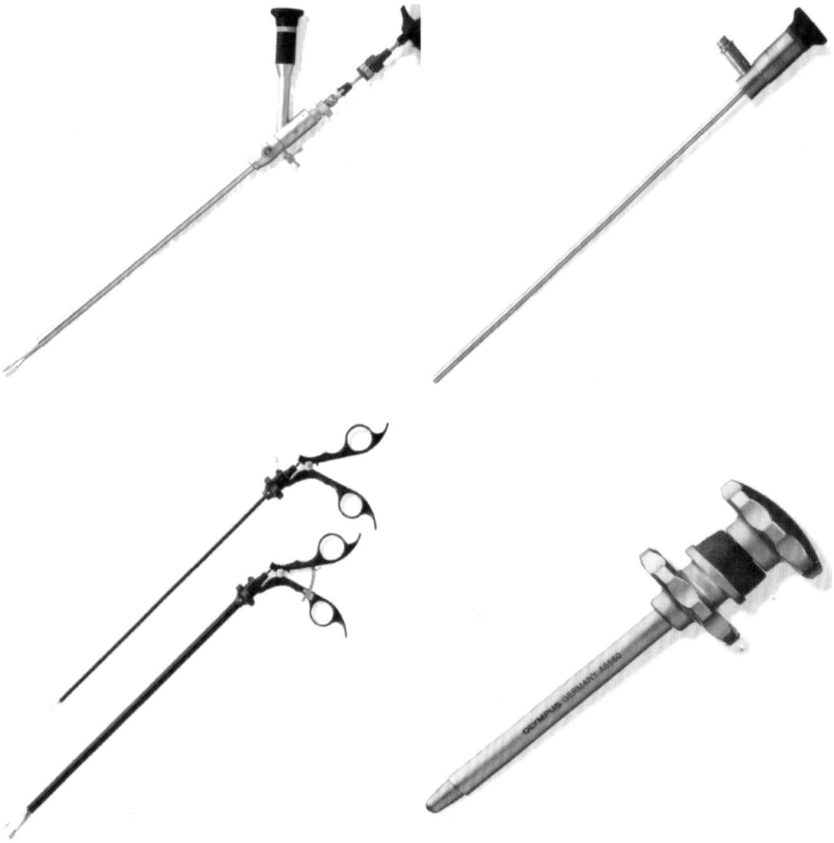

图 22-12 硬式胸腔镜

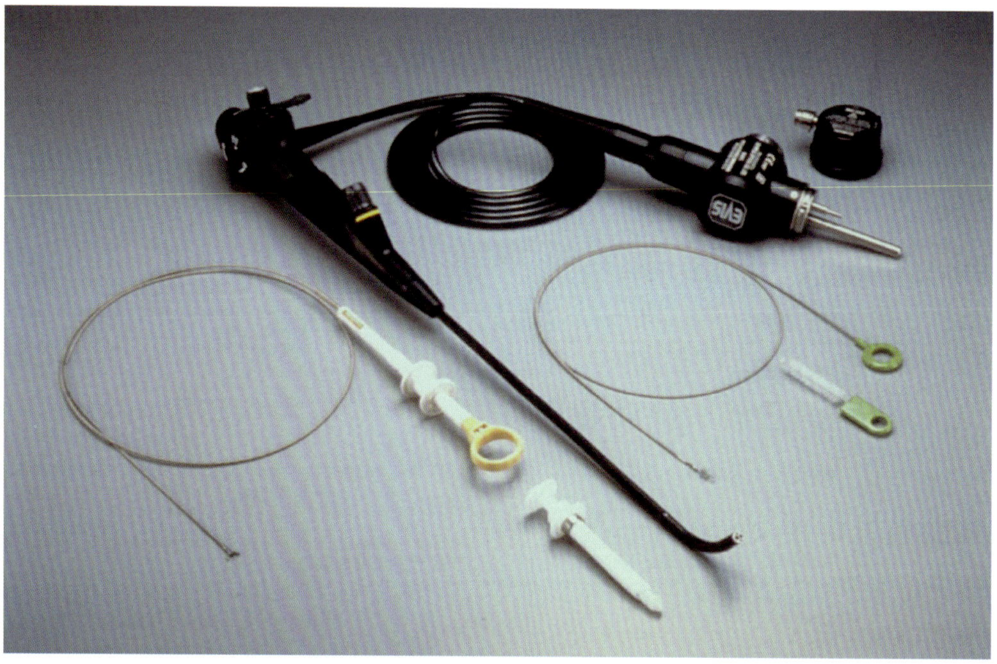

图 22-13 内科胸腔镜

断；③肺癌或胸膜间皮瘤的分期；④恶性胸腔积液或顽固性非恶性胸腔积液的胸膜粘连术；⑤各种原因引起的非严重胸膜粘连的松解术；⑥急性脓胸脓液的引流；⑦自发性气胸的治疗。

绝对禁忌证：①广泛胸膜粘连，胸膜腔消失者；②严重心功能不全，不能平卧者；③呼吸衰竭需要持续通气支持者；④难以纠正的出血性疾病；⑤极度衰竭不能承受手术者；⑥肺包虫、囊虫病患者。

相对禁忌证：①难以控制的剧烈咳嗽；②发热；③低氧血症和不需机械通气的呼吸衰竭；④心血管状态不稳定，严重的肺动脉高压。

操作方法：患者通常取健侧卧位，手术切口选择在腋中线第 5～7 肋间，给予 2%利多卡因局部麻醉后，行长度约 1～2 cm 的切口；以止血钳钝性分离皮下软组织并突破胸膜，置入穿刺胸腔镜 Trocar，拔出针芯后，将胸腔镜经套管送入胸膜腔；吸去大部分胸腔积液后，检查胸膜腔前、上、后、侧、下方，观察各肺叶表面、膈肌、肋胸膜、肋膈窦等部位，发现肿块、结节、充血肿胀、糜烂等异常组织，观察其位置、大小、数目、侵及范围、硬度、与周围有无粘连，避开血管，多部位活组织检查 7～12 块组织送病理检查，观察肺组织膨胀情况。

三、胸腔镜下表现

内科胸腔镜术操作时胸腔视野相对较小，患者耐受时间相对较短，不能进行长时间较复杂的操作。

胸腔镜下表现大致可分为以下 6 种（见典型图例）：①胸膜增厚粘连、包裹，可呈网状、片状、膜状粘连于壁层及脏层胸膜。多房包裹形成，少数可见黄白色干酪样坏死，部分可见纤维板形成。②广泛分布的大小不等的球形结节或肿块，呈卵石状或铺路石样改变，以累及壁层胸膜为主，取材质地硬且困难。③单发或多发或弥漫性结节，呈干酪样，瘤样团块、菜花状、乳头状、桑葚状。④胸膜表面大量脓苔，诊断脓胸。⑤胸膜增厚或胸膜充血花斑样溃疡水肿，增厚的胸膜呈苍白不规则状，质地坚硬，有时胸膜可见灰白色浅溃疡。⑥胸膜基本正常：胸膜透明、光滑、粉红色、有光泽。

四、肺部超声在内科胸腔镜中的应用

对于粘连、包裹严重、纤维条索等复杂性胸膜疾病患者，内科胸腔镜对完整观察病变情况或精细操作有一定难度，比如：胸腔镜活检技术可能错过位于纤维化胸膜深处的组织学变化造成假阴性结果。如何解决这些问题呢？随着肺部超声技术的发展，超声在诊断胸膜疾病方面具有实时、可视化、重复性好的特点，在术前内科胸腔镜中的应用具有良好的作用。可协助判断有无胸膜粘连或血管、确定最佳进镜部位、替代人工气胸。

术前肺部超声探查内容：胸膜滑动征、胸腔积液游离性、胸膜粘连带、胸腔积液分隔、胸膜增厚、膈肌的动度。术后肺部超声扫查有助于了解胸腔、肺部胸腔镜检查情况，比如有无气胸、胸腔积液的变化、感染、肺水肿、胸膜增厚包裹等变化。

内科胸腔镜（图 22-14）进镜部位：取患侧向上的侧卧位，腋前线及腋后线之间 4～8 肋间，超声探查到距脏层胸膜至少 3 cm 的积液，胸膜滑动征最明显的部位进镜，且内部无回声、无分隔、无胸膜增厚为顺利行胸腔镜检查的最佳条件。因肺部解剖特征，肺下部相比肺中部、肺尖部超声的灵敏度、特异度要高。

胸腔镜操作的前提条件是有足够的胸腔空间，至少 6～10 cm。如果胸膜腔内粘连或没有足够的胸腔空间，则需要在胸腔镜操作前或当时在 X 线引导下建立人工气胸来制造一个安全的穿刺空间，以避免损伤肺。如胸腔内有粘连，根据胸部 CT 或超声结果，需选择足够大的安全距离为手术入口位置。Marchetti 等对 622 例（其中包括 29 例无胸腔积液）患者进行回顾性研究，发现肺部超声下可见“胸膜滑动征”，所有患者经超声定位下进镜均未造成气胸，结果显示超声定位下进镜是安全、有效的。

我们认为在行胸腔镜检查时，术前经超声检查后无明显胸膜粘连、有足够操作空间的患者则无需进行人工气胸。

目前肺部超声在胸腔镜中的作用：预测胸膜粘连、提高内科胸腔镜操作的成功率、拓展内科胸腔镜应用范围。

不同病因、不同分隔状的胸腔积液图例见图 22-15、图 22-16：

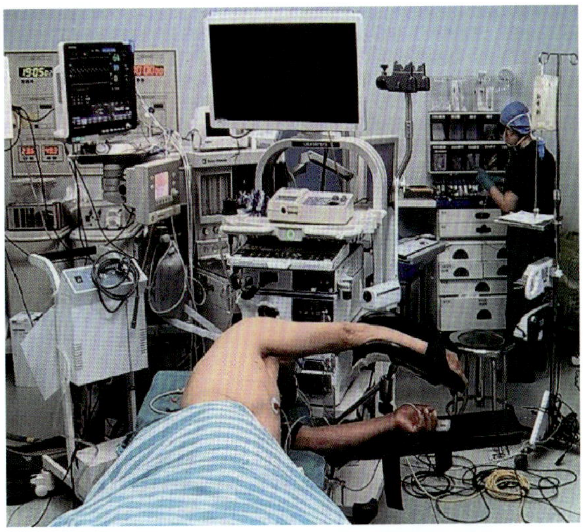

图 22-14 内科胸腔镜检查图示

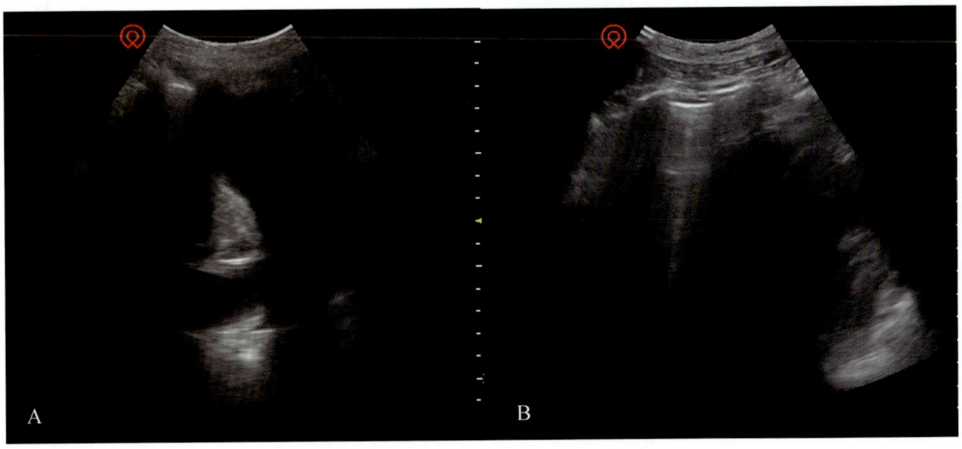

图 22-15 各种类型的胸腔积液

A～D. 普通胸液的不同超声表现；**E.** 脓胸；**F.** 血胸

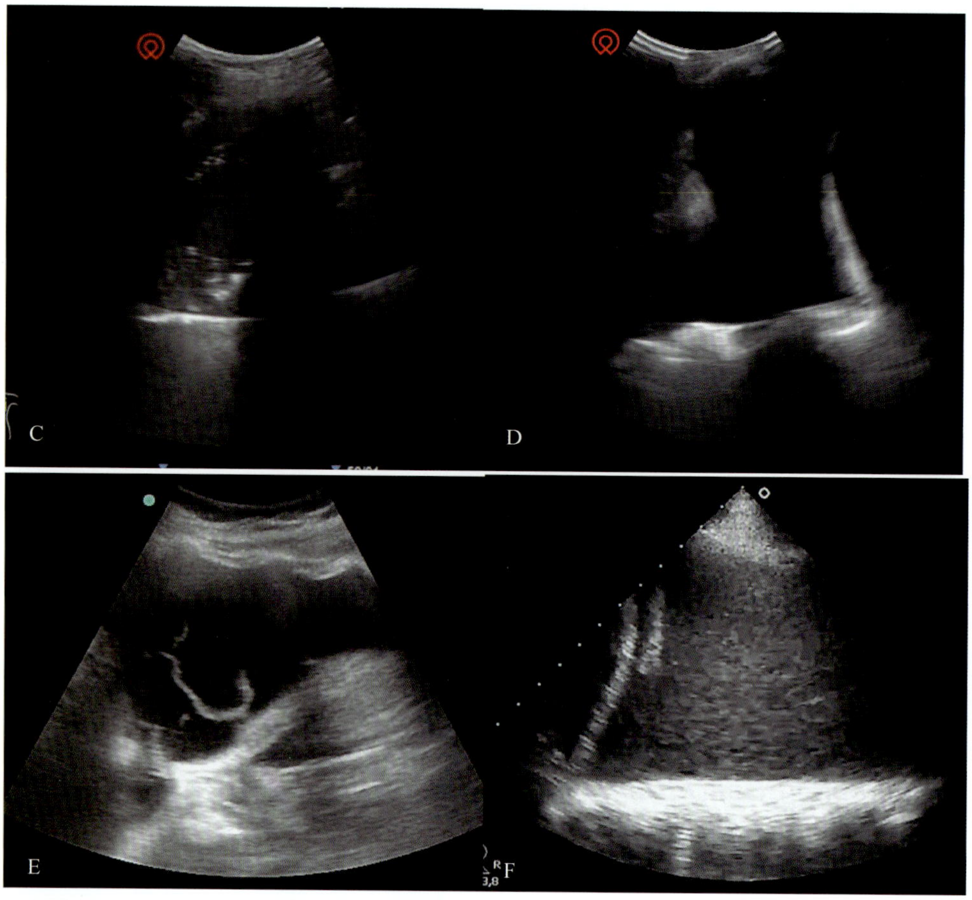

图 22-15（续）

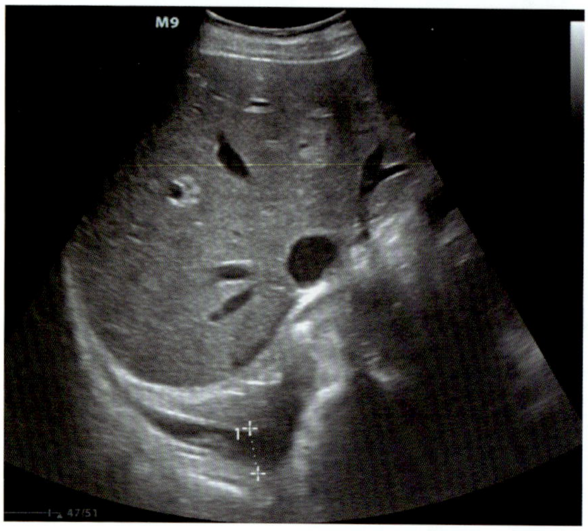

图 22-16 图例虚线处低回声区为胸腔积液。这种检查是利用床旁超声，取右侧卧位，或腋中后线区域因敷料或其他因素遮盖阻挡，采用右侧肋缘下斜切面扫查胸腔，评估右侧胸腔积液的性状及量。这种胸腔积液量很少，术前应用超声检查，就能为内科胸腔镜提供很好的参考资料

内科胸腔镜下典型图例（图 22-17）如下（山东省省立医院呼吸内科张嵩提供部分病例）：

只要累及到胸膜的病变，超声就可以显示出特定的变化。

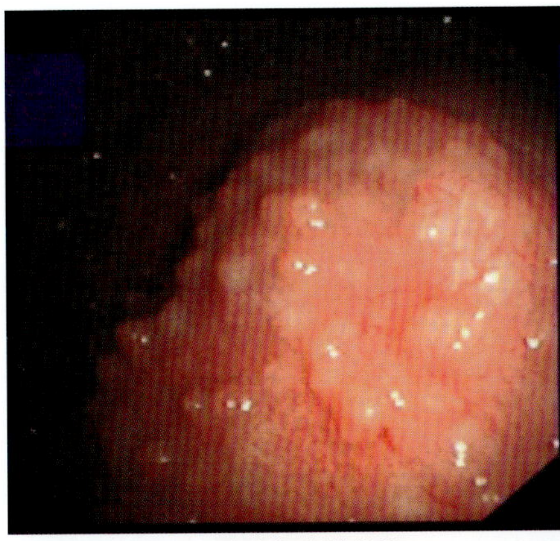

肺腺癌胸膜转移

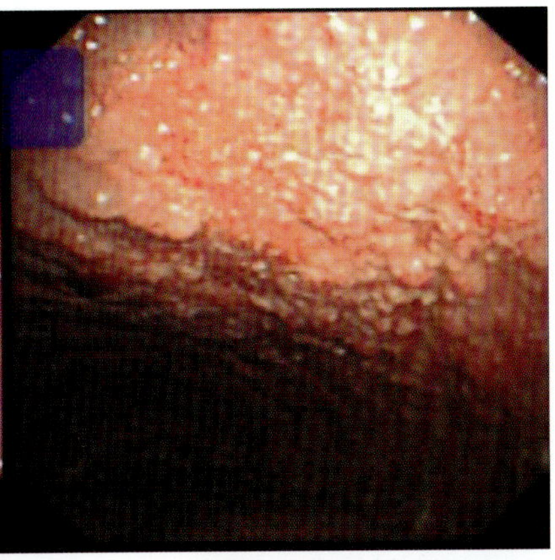

肺鳞癌胸膜转移

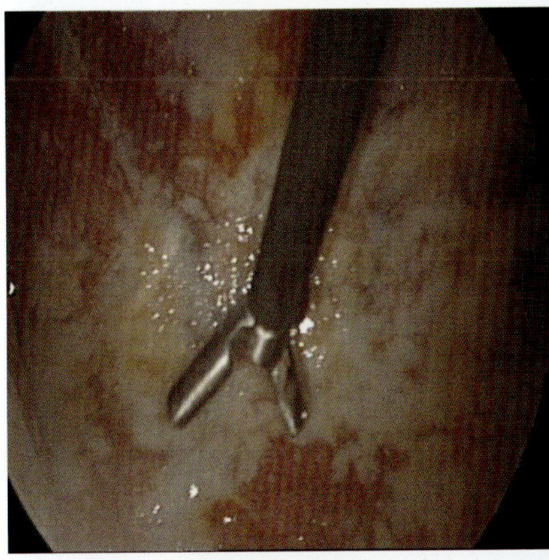

乳腺癌胸膜转移

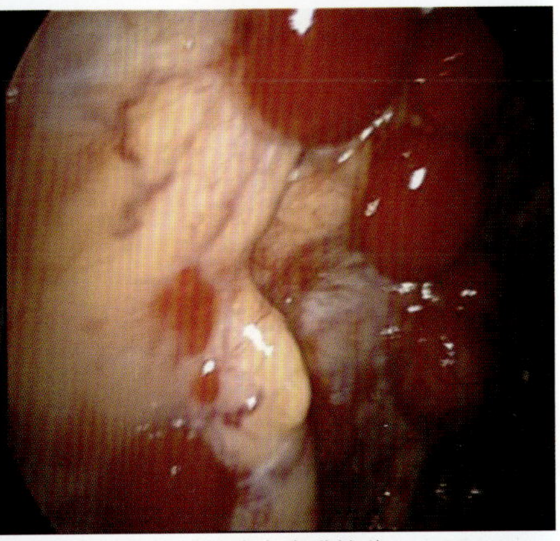

肾腺癌胸膜转移

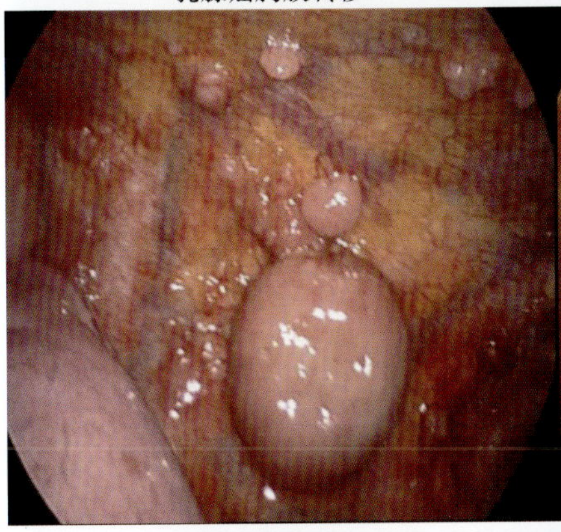

胸腺肿瘤胸膜转移

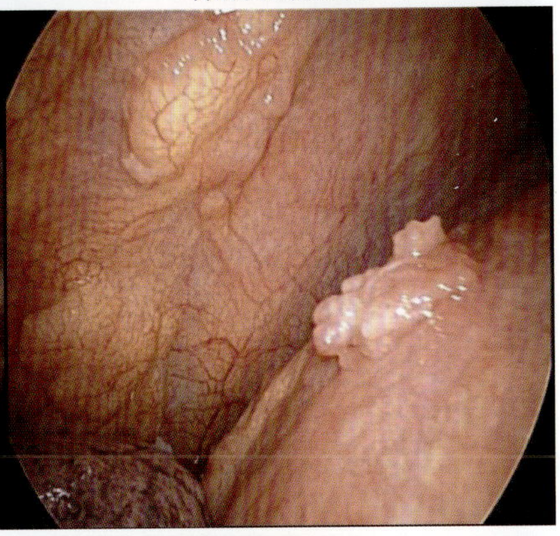

淋巴瘤胸膜转移

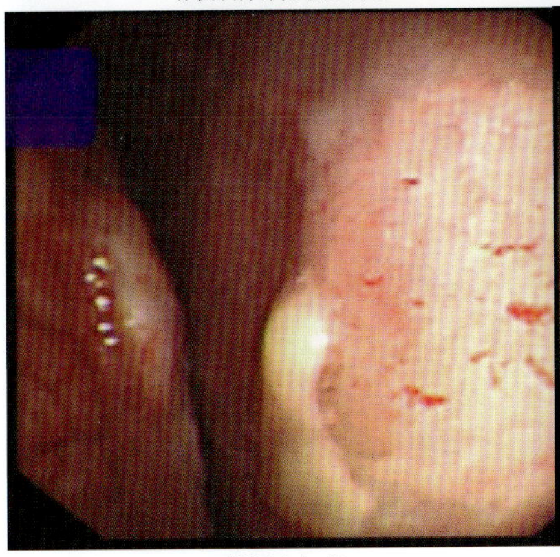

恶性间皮瘤

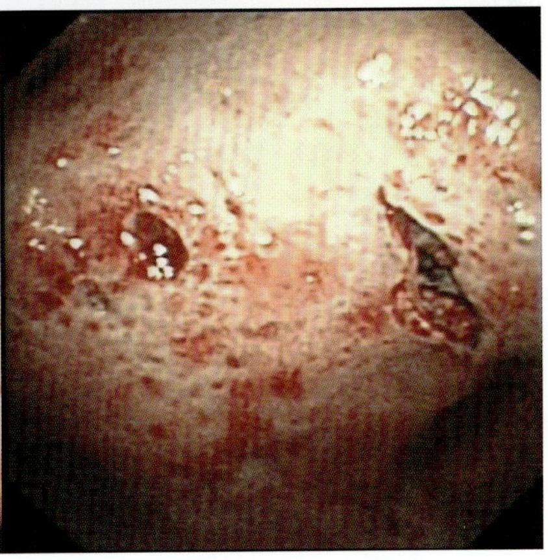

恶性间皮瘤　纤维板

图 22-17　内科胸腔镜下典型病例

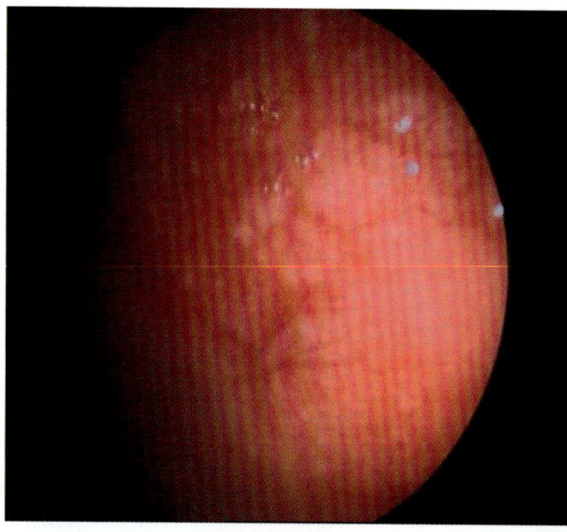

结核性胸膜炎

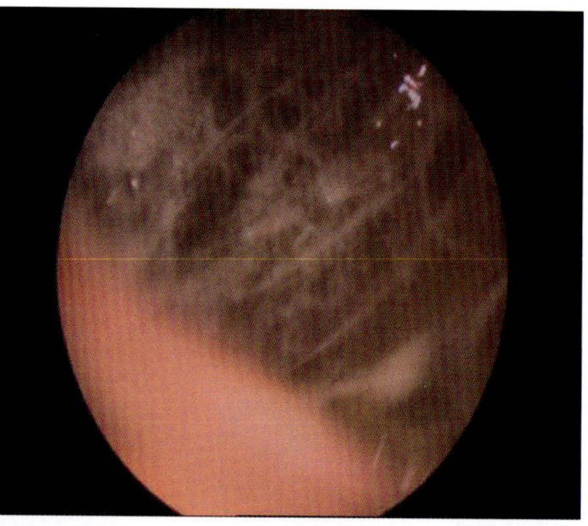

结核性胸膜炎

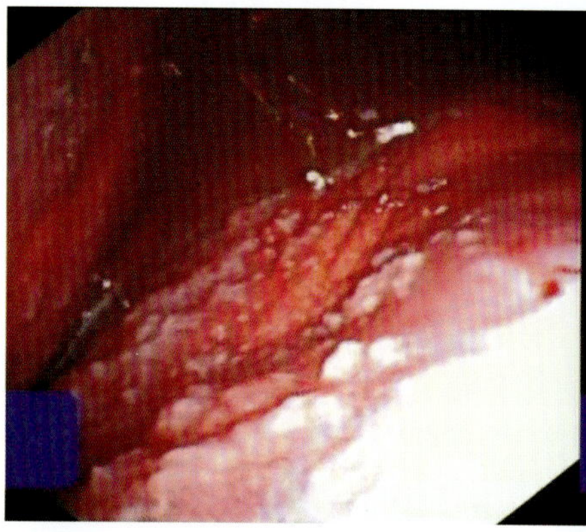

结核性胸膜炎

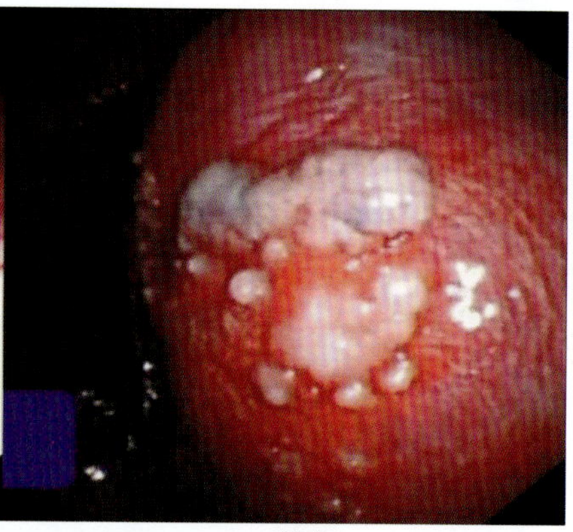

腺癌

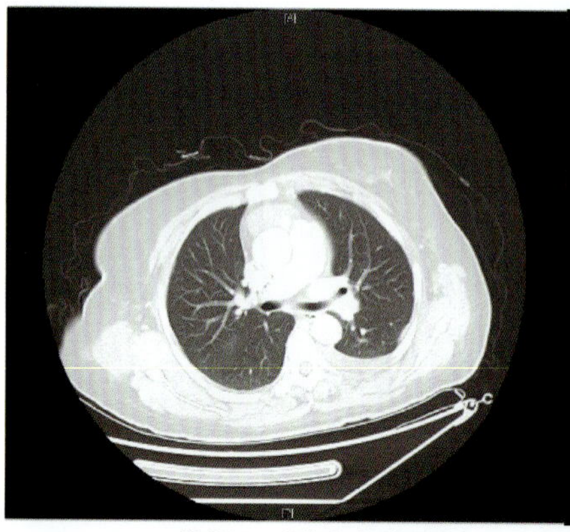

胸部CT示肺内大致正常

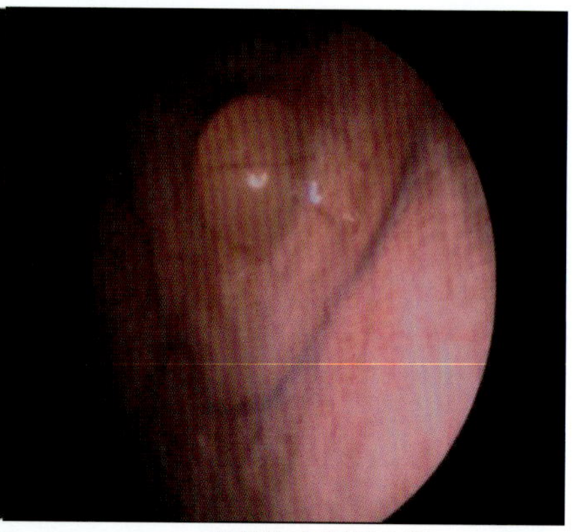

肝性胸水膈肌小泡

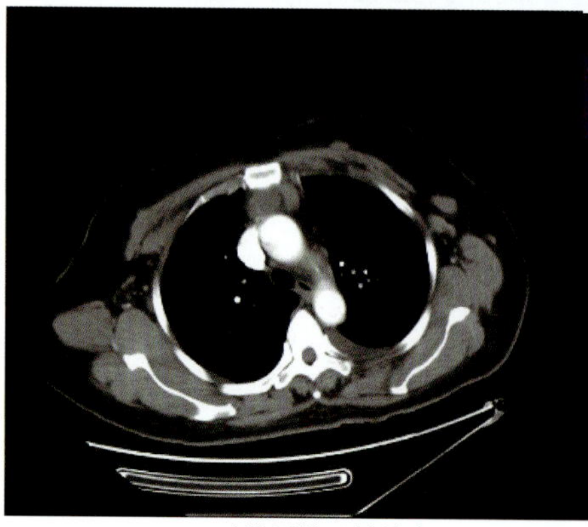

CT示纵隔淋巴结肿大

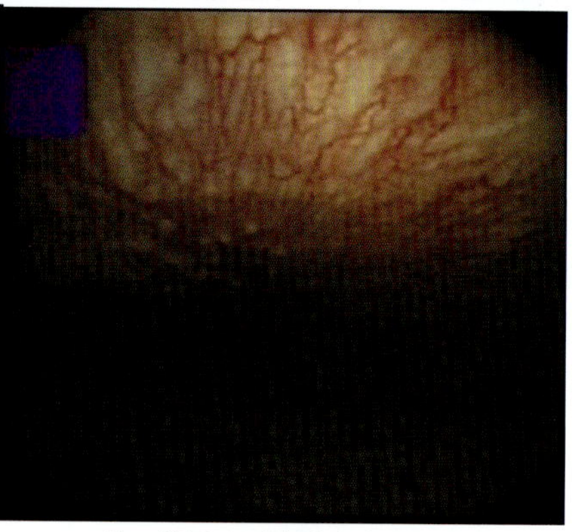

脏、壁层及膈胸膜多发白红色结节，
壁层胸膜活检示慢性肉芽肿性炎

图 22-17（续）

（张　骅　宋　建）

第四节　肺隔离症

肺隔离症（pulmonary sequestration，PS）一种较为罕见的先天性发育异常的肺疾病，发生率仅占肺畸形的0.15%～6.40%，可发生于成人或儿童，好发于双肺下叶，以左肺下叶多见，Pryce在1946年首次使用“肺隔离症”这个概念，并根据隔离肺与正常肺组织是否被同一脏层胸膜所覆盖，将隔离肺分为叶内型隔离（intralobar pulmonary sequestration，ILS）和叶外型隔离（extralobarpulmonary sequestration，ELS），据文献报道叶内型占75%。

一、病因和发病机制

肺隔离症的病因为胚胎发育期间肺动脉发育不全，导致一部分肺组织血液供应障碍而致主动脉分支代替肺动脉供应该区肺组织，但由于来自主动脉的血液含氧量与来自肺动脉的血液含氧量完全不同而造成该区肺组织无功能。目前，PS的发生机制不清，有牵引学说和血管发育不全学说。Pryce等的牵引学说认为：在胚胎发育初期，当原肠与肺芽组织未脱离时，其周围有许多毛细血管与背侧主动脉相连接，随着胚胎的发育，当肺芽组织与原肠脱离时，本应退化吸收的与背侧主动脉相连的毛细血管因某种原因未安全退化而部分残留，日后则会随着肺芽的发育形成有体动脉分支供血的胚胎肺组织，最终形成出生后的与正常支气管无交通的隔离肺。Smith等认为胚胎期肺动脉发育不全，供血不足，造成病变肺组织由体动脉分支供血，由于体动脉压力较高，使病变肺组织受压产生囊性纤维变性而形成。在胚胎期副肺芽发生早期形成周围有正常肺组织包绕的畸形，即为出生后的叶内型肺隔离症，而副肺芽发生晚时则与正常肺组织分离形成叶外型肺隔离症。

二、临床特征

成人肺隔离症发病率较低，临床症状呈多样化，表现缺乏特异性，多见于青少年，男性多于女性，ILS多于ELS，临床症状主要取决于临床分型。叶内型PS患者有侧支气管与正常肺组织相通时，由于体循环与肺循环压力差较大而造成被隔离的肺组织受压，进而导致肺纤维化、肺囊性变，易发生反复感染，患者表现为呼吸道感染的症状，如发热、胸痛、咳嗽、咳痰、痰中带血或咯血等，严重者还可出现全身中毒症状。部分叶内型PS患者主要表现为反复发作的室性心动过速，其原因为被隔离的肺组织供血来源为冠状动脉，心脏收缩时冠状动脉血液分流而造成心肌缺血，继而引发室性心动过速等。叶外型PS可长期无症状，在体检时发现。

三、诊断与鉴别诊断

PS缺乏特异性临床表现，诊断相对困难。临床上如果遇到有反复咳嗽、咳痰、痰中带血或咯血等病史的患者，且胸片或CT显示肺下叶囊肿、肿块，或反复发生的肺下叶炎症且经抗感染治疗后病灶不吸收者，应高度怀疑PS的可能。此时应进一步行DSA、MSCTA、MRA等检查寻找异常血管的起源、走向，从而明确PS的诊断。

数字减影血管造影术（digital subtraction angiography，DSA）可以准确清晰显示隔离肺的异常供血动脉及其起源，既往被认为是肺隔离症诊断的金标准，因侵入性操作的特点限制了其在临床的广泛使用。

胸部X线检查是发现PS的最基本方法，其影像学特点：不规则、边界清楚、长轴指向内后方、类圆形或三角形的囊性、囊实性或实性病变阴影。由于X线分辨率低、对比度差，很难得出准确诊断。

肺隔离症在CT影像中可表现为含有气体、液体的囊肿或软组织肿块，围绕囊肿或肿块周围肺气肿，局限性肺多血管征等。但普通CT不易显示异常血管，且伴发感染后可出现囊壁增厚及周围浸润灶。偶可有毛刺征，与肺脓肿、肺囊肿及肺癌等鉴别较难，误诊率高。而增强CT＋三维重建则可较清楚显示肺实质的异常病变及来自体循环的异常供血动脉，以及病变与脏层胸膜的关系，成为肺隔离症的首选检查方法。典型征象（图 22-18 至图 22-20）为病灶通过异常的条索状血管与胸主动脉、腹主动脉、膈动脉等体循环动脉相连；病灶周围由于空气引流，可出现局限性过度充气表现。

MRI 具有多平面成像及血液流空效应优势，且不需要造影剂，较易发现病灶与异常的体循环供血动脉的关系；但其对隔离肺组织特点的显示不如增强 CT。

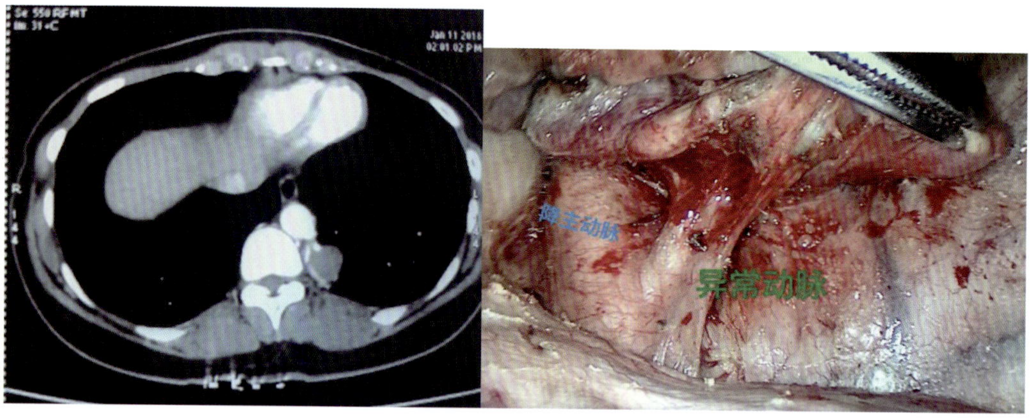

图 22-18 胸腔镜下左下肺隔离症肺叶切除
（图片来源于无锡市人民医院陈静瑜教授，致谢）

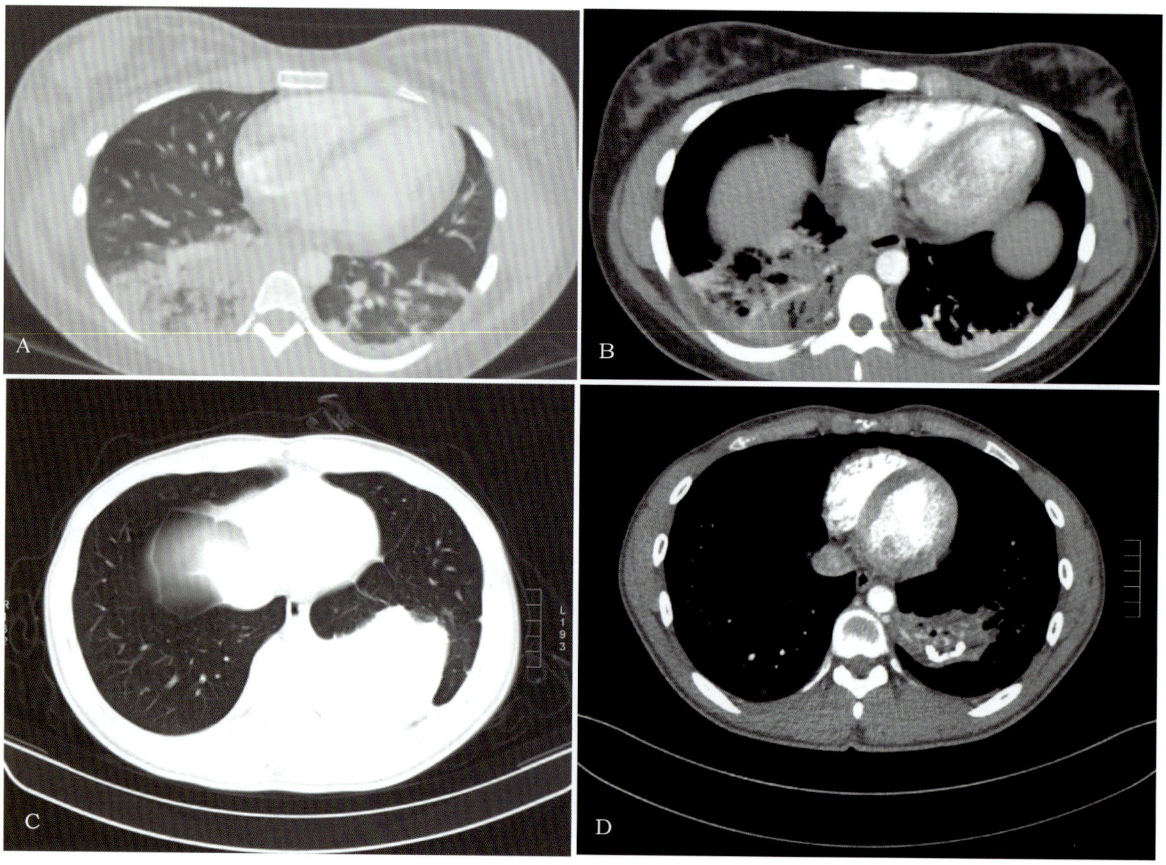

图 22-19 肺隔离症
（图片源于常德市石门县中医院赵延豪，致谢）

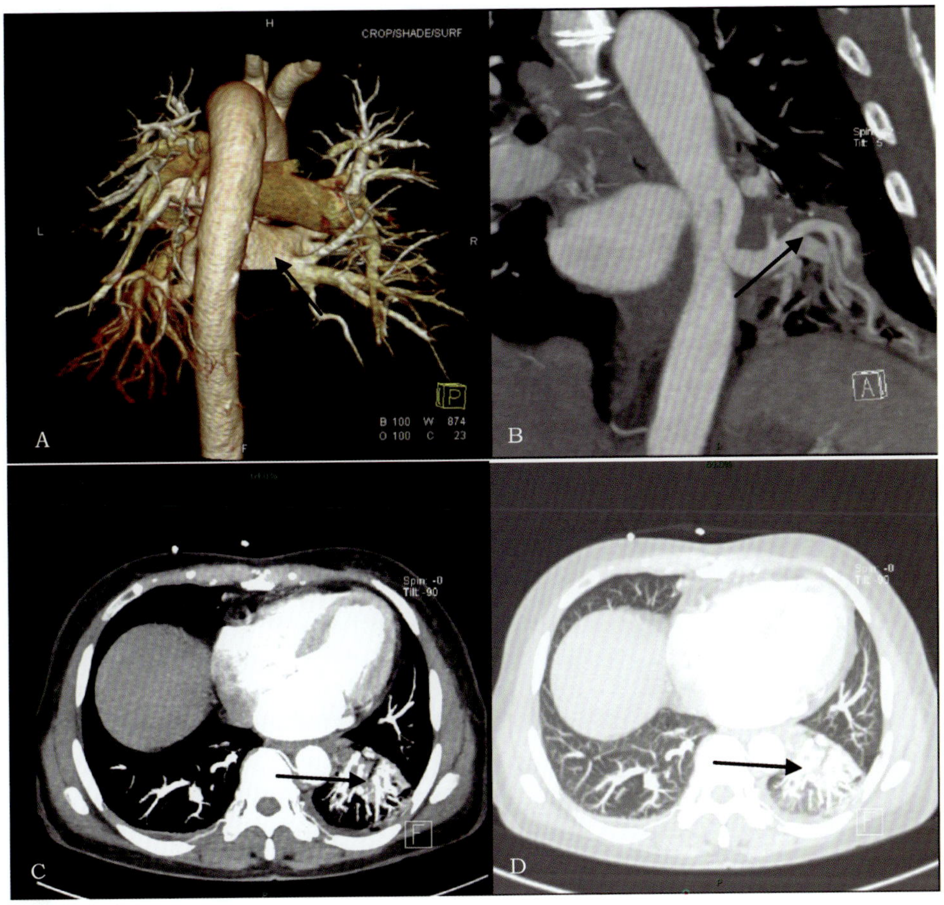

图 22-20 从胸主动脉发出的供血动脉，肺内可见高密度肿块影（黑箭头）

超声多普勒：超声作为一种无创检查，检查操作简单，准确性高，可以反复动态观察，三维彩色多普勒能够同时显示隔离肺叶和异常供血动脉，尤其适用于怀孕后期胎儿肺隔离症的诊断，但出生后超声会因为肺充气的影响而失去优势，另外对合并肺内其他疾病及畸形，多数不能显示；因此超声诊断该病有一定局限性。肺隔离症的B超影像特点：边界清楚，形态规整的肺内圆、类圆形低回声实体性肿块，内部可见大小不等的囊性区，当感染时可见散在的小光电反射。肿块周围可见长短不等的一支或二支血管进入肿块内。如图 22-21 所示：供血动脉起源于胸主动脉，并往肺内病变走行（箭头为异常供应血管，星号为胸主动脉）。

肺隔离症应与以下疾病鉴别：①先天性肺囊肿，当表现为肺内单纯囊肿及含液囊肿时，CT 平扫难以鉴别，增强扫描及 CTA 血管重建可显示 PS 供血血管由体动脉发出；②肺癌：肿块常有分叶征、毛刺征等，癌性空洞多为偏心性厚壁空洞，内缘凹凸不平，可见壁结节；③肺脓肿：PS 继发感染，有时与肺脓肿难以鉴别。肺脓肿病变多位于上叶后段及下叶背段，伴高热及脓痰，对症治疗后脓肿可吸收。

四、治疗

目前，对 PS 的治疗主要采取血管内介入治疗及手术切除。临床主要根据患者具体情况进行选择。血管介入治疗主要适用于新生儿、儿童及急诊大咯血经内科治疗无效者。叶外型患者多选择单纯病灶切除，叶内型患者多选择肺叶切除术。是否行手术切除需要权衡各种因素，包括与 PS 相关的临床表现、手术并发症的风险、合并症和个体患者偏好。PS 手术治疗的原则是完整切除受累的肺组织。手术途径有传统开胸和电视辅助胸腔镜（VATS）。随着胸腔镜技术的不断发展，越来越多的学者采用 VATS 治疗肺隔离症。

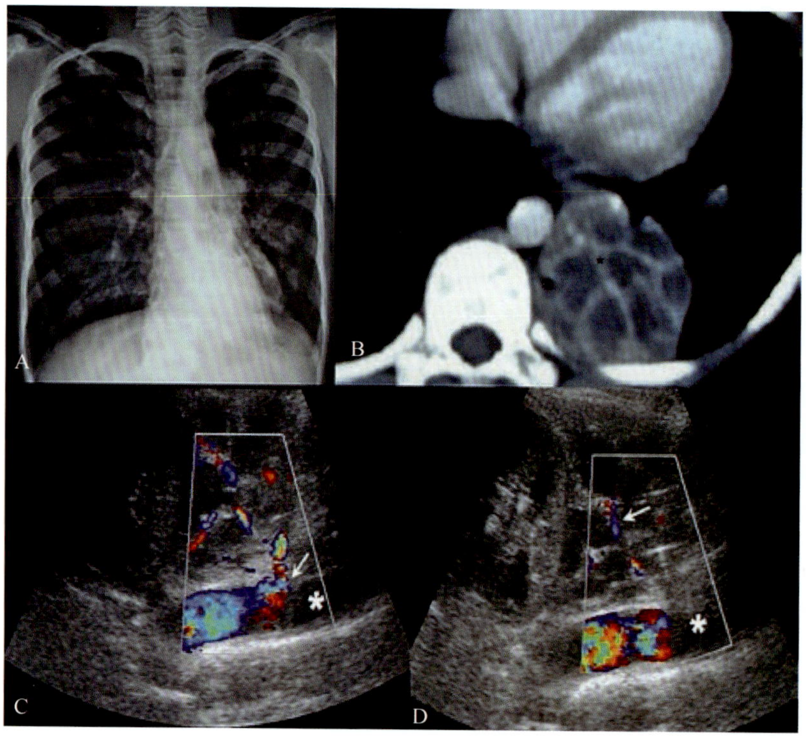

图 22-21 肺隔离症超声诊断

（王 萍 姜鲁宁）

第五节 关于肺部超声其他临床应用的思考

关于肺部超声的其他临床应用，人们一直在思考，比如：超声主导的肺部护理、胸部物理治疗、M 型超声如何鉴别不同类型心肺功能衰竭、肺部超声鉴别长期氧依赖等等。因为条件等限制，有些问题并没有涉及，期待在以后的工作中能予以完善，希望我们有限的工作能起到抛砖引玉的作用。我们仅是知识的搬运工，分享传递是最终的目的。

学习任何一项新技术，无外乎弄清楚两点：有什么用？怎么用？

肺部超声有什么用呢？其可快速诊断（rapid diagnosis）、动态评估（dynamic monitoring）、有创操作引导（intervention guidance）。怎么用？无非是获取图像（image acquisition）、解读图像（image interpretation）、临床信息整合（clinical application）。肺部超声是急危重超声的基础，因为疾病往往不可能单一累及肺部，特别是合并肺部疾病以外病症的患者，应辅以重点心脏超声、大血管超声及膈肌超声等检查，针对呼吸、循环功能及心肺急症，如心脏压塞、张力性气胸、严重肺栓塞等，及时诊断及干预治疗。

（高玉芝 张 骅）

参考文献

[1] Lichtenstein DA，Meziere GA. Relevance of lung ultrasound in the diagnosis of acute respiratory failure：the BLUE protocol. Chest，2008，134：117-125.

[2] Via G，Lichtenstein D，Mojoli F，et al. Whole lung lavage：a unique model for ultrasound assessment of lung aeration changes. Intensive Care Med，2010，36：999-1007.

[3] 张骅，张民，徐鹏. 内科胸腔镜的临床应用价值. 临床肺科杂志，2008，13（10）：1306-1307.

[4] Van Raemdonck D，De Boeck K，Devlieger H，et al. Pulmonary sequestration：a comparison between pediatric and adult patients. Eur J Cardio-

thorac Surg，2001，19（2）：388-395.

[5] Becmeur F，Horta Geraud P. Pulmonary sequestrations：prenatal ultrasound diagnosis，treatment，and outcome. Journal of Pediatric Surgery，1998，33（3）：492-496.

[6] Pryce DM. Lower accessory pulmonary artery with intralobar sequestration of lung：a report of seven cases. J Pathol，1946，58（3）：457-467.

[7] Bema P，das Neves Pereira JC，Cote JF，et al. Left upper lobe pulmonary sequestration. Interact Cardiovasc Thorac Surg，2008，7（3）：527-528.

[8] Smith RA. A theory of the origin of intralobar sequestration of lung. Thorax，1956，11（1）：10-24.

[9] Abbey P，Das CJ，Pangtey GS，et al. Imaging in bronchopulmonary sequestration. Journal of Medical Imaging And Radiation Oncology，2009，53（1）：22-31.

[10] 邓宇，伍筱梅，曾庆思，等. 多层螺旋 CT 在诊断叶内型肺隔离症中的应用. 中国 CT 和 MRI 杂志，2009，2：36-39.

[11] 唐堪华，黄大钡，袁国奇，等. 多层螺旋 CT 及其后处理技术对叶内型肺隔离症的诊断价值. 中国 CT 和 MRI 杂志，2015，64：18-20.

[12] 胡金苗，李莉，吴琦. 肺隔离症的临床特征、诊断及治疗分析. 实用心脑肺血管病杂志，2015，23（2）：103-105.

[13] Tuite DJ，Francois C，Dill K，et al. Diagnosis and characterization of pulmonary sequestration using dynamic timeresolved magnetic resonance angiography. Clinical Radiology，2008，63（8）：913-917.

[14] Büyükkaya R，Büyükkaya A，Ilce Z，et al. Role and importance of Doppler ultrasound in the diagnosis of pulmonary sequestration：report of two adolescent cases. Medical Ultrasonography，2013，15（4）：326-329.

[15] 郭沐洁，肖静，吴玉芬. 实性肿块型肺隔离症误诊为肺肿瘤 9 例分析. 临床肺科志，2014，19（2）：280-282.

[16] 田锦林，杜亚辉，王伟，等. 以咯血为主要症状的叶内型肺隔离症的栓塞治疗：4 例报道及文献复习. 中国介入影像与治疗学，2013，10（5）：257-261.

[17] Alsumrain M，Ryu JH. Pulmonary sequestration in adults：a retrospective review of resected and unresected cases. BMC Pulmonary Medicine，2018，18：97.

[18] 林宗武，蒋 伟，王 群，等. 胸腔镜手术治疗叶内型肺隔离症. 中华胸心血管外科杂志，2012，28（11）：641-643.

[19] Wang LM，Cao JL，Hu J. Video-assisted thoracic surgery for pulmonary sequestration：a safe alternative procedure. J Thorac Dis，2016，8（1）：31-36.

后　　记

经过长途跋涉，著成一部书，正如一个妇女怀胎十月对即将出生的婴儿一样，那爱是深沉的，所以，写后记，必要叙说一番劳作期间的甘苦，并且如母亲对待孩子一样，必满怀无限的期待。

我的专业是中医医史文献，接触的大多是古医书或与医学相关的古代典籍，对于现代医学，尤其是临床医学本没有发言权。因为对文学的共同爱好，我与张骅医生相识四年有余，深谙其医术和人品，近日得知他的新书付梓，由衷感到高兴。

记得他初来北京时，我们相约在COSTA咖啡馆，第一次的聊天内容竟然是两味中药——“艾草”和“虎杖”。尽管他学的是西医，但他对中医药文化具有独特的见解，足以见其对医学的热爱。

不为良相，便为良医，传统医生自有一种儒者的气度与情怀，以天下为己任。在“如何学好肺部超声”一节，他将老子“治大国若烹小鲜”的句子引申到临床，又借荀子“不闻不若闻之，闻之不若见之，见之不若知之，知之不若行之，学至于行之而止矣”来谈“超声是一门实践科学，更是一门艺术”。看到这儿，我不由自主地想象，他在结束了一天的繁忙工作后，在自己并不宽敞的书房里挑灯夜读，笔耕不辍，该是怎样一番情景。

据《史记·扁鹊仓公列传》记载，扁鹊与长桑君学习十余年后，长桑君将禁方传与他，接着又掏出了怀中的药说：“饮是以上池之水三十日，当知物矣”，扁鹊照做后，果然看到了站在墙后的人，不仅看到轮廓，还能“尽见五藏症结”。

抛去神话的成分，这段故事不过讲述了一个愿望——我们的祖先想要了解人体结构的愿望。只是当时无法实现而已。随着医疗技术的进步，我们离这个愿望越来越近了，不管是中医还是西医，对于探索身体、治愈疾病的愿望都是一致的。生生之具，本无分别。

我相信这本书写成不易。千淘万漉虽辛苦，吹尽狂沙始到金。愿这部著作能给读者新的启迪。

天　骄
北京中医药大学研究生院